Biological Engineering Approach in Biosystems

한국농업기계학회

생체공학

BIOENGINEERING

대표저자 정종훈

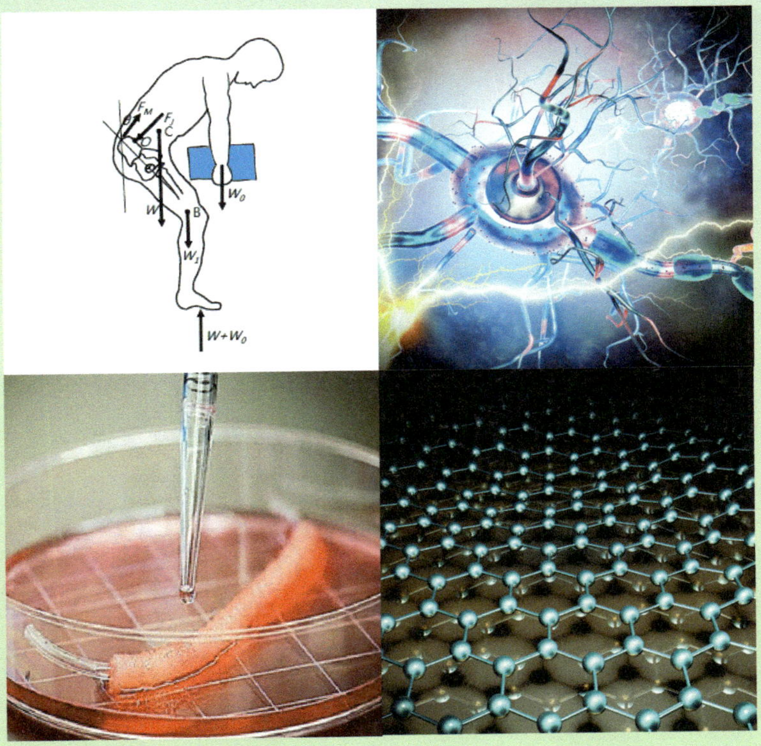

문운당

집필진

대표저자

정종훈 서울대학교 바이오시스템공학과, 교수

공동저자

김근형 성균관대학교 바이오메카트로닉스학과, 교수
김장호 전남대학교 융합바이오시스템기계공학과, 교수
김재은 서울대학교 바이오시스템공학과, 박사
김정실 순천대학교 융합바이오시스템기계공학과, 교수
김홍배 서울대학교 바이오시스템공학과, 박사
박상배 서울대학교 바이오시스템공학과, 박사
박선호 전남대학교 융합바이오시스템기계공학과, 박사
선우훈 순천대학교 융합바이오시스템기계공학과, 교수
이명철 서울대학교 바이오시스템공학과, 박사
이형진 성균관대학교 바이오메카트로닉스학과, 연구교수
임기택 강원대학교 바이오시스템기계공학 전공, 교수
장경제 경상국립대학교 생물산업기계공학과, 교수
정세웅 서울대학교 바이오시스템공학과, 박사
정연훈 아주대학교 의과대학, 교수
Pankaj Garg 서울대학교 바이오시스템공학과, 연구교수
Shambhavi Pandey 서울대학교 바이오시스템공학과, 박사
Jin-Woo Kim University of Arkansas, Dept. of Biological & Agricultural Engineering, 교수
Gurshagan Kandhola University of Arkansas, Dept. of Biological & Agricultural Engineering, 박사

머리말

한국농업기계학회에서 바이오시스템(기계)공학도들을 위해 생체공학 교재를 발간하게 되어 기쁘게 생각합니다. 본 교재는 대표저자가 한국농업기계학회 제27대 학회장 시 학회 산학협동위원회의 지원을 받아 2019년도에 집필을 계획해서 이번에 발간하게 되었습니다.

2004년도에 미국농공학회가 바이오공학(biological engineering) 분야를 학회 명칭에 반영함으로써 'American Society of Agricultural and Biological Engineers'으로 변경되었습니다. 사실 바이오공학 분야는 1980년대에 도입되었지만 학회 명칭에는 뒤늦게 반영되었습니다. 이에 우리나라에서도 2005년부터 농업기계공학과가 바이오시스템공학과로 전환되기 시작하면서 현재 대부분의 대학들이 바이오공학 분야를 도입하면서 바이오시스템공학, 바이오시스템기계공학 또는 생물산업기계공학으로 전환된 상태입니다. 그럼에도 불구하고 바이오공학 또는 생체공학의 교재가 하나도 없었는데, 이번에 학회 차원에서 여러 대학의 교수님들이 함께 생체공학 교재를 집필하여 발간하게 되었습니다. 특별히 미국 알칸소 대학교 김진우 교수님께서도 나노공학 분야에서 탄소 기반 나노소재를 집필해 주셨습니다.

본 생체공학 교재는 바이오시스템공학 측면에서 바이오공학을 포괄적으로 소개하는 차원에서 근골격계 생체역학, 세포 및 조직 생체역학, 생체재료, 생체조직공학, 나노공학 그리고 응용기술의 6개의 분야(part)로 나누어 집필하였습니다.

첫 번째 분야는 근골격계 생체역학(Musculoskeletal Biomechanics)으로서, 제1장 근골격계 생체역학의 개요, 제2장 근골격계의 부위별 생체역학 그리고 제3장 생체역학의 농업 적용으로 구성되어 있습니다.

두 번째 분야는 세포 및 조직 생체역학(Cell & Tissue Biomechanics)으로서, 제4장 광자극기술, 제5장 전자기장 자극기술, 제6장 미세전류 자극기술, 제7장 초음파 자극기술 그리고 제8장 고전압 자극기술로 구성되어 있습니다.

세 번째 분야는 생체재료(Biomaterials)로서, 제9장 고분자 생체재료, 제10장 세라믹 생체재료, 제11장 금속 생체재료 그리고 제12장 복합 생체재료로 구성되어 있습니다.

네 번째 분야는 생체조직공학(Tissue Engineering)으로서, 제13장 세포, 제14장 지지체(Scaffolds), 제15장 바이오리액터, 제16장 골(Bone) 조직공학 그리고 제17장 고막(Eardrum) 조직공학으로 구성되어 있습니다.

다섯 번째 분야는 나노공학(Nano Engineering)으로서, 제18장 탄소 기반 나노소재, 제19장 나노전달체는 유전자 전달체와 약물 전달체로 구성되어 있으며, 그리고 제20장 농업 응용 나노기술로 구성되어 있습니다.

여섯 번째 분야는 응용기술(Application Technology)로서, 제21장 전기방사 기술, 제22장 3D 프린팅 기술, 제23장 바이오프린팅 기술로 구성되어 있습니다.

따라서 본 생체공학 교재는 6개 분야의 총 23장으로 구성되어 있어서 바이오공학(Biological Engineering)의 생체역학, 생체재료, 조직공학, 나노공학, 응용기술 등의 주요 분야를 개론적으로 다루고 있습니다.

근골격계의 생체역학에서는 뼈와 근육과의 관계 등의 기본적인 역학을 설명하였고, 요추의 생체역학 그리고 생체역학의 농업 적용에 대해 다루고 있습니다.

세포와 조직의 생체역학에서는 줄기세포의 증식과 분화를 촉진하는 여러 종류의 물리적 자극기술의 원리 및 효과에 대해 주로 설명하고 있습니다.

생체재료 분야는 조직공학 분야에서 지지체 제작 시 요구되는 천연 또는 합성 고분자, 바이오세라믹 소재, 생체적합한 금속 및 복합 생체재료에 대해 다루고 있습니다.

생체조직공학 분야에서는 조직공학의 4대 요소가 세포, 지지체, 성장인자 및 바이오리액터인데, 이 중에서 세포와 지지체 및 바이오리액터를 다루고 있습니다. 생체조직공학의 적용으로서 골 및 고막 조직공학을 다루고 있습니다.

나노공학 분야는 조직공학을 위한 탄소 기반 나노소재, 유전자 나노전달체, 약물 나노전달체 및 농업에 응용된 나노기술을 소개하고 있습니다.

응용기술 분야에서는 나노섬유 및 지지체를 제조하는 전기방사 기술, 3D 지지체를 제조하는 3D 프린팅 기술 그리고 바이오프린팅 기술에 대해서 다루고 있습니다.

특히, 본 교재 발간을 위해서 간사로서 많이 수고해 주신 전남대 김장호 교수께 감사의 말씀을 드립니다.

본 생체공학 교재가 바이오공학도를 위해 처음 발간되어서 여러모로 부족하지만, 바이오공학 분야를 이해하는데 큰 도움이 되길 바랍니다.

감사합니다.

2022. 2.

대표저자 정종훈

목 차

PART I 근골격계 생체역학(Musculoskeletal Biomechanics)

PART II 세포 및 조직 생체역학(Cell & Tissue Biomechanics)

PART III 생체재료(Biomaterials)

PART IV 생체조직공학(Tissue Engineering)

PART V 나노공학(Nano Engineering)

PART VI 응용기술(Application Technology)

I

PART

근골격계 생체역학
(Musculoskeletal Biomechanics)

제 1 장

근골격계 생체역학의 개요

김정실·선우훈

1. 서론

생체역학(biomechanics)의 용어는 살아있는 것들에 대한 연구를 의미하는 접두어 'bio'와 물리학의 한 영역으로 힘에 의해 발생되는 운동과 변형에 대한 연구를 의미하는 'mechanics'가 합해진 것이다. 따라서 생체역학은 역학적인 관점에서 가해진 힘에 대한 생물체의 반응을 연구하는 학문 분야로 정의할 수 있다. 더 나아가 생체역학은 생물체의 구조, 성질, 기능 및 상호작용에 영향을 미치는 하중을 더 잘 이해하기 위한 역학의 확장과 응용으로 간주되고, 물리학, 기계공학, 생물학, 생리학 등 여러 학문 분야를 포괄하므로 그 영역이 매우 넓다. 또한, 생체역학은 질병, 부상. 치료 등 건강과 관련된 많은 의학적인 문제를 다루고 있다.

물체를 구성하는 재료는 크게 고체와 유체로 나눌 수 있고, 고체는 변형의 유무에 따른 강체와 변형체로 나눌 수 있다. 현실적으로 변형이 일어나지 않는 재료는 거의 없지만, 그 정도가 작을 경우 강체로 간주하여 계산을 단순화할 수 있다. 물체의 변형을 무시하면, 역학은 정지 또는 평형 상태에 있는 물체에 대한 학문인 정역학(statics)과 움직이는 물체에 대한 학문인 동역학(dynamics)으로 나눌 수 있다. 동역학은 운동역학(kinetics)과 운동학(kinematics)으로 나뉘어 분석될 수 있는데, 움직임과 변형 등을 일으키는 힘의 작용을 연구하는 학문이 운동역학이고, 움직임의 원인이 되는 힘은 고려하지 않고 움직임의 형태에 대한 공간적, 시간적 특성을 연구하는 학문이 운동학이다. 변형이 일어나는 물체의 경우에는 탄성, 소성, 점탄성 재료로 구분하여 역학을 분류할 수 있다. 외력을 받고 있는 물체에서 외력을 제거하면, 탄성체는 모든 변형이 복구되어 원래대로 되돌아가는 반면 소성체는 영구적인 변형을 남긴다. 탄성과 소성은 고체의 성질을 나타내는 것이지만, 점성은 흐름에 대한 저항을 양적으로 측정한 유체의 성질을 나타내는 것이다. 따라서 점탄성체는 유체와 고체의 성질을 모두 지니는데, 일반적인 생물체는 점탄성 성질을 나타낸다.

생체역학의 역사는 비교적 짧은 편으로, 15세기 레오나르도 다빈치와 16세기 갈릴레오 갈릴레이를 비롯하여 그 이후 학자들이 관심을 가졌으나 1960년대 중반에 이르러서야 본격적으로 발전되기 시작하였다[1]. 생체역학 분야의 발전은 정상 뿐만 아니라 병리학적인 상태에 대한 이해를 넓힘으로써 임상 진단과 치료 과정에 기여하였고, 의료 장비 및 장애인을 위한 보조 기구의 설계와 제조기술의 발전을 이루어 왔다. 현재는 업무 현장이나 운동경기 등에서 능률향상을 위해 고려되기도 한다. 이 장에서는 생체역학의 기본이 되는 정역학, 운동학, 운동역학 등 기초역학은 다루지 않고 생체역학 개념을 근골격계에 적용한 경우에 대해서 다루기로 한다.

2. 근골격계 조직

인간의 운동과 움직임은 힘이 신체 조직 내에서 작용하면서 근육, 힘줄, 인대, 뼈 등의 변형을 유발한다. 근육과 뼈를 합해 근골격계라 부르는데, 근골격계의 근육조직과 골격조직에 대해 알아보자.

2.1 근육조직

2.1.1 근육의 구조와 구성

생체 시스템의 운동은 기본적으로 근육이 뼈에 힘을 가한 결과물로 유발된다. 즉, 근육은 뼈에 붙어서 운동을 할 수 있게 해주는 조직이다. 인체에는 약 600개 이상의 근육이 있으며, 이는 성인의 경우 체중의 40~45%에 이른다. 근육은 약 75%의 물, 20%의 단백질, 5%의 무기염, 효소, 이온, 무기질, 지질, 탄수화물 입자 등으로 구성된다[1].

근육의 단면을 중심으로 기본구조를 살펴보자(그림 1.1)[2, 3]. 뼈의 가장 바깥층(뼈바깥막, periosteum)에 부착되어 있는 힘줄은 강한 결합조직인 콜라겐 섬유로 구성되어 근육의 양 끝에 연결된다. 근막(fascia)은 근육의 위치를 고정시키고 다른 근육들과 분리시키는 결합조직층으로, 이는 근육 전체를 감싸고 있는 근외막(epimysium)과 근세포 다발로 구성된 근다발막(perimysium)으로 이루어져 있다. 각 다발은 약 150개의 근섬유를 포함하는 근섬유다발(fasciculus 또는 fascicle)로, 근섬유는 다시 근섬유막(endomysium)이라는 결합조직층이 감싸고 있다. 근육섬유는 지름이 10~100 μm인 가늘고 긴 원통모양으로 가로무늬를 가진다. 근육섬유 내 구조는 지름이 약 1 μm인 근육원섬유(myofibril)들의 묶음을 근육세포막(sarcolemma)이 둘러싸고 있다. 근육섬유 부피의 약 80%를 구성하는 근육원섬유는

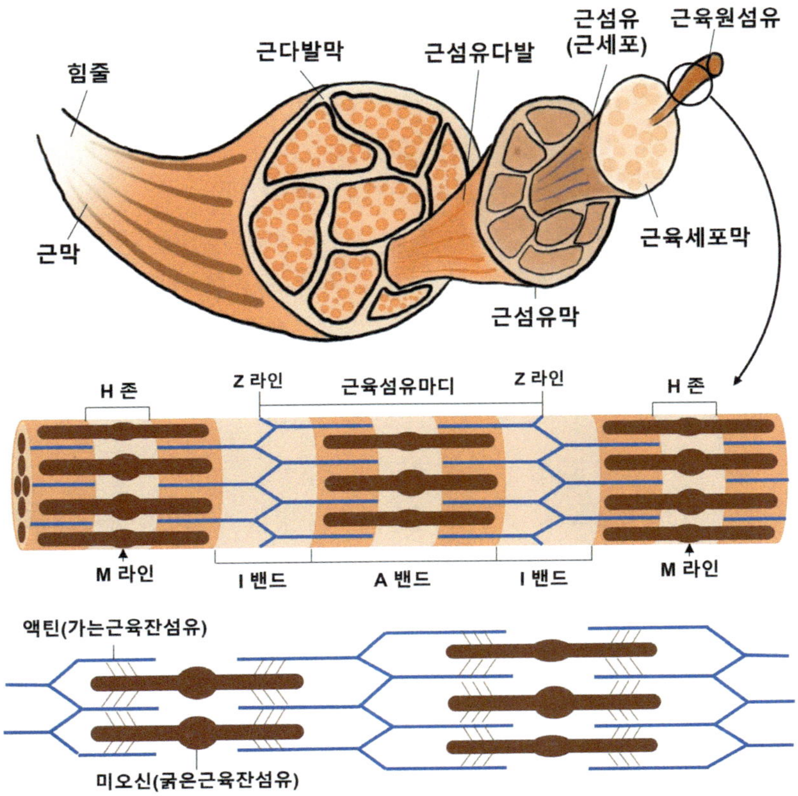

그림 1.1 골격근의 기본 구조 (출처 : 천재학습백과)

근육세포질그물과 가로세관이 각각 길이방향으로 평행하거나 수직되게 배열되어 있으며, 그 안은 하나의 길이가 대략 2.5 μm인 근육원섬유마디(sarcomere)라고 하는 분절들이 길이방향으로 연결되어 있다. 근육원섬유마디는 근육의 기능단위로, 각 근육원섬유마디의 양쪽 끝은 Z선(z-line)이라는 구조단백질로 구별되고, 각각의 근육원섬유마디는 M선에 의해 양분화된다. 그 안에서 여러 가지 단백질이 발견되는데, 두 개의 잔섬유 구조가 근육수축에 있어서 가장 중요하다. 미오신 단백질로 구성된 지름이 약 15 nm이고 길이가 약 1.5 μm인 굵은-근육잔섬유(thick filament)와 액틴 단백질로 만들어진 지름이 약 7 nm이고 길이가 약 1.0 μm인 가는-근육잔섬유(thin filament)이다. A띠에는 굵은 근육-잔섬유 주위에 여섯 개의 가는-근육잔섬유가 육각형 형태로 둘러싸고 있거나, 세 개의 굵은-근육잔섬유가 하나의 가는-근육잔섬유를 삼각형 모양으로 둘러싸며 배열되어 있다. I띠에는 가는-근육잔섬유만이 포함된다. I 및 A띠에서 잔섬유는 근육원섬유마디에 부착된 Z선에 고정되어 그 위치를 유지한다. 가는-근육잔섬유는 주로 액틴 단백질로 구성되며, 사슬 형태로 배열된 액틴 분자가 트로포미오신과 트로포닌 단백질도 포함하여 나선 모양으로 얽혀있는 구조이다.

2.1.2 골격근

인체의 근육은 크게 심장근, 내장근, 골격근으로 구분된다. 기능에 따라 스스로 수축을 조절할 수 있는 수의근과 수축을 조절할 수 없는 불수의근, 모양에 따라 가로무늬근과 민무늬근(평활근)으로 나눌 수 있다. 인체 근육조직 대부분에 해당되는 골격근은 뼈와 연결되어 운동을 할 수 있게 해주는 근육으로, 가로무늬근이며 수의근이다. 골격근은 수많은 근섬유로 구성되는데, 근섬유는 여러 개의 핵과 근육 수축에 필요한 에너지를 생산하는 미토콘드리아를 가지고 있다. 내장근은 위, 장관, 혈관벽 등 소화기나 내부 장기들의 벽을 구성하는 근육으로 자율신경에 의해 조절되는 불수의근이며 민무늬근이다. 심장근은 심장에서만 볼 수 있으며 혈액순환을 위해 심장을 박동시키는 수축성의 조직으로, 가로무늬근이지만 불수의근으로 골격근과 내장근의 특징을 모두 가지고 있다.

골격근의 단위는 근육원섬유로 구성된 근육섬유소이다. 근육원섬유는 액틴과 미오신 필라멘트로 구성되어 있는데, 그 길이와 지름은 매우 다양하다. 골격근섬유는 출생 후 성인이 될 때까지 길이와 부피의 성장이 지속된다. 특히 섬유의 지름은 큰 하중에 반복하는 저항운동을 통해서 증가시킬 수 있다. 인간 신체의 움직임은 화학에너지를 기계적인 일로 변환하는 골격근에 의해 발생되는 힘의 결과로 일어난다. 골격근은 골격 건막 또는 힘줄과 같은 연조직을 통해서 신체의 한 부분에 상대적인 움직임을 제어하는 두 개 이상의 다른 뼈에 부착된다. 신경의 자극으로 섬유질이 수축하면, 근육은 그것에 붙어있는 뼈를 당기는 효과를 발휘한다. 수축은 근육 조직의 고유한 특성으로, 근육은 당기는 힘만 발휘할 수 있고 미는 힘은 발휘할 수 없으므로 근육 수축의 결과는 항상 장력을 유발한다. 근육 수축에 의해 발생하는 장력은 근육과 관련된 신체 부분의 움직임을 조절하려고 한다.

골격근은 특정 활동을 수행하는 동안 근육의 기능에 따라 명명될 수 있다. 일반적으로 주동근(agonist), 협력근(synergist), 대항근(antagonist)으로 구분된다. 관절에서 근육이 수축하여 신체의 부분이 움직이면 이 근육은 주동근의 역할을 한다. 주동근은 특정한 움직임을 발생시킬 때 주도적으로 사용되어 가장 큰 힘을 발휘하는 주요 근육으로, 예를 들어 근육 수축과정을 통해 움직임을 일으킨다. 협력근은 주동근이 동일한 관절 운동을 수행하도록 돕는 근육으로 보조적으로 활동한다. 대항근은 주동근의 작용에 대항하며 반대작용을 하는 근육으로, 주동근이 움직임을 발생시키는 동안 원심성 장력을 발생시켜 근육을 천천히 움직이게 하거나 정지시켜 특정 활동을 온전하게 할 수 있게 하는 근육이다.

2.1.3 근육의 활동 특성

근육은 능동적으로 장력을 발휘할 수 있는 유일한 조직이다. 근육이 적절한 자극을 받으면 신장성, 탄성, 감응성, 장력 발휘 능력과 같은 네 가지 활동 특성을 나타낸다. 대부분의 생물학적 조직은 일반적으로 신장성과 탄성 특성을 가지는데, 신장성은 길이를 증가시킬 수 있는 능력을 말하고, 탄성은 신장된 근육에서 외력을 제거하면 원래의 정상길이로 돌아오는 능력을 말한다. 탄성은 근육에서 뼈로 장력을 유연하게 전달하는 역할을 한다. 근육의 탄성 활동은 근육이 수동적으로 신장될 경우 저항력으로 작용하거나 장력이 발휘되는 근육이 탄성에너지를 축척하는 형태로 작용한다. 근육이 신장된 후 즉시 원래 길이대로 회복되지 않고 일정 시간이 경과된 후에 원래 모습으로 돌아오는 경우가 있는데, 이를 점탄성 특성이라고 한다. 감응성은 전기화학적 자극이나 역학적 자극에 대하여 반응하는 능력을 말하고, 이러한 자극으로 근육이 활성화되면 장력을 발휘하여 반응하는데 이를 장력-발휘-능력이라고 한다. 근육에 의한 장력의 발생이 반드시 근육의 수축을 의미하는 것은 아니다. 근육이 활성화되면 골격근의 액틴 필라멘트와 미오신 필라멘트는 전기화학적 반응을 통하여 짧아지고 장력을 발휘한다. 장력은 힘줄과 뼈에 부착된 근육-힘줄 부위뿐만 아니라 근육 전체에 걸쳐 일정하고, 근육에 의해 발휘된 장력은 부착된 뼈를 잡아당겨 관절에 토크를 생성한다. 토크의 크기는 근력과 근력의 모멘트 팔에 의해 달라질 수 있다.

2.2 골격조직

2.2.1 뼈의 구조과 구성

뼈는 일정한 배열로 신체를 지탱하고 내부 장기를 보호하는 단단한 결합조직이다. 인체 내 206개의 뼈는 연골, 인대와 함께 인체의 기본적인 구조인 골격을 구성한다. 뼈와 연골은 관절 형태로 서로 연결되어 있고, 인대는 이들 관절을 지탱해준다.

뼈는 크게 세포와 뼈 기질로 구성되어 있다. 뼈를 이루는 세포는 뼈조상세포, 뼈모세포, 뼈세포, 뼈파괴세포, 뼈표면세포가 있다. 뼈조상세포는 골막 내층과 골내막 등에 분포하면서 뼈모세포로 분화하고, 분화된 뼈모세포는 뼈바탕질의 단백질을 합성하고 분비하며 뼈바탕질에 묻혀 석회화를 일으키면서 뼈를 형성한다. 형성된 뼈에 묻힌 뼈모세포는 뼈세포가 되어 성숙한 뼈에서 가장 많이 볼 수 있다. 뼈파괴세포는 다핵거대세포로 뼈가 자라도록 하기 위해서 석회화된 연골과 뼈조직을 녹이며 파괴한다. 뼈표면세포는 뼈 표면에 위치한 길고 납작한 세포로 그 기능은 아직 밝혀지지 않았다. 뼈 기질은 약 45%를 차지하는 무기질과 약 35%를 차지하는 유기질 및 약 20%의 수분으로 구성된다[4]. 대표적인 무기질인 칼슘과 인산 등은 뼈의 압축력을 증가시키며 무게를 잘 견디게 하고, 유기질 성분인 콜라겐은 탄성과 장력을 발생시켜서 외력에도 잘 견디게 한다. 뼈는 단단하여 압축강도가 높은 반면,

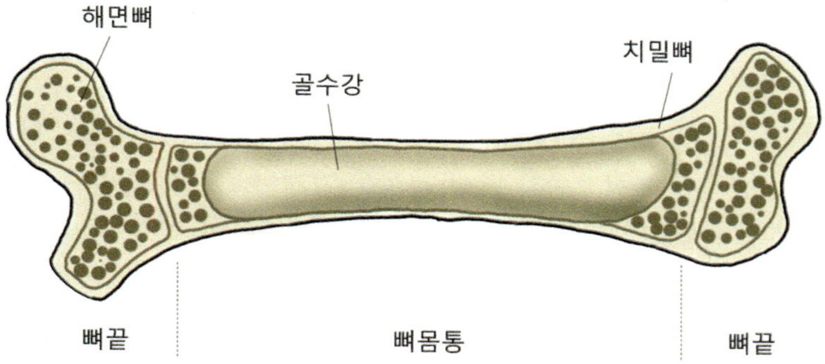

그림 1.2 뼈의구조

인장강도는 낮아서 잘 부러질 수 있다.

뼈의 종단면 조직을 살펴보면 뼈의 표면쪽에 틈새가 적고 조밀하고 단단한 치밀뼈(겉질뼈)와 그 안쪽에 작은 기둥모양의 골 소주가 서로 연결되어 있는 해면뼈로 이루어져 있다. 치밀뼈는 동심원 형태의 기둥막이 여러 겹 합쳐져 골 단위 구조를 형성하면서 큰 장력을 발휘할 수 있다. 해면뼈는 스펀지처럼 조직이 연결되어 있지만, 조직들 사이에 틈이 많아 상대적으로 약하고 그 밀도는 위치마다 다르다. 뼈의 횡단면 구조는 양쪽 끝부분의 뼈 끝(골단)과 가운데 부분의 뼈 몸통(골간)으로 이루어져 있다(그림 1.2). 뼈 끝은 치밀뼈가 막을 형성하고 그 내부는 해면뼈로 채워져 있지만, 뼈 몸통은 골수강 주위에 형성되어 있는 뼈속막으로 쌓여있다. 뼈속막은 골수강과 해면뼈의 경계로 뼈모세포의 분화층이다.

2.2.2 골관절(skeletal joint)

인체는 자세를 바꾸고 움직일 수 있는 유연성을 지니는데, 이러한 인체의 유연성은 골격시스템의 관절 덕분이다. 관절의 주된 기능은 근골격계에 이동성을 제공하는 것으로, 이를 위해 관절은 안정성을 가져야 한다. 관절이 가진 고유한 기능에 따라 이동성과 안정성의 정도는 각기 다르다. 예를 들어 두 개의 뼈로 구성된 두개골은 상대적인 움직임을 허용하지 않는 반면, 척추뼈 사이 관절의 경우에는 약간의 상대적인 움직임을 허용하는데도 연골조직이 있어서 직접적인 접촉을 막아준다. 기계적으로 가장 중요한 유형의 관절은 자유롭게 움직일 수 있는 가동관절로, 팔과 다리를 연결하는 대부분의 관절이 해당된다. 가동관절과 관절의 움직임에 대한 특성 및 관절의 안정성은 관절 표면이 서로 들어맞는 방식, 관절 캡슐의 특성, 관절 주위 인대의 구조와 길이, 관절을 가로지르는 근육의 수와 방향을 포함한 많은 요인 등에 달려 있다.

3. 근골격계의 기계적 특성

인체에 관여하는 힘은 내력과 외력으로 분류할 수 있다. 내력은 근육, 인대, 힘줄, 관절과 관련된 힘이다. 외부적으로 가해지는 힘에는 신체 또는 신체의 부분에 가해지는 중력 가속력, 운동이나 스트레칭 중에 수동으로 또는 기계적으로 인체에 가해지는 힘, 보형물과 기구에 의해 인체에 가해지는 힘 등이 포함된다.

근골격 조직에 힘을 가하면 하중이 발생한다. 이러한 하중은 압축, 장력 및 전단을 발생시킨다. 압축은 외부의 힘으로 밀거나 누르면서 부피가 줄어들 때 발생하고, 장력은 하중으로 인해 늘어나거나 잡아당길 때 작용한다. 전단이란 서로 반대 방향으로 작용하는 직각 하중을 말한다. 하중은 한 방향으로 작용하는 개별 힘이 아니라 양방향에서 발생하는 힘이다. 많은 힘이 물체에 작용하는 경우, 힘을 결합하여 비틀림과 굽힘이라고 하는 결합 하중을 생성할 수 있다. 굽힘의 경우, 재료의 한쪽은 압축 하중을 받지만 다른 한쪽은 인장 하중을 받는다.

하중이 작용할 때 조직의 즉각적인 반응은 다양한 요인에 따라 달라진다. 힘의 크기와 방향, 조직의 기계적 강도 및 모양은 재료의 구조가 어떻게 변할지에 영향을 미친다. 힘이나 부하에 어떻게 반응하는지를 설명하는 몇 가지 중요한 기계적 변수들에 대해서 살펴보자.

3.1 응력

하중이 가해질 때 재료의 모양을 바꾸는데 얼마의 힘이 필요한지를 측정하는 것이 기계적 응력이다. 그리스 문자 시그마(σ)로 나타내고, 단위 면적당 힘($= F/A$)으로 정의된다. 기계적 응력은 압력의 개념과 유사하며 동일한 단위(N/m^2 및 lbs/in^2)를 가진다. SI 시스템에서 1 N/m^2 은 1 Pa로 나타낸다. 기계적 응력은 벡터가 아니라 텐서이다. 골격근의 최대 힘 용량은 일반적으로 약 25~40 N/cm^2의 최대 응력으로 표현된다. 단위 단면적에 작용할 수 있는 힘은 성별에 무관하게 동일하지만, 여성의 근육 질량은 남성의 약 2/3이기 때문에 근력 강도는 남성 근력의 약 2/3를 갖는다.

3.2 변형률

하중에 의한 재료의 변형 정도를 변형률이라고 하고, 이러한 변형의 정도는 보통 재료의 길이 변화 비율로 나타낼 수 있다. 변형률(ε)은 길이의 변화의 정도를 원래의 길이로 나눈 $(L\text{-}L_0)/L_0$로 계산된다.

3.3 강성과 기계적 강도

재료의 기계적 거동을 조사할 때 이용되는 재료시험 시스템은 재료가 다양한 비율로 변형될 때 재료에 가해지는 힘과 변위를 동시에 측정한다. 그 결과는 하중-변형 곡선으로 그려지고, 이를 다른 측정값과 함께 변환하여 응력-변형률 관계를 얻을 수 있다. 응력-변형률 그래프는 몇 개의 구간으로 나누어 설명할 수 있는데, 탄성 영역은 응력-변형률 그래프의 기울기가 재료의 강성 또는 Young의 탄성 계수에 해당하는 초기 선형 영역이다. 강성 또는 Young 계수는 그래프의 탄성 부위에서 변형률에 대한 응력의 비율로 정의되지만, 종종 재료의 치수 변화를 무시하고 변형에 대한 하중의 비율에 의해 근사치가 계산되기도 한다. 탄성 영역 내에서 하중을 제거하면 재료는 원래 모양으로 돌아간다. 재료가 완전히 탄성체라면 특정 변형에서 가해졌던 힘과 복원될 때의 힘의 크기는 같다. 하지만 생물학적 조직은 완전한 탄성체가 아니기 때문에 변형되는 동안 저장되있던 에너지의 일부를 복원하면서 잃게 된다.

선형 영역 이후에는 하중이 작용할 때 최소 변화 또는 비선형 변화를 일으키는 변형이 발생되는 소성 영역이다. 항복점은 탄성 영역과 소성 영역을 구분하는 그래프의 지점으로, 재료가 항복점을 초과하여 변형되면 초기 치수로 돌아가지 않는다. 생물학적 소재의 경우 탄성 영역 내에서 정상의 생리적인 하중이 발생되고, 탄성 한계를 초과하는 변형은 조직의 미세 구조에 손상을 일으킨다.

재료의 기계적 강도는 재료가 파괴 전에 흡수할 수 있는 최대 힘 또는 총 기계적 에너지의 값을 말한다. 재료가 흡수한 에너지와 수행한 기계적인 일은 하중-변형 그래프 아래의 면적으로 계산될 수 있다. 극한 강도 후 남아 있는 잔류력 때문에 물질이 파손되는데, 재료가 파손되기 전에 흡수하는 총 하중 또는 변형에너지의 총량을 파단-강도라고 한다.

3.4 점탄성

생물학적 조직은 구조적으로 복잡하며, 다음과 같은 복잡한 기계적 거동을 보인다. 첫째, 생물학적 조직은 비등방성이며, 이는 하중의 주요 방향에 따라서 강도 특성이 다르다는 것을 의미한다. 둘째, 단백질 섬유의 특성과 석회화의 양이 기계적인 반응을 결정한다. 셋째, 근육, 힘줄, 인대 등 대부분의 연조직의 구성요소는 하중-변형 그래프에서 각기 다른 영역을 가진다. 예를 들어 힘줄을 일정 속도로 늘리면 그림 1.3 (a)와 같은 반응이 일반적으로 나타나고, 탄성 부위 이전에는 힘이 거의 증가하지 않은채 변형이 증가한다[5]. 탄성 부위의 기울기는 신장률에 따라 달라지는데, 이는 힘줄이나 기타 생물학적 조직이 완벽한 탄성은 아닌 점탄성이라는 것을 의미한다. 점탄성이란 재료의 응력과 변형률이 하중 속도에 따라 달라지는 것을 의미하며, 따라서 힘을 가하는 시간이 재료의 변형에 영향을 미친다. 즉, 그림 1.3

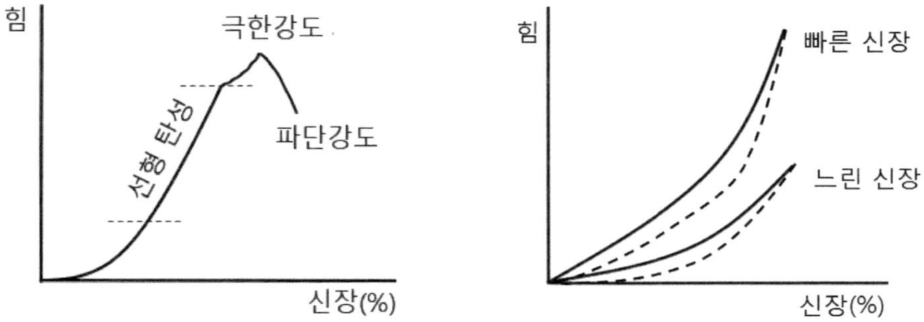

(a) (b)

그림 1.3 전형적인 힘줄의 하중–변형 곡선(a)과 빠른 신장과 느린 신장에 대한 힘줄의 하중–변형 곡선(b)

(b)에서와 같이 정해진 길이까지 늘어나는 실험에서 느린 속도와 빠른 속도의 하중-변형 곡선의 경로는 달라져서 결국 강성의 차이를 보인다. 근육과 힘줄의 점탄성은 기능적으로 큰 의미를 가진다. 근육이 천천히 신장(stretching)될 때 수동적 저항은 약간 증가되는 반면, 근육이 빠르게 신장되면 저항도 빠르게 증가된다. 이는 신장 운동을 천천히 수행해야 하는 이유 중 하나로, 일정한 신장 양에 대한 근육-힘줄 단위(MTU)의 힘 증가를 최소화한다. 그림 1.3 (b)에서 실선은 인대에 하중을 가할 때 조직의 기계적 반응을 나타내고, 점선은 하중을 제거할 때 반응을 나타낸다.

점탄성 물질의 다른 중요한 특성들로 크리프(creep), 응력 완화(stress relaxation), 이력(hysteresis) 현상 등이 있다. 크리프는 일정한 인장 응력 하에서 시간이 지남에 따라 재료가 점진적으로 신장되면서 변형률이 증가하는 것을 말하고, 응력 이완은 재료가 정해진 길이까지 늘어날 때 시간이 지남에 따라 응력이 감소하는 것을 말한다. 크리프와 응력 이완은 비선형 응답이며, 반복 작업에서 신장과 부상의 위험에 중요한 영향을 미친다. 이력 현상은 하중을 증가시킬 때와 감소시킬 때의 반응이 다른 점탄성 물질의 특성으로[그림 1.3 (b)], 재료가 완전한 탄성이 아니기 때문에 발생되는 손실 에너지의 양을 나타낸다. 즉, 부하와 하역 반응 사이의 영역은 신장 후 복귀되는 과정에서 손실된 에너지를 나타낸다. 기계적 일은 힘×변위($F \cdot d$)로 정의되므로, 일은 힘-변위 그래프 아래의 영역으로 시각화할 수 있다.

참고문헌

[1] Jarmey C, The concise book of muscles, Berkely, CA, 2013, North Atlantic Books

[2] McLester J and St. Pierre P, Applied Biomechanics : Concepts and Connections (2nd edition), Burlington, MA, 2020, Jones and Bartlett

[3] Susan J. Hill, Basic Biomechanics (7th edition), New York, 2014, McGraw-Hill Education

[4] Fung YC, Biomechanics : Mechanical properties of living tissues, New York, 1981, Springer-Verlag

[5] Knudson D, Fundamentals of Biomechanics (2nd edition), Chico, CA, 2007, Springer

제2장

근골격계 부위별 생체역학

김정실·선우훈

1. 서론

일반적으로 근골격계와 관련된 정적 문제에서는 관절의 반력과 근육의 장력을 구해야 한다. 관절의 기계적 분석은 적절한 근육의 위치, 체중 또는 신체 분절의 무게나 질량, 신체 분절의 무게 중심 및 관절의 해부학적 회전축을 포함한 근육 내 장력의 벡터 특성을 알아야 한다.

관절에서 신체 분절의 상대적인 움직임은 둘 이상의 근육 그룹에 의해 제어된다. 특정 생체역학 문제를 평형방정식을 적용하는 정적인 문제로 축소하기 위해서는 관절을 제어하는 주요 원천인 근육 그룹만을 고려하고, 관절의 하중 지지 메커니즘에 대한 다른 근육 그룹의 기여는 무시해야 한다. 인체 관절 역학을 분석하는데 정적인 원리를 적용하기 위해서는 관절 회전의 해부학적 축, 근육이 부착된 위치, 근육의 장력 작용선, 분절의 무게와 무게 중심 등을 알아야 하고, 접합부의 마찰인자와 동적 측면은 무시하며, 2차원 문제만 고려해야 한다. 이를 위해서 분석할 부분에 대한 인체 분절의 평균 무게, 길이 및 무게 중심 등은 인체 측정학 데이터를 이용할 수 있다.

2. 근골격계의 요소별 특징

2.1 뼈

근육과 달리, 대부분 뼈가 경험하는 주요 하중은 압축이다. 압축, 장력 및 기타 복잡한 하중에 대한 뼈의 기계적 반응은 구조에 따라 달라진다. 뼈는 질량의 25% 정도가 물로 이루어진 만큼 물의 비율이 높고 칼슘염과 다른 무기질이 상당히 축적된 혈액 공급원으로 살아있는 조직이다[1]. 뼈의 강도는 미네랄 침전물과 콜라겐 섬유 밀도에 따라 달라지며 식생활 습관과 신체 활동과도 관련이 깊다. 신체 활동에서 뼈에 부하가 되면 골모세포의 활동을 증가시킨다. 뼈가 움직임이 없거나 비활성이 되면 골밀도, 강성 및 기계적 강도를 크게 감소되고, 그 부위의 기계적 응력에 따라 더 많은 무기질을 침착하면서 리모델링이 된다[1].

뼈의 거시적 구조는 치밀뼈라고 하는 조밀한 외부 층과 밀도가 낮은 내부 해면뼈로 구성된다. 뼈의 기계적 반응은 이러한 치밀뼈와 해면뼈의 샌드위치 구조에 달려있다. 치밀뼈는 최대 변형률이 약 2%로 단단한 반면, 해면뼈는 덜 단단하며 파손 전에 7%의 변형률까지 견딜 수 있다. 일반적으로 이러한 구조 설계는 압축에서 약 200 MPa 장력에서 125 MPa, 전단에서 65 MPa의 최종 강도를 가질 수 있다. 이는 대퇴골의 경우 과도한 굽힘 하중이 가해질 때 인장 하중을 받는 횡방향에서 균열이 발생할 가능성이 크다는 것을 의미한다[2].

뼈의 최종 강도는 영양, 호르몬, 신체 활동 요소에 달려있다. 뼈의 무기물 측정을 토대로 바벨 들어올리기 선수들 요추뼈의 최종 압축 강도를 추정한 결과 이전의 최대값보다 두 배나 높게 나타났다[3]. 사춘기 이전 아동을 대상으로 한 드롭 점프 훈련에서는 골밀도가 증가하였는데, 그 직접적인 원인이 최대 힘, 부하 속도, 반복훈련 중 어디에 있는지는 불분명하다. 다양한 종류의 하중과 운동 프로그램의 골 유발 효과에 대한 더 많은 연구는 체육교사들이 어린이들의 골량을 증가시키는 프로그램을 설계하는데 도움을 줄 것이다.

2.2. 인대

인대는 뼈를 연결하고 관절 운동을 제한하는 단단한 연결 조직으로 중요한 고유감각과 운동감각의 구심 신호를 제공한다. 대부분의 관절은 고정된 회전축을 가진 완벽한 경첩이 아니어서 작은 보조 움직임을 가지려고 할뿐만 아니라 여러 방향으로 인대에 응력을 유발시키는 움직이는 회전축을 가지려고 한다. 인대 내 콜라겐 섬유는 힘줄처럼 평행하게 배열되어 있지 않고 다양한 방향으로 배열되어 있다. 대부분의 인대의 생리학적인 하중은 인장 변형률의 2~5%이며, 이는 사람의 전방십자인대의 경우 최대 500 N에 달하는 값이다. 단, 척추 인대의 탄성섬유는 예외적으로 안정 길이의 50% 이상 확장할 수 있다. 대부분의 인대와 힘줄의 최대 변형률은 약 8~10%이다[4].

뼈와 마찬가지로 인대와 힘줄은 그것이 받는 응력에 따라 리모델링된다. 관절 연골의 기계적 강도는 규칙적인 신체활동의 하중과 함께 장기간에 걸쳐서 증가한다. 그러나 인대와 힘줄의 기계적 특성이 신체 활동의 부하에 적응하는 근골격계 시스템의 길들이기가 해제되는 것보다 다시 길들여진 상태로 되돌리는 것이 더 오래 걸린다.

2.3. 힘줄

힘줄은 근육과 뼈를 연결하는 연결 조직이며 근육이 움직임에 어떻게 이용되거나 다치는지에 큰 영향을 준다. 힘줄은 잘 혈관화된 조직으로, 힘줄의 기계적 반응은 주로 단백질 섬유인 콜라겐과 관련이 있다. 힘줄에 있는 콜라겐 섬유와 섬유들 사이의 교차 결합의 평행 배치는 힘줄을 근육보다 약 3배 더 강하게 만든다. 힘줄의 최종 강도는 일반적으로 약 100 MPa이다. 힘줄의 직경이 근육 복부보다 작더라도 힘줄의 큰 인장 강도는 힘줄 파열 부상이 잘 발생하지 않도록 한다[6].

움직임이 발생하면 긴 힘줄은 빠른 움직임에서 효율적인 스프링 역할을 할 수 있다. 이는 활성화가 높은 상태에서 근육의 볼록한 부분의 강성이 힘줄의 강성을 초과할 수 있기 때문이다. 예를 들어, 아킬레스건은 큰 종아리 근육의 힘을 부드럽게 하기 위해 충격을 흡수하고 순응한다. 반면에, 힘줄이 짧은 근육에서는 힘줄의 느슨함이 적기 때문에 더 빨리 뼈로 힘을 전달한다. 손의 근육은 짧은 힘줄을 가지고 있어서 바이올리니스트의 빠른 손가락 동작에 매우 적합하다.

2.4. 근육-힘줄 단위(MTU)

수동적 신장(passive stretching)에 대한 근육-힘줄 단위(MTU)의 기계적 반응은 점탄성 특징을 보이면서 신장되는 시간과 속도에 따라 달라진다. MTU는 신장률이 높은 경우 느리게 신장 될 때보다 경직된 반응을 보이기 때문에, 운동할 때 탄성적 신장(ballistic stretching) 기술보다 느린 정적 운동이 더 선호된다. 느린 신장은 빠른 신장에 비해 주어진 연신률에 대한 근육의 수동적 장력을 감소시킨다. 운동 조건이 달라지면 MTU 하중은 근육의 활성화와 이전의 근육 동작 및 근육 동작의 종류에 따라 크게 달라질 수 있다. 이러한 모든 변수는 MTU의 능동 및 수동 구성요소에서 하중이 분포되는 방식에 영향을 미친다.

2.5. 근육

움직임과 관련된 다양한 동작, 길이 및 기타 활성 조건에서 MTU가 경험하는 인장력은 변화되는데, 이는 활성화와 관련된 속도, 길이 및 시간의 차이로 인한 근육의 힘 변화를 다루는 힘-속도 관계, 힘-길이 관계, 힘-시간 관계의 세 가지 기계적 특성으로 설명될 수 있다.

2.5.1 힘-속도 관계

근육 조직을 구성하는 세포는 자극을 받으면 매우 강한 수축 능력을 보인다. 단일 근육섬

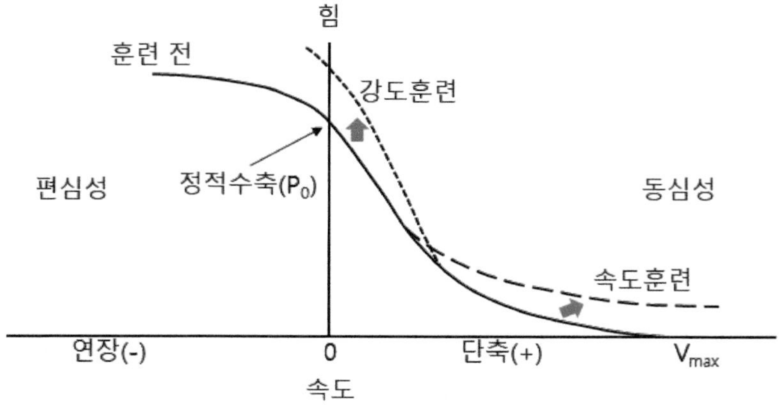

그림 2.1 근육의 힘–속도 관계

유는 정상길이의 50% 수준으로 단축될 수 있다. 근육이 발생시킬 수 있는 최대 힘은 근육의 수축 또는 이완 속도에 의해 결정되는데, 근육 수축에는 다양한 유형이 있다. 근육 길이가 감소할 때 발생하는 동심 수축, 근육 길이가 일정하게 유지되는 동안 발생하는 정적 수축, 근육 길이가 증가할 때 발생하는 편심 수축 등이 있다. 근육은 동심 수축에 의해 길이가 짧아지는 동안에만 움직임을 발생시킬 수 있다.

힘-속도 관계는 1938년 Hill에 의해 처음 보고되었는데, 완전히 활성화된 근육의 힘이 속도에 따라 어떻게 변하는지를 설명한다(그림 2.1)[6]. 이는 편심 수축, 정적 수축, 동심 수축이라는 세 가지 근육 작용으로 중요한 기계적 특성이다. 실제로 근육이 만들어 내는 힘이나 장력은 동작과 움직임의 속도에 따라 상당히 다르다. 기본적으로 힘-속도 곡선에서 근육이 생성할 수 있는 힘은 수축 속도가 증가함에 따라 감소하고(동심성), 근육이 저항할 수 있는 힘은 근육이 길어지는 속도가 증가함에 따라 증가한다(편심성). 정적 수축 조건의 힘은 그림에서 P_0로 표시된다. 속도가 0인 지점에서 발생하는 최대 근력은 근육의 크기와 형태에 따라 달라진다. 근육의 장력이 관절에서 저항보다 큰 토크를 생성하면 근육이 단축되어 관절각도를 변화시킨다. 그림 2.1의 오른쪽과 같이 수축 속도가 증가함에 따라 근육의 장력 잠재력은 급격히 감소한다. 근육은 단축이 없어도 장력이 발생할 수 있다. 관절의 저항 토크와 근육이 생성하는 토크가 동일하면 근육의 길이는 변하지 않고 관절의 움직임도 발생하지 않는다. 관절에서의 저항 토크가 장력에 의해 생성되는 근육의 토크를 초과하면 근육의 길이는 길어진다. 그림 2.1의 왼쪽 부분은 음의 속도가 증가하면 근육 장력이 빠른 편심근 작용에서 어떻게 증가하는지 보여준다. 적출한 근육 표본에서 빠른 동심성 동작에 저항할 수 있는 힘은 최대 힘의 두배에 가깝다.

근육의 힘은 속도에 따라 달라지는데, 정상적인 움직임에서 전체 MTU 또는 근육 그룹도 그러하다. 근육 그룹이 생성할 수 있는 토크는 이전의 활동, 활성화, 힘의 발달 속도, 관절과 주변 관절에 작용하는 근육의 특징들의 조합에 따라 달라진다. 살아 있는 동물 체내에서 근육의 토크-각속도 관계는 보통 체외 곡선의 모양과 일치한다. 이러한 생체 내 근육의 토크-각속도 관계는 등운동에너지와 특화된 동력계에서 여러 각속도로 시험함으로써 확립된다. 이러한 연구는 반복적인 등운동에너지 시험에서 최대 편심 토크가 최대 정적 수축 토크보다 높지만 적출한 근육만큼은 아니라는 것을 보여주고, 동심 토크는 수축 속도가 증가함에 따라 기울기 변화와 함께 감소한다는 것을 보여준다.

근육의 잠재적인 최대 장력은 인간의 움직임에 다음과 같은 많은 영향을 미친다. 첫째, 근육이 빠른 속도로 수축되면서 큰 힘을 내는 것은 불가능하다. 근육은 운동을 시작하기 위해 높은 장력을 만들 수 있지만, 수축 속도를 증가시킬 때 가속도를 유지하기 위해 힘을 발생시키는 능력은 감소한다. 둘째, 낮은 운동 속도에서 근육의 잠재력은 정적 수축을 하는 근력(근육 강도)에 크게 의존한다. 이것은 근력이 대부분의 움직임 하나의 요소가 된다는 것을 의미하지만, 이러한 영향은 근육을 사용하는 속도와 방향에 따라 달라질 것이다. 셋째, 근육의 힘과 수축 속도 사이의 역관계는 빠른 수축 속도에서 높은 힘을 발휘할 수 없다. 힘과 속도는 적절한 혼합으로 근력의 최대 출력을 발생시킨다. 이것은 정적 수축 강도와 근육 속도가 실제로 두 가지 다른 근육 능력이라는 것을 의미한다.

근육의 힘과 속도 사이의 기능적 관계 때문에 인간의 운동에 대한 주요한 영향들이 있다. 훈련을 통해 힘-속도 관계 그래프의 형태를 바꿀 수는 없지만, 성능 향상을 통해 그래프를 위쪽으로 전환시킬 수 있다. 웨이트 트레이닝과 같이 높은 하중을 들어올리면서 반복이 거의 없는 운동은 주로 등축 조건 근처에서 힘-속도 곡선을 위로 이동시킨다(그림 2.1). 반면 가벼운 하중을 빠르게 들어올리면 근육의 최대 수축 속도 근처에서 곡선이 위로 이동한다.

힘-속도 관계에서 근육 성능에 극적인 차이를 보이는 또 다른 이유는 근섬유 형태이다. 골격근 섬유는 구조와 조직화학 및 활동특성에 따라 차이가 많은데, 자극을 받았을 때 최대장력에 도달하기 위한 근육수축 특징에 따라 속근섬유와 지근섬유로 구분한다. 속근섬유는 매우 빠른 근수축을 보이며 최대장력에 상대적으로 빨리 도달하는 반면 피로에 빨리 지친다. 지근섬유는 느린 근수축을 보이며 최대장력에 상대적으로 느리게 도달하는 섬유로 피로에 강하다. 속근섬유가 최대장력에 도달하는데 소요되는 시간은 지근섬유의 1/7 수준이다. 따라서, 단거리경주나 높이뛰기와 같이 신속하고 강력한 근육수축이 필요한 경우에 속근섬유가 역할을 수행하고, 장거리달리기나 수영과 같은 지구력 운동에는 지근섬유가 효과적으로 기능을 수행한다. 하나의 운동뉴런과 그것에 의해 지배되는 근육섬유로 구성된 운동단위(motor unit)에서 모든 근육섬유는 같은 형태이지만, 대부분의 골격근은 지근섬유와 속근섬유를 모두 포함한다. 다만, 지근섬유와 속근섬유의 상대적인 양은 근육과 개인에 따라 차이가 있고, 연령과 비만에 따른 영향이 매우 크다.

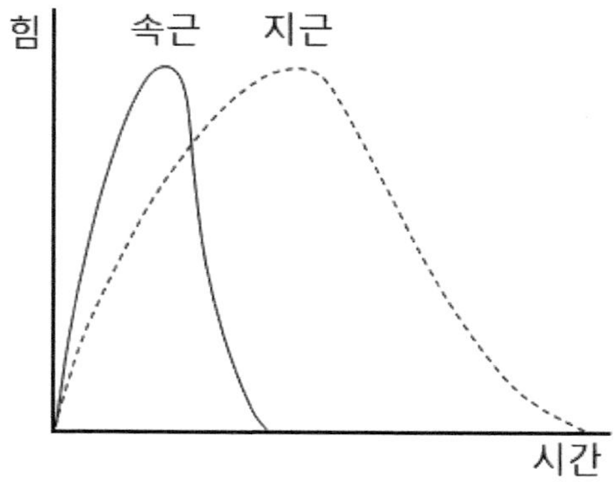

그림 2.2 속근과 지근 섬유의 경련 반응

근섬유가 만드는 힘과 수축 속도 차이를 설명하는 가장 쉬운 방법은 다양한 섬유 유형의 경련 반응을 살펴보는 것이다. 시험관 내 근섬유가 한번 자극되면, 섬유는 경련으로 반응할 것이다. 경련의 장력 발생 및 붕괴 속도는 섬유 유형에 따라 달라진다. 그림 2.2는 여러 섬유 유형의 경련 응답 반응을 보여준다. 연속체에서 완만한 끝에 있는 지근섬유는 60~120 ms 사이에 최고 장력으로 점차 상승하고, 높은 끝에 있는 속근섬유는 20~50 ms 내에 최대 장력을 빠르게 생성한다. 이것은 높은 비율의 속근섬유를 가진 근육이 주로 지근섬유를 가진 유사한 근육보다 더 빠른 수축 속도를 만들 수 있다는 것을 의미한다. 지근섬유 비율이 높은 근육은 장기간의 지구력 관련 운동에서 이점을 가질 수 있다.

2.5.2 힘-길이 관계

근육의 길이는 장력을 만드는 근육의 능력에 영향을 미친다. 근육의 신장 또는 단축의 기간과 단축 이후의 경과시간은 모두 근력의 발휘능력에 영향을 미친다. 힘-길이 관계는 근육의 장력이 길이에 따라 어떻게 다른지를 보여준다. 다양한 근육 길이에서 잠재적 근육의 장

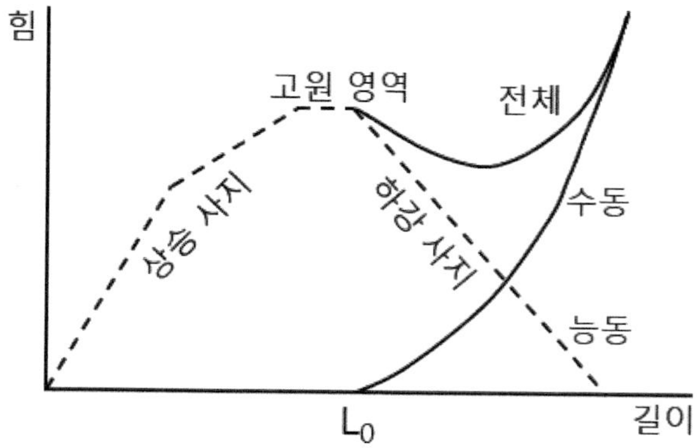

그림 2.3 사람의 골격근에 대한 힘-길이 관계

력 변화도 움직임이 생성되는 방식에 많은 영향을 미칠 뿐만 아니라, 근육과 관절의 기하학적 구조만큼 힘-길이 관계는 토크에 영향을 미친다.

근육이 만들 수 있는 장력은 능동적이고 수동적인 근원을 모두 가지고 있기 때문에 근육의 길이-장력 그래프는 이 두 가지 요소를 모두 가지고 있다. 그림 2.3은 골격근 섬유에 대한 힘-길이 관계를 보여준다. 힘-길이 관계의 능동 구성요소(점선)에는 필라멘트 활주설(Sliding Filament Theory)의 액틴과 미오신 필라멘트 사이의 잠재적인 교차결합의 수와 논리적 연관성이 있다. 최대 근력은 최대 교차결합이 있을 때 발생할 수 있다. 이를 안정상태 길이(L_0)라고 하며 항상 운동 범위의 중간 부근에 있다. 능동적인 잠재적 활성 근육의 장력은 결합에 사용될 수 있는 교차결합이 더 적기 때문에 짧거나 긴 근육 길이에서 감소한다. 힘-길이 관계에서 수동적인 장력 구성요소(실선)는 L_0 부근에서 장력이 매우 느리게 증가하지만 근육이 길어질수록 급격히 증가함을 보여준다. 수동적인 근육의 장력은 운동 범위의 중간 부분에서는 운동에 기여하지 않지만, 근육이 늘어나거나 다양한 신경근육 장애가 있을 때는 운동에 기여한다. 힘-길이 관계 그래프의 정확한 형태는 능동과 수동적인 장력 요소의 차이 때문에 근육 간에 차이가 있다.

힘-길이 관계의 능동적인 장력 요소에는 세 가지 영역이 있다(그림 2.3의 점선 부위)[6]. 상승 사지는 근육의 길이가 안정상태 이상으로 짧아지면 근육의 힘이 감소한다는 것을 보여준다. 근육 그룹이 상당히 짧아지기 위해서 필요한 움직임은 최대 근력을 만들어 낼 수 없다. 고원 영역은 일반적으로 해부학적인 운동 범위에서 중간부위의 높은 근력 영역을 나타낸다. 고원 영역 근처에서 시작된 움직임은 최대의 근력을 만들어 낼 수 있는 잠재력을 가진다. 하강 사지는 근육의 길이가 안정상태 이상으로 길어지면 발생할 수 있는 활성 장력의 감소를 나타낸다. 비록 교차결합의 부착 부위가 없을지라도 하강 사지의 극단에서 수동적인 장력의 엄청난 증가는 늘어난 근육이 짧은 길이로 되돌아갈 수 있는 근력을 제공해 준다. 생체역학적 연구는 근육이 만성적인 운동 요구에 적응하고 근육의 조정력이 힘-길이 곡선의 상승, 고원 또는 하강 사지에 적합한 근육을 중심으로 조직화될 수 있다는 것을 입증하기 시작했다.

힘-길이 곡선의 고원 영역 대 상승 사지에 작용하는 근육의 영향은 매우 크다. 일은 힘에 변위를 곱하기 때문에 근육 섬유가 주어진 운동 범위에서 만들 수 있는 기계적 일은 그래프 아래 영역으로 시각화할 수 있다. 근육 섬유가 고원 부위가 아닌 상승 사지에서 작동할 경우 생성되는 일에는 차이가 있다. 이러한 효과는 힘-속도 관계와 상호작용하여 근육의 힘이 운동 범위 전체에 걸쳐 움직임을 생성하는 방법을 결정한다. 이러한 기계적 특성은 근육 장력의 상승과 하강에서의 시간 지연, 즉 힘-시간 관계와 상호작용한다.

2.5.3 힘-시간 관계

근육의 또 다른 중요한 기계적 특성은 장력이 발달할 때 시간적 지연과 관련이 있다는 것이다. 힘-시간 관계는 전체 MTU 근육의 장력 발달에 지연이 있다는 것을 의미하며, 운동 활동전위(근전도 또는 EMG 신호를 만드는 섬유 탈분극의 전기적 신호)에서 근육 장력의 상승 또는 최대값까지의 시간으로 표현될 수 있다.

힘-시간 관계를 나타내는 시간 지연은 다음과 같이 두 부분으로 나뉜다. 지연의 첫 번째 부분은 활성 상태 또는 들뜸 동역학(exciation dynamics)이라고 불리는 근육 자극의 상승과 관련이 있다. 빠르고 강한 힘을 가하는 움직임에서 신경근계는 근육 자극이 약 20 ms까지 빠르게 증가하도록 훈련될 수 있다. 지연의 두 번째 부분은 수축 동력학(contraction dynamics)이라고 불리는 실제 장력의 증가를 포함한다. 다른 섬유 유형의 수축 동역학은 속근의 경우 약 20 ms, 지근 섬유의 경우 120 ms이다. 많은 근육 섬유가 반복적으로 자극될 때, 많은 반응이 결합되어 장력의 상승이 훨씬 더 오래 걸린다. 시간의 길이는 피험자의 인지적 노력, 훈련, 근육 작용의 종류, 근육 그룹의 활성화 이력에 따라 결정된다. 힘-시간 관계식에서 전체 근육 그룹의 최대 장력의 지연은 매우 가변적일 수 있다. 최대 근육 강도를 내기 위해서는 최소 100 ms에서 최대 1초 이상 동안 최대 힘을 발휘할 수 있다. 근전도적 연구에서 힘-시간 관계는 흔히 전자기계적 지연이라고 한다. 근육의 장력 상승은 근육의 연결 조직 구성요소의 강성에 의해서도 영향을 받으므로 전자기계적 지연의 크기는 연결 조직의 느슨함이나 장력에 의해 영향을 받는다. 근육 장력의 발달 지연은 움직임의 조정과 조절에 영향을 미친다. 근육의 비활성화(근력 감소 타이밍)도 운동 조절에 영향을 미친다.

3. 근골격계 부위별 역학적 이해

3.1 팔꿈치

어깨를 가로지르거나 손과 손가락으로 뻗어 있는 수많은 근육은 팔꿈치 관절을 지난다. 팔꿈치 관절은 위팔뼈(상완골, humerus), 노뼈(요골, radius), 자뼈(척골, ulna)의 분리된 관절로 구성되어 있으며, 좌우 한 쌍 존재한다. 위팔자관절(humeroulnar joint)은 위팔뼈 말단의 실패 모양의 활차와 노뼈 상단의 오목한 활차 구멍 사이에 형성된 경첩 관절로, 팔꿈치 관절 주변의 움직임을 굴곡(팔뚝이 위쪽 팔로 이동)과 연장(팔뚝이 위쪽 팔에서 멀어지는 움직임)으로 제한하면서 단축 회전만 가능하게 한다. 위팔자관절은 또한 위팔뼈 말단의 작은머리와 노뼈 사이의 경첩 관절이다. 상단 노자관절은 노뼈의 머리와 자뼈 상단의 원형 홈(notch)으로 형성된 중쇠관절(pivot joint)이다. 이 관절은 회내(손바닥에서 손바닥 아

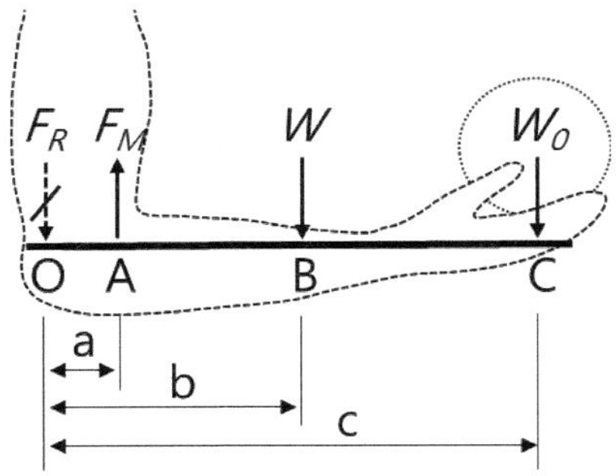

그림 2.4 아래팔에만 작용하는 힘이 있는 경우

래로 이동하는 동안 경험하는 움직임) 또는 외전(손톱에서 위로 이동하는 동안 경험하는 움직임)이 발생될 때, 노뼈와 자뼈가 하나의 뼈 또는 다른 뼈의 길이방향 축에 대한 상대적인 회전을 수행하도록 한다.

팔꿈치 관절의 움직임을 조절하고 조정하는 근육으로 두갈래근(이두근), 위팔노근, 위팔근, 원엎침근, 팔꿈치근, 위팔세갈래근(삼두근), 손뒤침근이 있다. 위팔두갈래근은 팔꿈치 관절의 강력한 굽힘근이고, 아래팔손뒤침근은 가장 강력한 근육으로 팔을 바깥쪽으로 회전시키는 운동에 쓰이는 근육이다. 또 다른 중요한 굽힘근은 아래팔 방향과 상관없이 팔꿈치의 굽힘을 만들어낼 수 있는 위팔근으로, 팔꿈치에서 두번째로 강한 굽힘근이다. 그리고 팔꿈치의 연장 운동을 조절하는 가장 중요한 근육은 위팔세갈래근이다.

팔의 수직 굽힘을 고려해 보자. 손에 임의의 물체를 들고 팔꿈치가 직각을 이루는 경우에 만약 두갈래근이 주요 굽힘근이고 장력의 작용선이 두갈래근과 수직이라면 자유물체도는 그림 2.4와 같다[7]. 여기서 O점은 팔꿈치 관절의 회전축, A점은 노뼈의 두갈래근 위치, B점은 아래팔의 중력 중심, C점은 공을 잡은 손의 무게중심으로 아래팔과 수직되게 만나는 선 상에 위치한다. A, B, C점은 O점에서 각각 a, b, c만큼 떨어져있다. W는 아래팔의 전체 무게, W_o는 손에 쥔 물체의 무게, F_M은 노뼈의 두갈래근에 가해지는 힘의 크기, F_R는 팔꿈치 관절에서의 반력을 나타낸다. 근육에 가해지는 힘의 작용선과 중력을 수직으로 가정하면, 평형 조건에 의해 아래팔 관절에서의 반력 작용선 또한 수직이 된다. 팔꿈치 근육의 장력과 관절의 반작용력을 계산하기 위해서는 가장 먼저 팔꿈치 관절에 대한 아래팔의 회전평형을 고려해야 한다. 만약, 시계방향을 양의 값으로 가정하면 아래와 같은 식을 얻을 수 있다.

$$\Sigma M_O = 0 : cW_0 + bW - aF_M = 0 \rightarrow F_M = \frac{1}{a}(bW + cW_0)$$

아래팔의 y-방향으로 병진운동에 대한 평형방정식은 다음과 같다.

$$\Sigma F_y = 0 : -F_R + F_M - W - W_0 = 0 \rightarrow F_R = F_M - W - W_0$$

3.2 어깨

어깨는 팔의 다양한 움직임을 가능하게 만드는 복잡한 구조를 가지는 인체의 가장 복잡한 관절 부위로, 오목위팔관절, 복장빗장관절, 어깨봉우리빗장관절, 부리빗장관절, 어깨가슴관절 등 다섯개의 분리된 관절로 구성된다. 어깨에서 가장 큰 관절은 위팔뼈머리와 어깨뼈의 오목관절과 연결된 절구관절인 오목위팔관절이다. 빗장뼈의 몸쪽 부위와 복장뼈자루 사이에 위치한 변형된 구상관절인 복장빗장관절과 어깨뼈의 봉우리돌기빗장뼈 사이의 관절인 어깨봉우리빗장관절은 어깨뼈와 빗장뼈에 가동성을 제공한다. 부리빗장관절은 어깨뼈의 부리돌기와 빗장뼈 아래면의 부리빗장인대에 의해 결합된 관절이다. 어깨가슴관절은 어깨뼈 앞쪽과 가슴벽 사이 부위를 말한다.

어깨뼈에 부착된 근육은 어깨올림근, 마름근, 앞톱니근, 등세모근으로 어깨관절에 부하가 가해질 때 어깨뼈를 안정시키고 어깨뼈를 적절한 위치로 움직여 오목위팔관절의 움직임을 쉽게 만드는 기능을 한다. 관절의 안정성은 일반적으로 관절을 지나는 힘줄과 근육의 장력의 영향을 크게 받으므로, 이들 근육 중 하나가 장력을 발생시키면 관절의 이탈방지를 위해 대항근에서의 장력 발생이 필요하다.

어깨 관절에 작용하는 신체 분절의 영향을 분석할 때 신체 분절의 무게는 각 분절의 무게중심점에 작용한다고 가정하므로, 어깨에 관한 전체 팔 분절의 모멘트암 길이는 팔의 무게중심과 어깨 사이의 수직 길이가 된다. 팔굽관절을 굽힐 때 위팔, 아래팔, 손 분절은 각각 개별적으로 분석될 수 있다.

아령 운동을 통해서 어깨를 강화시키는 경우에 대한 팔의 자유물체도는 그림 2.5와 같다 [7]. O점은 어깨관절의 회전 중심축, A점은 위팔뼈에 연결된 어깨세모근의 위치, B점은 전체 팔의 무게중심, C점은 아령의 무게중심이다. W는 팔의 무게, W_0는 아령의 무게, F_M은 어깨세모근의 장력크기, F_R는 어깨관절의 반력을 나타낸다. 어깨세모근의 힘은 수평에

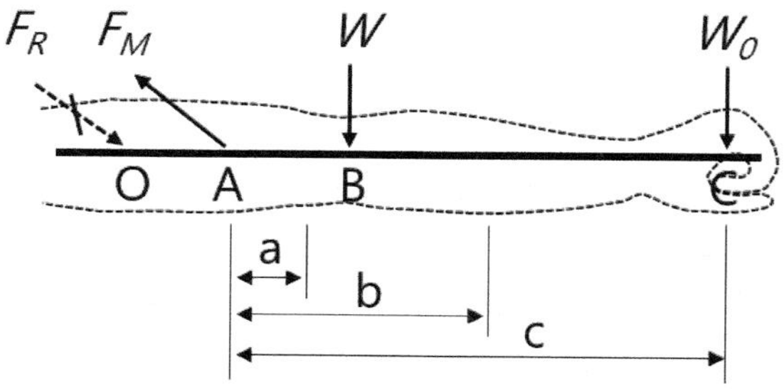

그림 2.5 수평의 팔에 작용하는 힘이 있는 경우

대해 θ만큼 기울어져서 작용하고, 반력은 수평에 대해 β만큼 기울어져 작용할 때 어깨세모근에 가해지는 힘의 크기 F_M과 그 위치 및 어깨관절 반력의 크기와 방향을 구하고자 한다. 팔과 아령의 무게가 y축 음의 방향으로 작용하므로, 근력은

$$F_{Mx} = -F_M \cos\theta, \qquad F_{My} = F_M \sin\theta$$

관절의 반력은

$$F_{Rx} = F_R \cos\beta, \qquad F_{Ry} = -F_R \sin\beta$$

팔의 회전 평형조건을 고려한 O점에서 어깨 관절에 대한 모멘트는

$$\Sigma M_O = 0: \quad aF_{My} - bW - cW_0 = 0$$

수직과 수평 방향에서 팔의 병진 평형조건을 고려하면

$$\Sigma F_x = 0: \quad F_{Rx} - F_{Mx} = 0 \rightarrow F_{Rx} = F_{Mx}$$

$$\Sigma F_y = 0: \quad -F_{Ry} + F_{My} - W - W_0 = 0$$

따라서,

$$F_R = \sqrt{(F_{Rx})^2 + (F_{Ry})^2} \quad \rightarrow \quad \beta = \tan^{-1}\left(-\frac{F_{Ry}}{F_{Rx}}\right)$$

3.3 척추

인간의 척추는 인간의 근골격계 중에서 가장 복잡한 부분이다. 척추의 주요 기능은 척수를 보호하고 머리, 목 및 팔를 지지하며 머리와 몸통에서 골반으로 하중을 전달하며 다양한 움직임을 허용하는 것이다. 척추는 7개의 목뼈, 12개의 등뼈, 5개의 허리뼈, 5개의 엉치뼈와 4개의 꼬리뼈로 총 33개의 척추뼈로 구성되어 있다.

척추뼈는 척추에서 일차적으로 체중을 지지하는 척추뼈몸통과 고리모양의 신경고리 및 뼈돌기로 구성되어 있다. 목뼈에서 허리뼈로 갈수록 척추뼈몸통의 크기가 증가한다. 척추뼈 사이의 관절은 양악관절이다. 각각의 척추골 쌍 사이에 섬유근막판이 끼어 있다. 이러한 추간판의 일차적인 기능은 위의 분절에서 전달되는 하중을 유지하고, 충격을 흡수하며, 뼈와 뼈의 접촉을 방지하고, 척추뼈의 뼈가 직접 접촉하는 것을 방지함으로써 충격의 영향을 줄이는 것이다. 많은 인대가 척추를 지지하고 있는데, 목뼈, 등뼈, 허리뼈 부위에서 척추뼈몸통을 연결한다. 주요한 인대 중 하나인 가시끝인대는 척추의 높이에 따라 가시돌기에 부착되어 있고, 황색인대는 인접한 척추의 층판을 연결한다. 척추의 구조는 굽힘-확장, 측면 굽

힘, 회전을 포함한 다양한 움직임을 허용한다. 척추는 3면으로 움직일 수 있지만, 두 개의 인접한 척추 사이에서 허용된 움직임이 적기 때문에 많은 운동분절을 수반한다.

척추는 추간판과 주변 인대 및 근육으로부터 안정성을 얻는다. 디스크와 인대는 본질적인 안정성을 제공하고, 근육은 외부적인 지지를 제공한다. 척추의 근육은 쌍으로 존재하는데, 척추의 앞쪽 부분은 복근(복직근, 횡복근, 외골근, 내골근)을 포함한다. 이 근육들은 몸통을 구부리는 데 필요한 힘을 제공하고 내장을 적절한 위치로 유지한다. 후방 몸통 근육에는 척추세움근, 반가시근, 그리고 후척추근육군의 세 개의 층이 있다. 척추 후방에 위치한 근육의 일차적인 기능은 몸통 확장을 제공하는 것과 중력의 영향으로부터 척추를 지탱하는 것이다. 허리네모근은 몸통의 측면 굽힘에서 중요하며, 골반과 요추를 안정시킨다. 몸통의 측면 굽힘은 복근과 후방 근육의 작용에 의해 발생하고, 몸통의 회전 운동은 전방과 후방 근육의 동시 작용에 의해 제어된다.

척추에 가해지는 힘은 체중을 포함하여 척추인대와 주변 근육의 장력, 배속압력, 외부의 힘 등이 있다. 똑바로 서 있는 동안 인체의 무게중심은 척추의 앞쪽에 위치하기 때문에 척추에 전방토크가 발생하면서 척추가 앞쪽으로 구부러질 수 있다. 척추근육은 모멘트암이 작기 때문에 체중과 외부의 힘에 의해 척추에 발생되는 굽힘토크에 대항하기 위해서는 많은 힘을 내야한다.

이렇게 복잡한 구조를 가지고 있기 때문에, 척추는 다양한 부상을 입을 수 있다. 가장 심각한 부상은 척수신경이 손상되는 것이며 다음으로 척추뼈 골절 및 추간판 탈출 등이 있을 수 있다. 또한 요통은 척추 하부 근육이 늘어나면서 발생할 수 있다. 척추 부상은 주로 경추와 요추에서 발생하는데, 경추와 요추에 발생할 수 있는 부상을 이해하기 위해선 각자의 부위에서 발생하는 부하에 대한 역학적 분석이 중요하다. 따라서, 지금부터는 경추와 요추에 발생하는 부하를 역학적으로 계산하는 법에 대해 알아보고자 한다.

3.3.1 경추 부하

그림 2.6 (A)는 머리를 굽힐 때 머리와 목의 위치 및 작용하는 힘을 나타낸다[7]. 머리의 무게는 W이며 무게 중심은 C 지점에 있다. F_M은 A 지점의 두개골에 적용되는 목 확장근에 의해 가해지는 힘의 크기를 나타내고 관절의 중심은 B 지점에 위치해 있다. 구부러진 머리의 위치의 경우, 목 근육의 작용 라인은 θ의 각도를 만들고, 관절 반력의 작용 라인은 수평으로 ρ의 각도를 만든다. 머리에 작용하는 세 가지 힘의 작용 라인은 그림 2.6 (A)와 같이 O 지점에서 만나도록 확장시킬 수 있는데, 두개골에 작용하는 힘 W, F_M 및 F_J는 xy 좌표의 성분으로 분해된다[그림 2.6 (B)].

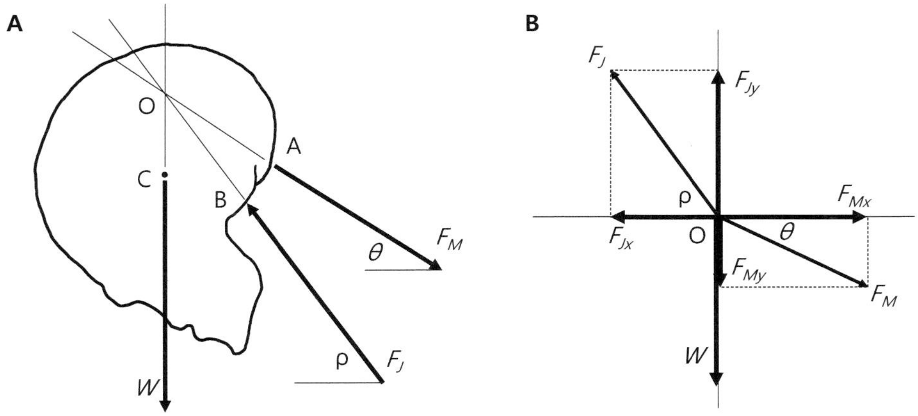

그림 2.6 경추 부하의 역학. (A) 머리를 굽힐 때 목의 위치와 작용하는 힘. (B) 머리를 굽힐 때의 작용력

근육과 관절 반작용력의 xy 방향으로의 직각성분은 다음과 같다.

$$F_{Mx} = F_M \cos\theta \qquad F_{My} = F_M \sin\theta$$

$$F_{Jx} = F_J \cos\rho \qquad F_{Jy} = F_J \cos\rho$$

이를 이용해 xy 방향으로의 평형조건을 만들어보면

$$\sum F_x = 0: \; -F_{Jx} + F_{Mx} = 0 \;\rightarrow\; F_{Jx} = F_{Mx}$$

$$\sum F_y = 0: \; -W - F_{My} + F_{Jy} = 0 \;\rightarrow\; F_{Jy} = W + F_{My}$$

여기에 직각성분을 적용하면

$$F_J \cos\rho = F_M \cos\theta \qquad F_J \sin\rho = W + F_M \sin\theta$$

두 식에서 F_J를 치환하면

$$\frac{F_M \cos\theta}{\cos\rho} \sin\rho = W + F_M \sin\theta$$

$$F_M = \cos\theta \tan\rho = W + F_M \sin\theta$$

$$\tan\rho = \frac{W + F_M \sin\theta}{F_M \cos\theta}$$

정리하면,

$$F_M \cos\theta \tan\rho = W + F_M \sin\theta$$

$$F_M(\cos\theta \tan\beta - \sin\theta) = W$$

$$F_M = \frac{W}{\cos\theta \tan\rho - \sin\theta}$$

즉, 근육에 의한 작용력은 머리의 무게 W와 근육의 작용선과 관절 반작용력의 각도 θ, ρ의 함수로서 나타낼 수 있다.

3.3.2 요추 부하

그림에 앞으로 구부려 W_0 하중을 들어올리는 작업자가 있다[그림 2.7 (A)] [7]. 표시된 위치에서 작업자의 상체는 수직 위치에서 일정한 각도 θ로 구부러진다. 작업자의 신체 하부에 작용하는 힘은 제5요추를 통과하는 부분을 고려하여 그림과 같이 나타낼 수 있고, 이를 기반으로 작업자의 하반신(골반과 다리)의 역학적 모델을 만들어 볼 수 있다[그림 2.7 (B)]. 여기서 W는 운동선수의 총 체중, W_1은 골반을 포함한 다리의 무게, $(W + W_0)$은 발을 통해 운동선수에 가해지는 총 반작용력, F_M은 몸통을 지지하는 기립근이 가하는 힘의 크기, F_J는 관절에 의한 압축력의 크기이다. 제5요추와 천골의 결합부는 O 지점에 위치하고 골반을 포함한 다리의 무게중심은 B 지점에 위치한다. O 지점을 기준으로 근력, 하체중량, 지반반응력의 모멘트암 길이는 각각 a, b, c로 나타낼 수 있다.

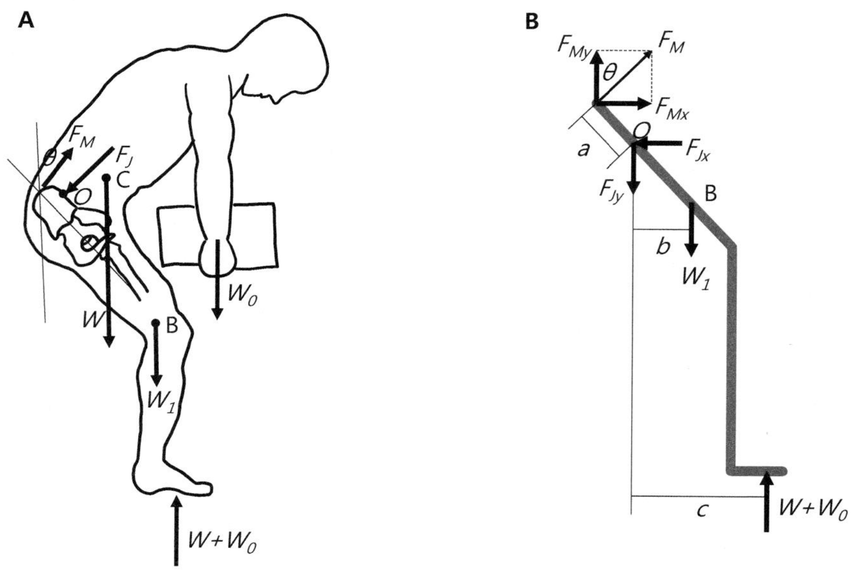

그림 2.7 요추 부하의 역학. (A) 물건을 들어올릴 때 허리의 위치와 작용하는 힘. (B) 물건을 들어올릴 때 하체의 작용력

여기에 모멘트 평형을 적용하면,

$$\sum M_0 = 0: \quad aF_M + bW_1 - c(W + W_0) = 0$$

정리하면,

$$F_M = \frac{c(W + W_0) - bW_1}{a}$$

즉 변수 a, b, c, W, W_0, W_1를 이용해 근육이 가하는 힘의 크기 F_M를 결정할 수 있는데. F_M이 계산되면 x 및 y 방향으로의 직각성분을 구할 수 있다.

$$F_{Mx} = F_M \sin\theta \qquad F_{My} = F_M \cos\theta$$

이를 xy 방향으로의 평형 조건에 적용하면 천골에서 생기는 반력의 수평과 수직 성분을 구할 수 있다.

$$\sum F_x = 0: \; F_{Mx} - F_{Jx} = 0 \quad \rightarrow \quad F_{Jx} = F_{Mx}$$

$$\sum F_y = 0: \; F_{My} - FJy - W_1 + (W + W_0) = 0,$$

$$\rightarrow \quad F_{Jy} = F_{My} + W + W_0 - W_1$$

이를 합성하여 천골의 가해지는 반력을 최종적으로 구할 수 있다.

$$F_J = \sqrt{(F_{Jx})^2 + (F_{Jy})^2}$$

3.4 고관절

골반은 척추와 넙다리뼈 사이에 위치한다. 넙다리뼈(대퇴골)의 머리와 골반의 볼기뼈절구 사이의 관절은 가동관절을 형성한다. 고관절의 안정성은 상대적으로 단단한 볼과 소켓 형태, 인대, 그리고 고관절을 가로지르는 크고 강한 근육에 의해 제공된다. 넙다리뼈 머리는 볼기뼈절구의 깊은 소켓에 잘 부합된다. 고관절의 인대와 더불어 섬유연골의 평평한 테두리는 넙다리뼈 머리가 움직일 때 넙다리뼈 머리를 받치고 잡아준다. 고관절의 구조는 매우 안정적이고 이동성이 뛰어나 걷기, 앉기, 쪼그려 앉기 등 다양한 운동을 할 수 있다. 고관절 주위의 넙다리뼈의 움직임에는 굴곡 및 확장, 외전과 내전, 안과 밖으로의 회전 등이 포함된다. 이러한 움직임의 정도는 인대와 근육 및 고관절의 뼈 구조에 의해 제한되기도 한다. 넙다리뼈 머리와 볼기뼈절구의 관절 표면은 투명한 연골로 정렬되어 있다. 고관절의 장애는 관절 연골에 변형된 힘분포를 일으켜 퇴행성 관절염을 유발할 수 있다.

골반의 위치는 상대적으로 안정성을 떨어뜨리기 때문에, 척추 또는 넙다리뼈의 움직임을 용이하게 하기 위해서 몸통과 엉덩이의 근육에 의해 골반의 움직임이 발생된다. 고관절의 근육은 몇 개의 그룹으로 나눌 수 있다. 허리근, 엉덩근, 넙다리곧은근, 두덩근, 대퇴근막긴장근 등이 주요한 엉덩이 굽힘근이다. 이러한 근육들은 뛰기나 발차기와 같은 활동을 하는 데 이용된다. 무릎 굽힘근 기능을 하는 넙다리뒤근육은 큰볼기근과 같은 고관절 확장근이다. 중간볼기근과 작은볼기근은 엉덩이 외향근으로 넙다리뼈의 내부 회전에 관여한다. 중간볼기근은 관상면에서 골반을 안정화시키는 주요 근육 그룹에 속한다. 긴모음근, 짧은모음근, 큰모음근, 두덩정강근은 엉덩이 내전근들이다. 넙다리뼈의 바깥쪽으로 회전할 수 있도록 깊숙이 배치된 작은 근육도 있다.

직립 자세에서 전체 체중을 지탱하는 다리에 작용하는 힘은 그림 2.8A에 나타나 있다. 여기서 F_M은 고관절에 외전근이 가하는 힘의 크기, F_J는 골반이 대퇴골에 가하는 관절 반작용력의 크기, W_1은 다리의 무게, W는 지면에 의해 정상적인 힘으로 가해지는 몸의 총중량이다. 근육의 작용선과 수평 사이의 각도는 θ로 나타낸다. 다리에 작용하는 힘의 직각요소 및 기하학적 구조를 정의하는 데 필요한 매개변수를 고려한 역학적 모델은 그림 2.8B와 같다. O점은 고관절의 회전축을 나타내는 점이고 A점은 외전근이 대퇴골에 부착되는 지점, B점은 다리의 무게중심, C점은 발에 지지반력이 작용하는 지점이다. A 지점과 O 지점, B 지점, C 지점 사이의 거리는 각각 a, b, c로 나타낼 수 있다. α는 대퇴부가 수평으로 기울어진 각도이며, β는 대퇴부의 긴 축이 수평과 이루는 각도이다. 따라서 $\alpha+\beta$는 A 지점에서 대퇴골의 휘어진 각도와 거의 같다.

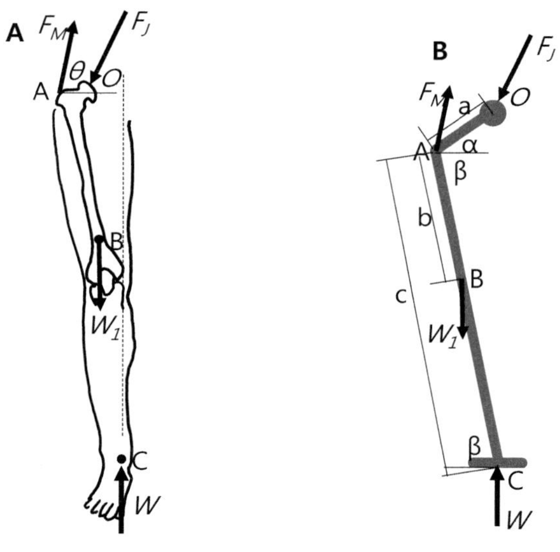

그림 2.8 고관절 부하의 역학. (A) 직립 자세에서 대퇴부의 위치와 작용하는 힘. (B) 고관절에 미치는 작용력과 구조

여기서 근육에 의한 힘은 다음과 xy축에 대한 직각요소로 나눌 수 있다.

$$F_{Mx} = F_M \cos\theta \qquad F_{My} = F_M \sin\theta$$

O 지점에 위치한 고관절의 축을 기준으로 a_x는 근력의 수직 성분 F_{My}의 모멘트암이며, a_y는 근력 F_{Mx}의 수평 성분 모멘트암이다. 마찬가지로, $b_x - a_x$는 W_1의 모멘트 팔이고 $c_x - a_x$는 지면에서 다리에 가해지는 반발력에 대한 모멘트암이다. 각각의 성분은 다음과 같이 나타낼 수 있다.

$$a_x = a\cos\alpha \qquad a_y = a\sin\alpha \qquad b_x = b\cos\beta \qquad c_x = c\cos\beta$$

이를 이용해 O 지점에 대한 다리의 모멘트 평형을 평형을 적용하면,

$$\sum M_0 = 0: \quad a_x F_{My} + a_y F_{Mx} - (c_x - a_x)W + (b_x - a_x)W_1 = 0$$

여기에 앞에서 구한 성분을 적용하면,

$$(a\cos\alpha)(F_M \sin\theta) - (a\sin\alpha)(F_M \cos\theta) - (c\cos\beta - a\cos\alpha)W + (b\cos\beta - a\cos\alpha)W_1 = 0$$

이를 F_M에 대해 정리하면

$$F_M = \frac{(cW - bW_1)\cos\beta - a(W - W_1)\cos\alpha}{a(\cos\alpha\sin\theta - \sin\alpha\cos\theta)} = \frac{(cW - bW_1)\cos\beta - a(W - W_1)\cos\alpha}{a\sin(\theta - \alpha)}$$

이렇게 구해진 F_M을 이용해 xy방향으로의 힘평형식을 구하면

$$\sum F_x = 0: \quad F_{Jx} = F_{Mx} = F_M \cos\theta$$

$$\sum F_y = 0: \quad F_{Jy} = F_{My} + W - W_1,$$

$$\rightarrow \quad F_{Jy} = F_M \sin\theta + W - W_1$$

이를 합성하여 천골의 가해지는 반력을 최종적으로 구할 수 있다.

$$F_J = \sqrt{(F_{Jx})^2 + (F_{Jy})^2}$$

3.5 무릎과 발목

무릎은 몸에서 가장 큰 관절로, 변형된 경첩관절이다. 시상면에서 다리를 굽히고 펴는 동작 외에도, 무릎 관절은 약간의 반사적인 내부 및 외부 회전을 허용한다. 무릎 관절은 큰 하중을 견디도록 설계되었는데, 이는 인간의 이동을 담당하는 연결 시스템의 필수적인 구성요소이다. 무릎은 정강이넙다리관절과 무릎넙다리관절로 구성된 구조를 가진다. 이러한 관절

들은 반달연골염이라고 불리는 인대층들에 의해 구분된다. 옆쪽과 안쪽 반달연골염은 넙다리뼈와 정강이뼈 사이에서 뼈와 뼈의 접촉을 막고, 충격을 흡수하는 역할을 한다. 무릎넙다리관절은 무릎뼈와 넙다리뼈 끝의 둥근돌기 앞쪽 끝 사이의 관절이다. 무릎뼈는 넙다리네갈래근 힘줄과 무릎인대에 의해 위치를 유지한다. 이것은 넙다리네갈래근의 기계적 이점을 증가시켜, 무릎힘줄을 통해 정강이뼈에서의 당김 효과를 높인다. 무릎의 안정성은 복잡한 인대 구조, 반달연골염, 관절을 가로지르는 근육에 의해 제공된다.

무릎을 가로지르는 근육은 무릎을 보호하고, 움직임을 위한 내력을 제공하며, 움직임을 조절한다. 무릎의 근육 조절은 주로 넙다리네갈래근과 넙다리근 그룹에 의해 이루어진다. 넙다리네갈래근은 넙다리곧은근, 가쪽넓은근, 안쪽넓은근, 중간넓은근으로 구성되어 있다. 넙다리곧은근은 전방-하부 엉덩뼈가시와 무릎뼈에 부착되어 있고, 고관절 구부리기와 무릎 폄 동작에 관여한다. 가쪽넓은근, 안쪽넓은근, 중간넓은근은 무릎뼈를 통해서 넙다리뼈와 정강이뼈를 연결하는 무릎 확장근이다. 넙다리두갈래근, 반힘줄모양근, 반막모양근은 고관절 확장, 무릎 굽힘, 그리고 정강이뼈의 내부-외부 회전을 조절하는데 도움을 주는 넙다리뒤근을 구성한다. 반힘줄모양근과 반막모양근은 골반뼈의 몸쪽과 정강이뼈의 말단 부위에 붙어있다. 넙다리두갈래근은 골반뼈와 넙다리뼈의 몸쪽과 종아리뼈 말단 부위에 붙어있다. 또한 넙다리뼈와 정강이뼈에 부착되어 있는 오금근도 있는데, 이 근육의 주된 기능은 무릎 굽힘이다.

하지의 다른 주요 관절과 마찬가지로 발목은 하중지지 및 운동 기능을 담당한다. 발목은 세 개의 뼈, 즉 정강이뼈, 종아리뼈, 발의 목말뼈가 결합되어 있다. 발목 관절은 본래 안정성을 위해 인대와 근육의 구속을 필요로하는 무릎 관절보다 더 안정적이다. 발목 관절 복합체는 정강이복사뼈, 종아리복사뼈, 말단의 정강이종아리관절로 구성된다. 정강이복사뼈 발목관절은 경첩 형태의 관절로서, 목말뼈 도르래의 실패같이 볼록한 표면과 정강이뼈의 오목한 말단 끝 사이의 관절이다. 경첩 관절인 발목은 시상면에서 발의 굴곡-확장 움직임만 허용한다. 다른 발동작으로는 자리바꿈과 뒤집힘, 안과 밖 회전, 뒤침과 엎침 등이 있다.

발목의 장붓구멍(ankle mortise)은 세 관절의 형상과 관절을 가로지르는 인대와 근육에 의해 유지된다. 발목 관절의 완전성은 안쪽과 옆쪽 이차적인 인대시스템, 그리고 뼈와 뼈 사이의 인대에 의해 향상된다. 발목을 가로지르는 수많은 근육 그룹 중 가장 중요한 발바닥굽힘근은 장단지근과 가자미근으로, 모두 다리의 후방에 위치하고 있으며 아킬레스건을 통해 발꿈치뼈의 후방 표면에 부착되어 있다. 장딴지근은 무릎과 발목 관절을 가로지르며 두 곳 모두에 기능을 한다. 무릎에서는 무릎 굽힘과 협응하며, 발목에서는 주요 발바닥굽힘근으로 존재한다. 발바닥굽힘근 또는 배굴근은 전방 근육들로 앞정강근, 긴발가락폄근, 긴엄지발가락폄근, 그리고 셋째종아리근이 해당된다. 긴종아리근과 짧은종아리근과 같은 측면 근육은 발목에 힘을 가하고 발바닥을 펴는 것과 같은 주요한 기능을 한다. 발목 관절은 해

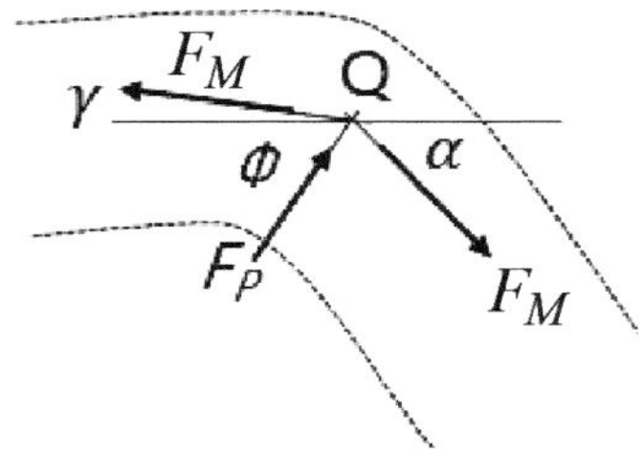

그림 2.9 무릎뼈에 작용하는 힘이 있는 경우

부학적 구조 상 작은 변화에 잘 반응하지 않는다. 심한 염좌로 인한 운동학적 및 구조적 구속력의 상실은 발목의 안정성에 큰 영향을 미칠 수 있으며 발목 관절 표면의 정렬을 불량하게 할 수 있다.

무릎힘줄(슬개건)의 장력이 결정되어 넙다리네갈래근을 통해 균일하게 발생한다고 가정하면, 무릎뼈의 자유물체도를 고려하여 무릎넙다리관절에 작용하는 압축력을 계산할 수 있다[7]. 그림 2.9에서 F_M은 무릎힘줄과 네갈래근에 균일하게 작용하는 장력의 크기, F_P는 무릎뼈-넙다리뼈관절(patellofemoral joint)에 작용하는 힘의 크기, α는 무릎힘줄과 수평선 사이의 각, γ은 네갈래근과 수평선 사이의 각, ϕ는 관절의 압축반력의 작용선과 수평선 사이의 각으로 두자. 그러면 3개의 힘이 작용하는 시스템에서 무릎뼈의 평형방정식을 고려할 수 있다.

먼저, 무릎힘줄과 네갈래근의 힘이 작용하는 선을 연장하여 만나는 Q점을 정하자. Q점과 F_P의 연결선은 F_P의 작용선이 된다. x, y방향에서 무릎힘줄의 평형방정식은

$$\sum F_x = 0: \quad F_P \cos\phi = F_M(\cos\gamma - \cos\alpha)$$

$$\sum F_y = 0: \quad F_P \sin\phi = F_M(\sin\alpha - \sin\gamma)$$

위 식을 정리하면

$$F_P = \frac{F_M(\cos\gamma - \cos\alpha)}{\cos\phi}, \quad F_P = \frac{F_M(\sin\alpha - \sin\gamma)}{\sin\phi}$$

따라서 ϕ에 관한 식으로 정리하면

$$\phi = \tan^{-1}\left(\frac{\sin\alpha - \sin\gamma}{\cos\gamma - \cos\alpha}\right)$$

ϕ가 정해지면, 무릎뼈-넙다리뼈관절에 작용하는 힘의 크기 F_P는 다음과 같이 결정된다.

$$F_P = F_M\left(\frac{\cos\gamma - \cos\alpha}{\cos\phi}\right)$$

참고문헌

[1] Neuman DA, Kinesiology of the musculoskeletal system : Foundations for rehabilitation, St. Louis, 2010, Mosby

[2] DiNubil N and Scali B, Framework for the lower back (2nd edition), New York, 2010, Rodale Books

[3] Susan J. Hill, Basic Biomechanics (7th edition), New York, 2014, McGraw-Hill Education

[4] McLester J and St.Pierre P, Applied Biomechanics : Concepts and Connections (2nd edition), Burlington, MA, 2020, Jones and Bartlett

[5] Fung YC, Biomechanics : Mechanical properties of living tissues, New York, 1981, Springer-Verlag

[6] Knudson D, Fundamentals of Biomechanics (2nd edition), Chico, CA, 2007, Springer

[7] Ozkaya N, Leger D, Goldsheyder D, and Nordin M, Fundamentals of Biomechanics (4th edition), New York (2016), Springer

제3장

생체역학의 농업 적용

선우훈·정종훈

1. 서론

농업은 산업과 의약품을 위한 원자재뿐만 아니라 전 세계 식량 공급의 주요 원천으로 여겨지고 있다. 현재 농업 생산은 정보 시스템[1], 자동화 기계 시스템[2]뿐만 아니라 노동 과제를 보완하거나 대체하는 로봇 시스템을 포함한 첨단 기술[3]이 보급되고 있다. 그러나 기술의 발전과 무관하게 농업의 작업 환경은 가장 까다롭고 위험한 분야 중 하나이다. 농업 분야에서 야기되는 건강 문제에는 난청, 암, 근골격계 질환, 농약 유발 및 호흡기 질환이 있다[4].

농작업은 크게 수동 농작업과 농기계 작업으로 분류가 가능한데, 두 작업에서 일어나는 질환의 양상은 첨예한 차이가 있다. 수동 농작업자에게 나타나는 비치명적 직업병 중에서 근골격계 질환이 가장 흔하다[5, 6]. 특히, 무거운 하중의 반복적인 들어올리기 및 이동, 장기적인 상체 숙임, 집중적인 손놀림, 손목과 상체의 어색한 자세에서의 작업 등은 근골격계 질환에 관한 주요 위험 요소와 관련된 작업이다[5, 7, 8]. 놀랍게도, 경미한 수준의 요통은 선진국과 개발도상국 모두에서 농업 노동자가 가장 많이 겪는 근골격계 질환으로 인식된다[7, 9-13]. 이는 반복적이고 지속적인 굽힘이 요통의 주요 위험 요인이기 때문이다[7]. 오늘날 농업의 기계화는 집중적인 수동 노동을 줄이고, 작업의 적시성을 최적화하며, 생산성을 높이기 위한 수단으로서 대부분의 농업 분야에 사용된다[14]. 그럼에도 많은 경우에 기계의 도입은 노동자들의 건강 문제를 완전히 제거하지 못했다. 예를 들어, 농업 기계의 운영자는 엔진 연기에 노출되어 먼지와 전신 진동 영향을 받는다[15].

인체공학에는 근골격계 질환의 병 발생을 위한 위험요인 파악, 근본 원인 조사, 생산 효율과 작업자의 안전에 대한 개입의 개발 및 평가가 포함된다. 본 장에서는 수확, 가지치기, 무거운 운반 및 리프팅과 같은 작업을 포함하여 수동 농작업에서 생체역학을 기반으로 한 인간공학이 어떻게 적용되었는지 조사되었다. 또한 농기계 작업시에는 인체공학에 관한 가장 중요한 결과의 개요에 초점을 맞췄다. 이를 위해 작업별로 근골격계 질환의 주요 위험요소를 파악했다. 수동 농작업은 다양한 활동을 수반하기 때문에, 그 결과의 더 나은 분석을 위해 각각 다른 부류로 조사됐다. 농기계 작업에서는 상이한 위험요소가 수반되기 때문에 비슷한 질환별로 농기계 작업을 분류하였다.

2. 근골격계 질환을 야기하는 요인 분석

2.1 수동 농작업

농작업 중 근골격계 질환과 관련된 위험요인은 농작업별로 매우 다양하다. 과일 및 나무 견과류 작물의 수확에서 사다리를 오르내리는 작업과 반복적인 절단작업은 신체에 과도한 부담을 일으킨다. 이러한 작업들은 몸 전체에 통증을 유발하기도 하지만 대부분 손, 손목, 어깨 및 허리에 통증을 유발한다[8]. 토마토와 양상추와 같은 채소의 수확에서 장시간 반복적인 굽힘, 엄청난 무게의 리프팅, 집중적이고 반복적인 절단작업은 손, 손목 및 허리에 통증을 유발하는데[8], 이는 육묘장과 온실에서도 유사한 통증과 위험이 관찰되었다[5, 8]. 포도밭 작업에서 허리 부상의 위험이 높은 것은 주로 상체에 가해지는 반복적인 힘과 부적절한 굽힘, 비틀림 이동 및 과도한 하중의 반복적인 리프팅 때문이다[16]. 제초작업 역시 농업분야에서 일반적인 위험작업이다. 이 작업에서는 오랜 상체 굽힘, 도구의 응력 및 잡초의 반복적인 붙잡기가 주요 위험 요인인데[5], 목, 팔, 어깨 및 상체 통증이 주로 보고된다[16]. 가지치기의 경우, 작업자는 식물의 일부를 절단할 목적으로 서로 다른 가위를 사용한다. 주로 사용하는 손은 반복적인 그립에 노출되어 있는 반면, 보조로 사용되는 손은 보통 척골 편차 및 손목 굴곡 자세로 절단부를 잡는다. 이로 인해, 확장된 굽힘, 주로 사용되는 손목과 보조로 사용되는 손목의 어색한 자세, 그리고 가위로 인한 스트레스를 줘[5] 손목, 어깨 및 팔꿈치 통증을 야기한다[16]. 부적절한 자세를 사용하여 무거운 짐을 들어 올리고 운반하고 옮기는 반복작업은 허리, 손목 및 어깨 통증을 유발하여 수많은 산업에서 공통적인 위험 요인인데, 농업에서도 역시나 근골격 질환을 일으키는 주요 요인이라 볼 수 있다[5]. 무거운 리프팅을 수반하지 않는 농업 활동 중에도 구부러진 자세와 관련된 반복적 또는 지속적인 조치가 요통 위험을 증가시킬 수 있다[17]. 무릎과 엉덩이 골관절염은 농작업자들 사이에서 매우 보편적으로 발생한다[18]. 골관절염는 뼈 끝을 보호하는 관절 연골이 마모되기 시작할 때 발생한다. 또한, 골관절염는 나이가 들수록 그 유병률이 증가하는데, 농업 노동력의 지속적인 연령 증가는 이 분야의 골관절염 발생률 증가에 관련이 있다고 볼 수 있다. 골관절염의 추가 위험 요인으로는 비만, 여성 성별 및 낮은 교육 수준이 있다[19].

시골에서 매우 흔한 무릎의 반복 굽힘은 무릎 골관절염을 더욱 악화시킨다[20].

2.2 농기계 작업

농기계를 이용한 작업시 작업자는 전신 진동 상태가 된다. 여기서 전신 진동은 '작업자의 신체 전체에 전달되어 건강 및 안전, 특히 척추 하부의 병리적 및 외상성 위험을 수반하는 기계적 진동'이라 정의할 수 있다[21]. 전신 진동 수치가 높으면 허리 부상을 유발하거나 악화시킬 수 있는데, 이는 집중적이고 빈번한 진동, 긴 지속시간 및 심한 충격이 근골격계 질환의 악화에 기여하기 때문이다. 전신 진동은 요통과 부상을 유발하기 때문에 무거운 하중과 부적절한 자세(예 : 구부러짐)의 반복적인 화물 운반 정도의 심각성을 가진다[22]. 전신 진동에 노출되는 대표적인 예가 트랙터의 사용이다. 트랙터는 작업자에게 심각한 근골격 손상을 주는 주된 원인으로 간주된다. 이러한 현상은 승용형, 비승용형 농기계 전반에 걸쳐 관찰되고 있는데, 안전 운전을 위해 필요한 신장, 경험 및 신체 강도가 부족한 청소년이 조작할 때 특히 위험할 수 있다[23]. 비승용형 농기계로는 파워 틸러, 잔디깎기 및 휴대용 올리브 착유기가 있다[24-26]. 이러한 기계는 주로 손이 손잡이에 닿았을 때 발생하는 높은 진동으로 인해 작업자에게 매우 위험할 수 있다. 이러한 종류의 스트레스에 지속적으로 노출되면 팔뚝과 손의 혈관, 근육, 신경, 관절 및 결합 조직에 영향을 줄 수 있는 잘 알려진 손-팔 진동 증후군을 유발할 수 있다[27, 28].

엔진 작동 및 연결 불량으로 인해 발생하는 진동은 시트, 실내 바닥 및 손 접촉 부위를 통해 운전자에게 전달된다[29]. 포장도로 차량과 관련한 전신 진동 노출은 주로 수직 축(z)을 따라 발생하는 반면, 오프로드 차량의 경우 전신 진동은 z축뿐만 아니라 전방(x) 축과 측면(y) 축에서 함께 발생한다[30]. 장기간 높은 수준의 진동에 노출되면 탑승자 요추의 퇴행성 변화를 초래할 수 있다[31]. 이러한 다축 전신 진동 노출은 머리와 몸통 관성의 균형을 맞추기 위해 척추의 회전력과 전단력을 증가시키고 근육 부하를 증가시킬 수 있다. 심지어 장시간 노출되면 목의 연조직과 허리 부분의 손상을 초래할 수 있다[32].

3. 수동 농작업의 생체역학적 접근

인체공학적 기술의 개발 및 구현은 농업 분야에서의 근골격계 질환을 약화시키는 것으로 평가되고 있다. 이는 주로 노동자와 작업장 간 인터페이스를 최적화하고 도구를 개선하며 노동자들이 과도한 힘, 반복적인 동작 및 부적절한 자세를 취하지 않도록 하는 방법을 조사함으로써 농업 노동자들을 지원하기 위한 것이다. 이러한 시도는 농작업자가 느끼는 통증에 큰 차이로 이어졌다[33]. 포도 수확 시 크기가 작은 통을 사용한 것이 대표적인 성공 사례이다. 또 다른 단순하면서도 성공적인 사례는 과수원 사다리에서 고리 사이의 공간을 줄이는 것이다. 그리고 제초 시 긴 손잡이의 괭이를 도입하는 것은 상체의 움직임을 상당히 감소시키면서도 더 높은 생산성을 보여주었다. 확장된 핸들 캐리어의 사용은 화분을 이동하거나 들어올릴 때 굽힘과 신장을 상당히 감소시키는 방법이었다[34]. 수동 절단 시 공압식 절단기를 적용한 결과 가위의 과다 사용으로 인해 부분적 장애가 있는 작업자라도 업무로 복귀할 수 있음을 입증했으며[35]. 마지막으로, 구부정한 자세로 지속적인 작업을 하는 동안 잦은 휴식을 취하면 구부정한 자세를 일시적인 완화시켜 근골격 질환을 경감시킬 수 있다[36]. 다음은 이에 대한 구체적 사례이다

3.1 수확

수확은 밭에서 작물을 수집하여 저장, 처리 및 소비를 위해 안전한 장소에 보관하는 절차로 정의된다. 수동 농작업에 의한 작물 수확에서 발생하는 근골격계 질환을 다루고자 한다. 토마토와 바나나 수확에서 수동 농작업을 실시할 때엔 반복적인 활동으로 인해 근로자들이 놀랄만한 위험 노출을 보였다. 바나나 수확 시 척추와 엉덩이 부위의 통증이 보고되었다. 나아가 횡방향 및 전방방향 상체 굽힘, 어깨 굽힘 및 벌림, 경추 돌출, 손목의 구부정한 자세, 반복 움직임과 관련된 위험 요소들이 발견되었다[37]. 브라질 담배 농가와 태국 고무 농가에서는 농작업자가 살충제에 노출되는 것이 허리 통증 증가와 관련이 있다는 것을 밝혀냈다. 실제로 살충제는 신경에 손상을 일으킬 수 있으며, 따라서 고통을 가중시킬 수 있는 것으로 알려져 있다[38]. 덧붙여서, 담배 수확에서는 연령의 증가, 노동집약적 작업에 대한 노출, 어색한 자세, 녹색담배병 등이 위험 요인으로 확인되었고 고무 수확에서는 초등교육, 체질량지수, 무릎 꿇기 등도 위험 요인으로 확인되었다.

사과를 수확할 때 근골격계 질환에 대한 최소 위험 측면에서 유리한 작업 조건을 조사하기 위해 근골격계 변형률과 표면 압력을 측정해 본 결과, 부주의한 작업자가 허용 압력 한계를 초과할 수 있는 반면 인체공학적 위치와 결합된 휴식 시간이 작업자에게 유익할 수 있다[39, 40]. 인도 지역에서 수작업 수확을 하는 동안 근골격계 질환과 관련된 주요 위험 요인을 확인했을 때, 참가자의 77%가 허리, 어깨, 목, 손, 손목, 손가락의 노화가 주로 목과 어깨를 제외한 모든 신체 통증과 관련이 있다고 보고했으며, 남성 근로자가 여성 근로자에 비해 불쾌감을 더 많이 보이는 등 성별도 위험 요인이 컸다[41].

저성장 작물의 수확을 모방하기 위해 실험실 환경에서 허리를 굽히는 동안 허리 장애를 완화하는 체중 전달장치를 평가하였다[42, 43]. 무릎과 발목의 움직임, 흉부 및 요추 굴곡, 경골 전근, 복직근, 이두근 대퇴골, 발기부전근 등의 전기적 활동을 측정하기 위해 전기신경계, 마이크로기계 가속도계, 표면 전자사진을 사용하였다. 그 결과, 전체적으로 구부정한

자세로 일상적으로 작업하는 근로자에게 유리하고 허리 저장애 발생 위험을 줄일 수 있다는 결론이 나왔다. 상기 결과를 바탕으로 대상별 전신 근골격 모델을 개발하여 다리 관절 등의 조직에 대한 부하를 추정한 결과, 체중 전달장치는 허리와 발목의 관절을 지지하지 않고 구부리는 동안 척추조직에 가해지는 하중을 감소시킨다고 추론했다[44]. 더욱이, L5-S1 척추골에서 전단력과 압축력은 감소하였지만, 일부 경우에 압축력과 전단력의 수준이 안전 한계를 초과하였다.

작물 수확 중 물리적 부하를 줄이기 위한 인간공학적 시도도 있었다. 커피를 수확하는 동안 허리에 묶은 일반적인 바구니 대신 인체공학적으로 설계된 가방을 사용한 결과, 바구니를 이용한 작업자들은 가방을 이용한 작업자들에 비해 다소 큰 비율의 통증을 호소했다[45]. 언덕이 많은 지역에 적합한 오렌지의 수작업 수확을 위한 인체공학적 도구를 개발하여 기존의 두 도구와 성능을 비교하였다[46]. 그 결과, 작업량이 증가함에도 불구하고 신체 손상량과 신체 불쾌감이 상당히 감소할 수 있음을 입증하였다. 또한 상자를 운반하는 대신 컨베이어 벨트를 이용하면 작업자의 해로운 상지 굽힘을 감소시키는 것으로 입증되었다[47].

3.2 화물 운반

수동 화물 운반은 모든 농장에서 가장 일반적인 활동 중 하나이며 농작업 기계화가 상당 부분 이루어졌음에도 불구하고 상당한 작업이 이를 통해 이뤄지는데 이를 다 합치면 상당한 거리에 이를 수도 있다. 등, 머리 또는 어깨를 이용하는 다양한 화물 운반 방법이 척추 및 기타 근골격계 질환과 관련이 있는 것으로 확인되었다. 이 활동에 대한 에너지는 성별, 연령, 자세, 부담, 보행 속도 및 개별 특성과 같은 여러 요소에 따라 달라진다[48, 49]. 수동 화물 운반은 같은 농업에서 필수 불가결한 작업임에도 불구하고 다른 작업에 비해 상대적으로 적게 연구되었다[50-52].

농장에서의 일반적인 작업인 양동이로 물푸기에 ‘ergo 버킷 캐리어’와 ‘이지 리프트’라는 두 가지 인간공학적 기법을 도입하였다[53]. 이는 가벼운 수준의 허리 질환에 걸릴 위험을 크게 줄였다. 부하 운반을 수행하는 폐경 후 여성의 가능한 척추 통증 위험 요인을 평가한 결과[54], 폐경 후 여성들은 주로 요추 부위에서 근골격통, 특히 척추통증에 시달릴 가능성이 더 높으며 경추 부위에서 더 드물고 흉추부에서는 더 적다는 결론이 나왔다. 특히 척추통증은 갱년기 초기와 관련이 있는 것으로 나타났으며 나이가 들수록 증가하는 경향을 보였다. 다양한 조건에서 수동 화물 운반에 의한 대사 에너지 소비를 추정하기 위한 생체역학 모델도 개발되었다[55]. 실험실에서 세 가지 모드(머리, 어깨, 등), 세 가지 경사(0, 5, 10°), 세 가지 하중(10, 15, 20 kg 하중)에 대해서도 실험 테스트가 수행되었다. 그 결과, 등과 머리가 10% 기울어진 상태에서 20 kg 하중의 에너지 소비는 중간 정도의 힘을 보여주었지만 어깨에 메는 것은 높은 힘을 필요로 한다는 결론이 나왔다. 토크는 부하 위치의 비대칭으로 인해 생성되며 이로 인해 생기는 정면 또는 측면 토크가 유발하는 에너지는 다항식의 형태를 보인다.

3.3 가지치기

손이나 칼을 이용한 가지치기는 반복적이고 강력한 움직임을 수반하는데, 이는 상지에 가해지는 생체역학적 스트레스의 발생과 관련이 있는 것으로 보고 있다[56, 57]. 대부분의 경우 가지치기는 부적절한 자세로 수행되어 근골격 손상을 초래해[58] 포도밭이나 화훼산업, 겨울 가지치기에 직접적인 손해를 초래할 수 있다. 예를 들어, 동일한 굵기의 가지를 자르더라도 작업자의 손 크기에 따라 전정가위의 손잡이 가동범위에 차이가 있을 수 있다. 이로 인해 손이 큰 작업자의 경우 손잡이가 넓게 열리는 것을 방지하기 위해 추가적인 힘을 가해야 해서 손 부위의 근골격 손상을 초래할 수 있다

뿐만 아니라 꽃 절단 기간 동안 가지치기의 마지막 유지보수 후 경과한 시간이 상지의 근육 활동 및 운동학에 미치는 영향을 자세, 각속도, 팔뚝, 팔꿈치, 손목의 가속력, 상지의 근육 활동 등 작업자의 운동역학적 관점에서 평가한 결과, 정기적인 가지치기 유지보수는 작업자의 근골격계 손상을 저하시키는 것으로 입증되었다[59]. 다양한 가지치기 가위 유형, 주변 온도, 작업 시간, 개인 특성이 노동자의 그립 강도에 미치는 영향을 평가한 결과, 그립 강도 값은 전단 유형에 의해 영향을 받고 주변 온도와 음의 상관관계를 갖는 것으로 입증되었다[60].

3.4 심기

작물 심기, 즉 식물을 땅에 심는 활동은 근골격 통증에 여러 가지 위험을 초래하며, 주로 반복적인 굽힘과 강제적인 노력으로 인해 발생한다. 특히 진흙 지형에서 식물을 심을 때 근골격 질환이 더 많이 발생된다[61]. 이는 모내기가 보통 맨발로 진행되기 때문에 발에 실리는 하중의 정도가 심해지기 때문인데, 이로 인해 동남아시아 국가의 쌀 농가에서 높은 빈도로 근골격계 질환이 보고된다. 모내기 전반에 걸쳐 흙탕물이 건강한 농업 종사자 30명의 하지에 미치는 영향을 조사한 결과, 진흙탕 지형에서의 근육 활동과 발목과 무릎의 통증을 상당히 증가시켰다는 것을 보여주었다. 이는 쌀 농가 인체공학적 보호장비의 도입 필요성을 시사한다고 볼 수 있다[62].

3.5 파내기

파내기 작업은 플라스틱 멀칭 공정과 같은 일반적인 농업 작업에서 필요하다. 땅을 파는 것은 높은 강도의 반복적인 전진 굴곡을 필요로 하기 때문에 허리 통증의 주 요인으로 간주된다. 이를 해결하기 위해 파내기 작업에 주로 쓰이는 개인 보조복은 땅을 파는 동안 허리의 근육 활동을 줄이기 위한 목적으로 만들어진다. Dewi & Komatsuzaki[63]는 보조복에 의한 효과를 규명하기 위해 3분간의 파내기 작업을 설정하고 6명의 여성 노동자와 8명의 남성 노동자를 모집하고 척추와 좌우 상부 상체의 심전도와 전자촬영을 원격측정 시스템을 통해 동작 데이터를 동시에 기록하며 수행하였다. 그 결과, 마지막 1분에서 평균 작업 부하가 같음에도 불구하고 남성에게 필요한 부하량이 인간공학적 보조복을 사용함으로써 감소하는 것을 확인할 수 있었다. 또한 남성은 개인 보조복 착용시 더욱 안정적인 가속 패턴을 얻을 수 있었다. 하지만 여성 참가자의 경우 86%가 사타구니 부위의 통증을 호소하였는데, 이를 통해 사용자 수용도를 높이기 위해 고관절 끈을 개선해야 한다고 제안하였다. 전반적으로, 땅을 파는 것과 같은 농업에서 공통적인 작업의 경우, 보조복은 표준화된 설문지를 통해 얻은 바와 같이 낮은 허리의 근육에 가해지는 부담을 크게 줄일 수 있었다.

3.6 박리

파인애플 가공에서 껍질을 벗기는 작업은 시간이 오래 걸리고 반복적인 특성 때문에 가장 까다로운 작업으로 여겨진다. 인체공학적으로 설계되지 않은 도구를 쓰는 것과 부적절한 자세, 작업 시간의 장기화, 불충분한 휴식 등은 파인애플 박리작업과 관련된 위험 요소라 할 수 있다. 또한 파인애플은 산성 과일이기 때문에 껍질을 벗길 때 장갑을 착용해야 하는데, 장갑을 끼면 즙이 많은 파인애플이 미끄러워져서 작업자의 효율과 생산성에 영향을 미쳐 근골격계 질환의 위험이 커지는 위험성이 있다. 북동 인도의 소규모 단위에서 파인애플 껍질을 벗기는 활동과 관련된 노동에서 비롯된 업무 관련 근골격계 질환을 연구한 결과, 허리(45.7%), 어깨(41.1%), 상완(37.1%), 하완(15.9%), 목(13.2%), 손목(12.6%), 손바닥(6%)의 빈도로 신체 부위의 통증이 관찰되는 것을 확인할 수 있었다[64].

3.7 선별

느리게 움직이는 컨베이어에서 이루어지는 야채 선별 작업은 일정 크기의 채소를 출하하기 위해 필수적이다. 컨베이어의 폭과 속도는 상체의 반복적인 움직임으로 인해 작업자들이 수많은 생체역학적 위험에 노출되는데 핵심적인 역할을 한다. 이는 전자동 정렬기의 도입에도 불구하고 선별 작업에 여전히 수동 농작업이 필요하기 때문이다[65]. 선별작업에서 비롯된 근골격 피로를 평가하기 위한 분석 모델을 개발하여 자세, 피로, 불편도를 다항식과 Borg 척도로 연구한 결과, 피로 상태가 평균적인 선별작업 시간의 최소 한계인 240 분보다 일찍 나타난다는 것을 확인할 수 있었다.

3.8 제초

수동 잡초제거란 잡초의 생육을 확인하고 제거가 필요한지 판단하기 위해 식물을 점검하는 것을 말한다. 일반적으로 이주 노동자에게 거친 지면을 장시간 걷는 동안 잡초를 구부리고 잡을 것을 요구하는데[66], 장기간의 굽힘 작업, 부적절한 도구로 인한 스트레스 및 반복적인 움직임은 근골격계 질환을 발생시키는 주요 위험 요인으로 인식된다. 주로 허리, 목, 어깨 부위에 근로자가 통증을 호소하는 것으로 보고되고 있는데, 이를 해결하기 위해 주로 스포츠 연구에서 근육과 같은 연조직의 보호를 위해 사용되는 워밍업이 제초작업 전에 제시되었다[67, 68]. 실험실 환경에서 수동 제초의 생체역학적 부하를 경감하기 위한 선행과제로 장시간 보행의 사용을 조사하였다. 두 가지 다른 조건, 즉 필수 수동 시뮬레이션 작업 전 1,600 m를 걸었던 23명의 참가자 그룹과 워밍업 없이 11명의 참가자 그룹에서 특수 마커와 모션 캡처 센서를 사용하여 제초 시 무릎, 발목, 엉덩이 각도와 함께 발가락과 표적 사이의 근접도를 추정한 결과, 선행보행으로 워밍업을 한 참가자들은 두 번째 그룹에 비해 잡초와의 거리가 더 넓어 시뮬레이션 작업 중 상체 굴곡이 감소했다. 이로 볼 때, 워밍업이 근로자의 자세에 긍정적인 영향을 미쳐 근골격계 질환의 시작을 막을 수 있다는 추론이 가능하다.[69]

3.9 수동 농작업에서의 생체역학적 시사점

참외 재배 시 이식, 잎 제거, 수동 살포, 청소, 수확 등 일반적인 작업에서의 작업 자세를 조사한 결과 근로자들이 무릎 꿇기 등 하지에 통증을 유발하는 자세를 다수 습득한 것으로 드러났다[70]. 이처럼 근골격계 질환을 평가하기 위해 표준화된 설문지를 사용했을 때, 근골격계 장애 증상 발생률은 92%에 달하고, 목, 어깨, 허리 아랫부분의 통증 때문에 약 55%가 다른 직업을 구해야 한다는 결론이 나왔다. 또한 25세 미만 참가자들도 81%에 달하는 근골격계의 통증을 보고한 것이 주목할 만했다. 한국 농가 16,113명을 대상으로 농업 특성, 인구통계학적 분석, 설문 분석 등을 통해 근골격계 질환에 대해 조사한 결과, 참가자들은 허리(26.9%), 하지(19.6%), 목 부위나 상지의 근육 부위(5.9%)에 통증을 주로 호소했다. 결론적으로 농장에서 근무한 세월, 농업의 종류, 인간공학적 고려사항 등이 한국 농민들의 건강 관련 위험에 큰 관련이 있는 것으로 볼 수 있다[71].

4. 농기계 작업의 생체역학적 접근

4.1 트랙터

트랙터는 여러 농작업을 자동화할 수 있는 동력을 제공하기 위해 특별히 설계된 차량이다. 트랙터 작동에는 기계를 조작하고 관찰하기 위해 레버, 버튼, 클러치 및 제동 페달, 스티어링을 제어하고 뒤돌아보기 등의 다양한 동작을 하는데, 이러한 행위들은 앉는 자세와 신체의 일부에 가해지는 하중에 영향을 미친다. 게다가, 트랙터 좌석에 장시간 앉아 있는 것 또한 근골격계 질환의 원인이 된다. 마지막으로, 운전자는 농작업을 수행하는 동안 엔진과 지면 모두에서 발생하는 다량의 전신 진동에 노출되게 된다[31]. 높은 진동은 운전자의 불편함을 초래하고 허리, 어깨, 목, 무릎, 척추 통증의 위험을 증가시킨다. 이런 불편함을 겪을 확률은 나이가 들수록 증가하게 된다.

이로 인해 트랙터의 인체측정학적 특성과 등각근 강도의 중요성이 강조되었다[72]. 이에 대해 인도 노동자와 이란 노동자를 각각 조사한 결과, 트랙터 제어에 대한 기존의 표준과 실제 표준 간의 불일치는 근골격계 부상에 큰 영향을 미치는 과도한 운동을 초래할 수 있음을 확인할 수 있었다[73]. 특히, 오른손의 밀고 당기는 힘뿐만 아니라 오른 다리와 발의 힘도 왼쪽과 비교했을 때 훨씬 더 높음을 확인할 수 있었는데, 이는 국제 표준의 부적절성을 입증하는 결과라 할 수 있다. 인체측정학적 특성을 사용해 스티어링 패널 적응을 통한 안전성 개선 수단, 특히 팔, 손목, 팔뚝 등 다양한 신체 부위의 동적 하중을 조타 칼럼과 팔뚝과 팔뚝 사이에 형성된 각도 등을 고려해 표면 전자기법으로 측정한 결과, 손의 가장 편리한 위치는 팔꿈치 각도가 100°이고 스티어링 칼럼의 기울기 각도가 50°에 가까울 때인 것으로 나타났다[74]. 삼축 가속도계를 통한 전신 진동 측정은 폴란드와 캐나다의 대초원에서 이루어졌다[75]. 운영자 시트의 x, y 및 z 방향으로 전신 진동에 대한 연간 노출을 평가했을 때, 총 진동 선량은 8월과 4월에 가장 높았고, 일일 최대 평균 노출은 4월, 8월, 9월, 10월에 나타났다. 8월에 나타난 높은 가치는 토양재배, 곡물 수확, 운송과 관련된 농업활동에 기인한 것으로 나타났고, 4월에는 건초 건조 및 모으기, 비료 확산, 살포, 운반 등이 진동 수치의 높은 원인으로 나타났다. 또한 진동의 최대 측정값이 수직 축에 있다는 것을 알아냈는데, 수직축 측정의 41.4%는 건강 지침상 주의 영역 내에 있거나 더 강한 진동치는데, 이는 요통의 주요 발병요인으로 볼 수 있는 수치라 할 수 있다.

트랙터에 달리는 작업기가 진동 수준에 미치는 영향에 대해서도 연구되었다. 대형 압착기가 달리 트랙터에서 발생하는 종방향 전신 진동을 평가한 결과, 4륜 구동으로 내리막 주행 시 상당한 전신 진동을 관찰할 수 있었다. 이에 대한 해결은 사륜구동 작동의 간단한 제어를 통해 이루어질 수 있다. 쟁기, 디스크형 써레, 경운부가 달려있을 때 트랙터 유형과 속도를 조사해 보면, 쟁기가 가로축을 따라 진동이 발생하는데 가장 큰 역할을 하는 것으로 보이며 진동 수준을 감소시키기 위해 트랙터와 작업기 사이에 충격 흡수체를 다는 것이 해결책일 수 있다. 또한 트랙터 좌석이 지면 높이에 비해 높으면 높을수록 수평 진동이 증가하는 경향이 나타나는데, 트랙터 시트 높이를 30 cm 줄이면 횡방향 진동이 약 20% 감소할 수 있는 것으로 나타났다. 반면 수직진동은 시트와 지상의 높이에 거의 영향을 받지 않는 것으로 나타났으며, 토양의 경도가 강해질수록 z축 진동이 커지는 경향을 보였다[76].

트랙터의 진동을 경감시키기 위해 전자제어장치를 사용하는 방법도 있다[77]. 전자동 제어기는 부하에 관계 없이 일정한 속도 모드로 작동할 수 있는 기회를 제공하는데, 다양한 속도로 농작업을 시행하는 동안 전자동 제어기를 이용해 속도 조절을 할 때 생기는 진동이 전자동 제어기를 사용하지 않을 때에 비해 낮은 것으로 관찰되었다. 속도뿐만 아니라 타이어 공기압과 트랙터 질량이 진동에 미치는 영향에 대해서도 조사되었다[78]. 세 축에 대한 가속도 전달성과 함께 진동 값을 좌석과 객실 플랫폼 모두에서 추정한 결과 x축과 y축을 따라 좌석이 가속되는 것이 피칭과 롤링 움직임에 영향을 받는다는 것을 보여주었다. 이를 해결하기 위해 제조업체는 진동을 줄이는 방향으로 서스펜션 시스템을 사용하여 이러한 영향을 줄여야 한다. 단일 및 다축 서스펜션 시스템이 농업용 트랙터 주행 중 목과 등 주요 근육의 전신 진동 노출 감소와 물리적 피로 감소에 미치는 영향을 평가하기 위해 실험실 기반 조사도 수행되었다. 이를 위해 모션플랫폼이 24분간 현장에서 측정한 진동 프로파일을 적용해 트랙터 환경을 시뮬레이션 했는데, 결과는 다축 진동이 낮을수록 등과 목의 측면 진동 노출과 관련된 근육 피로를 줄일 수 있음을 보여주었다. 지형에 의해 받는 영향도 검토하였는데, 특수제작된 서스펜션 시스템을 적용한 의자가 기존 의자에 비해 진동 영향을 상당 수준 경감시키는 것을 확인할 수 있었다[79].

고령 농작업자의 경우 대부분의 참가자는 트랙터의 탑승과 하차에 다소 불편함을 호소했다[80]. 또한 트레일러와 작업기를 부착할 때 필요한 비틀린 자세 때문에 요통이 발생하기도 해서 후면 카메라와 반사경 도입을 통해 목과 상체 자세가 부적절하지 않도록 하는 것이 필요하다. 특히 상체 회전과 전신 진동이 동시에 일어날 때 근골격계 질환이 커지는 것으로 보고되고 있다. 또한 작업자가 복합 위험요소에 노출되었을 때 오른쪽 어깨와 허벅지의 불편함이 보고되기도 하였다.

4.2 쿼드 바이크(quad bike)

쿼드 바이크라고도 불리는 전천후 차량은 저압 타이어로 움직이며 운전석에서 핸들 바를 통해 조향을 제어하는 차량이다. 일반적인 모터사이클처럼 보이지만, 느린 속도와 여분의 바퀴를 통해 더 많은 안정성을 제공한다. 쿼드 바이크는 말, 트럭 대용으로 자주 사용되는

데, 가축과 농작물 검사, 비료 공급 및 감독 등 농촌에서 많은 작업을 지원한다. 하지만 쿼드 바이크는 미성년자들에 의해 운영될 때 위험성이 커진다. 왜냐하면 그들은 안전한 운영에 필요한 신체 크기, 경험, 힘이 부족하기 때문입이다.

쿼드 바이크 운전자는 충격과 전신 진동에 노출돼 허리, 목 등을 중심으로 근골격계 질환 발생 위험이 높아지는 것으로 나타난다. 뉴질랜드에서 3축 가속도계로 쿼드 바이크를 운행하는 동안 전신 진동 및 기계적 충격에 대한 노출을 측정해 본 결과, 주로 허리의 근육에 통증을 호소하는 것으로 나타났다. 운전자가 키가 크고 체중이 많이 나가는 경우와 평평하지 않은 지형, 높은 주행 속도, 주행 거리 증가, 전신 진동 노출 등이 주요 위험 요인이다. 진동과 충격에 대한 노출을 줄이려면 시트 및 서스펜션 시스템의 개선이 필요하다[81-83]. 일반 지형에서 쿼드 바이크를 작동할 때 머리와 목의 진동에 노출되는 정도를 조사해 보면 수직축 가속도는 좌석과 비교했을 때 머리와 목 부분에서 더 높았으며, 좌석의 수직 진동과 머리의 수직 진동 사이의 강한 관계가 관찰되었다[84].

4.3 제초기

잡초 제거기라고도 불리는 제초기는 내연 엔진이 이 장치에 전원을 공급하고, 출력 엔진은 유연축을 통해 강체축에 연결된다. 제초작업은 주로 불편한 자세로 동작하는 철저한 반복 작업이다. 따라서, 근골격계 질환은 주로 상지에서 발생한다. 제초기를 사용할 때 손-팔 진동 증후군이 주로 발생하는데, 이 질병은 혈류 제한과 손가락 신경 부상을 유발하는 것으로 알려져 있다.

4.4 올리브 채집기

채집기를 사용하여 올리브를 수확하는 것은 시간이 많이 걸리고 까다롭고 반복적인 작업이다. 작업자는 이를 부적절한 신체 자세로 조작하곤 하며, 그 결과 상지 부위에서 근골격계 질환 발병 위험에 노출된다. 또한 손과 팔을 통한 진동 전달은 제초기 사용과 유사하게 손-팔 진동 증후군을 유발하는 것으로 알려져 있다.

4.5 경운기

경운기는 경작, 재배, 파종, 제초와 같은 농업 운영에 흔히 사용되는 장치이다. 전기 모터나 가솔린 엔진을 통해 구동되는 바퀴 달린 하우징이 장착된 블레이드 세트를 갖추고 있다. 경운기 사용자는 손과 팔에서 높은 수준의 진동에 노출되는데, 이는 핸들이 캔틸레버 빔이고 디젤 엔진을 통해 동력이 생성되기 때문에 발생한다. 앞서 언급한 휴대용 농기계를 사용할 때 발생하는 것처럼, 진동이 손을 통해 팔과 어깨로 전달되어 작업자의 피로와 불편함을 유발하고, 몇 개월과 몇 년 동안 장기간 노출되면 근골격계 질환이 발생하게 된다[85]. 농로 이동 중 경운기 사용과 회전식 경운기 사용 시 진동을 측정해 보면, x축 방향에서 가장 높은 진동 레벨이 관찰되었다. 진동을 줄이기 위해 폴리우레탄, 고무, 폴리우레탄과 고무의 혼합 재료 등 3가지 소재를 테스트 했을 때, 모든 작업에 고무 재료를 사용할 때 가장 진동이 줄어드는 것으로 나타났다.

4.6 관리기

관리기는 벼 재배를 위해 특별히 고안된 동력 재배기이다. 이 기계의 운전은 보통 맨발과 손으로 이루어지며, 이로 인해 발과 손 부위에 허혈 효과를 일으켜 손-팔 진동 증후군을 일으킬 수 있다[86]. 또한, 작업 중 상체와 손목의 어색한 자세와 반복적인 움직임은 손, 손목, 허리 부위에 근골격계 질환을 일으킨다. 이를 해결하기 위해 전신과 상지의 불편한 자세가 작업자의 성과를 악화시키고 근골격계 질환의 병 발생을 위한 위험요소를 구성한다고 가정하였고, 중립 손목자세를 위해 수직 쟁기 손잡이를 가진 새로운 디자인이 제안되었다. 그 결과 제안된 손잡이가 기존 손잡이에 비해 두 접지 유형의 상부 팔 근육 사용량을 47~70% 증가시킨다는 것을 보여주었다. 하지만 농작업자들은 기존의 손잡이 모양을 더 편하게 느껴 이에 대한 인식 개선이 필요하다[87].

4.7 농업용 항공기

농업용 항공기 조종사들과 관련된 근무 조건은 매우 까다롭고 특이한데, 항공기 내부가 좁아 자세를 크게 바꿀 수 없기 때문이다. 이는 객실 내부의 조종사들이 경험하는 전신 진동과 연계하여 주로 허리 근골격계 질환을 증가시킬 수 있다. 늘어난 피로는 조종사의 수행과 사고와 관련된 위험 요인이다. 브라질 농부들이 자주 사용하는 4대의 항공기에서 조종사들이 경험하는 진동 수준을 추정해 본 결과, 대부분의 경우 조종사들은 허용 노출 한도 값을 초과하지 않았으나, 특정 상황에서는 한계치 초과가 보고되었다. 참가자의 약 62%는 지난 12 개월 동안 척추의 근골격적 불편함을 호소하였으며, 진동 제어를 위한 조치들은 비행시간을 줄이고 활주로를 개선하는 행동을 통해 구현될 수 있다[88].

참고문헌

[1] Wolfert, S. ; Ge, L. ; Verdouw, C. ; Bogaardt, M.J. Big Data in Smart Farming —A review. Agric. Syst. 2017, 153, 69–80.

[2] Bochtis, D.D. ; Sørensen, C.G.C. ; Busato, P. Advances in agricultural machinery management : A review. Biosyst. Eng. 2014, 126, 69–81.

[3] Marinoudi, V. ; Sørensen, C.G. ; Pearson, S. ; Bochtis, D. Robotics and labour in agriculture. A context consideration. Biosyst. Eng. 2019, 184, 111–121.

[4] Kirkhorn, S.R. ; Schenker, M.B. Current health eects of agricultural work : Respiratory disease, cancer, reproductive eects, musculoskeletal injuries, and pesticide—Related illnesses. J. Agric. Saf. Health 2002, 8, 199–214.

[5] Meyers, J.M. ; Miles, J.A. ; Faucett, J. ; Janowitz, I. ; Tejeda, D.G. ; Kabashima, J.N. Ergonomics in agriculture : Workplace priority setting in the nursery industry. Am. Ind. Hyg. Assoc. J. 1997, 58, 121–126.

[6] McCurdy, S.A. ; Samuels, S.J. ; Carroll, D.J. ; Beaumont, J.J. ; Morrin, L.A. Agricultural injury in California migrant Hispanic farm workers. Am. J. Ind. Med. 2003, 44, 225–235.

[7] Fathallah, F.A. ; Miller, B.J. ; Miles, J.A. Low Back Disorders in Agriculture and the Role of Stooped Work : Scope, Potential Interventions, and Research Needs. J. Agric. Saf. Health 2008, 14, 221–245.

[8] Fathallah, F.A. Musculoskeletal disorders in labor–intensive agriculture. Appl. Ergon. 2010, 41, 738–743.

[9] Gangopadhyay, S. ; Das, B. ; Das, T. ; Ghoshal, G. International Journal of Occupational Safety and Ergonomics An Ergonomie Study on Posture–Related Discomfort Among Preadolescent AgriculturalWorkers ofWest Bengal, India. Int. J. Occup. Saf. Ergon. 2005, 11, 315–322.

[10] Hartman, E. ; Oude Vrielink, H.H.E. ; Huirne, R.B.M. ; Metz, J.H.M. Risk factors for sick leave due to musculoskeletal disorders among self–employed Dutch farmers : A case–control study. Am. J. Ind. Med. 2006, 49, 204–214.

[11] Miller, B. ; Fathallah, F.A. A review of working in stooped postures in California agricultural production. In Proceedings of the 2004 ASAE/CSAE Annual International Meeting, Ottawa, ON, Canada, 1–4 August 2004.

[12] Chapman, L.J. ; Newenhouse, A.C. ; Karsh, B.T. Evaluation of a 3 year intervention to increase adoption of safer nursery crop production practices. Appl. Ergon. 2010, 41, 18–26.

[13] Carruth, A. ; Skarke, L. ; Moett, B. ; Prestholdt, C. Women in agriculture : Risk and injury experiences on family farms. J. Am. Med. Women's Assoc. 1972, 56, 15–18.

[14] Bochtis, D.D. ; Sørensen, C.G.C. ; Busato, P. Advances in agricultural machinery management : A review. Biosyst. Eng. 2014, 126, 69–81.

[15] Fathallah, F.A. Musculoskeletal disorders in labor–intensive agriculture. Appl. Erg. 2010, 41, 738–743.

[16] Schuman, S.H. Ergonomics in agriculture : Commentary and literature review. J. Agromedicine 2002, 8, 9–18.

[17] McGill, S.M. The biomechanics of low back injury : Implications on current practice in industry and the clinic. J. Biomech. 1997, 30, 465–475.

[18] Walker–Bone, K. Musculoskeletal disorders in farmers and farm workers. Occup. Med. (Chic. Ill). 2002, 52, 441–450.

[19] Kirkhorn, S. ; Greenlee, R.T. ; Reeser, J.C. The Epidemiology of Agriculture–related Osteoarthritis and its Impact on Occupational Disability. Wis. Med. J. 2003, 102, 38–44.

[20] Maetzel, A. ; Mäkelä, M. ; Hawker, G. ; Bombardier, C. Osteoarthritis of the hip and knee and mechanical occupational exposure–a systematic overview of the evidence. J. Rheumatol. 1997, 24, 1599–1607.

[21] European Parliament. Directive 2002/44/EC of the European Parliament and of the Council of 25 June 2002 on the Minimum Health and Safety Requirements Regarding the Exposure ofWorkers to the Risks Arising from Physical Agents (Vibration) ; European Agency. Available online : https : //eur–lex.europa.eu/legal–content/EN/ALL/?uri=CELEX%3A32002L0044 (accessed on 29 January 2020).

[22] Cecchini, M. ; Colantoni, A. ; Monarca, D. ; Longo, L. ; Riccioni, S. Reducing the Risk From Manual Handling of Loads in Agriculture : Proposal and Assessment of Easily Achievable Preventive Measures. Proc. Chem. Eng. Trans. 2017, 58.

[23] Milosavljevic, S. ; McBride, D.I. ; Bagheri, N. ; Vasiljev, R.M. ; Carman, A.B. ; Rehn, B. ; Moore, D. Factors associated with quad bike loss of control events in agriculture. Int. J. Ind. Erg. 2011, 41, 317–321.

[24] Azmir, N.A. ; Ghazali, M.I. ; Yahya, M.N. ; Ali, M.H. Hand-arm vibration disorder among grass-cutter workers in Malaysia. Int. J. Occup. Saf. Erg. 2016, 22, 433-438.

[25] Chaturvedi, V. ; Kumar, A. ; Singh, J.K. Power tiller : Vibration magnitudes and intervention development for vibration reduction. Appl. Erg. 2012, 43, 891-901.

[26] Hao, K.Y. ; Ripin, Z.M. Nodal control of grass trimmer handle vibration. Int. J. Ind. Erg. 2013, 43, 18-30.

[27] Bovenzi, M. Health eects of mechanical vibration. Proceedings of the Giornale Italiano di Medicina del Lavoro ed Ergonomia 2005, 27, 58-64.

[28] Bovenzi, M. The hand-arm vibration syndrome : (I) the clinical picture, exposure-response relationship and exposure limits. Med. Lav. 1999, 90, 547-555.

[29] Langer, T.H. ; Ebbesen, M.K. ; Kordestani, A. Experimental analysis of occupational whole-body vibration exposure of agricultural tractor with large square baler. Int. J. Ind. Erg. 2015, 47, 79-83.

[30] Kim, J.H. ; Dennerlein, J.T. ; Johnson, P.W. The eect of a multi-axis suspension on whole body vibration exposures and physical stress in the neck and low back in agricultural tractor applications. Appl. Erg. 2018, 68, 80-89.

[31] Servadio, P. ; Marsili, A. ; Belfiore, N.P. Analysis of driving seat vibrations in high forward speed tractors. Biosyst. Eng. 2007, 97, 171-180.

[32] Thomsen, G.F. ; Johnson, P.W. ; Svendsen, S.W. ; Kryger, A.I. ; Bonde, J.P.E. Muscle fatigue in relation to forearm pain and tenderness among professional computer users. J. Occup. Med. Toxicol. 2007, 2.

[33] Fathallah, F. ; Duraj, V. Small Changes Make Big Dierences : The role of Ergonomics in Agriculture. Resour. Mag. 2017, 24, 12-13.

[34] NASD. Simple Solutions : Ergonomics for Farm Workers. Available online : http : //nasdonline.org/7432/d002591/simple-solutions-ergonomics-for-farm-workers.html (accessed on 23 December 2019).

[35] Ramahi, A.A. ; Fathallah, F.A. Ergonomic evaluation of manual weeding practice and development of an ergonomic solution. In Proceedings of the Human Factors and Ergonomics Society Annual Meeting, San Francisco, CA, USA, 16-20 October 2006 ; pp. 1421-1425.

[36] Faucett, J. ; Meyers, J. ; Miles, J. ; Janowitz, I. ; Fathallah, F. Rest break interventions in stoop labor tasks. Appl. Ergon. 2006, 28, 219-226.

[37] Merino, G. ; da Silva, L. ; Mattos, D. ; Guimares, B. ; Merino, E. Ergonomic evaluation of the musculoskeletal risks in a banana harvesting activity through qualitative and quantitative measures, with emphasis on motion capture (Xsens) and EMG. Int. J. Ind. Ergon. 2019, 69, 80−89.

[38] London, L. ; Beseler, C. ; Bouchard, M.F. ; Bellinger, D.C. ; Colosio, C. ; Grandjean, P. ; Harari, R. ; Kootbodien, T. ; Kromhout, H. ; Little, F. ; et al. Neurobehavioral and neurodevelopmental eects of pesticide exposures. Neurotoxicology 2012, 33, 887−896.

[39] Młotek, M. ; Kuta, Ł. ; Stopa, R. ; Komarnicki, P. The Eect of Manual Harvesting of Fruit on the Health of Workers and the Quality of the Obtained Produce. Procedia Manuf. 2015, 3, 1712−1719.

[40] Houshyar, E. ; Kim, I.J. Understanding musculoskeletal disorders among Iranian apple harvesting laborers : Ergonomic and stop watch time studies. Int. J. Ind. Ergon. 2018, 67, 32−40.

[41] Jain, R. ; Meena, M.L. ; Dangayach, G.S. ; Bhardwaj, A.K. Risk factors for musculoskeletal disorders in manual harvesting farmers of Rajasthan. Ind. Health 2018, 56, 241−248.

[42] Ulrey, B.L. ; Fathallah, F.A. Biomechanical eects of a personal weight transfer device in the stooped posture. In Proceedings of the Human Factors and Ergonomics Society Annual Meeting, Las Vegas, NV, USA, 19−23 September 2011 ; Volume 55, pp. 1052−1056.

[43] Ulrey, B.L. ; Fathallah, F.A. Evaluation of a personal device in reducing the risk of low back disorders during stooped work. Work 2012, 41, 2381−2383.

[44] Ulrey, B.L. ; Fathallah, F.A. Subject−specific, whole−body models of the stooped posture with a personal weight transfer device. J. Electromyogr. Kinesiol. 2013, 23, 206−215.

[45] Silverstein, B.A. ; Bao, S.S. ; Russell, S. ; Stewart, K. Water and coee : A systems approach to improving coee harvesting work in Nicaragua. Hum. Factors 2012, 54, 925−939.

[46] Pranav, P.K. ; Patel, T. Impact of ergonomic intervention in manual orange harvester among the workers of hilly region in India. Work 2016, 54, 179−187.

[47] Pinzke, S. ; Lavesson, L. Ergonomic conditions in manual harvesting in swedish outdoor cultivation. Ann. Agric. Environ. Med. 2018, 25, 481−487.

[48] Holt, K.G. ; Wagenaar, R.C. ; Kubo, M. ; LaFiandra, M.E. ; Obusek, J.P. Modulation of force transmission to the head while carrying a backpack load at dierent walking speeds. J. Biomech. 2005, 38, 1621−1628.

[49] Stuempfle, K.J. ; Drury, D.G. ; Wilson, A.L. Eect of load position on physiological and perceptual responses during load carriage with an internal frame backpack. Ergonomics 2004, 47, 784–789.

[50] Ramsey, T. ; Davis, K.G. ; Kotowski, S.E. ; Anderson, V.P. ; Waters, T. Reduction of spinal loads through adjustable interventions at the origin and destination of palletizing tasks. Hum. Factors 2014, 56, 1222–1234.

[51] Harari, Y. ; Bechar, A. ; Riemer, R. Workers' biomechanical loads and kinematics during multiple-task manual material handling. Appl. Ergon. 2020, 83, 102985.

[52] Harari, Y. ; Riemer, R. ; Bechar, A. Dierences in spinal moments, kinematics and pace during single-task and combined manual material handling jobs. Appl. Ergon. 2019, 81, 102871.

[53] Fathallah, F.A. ; Tang, S.C.H. ; Waters, T. Development and Evaluation of Ergonomic Interventions for Bucket Handling on Farms. Hum. Factors 2016, 58, 758–776.

[54] Raczkiewicz, D. ; Saran, T. ; Sarecka-Hujar, B. ; Bojar, I. Work conditions in agriculture as risk factors of spinal pain in postmenopausal women. Int. J. Occup. Saf. Ergon. 2019, 25, 250–256.

[55] Jena, S. ; Kumar, A. ; Singh, J.K. ; Mani, I. Biomechanical model for energy consumption in manual load carrying on Indian farms. Int. J. Ind. Ergon. 2016, 55, 69–76.

[56] Punnett, L. ; Wegman, D.H.Work-related musculoskeletal disorders : The epidemiologic evidence and the debate. J. Electromyogr. Kinesiol. 2004, 14, 13–23.

[57] Sperling, L. ; Dahlman, S. ; Wikström, L. ; Kilbom, Å. ; Kadefors, R. A cube model for the classification of work with hand tools and the formulation of functional requirements. Appl. Ergon. 1993, 24, 212–220.

[58] Schwartz, R.G. Cumulative trauma disorders. Orthopedics 1992, 15, 1051–1053.

[59] Berrio, S. ; Barrero, L.H. Eect of Time Elapsed since Last Pruner Maintenance on Upper-Extremity Biomechanics during Manual Flower Cutting. J. Agromedicine 2018, 23, 166–175.

[60] Çakmak, B. ; Ergül, E. Interactions of personal and occupational risk factors on hand grip strength of winter pruners. Int. J. Ind. Ergon. 2018, 67, 192–200.

[61] Mokkamul, P. ; Mokkamul, P. Ethnobotanical Study of Rice Growing Process in Northeastern, Thailand. Ethnobot. Res. Appl. 2006, 4, 213–222.

[62] Juntaracena, K. ; Neubert, M.S. ; Puntumetakul, R. Eects of muddy terrain on lower extremity muscle activity and discomfort during the rice planting process. Int. J. Ind. Ergon. 2018, 66, 187–193.

[63] Dewi, N.S. ; Komatsuzaki, M. On–body personal assist suit for commercial farming : Eect on heart rate, EMG, trunk movements, and user acceptance during digging. Int. J. Ind. Ergon. 2018, 68, 290–296.

[64] Kumar, P. ; Chakrabarti, D. ; Patel, T. ; Chowdhuri, A. Work–related pains among the workers associated with pineapple peeling in small fruit processing units of North East India. Int. J. Ind. Ergon. 2016, 53, 124–129.

[65] Boubaker, K. ; Colantoni, A. ; Allegrini, E. ; Longo, L. ; Di Giacinto, S. ; Monarca, D. ; Cecchini, M. A model for musculoskeletal disorder–related fatigue in upper limb manipulation during industrial vegetables sorting. Int. J. Ind. Ergon. 2014, 44, 601–605.

[66] Villarejo, D. The Health of U.S. Hired Farm Workers. Annu. Rev. Public Health 2003, 24, 175–193.

[67] Parkkari, J. ; Kujala, U.M. ; Kannus, P. Is it possible to prevent sports injuries? Review of controlled clinical trials and recommendations for future work. Sport. Med. 2001, 31, 985–995.

[68] Fradkin, A.J. ; Gabbe, B.J. ; Cameron, P.A. Does warming up prevent injury in sport?. The evidence from randomised controlled trials? J. Sci. Med. Sport 2006, 9, 214–220.

[69] Hudson, D.S. ; Copeland, J.L. ; Hepburn, C.G. ; Doan, J.B. Stooped Postures Are Modified by Pretask Walking in a Simulated Weed–Pulling Task. J. Agromedicine 2014, 19, 27–34.

[70] G mez–Gal£n, M. ; P←rez–Alonso, J. ; Callej n–Ferre, .–J. ; S £nchez–Hermosilla–L pez, J. Assessment of Postural Load during Melon Cultivation in Mediterranean Greenhouses. Sustainability 2018, 10, 2729.

[71] Kang, M.Y. ; Lee, M.J. ; Chung, H.M. ; Shin, D.H. ; Youn, K.W. ; Im, S.H. ; Chae, H.S. ; Lee, K.S. Musculoskeletal Disorders and Agricultural Risk Factors Among Korean Farmers. J. Agromedicine 2016, 21, 353–363.

[72] Dewangan, K.N. ; Gogoi, G. ; Owary, C. ; Gorate, D.U. Isometric muscle strength of male agricultural workers of India and the design of tractor controls. Int. J. Ind. Erg. 2010, 40, 484–491.

[73] Feyzi, M. ; Navid, H. ; Dianat, I. Ergonomically based design of tractor control tools. Int. J. Ind. Erg. 2019, 72, 298–307.

[74] Kuta, Ł.; Stopa, R.; Szyjewicz, D.; Komarnicki, P. Determination of comfortable position for tractor Driver' hands based on dynamic load. Int. J. Ind. Erg. 2019, 74.

[75] Solecki, L. Studies of farmers' annual exposure to whole body vibration on selected family farms of mixed production profile. Ann. Agric. Env. Med. 2012, 19, 247–253.

[76] Vallone, M.; Bono, F.; Quendler, E.; Febo, P.; Catania, P. Risk exposure to vibration and noise in the use of agricultural track–laying tractors. Ann. Agric. Env. Med. 2016, 23, 591–597.

[77] Loutridis, S.; Gialamas, T.; Gravalos, I.; Moshou, D.; Kateris, D.; Xyradakis, P.; Tsiropoulos, Z. A study on the eect of electronic engine speed regulator on agricultural tractor ride vibration behavior. J. Terramechanics 2011, 48, 139–147.

[78] Deboli, R.; Calvo, A.; Preti, C. Whole–body vibration: Measurement of horizontal and vertical transmissibility of an agricultural tractor seat. Int. J. Ind. Erg. 2017, 58, 69–78.

[79] Romano, E.; Pirozzi, M.; Ferri, M.; Calcante, A.; Oberti, R.; Vitale, E.; Rapisarda, V. The use of pressure mapping to assess the comfort of agricultural machinery seats. Int. J. Ind. Erg. 2019.

[80] Caaro, F.; Lundqvist, P.; Micheletti Cremasco, M.; Nilsson, K.; Pinzke, S.; Cavallo, E. Machinery–related perceived risks and safety attitudes in senior Swedish farmers. J. Agromedicine 2018, 23, 78–91.

[81] Milosavljevic, S.; Bergman, F.; Rehn, B.; Carman, A.B. All–terrain vehicle use in agriculture: Exposure to whole body vibration and mechanical shock. Appl. Erg. 2010, 41, 530–535.

[82] Milosavljevic, S.; Mcbride, D.; Bagheri, N.; Vasiljev, R.; Mani, R.; Carman, A.; Rehn, B. Exposure to Whole–Body Vibration and Mechanical Shock: A Field Study of Quad Bike Use in Agriculture. Ann. Occup. Hyg. 2011, 55, 286–295.

[83] Milosavljevic, S.; Mani, R.; Ribeiro, D.C.; Vasiljev, R.; Rehn, B. Exploring how anthropometric, vehicle and workplace factors influence whole–body vibration exposures during on–farm use of a quad bike. Int. J. Ind. Erg. 2012, 42, 392–396.

[84] Kociolek, A.M.; Lang, A.E.; Trask, C.M.; Vasiljev, R.M.; Milosavljevic, S. Exploring head and neck vibration exposure from quad bike use in agriculture. Int. J. Ind. Erg. 2018, 66, 63–69.

[85] Buckle, P. Upper limb disorders and work : The importance of physical and psychosocial factors. Proc. J. Psychosom. Res. 1997, 43, 17–25.

[86] Joshi, S.K. ; Phil, M. Rice field work and the occupational hazards. Occup. Med. 2002, 4, 111–114.

[87] Swangnetr, M. ; Kaber, D. ; Phimphasak, C. ; Namkorn, P. ; Saenlee, K. ; Zhu, B. ; Puntumetakul, R. The influence of rice plow handle design and whole–body posture on grip force and upper–extremity muscle activation. Ergonomics 2014, 57, 1526–1535.

[88] Zanatta, M. ; Amaral, F.G. ; Vidor, G. The role of whole–body vibration in back pain : A cross–sectional study with agricultural pilots. Int. J. Ind. Erg. 2019, 74.

PART Ⅱ

세포 및 조직 생체역학 (Cell & Tissue Biomechanics)

제4장

광 자극기술

김홍배·정종훈

1. 빛의 성질

1.1 빛

빛은 진동하는 전기 및 자기로 구성된 전자기장(electromagnetic field)으로, 감마선, X-선, 마이크로파 및 전자파, 자외선, 가지광선 및 적외선 등이 있으며, 이 전자기파는 매체는 물론 진공을 통해 파동으로 전파된다. 전파된 전자기파는 입자가 흡수되는 방식으로 단일 위치에서 흡수되고, 한편으로 빛의 파동이 변환되어 광자로 흡수되면 파동의 에너지는 광자가 도착하는 단일 위치로 즉시 붕괴된다. 이것을 파동함수 감쇠라 하고, 이러한 파동과 입자의 이중적인 성질을 파동-입자 이중성(wave-particle duality)이라 한다. 이에 대한 특성은 그림 4.1에 정리하였다.

모든 전자기파는 진공에서 같은 속도로 이동한다. 생물학적 물질과 같은 매체에서는 종종 ν로 표현되는 전자파의 속도가 다르다. 두 속도 c와 ν의 비율을 매질의 굴절률 n이다. 즉, c/ν = 진공에서 빛의 속도/매질에서 빛의 속도 $= n$ 또는 $\nu = c/n$이다. 따라서 n은 매체가 빛의 전파에 제공하는 저항으로 볼 수 있다. 굴절률이 높을수록 속도가 느려진다. 생체조직은 피부, 혈관, 신경 등 이종의 복합체이므로 입사된 빛이 현격한 굴절을 겪게 된다.

1.2 광자(포톤) 입자로서 빛(Light as photon particles)

빛과 물질 입자의 상호 작용에는 운동량뿐만 아니라 에너지 교환도 포함된다. 이 과정은 빛이 광자라고 불리는 입자처럼 행동한다고 가정함으로써 설명될 수 있다. 그림 4.1에 설명된 것처럼 특정 주파수 ν의 빛에 대한 광자는 $h\nu$값의 이산적인 고정된 에너지를 가지며, 여기서 h는 크기가 6.626×10^{-34} J·s인 상수(Planck's constant)이다. 따라서 전자기파의

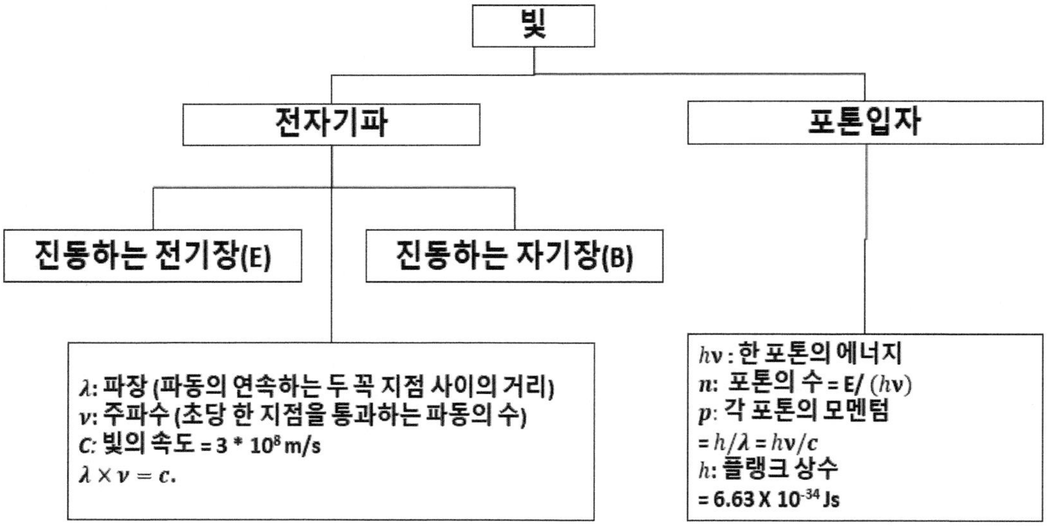

그림 4.1 빛의 이중성(dual character of light)

에너지는 양자화(이산)되며 연속적으로 가변적이지 않다. 전자기파의 가장 작은 에너지는 광자의 에너지와 같다. 총 에너지 E는 $Nh\nu$와 같다. 여기서 N은 광자의 수이므로 $E = Nh\nu$이다. 광자의 양자화된 에너지는 물질에 의한 빛의 흡수, 방출 또는 산란을 설명하는 데 사용된다.

입자로서의 광자는 또한 운동량(질량과 입자 속도의 곱으로 설명되는 물리량)을 전달한다. 그림 4.1에서 설명한 바와 같이 광자의 운동량 p는 $p = h/\lambda = h\nu/c$로 주어진다. 광자의 운동량은 다른 입자에 의해 산란되는 동안 전파 방향을 변경하거나 매질 표면에서 굴절될 때 작용한다. 광자 전파 방향의 이러한 변화는 운동량의 변화를 생성하고 입자를 구속하는 힘을 생성할 수 있다.

1.3 빛의 상호작용

생물학적 시스템은 분자 매체이다. 이러한 매체의 경우, 빛과 상호 작용은 전기장을 받는 분자의 전자 편광으로 설명될 수 있다. 전기장에 대한 쌍극자 모멘트의 선형 의존성에 의해 정의된 선형 필드 응답은 총 분자 쌍극자 $\mu r = -er = \mu + \alpha\varepsilon(\nu')$로 주어진다. μr은 전자 전하 e와 위치 r의 곱으로 주어진 총 전자 쌍극자 모멘트 벡터이고, μ 항은 장이 없을 때의 영구 쌍극자이고, 항 $\alpha\varepsilon(\nu')$는 전기장에 의해 유도된 쌍극자 모멘트 μ_m이며, 이는 전기장에서 분자의 전자 구름의 분극화를 나타낸다. 진동하는 전기장 $\varepsilon(\nu')$의 편광의 경우, 유도된 편광은 동적인 편광성인 α에 의해 특성화되고, 이 편광성은 두 벡터의 방향과 관련 있는 텐서(tensor)이며, 쌍극자 μ_m를 유도한다.

분자와 방사장 사이의 쌍극자 상호작용 V는 $V=\varepsilon(\nu')\mu+\varepsilon(\nu)\alpha\varepsilon(\nu')$로 설명할 수 있다. 여기서 첫 번째 항은 분자에 의한 광자의 흡수 및 방출로 이어지는 주파수 ν인 광자 필드와의 상호 작용을 나타낸다. 두 번째 항은 비탄성 산란인 라만 산란을 나타내며, 여기서 주파수 ν인 광자는 다른 주파수 ν'의 광자를 생성하고 이들과 에너지 차이를 교환하는 분자에 의해 비탄성적으로 산란된다. 그림 4.2의 에너지 다이어그램은 이 과정을 보여준다. 흡수 과정은 양자화된 저에너지 초기 준위 i에서 더 높은 에너지 준위 f로의 전이를 설명하며, 이들 사이의 에너지 차이는 광자 에너지와 일치한다. 전자 흡수의 경우 일반적으로 초기 전자 준위 i는 바닥 상태이다. 초기 준위가 여기 되면 동반되는 흡수는 여기 상태 흡수가 된다. 자발적 방출 과정은 분자가 여기 상태 f에서, 두 에너지 준위에 해당하는 포톤 에너지를 방출함으로써 저준위 에너지 상태 i로 되돌아가는 과정을 나타낸다. 자극 방출은 i와 f 사이의 에너지 차이에 해당하는 에너지의 입사 광자에 의해 촉발되는 방출 과정이다. 같은 에너지의 입사 광자가 없으면 자극 방출은 없고 자발적 방출만 있을 수 있다.

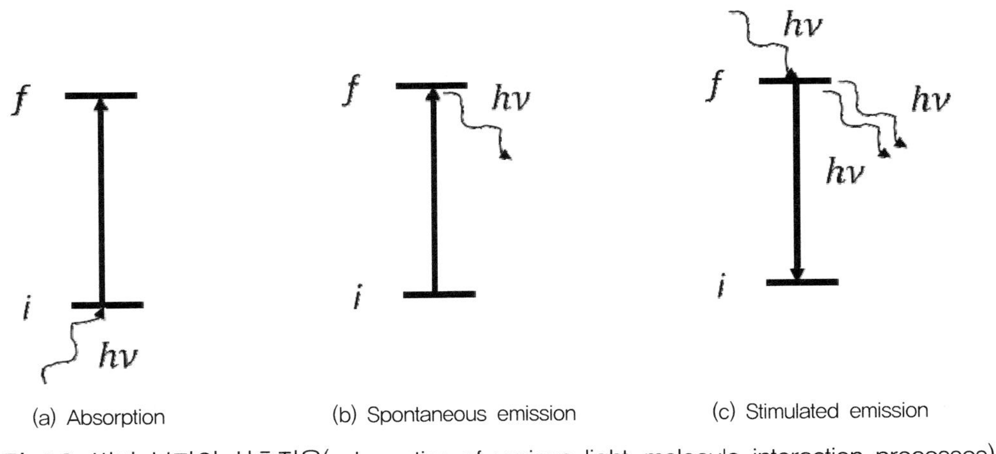

그림 4.2 빛과 분자의 상호작용(schematics of various light-molecule interaction processes)

1.4 분자의 들뜬 상태

분자가 입사된 광을 흡수하여 여기(excitation) 상태로 되고, 다시 방출함으로 바닥상태가 된다. 여기된 에너지를 가진 분자가 열을 방출하고 광화학 반응을 하면 방사하지 않게 된다. 전자가 여기된 상태에서 바닥 상태로 돌아오거나, 높은 준위에서 낮은 준위로 떨어지면, 이 때 발생하는 에너지는 진동에너지로 변환되고, 이것은 병진결합을 통해 열로 변환된다. 그림 4.3에 간략하게 정리하였다. 여기서 별은 분자 A가 들뜬 상태에 있음을 나타낸다. 에너지 전이 및 여기상태 복합체 형성은 하나 이상의 분자가 상호반응할 때만 발생한다. 따라서 이러한 과정에서 최소 크기 분자 집합체는 이량체(A2)이거나, 생체분자(AB ; 두 분자)

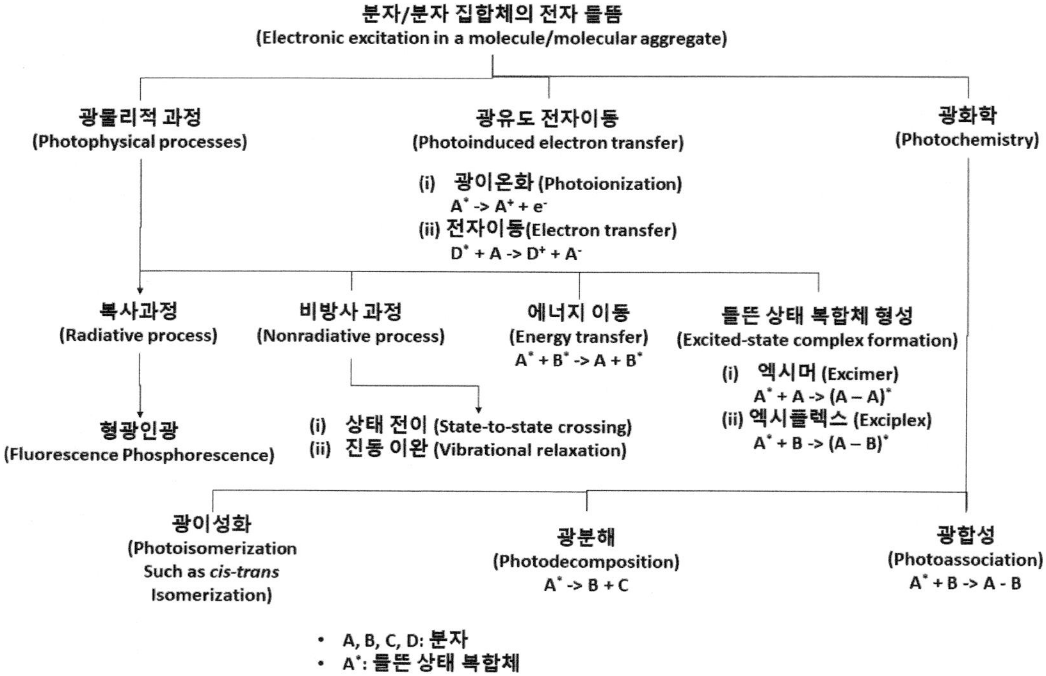

그림 4.3 전자의 여기상태 과정(Schematic representation of processes involved in electronic excitation)

이다. 엑시머[excimer : 들뜬 상태 이량체(A-A)*] 혹은 엑시플렉스[exciplex : 들뜬 상태 복합체 (A-B)*]는 빛을 방출하거나 방출하지 않는 방법으로 바닥상태로 돌아간다. 엑시플렉스는 서로 다른 두 분자 A 및 B 사이에 형성된 들뜬 상태의 복합체로서, 두 분자 중 하나의 분자가 들뜬 상태가 되면 엑시플렉스가 된다. 이 엑시플렉스는 방향족 분자 사이에서 형성될 수 있다. 엑시머의 경우과 같이, 엑시플렉스의 방사는 분자 A*의 방사와 비교하여 적색편이 된다. 생물학적으로 관심의 대상은 메탈로포르피린(metalloporphyrin) 및 핵산 혹은 올리고뉴클레오티드(oligonucleotide) 사이의 엑시플렉스 형성으로서, 메탈로포르피린의 미세 환경에 대한 구조적 정보를 제공할 수 있다[1, 2]. 엑시플렉스 형성은 규칙적인 이중 나선 구조를 갖는 이중가닥 포이뉴클레오타이드(poinucleotide) 및 DNA에 대한 것으로, 여기 상태의 희미한 빛을 나타내는 지연발광(delayed luminescence)과 관련 있다.

1.5 빛과 생체조직의 반응

빛과 생체조직의 반응은 투과(transmission), 반사(reflection), 산란(scattering) 및 흡수(absorption)이다. 투과는 생체조직이나 빛의 특성에 영향을 미치지 않고 생체조직을 통과하는 것을 의미하며, 반사는 빛이 생체조직 내로 들어가지 않고 조직의 표면에서 밀어내는 것을 뜻한다. 약 4~7%의 빛이 생체조직에서 반사된다[3]. 반사된 빛의 양은 입사각이 증가함에 따라 증가하여 수직일 때 반사가 가장 적다. 빛의 흡수는 하나의 광자(포톤)가 하나의 원자, 혹은 원자와 원자의 결합, 분자와 반응할 때 일어난다. 빛의 산란은 광자(포톤)가 비탄성인 경우, 에너지 및 진행방향에 따라 달라지며, 탄성인 경우 진행방향에 따라서만 달라진다. 가시광 혹은 근적외선의 조직에 대한 반응은 주로 탄성산란에 해당한다. 이 빛의 산란은 조직의 크기, 모양, 굴절률 및 파장에 따라 다르다(그림 4.4).

대표적인 예로 치아조직을 고려하면, 치아 경조직은 비균질이다. 치아 법랑질은 단백질/지질/물/매트릭스로 둘러싸인 무기 인회석과 같은 결정이다. 결정의 직경은 약 30~40 nm이고 길이는 10 μm 정도이다. 이 결정은 치아 표면에 대략 수직 구조로, 직경 ~4 μm의 막대 형태로 모여 있다. 상아질은 복잡한 구조로, 직경 1~3 μm 상아세관을 가진 벌집모양이다. 이 개별 상아세관은 주로 콜라겐으로 구성된 단백질 기질에서 바늘 모양의 수산화인회석과 같은 결정의 기질로 둘러싸여 있다. 이러한 물질의 복잡한 특성 때문에 산란 및 흡수 분포는 일반적으로 이방성이며, 광 조사에 대한 조직 방향에 따라 달라진다[4]. 이러한 빛의 치아에 대한 산란과 흡수의 특성 때문에 광학 손실이 크고 치아에 광을 적용하는데 있어 한계가 있다. 치아 연조직에서 빛의 세기가 1/e(37%)로 감쇠하므로 실제 광 투과 깊이는 가시광선 및 근적외선에 대해 1 mm 미만이다[5].

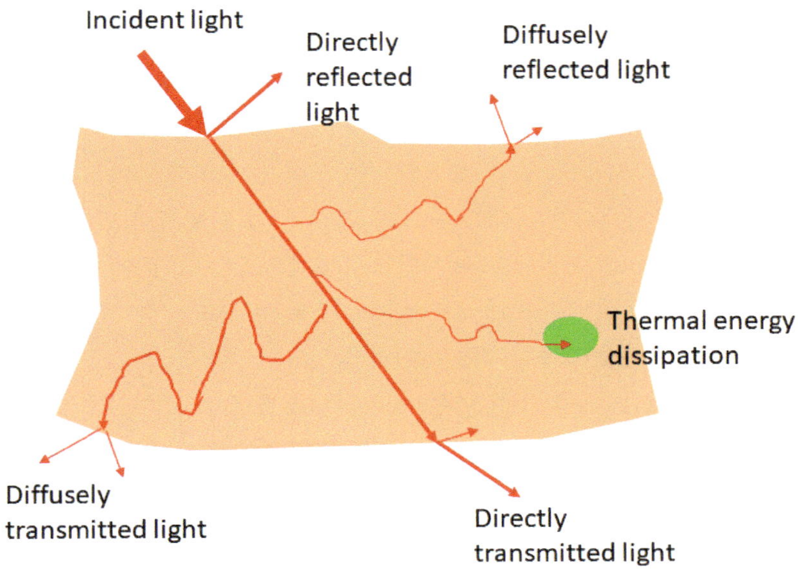

그림 4.4 빛-조직 상호작용(light-tissue interaction)

2. 광 바이오모듈레이션(photobiomodulation)

2.1 광 바이오모듈레이션이란

광 바이오모듈레이션(photobiomodulation, PBM), 이른바 저준위 광요법(low level light therapy, LLLT)은 1 mW~5 W/cm^2 사이의 전력밀도(조도)를 갖는 가시광선 또는 근적외선(near infrared, NIR)을 사용하는 광치료의 한 형태이다. 의료, 치과, 물리 치료 및 침술에서의 잠재적 효과를 뒷받침하는 증거는 통증 감소 및 외상성 부상 치료에 있음을 보여준다[6-11]. PBM은 현재 조직 재생을 촉진하고 염증을 줄이며 통증을 완화하기 위해 병리학에 PBM을 사용한다. 그러나 아직까지 임상적 치료로서의 효과에 대한 합의가 부족하다. 이러한 불확실성은 크게 생물학적 및 PBM 관련 매개변수의 두 가지 요소에 있다. 지금까지 PBM 기전에 대한 이해 부족으로 많은 PBM 매개변수를 최적화할 수 없었다. 주요 PBM관련 매개변수 중 일부는 파장, 치료거리, 플루엔스(fluence, 단위면적을 통과하는 입자수), 시간, 복사조도, 펄스 및 편광 등이 있다[12]. PBM의 매개변수는 매우 중요하지만 생물학적 시스템에 대한 PBM의 효과는 정의되지 않았다.

2.2 PBM 기전

PBM 효과의 대부분은 미토콘드리아 내에서 빛 흡수에 의해 설명될 수 있다[13, 14]. 세포는 산소와 피루브산(pyruvate)으로부터 아데노신 삼인산(adenosine triphosphate, ATP)인 세포 에너지를 생성하는 수천 개의 미토콘드리아를 가지고 있다. 또한, 스트레스를 받거나 허혈이 있는 조직에서 미토콘드리아는 산화질소(mtNO)를 합성하는데, 이는 에너지 생성에 필요한 전자 전달 사슬의 말단 효소인 시토크롬 c 산화효소(cytochrome c, CCO)와 결합하는 산소를 대체할 수 있다[15]. 여기서 CCO는 적색 및 근적외선을 흡수하여 시토크롬 c에서 분자 산소로의 전자 전달을 매개한다. PBM은 CCO의 촉매 중심에서 분자 산소의 환원을 위한 전자의 가용성을 증가시켜 미토콘드리아 막 전위(mitochondrial membrane potential, MMP)와 ATP, cAMP(cyclic adnosine monophosphate) 및 ROS(reactive oxygen species) 수준을 증가시키는 것으로 보인다[16].

PBM은 전자 전달 사슬에서 복합체 I, II, III, IV 및 호박산염(succinate) 탈수소효소(dehydrogenase)를 활성화 한다. CCO는 복합체 IV로 알려져 있으며 앞에서 언급한 것처럼 주요 광수용체이다. 이 가정은 PBM으로 빛을 조사하는 동안 증가된 산소 소비(oxygen comsumption)와 CCO 억제제인 아지드화나트륨(sodium azide)이 PBM의 유익한 효과를 방지한다는 사실에 의해 뒷받침 된다. ATP와 cAMP 외에도 산화질소 농도는 CCO의 금속 콤플렉스(metal complex)에서 방출되거나 아질산염 환원효소(nitrite reductase)로서

CCO 활성을 향상시킴으로써 증가한다[17]. 사실, PBM은 CCO로부터 NO의 광해리(photodissociation)를 통해 작용하여 과도한 NO 결합으로 인한 세포 호흡의 미토콘드리아 억제를 역전시킬 수 있다고 제안되었다[18]. NO는 COX의 헴 철(hme iron) 및 구리 중심에 있는 결합 부위에서 광해리되어 산소와 경쟁하고 필요한 효소 활성을 감소시킨다. 이것은 즉각적인 산소 유입을 가능하게 하여 호흡을 재개하고 활성산소 생성을 가능하게 한다. NO는 니트로실화(nitrosylated) 헤모글로빈 및 미오글로빈(myoglobin)과 같은 다른 세포 내 부위에서도 광 방출될 수 있다[19].

또한, 역행성 미토콘드리아 신호전달(retrograde mitochondrial signaling)은 가시광선 및 적외선 영역에서 활성화 된다(그림 4.5). 이러한 활성화는 미토콘드리아 막 전위를 증가시켜 ATP 합성을 향상시키고 활성산소, Ca^{2+} 및 NO의 농도를 변화시킨다. 또한, 미토콘드리아 미세 구조의 변화, 즉 동적 미토콘드리아 네트워크에서 핵분열-융합 항상성의 변화에 의해 구동되는 미토콘드리아와 핵 사이에 통신이 있다. 미토콘드리아 미세 구조의 변화는 ATP 합성, 세포내 산화환원 전위, pH 및 cAMP 농도 변화를 유도한다. Activator protein-1(AP1)과 전사 활성인자의 한 종류인 핵인자 카파비(NF-kB, nuclear factor kappa-light-chain-enhancer of activated B cells)의 단백질 복합체는 세포막 투과성과 이온 흐름의 변화에 의해 활동이 변화된다[20].

시험관 및 생체 모두에서 PBM에 대한 2차 효과가 있다. 세포 내 ATP의 증가는 PBM에 의한 가장 빈번하고 중요한 발견 중 하나이다. ATP 합성은 PBM의 빛에 의해 CCO가 활성이 증가될 때 유발된다. 세포외 ATP는 다양한 신호 경로에 참여한다[21]. ATP 퓨린성 신호전달(purinergic signaling)은 P2Y G-단백질 결합 수용체 및 P2X 리간드 개폐 이온 채널에 의해 매개된다. ATP는 P1 G-단백질 결합 수용체를 통해 신호를 수행하는 아데노신으로 가수분해 될 수 있다[22]. 세포외 ATP 또는 아데노신은 PBM에 의해 자극될 수 있다. 몇몇 연구에서 PBM에 의해 아데노신-3′, 5′-환형-일인산(cAMP)의 증가를 보였다[23]. cAMP의 이러한 증가는 빛에 의한 ATP 증가의 직접적인 결과이다. cAMP는 세 가지 다른 종류의 센서 활성화를 통해 세포에 효과를 미치는데, cAMP 의존성 단백질 키나제 A(PKA)는 cAMP 반응 요소 결합 단백질(cAMP response element-bindding protein ; CREB)을 인산화 및 활성화한 다음 DNA의 CRE 도메인에 결합하여 유전자를 활성화한다. 그리고 PKA는 cAMP에 의해 직접 활성화되는 CNGC(cyclic nucleotide-gated channel) 및 교환 단백질이다. PBM은 산화환원 센서로 작용할 수 있는 전사 핵 인자 카파 B(NF-κ B)의 활성화로 이어지는 미토콘드리아 ROS를 생성할 수 있다. 항산화제의 첨가가 810 nm 광에 의한 NF-κ B의 활성을 억제한다는 사실은 이러한 가정을 뒷받침한다[24]. 과도한 ROS를 감지하고 전사 인자를 활성화하여 항산화제를 추가생성 및 방어하도록 하는 일련의 세포 시스템이 있다[25]. 과산화수소와 지질 과산화수소[26]는 센서 단백질에서 시스테인 티올

(cysteine thiol)의 가역적 산화에 의해 유익한 산화환원 신호를 수행할 가능성이 가장 큰 ROS로 생각된다. 산화질소(NO)는 종종 PBM에 의해 생성되는 것으로 밝혀졌다[27].

PBM에 의한 이러한 2차 효과기(effector)는 증식효과를 가지고 있다. 상피세포(keratinocyte)는 660 nm 광 조사 후 향상된 증식을 보여 주었으며, 이는 Cyclin D1의 발현 증가와 상피 증식 과정에 관여하는 단백질, 즉 p63, CK10 및 CK14의 발현을 통해 상처 부위로 이동하는 상피세포의 보다 빠른 성숙을 수반한다. 이것은 상피 치유의 개선에 유용하다[8]. 광 자극은 또한 세포의 이동을 촉진하는데, Tsai는 660 nm 빛이 쥐의 아킬레스건 유래 건세포(tenocyte)에 미치는 영향을 평가했으며, dynamin-2 발현이 향상되고 이동이 자극된다는 것을 발견했다[28].

줄기세포는 특히 광에 민감한 것으로 보인다. PBM은 세포 이동, 분화, 증식 및 생존 능력뿐만 아니라 단백질 발현을 증가시켜, 줄기세포 활성을 유도한다[29]. 일반적으로 골수, 치수, 치주 인대 및 지방 조직에서 유래하는 중간엽줄기세포는 광 조사(보통 600~700 nm 범위의 파장) 후에 더 많이 증식한다. Min은 830 nm의 빛을 조사한 후 지방유래 줄기세포의 생존율이 증가한 것을 보고했는데, 대조군에 비해 줄기세포의 수가 증가한 것으로 나타났다[30]. 632.8 nm 광은 표피 줄기세포를 활성화하여 증식 및 이동에서 효과를 보였고[31], 660 nm 광에 대해 치주 인대 줄기세포에 유사한 효과를 관찰했다[32].

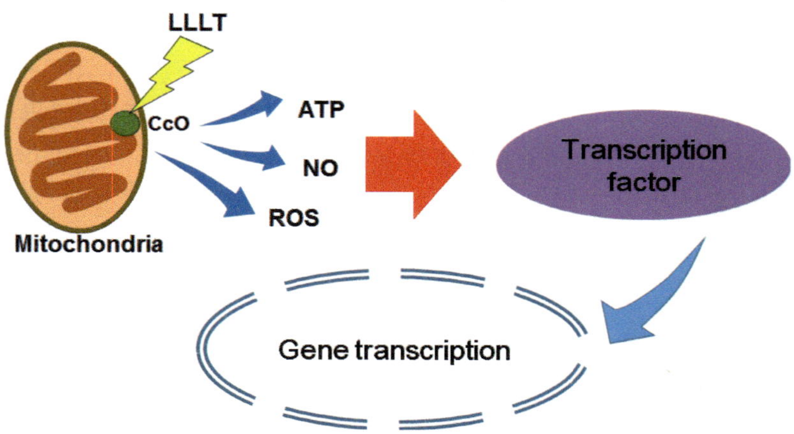

그림 4.5 PBM의 세포 내 메커니즘

2.3 광 바이오모듈레이션(PBM)의 매개변수

빛 관련 파라미터 및 도즈(dose)는 PBM에서 기본이다. 이와 관련한 중요한 파라미터(parameter)를 표 4.1 및 4.2에 정리하였다. PBM은 일반적으로 파장 600~700 nm 및 780~1,100 nm 범위를 갖는 적색 혹은 근적외선 영역의 빛을 사용하는 것을 의미하며, 레이저 혹은 LED로 이러한 파장대역에서 5 mW/cm^2~5 W/cm^2 사이의 조도 혹은 전력밀도를 가진다. 이러한 유형의 방사 방법에는 0.04~50 J/cm^2의 상대적으로 낮은 에너지 밀도를 가지는 연속파(continuous wave) 혹은 펄스파(pulsed wave)가 있다. 이들의 출력은 1~500 mW로 매우 폭 넓으며, 열적 효과를 유발하지 않는 장점이 있다[33]. 파장 700~780 nm의 빛은 시토크롬 c 산화효소(cytochrome c oxidase)의 흡수 스펙트럼의 최저점과 일치하기 때문에 PBM에서 다소 비효율적인 것으로 밝혀졌다. 따라서, 적색 혹은 근적외선 영역의 빛이 생체조직에 대한 투과율이 가장 높고, 조직의 발색단(tissue chromophore)에 의한 빛의 산란 및 흡수가 낮으므로 PBM에서 널리 사용된다.

표 4.1 PBM 방사 파라미터

파라미터	측정 단위	설 명
파장	nm	빛은 에너지의 전자기파임. 가시광선 파장은 400~700 nm임.
조도	W/cm^2	에너지 밀도 혹은 강도를 말함.
펄스	피크 파워[W] 주파수[Hz] 펄스폭[s] 듀티 사이클[%]	빔이 펄스이면, 그 파워는 평균으로 계산해야 하며 다음과 같음. 평균 와트[W]=피크와트[W]×펄스폭[s]×펄스 주파수[Hz]
간섭성 빛 (Coherence)	코히어런스 길이	간섭성 빛은 레이저 스페클(speckle)을 생성하며, 이는 세포 및 세포 소기관과의 광생체 조절 상호작용에 중요한 역할을 함.
편광	선형 혹은 원형 편광	편광은 생물학적 조직과 같이 산란율이 높은 매질에서 극성을 잃는 것으로 알려져 있으며, 이 특성은 PBM(Photobiomodulation)의 영향에 대해 자주 고려되지 않음.

표 4.2 PBM 도즈 관련 파라미터

파라미터	측정 단위	설 명
에너지	Joules[J]	Energy[J] = power[W] × time[s]
에너지 밀도 (energy density)	J/cm^2	도즈 관련 중요한 표현으로 복사조도와 시간간의 상호작용을 정의한 물리량임.
광조사 시간	s	도즈로서 광조사 시간을 정의함.
처리 간격 (treatment interval)	hours, days, weeks	시간 간격이 다르면 결과가 다를 수 있어 명확한 정의가 필요함.

3. PBM의 응용

3.1 조혈모 줄기세포

골수에서 조혈모 줄기세포(hematopoietic stem cells) 중 일부가 활발히 분열하는 조혈 전구 세포의 이종 집단을 생성하고 하루에 약 5,000억 개의 혈액세포를 만든다. 림프계(B-세포, T-세포 및 NK-세포) 및 골수 계통(적혈세포, 혈소판, 단핵구 및 대식세포, 수지상세포, 호중구, 호산구 및 호염기구) 등이다. 그림 4.5와 같이 미토콘드리아 호흡사슬은 세포에서 90% ATP를 혈액 생합성의 주요 단계에서 생성한다. 불충분한 미토콘드리아 호흡은 조혈모 줄기세포의 골수계통의 전구세포(myeloid lineage-committed progenitor)-과립구(granulocyte), 적혈구(erythrocyte) 및 단핵구(monocyte)로 분화 가능-로의 분화를 손상 시킨다[34, 35]. 조혈모 줄기세포는 골수의 저산소 적소(hypoxic niche)와 정지(quiescence), 자기재생(self-renewal) 및 분화 사이에서 세포의 운명을 결정짓는 것과 마주하게 된다[36]. 골수 니치(niche)의 저산소 미세환경은 조혈모 줄기세포의 기능을 유지하는데 있어 산화/환원 신호의 중요성을 나타내며 조혈모 줄기세포에 대한 PBM의 잠재적인 효과를 나타낸다. PBM는 지난 30년간 상처치유 목적으로 오랫동안 사용하여 안전성이 확인되었고, 치유의 효과를 높이기 위해 재생의학 및 치과에서 널리 사용되고 있다. Vacek는 쥐 골수 세포를 PBM에 노출했을 때, 골수 전구세포로 분화가 증가하였음을 밝혔고[37], 685 nm 파장을 사용하는 PBM에서 Dugesia는 줄기세포 증식을 촉진하는 것을 확인하였다[38]. 약 3년 냉동 보존된 인간 말초혈액 전구세포(human peripheral blood progenitor ; PBP)의 성장 및 분화능이 PBM에 의해 대부분 회복되는 것을 확인하였다[39].

3.2 중간엽줄기세포(mesenchymal stem cells)

골수 기질 줄기세포인 중간엽줄기세포(mesenchymal stem cells)는 일반적으로 골수에서 발견된다. 이 줄기세포는 조골세포, 연골세포, 지방세포로 분화가 가능하며, 조직공학 연구 및 세포치료에서 사용되고 있다. 여러 연구에서, PBM이 중간엽줄기세포 증식을 직접 촉진할 수 있음을 보였고, Hou는 635 nm 다이오드 레이저로 0.5 J/cm^2 에너지로 조사했을 때, 쥐 골수유래 중간엽줄기세포의 증식을 현격하게 증가시켰음을 보였다. 또한 5 J/cm^2 에너지로 조사했을 때, 혈관내피세포 성장인자(vasular endothelial growth factor)와 신경 성장인자(nerve growth factor)의 분비가 증가하였고, 중간엽줄기세포가 근육세포(myogenic)로 현격하게 분화하는 것을 확인하였다[40]. 유사한 결과가 마우스에서도 발견되었는데, 635 nm 레이저가 중간엽줄기세포의 증식을 증가시켰다[41], 여기서 레이저의 에너지 밀도가 중간엽줄기세포를 자극하는데 있어 매우 중요한 요소임을 나타낸다. 최적화된 낮은 에너지 밀도로 레이저를 조사하면, 세포의 증식을 매우 증가시킬 수 있고, 반면에 높은 에너지 밀도로 레이저를 조사하면 자극하는 효과에 한계가 있고 효과를 저해하게 된다[42]. Horvat-Karajz는 660 nm 다이오 레이저로 중간엽줄기세포에 1.9 J/cm^{2}로 조사했을 때, 41%의 증식을 보인 반면, 11.7 J/cm^{2}에 대해서 42% 감소하는 것을 관찰하였다. 808 nm 레이저 다이오드로 4 J/cm^{2}로 쥐과 동물 유래 중간엽줄기세포의 증식이 일어나지 않았다[43]. Leonida는 Nd : Yag 레이저로 100 mJ 혹은 150 mJ로 조사했을 때, 조사 7일 후에 조사하지 않은 대조군에 비해 세포증식을 확인하였고, 14일 후에 차이가 없었음을 확인하였다. 이 실험에 기초하여, 에너지 밀도는 0.5~4.0 J/cm^{2}에서, 파장은 600~700 nm의 PBM이 다양한 세포주에 대해 증식 효과가 있음을 확인하였다[44]. Oron은 PBM가 조혈 유래 중간엽줄기세포를 자극해서 심장마비 후 심장흉터를 줄이는 것을 확인하였다[45].

중간엽줄기세포를 자극하는 PBM에 대한 기전은 온전히 이해할 수 없지만, 세포 및 분자 수준에서 몇 가지 안이 제안되었다. 최근 Wu는 0.5 J/cm^2 PBM로 세포 증식 및 생존과 관련된 119 유전자의 전사 및 발현을 유도할 수 있었다[46]. 마이크로 RNA-193이 PBM 후에 크게 증가하였고, cycline-dependent kinase 2(CDK2)의 발현에 관여하였고, 성장억제제(growth family member 5(ING5)를 표적할 수 있음을 확인하였다[47]. Giannelli는 635 nm 다이오드 레이저가 마우스 유래 중간엽줄기세포의 증식을 Notch-1 pathway를 활성화하여 증가시키는 것을 확인하였다. 중간엽줄기세포 증식과 Notch-1 상향 조절이 votage-gated channel을 통해 세포막 전도성의 증가와 밀접한 관련이 있고, 이 채널을 억제하면 중간엽줄기세포에 대한 레이저 효과가 감소하는 것을 발견하였다[48].

3.3 지방유래 줄기세포

최근 지방유래 줄기세포(adipose-derived stem cells, ADSCs)는 지방조직에서 쉽게 얻을 수 있기 때문에 줄기세포 근원으로서 각광을 받고 있다. 636 nm 및 5 J/cm^{2}의 PBM이 지방유래 줄기세포의 증식과 생존률을 높이는 것으로 확인되었다[49-51]. 게다가 Wu는 PBM이 항염증 효과가 있음을 지방유래 줄기세포를 통해서 확인하였다. 8 J/cm^{2}의 PBM이 인간 지방유래 줄기세포에서 lipo poly-saccharide(LPS) 유도 전염증성 사이토카인 발현 및 Cox-2, IL-1b, IL-6, IL-8을 크게 억제하는 것을 확인하였다. PBM의 항염증 효과는 cAMP의 증가 및 NF-kB 패스웨이 감소에 의한 것임이 밝혀졌다. PBM이 항염증 효과가 있다는 것은 많은 종류의 세포 및 생체조직에서 알려져 있어, 줄기세포 활용에 잠재적인 가능성이 많다.

3.4 치아유래 줄기세포

버려지는 치아에서 쉽게 얻을 수 있는 치아유래 줄기세포에는 치수 줄기세포(dental pulp stem cells), 치주인대 줄기세포(periodental ligarment stem cells), 유치 줄기세포(human exfoliated deciduous teeth), 유두유래 줄기세포(stem cells from apical papilla), 과잉 치아유래 줄기세포(human supernumerary tooth-derived stem cells)가 있으며, 이 줄기세포들은 공통적으로 중간엽줄기세포의 특성을 가지고 있어 자기재생 능력(self-renewal capacity), 집단형성 섬유아세포(colony-forming unit-fibroblast), 우수한 증식능력이 있으며, 표제성 마크인, CD34, CD45, CD14를 발현한다[52-54]. 한편 이 줄기세포들은 상아아세포(odontobalst), 골아세포(osetoblast), 연골세포(chondrocyte), 지방세포(adipocyte) 및 근육세포(myocyte)로 분화할 수 있다[52-56](그림 4.6). 이 줄기세포 중 치수 줄기세포에 대한 PBM 효과는 3 J/cm^{2}의 에너지로 근적외선을 조사했을 때, 세포증식 및 골분화에 매우 효과가 있음이 밝혀졌다[57]. 이것은 PBM이 ATP 생산 및 nitric oxide, 미토콘드리아의 활동을 촉진하기 때문이다[58].

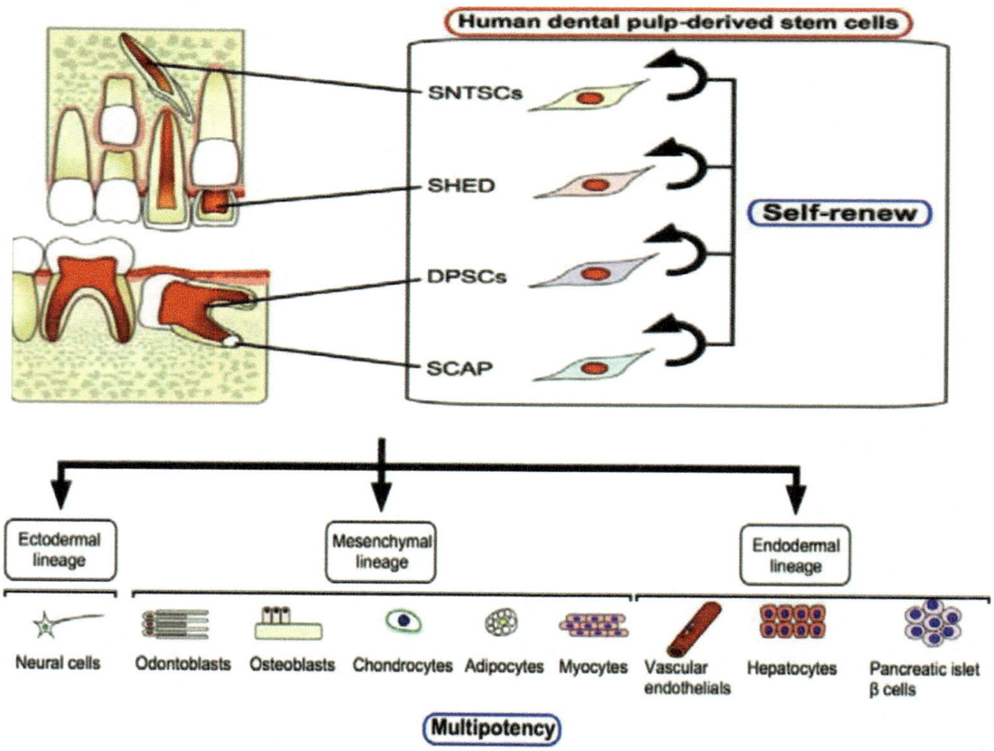

그림 4.6 치아유래 줄기세포의 기원, 다기능 및 면역조절

3.5 그외 PBM의 세포에 대한 효과

3.5.1 염증

650 nm PBM은 항염증 반응을 유도하고 이것은 prostaglandin E2 및 cycle-oxygenase 1 및 2 발현(COX-1 및 2)을 억제하는 요인에 기인한다. PBM은 세포내 활성산소를 줄일 수 있고, 이 산소는 calcium-dependent phospholipase A2의 발현을 조절한다. 나아가 이 빛은 phospholipase A2 및 COX-2을 줄이며, prostaglandin E2의 방출을 저해한다[59]. phospholipase A2 합성은 nuclear factor-kB에 의존하고 이 nuclear factor-kB는 NF-kB/IkB 형태의 이합체를 가진다. LPS 같은 전 염증 자극은 NF-kB 업스트림 신호 조절기인 IkB 키나제를 활성화하고 이 IkB 키나제는 IkB의 인산화 및 분해를 담당한다. 유리 NF-kB는 핵으로 전위되어 전 염증 유전자의 발현을 유도한다. 635 nm PBM은 PGE2의 방출을 억제하는데 NF-kB 경로의 억제 기전과 관련이 있다. 이것은 HSP27가 억제하는 치은 섬유아세포(hGF)에서 IkB, IKK 및 NF-kB의 인산화에 영향을 주지 않으며 635 nm 조사에 의한 NF-kB 변조가 전 염증 유전자 발현의 하향 조절에 필요함을 제시한다[59]. 대식세포는 일차 면역반응에서 antigen-presenting cell이며 인터페론 감마(IFN-r) 분극은 증가한 식세포 활동성, 단핵구항 항종양 활성 및 알레르기 억제를 위해 단핵세포를 프로그래밍한다. 최근 660 nm 광이 단핵구의 M1 분극화를 촉진하고 mRNA 수준에서 사이토카인, 케모카인, 단백질의 발현에 영향을 미친다. 최적의 광량은 2 혹은 3 J/cm^2에 비해 1 J/cm^2로 밝혀졌기 때문에 그 영향은 dose에 의존한다. Histone 아세틸 혹은 메틸트랜스퍼라제에 의해 보통 수행되는 히스톤 수정은 PBM으로 유도될 수 있다. 예를 들면, TNF 유전자 프로모터 영역에서 히스톤 H3 및 H4 아세틸화 H3K4 트리메틸화가, IP-10 유전자 프로모터에서 히스톤 H3 아세틸화이다. M1 관련 면역 조절은 항바이러스 면역 및 항종양 면역, 자가 면역에서 염증의 발병에 중요하다. 따라서 PBM은 항바이러스 및 항 종양을 촉진하는데 도움이 될 수 있다. 반면 자가 면역 및 류마티스 질환을 촉진할 수 있다[60].

3.5.2 세포 보호

PBM은 세포를 보호하는 효과가 있어, 메탄올이 시토크롬 c 산화 효소를 억제하는 독성 대사산물(포름산)을 생성하면, PBM이 시토크롬 c 산화효소를 자극하여 미토콘드리아 활성을 향상시켜 세포생존율을 높인다. 설치류 모델에 적용했을 때, 메탄올이 중독된 쥐의 망막에 PBM을 적용한 결과 망막의 cone 및 rod 세포의 기능 회복을 보였고, 포름산이 유발하는 조직의 손상을 보호하는 것을 관찰하였다[61]. 시안화물은 또 다른 독성 화합물인데, 칼륨-시안화물이 유도한 뉴런세포 사멸이 670 nm 광 조사로 줄어드는 것을 확인하였다. 이것은 caspase-3의 발현(일반적으로 시안화물에 의해 증가함)을 줄이고 시안화물에 의한 BAX 발현을 감소시키기 때문이다. 이 BAX는 Bcl-2의 발현과 ROS 생성을 줄이는 역할을 한다[62]. 하지만, 시안화물을 처리한 세포에 PBM을 적용했을 때, 원래의 상태로 효소 활동을 복원할 수 없었고, 대신 670 및 830 nm의 PBM으로 테트로도톡신의 독성 효과를 성공적으로 줄일 수 있음이 확인되었다. 이 두 파장대의 빛은 시토크롬 c 산화 효소에서 흡수하는 피크로서 PBM이 시토크롬 c 산화효소의 상향 조절에 의존함을 시사한다[63]. 한편, PBM은 알츠하이머 질환에도 효과가 있는 것으로 알려져 있어, YAP(yes-related protein) 세포질로 전위 및 아밀로이드-b-펩티드(Ab)를 억제하기 때문이다. Ab 증착은 알츠하이머 질환의 특징으로 알려져 있는 반면, YAP 전위는 Ab가 유도하는 세포사멸 조절과 관련이 있다. 실제, 832.8 nm 광 조사가 Akt/YAP/p73 신호전달경로를 활성하여 세포사멸을 줄여 Ab에 기여하는 독성을 줄이는 효과가 있었다[64].

3.5.3 세포 증식

PBM의 세포 증식에 대한 효과는 상피세포(keratinocyte)가 cyclin D1의 발현의 증가에 기인하며, 이와 더불어 p63, CK10 및 CK14 등 상피세포 증식과 관련된 단백질 증가로 상피세포의 상처 부위로의 빠른 이동을 촉진한다[65]. 이 기전은 상피조직의 치료 개선에 매우 유용하다. 나아가 섬유아세포에 632.8 nm 빛을 조사하면 세포 증식 및 생존률을 높여, 상처 치료에 매우 유용한 도구를 제공한다. 혈관내피세포에 635 nm 빛을 조사하면, VEGF(vascular endothelial growth factor) 농도를 줄여 대조군 대비 세포 증식을 촉진하는 것이 관찰되었고, 한편 830 nm 빛은 내피세포에 의한 TGF-b(transforming growth factor-b) 분자를 줄이는 효과가 있다[66]. 600 nm에서 1,000 nm 사이의 빛은 치과, 항염증 치료 및 골아세포 증식에 효과가 있다[67].

3.5.4 세포 이동

힘줄이 치료되기 위해 건세포(tenocyte)가 손상 부위로 이동해서 세포 증식 및 세포외 기질의 합성이 이루어져야 한다. Tsai 그룹은 660 nm의 빛을 rat의 아킬레스건(Achilles-tendon) 기원 건세포에 조사하였고, dynamin-2의 발현이 증가하여 세포의 이동을 촉진한 것을 발견하였다. Dynasore로 dynamin-2를 저해하면, PBM에 대한 이 같은 효과를 감소시키는 것으로 확인되었고, 이것은 PBM이 건세포의 이동을 촉진하고 dynamin-2의 발현을 증가하기 때문이다[68]. 멜라닌 세포는 청색 및 적색 후 향상된 생존력과 증식을 보였다. 멜라닌 세포 이동은 UV, 청색 및 적색 광을 낮은 dose로 조사한 후에 향상되었고, 높은 dose에 대해서는 효과가 없었다. 따라서 청색은 UV 및 적색 레이저에 비해 효과가 높은 것으로 보여진다[69]. 인간 표피 줄기세포 이동 및 증식은 자가 ERK (extracellular signal-regulated kinase)의 인산화 증가와 함께 증가한다[70]. 이것은 상처 재상피화를 가속화하는데 기여했다. 780 nm 조사는 섬유화 및 신경세포 분화를 가속화하는 것으로 보인다. 광을 조사한 후에 거대 뉴런은 상호 연결된 뉴런 네트워크로 발전하였다. 이러한 결과는 Rochkind의 작업 및 향후 신경손상 및 질병을 치료하는 양식에 기여할 수 있다[71].

3.5.5 단백질 합성

PBM은 상피세포의 증식 및 성장과 관련된 단백질인 p63, CK10 및 CK14의 발현을 증가시킨다[65]. 810 nm의 광을 섬유아세포에 2일 동안 조사했을 때, 콜라겐 유형 1의 증가를 보였고[72], 830 nm 광을 조골세포에 조사했을 때, osteoglycin 및 mimecan 같은 단백질 및 프로테오글리칸의 발현을 증가시켰다. Osteoglycin은 류신이 풍부한 프로테오글리칸으로, 이전에는 골기질, 연골 세포에서 쉽게 발견되는 골 유도 인자 결합 조직이다. 이것은 조골세포의 증식, 분화 및 부착을 조절한다. 따라서 PBM을 조골세포에 적용했을 때, 골 형성에 중요한 영향을 미치며, 성장인자 및 기질 단백질과 결합하여 작용한다[73].

참고문헌

[1] P. Mojzes, L. Chinsky, P.Y. Turpin, Interaction of Electronically Excited Copper(Ii) Porphyrin with Oligonucleotides and Polynucleotides – Exciplex Building Process by Photoinitiated Axial Ligation of Porphyrin to Thymine and Uracil Residues, J Phys Chem-Us, 97 (1993) 4841-4847.

[2] S.G. Kruglik, P. Mojzes, Y. Mizutani, T. Kitagawa, P.Y. Turpin, Time-resolved resonance raman study of the exciplex formed between excited Cu-porphyrin and DNA, J Phys Chem B, 105 (2001) 5018-5031.

[3] R.R. Anderson, J.A. Parrish, The optics of human skin, J Invest Dermatol, 77 (1981) 13-19.

[4] J.R. Zijp, J.J. Bosch, Theoretical model for the scattering of light by dentin and comparison with measurements, Appl Opt, 32 (1993) 411-415.

[5] K. Kwon, T. Son, K.J. Lee, B. Jung, Enhancement of light propagation depth in skin : cross-validation of mathematical modeling methods, Lasers in medical science, 24 (2009) 605-615.

[6] B.J. Quirk, M. Torbey, E. Buchmann, S. Verma, H.T. Whelan, Near-infrared photobiomodulation in an animal model of traumatic brain injury : improvements at the behavioral and biochemical levels, Photomedicine and laser surgery, 30 (2012) 523-529.

[7] H. Tuby, L. Maltz, U. Oron, Low-level laser irradiation (LLLI) promotes proliferation of mesenchymal and cardiac stem cells in culture, Lasers in surgery and medicine, 39 (2007) 373-378.

[8] F.F. Sperandio, A. Simoes, L. Correa, A.C. Aranha, F.S. Giudice, M.R. Hamblin, S.C. Sousa, Low-level laser irradiation promotes the proliferation and maturation of keratinocytes during epithelial wound repair, Journal of biophotonics, 8 (2015) 795-803.

[9] T.N. Demidova-Rice, E.V. Salomatina, A.N. Yaroslavsky, I.M. Herman, M.R. Hamblin, Low-level light stimulates excisional wound healing in mice, Lasers in surgery and medicine, 39 (2007) 706-715.

[10] K.D. Desmet, D.A. Paz, J.J. Corry, J.T. Eells, M.T. Wong-Riley, M.M. Henry, E.V. Buchmann, M.P. Connelly, J.V. Dovi, H.L. Liang, D.S. Henshel, R.L. Yeager, D.S. Millsap, J. Lim, L.J. Gould, R. Das, M. Jett, B.D. Hodgson, D.

Margolis, H.T. Whelan, Clinical and experimental applications of NIR-LED photobiomodulation, Photomedicine and laser surgery, 24 (2006) 121-128.

[11] P.R. Arany, R.S. Nayak, S. Hallikerimath, A.M. Limaye, A.D. Kale, P. Kondaiah, Activation of latent TGF-beta1 by low-power laser in vitro correlates with increased TGF-beta1 levels in laser-enhanced oral wound healing, Wound Repair Regen, 15 (2007) 866-874.

[12] P.A. Jenkins, J.D. Carroll, How to report low-level laser therapy (LLLT)/photomedicine dose and beam parameters in clinical and laboratory studies, Photomedicine and laser surgery, 29 (2011) 785-787.

[13] T.I. Karu, Mitochondrial signaling in mammalian cells activated by red and near-IR radiation, Photochemistry and photobiology, 84 (2008) 1091-1099.

[14] J.T. Eells, M.T. Wong-Riley, J. VerHoeve, M. Henry, E.V. Buchman, M.P. Kane, L.J. Gould, R. Das, M. Jett, B.D. Hodgson, D. Margolis, H.T. Whelan, Mitochondrial signal transduction in accelerated wound and retinal healing by near-infrared light therapy, Mitochondrion, 4 (2004) 559-567.

[15] A. Galkin, A. Higgs, S. Moncada, Nitric oxide and hypoxia, Essays in biochemistry, 43 (2007) 29-42.

[16] S. Wu, F. Zhou, Y. Wei, W.R. Chen, Q. Chen, D. Xing, Cancer phototherapy via selective photoinactivation of respiratory chain oxidase to trigger a fatal superoxide anion burst, Antioxid Redox Signal, 20 (2014) 733-746.

[17] R.O. Poyton, K.A. Ball, Therapeutic photobiomodulation : nitric oxide and a novel function of mitochondrial cytochrome c oxidase, Discov Med, 11 (2011) 154-159.

[18] N. Lane, Cell biology : power games, Nature, 443 (2006) 901-903.

[19] S. Shiva, M.T. Gladwin, Shining a light on tissue NO stores : near infrared release of NO from nitrite and nitrosylated hemes, J Mol Cell Cardiol, 46 (2009) 1-3.

[20] T.D. Magrini, N.V. dos Santos, M.P. Milazzotto, G. Cerchiaro, H. da Silva Martinho, Low-level laser therapy on MCF-7 cells : a micro-Fourier transform infrared spectroscopy study, J Biomed Opt, 17 (2012) 101516.

[21] G.R. Dubyak, Signal transduction by P2-purinergic receptors for extracellular ATP, Am J Respir Cell Mol Biol, 4 (1991) 295-300.

[22] H. Karmouty-Quintana, Y. Xia, M.R. Blackburn, Adenosine signaling during acute and chronic disease states, J Mol Med (Berl), 91 (2013) 173-181.

[23] J.Y. Wu, C.H. Chen, C.Z. Wang, M.L. Ho, M.L. Yeh, Y.H. Wang, Low-power laser irradiation suppresses inflammatory response of human adipose-derived

stem cells by modulating intracellular cyclic AMP level and NF-kappaB activity, PloS one, 8 (2013) e54067.

[24] A.C. Chen, P.R. Arany, Y.Y. Huang, E.M. Tomkinson, S.K. Sharma, G.B. Kharkwal, T. Saleem, D. Mooney, F.E. Yull, T.S. Blackwell, M.R. Hamblin, Low-level laser therapy activates NF-kB via generation of reactive oxygen species in mouse embryonic fibroblasts, PloS one, 6 (2011) e22453.

[25] A. Bindoli, M.P. Rigobello, Principles in redox signaling : from chemistry to functional significance, Antioxid Redox Signal, 18 (2013) 1557-1593.

[26] H.J. Forman, F. Ursini, M. Maiorino, An overview of mechanisms of redox signaling, J Mol Cell Cardiol, 73 (2014) 2-9.

[27] T.I. Karu, L.V. Pyatibrat, N.I. Afanasyeva, Cellular effects of low power laser therapy can be mediated by nitric oxide, Lasers in surgery and medicine, 36 (2005) 307-314.

[28] W.C. Tsai, C.C. Hsu, J.H. Pang, M.S. Lin, Y.H. Chen, F.C. Liang, Low-level laser irradiation stimulates tenocyte migration with up-regulation of dynamin II expression, PloS one, 7 (2012) e38235.

[29] H. Abrahamse, Regenerative medicine, stem cells, and low-level laser therapy : future directives, Photomedicine and laser surgery, 30 (2012) 681-682.

[30] K.H. Min, J.H. Byun, C.Y. Heo, E.H. Kim, H.Y. Choi, C.S. Pak, Effect of Low-Level Laser Therapy on Human Adipose-Derived Stem Cells : In Vitro and In Vivo Studies, Aesthetic Plast Surg, 39 (2015) 778-782.

[31] X. Liao, G.H. Xie, H.W. Liu, B. Cheng, S.H. Li, S. Xie, L.L. Xiao, X.B. Fu, Helium-neon laser irradiation promotes the proliferation and migration of human epidermal stem cells in vitro : proposed mechanism for enhanced wound re-epithelialization, Photomedicine and laser surgery, 32 (2014) 219-225.

[32] D.M. Soares, F. Ginani, A.G. Henriques, C.A. Barboza, Effects of laser therapy on the proliferation of human periodontal ligament stem cells, Lasers in medical science, 30 (2015) 1171-1174.

[33] Y.Y. Huang, A.C. Chen, J.D. Carroll, M.R. Hamblin, Biphasic dose response in low level light therapy, Dose Response, 7 (2009) 358-383.

[34] S. Inoue, S. Noda, K. Kashima, K. Nakada, J. Hayashi, and H. Miyoshi, Mitochondrial respiration defects modulate differentiation but not proliferation of hematopoietic stem and progenitor cells, FEBS Lett. 584, (2010) 3402-3409.

[35] C. M. Barbosa, C. M. Leon, A. Nogueira-Pedro, F.Wasinsk, R. C. Araujo, A.Miranda, A. T. Ferreira, and E. J. Paredes-Gamero, Differentiation of

hematopoietic stem cell and myeloid populations by ATP is modulated by cytokines, Cell Death Dis. 2, (2011) e165 .

[36] S. Roy, M. Tripathy, N. Mathur, A. Jain, and A. Mukhopadhyay, Hypoxia improves expansion potential of human cord blood–derived hematopoietic stem cells and marrow repopulation efficiency, Eur. J. Haematol. 88, (2012) 396–405.

[37] A. Vacek, A. Bartonickova, and D. Rotkovska, Increase in the capacity of bone marrow exposed to He–Ne laser radiation for growth of GM–CFC colonies in vitro, Folia Biol. (Praha.) 36, (1990) 65–70 .

[38] S. C. de Souza, E. Munin, L. P. Alves, M. A. Salgado, and M. T. Pacheco, Low power laser radiation at 685 nm stimulates stem–cell proliferation rate in Dugesia tigrina during regeneration, J. Photochem. Photobiol. B 80, (2005) 203–207.

[39] R. X. do Nascimento and F. Callera, Low–level laser therapy at different energy densities (0.1–2.0 J/cm^2) and its effects on the capacity of human long–term cryopreserved peripheral blood progenitor cells for the growth of colony–forming units, Photomed. Laser Surg. 24, (2006) 601–604.

[40] J. F. Hou, H. Zhang, X. Yuan, J. Li, Y. J. Wei, and S. S. Hu, In vitro effects of low–level laser irradiation for bone marrow mesenchymal stem cells : proliferation, growth factors secretion and myogenic differentiation, Lasers Surg. Med. 40, (2008) 726–733.

[41] M. Giannelli, F. Chellini, C. Sassoli, F. Francini, A. Pini, R. Squecco, D. Nosi, D. Bani, S. Zecchi–Orlandini, and L. Formigli, Photoactivation of bone marrow mesenchymal stromal cells with diode laser : effects and mechanisms of action, J. Cell Physiol. 228, (2013) 172–181.

[42] Y. Y. Huang, A. C. Chen, J. D. Carroll, and M. R. Hamblin, Biphasic dose response in low level light therapy, Dose Response 7, (2009) 358–383.

[43] S. Bouvet–Gerbettaz, E. Merigo, J. P. Rocca, G. F. Carle, and N. Rochet, Effects of low–level laser therapy on proliferation and differentiation of murine bone marrow cells into osteoblasts and osteoclasts, Lasers Surg. Med. 41, (2009) 291–297.

[44] K. M. AlGhamdi, A. Kumar, and N. A. Moussa, Low–level laser therapy : a useful technique for enhancing the proliferation of various cultured cells, Lasers Med. Sci. 27, (2012) 237–249.

[45] H. Tuby, L. Maltz, and U. Oron, Induction of autologous mesenchymal stem cells in the bone marrow by low-level laser therapy has profound beneficial effects on the infarcted rat heart, Lasers Surg. Med. 43, (2011) 401-409.

[46] Y. H. Wu, J. Wang, D. X. Gong, H. Y. Gu, S. S. Hu, and H. Zhang, Effects of low-level laser irradiation on mesenchymal stem cell proliferation : a microarray analysis, Lasers Med. Sci. 27, (2012) 509-519.

[47] J. Wang, W. Huang, Y. Wu, J. Hou, Y. Nie, H. Gu, J. Li, S. Hu, and H. Zhang, MicroRNA-193 pro-proliferation effects for bone mesenchymal stem cells after low-level laser irradiation treatment through inhibitor of growth family, member 5, Stem Cells Dev. 21, (2012) 2508-2519.

[48] J. A. de Villiers, N. N. Houreld, and H. Abrahamse, Influence of low intensity laser irradiation on isolated human adipose derived stem cells over 72 hours and their differentiation potential into smooth muscle cells using retinoic acid, Stem Cell Rev. 7, (2011) 869-882.

[49] B. Mvula, T. Mathope, T. Moore, and H. Abrahamse, The effect of low level laser irradiation on adult human adipose derived stem cells, Lasers Med. Sci. 23, (2008) 277-282.

[50] B. Mvula, T. J. Moore, and H. Abrahamse, Effect of low-level laser irradiation and epidermal growth factor on adult human adipose-derived stem cells, Lasers Med. Sci. 25, (2010) 33-39.

[51] J. Y. Wu, C. H. Chen, C. Z. Wang, M. L. Ho, M. L. Yeh, and Y. H. Wang, Low-power laser irradiation suppresses inflammatory response of human adipose-derived stem cells by modulating intracellular cyclic AMP level and NF-kappaB activity, PLoS One 8, (2013) e54067.

[52] M. Miura, S. Gronthos, M. Zhao, B. Lu, L.W. Fisher, P.G. Robey, S. Shi, SHED : stem cells from human exfoliated deciduous teeth, Proceedings of the National Academy of Sciences of the United States of America, 100 (2003) 5807-5812.

[53] W. Sonoyama, Y. Liu, D. Fang, T. Yamaza, B.M. Seo, C. Zhang, H. Liu, S. Gronthos, C.Y. Wang, S. Wang, S. Shi, Mesenchymal stem cell-mediated functional tooth regeneration in swine, PloS one, 1 (2006) e79.

[54] Y. Makino, H. Yamaza, K. Akiyama, L. Ma, Y. Hoshino, K. Nonaka, Y. Terada, T. Kukita, S. Shi, T. Yamaza, Immune therapeutic potential of stem cells from human supernumerary teeth, Journal of dental research, 92 (2013) 609-615.

[55] S. Gronthos, M. Mankani, J. Brahim, P.G. Robey, S. Shi, Postnatal human dental pulp stem cells (DPSCs) in vitro and in vivo, Proceedings of the National Academy of Sciences of the United States of America, 97 (2000) 13625-13630.

[56] L. Ma, R. Aijima, Y. Hoshino, H. Yamaza, E. Tomoda, Y. Tanaka, S. Sonoda, G. Song, W. Zhao, K. Nonaka, S. Shi, T. Yamaza, Transplantation of mesenchymal stem cells ameliorates secondary osteoporosis through interleukin-17-impaired functions of recipient bone marrow mesenchymal stem cells in MRL/lpr mice, Stem cell research & therapy, 6 (2015) 104.

[57] Praveen R AranyPhotoactivation of endogenous latent transforming growth factor-β1 directs dental stem cell differentiation for regeneration,Sci Transl Med. 2014 May 28 ; 6(238) : 238ra69.

[58] M.J. Holder, M.R. Milward, W.M. Palin, M.A. Hadis, P.R. Cooper, Effects of red light-emitting diode irradiation on dental pulp cells, Journal of dental research, 91 (2012) 961-966.

[59] W. Lim et al., Modulation of lipopolysaccharide-induced NF-kB signaling pathway by 635 nm irradiation via heat shock protein 27 in human gingival fibroblast cells, Photochem. Photobiol. 89(1), (2013) 199-207.

[60] C. Chen et al., Effects of Low-Level Laser Therapy on M1-Related Cytokine Expression in Monocytes via Histone Modification, Mediators Inflamm. Hindawi Publishing Corporation, 2014, (2014) 1-13.

[61] J. T. Eells et al., Therapeutic photobiomodulation for methanol-induced retinal toxicity, Proc. Natl. Acad. Sci. U S A 100(6), (2003) 3439-44.

[62] H. L. Liang et al., Photobiomodulation partially rescues visual cortical neurons from cyanide-induced apoptosis, Neuroscience 139(2), (2006) 639-49.

[63] M. T. T. Wong-Riley et al., Photobiomodulation directly benefits primary neurons functionally inactivated by toxins : Role of cytochrome c oxidase, J. Biol. Chem. 280(6), (2005) 4761-71.

[64] H. Zhang, S. Wu, and D. Xing, Inhibition of Ab 25-35-induced cell apoptosis by Low-power-laser-irradiation (LPLI) through promoting Akt-dependent YAP cytoplasmic translocation, Cell Signal 24(1), (2012) 224-32.

[65]. F. F. Sperandio, A. Simões, L. Corrêa, A. C. C. Aranha, F. S. Giudice, M. R. Hamblin et al., Low-level laser irradiation promotes the proliferation and maturation of keratinocytes during epithelial wound repair, J. Biophotonics [Internet], (2014) 9999(9999).

[66] J. Szymanska, K. Goralczyk, J. J. Klawe, M. Lukowicz, M. Michalska, B. Goralczyk et al., Phototherapy with low-level laser influences the proliferation

of endothelial cells and vascular endothelial growth factor and transforming growth factor-beta secretion, J. Physiol. Pharmacol. 64(3), (2013) 387-91.

[67] R. Amid, M. Kadkhodazadeh, M. G. Ahsaie, and A. Hakakzadeh, Effect of Low Level Laser Therapy on Proliferation and Differentiation of the Cells Contributing in Bone Regeneration, 5(4), (2014) 163-70.

[68] W. C. Tsai, C. C. Hsu, J. H. S. Pang, M. S. Lin, Y. H. Chen, and F. C. Liang, Low-level laser irradiation stimulates tenocyte migration with up-regulation of dynamin II expression, PLoS One 7(5), (2012) 1-7.

[69]. K. M. AlGhamdi, A. Kumar, A. E. Ashour, and A. A. AlGhamdi, A comparative study of the effects of different low-level lasers on the proliferation, viability, and migration of human melanocytes in vitro, Lasers Med. Sci. 30(5), (2015) 1541-51.

[70]. X. Liao, G.-H. Xie, H.-W. Liu, B. Cheng, S.-H. Li, S. Xie et al., Helium-neon laser irradiation promotes the proliferation and migration of human epidermal stem cells in vitro : proposed mechanism for enhanced wound re-epithelialization, Photomed Laser Surg. 32(4), (2014) 219-25.

[71]. S. Rochklnd, D. El-Ani, Z. Nevo, and A. Shahar, Increase of neuronal sprouting and migration using 780 nm laser phototherapy as procedure for cell therapy, Lasers Surg. Med. 41(4), (2009) 277-81.

[72] A. Frozanfar, M. Ramezani, A. Rahpeyma, S. Khajehahmadi, and H. R. Arbab, The effects of low level laser therapy on the expression of collagen type I gene and proliferation of human gingival fibroblasts (HGF3-PI 53) : In vitro study, Iran. J. Basic Med. Sci. 16(10), (2013) 1071-4.

[73]. S. Hamajima, K. Hiratsuka, M. Kiyama-Kishikawa, T. Tagawa, M. Kawahara, M. Ohta et al., Effect of low-level laser irradiation on osteoglycin gene expression in osteoblasts, Lasers Med. Sci. 18(2), (2003) 78-82.

제5장

전자기장 자극기술

선우훈·최경식·정종훈

1. 서론

지난 수십 년 동안 생물학과 의학은 세포 및 분자 생물학의 화학적 및 기계적(분자 기계) 측면을 해독하는데 엄청난 발전을 이루었다. 세포와 조직의 프로세스에 대한 복잡한 관계는 전자기장 구배의 존재와 세포 반응 사이의 상관관계를 보여주는 최근 연구에 의해 보완되었다. 이러한 연구는 발생학, 생리학 및 분자 생물학에서 일어났다. 따라서 실험 생물학에서의 전자기장 연구와 의학에서의 전자기장 치료법은 이제 물리학에 대한 명확한 인과적 설명과 관찰된 세포 및 유기적 변화 사이의 연관성을 보여주고 있다. 세포/임플란트 표면 상호작용을 다루는 자체 실험에서 우리는 전자기장이 세포 이동, 접착 및 분화를 결정하는 일련의 과정에서 중요한 역할을 한다는 것을 알았다. 따라서 이 장에서는 전자기장이 인체에 미치는 영향에 대해 설명하고자 한다.

2. 전자기의 생리학적 영향

2.1 조직 내 세포 이동

배아에서 세포는 적절한 방향으로 움직이고 성장하여 조직과 기관을 형성한다. 이러한 측면에서, 전기장은 일반적으로 배아 발달의 다양한 단계에서 발생한다. 양서류 또는 닭 배아의 초기 발달 중에 내인성 이온 전류를 측정할 수 있다. 전류 및 관련 필드는 환경에서 수동 Na^+ 흡수에 의해 생성되어 내부적으로 양의 상피 전위차(감각액 전위차이)를 유발한다. 다양한 영역 간의 감각액 전위차이의 차이는 배아 내 전압 구배를 형성한다. 이러한 내인성 정적 전기장의 크기는 1~5 V/cm 정도이므로 시험관 내 배아 세포의 모양과 이동에 영향을 미치는 데 필요한 최소 수준 이상이다[1, 2]. 좌우 비대칭의 발달조차도 K^+/H^+-ATPase의 비대칭 분포에 의해 생성되는 할구(blastomeres) 사이의 전기장을 활용한다는 것을 발견했으며, 유사한 필드가 신경 작용 중에도 존재한다는 것을 발견했다[3]. 결론적으로, 전기장 구배는 이동 세포로 가는 길을 이끄는 배아에서 발달한다. 국소부위의 직류 전기장은 서로 다른 발달 단계에서 생겼다 없어질 수 있다[4]. 이는 단일 기관의 분화에 대해서도 마찬가지일 수 있다. 척추동물의 눈에 있는 수정체에서 전방 상피 세포의 기저막은 Na^+/K^+ 펌프에 의해 직류 전기장을 생성한다[5].

2.2 상처 치유

조직 내에 존재하는 전기장은 또한 상처 바로 근처에 존재하며, 상피층에서 감각액 전위 차이의 파괴로 인해 생성된다. 전위는 상처 부위에서 붕괴되지만, 건강한 세포로 갈수록 전위가 상승한다[6, 7]. 예를 들어, 상피에 상기는 상처는 각질층 바로 아래에 1.5 V/cm 필드를 생성할 수 있으며, 각막 표피에 생기는 상처는 상처 측면에서 0.4 V/cm의 필드를 나타낸다[8]. 뿐만 아니라, 양서류 배아 발달 과정에서 신경판과 관의 영역이 파괴되면 내인성 전기장이 교란되고 중추 신경계에 후속 이상이 발생했다[1, 9]. 외과적으로 절단된 도롱뇽 팔에서 양의 전위가 음전위로 역전되는 것을 발견했는데, 완전히 새로운 다리가 자라면서 며칠 동안 전위는 음전위로 역전되었다[10]. 새로운 팔다리를 복원할 수 없는 개구리의 경우에는 남은 부분이 치유됨에 따라 초기 양성 신호가 0으로만 이동했다. 사지를 재생하는 동물의 경우, 상처 치유 시 절단부 끝에서 큰 전류(10~100 A/cm^2, 세포외 공간의 최초 1.25 m 이내에서 약 0.6 V/cm의 전압 강하가 있음)가 발견되었다[4].

2.3 뼈와 근육에서의 전자기장

체내에서 발생하는 전자기장은 근육과 힘줄의 움직임뿐만 아니라 근골격계 자체의 작용에 의해 발생한다. 체외에서 건조된 뼈의 기계적 변형은 압전현상에 의해 수백 mV의 전압을 일으키는데, 이는 굽힘 변형이 콜라겐 분자에서 영구 쌍극자의 공간적 구배와 결합되기 때문이다[11]. 그러나 살아있는 상태의 뼈는 작은 정도의 압전 전위는 체액으로 인해 빠르게 차단된다[12]. 생리적 조건에서 기계적 스트레스에 의해 생성되는 전위는 수 μV 정도이며, 체외에서와는 전혀 다른 메커니즘에 의해 형성되는데, ① 유동 전위(액체와 모세관, 다이어프램 또는 다공성 고체 사이의 전위차)에 의해 형성되는 전류 또는 ② 전기 운동 과정(뼈를 통한 유체 운동으로 인한 이온의 동반)에 의해 생기게 된다. 이러한 전기 운동 과정은 전기 삼투와 다른데, 하전된 분자(음으로 하전된 막 단백질 등)는 전기장에 의해 양극으로 이동하고 양이온(Na^+, K^+)은 나노미터 두께의 물 층에 축적된다. 이러한 양이온의 전기영동은 음으로 하전된 분자(1~10 분 이내)를 음극으로 끌어당기는 유체 이동을 초래해 유체 역학적 힘을 유도하는데[4], 이러한 반응으로 생기는 전자기장은 조직을 관통할 수 있으며 자기장 성분은 패러데이 커플링에 의해 뼈 또는 근육 조직에 전류를 유도할 수 있다.

인간 근육의 진동은 특정 주파수의 기계적 진동과 전류를 유도한다. 서있는 동안 체내에서는 5~20 Hz의 진동이 발견되었고, 보행 중에는 <10 Hz의 진동이 발견되었다[13]. 전류는 기계적 변형의 전력 및 주파수가 증가함에 따라 증가하여 0.1~100 mV/m의 전계 강도에 도달하게 된다. 최대 생리적 변형률에서는 1~10 A/cm^{2}의 전류 밀도와 함께 골 피질 주위에서 1 V/m의 전계 강도를 관찰할 수 있었다[14]. 근육 수축은 기저에 있는 뼈 조직에서 전기장을 유도하고 골 질량을 유지하는 데에도 중요하다. 0.2 g의 가속도로 30 Hz의 수직 전신 진동을 일으키면 경골 변형을 일으켜 골밀도의 증가를 크게 자극한다[15, 16]. 뿐만 아니라, 골세포는 강력한 주파수 선택성을 가지고 있는데, 전자기장 효과는 15~30 Hz 범위에서 정점에 이른다. 0.01 mV/cm의 낮은 전기장은 뼈의 리모델링 활동에 영향을 미친다[17]. 특이하게도 근육 진동은 슈만 공명의 8~12 Hz와 매우 잘 연관되어 있다. 뼈의 압전 특성은 전자기장과 기계적 진동을 매우 밀접하게 연결한다. 따라서 두 구성 요소를 분리하는 것이 쉽지 않아 두 자극을 동시에 치료에 사용한다. 자기장에 대해서 일부 환자의 경우 반응성을 보이지만, 자기장이 인간에게 미치는 직접적인 영향은 아직까지 명확히 규명되어 있지 않다[20].

2.4 전자기장을 이용한 치료

전자기장을 사용한 치료는 오랜 역사를 가지고 있다. AD 1세기에 전기뱀장어 사용하여 두통과 통풍을 치료하는 사례가 처음 보고되었다. 이후에 Paracelsus(1493~1542)는 자철석의 의학적 사용을 연구했으며, Kenelm Digby(1603~1665)는 자기장을 이용한 상처 치료에 대해 소개했다[21]. 아직까지 전자기장을 사용했을 때의 특정 분자 메커니즘이 완전히 규명되지는 않고 있지만 전자기장의 현대적이고 본격적인 의료 응용은 골절의 불유합을 치료하고 일부 뼈 관련 질병(예 : 골다공증, 골관절염)을 치료하는데 사용된다. 골 형성을 자극하기 위해 전자기장을 적용하는 것은 뼈의 치유 잠재력을 자극한다는 아이디어를 기반으로 한다. 초창기에는 전류가 전극을 통해 직접 인가되거나 외부 전자기장에 의해 유도되는 형태를 적용하였으나 나중에 상처부위 위에 놓인 와이어 코일에 전류를 줘 자기장이 형성되는 형태로 발전했다. 자기장의 주기적인 변화는 패러데이 유도를 통해 뼈에서 필요한 전기장을 생성시킨다. 오늘날 가장 효과적인 의료 기기는 골절 부위에서 펄스형으로 전기장(μV/cm 수준)이나 전자기장(1~100 Hz)을 유도한다[22, 23]. 이 외에, 자연적인 근육 수축으로 인한 생리적 주파수(8~30 Hz)와 이후에 뼈 조직에서 유도된 전기장도 치료에 사용된다.

이러한 주파수는 결합 조직과 근육에 기계적 진동으로 적용된다[24].

자기장 또는 전자기장은 좁은 범위의 특성, 즉 극저주파(8~60 Hz) 및 낮은 진폭(≤ 1 Gs)에서만 생리적 효과를 유발한다[25]. 미국 식품의약품안전처(Federal Drug Administration)는 이러한 실험적 결과와 임상 연구를 기반으로 골절 치료 및 골다공증 치료에 안전하고 효과적인 것으로 펄스형 전자기장의 사용을 승인했다[22, 23, 26, 27]. 뼈의 재형성은 파골세포에 의한 뼈 조직의 재흡수 및 골아세포에 의한 골조직 형성이 고도로 통합된 과정으로, 광물화된 기질의 재생과 함께 정밀하게 균형 잡힌 골격 덩어리를 생성하게 한다. 하지만 골다공증과 같은 뼈 질환에서는 뼈 흡수와 뼈 형성 사이의 균형이 방해를 받는데, 뼈 흡수가 형성을 능가하여 결국 골밀도를 감소시켜 다양한 골절의 위험을 높이게 된다. 펄스 전자기장은 조골 세포 활성을 향상시키고 파골 세포 형성에 상당한 감소를 일으키는 것이 보고되는데[22, 28, 29], 따라서 펄스형 전자기장으로 골다공증을 치료하면 골 형성으로 균형이 이동할 수 있다. 뼈 외에도 전자기장은 다른 조직의 재생 과정을 자극할 수도 있다. 특히, 상처 치유뿐만 아니라 조직 재생을 전기적으로 제어할 수 있다고 알려져 있다[4]. 흥미롭게도, 극저주파 전자기장은 성체 쥐의 심실 하 영역의 신경 발생을 자극할 수 있어 기존 방법으로 치료가 어려운 조직에 대해서도 새로운 치료 가능성을 열었다고 할 수 있다[30].

3. 전자기장이 세포에 미치는 영향

3.1 세포 이동

체외 배양에서 직류 전기장을 뼈세포 및 다양한 다른 세포에 적용하면 세포의 이동을 일으키는데, 이러한 현상을 전기주성(electrotaxis) 또는 주전성(galvanotaxis)라고 한다[7]. 체외배양에서 0.1~10 V/cm의 전기장 강도에서 세포는 주로 음극으로 이동하고(신경 능선 세포, 섬유아세포, 각질 세포, 연골 세포, 쥐 전립선 암 세포 및 많은 상피 세포 유형), 소수의 세포들은 양극으로 이동한다(각막 내피 세포, 소 수정체 상피, 인간 과립구 및 인간 혈관 내피 세포). 움직임의 속도와 방향은 전압에 따라 다른데, 이는 세포 종의 차이가 전기장에 의해 받는 영향에 차이가 있다는 것을 암시한다. 인간 혈관 내피 세포는 양극으로 이동하는 반면 소대동맥 내피 세포는 음극으로 이동한다. 움직이는 동안 세포막 주름, 라멜리포디아 및 필로포디아는 예상되는 전기주성(electrotaxis) 이동 방향으로 우선적으로 형성된다[7, 31]. 극성이 바뀌었을 때 대부분의 세포들은 초기 이동 방향에서 180° 방향을 변경했다[32, 33, 34, 35, 36]. 전기장 유도 세포 이동은 세포외 기질의 단백질에 의해서도 영향을 받는다. 예를 들어, 콜라겐을 코팅한 표면에서 상피세포의 가장 빠른 음극 이동이 발견된 반면, 피브로넥틴에 대한 세포 반응은 중간 빠르기를, 그리고 라미닌에선 가장 낮은 빠르기를 보였다[37]. 기존의 2차원 배양에서와는 달리 3차원 콜라겐 겔에서 0.1 V/cm의 낮은 전계 강도에서 섬유아세포 이동의 유도를 발견할 수 있었다[38]. 따라서 3차원 조건은 배아 발달에 중요한 0.1~0.2 V/cm의 직류 전기장이 발생하는 생체 내 상황을 반영하는 것으로 보인다[8]. 세포 이동에는 여러 단계가 포함된다. ① 여러 부착 단백질과의 연결로 인한 액틴 필라멘트의 성장은 세포막을 이동 방향으로 밀어내고, ② 세포의 가장 앞부분에서 국소 접착(focal adhesion) 형성, 즉 막 결합 인테그린 수용체 및 세포외 기질 단백질을 통한 특이적 결합이 일어난다. 이는 여러 신호 전달 경로 및 접착 구조 요소에도 영향을 미친다. 그 후, ③ 세포외 기질 접촉에 대한 표면 프로테아제의 동원에 의한 초점화 된 단백질이 분해되고 ④ 액틴 필라멘트에 결합하는 미오신 Ⅱ에 의해 유도된 세포 수축한 후 ⑤ 국소 접착의 해체 및 후단의 분리가 일어나게 되는데, 이러한 일련의 과정 대부분이 전기장 유도 세포 이동에서도 관찰되었다[39, 40].

3.2 세포 모양과 세포 골격

전기장에서 세포는 세포체의 장축이 전기장의 벡터라인에 수직으로 정렬되는 놀라운 현상을 보인다. 이 행동은 손톱개구리속(*Xenopus*) 근원세포(myoblasts)에 대해 처음 설명되었고[41] 이후 섬유 모세포, 조골 세포, 연골 세포, 각질 세포, 내피 및 상피 세포를 포함한 많은 다른 세포 유형에서 관찰되었다. 직류 전기장이 촉발되면, 세포는 이 촉발에 응답하여 세포 골격 요소 및 모양을 조정한다. 섬유아세포가 전기장에 노출되면 액틴 스트레스 섬유와 미세소관을 전기장에 대해 수직으로 정렬한다[32]. 액틴 스트레스 섬유의 축적은 정렬되는 방향의 가장자리에서 여러 세포종에 걸쳐 관찰되었다[7, 31]. 이 부분에서 액틴 필라멘트의 총량이 일시적으로 증가하고 라멜리포디아(lamellipodia)에서도 선택적으로 풍부해졌으며[42], 국소 접착도 축적되었다[29]. 최근 연구에 따르면 섬유아세포에서 전기장을 매개한 운동성은 미세 섬유의 억제에 의해 중단될 수 있는 반면, 미세관의 억제는 이동 속도만 감소시키는 것으로 나타났다[43]. 연골 세포의 경우 뒷면 가장자리로부터의 막 확장은 동시에 수축되었다[35]. 조골 세포와 조골 유사 세포는 수축 및 신장 과정을 거쳐 궁극적으로 전기장에 수직인 축으로 세포 재정렬을 초래한다[44]. 전기장에 의한 세포의 수직 방향 유도를 설명하는 이론은 다음과 같다. 세포 부착은 세포외 기질 단백질과 막 횡단 접착 수용체 그룹인 인테그린의 접착 상호 작용에 의해 이루어진다. 이들은 세포외 기질 단백질에 대해 서로 다른 결합 특성을 나타내는 여러 이종단량체를 구축하는 하위 단위인 인테그린으로 구성된다. 인테그린 $\alpha_5\beta_1$은 특히 피브로넥틴에 결합하는 반면 인테그린 $\alpha_2\beta_1$은 콜라겐I에 결합하고 인테그린 $\alpha\mathrm{V}\beta_3$은 비트로넥틴에 결합한다[45, 46]. 특정 리간드에 결합한 후, 인테그린은 막 내에서 클러스터되고 여러 어댑터 및 신호 단백질을 모집하여 세포 내 액틴 필라멘트(스트레스 섬유)의 끝을 고정하는 국소 접착을 형성한다. 빈쿨린(vinculin)은 이러한 부착 단백질 중 하나이며 인테그린 기반 국소 접착의 표지로 자주 사용된다. 여기와 다른 곳에서 언급했듯이[47, 48, 49], 직류 전기장은 전기장이 형성되는 막 성분의 분리를 유발한다. 세포가 전기장에 수직으로 세포벽을 늘리기 위해서는 수직축을 따라 특정 골격에 장력이 유도될 필요가 있다. 모든 자유 인테그린 수용체가 전극 쪽으로 표류하다가 축적된다고 가정하면, 세포는 전극의 수직인 축에 있는 두 개의 초점 접착에만 액틴 필라멘트를 연결하고 이들 사이의 장력을 증가시킬 수 있다. 세포 접착은 동적과정인데, 일정 시간이 지나 수직축에서 국소 접착을 분해하면 또 다른 인테그린 수용체의 표류가 발생한다. 그 결과 세포는 더 이상 전기장과 동일한 방향으로 돌출부를 유지할 수 없게 된다[44]. 이 가설은 각막 내피세포를 사용한 실험에서 확인할 수 있다. 인테그린 수용체의 마커로 사용되는 빈쿨린 단백질은 일반적으로 세포 경계를 선호하는 세포 내에서 무작위로 분포한다. 그러나 직류 전기장 적용 후에 빈쿨린 단백질은 전기장 벡터에 수직인 국소 접착의 두 주요 지점에 집중한다. 전기장은 기계적 부하로도 세포에 작용한다. 세포 내 칼슘 농도의 동적 변화, 세포 견인 및 방향성 유도와 같은 전기장 유도 효과는 기계적 자극 후 세포가 보이는 반응과 유사하다[44, 50, 51]. 세포막의 지질 이중층에 있는 하전된 단백질은 서로 반발하여 막 장력에 영향을 미친다[52]. 막의 한쪽 전하가 직류 전기장에 의해 변하면 막 장력도 변하면서 막의 곡률이 수정된다. 이러한 전기 효과는 전압이 고정된 세포에서 이미 입증되었다[53]. 골아 세포의 경우 직류 전기장 노출 후 평균 견인력 크기가 5~30% 증가한 것을 미세탐침 현미경을 사용하여 확인할 수 있다[44]. 가시적 후퇴 단계는 5~10분 후에 시작되었고, 그 후 세포는 전기장의 벡터라인에 수직으로 길어지고 방향을 잡았다. 전기장에 접하는 경계면에서 견인력은 전기장 노출이 시작된 후 2~15분 후 초기 값 아래로 감소했다. 전기장 적용과 Ca^{2+} 수준의 첫 번째 관찰 가능한 변화 사이에 평균 85초의 지연이 발생하는 것은 세포의 신장 후 활성화된 Ca^{2+} 채널이 Ca^{2+} 유입의 원인일 수 있음을 시사한다[54]. 정적 자기장(10 T) 상태에서 콜라겐 섬유의 존재 하에 교모세포종이 재배열하는 이유는 아마도 미세관의 재배열 때문일 수 있다[55].

3.3 세포의 표면 인식

세포 표면이 음으로 하전되면 양으로 하전된 것보다 세포 접착 및 세포 기능성에 긍정적인 효과를 가져오기도 한다[56, 57]. 임플란트에서 제어된 표면 전하 유도를 이용했을 때 전하 밀도가 세포 성장, 접착 및 표현형 발현을 변하게 한다[58, 59]. 이러한 결과는 하전된 단백질의 흡수성 변화와 관련이 있으며, 변경된 전하 환경으로 인해 세포 반응이 변화할 수 있음을 강력하게 시사한다(그림 5.1). 세포의 관점에서 임플란트의 표면은 물과 이온(생체 내 혈청, 체외 세포 배양 배지)으로 덮여 있는 환경에 있으며, 아미노산과 단백질(특히 알부

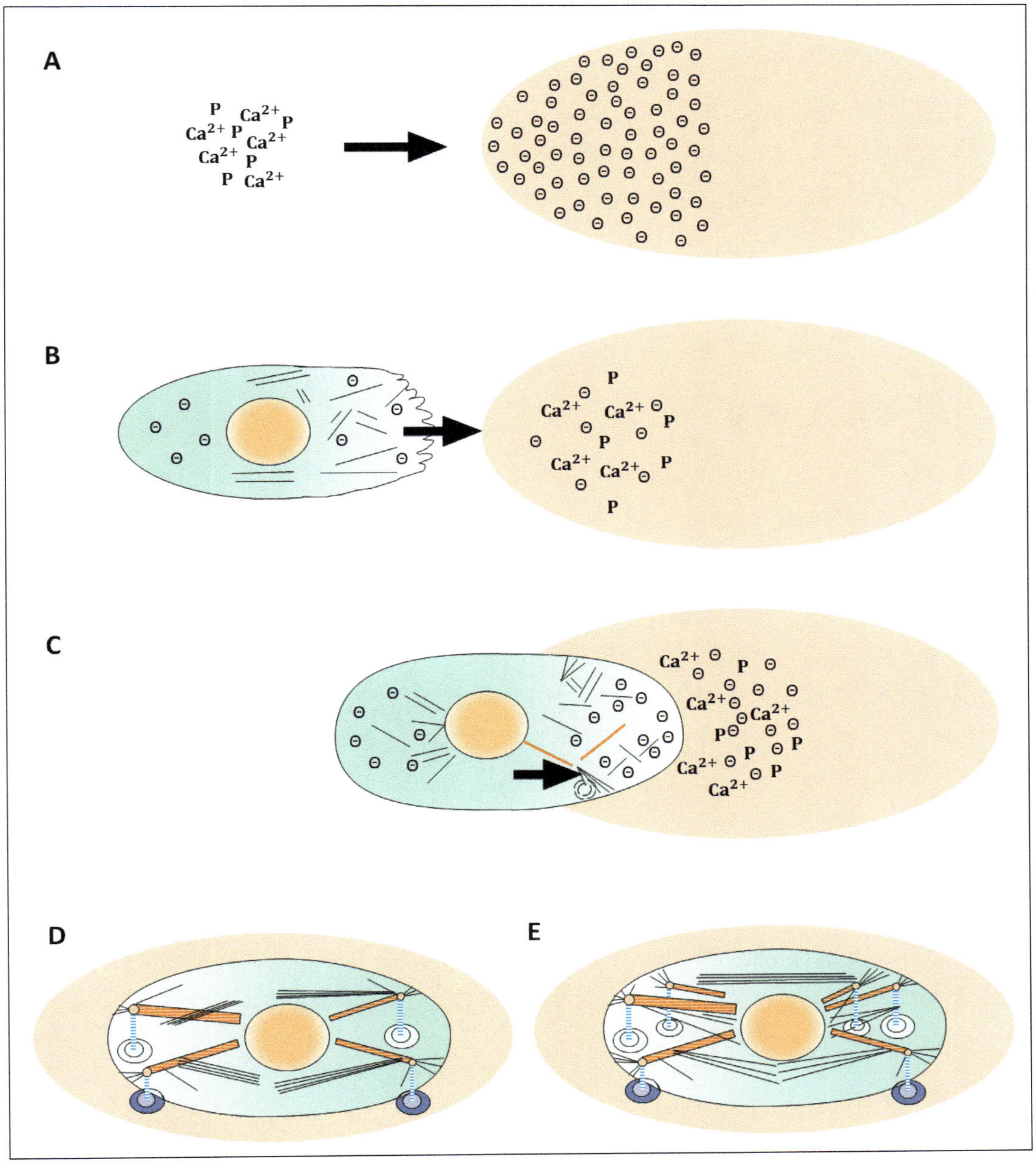

그림 5.1 세포의 이동과 접착. 단백질(P)과 무기 양이온(특히 칼슘)은 음으로 하전된 임플란트 표면(A)에 흡착됨. 전하 이동(긴 도달 효과)으로 인해 주로 음으로 하전된 셀이 끌려 현재 양으로 하전된 영역(B)으로 이동함. (C)시작 접착(정전기 효과). (D)조기 접착(RGD 모티프 인식). 특이적 결합은 완전 접착(E) 동안 국소 접착 부위에서 발생함.

민, 피브로넥틴 및 비트로넥틴)이 비특이적 전하 상호작용으로 인해 표면에 접착된다[60]. 음극성(예 : 유리) 표면과과 음전하 표면에서 칼슘, 양이온 아미노산 및 단백질과 같은 무기 이온은 표면에 결합할 수 있으며 세포 표면의 음전하를 유지하기 위한 적합한 접촉 환경이 될 수 있다[57]. 국소 접착 형성을 위해선 Ca^{2+} 이온이 필요하다. 따라서, Ca^{2+}의 국소 농도 증가는 특정 인테그린 수용체 매개 결합을 가속화한다. 부착 시퀀스의 다음 단계에서 세포는 표면 결합 단백질인 RGD 모티브(결합 과정에 중요한 아미노산 시퀀스)를 인식하고, 그 후에 마지막으로 인테그린 수용체(초기 및 후기)를 통한 국소 접착에서 특정한 결합이 일어난다. 또한 세포는 표면 전하 패턴과 위에서 설명한 특수접착 단백질 사이의 연결 고리, 그리고 일반적인 정전기 및 구조적 모티프 때문에 electrotactin이라고 불리는 접착 단백질의 한 종류를 만들어낸다[61]. 이 단백질은 콜린 에스테라아제에 공통적인 기능 영역을 가지고 있으며 정전기 표면 전위에 따라 특별한 패턴을 나타낸다.

3.4 세포 증식 및 분화

전자기장은 관련 유전자 및 단백질의 발현에 영향을 주어 세포 증식 및 분화에 영향을 미칠 수 있다. 전자기장의 종류에 따라 자극 후 증식 혹은 억제가 모두 관찰됐다. 극저주파 전자기장은 심장 분화 유전자를 촉진시켜 배아 줄기세포의 심근 세포 분화를 유도했다[62]. 극저주파 전자기장은 또한 뉴런의 증식과 분화를 자극하기도 했다[30]. 이와는 대조적으로, 정적 직류 전기장(2 V/cm)은 G1/S 단계에서 세포주기의 정지를 유도하여 혈관 내피 세포 또는 수정체 상피 세포의 증식을 억제했다[63, 64]. 두 세포 유형 모두에서 직류 전기장은 사이클린 E의 발현을 감소시킨 반면 사이클린 E/CDK2 복합체를 억제하는 p27-KIP1의 수준은 증가했다. 수정체 상피층에 생기는 상처의 치유는 직류 전기장에 노출된 후 음극 방향에서 억제되었다. 세포 외 신호 조절 키나제(ERK) 1 및 2 활성은 증가했지만 전자기장 내에서 비대칭적으로 분포되어 양극 쪽보다 음극 쪽에서 훨씬 약한 활성을 나타냈다[6, 65]. 상처에서 생성된 내인성 직류 전기장은 세포분열시 필드 벡터에 수직 방향으로 분열 방추를 정렬시켜 의해 세포 분열의 축을 제어할 수 있다[6]. 더 높은 자기장 밀도는 또한 세포가 분열하는 동안 절단 평면의 방향을 정하거나[66] 분열시 사용되는 방추체의 방향을 바꿀 수 있다[67].

4. 전자기장과 세포간의 작용 기전

4.1 직류 전기장에 의한 세포 이동 유도 기전

전자기장은 직접적으로 세포에 영향을 주지 못한다. 왜냐하면 지질 이중층 막의 높은 유전 특성으로 인해 외부에서 적용되는 직류 전기장이 상당히 감쇠되기 때문이다. 일례로, 5 V/cm의 직류 전기장은 세포 내에선 0.5 mV/cm의 세기로 전기장을 생성시키기 때문에, 그 효과가 상당히 감소된다고 할 수 있다[49]. 따라서 세포는 직접적인 전자기장 작용 대신 복잡한 과정을 통해 전자기장과 같은 세포외 신호를 세포 표면에서 세포 골격으로 전달한다. 그렇다면 세포는 어떻게 전기장의 세기를 감지할까? 이와 관련해서 제안된 기전은 직류 전기장에서 세포막에 하전된 분자로 인해 생기는 전기영동 변화이다[47, 49]. 이에 관련하여 전기 삼투가 큰 역할을 하는데, 음으로 하전된 세포막에 직류 전기장을 부과하면 반대의 극성인 양이온 흐름이 생성되어 막의 음극 부위를 향한 유체 흐름이 발생한다. 이 흐름에 의해 음전하를 띠는 수용체는 그 전위가 세포 표면의 전위보다 더 음의 값을 가질 경우 막의 음극쪽으로 이동하고 그렇지 않으면 양극 부위에 축적된다[4, 49]. 전위는 고체 표면 또는 막과 액체 사이의 계면에서의 전위이다. 음극을 향한 막단백질의 이동 및 막 구성 요소의 농축은 여러 세포 유형에서 관찰되었다. 콘카나발린A, 아세틸콜린 수용체, 아프리카발톱개구리 근경막의 양전하 막 지질[49], 섬유아세포의 피브로넥틴 수용체[34], 각막세포의 지질 및 표피 성장인자 수용체[6], 각막 상피 세포의 막 지질 또는 표피 성장인자 및 간세포 성장인자 수용체가 그 예다[7, 68]. 재분배된 막 분자는 세포 골격의 구성 요소에 의해 세포 내부에서 감지되어 방향 신호로 사용된다고 예측되고 있다. 이와 더불어 미세소관이 세포 내 전기장으로 유도된 단백질 이동에 관여하는데, Rho GTPases 및 단백질 키나아제와 같은 신호 전달 분자가 미세소관과 상호 작용하며 미세관 기반 수송을 효과적으로 제어할 수 있음이 입증됐다[43]. 이러한 방식으로 세포는 세포의 앞쪽 가장자리에서 핵을 통해 뒤쪽 가장자리로 신호를 전달한다[69]. 뿐만 아니라, 전기장은 간세포 성장인자 수용체의 재분배를 유도하고 상피 세포 이동에 관여하는 하류의 미토겐(mitogen) 활성 단백질 키나제 경로를 촉발한다[68]. 마찬가지로 각질세포 내에서는 세포막에서의 표피 성장인자 수용체 키나제 활성과 재분배를 일으킨다[82]. 연골 세포에서는 이노시톨(inositol) 인지질 경로 내 길항제의 음극 이동을 억제할 수 있었다[35].

내부에서 발생하는 약한 전기장과 대조적으로 외부에서 적용된 직류 전기장은 막 전위의 상당한 변화를 유도할 수 있다. 전자기장 등으로 하전되지 않은 상태에서 세포의 전위는 약 -45~-75 mV이다. 1~10 V/cm의 직류 전기장이 반경이 10 μm인 세포에 적용되면 양극을 향하고 있는 세포막을 1.5~15 mV만큼 과분극 시키고 음극 부위를 같은 양으로 탈분극

시키는데 이는 칼슘 이온 농도의 변화와 같은 여러 생리적 효과를 유도하게 된다[49, 71, 72]. 많은 세포에서 직류 전기장의 유도는 세포 내 Ca^{2+} 농도와 이에 상응하는 $[Ca^{2+}]_i$의 변화를 일으킨다. Ca^{2+}에 의해 유도된 세포의 수축 및 추진 메커니즘의 모델이 Mycielska와 Djamgoz[71]에 의해 발표되었다. 이 모델에서 양극을 향하는 부위에서는 세포질이 더 음성이 되었기 때문에 양극에서 Ca^{2+}의 내부 추진력이 증가한 반면 음극 부위의 세포질에서 Ca^{2+}의 내부 추진력은 감소했다. $[Ca^{2+}]_i$의 증가는 종종 미오신II의 조절 고리를 인산화하는 미오신 고리 키나아제를 활성화하고, 순차적으로 세포 수축의 주요 조절자인 액틴 활성화 미오신 ATPase를 유발한다[73]. 그 결과, 세포의 양극 부위가 수축되면서 음극쪽으로 추진된다(그림 5.2). 전압에 의해 활성화되는 Ca^{2+} 채널이 존재하는 경우 음극을 향한 막 탈분극이 이를 열어야 하며, 이렇게 열린 채널에 의한 Ca^{2+} 유입은 양극으로의 세포 이동을 유발한다. 칼슘은 매우 빠른 속도로 전파되는데(22.5~50 m/s, 전기 삼투보다 빠름), 이는 다른 전자기장 연구에서 보고된 세포의 매우 빠른 반응을 설명할 수 있는 근거가 된다[71].

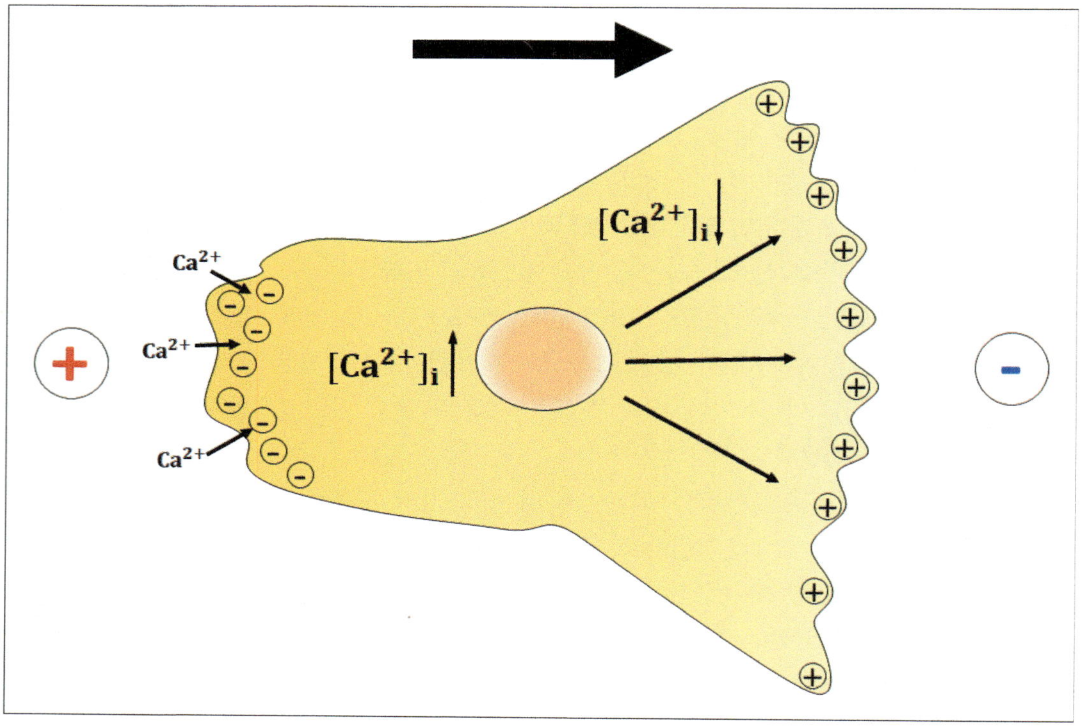

그림 5.2 막 전위 및 $[Ca^{2+}]_i$ 수준에 대한 직류 전기장의 영향. 양극을 향한 부위는 전기장 노출 후 과분극화 되어 수동적인 Ca^{2+} 유입과 세포 수축이 증가하며 세포가 음극으로 이동함.

4.2 전자기장 신호의 전달 기전

세포막의 높은 유전 특성에 의해 보호되는 전기장과 달리 자기 구배는 세포와 살아있는 조직의 더 깊은 층으로 침투할 수 있다. 따라서 자기장은 세포 소기관에 직접 작용할 수 있다. 많은 연구에서 전자기장이 생체조직에 미치는 영향을 보고하지만 전자기장의 약한 자기장 성분이 단일 세포에서 이동 또는 증식에 관련한 신호를 어떻게 조절할 수 있는지에 대해서는 여전히 논쟁 중인데 가장 큰 특징은 세포에 효과적인 전기장 또는 자기장의 에너지가 매우 낮다는 것이다. 예를 들어 뼈세포는 극히 작은 유도 정현파 전자기장(0.01 mV/cm)에 반응한다[74]. 따라서 다음과 같은 두 가지 질문이 발생한다. ① 어떤 세포 메커니즘이 매우 낮은 자기장 에너지를 훨씬 더 높은 에너지를 필요로 하는 생리학적 반응으로 변환할 수 있는가? ② 열 잡음이 훨씬 작은 자기장 에너지의 변환이 방해받지 않는 이유는 무엇인가?

이러한 문제를 해결하기 위해 몇 가지 메커니즘이 제안되었다. 극저주파 전자기장을 닭 배아에 노출시킨 후 노르에피네프린과 글루타민 수치가 크게 증가함을 확인할 수 있는데, 이는 금속 원자의 자성체 특성이 전자기장을 감지하는 매개체가 될 수 있다는 점을 보여준다[75]. 이 결과에서, 도파민 베타 하이드록실라아제 효소에서 두 개의 구리 원자가 결합 중재자로 제안된다. 구리는 자성체이며 도파민 베타 하이드록실라아제의 활동에서 그 역할은 외부 자기장에 의해 변화할 수 있다. 활성을 위해 자성 망간을 필요로 하는 글루타민 합성 효소의 경우도 마찬가지이다. 이온과 단백질의 복합체가 정적 자기장 하에서 회전할 수 있다는 발견은 이 이론을 뒷받침한다[76].

전자기장은 세포막에 표면 전하를 유도하는 특성을 가지고 있다[74]. 전기장 성분은 세포막 표면의 쿨롱 힘과 막의 모양을 왜곡할 수 있는 쿨롱 힘으로 나뉠 수 있다[77]. 막의 모양을 왜곡하는 쿨롱 힘이 충분히 크면 세포 골격과 세포막 사이에 액틴 단량체가 삽입될 수 있는데, 이 액틴이 중합한 후 세포 모양의 변경이 발견됐다. 이러한 조작은 막 관통 단백질(이온 채널)을 왜곡하여 세포 골격에 대한 세포 내 신호를 유도한다. 세포막의 표면 전하는 생리학적 상태에 따라 변할 수도 있다. 악성 암세포는 음의 표면 전하가 증가하는 경향을 보였는데, 이는 전기주성(electrotaxis)와 같은 현장 유도 효과에 영향을 미칠 수 있다[71].

또 다른 모델은 세포막 바깥쪽에 있는 하전된 수용체 또는 전자기장 수신부는 자유단에 전하를 유지하는 움직이는 부분의 길이 차이로 인해 다양한 전자기장 주파수와 공명하는 방법으로 전자기장을 인식한다고 제안되었다, 공진 주파수는 자유단의 길이에 따라 달라지는데, 공진에 의해 막에서 유도된 표면 전하 이동은 신호 전달을 유발하게 된다[78, 79]. 이 현상은 정적 전기장에서 세포막에서 하전된 분자의 전기영동 이동과 유사하나 이 반응은 일반적인 전기 삼투 반응(2~10분)보다 빠르다. 유도된 전하의 이동은 세포 외부에서의 쿨롱 힘의 수정 또는 세포가 부착된 표면의 전하 분포 수정을 의미한다[80, 81]. 0.01 mV/cm의

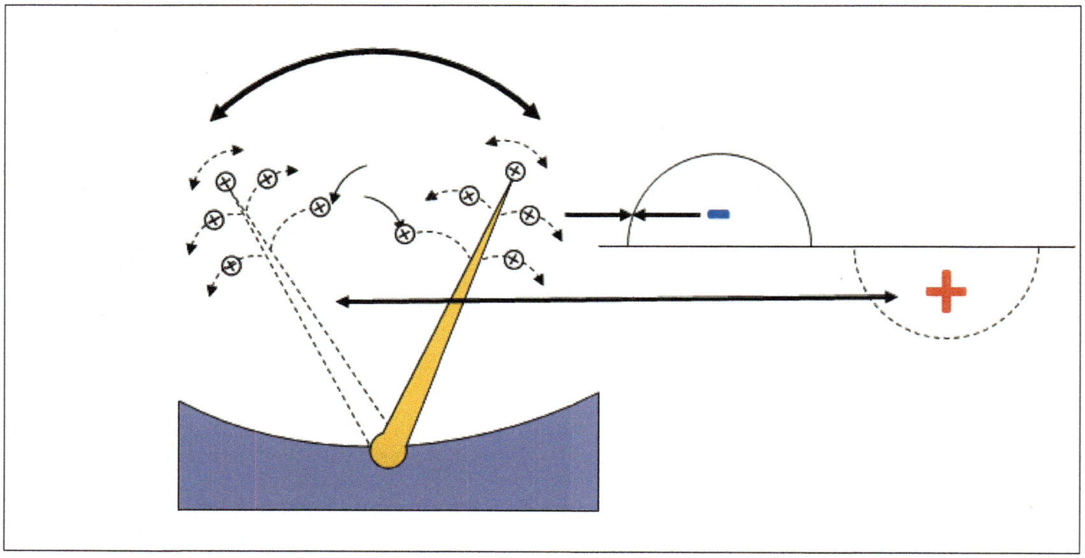

그림 5.3 움직일 수 있는 레버(왼쪽)에서 전하와 분자의 공명. 이러한 레버는 수용체의 일부가 될 수 있으며 예를 들어 사인파 전자기장파(오른쪽)에 의해 비특이적으로 처리됨.

전기장은 세포 반응을 유도하기에 충분한 전하 밀도(1~10 C/m^2)를 유도할 수 있다[22].

귀의 청각수용세포 또는 망막의 광수용기세포가 그러한 안테나의 예다. 귀에서 유모 세포의 미세 융모 다발은 적용된 음향 장에 의해 측면으로 움직일 수 있다. 이 흔들리는 움직임은 정상값 주위에서 약 10 mV 변화하는 동기식 진동막 전위를 생성한다. 이 기계 전기적 변환에 추가하여, 유모세포는 저수준 신호에 자체 생성된 기계적 에너지를 추가하여 높은 감도와 주파수 선택성을 표시한다. 따라서 열 분자 운동보다 훨씬 작은 신호를 감지할 수 있다[25]. 반면, 표면 전하를 통한 이 메커니즘은 다양한 ATPase 또는 기타 수송 단백질 및 이온 채널의 작용을 통해 세포막을 가로지르는 이온 농도 구배에 의해 확립되는 막 전위에 영향을 미치지 않는다. 0.01 mV/cm의 세포외 전기장에서는 10 nV 정도의 막전위의 변동만 얻을 수 있는데, 세포 반응을 보장하기 위해서는 최소한 100 V가 필요하다[22]. 또한 100 V의 채널 노이즈는 10 nV의 신호를 상쇄한다. 노이즈를 줄이기 위해 갭 접합에 의한 더 많은 세포 결합조차도 문제를 해결하는 데 충분하지 않다[82].

분자의 열 운동(열잡음) 문제는 일반적으로 확률적 공명[83] 또는 브라운 래칫[84, 85]에 의해 설명된다. 이를 기반으로 이론화한 확률론적 공진 현상은 시스템 고유의 노이즈를 이용하여 약한 신호를 1,000배 이상 증폭할 수 있다. 확률적 공명은 실제로 정보를 향상시킬 수 있으므로 감지할 수 없는 신호의 감지 및 처리를 향상시킬 수 있다[86]. 브라운 래칫은 열잡음을 한 방향으로 편향시킬 수 있는데, 이것은 세포 골격의 브라운 래칫이나 수용체 또는 세포막의 다른 부분을 편향시키는 매우 작은 주기적 힘에 의해 달성될 수 있다.

4.3 전자기장과 분자 반응의 결합

정보를 신호 경로로 전달할 수 있는 생체 분자의 형태적 변화에 전자기장 에너지를 결합하는 문제는 여전히 완전히 규명되지 못했다. 생물학적 시스템에 자기장 또는 전자기장을 사용하는 경우 고려할 점은 ① 매우 낮은 자기장 에너지에서 특정 효과가 관찰된다는 점과, ② 생리학적 반응은 좁은 영역의 자기장 특성, 즉 1 G(gauss) 이하의 진폭과 8~60 Hz 이내의 주파수에서 관찰된다는 점이다[25]. 이런 좁은 영역 특성은 이산적이거나 양자화된 에너지 전달의 물리적 메커니즘이 비선형임을 암시한다. 전자기장을 적용한 세포 시스템에 대한 많은 실험에서 많은 연구들이 전자기장의 표적으로서 Ca^{2+} 신호 전달 경로를 지적한다[79, 87, 88, 89, 90, 91, 92, 93, 94, 95]. 펄스 자기장은 많은 세포 유형에서 Ca^{2+}를 증가시킨다[79, 87, 89, 92, 93, 95,96]. 그러나 신호 전달을 위한 Ca^{2+}의 감소는 대사 활동의 지연과 활동 전위의 차단을 수반했다[97, 98, 99].

이와 관련하여 Ca^{2+}와 자기장 사이의 관련성에 대한 두 가지 물리적 모델이 논의되는데, 하나는 ① 이온 파라메트릭(parametric) 공명 모델[100]이고 또 하나는 ② 이온 간섭 모델[101]이다. Lednev[100]의 이론은 정적 자기장(비선형 효과)에 의해 결합된 이온의 여기 상태를 Zeeman 분할하는 현상을 사용한다. 극저주파 전자기장은 이러한 상태를 조절할 수 있으므로 자기장과 Ca^{2+} 및 생체 분자에 결합된 다른 양이온과의 상호 작용을 위한 메커니즘이 될 수 있다. Binhi[101]는 결합된 Ca^{2+}의 비선형 에너지 상태의 간섭을 기반으로 하는 이온 간섭 모델을 제안했다. 예를 들어, 콜라겐 매트릭스에서 인간 피부 섬유아세포에 극저주파 전자기장(10~100 Hz)을 노출시키면 창 행동을 보여주었다. 따라서 단백질 결합 기질 이온에 대한 비선형 양자 간섭 효과가 제안된다. 이는 매질 또는 생물학적 조직의 전기장으로 인해 이온은 리간드 원자 껍질의 극성 결합에 의해 생성되는 0.01 mV/cm의 작은 전기 구배를 경험하는데, 이 효과에 의해 전기적 구배는 이온 양자 상태의 간섭을 일으킨다는 것이다[102].

두 이론 모두 전자기장 작용의 관찰된 최적 진폭 및 주파수 창을 반영했다. 두 모델 모두 곡선 경로에서 이동하는 Ca^{2+} 이온을 가속화 할 수 있는 주파수인 사이클로트론 주파수(cyclotron frequency)와 함께 작동한다. 로렌츠 힘에 기초한 힘은 일정한 자기장을 통해 이동하는 하전 이온의 경로를 구부리는 경향이 있다[103]. 이러한 전하는 순환하는 경향이 있기 때문에 전하/질량 비율과 자기장의 강도에 의해 결정되는 주파수에서 교번 장에서 에너지를 얻을 수 있다. Ca^{2+}이온의 경우 공명은 10~100 Hz의 주파수에서 발생한다.

반면에, 더 큰 생체 분자에 대한 사이클로트론(cyclotron) 공명을 통한 직접적인 에너지 전달은 적절한 생물학적 표적 시스템이 알려지지 않았기 때문에 가능성이 없는 것으로 간주된다[104]. 전자기장과 생물학적 시스템의 결합은 다단계 절차이다. 전자기장 에너지와 결합된 양이온의 결합은 첫 번째 단계를 나타내며 두 번째 단계는 더 큰 생체 분자와의 상호작용이다. 세 번째 단계는 고전적인 신호 캐스케이드를 트리거하는 것이다.

유기 분자에서 단일 결합 Ca^{2+}의 해리 에너지가 극저주파 전자기장의 에너지 수준을 몇 배로 초과한다는 것을 명심하는 것이 매우 중요하다. 따라서 단일 결합만 변경하면 더 큰 생체 분자와의 결합이 발생할 수 없다. 전자기장 결합 단계 사이의 간격을 줄이기 위해 Gartzke와 Lange[25]는 하전 클러스터 또는 Ca^{2+} 이온 구름에 의해 형성된 와류에서 액틴 섬유를 따라 이온 전도를 제안했다(그림 5.4). 우선적으로 이것은 미세 융모에서 발생해야 한다. 음으로 하전된 각각의 액틴 번들은 양이온에 대해 5~6 개의 결합 부위를 가지며, 우선적으로 Ca^{2+} 또는 Mg^{2+}와 같은 2가 양이온에 대해 결합한다. 제안된 개념은 액틴이 Ca^{2+} 신호 전달에서 중심 역할을 하고 고분자 전해질 특성이 특정 이온 전도 특성을 가지고 있기 때문에 매력적이다. 따라서 미세 융모의 액틴 코어는 응축된 이온 구름의 배열을 통한 양이온 전도와 같이 비선형 케이블을 통해 Ca^{2+}가 세포질로 들어가는 것을 허용할 수 있다. 결과적으로 전기장을 따라 자유 이온 이동이 제한된다. 고정된 음전하의 선형 매트릭스를 따라 양이온을 이동하려면 모든 중심 사이에서 동시에 같은 방향으로 반대 이온이 동

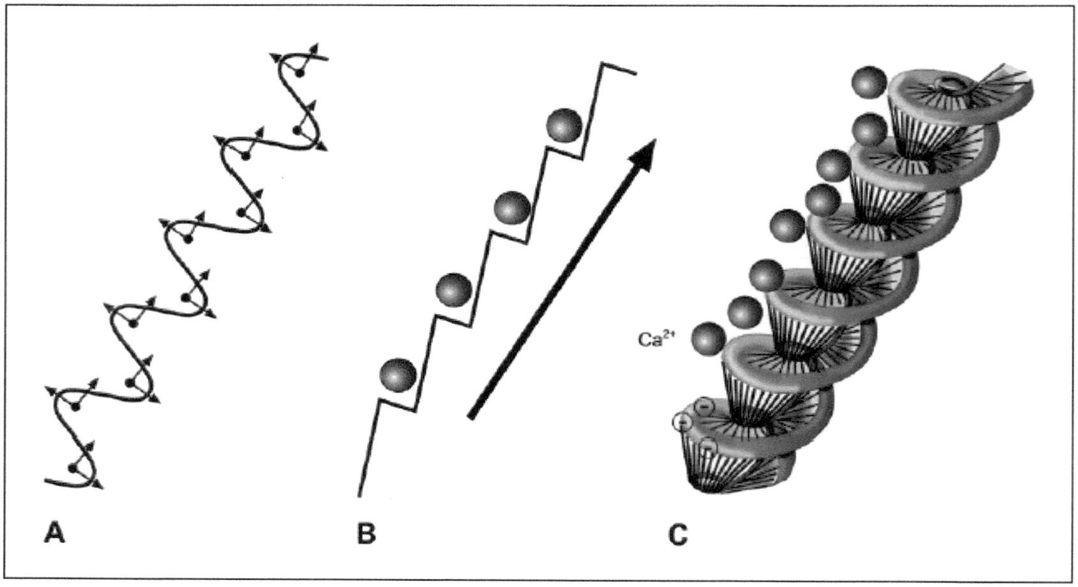

그림 5.4 전자기장에 의한 분자 운동. (A) 사인파 전자기장파(벡터 구성 요소 포함). (B) 트리거링 벡터가 있는 경우 무작위 '브라운'분자 이동을 지시할 수 있는 분자 래칫(ratchet)의 원리. (C) 전하의 분극화로 이어지는 래칫형 분자(예 : 액틴)를 따라 움직이는 이온 구름(Ca^{2+} 이온) 모델.

시에 점프해야 한다. 따라서 열 효과에 의한 이온 전달의 확률적 활성화와는 달리 적용된 전자기장으로부터의 에너지 전달은 전체 전도 경로 내에서 이온의 시간, 공간 및 벡터 응집 여기를 초래할 수 있다. 따라서 전하 중심 사이에 결합된 저전위 장벽의 배열은 고분자 전해질을 따라 이온 전도의 열 활성화를 효율적으로 구별한다. 이온 구름의 전하 중심 사이의 이온 전달을 위한 활성화 에너지는 열 에너지 수준보다 낮거나 비슷하다. 따라서 유사한 낮은 에너지의 자기장은 중심 사이에서 이온을 이동할 수 있다[25]. 결과적으로 양이온(Ca^{2+})이 세포로 유입되면 세 번째 단계인 신호 전달 체계가 유발된다.

액틴 다발이 지질막으로 차폐된 미세 융모는 신호 잡음 향상을 위한 전자 통합 장치처럼 기능할 수 있다, 즉, 양이온 변환에 대한 전자기장의 영향은 증폭되는 반면 랜덤 잡음의 영향은 감소한다. 따라서 미세 융모는 전자기장에 대한 일종의 안테나라고 할 수 있다. 이러한 점에서, 대식세포에서 미세 융모(podosomes)의 형성은 1 Hz 및 2 V/cm의 전자기장에서 유도된다는 점에 주목하는 것이 흥미롭다[105]. 따라서 이러한 결합 개념을 미세 융모뿐만 아니라 podosomes 및 사상위족(filopodia)와 같은 미세 융모 유사 구조에도 적용해야 한다. 반면에 미세 빌러스(villus, 융모돌기)와 같은 구조는 부적절한 주파수와 신호 강도를 가진 전자기장에 의해 손상될 수 있다. 50~70 Hz와 0.6 V/cm 범위의 주파수에서 펄스 전자기장은 미세 빌러스와 유사한 구조의 손실과 배아 난황 주머니에서 내배엽 세포의 정점 부분의 붕괴를 일으켰다[105]. 그러나 이 모델은 사이클로트론 주파수 모델과 함께 살아있는 세포에서 입증되지 못했다는 한계점을 가진다.

전자기장은 특정 동적 화학 시스템[106] 또는 시토크롬(cytochrome) 산화효소[107, 108, 109, 110] 및 Na^{+}/K^{+}-ATPase와 같은 효소의 활동을 가속화할 수 있다[111, 112]. 전자기장에 대한 반응의 최적 주파수는 두 효소 모두 별도로 존재하는데, 이는 전자기장이 반응 속도를 결정하는데 중요한 구성 요소와 상호 작용한다는 것을 나타낸다. 최근 연구는 과도 전자를 통한 메커니즘을 밝혀냈는데, 여기서 수소 결합 분자 네트워크에서의 깜박임 측정[113]은 양자가 산소 사이에서 정기적으로 이동한다는 것을 나타내며, 브로글리 파장이 훨씬 더 크고 따라서 더 먼 거리에서도 터널링할 수 있는 전자도 동일한 작용을 할 것임을 시사한다. 물에서와 마찬가지로 깜박이는 양성자와 전자는 유사한 깜박임 속도(nm/ps)로 수화 및 내부 수소 결합 단백질에서도 예상된다. 더욱이, 공유 결합은 양자 터널링을 위한 선호 경로인 것으로 나타났다[114]. 이는 전자가 효소 반응 속도에 영향을 미치는 이동전하라 볼 수 있으며, Blank[112] 모델에서의 이동 전하의 속도(1,000 μm/s)와 DNA[115]의 전자 속도와도 어느 정도 일치한다. 이 모델은 또한 약한 극저주파 전자기장이 수행하더라도 큰 정적 자기장이 Na^{+}/K^{+}-ATPase와 같은 효소에 영향을 미치지 않는 이유에 대한 근거를 제공한다. 약한 극저주파 전자기장에서 1,000 μm/s로 이동하는 전자는 약 1 nm/ps로 변위될 수 있다. 이 거리는 막 두께(약 10 nm)보다 작고 단백질 내에 있다. 대조적으로, 자기장은 단백질을 관통하고 막 전체에서 일시적인 전자와 상호 작용한다. 전기장은 단백질을 투과하지 않지만 계면에서 전하 분포를 변경할 수 있다. 따라서 효과는 간접적으로만 전파될 수 있으므로 자기장과 전기장에 대한 막 효소의 반응의 차이를 설명할 수 있다.

요약하면, 전자기장은 유도된 전기장의 효과가 사인파의 후반부에서 반전되는 래칫(ratchet) 메커니즘을 통해 이러한 화학 또는 효소 반응을 가속화 할 수 있다. 자기장은 전자의 이동 방향에 직교하는 힘을 생성하고 사인파의 후반부에서 힘은 반대 방향으로 직교한다. 그러나 사인파의 양쪽 절반에서 전자는 원래 방향으로 구성요소를 가지고 있다. 따라서 자기장과의 상호 작용은 프로세스가 본질적으로 한 방향으로만 진행할 수 있도록 하는 래칫 메커니즘을 제공한다[109].

5. 결론

정적 자기장 또는 극저주파 전자기장의 효과와 비교하여, 정적 전기장의 세포 유도 효과는 하전된 세포막 분자의 전기영동 이동도 관찰과 함께 좋은 설명을 제공 한다. 그러나 이 효과가 고전적인 생화학적 경로와 연결되려면 일련의 사건이 시작되어야 한다. 양자 일관성 또는 사이클로트론 공명과 같은 미세한 자기장을 더 큰 생체 분자(액틴 또는 신호 분자)에 연결하는데 관련된 신호절달에는 훨씬 더 복잡한 결합 메커니즘이 필요하므로 세포에서 기능적 반응이 발생한다. 전자기장의 정보, 선량, 빈도 및 위상을 포함한 여러 매개 변수는 세포가 반응하는지 여부와 반응하는 방식에 결정적이라 할 수 있다. 세포와 기관에서 발견되는 힘의 강도를 분류하기 위해서는 전자기장이 화학 조성 또는 세포내 생화학적 경로를 유발하는 신호 전달 경로보다 훨씬 더 미묘하다는 것을 기억해야 한다. 또한, 세포와 기관은 일반적으로 외부의 잘못된 전자기장으로부터 보호되며, 유기체는 이러한 필드의 교란에 대해 매우 강력하다.

원칙적으로 전자기장 메커니즘의 복잡성은 환자와 실험 간에 명확한 결과를 쉽게 얻기 어렵게 만든다. 따라서 이 분야에 대한 신뢰도를 높이려면 향후 연구를 수행할 때 대조군 선택이나 실험조건 설정 높은 기준이 필요하다. 이를 통해 최근에는 점점 더 현실적이고 입증 가능한 모델이 발견되고 있으며 언젠가는 다양한 전자기장 효과를 철저히 설명할 모델이 입증될 수 있을 것이다.

참고문헌

[1] Hotary, K.B., K.R. Robinson (1990) Endogenous electrical currents and the resultant voltage gradients in the chick embryo. Dev Biol 140 : 149–160.

[2] Metcalf, M.E.M., R. Shi, R.B. Borgens (1994) Endogenous ionic currents and voltages in amphibian embryos. J Exp Zool 268 : 307–322.

[3] Levin, M., T. Thorlin, K.R. Robinson, T. Nogi, M. Mercola (2002) Asymetries in H + /K + –ATPase and cell membrane potentials comprise a very early step in left–right patterning. Cell 11 : 77– 89.

[4] McCaig, C.D., A.M. Rajnicek, B. Song, M. Zhao (2005) Controlling cell behavior electrically : current views and future potential. Physiol Rev 85 : 943–978.

[5] Wang, E., M. Zhao, J.V. Forrester, C.D. McCaig (2003b) Bi–directional migration of lens epithelial cells in a physiological electrical field. Exp Eye Res 76 : 29–37.

[6] Song, B., M. Zhao, J.V. Forrester, C.D. McCaig (2002) Electrical cues regulate the orientation and frequency of cell division and the rate of wound healing in vivo. Proc Natl Acad Sci USA 99 : 13577–13582.

[7] Zhao, M., J. Pu, J.V. Forrester, C.D. McCaig (2002) Membrane lipids, EGF receptors, and intracellular signals colocalize and are polarized in epithelial cells moving directionally in a physiological electric fi eld. FASEB J 16 : 857–859.

[8] Nuccitelli, R. (2003) A role for endogenous electric fields in wound healing. Curr Top Dev Biol 58 : 1–26.

[9] Sta Iglesia, D.D., J.W. Vanable, Jr. (1998) Endogenous lateral electric fields around bovine corneal lesions are necessary for and can enhance normal rates of wound healing. Wound Repair Regen 6 : 531–542.

[10] Becker, R.O., C.H. Bachman, H. Friedman (1962) The direct current control system. A link between environment and organism. N Y State J Med 62 : 1169–1176.

[11] Hastings, G.W., F.A. Mahmud (1988) Electrical effects in bone. J Biomed Eng 10 : 515–521.

[12] Otter, M.W., V.R. Palmieri, D.D. Wu, K.G. Seiz, L.A. MacGinitie, G.V. Cochran (1992) A comparative analysis of streaming potentials in vivo and in vitro. J Orthop Res 10 : 710–719.

[13] Antonsson, E.K., R.W. Mann (1985) The frequency content of gait. J Biomech 18 : 39–47.

[14] MacGinitie, L.A. (1995) Streaming and piezoelectric potentials in connecting tissues ; in Blank, M. (ed) : Advances in Chemistry Series 250. Electromagnetic Fields. Oxford University Press, pp 125–142.

[15] Inbar, G.F., A.E. Noujaim (1984) On surface EMG spectral characterization and its application to diagnostic classification. IEEE Trans Biomed Eng 31 : 597–604.

[16] McLeod, K.J., S. Turner, C.T. Rubin (1997) Bone tissue adaption in response to high frequency mechanical perturbations. Ann Biomed Eng 25(suppl 1) : 77.

[17] McLeod, K.J., C.T. Rubin (1993) Observations from mechanically and electrically induced bone remodeling ; in Blank, M. (ed) : Electricity and Magnetism in Biology and Medicine. San Francisco, San Francisco Press, pp 98–700.

[18] Sentmann, D.D. (1985) Schumann resonances ; in Volland, H. (ed) : CRC Handbook of Atmospheric Electrodynamics. Boca Raton, CRC Press.

[19] Gebber, G.L., S. Zhong, C. Lewis, S.M. Barman (1999) Differential patterns of spinal sympathetic outfl ow involving a 10–Hz rhythm. J Neurophysiol 82 : 841–854.

[20] Kay, R.W. (2004) Schizophrenia and season of birth : relationship to geomagnetic storms. Schizophr Res 66 : 7–20.

[21] Macklis, R.M. (1993) Magnetic healing, quackery, and the debate about the health effects of electromagnetic fields. Ann Intern Med 118 : 376– 383.

[22] Otter, M.W., K.J. McLeod, C.T. Rubin (1998) Effects of electromagnetic fields in experimental fracture repair. Clin Orthop Relat Res S90– S104.

[23] Pilla, A.A. (2002) Low–intensity electromagnetic and mechanical modulation of bone growth and repair : are they equivalent? J Orthop Sci 7 : 420–428.

[24] Randoll, U.G., R.H.W. Funk (2004) Ruckenschmerz aus dem Blickwinkel neuer Physik und Zellbiologie sowie Behandlung mit der Matrix–Rhytmus–Therapie. Die Saule – Gesunder Rucken – Besser leben 14 : 62–67.

[25] Gartzke, J., K. Lange (2002) Cellular target of weak magnetic fields : ionic conduction along actin filaments of microvilli. Am J Physiol Cell Physiol 283 : C1333–C1346.

[26] Chao, E.Y., N. Inoue (2003) Biophysical stimulation of bone fracture repair, regeneration and remodelling. Eur Cell Mater 6 : 72–84 ; discussion 84–85.

[27] Chao, E.Y., N. Inoue, T.K. Koo, Y.H. Kim (2004) Biomechanical considerations of fracture treatment and bone quality maintenance in elderly patients and patients with osteoporosis. Clin Orthop Relat Res 12–25.

[28] Hartig, M., U. Joos, H.P. Wiesmann (2000) Capacitively coupled electric fields accelerate proliferation of osteoblast–like primary cells and increase bone extracellular matrix formation in vitro. Eur Biophys J 29 : 499–506.

[29] Chang, P.C., G.I. Sulik, H.K. Soong, W.C. Parkinson (1996) Galvanotropic and galvanotaxic responses of corneal endothelial cells. J Formos Med Assoc 95 : 623–627.

[30] Arias–Carrion, O., L. Verdugo–Diaz, A. Feria– Velasco, D. Millan–Aldaco, A.A. Gutierrez, A. Hernandez–Cruz, R. Drucker–Colin (2004) Neurogenesis in the subventricular zone following transcranial magnetic field stimulation and nigrostriatal lesions. J Neurosci Res 78 : 16–28.

[31] Sulik, G.L., H.K. Soong, P.C. Chang, W.C. Parkinson, S.G. Elner, V.M. Elner (1992) Effects of steady electric fields on human retinal pigment epithelial cell orientation and migration in culture. Acta Ophthalmol (Copenh) 70 : 115–122.

[32] Harris, A.K., N.K. Pryer, D. Paydarfar (1990) Effects of electric fields on fibroblast contractility and cytoskeleton. J Exp Zool 253 : 163–176.

[33] Soong, H.K., W.C. Parkinson, S. Bafna, G.L. Sulik, S.C. Huang (1990) Movements of cultured corneal epithelial cells and stromal fibroblasts in electric fields. Invest Ophthalmol Vis Sci 31 : 2278–2282.

[34] Brown, M.J., L.M. Loew (1994) Electric field–directed fibroblast locomotion involves cell surface molecular reorganization and is calcium independent. J Cell Biol 127 : 117–128.

[35] Chao, P.H., R. Roy, R.L. Mauck, W. Liu, W.B. Valhmu, C.T. Hung (2000) Chondrocyte translocation response to direct current electric fields. J Biomech Eng 122 : 261–267.

[36] Wang, E., M. Zhao, J.V. Forrester, C.D. McCaig (2000b) Re–orientation and faster, directed migration of lens epithelial cells in a physiological electric field. Exp Eye Res 71 : 91–98.

[37] Sheridan, D.M., R.R. Isseroff, R. Nuccitelli (1996) Imposition of a physiologic DC electric field alters the migratory response of human keratinocytes on extracellular matrix molecules. J Invest Dermatol 106 : 642–646.

[38] Sun, S., J. Wise, M. Cho (2004) Human fibroblast migration in three–dimensional collagen gel in response to noninvasive electrical stimulus.

1. Characterization of induced three-dimensional cell movement. Tissue Eng 10 : 1548-1557.

[39] Lauffenburger, D.A., A.F. Horwitz (1996) Cell migration : a physically integrated molecular process. Cell 84 : 359-369.

[40] Friedl, P., K. Wolf (2003) Tumour-cell invasion and migration : diversity and escape mechanisms. Nat Rev Cancer 3 : 362-374.

[41] Hinkle, L., C.D. McCaig, K.R. Robinson (1981) The direction of growth of differentiating neurons and myoblasts from frog embryos in an applied electric field. J Physiol 314 : 121-135.

[42] Li, X., J. Kolega (2002) Effects of direct current electric fields on cell migration and actin filament distribution in bovine vascular endothelial cells. J Vasc Res 39 : 391-404.

[43] Finkelstein, E., W. Chang, P.H. Chao, D. Gruber, A. Minden, C.T. Hung, J.C. Bulinski (2004) Roles of microtubules, cell polarity and adhesion in electric-field-mediated motility of 3T3 fibroblasts. J Cell Sci 117 : 1533-1545.

[44] Curtze, S., M. Dembo, M. Miron, D.B. Jones (2004) Dynamic changes in traction forces with DC electric fi eld in osteoblast-like cells. J Cell Sci 117 : 2721-2729.

[45] Dzamba, B.J., M.A. Bolton, D.W. Desimone (2001) The integrin family of cell adhesion molecules ; in Beckerle, M.C. (ed) : Frontiers in Molecular Biology : Cell Adhesion. Oxford, Oxford University Press, pp 100-154.

[46] Geiger, B., A. Bershadsky, R. Pankov, K.M. Yamada (2001) Transmembrane extracellular matrix- cytoskeleton crosstalk. Nat Rev Mol Cell Biol 2 : 793-805.

[47] Jaffe, L.F. (1977) Electrophoresis along cell membranes. Nature 265 : 600-602.

[48] Poo, M.M., K.R. Robinson (1977) Electrophoresis of concanavalin A receptors in the embryonic muscle cell membrane. Nature 265 : 602-605.

[49] Poo, M. (1981) In situ electrophoresis of membrane components. Annu Rev Biophys Bioeng 10 : 245-276.

[50] Oliver, T., M. Dembo, K. Jacobson (1999) Separation of propulsive and adhesive traction stress in locomoting keratocytes. J Cell Biol 145 : 589-604.

[51] Munevar, S., Y. Wang, M. Dembo (2001) Distinct roles of frontal and rear cell-substrate adhesions in fibroblast migration. Mol Biol Cell 12 : 3947-3954.

[52] Petrov, A.G., B.A. Miller, K. Hristova, P.N. Uhserwood (1993) Flexoelectric effects in model and native membranes containing ion channels. Eur Biophys J 22 : 289-300.

[53] Zhang, P.C., A.M. Keleshian, F. Sachs (2001) Voltage- induced membrane movement. Nature 413 : 428–432.

[54] Glogauer, M., P. Arora, G. Yao, I. Sokholov, J. Ferrier, C.A. McCulloch (1997) Calcium ions and tyrosine phosphorylation interact coordinately with actin to regulate cytoprotective responses to stretching. J Cell Sci 110 : 11–21.

[55] Hirose, H., T. Nakahara, Q.M. Zhang, S. Yonei, J. Miyakoshi (2003) Static magnetic field with a strong magnetic fi eld gradient (41.7 T/m) induces c-Jun expressiBrownon in HL-60 cells. In Vitro Cell Dev Biol Anim 39 : 348–352.

[56] Erskine, L., C.D. McCaig (1997) Integrated interactions between chondroitin sulphate proteoglycans and weak DC electric fields regulate nerve growth cone guidance in vitro. J Cell Sci 10 : 1957–1965.

[57] Ohgaki, M., T. Kizuki, M. Katsura, K. Yamashita (2001) Manipulation of selective cell adhesion and growth by surface charges of electrically polarized hydroxyapatite. J Biomed Mater Res 57 : 366–373.

[58] Vander Molen, M., K.J. McLeod (1995) Reduced surface charge density extends the G2/M phase of the cell cycle in proliferating osteoblastic cell lines. Trans Bioelectromagnetics Soc 18 : 17– 25.

[59] McLeod, K.J., M. Hadjiargyrou (1996) Alterations in protein phosphorylation following cell attachment to electric field-exposed growth substrates. The annual review of research on biological effects of electric and magnetic fields from the generation, delivery and use of electricity. Frederick, W/L Associates, 69.

[60] Vroman, L. (1988) The life of an artificial device in contact with blood : initial events and their effect on its final state. Bull N Y Acad Med 64 : 352–357.

[61] Botti, S.A., C.E. Felder, J.L. Sussman, I. Silman (1998) Electrotactins : a class of adhesion proteins with conserved electrostatic and structural motifs. Protein Eng 11 : 415–420.

[62] Ventura, C., M. Maioli, Y. Asara, D. Santoni, P. Mesirca, D. Remondini, F. Bersani (2005) Turning on stem cell cardiogenesis with extremely low frequency magnetic fields. FASEB J 19 : 155–157.

[63] Wang, E., M. Zhao, J.V. Forrester, C.D. McCaig (2003c) Electric fields and MAP kinase signaling can regulate early wound healing in lens epithelium. Invest Ophthalmol Vis Sci 44 : 244–249.

[64] Wang, E., B. Reid, N. Lois, J.V. Forrester, C.D. McCaig, M. Zhao (2005) Electrical inhibition of lens epithelial cell proliferation : an additional factor in secondary cataract? FASEB J 19 : 842–844.

[65] Wang, E., Y. Yin, M. Zhao, J.V. Forrester, C.D. McCaig (2003a) Physiological electric fields control the G1/S phase cell cycle checkpoint to inhibit endothelial cell proliferation. FASEB J 17 : 458−460.

[66] Valles, J.M., Jr., K. Guevorkian (2002) Low gravity on earth by magnetic levitation of biological material. J Gravit Physiol 9 : P11−P14.

[67] Denegre, J.M., J.M. Valles, Jr., K. Lin, W.B. Jordan, K.L. Mowry (1998) Cleavage planes in frog eggs are altered by strong magnetic fields. Proc Natl Acad Sci USA 95 : 14729−14732.

[68] McBain, V.A., J.V. Forrester, C.D. McCaig (2003) HGF, MAPK, and a small physiological electric field interact during corneal epithelial cell migration. Invest Ophthalmol Vis Sci 44 : 540− 547.

[69] Gundersen, G.G., T.A. Cook (1999) Microtubules and signal transduction. Curr Opin Cell Biol 11 : 81−94.

[70] Fang, K.S., E. Ionides, G. Oster, R. Nuccitelli, R.R. sseroff (1999) Epidermal growth factor receptor relocalization and kinase activity are necessary for directional migration of keratinocytes in DC electric fields. J Cell Sci 112 : 1967−1978.

[71] Mycielska, M.E., M.B. Djamgoz (2004) Cellular mechanisms of direct−current electric field effects : galvanotaxis and metastatic disease. J Cell Sci 117 : 1631−1639.

[72] Robinson, K.R. (1985) The response of cells to electrical fields : a review. J Cell Biol 101 : 2023− 2027.

[73] Stull, J.T., P.J. Lin, J.K. Krueger, J. Trewhella, G. Zhi (1998) Myosin light chain kinase : functional domains and structural motifs. Acta Physiol Scand 164 : 471−482.

[74] McLeod, K.J., C.T. Rubin, H.J. Donahue (1995) Electromagnetic fi elds in bone repair and adaptation. Radio Sci 30 : 233−244.

[75] Rajendra, P., H. Sujatha, D. Devendranath, B. Gunasekaran, R. Sashidhar, C. Subramanyam, Channakeshava (2004) Biological effects of power frequency magnetic fields : neurochemical and toxicological changes in developing chick embryos. Biomagn Res Technol 2 : 1.

[76] Binhi, V.N., Y.D. Alipov, I.Y. Belyaev (2001) Effect of static magnetic field on E. coli cells and individual rotations of ion−protein complexes. Bioelectromagnetics 22 : 79−86.

[77] Peskin, C.S., G.M. Odell, G.F. Oster (1993) Cellular motions and thermal fluctuations : the Brownian ratchet. Biophys J 65 : 316−324.

[78] Fitzsimmons, R.J., D.D. Strong, S. Mohan, D.J. Baylink (1992) Low–amplitude, low–frequency electric field–stimulated bone cell proliferation may in part be mediated by increased IGF–II release. J Cell Physiol 150 : 84–89.

[79] Fitzsimmons, R.J., D.J. Baylink (1994) Growth factors and electromagnetic fields in bone. Clin Plast Surg 21 : 401–406.

[80] Otter, M.W., L. Porres, K.J. McLeod (1996) An investigation of the Brownian ratchet in MC– 3T3–E1 osteoblast–like cells using atomic force microscopy. Trans Soc Phys Regul Biol Med 16 : 10–11.

[81] Otter, M.W., C.T. Rubin, K.J. McLeod (1997) Can the response of bone to extremely weak stimuli be explained by the Brownian ratchet? Ann Biomed Eng 25(suppl 1) : 76.

[82] Spach, M.S., J.F. Heidlage (1992) A multidimensional model of cellular effects on the spread of electrotonic currents and on propagating action potentials. Crit Rev Biomed Eng 20 : 141– 169.

[83] Kruglikov, I.L., H. Dertinger (1994) Stochastic resonance as a possible mechanism of amplification of weak electric signals in living cells. Bioelectromagnetics 15 : 539–547.

[84] Astumian, R.D. (1994) Electroconformational coupling of membrane proteins. Ann N Y Acad Sci 720 : 136–140.

[85] Astumian, R.D. (1997) Thermodynamics and kinetics of a Brownian motor. Science 276 : 917– 922.

[86] Badzey, R.L., P. Mohanty (2005) Coherent signal amplification in bistable nanomechanical oscillators by stochastic resonance. Nature 437 : 995–998.

[87] Carson, J.J., F.S. Prato, D.J. Drost, L.D. Diesbourg, S.J. Dixon (1990) Time–varying magnetic fields increase cytosolic free Ca 2+ in HL– 60 cells. Am J Physiol 259 : C687–C692.

[88] Walleczek, J., R.P. Liburdy (1990) Nonthermal 60 Hz sinusoidal magnetic–field exposure enhances 45Ca 2+ uptake in rat thymocytes : dependence on mitogen activation. FEBS Lett 271 : 157–160.

[89] Lyle, D.B., T.A. Fuchs, J.P. Casamento, C.C. Davis, M.L. Swicord (1997) Intracellular calcium signaling by Jurkat T–lymphocytes exposed to a 60 Hz magnetic field. Bioelectromagnetics 18 : 439–445.

[90] Liburdy, R.P. (1992) Calcium signaling in lymphocytes and ELF fields. Evidence for an electric field metric and a site of interaction involving the calcium ion channel. FEBS Lett 301 : 53– 59.

[91] Walleczek, J., T.F. Budinger (1992) Pulsed magnetic field effects on calcium signaling in lymphocytes : dependence on cell status and field intensity. FEBS Lett 314 : 351–355.

[92] Liburdy, R.P., D.E. Callahan, J. Harland, E. Dunham, T.R. Sloma, P. Yaswen (1993) Experimental evidence for 60 Hz magnetic fields operating through the signal transduction cascade. Effects on calcium influx and c–MYC mRNA induction. FEBS Lett 334 : 301–308.

[93] Barbier, E., B. Dufy, B. Veyret (1996) Stimulation of Ca 2+ influx in rat pituitary cells under exposure to a 50 Hz magnetic field. Bioelectromagnetics 17 : 303–311.

[94] Golfert, F., A. Hofer, M. Thummler, H. Bauer, R.H. Funk (2001) Extremely low frequency electromagnetic fields and heat shock can increase microvesicle motility in astrocytes. Bioelectromagnetics 22 : 71–78.

[95] Pessina, G.P., C. Aldinucci, M. Palmi, G. Sgaragli, A. Benocci, A. Meini, F. Pessina (2001) Pulsed electromagnetic fi elds affect the intracellular calcium concentrations in human astrocytoma cells. Bioelectromagnetics 22 : 503–510.

[96] Lindstrom, E., P. Lindstrom, A. Berglund, E. Lundgren, K.H. Mild (1995) Intracellular calcium oscillations in a T–cell line after exposure to extremely–low–frequency magnetic fields with variable frequencies and fl ux densities. Bioelectromagnetics 16 : 41–47.

[97] Cavopol, A.V., A.W. Wamil, R.R. Holcomb, M.J. McLean (1995) Measurement and analysis of static magnetic fi elds that block action potentials in cultured neurons. Bioelectromagnetics 16 : 197–206.

[98] Rosen, A.D. (1996) Inhibition of calcium channel activation in GH3 cells by static magnetic fields. Biochim Biophys Acta 1282 : 149–155.

[99] Sabo, J., L. Mirossay, L. Horovcak, M. Sarissky, A. Mirossay, J. Mojzis (2002) Effects of static magnetic field on human leukemic cell line HL–60. Bioelectrochemistry 56 : 227–231.

[100] Lednev, V.V. (1991) Possible mechanism for the influence of weak magnetic fields on biological systems. Bioelectromagnetics 12 : 71–75.

[101] Binhi, V.N. (1997) Interference ion quantum states within a protein explains weak magnetic field effects in biosystems. Electromagnetobiology 16 : 203–214.

[102] Binhi, V.N., R.J. Goldman (2000) Ion–protein dissociation predicts 'windows' in electric fieldinduced wound–cell proliferation. Biochim Biophys Acta 1474 : 147–156.

[103] Liboff, R.L. (1985) Generalized Bogoliubov hypothesis for dense fluids. Phys Rev A 31 : 1883– 1893.

[104] Karnaukhov, A.V. (1996) Dissipative structures in weak magnetic fields. Biofizika 39 : 1006– 1014.

[105] Cho, M.R., H.S. Thatte, R.C. Lee, D.E. Golan (2000) Integrin–dependent human macrophage migration induced by oscillatory electrical stimulation. Ann Biomed Eng 28 : 234– 243.

[106] Zhang, L., L. Zhou, A. Vega–Gonzalez, D. Mendoza, R. Drucker–Colin (1997) Extremely low frequency magnetic fields promote neurite varicosity formation and cell excitability in cultured rat chromaffin cells. Comp Biochem Physiol C Pharmacol Toxicol Endocrinol 118 : 295–299.

[107] Blank, M., L. Soo (1998a) Enhancement of cytochrome oxidase activity in 60 Hz magnetic fields. Bioelectrochem Bioenerg 46 : 253–259.

[108] Blank, M., L. Soo (1998b) Frequency dependency of cytochrome oxidase activity in magnetic fields. Bioelectrochem Bioenerg 46 : 139–143.

[109] Blank, M., L. Soo (2001) Electromagnetic acceleration of electron transfer reactions. J Cell Biochem 81 : 278–283.

[110] Blank, M., L. Soo (2003) Electromagnetic acceleration of Belousov–Zhabotinski reaction. Bioelectrochemistry 61 : 93–97.

[111] Yoda, A., A.W. Clark, S. Yoda (1984) Reconstitution of Na,K–ATPase proteoliposomes having the same turnover number as the membranous enzyme. Biochim Biophys Acta 778 : 332– 340.

[112] Blank, M. (2005) Do electromagnetic fields interact with electrons in the Na,K–AtPase? Bioelectromagnetics 26 : 677–683.

[113] Fecko, C.J., J.D. Eaves, J.J. Loparo, A. Tokmakoff, P.L. Geissler (2003) Ultrafast hydrogen–bond dynamics in the infrared spectroscopy of water. Science 301 : 1698–1702.

[114] Wenger, O.S., B.S. Leigh, R.M. Villahermosa, H.B. Gray, J.R. Winkler (2005) Electron tunneling through organic molecules in frozen glass. Science 07 : 99–102.

[115] Wan, C., T. Fiebig, S.O. Kelly, C.R. Treadway, J.K. Barton (1999) Femtosecond dynamics of DNA–mediated electron transfer. Proc Natl Acad Sci USA 96 : 6014–6019.

제 6 장

미세전류 자극기술

정종훈·정세웅·김재은

1. 서론

1.1 배경

조직공학은 27년 전 Langer와 Vacanti의 논문 이후 과학과 산업현장 분야에서 지속적인 성장을 이룩하였다[1]. 산업으로서 조직공학은 지난 10년 이후로 안정되고 수익성이 있게 되었다[2]. 예를 들어, 조직공학 제품에 의한 임상 시험을 거친 다수의 제품이 고급 치료 의약품(ATMP)으로 정기적으로 등록되고 있다[3]. 고전적으로 조직공학은 세포, 생체재료 지지체, 성장인자 등 물리적인 힘과 신호를 조합하여 생물 조직의 기능을 개선하거나 그 자체를 대체하는 것이다(그림 6.1)[4].

한편, 배열(alignment), 이동(migration, taxis), 부착(attachment), 증식(proliferation) 및 분화(differentiation)와 같은 세포 행동을 제어하는 다양한 물리적 및 화학적 자극에 대한 세포의 민감성에 대해 많은 연구가 진행되고 있다[5]. 지난 수십 년 동안, 표면 부착 화학물질[6, 7], 지형 표면 특징[8], 광도[9], 세포 외 장력[10], 정전기 전위[11], 기판의 강성[12] 또는 여러 인자의 조합[13]에 의한 살아있는 세포의 반응에 대한 여러 실험 및 이론적 연구가 보고되었다.

최근에는 신체적 자극으로서 전기적 자극이 많은 관심을 받고 있다. 현재 전기장이 존재하는 상태에서 세포의 행동을 관찰하기 위해 상당한 연구가 수행되었다. 근래 발간된 문헌들에 따르면 이 현상이 신경 세포 성장[14], 상처 치유[15], 혈관 신생[16, 17] 및 전이성 암 세포의 제어[18]와 같은 세포의 움직임과 성장과 같은 기본 과정에 강력한 영향을 미친다는 것을 보여주었다. 또한 전기 자극은 많은 세포 내 신호 전달 경로를 활성화 할 수 있고 [19, 20] 세포 내 미세 환경에 영향을 미치고 결과적으로 세포 이동, 세포 증식 및 세포 분

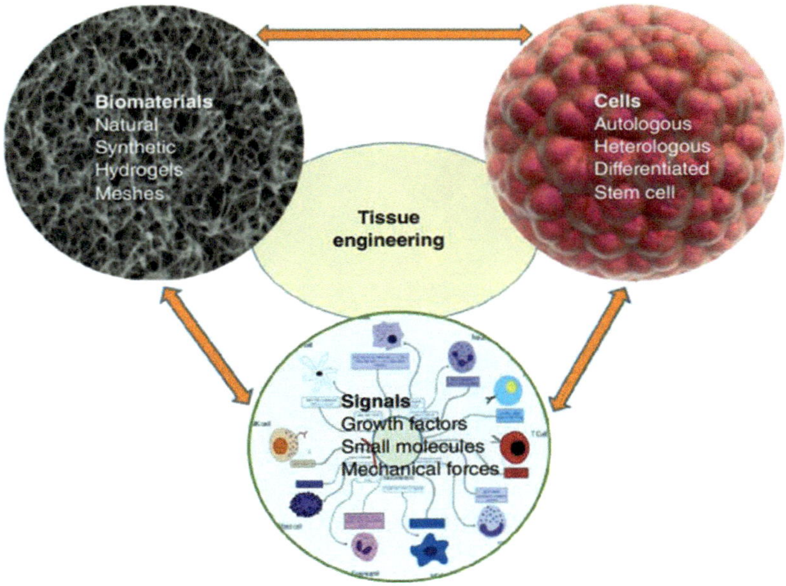

그림 6.1 조직공학의 요소 [4]

화에 영향을 미침을 알 수 있다. 따라서 전기 자극은 재생 의학에서 새로운 유형의 도구로 조직공학에서 사용될 수 있다.

전기 자극은 통증을 효과적으로 완화하고, 혈액 순환을 촉진하며, 혈관 및 골격근 긴장을 감소시키고, 클리닉에서 부종과 관절액의 재흡수를 촉진하는 것으로 나타났다[21]. 또한 많은 연구에서 전기 자극이 in vitro 및 in vivo에서 세포 행동을 효과적으로 제어할 수 있음을 보여준다.

2. 미세전류의 개념

2.1 미세전류 자극의 정의

미세전류 전기 자극은 미세전류 자극기를 사용하여 약한 전기 신호를 신체에 전달하여 통증을 완화하고 조직 복구 및 상처 치유를 촉진하는데 사용되는 의료 요법이다[36, 37]. 이러한 장치는 극히 적은 마이크로 암페어[μA] 전류(1밀리 암페어[mA] 미만)를 피부에 배치된 전극을 사용하여 조직에 적용한다.

미세전류 전기 자극은 세포의 성장과 분화의 생리학적인 주기에 간섭하는 원리로 효과가 나타난다. 한 연구에 따르면 ATP 생성이 거의 500%까지 증가할 수 있다는 결론이 도출되었다[38]. 전류의 세기를 증가시키면 실제로 그 효과가 감소하는 것을 확인하며, 적절히 약

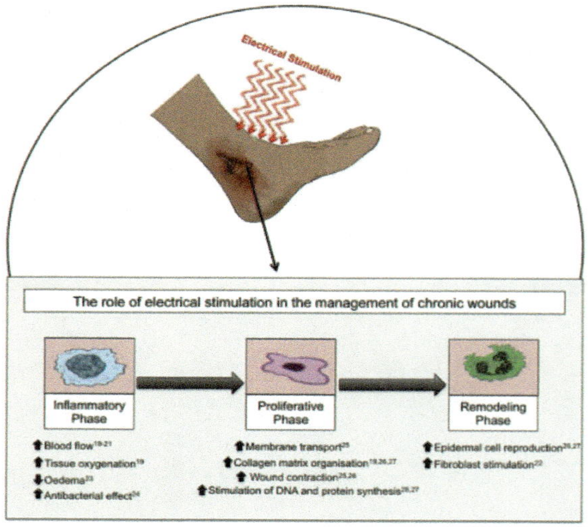

그림 6.2 미세 전류를 이용한 피부 상처 치유에 대한 유익한 효과[39]

한 전류의 세기가 중요함을 확인하였다. 이 연구는 또한 아미노산 수송과 단백질 합성을 향상시키는 능력을 입증하였다.

또한 만성 상처에 미세전류 자극을 가하면 염증, 증식 및 재형성 단계의 3 단계 상처 치유에 걸쳐 유익한 효과가 나타난다고 보고되었다(그림 6.2)[39]. 염증 단계에서 미세전류 자극은 혈류, 조직 산소화를 증가시키고 섬유아세포를 자극하면서 부종을 줄이고 항균 효과를 증가시키는 것으로 보고되었다[40-42]. 증식 단계에서 미세전류 자극은 막 수송, 콜라겐 기질 조직, 상처 수축 및 DNA 및 단백질 합성의 자극을 증가시킬 수 있음이 도출되었다[43, 44]. 재형성 단계에서 마지막으로 미세전류 자극은 표피 세포 증식, 이동 및 섬유아세포의 자극을 증가시켜 상처 봉합을 강화할 수 있음이 보고되었다[45].

2.2 미세전류 자극의 다양한 전기적 파형

직류(DC), 교류(AC), 펄스 전류(PC), 저 강도 직류(LIDC)[46]를 포함하여 파형의 모양과 주기에 따른 다양한 종류의 미세 전류 자극 파형이 제시되었다. 또한 주파수 리듬 전기 변조 시스템(FREMS)은 펄스, 주파수, 지속 시간 및 전압을 변화시키는 전기 자극을 사용하는 경피적 전기 요법의 한 형태이다[47]. 최근에 Fenzian 시스템이라고 불리는 전기 바이오 피드백 장치는 시간이 지남에 따라 펄스 폭이 점차적으로 감소하는 퇴화파(DW)로 나타나는 파형이 급성 피부 상처 치유의 치료에 사용되고 피부 흉터와 관련된 증상을 감소시키는 데 사용되었음을 보고되었다[48, 49].

또한 자극방식에 따라, 미세전류 자극은 정전압, 정전류 자극으로 나눌 수 있다. 전기 자극은 정전압 자극으로, 전극 사이의 전기 저항에 따라 자극 강도에 변화를 일으킬 수 있다

[17, 50, 51, 52]. 이와 반대로, 정전류 자극은 전극 간 저항과 무관하게 일정한 자극 강도를 제공하여 반복 가능한 자극 패턴을 촉진한다[22, 23]. 이를 통해 줄기세포 치료 또는 기타 신호와 결합하여 미세전류를 이용한 전기 자극은 조직 재생을 촉진하는 접근법이 될 수 있음을 시사한다.

3. 미세전류의 조직공학에서의 응용

3.1 미세전류를 이용한 조직 재생

미세전류 자극은 신혈관 형성, 신경 분화, 골 형성 및 조직 공학을 이용한 심장 분화와 같은 여러 분야에 사용가능한 생물물리학적인 자극 인자 중 하나로 사용될 수 있다(표 6.1).

표 6.1 미세전류의 조직공학에서의 응용 사례

Application	Cell culture		Electrical stimulation				Ref
	Cell	Scaffold	Design	Wave-form	Voltage Current	Pulse width Pulse delay	
Angio-genesis	HUVEC cell (ATCC p10)	Matrigel	Ag/Ag Cl electrodes	Biphasic	200 mV/mm	24 h	[17]
Neuro-genesis	Primary mice neural stem cells (NSCs)	3D graphene foams (3D-GFs)	Silver paste and copper tape.	Monophasic	20~30 μA	1~100 ms	[22]
Neuro-genesis	Primary mice cortical neuronal cell	3D collagen culture kit	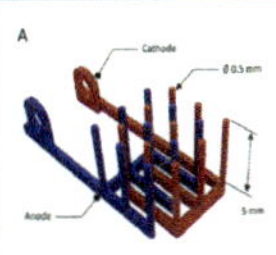	Biphasic	30~40 mV (measured) 1±0.25 mA/cm^2	100 μs, 250 Hz 8 h/day for 3 days	[50]
Osteo-genesis	Dental pulp stem cells	Alpha MEM	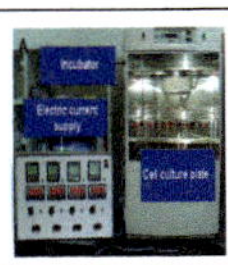	Monophasic	20, 40, 60 μA Optimal : 38 μA	36.82s per day for 1~3 days	[23]
Cardiac	Human iPSCs	in vitro 2D cell culture media	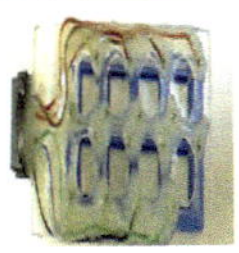	Biphasic	65 mV/mm 200 mV/mm	1 ms, 1 Hz 1.5, 5, 10, 15 min	[51]
Cardiac	D4T endothelial cells (EC) from mouse	Matrigel		Monophasic Biphasic	5 V/cm 2.5 V/cm	1 Hz, 2 ms (Mn.) 1 Hz, 1 ms (Bi.)	[52]

3.1.1 미세전류 자극을 이용한 신혈관 형성

한 연구에 따르면, 신혈관 형성에서 미세전류 자극의 효과가 소개되었다[17]. PCR과 ELISA를 사용하여 200 mV/mm^2 상 DC 미세전류의 자극에 따른 신혈관 형성이 연구되었다. 이 연구에서 미세전류 전기 자극은 신혈관 형성에 관여하는 단백질, 인간 내피 세포에서 VEGF165, VEGF121 및 IL-8의 mRNA 및 단백질 수준을 상향 조절함을 밝혔다. bFGF, TGF-β 및 eNOS를 코딩하는 mRNA가 24 시간 시점에서 DC 미세전류 전기 자극에 영향을 받지 않기 때문에 이러한 mRNA 수준의 상향 조절은 특이적임을 밝힐 수 있었다. VEGF 수용체(VEGFR1 또는 VEGFR2) 신호 전달의 억제는 VEGF 생산을 상당히 감소시켰고 IL-8 생산을 상당한 수준으로 막을 수 있었다. DC 미세전류 전기 자극은 VEGF 수용체에 의해 매개되는 피드백 루프를 통해 혈관 신생에 중요한 일부 성장 인자 및 사이토카인의 생성을 선택적으로 조절할 수 있음이 보고되었다.

3.1.2 미세전류 자극을 이용한 신경 재생

미세전류 자극을 이용한 신경재생을 위한 조직공학 연구도 이루어졌다. 단상 또는 2상 펄스 파형으로 미세전류 자극을 사용하여 신경 재생에 대한 한 연구에서[22], 일련의 1~100 ms 단상 음극 펄스가 10초 간격으로 적용되었으며, 자극 임계 값은 20~30 mA이었다. 살아있는 신경 줄기세포(NSC)의 시간 경과 칼슘 수준은 형광 현미경을 사용하여 이미지화 되었다. 3D-GF에서 분화된 NSC의 형광 수준은 자극 중에 증가하였다. 형광 강도의 상대적 변화는 자극 시간에 따라 제시되었으며, 세포는 전기 자극에 의해 50~60% 이상의 형광 강도가 증가하였음이 보고되었다.

또 다른 연구에서는 2상 파형(biphasic pulse) 미세전류 자극을 이용한 신경 재생에 대하여 그 효과가 연구되었다[50]. 신경 세포는 20 μs간 위상 개방 회로 전위와 3.78 ms 단락(250 Hz)을 갖는 100 μs 펄스의 2상 파형을 사용하여 1±0.25 mA/cm^{2}에서 3일 동안

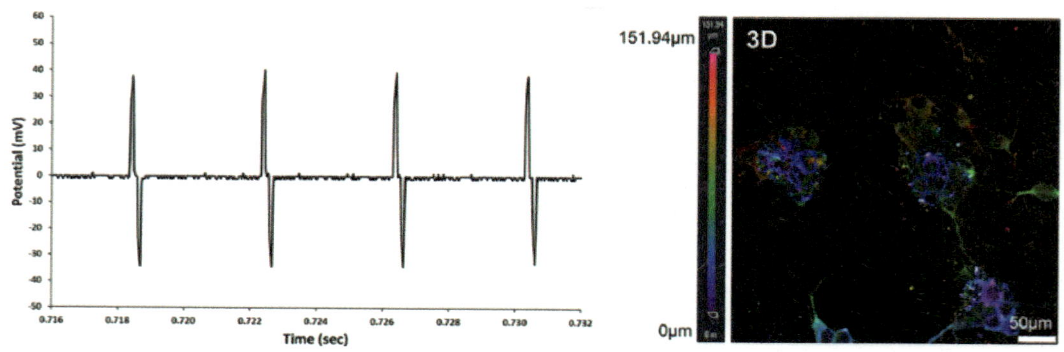

그림 6.3 상 미세 전류를 이용한 3D 콜라겐 배양에서의 신경 줄기세포의 분화에 관한 연구 [50]

24시간 당 8시간 동안 자극되었다(그림 6.3). 시냅스 전 마커인 시냅토피신(synaptophysin) 및 시냅스 후 마커 PSD95의 발현은 2상 미세전류 자극 하에서 상승되었다. 2상 파형의 미세전류 전기 자극은 신경 세포 응집도 또한 개선함을 밝힐 수 있었다.

3.1.3 미세전류 자극을 이용한 골 재생

한 연구에 따르면 미세전류 자극은 단상 파형을 사용하여 골 형성에도 적용이 되었다[23]. 치아 치수줄기세포(DPSC) 증식 및 골 형성에 효과적인 최적의 미세전류 자극의 세기 및 조건이 연구되었다(그림 6.4). 그 결과 38 μA의 미세전류는 다른 조건에 비해 DPSC 증식이 더 높았으며, 대조군에 비해 DPSC의 골 형성도 유의하게 증가함을 밝힐 수 있었다.

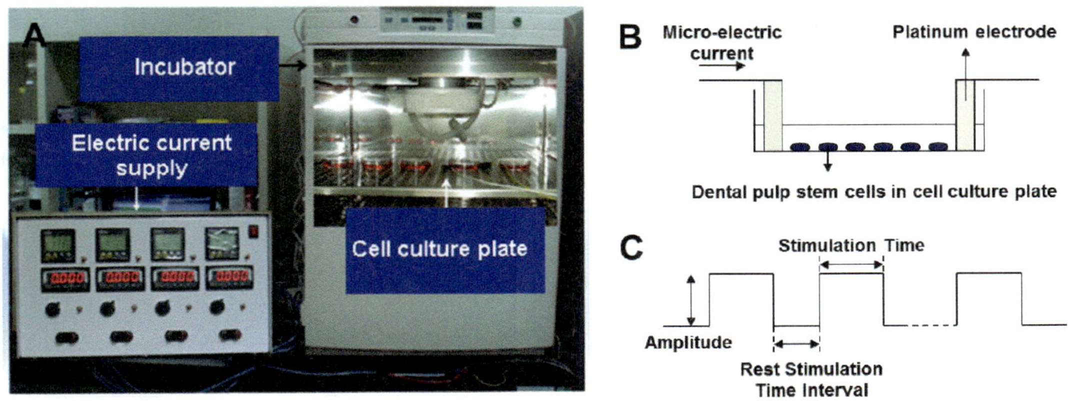

그림 6.4 체외 미세전류 자극 시스템. (a) 시스템 개요, (b) 자극을 전달하는 방법 (c) 전달된 단상 미세전류 자극 펄스[23]

3.1.4 미세전류 자극을 이용한 심장 재생

한 연구에서는 심장 분화를 위하여 단상 및 2상 파형을 사용한 미세 전류 자극의 연구가 수행되었다[51]. 인간 iPSC에 의해 형성된 배아체는 14일 동안 65 mV/mm 또는 200 mV/mm에서 5분 동안 미세전류 전기 자극을 받았다(그림 6.5). 그 결과, 미세전류 자극은 14일 째에 배아체의 비율을 크게 증가시켰다. 또한 미세전류 전기 자극은 또한 ACTC1, TNNT2, MYH7 및 MYL7의 심장 유전자 발현을 크게 증가시킴이 보고되었다.

다른 연구에서는 단상 또는 2상 전기장에 의한 미세전류 자극 후 심장 오가노이드의 자극 정도를 조사하였다[52]. 결과적으로 대칭 2상 사각 펄스를 사용하는 미세전류 자극(2.5 V/cm, 1 Hz, 1 ms)은 전체 진폭 및 지속 시간이 동일한 단상 사각 펄스를 사용하는 미세전류 자극(5 V/cm, 1 Hz, 2 ms) 및 자극이 없는 대조군에 비해 효율적임이 입증되었다.

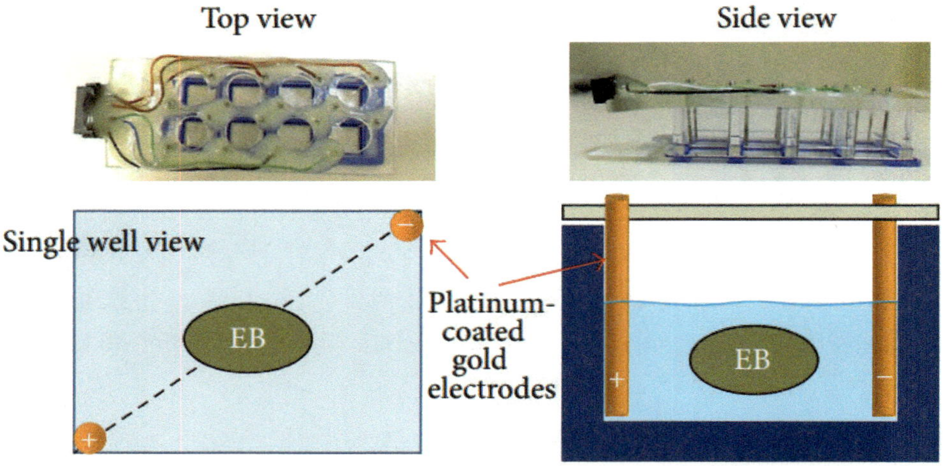

그림 6.5 백금 코팅 금 전극을 사용한 미세전류 전기 자극 방식[51]

2상 미세전류 자극 군에서 가장 높은 세포 밀도와 가장 강한 connexin 43 발현이 도출되었다.

4. 미세전류 자극에 따른 세포 행동의 제어

전기 자극은 많은 세포 내 신호 전달 경로를 활성화 할 수 있으며, 결과적으로 세포 증식, 이동 및 세포 분화에 영향을 미치는 세포 내 미세 환경에 영향을 미칠 수 있다[53]. 한편, 전기 자극은 다른 자극과 시너지 효과를 발휘하여 전체 비용을 절감하고 현재 조직공학 및 재생 의학에서 만연한 일부 문제를 완화할 수 있는 잠재력이 있다. 다음에서는 세포의 이동에 영향을 미치는 미세전류 자극의 관련 메커니즘을 소개하고자 한다.

4.1 미세전류 자극에 따른 액틴 필라멘트 및 인테그린 $\alpha_2\beta_1$의 분극화와 관련된 세포 이동 및 메커니즘

기존 연구에 따르면[29], 인간 진피 섬유아세포를 0, 100, 200, 300 μA의 단상 펄스 미세전류로 8시간 동안 자극하고, 단상 펄스 미세전류 자극 시작 24 시간 후 세포 이동 및 세포 생존력을 측정하였다. 그 결과, 인테그린 $\alpha_2\beta_1$의 분극화 및 라멜리포디아(lamellipodia) 형성은 단상 펄스 미세전류 자극 시작 10분 후 면역 형광 염색에 의해 검출되었다.

음극으로의 이동은 세포 생존력의 변화없이 대조군(P < .01)에서보다 200 μA 단상 펄스 미세전류로 처리 된 세포에서 상당히 높았다. 300 μA 단상 펄스 미세전류 처리는 이동 비율을 변경하지 않았다(그림 6.6 왼쪽). 200 μA의 미세전류 전기 자극은 또한 음극 가장자리에서 인테그린 $\alpha_2 \beta_1$ 분극과 라멜리포디아 형성을 촉진했다(P < .05)(그림 6.6 오른쪽). 결과는 200 μA가 음극으로의 이동을 촉진하는 효과적인 단상 펄스 미세전류 강도임을 보여주었다.

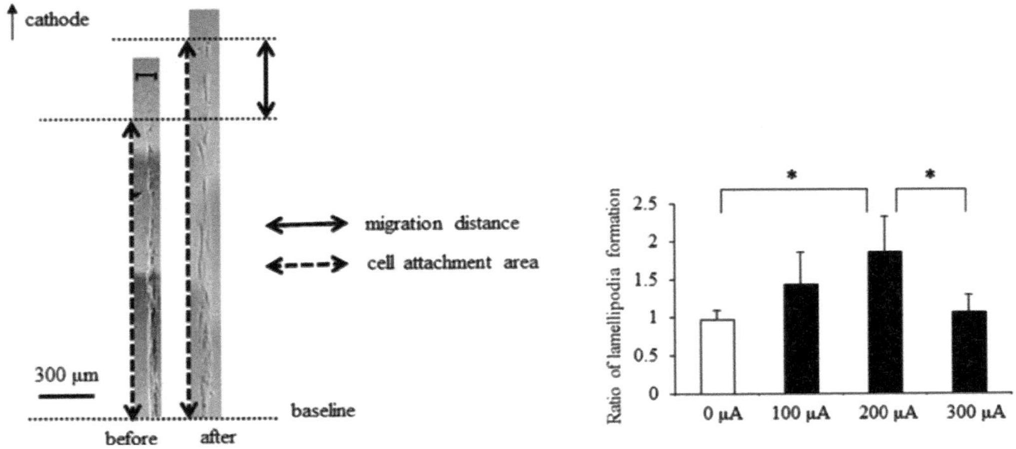

그림 6.6 미세전류 자극에 따른 세포의 부착 영역 이동과 라멜리포디아 형성[29]

4.2 미세전류 자극에 따른 Focal adhesion kinase와 관련된 세포 접착 및 메커니즘

미세전류 전기 자극은 또한 과거 연구에 따르면 세포 접착에 영향을 미침이 보고 되었다[54]. DC 미세전류 전기 자극에서 배양된 세포는 100~200 mV/mm 의 전계 강도에서 비자극된 세포와 비교하여 길이의 신장, 배열 및 향상된 이동 속도를 나타내었다. 미세전류 전기 자극 노출은 시간 의존적 방식으로 Focal adhesion kinase(FAK)의 인산화를 증가시켰으며 MMP-2의 발현 수준을 증가시켰다.

4.3 미세전류 자극에 따른 전압 개폐 나트륨 채널과 관련된 줄기세포의 신혈관 형성 및 메커니즘

한 연구에 따르면[55], VGSC(voltage-gated sodium channel) 발현 및 활성을 표적으로 하는 것은 신혈관 형성을 제어하는 새로운 전략이 될 수 있음이 제시되었다(그림 6.7). 이 메커니즘을 참조하면 미세전류 자극은 전압 게이트 채널의 극성에 영향을 미치고 나트륨

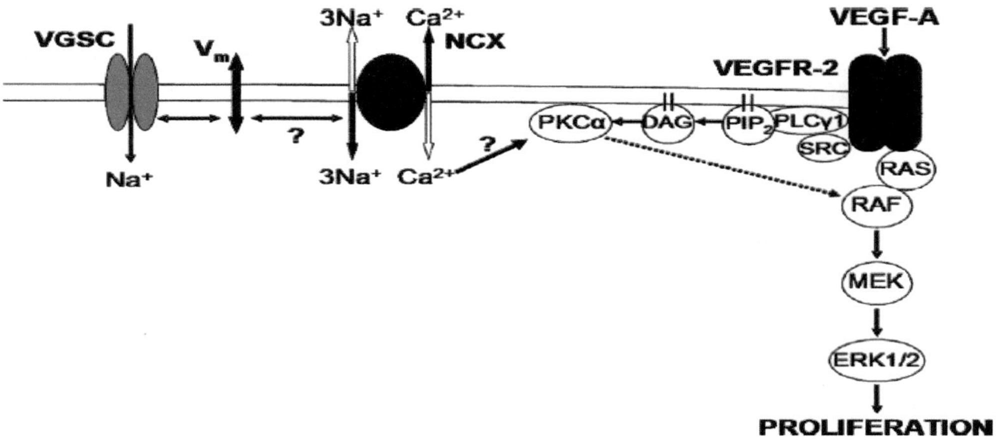

그림 6.7 미세전류 자극에 따른 VEGF HUVEC 신호 전달에서 전압 개폐 나트륨 채널 활동의 역할에 대한 메커니즘 모델[55]

유입을 유도하는 채널을 활성화하여 신혈관 형성을 증대시키는데 기여할 수 있음이 제안되었다.

4.4 미세전류 전달을 위한 전도성 폴리머

전기 전도성 폴리머는 무기 반도체 및 금속과 유사한 전기적 및 광학적 특성을 가진 유기 재료의 한 종류이다. 전기전도 고분자는 트랜지스터, 태양전지 및 배터리 뿐만 아니라 생체 전극 및 바이오센서와 같이 조직공학 분야에 널리 적용된다. 대부분의 금속 재료는 쉽게 산화되고 내구성이 낮을 뿐만 아니라 금속 이온의 방출로 인해 알레르기나 발암이 발생할 수도 있는 문제가 따른다[56]. 전기 화학적으로 합성된 전기 전도성 고분자는 전극과 접착력이 우수하지 않기 때문에 생체적합성이 낮다. 이에 따라 이를 개선하기 위해 금속물질의 표면을 개질하거나 코팅, 생리 활성 및 분자의 공유 화학결합 등 기존의 한계점을 해결하는 효과적인 물질을 찾는데 연구가 많이 진행되고 있다. 그 중 폴리아닐린, 폴리피롤(PPy)과 같은 전도성 고분자가 가능한 후보로 연구가 진행되고 있다[57].

참고문헌

[1] R. Langer, J. Vacanti, Tissue engineering, Sci. (American Assoc. Adv. Sci. 260 (1993) 920–926.

[2] A. Jaklenec, A. Stamp, E. Deweerd, A. Sherwin, R. Langer, Progress in the Tissue Engineering and Stem Cell Industry Are we there yet?, Tissue Eng. Part B. Rev. 18 (2012) 155–166.

[3] Z. Kočí, T. Bořán, P. Krůpa, Š. Kubinová, The Current State of Advanced Therapy Medicinal Products in the Czech Republic, Hum. Gene Ther. Clin. Dev. 29 (2018) 132–147.

[4] N. Almouemen, H.M. Kelly, C. O'Leary, Tissue Engineering : Understanding the Role of Biomaterials and Biophysical Forces on Cell Functionality Through Computational and Structural Biotechnology Analytical Methods, Comput. Struct. Biotechnol. J. 17 (2019) 591–598. https : //doi.org/10.1016/j.csbj.2019.04.008.

[5] B. Cortese, I.E. Palamà, S. D'Amone, G. Gigli, Influence of electrotaxis on cell behaviour, Integr. Biol. (United Kingdom). 6 (2014) 817–830. https : //doi.org/10.1039/c4ib00142g.

[6] S.B. CARTER, Principles of Cell Motility : The Direction of Cell Movement and Cancer Invasion, Nat. 208 (1965) 1183–1187.

[7] N. Li Jeon, H. Baskaran, S.K.W. Dertinger, G.M. Whitesides, L. Van De Water, M. Toner, Neutrophil chemotaxis in linear and complex gradients of interleukin–8 formed in a microfabricated device, Nat. Biotechnol. 20 (2002) 826–830.

[8] J. Kim, D.–H. Kim, K.T. Lim, H. Seonwoo, S.H. Park, Y.–R. Kim, Y. Kim, Y.–H. Choung, P.–H. Choung, J.H. Chung, Charged Nanomatrices as Efficient Platforms for Modulating Cell Adhesion and Shape, Tissue Eng. Part C. Methods. 18 (2012) 913–923.

[9] H.B. Kim, K.Y. Baik, H. Seonwoo, K.–J. Jang, M.C. Lee, P.–H. Choung, J.H. Chung, Effects of pulsing of light on the dentinogenesis of dental pulp stem cells in vitro, Sci. Rep. 8 (2018) 2011–2057.

[10] L. V Beloussov, N.N. Louchinskaia, A.A. Stein, Tension–dependent collective cell movements in the early gastrula ectoderm of Xenopus laevis embryos, Dev. Genes Evol. 210 (2000) 92–104.

[11] K.E. Hammerick, A.W. James, Z. Huang, F.B. Prinz, M.T. Longaker, Pulsed direct current electric fields enhance osteogenesis in adipose-derived stromal cells, Tissue Eng. - Part A. 16 (2010) 917-931. https://doi.org/10.1089/ten.tea.2009.0267.

[12] B. Cortese, G. Gigli, M. Riehle, Mechanical Gradient Cues for Guided Cell Motility and Control of Cell Behavior on Uniform Substrates, Adv. Funct. Mater. 19 (2009) 2961-2968.

[13] N.A. Hale, Y. Yang, P. Rajagopalan, Cell Migration at the Interface of a Dual Chemical-Mechanical Gradient, ACS Appl. Mater. Interfaces. 2 (2010) 2317-2324.

[14] L. Li, Y.H. El-Hayek, B. Liu, Y. Chen, E. Gomez, X. Wu, K. Ning, L. Li, N. Chang, L. Zhang, Z. Wang, X. Hu, Q. Wan, Direct-Current Electrical Field Guides Neuronal Stem/Progenitor Cell Migration, Stem Cells. 26 (2008) 2193-2200. https://doi.org/10.1634/stemcells.2007-1022.

[15] M. Zhao, B. Song, J. Pu, T. Wada, B. Reid, G. Tai, F. Wang, A. Guo, P. Walczysko, Y. Gu, T. Sasaki, A. Suzuki, J. V. Forrester, H.R. Bourne, P.N. Devreotes, C.D. McCaig, J.M. Penninger, Electrical signals control wound healing through phosphatidylinositol-3-OH kinase-γ and PTEN, Nature. 442 (2006) 457-460. https://doi.org/10.1038/nature04925.

[16] M. Zhao, H. Bai, E. Wang, J. V. Forrester, C.D. McCaig, Electrical stimulation directly induces pre-angiogenic responses in vascular endothelial cells by signaling through VEGF receptors, J. Cell Sci. 117 (2004) 397-405. https://doi.org/10.1242/jcs.00868.

[17] H. Bai, J. V. Forrester, M. Zhao, DC electric stimulation upregulates angiogenic factors in endothelial cells through activation of VEGF receptors, Cytokine. 55 (2011) 110-115. https://doi.org/10.1016/j.cyto.2011.03.003.

[18] X. Yan, J. Han, Z. Zhang, J. Wang, Q. Cheng, K. Gao, Y. Ni, Y. Wang, Lung cancer A549 cells migrate directionally in DC electric fields with polarized and activated EGFRs, Bioelectromagnetics. 30 (2009) 29-35.

[19] M.E. Mycielska, M.B.A. Djamgoz, Cellular mechanisms of direct-current electric field effects : Galvanotaxis and metastatic disease, J. Cell Sci. 117 (2004) 1631-1639. https://doi.org/10.1242/jcs.01125.

[20] H.Y. Yang, R.P. Charles, E. Hummler, D.L. Baines, R.R. Isseroff, The epithelial sodium channel mediates the directionality of galvanotaxis in human keratinocytes, J. Cell Sci. 126 (2013) 1942-1951. https://doi.org/10.1242/jcs.113225.

[21] M.L. Hernández-Bule, M.Á. Trillo, A. Úbeda, Molecular mechanisms underlying antiproliferative and differentiating responses of hepatocarcinoma cells to subthermal electric stimulation, PLoS One. 9 (2014) e84636.

[22] N. Li, Q. Zhang, S. Gao, Q. Song, R. Huang, L. Wang, L. Liu, J. Dai, M. Tang, G. Cheng, Three-dimensional graphene foam as a biocompatible and conductive scaffold for neural stem cells, Sci. Rep. 3 (2013) 1-7. https://doi.org/10.1038/srep01604.

[23] A.-L. Im, J. Kim, K. Lim, H. Seonwoo, W. Cho, P.-H. Choung, J.H. Chung, Effects of Micro-Electrical Stimulation on Regulation of Behavior of Electro-Active Stem Cells, J. Biosyst. Eng. 38 (2013) 113-120. https://doi.org/10.5307/jbe.2013.38.2.113.

[24] C.Q. Huang, R.K. Shepherd, P.M. Carter, Electrical stimulation of the auditory nerve : pH changes in vivo and in vitro, in : Proc 20th Aust Neurosci Soc, 1990 : p. 216.

[25] I.S. Kim, J.K. Song, Y.L. Zhang, T.H. Lee, T.H. Cho, Y.M. Song, D.K. Kim, S.J. Kim, S.J. Hwang, Biphasic electric current stimulates proliferation and induces VEGF production in osteoblasts, Biochim. Biophys. Acta - Mol. Cell Res. 1763 (2006) 907-916. https://doi.org/10.1016/j.bbamcr.2006.06.007.

[26] J.H. Kim, H. Choi, M.J. Suh, J.H. Shin, M.H. Hwang, H.M. Lee, Effect of biphasic electrical current stimulation on IL-1β-stimulated annulus fibrosus cells using in vitro microcurrent generating chamber system, Spine (Phila. Pa. 1976). 38 (2013) 1368-1376. https://doi.org/10.1097/BRS.0b013e3182a211e3.

[27] C. Heo, J. Yoo, S. Lee, A. Jo, S. Jung, H. Yoo, Y.H. Lee, M. Suh, The control of neural cell-to-cell interactions through non-contact electrical field stimulation using graphene electrodes, Biomaterials. 32 (2011) 19-27. https://doi.org/10.1016/j.biomaterials.2010.08.095.

[28] A. Pavesi, M. Soncini, A. Zamperone, S. Pietronave, E. Medico, A. Redaelli, M. Prat, G.B. Fiore, Electrical conditioning of adipose-derived stem cells in a multi-chamber culture platform, Biotechnol. Bioeng. 111 (2014) 1452-1463. https://doi.org/10.1002/bit.25201.

[29] M. Uemura, N. Maeshige, Y. Koga, M. Ishikawa-Aoyama, M. Miyoshi, M. Sugimoto, H. Terashi, M. Usami, Monophasic Pulsed 200-μA Current Promotes Galvanotaxis With Polarization of Actin Filament and Integrin $\alpha2\beta1$ in Human Dermal Fibroblasts., Eplasty. 16 (2016) e6.
http://www.ncbi.nlm.nih.gov/pubmed/26819649%0A
http://www.pubmedcentral.nih.gov/articlerender.fcgi?artid=PMC4724796.

[30] H. Aro, A.J. Aho, K. Vaahtoranta, T. Ekfors, Asymmetric biphasic voltage stimulation of the osteotomized rabbit bone, Acta Orthop. 51 (1980) 711–718. https : //doi.org/10.3109/17453678008990865.

[31] J. Folkman, Tumor angiogenesis : therapeutic implications, N. Engl. J. Med. 285 (1971) 1182–1186.

[32] J.J. Lysiak, P.K. Kavoussi, R.T. Ellati, W.D. Steers, B.H. Annex, Angiogenesis Therapy for the Treatment of Erectile Dysfunction, J. Sex. Med. 7 (2010) 2554–2563. https : //doi.org/https : //doi.org/10.1111/j.1743-6109.2010.01830.x.

[33] J.K. Ryu, C.H. Cho, H.Y. Shin, S.U. Song, S.M. Oh, M. Lee, S. Piao, J.Y. Han, I.H. Kim, G.Y. Koh, J.K. Suh, Combined angiopoietin–1 and vascular endothelial growth factor gene transfer restores cavernous angiogenesis and erectile function in a rat model of hypercholesterolemia, Mol. Ther. 13 (2006) 705–715. https : //doi.org/10.1016/j.ymthe.2005.10.016.

[34] X.Y. Wang, C.L. Liu, S.D. Li, Y. Xu, P. Chen, Y. Liu, Q. Ding, W. Wahafu, B.F. Hong, M.H. Yang, Hypoxia precondition promotes adipose–derived mesenchymal stem cells based repair of diabetic erectile dysfunction via augmenting angiogenesis and neuroprotection, PLoS One. 10 (2015) 1–18. https : //doi.org/10.1371/journal.pone.0118951.

[35] W.J. Bae, G.Q. Zhu, S.M. Kang, H.J. Cho, U.S. Ha, S.H. Hong, J.Y. Lee, S.W. Kim, Pd49–01 Efficient Promotion of Autophagy and Angiogenesis Using Mesenchymal Stem Cells Therapy Enhanced By the Low–Energy Shockwaves in the Treatment of Erectile Dysfunction, J. Urol. 199 (2018). https : //doi.org/10.1016/j.juro.2018.02.2317.

[36] P. Davis, Microcurrent, A Mod. Healthc. Modality. Rehab Ther Prod Rev. 10 (1992) 62–66.

[37] J. Mercola, D. Kirsch, The basis for microcurrent electrical therapy in conventional medical practice, J. Adv. Med. 8 (1995) 107–120.

[38] M.D. NGOK CHENG, H. van HOOF, E. Bockx, M.J. Hoogmartens, J.C. Mulier, F.J. De Ducker, W.M. Sansen, W. DE LOECKER, The effects of electric currents on ATP generation, protein synthesis, and membrane transport in rat skin, Clin Orthop Relat Res. 171 (1982) 264–272.

[39] S. Ud–Din, A. Bayat, Electrical Stimulation and Cutaneous Wound Healing : A Review of Clinical Evidence, Healthcare. 2 (2014) 445–467. https : //doi.org/10.3390/healthcare2040445.

[40] K.A. Gagnier, N.L. Manix, L.L. Baker, S. Rubayi, THE EFFECTS OF ELECTRICAL-STIMULATION ON CUTANEOUS OXYGEN-SUPPLY IN PARAPLEGICS, in : Phys. Ther., AMER PHYS THER ASSN 1111 N FAIRFAX ST, ALEXANDRIA, VA 22314, 1988 : p. 835.

[41] S. Young, S. Hampton, M. Tadej, Study to evaluate the effect of low-intensity pulsed electrical currents on levels of oedema in chronic non-healing wounds, J. Wound Care. 20 (2011) 368-373.

[42] M. Rouabhia, H. Park, S. Meng, H. Derbali, Z. Zhang, Electrical stimulation promotes wound healing by enhancing dermal fibroblast activity and promoting myofibroblast transdifferentiation, PLoS One. 8 (2013) e71660.

[43] O.M. Alvarez, P.M. Mertz, R. V Smerbeck, W.H. Eaglstein, The healing of superficial skin wounds is stimulated by external electrical current, J. Invest. Dermatol. 81 (1983) 144-148.

[44] G.J. Bourguignon, L.Y.W. Bourguignon, Electric stimulation of protein and DNA synthesis in human fibroblasts, FASEB J. 1 (1987) 398-402.

[45] C.A.L. Bassett, The effect of electrostatic fields on macromolecular synthesis by fibroblasts in vitro, J Cell Biol. 39 (1968) 9.

[46] D. Stillings, A survey of the history of electrical stimulation for pain to 1900., Med. Instrum. 9 (1975) 255.

[47] S.F. Wainapel, Electrotherapy for acceleration of wound healing : low intensity direct current, Arch Phys Med Rehabil 19S5. 66 (1985) 443-446.

[48] A. Sebastian, F. Syed, D. Perry, V. Balamurugan, J. Colthurst, I.H. Chaudhry, A. Bayat, Acceleration of cutaneous healing by electrical stimulation : Degenerate electrical waveform down-regulates inflammation, up-regulates angiogenesis and advances remodeling in temporal punch biopsies in a human volunteer study, Wound Repair Regen. 19 (2011) 693-708.

[49] A. Sebastian, F. Syed, D.A. McGrouther, J. Colthurst, R. Paus, A. Bayat, A novel in vitro assay for electrophysiological research on human skin fibroblasts : Degenerate electrical waves downregulate collagen I expression in keloid fibroblasts, Exp. Dermatol. 20 (2011) 64-68.

[50] Q. Zhang, S. Beirne, K. Shu, D. Esrafilzadeh, X.F. Huang, G.G. Wallace, Electrical Stimulation with a Conductive Polymer Promotes Neurite Outgrowth and Synaptogenesis in Primary Cortical Neurons, Sci. Rep. 8 (2018) 1-10. https : //doi.org/10.1038/s41598-018-27784-5.

[51] D. Hernández, R. Millard, P. Sivakumaran, R.C.B. Wong, D.E. Crombie, A.W. Hewitt, H. Liang, S.S.C. Hung, A. Pébay, R.K. Shepherd, G.J. Dusting, S.Y.

Lim, Electrical stimulation promotes cardiac differentiation of human induced pluripotent stem cells, Stem Cells Int. 2016 (2016). https : //doi.org/10.1155/2016/1718041.

[52] L.L.Y. Chiu, R.K. Iyer, J.P. King, M. Radisic, Biphasic electrical field stimulation aids in tissue engineering of multicell-type cardiac organoids, Tissue Eng. - Part A. 17 (2011) 1465-1475. https : //doi.org/10.1089/ten.tea.2007.0244.

[53] C. Chen, X. Bai, Y. Ding, I.S. Lee, Electrical stimulation as a novel tool for regulating cell behavior in tissue engineering, Biomater. Res. 23 (2019) 1-12. https : //doi.org/10.1186/s40824-019-0176-8.

[54] J. Zhang, R. Ren, X. Luo, P. Fan, X. Liu, S. Liang, L. Ma, P. Yu, H. Bai, A small physiological electric field mediated responses of extravillous trophoblasts derived from HTR8/SVneo cells : Involvement of activation of focal adhesion kinase signaling, PLoS One. 9 (2014) 1-9. https : //doi.org/10.1371/journal.pone.0092252.

[55] P. Andrikopoulos, S.P. Fraser, L. Patterson, Z. Ahmad, H. Burcu, D. Ottaviani, J.K.J. Diss, C. Box, S.A. Eccles, M.B.A. Djamgoz, Angiogenic functions of voltage-gated Na+ channels in human endothelial cells : Modulation of vascular endothelial growth factor (VEGF) signaling, J. Biol. Chem. 286 (2011) 16846-16860. https : //doi.org/10.1074/jbc.M110.187559.

[56] Nazeer, M.A., E. Yilgör, and I. Yilgör, Intercalated chitosan/hydroxyapatite nanocomposites : Promising materials for bone tissue engineering applications. Carbohydrate polymers, 2017. 175 : p. 38-46.

[57] Chen, F.-M. and X. Liu, Advancing biomaterials of human origin for tissue engineering. Progress in polymer science, 2016. 53 : p. 86-168.

제 7 장

초음파 자극기술

선우훈·조은비·임기택·정종훈

1. 서론

의학에서 초음파의 치료적 적용은 수십년 동안 이용되어 왔다. 초음파는 물리 치료의 도구, 신장 결석 파괴를 위한 쇄석술, 종양 치료의 조직 절제를 위한 고강도 집속 초음파의 형태 및 수술 도구, 약물 전달, 유전자 전달 및 혈전 용해 도구로 사용되었다. 일례로, 초음파 트리거 요법은 초음파 조영제(ultrasound contrast agent, UCA)의 도움으로 표적 위치에 약물 또는 유전자를 전달하고 줄기세포 유도를 촉진하고 혈액-뇌 장벽(blood brain barrier, BBB) 개방 등을 하는데 사용할 수 있는 다기능 접근 방식이다. 고강도 집속 초음파(high-intensity focused ultrasound, HIFU)는 초음파만으로 종양의 열절제를 위한 비침습적 치료 방법이 될 수 있으며, 저주파 집속 초음파(low-intensity focused ultrasound, LIFU)는 골절 복구를 촉진할 수 있다. 초음파는 초음파 증감제를 통해 초음파 역학 요법(sono dynamic therapy, SDT)으로 이용될 수 있는데 초음파 역학 요법의 메커니즘이 명확하게 밝혀진 것은 아니나 항암 치료에 널리 사용되는 유망한 치료법이라 할 수 있다.

현재의 질병 치료, 화학 요법, 유전자 또는 세포 치료와 같은 주요 치료 방법과 비교할 때 초음파 요법은 표적 조직에만 초음파 에너지를 집중시키고 생체 독성은 감소시킬 수 있다. 실시간 반영이 가능하고 휴대성이 높으며, 비침습적이라는 장점으로 인해 초음파 촬영은 가장 널리 사용되는 방법 중 하나이다. 초음파의 또 다른 우수한 특징은 빛보다 더 깊이 조직에 투과할 수 있다는 것이며, 더 나은 치료를 위해 많은 기존 방법과 결합이 쉽다는 점이다. 지금부터는 초음파가 세포 혹은 체내에 미치는 영향에 대해 간략히 소개하고, 초음파를 이용한 다양한 치료방법에 대해 소개하려 한다.

2. 초음파 매개 표적 전달의 주요 메커니즘

2.1 공동현상(cavitation)

공동현상은 초음파에 노출된 부분에 가스로 채워진 기포가 생기는 일련의 복잡한 현상이며, 표적 전달을 촉진하는 주요 원인으로 여겨진다[1]. 공동현상은 마이크로 버블(micro bubble, MB)의 반응에 따라 안정 공동현상과 관성 공동현상으로 나눌 수 있다(그림 7.1). 안정 공동현상은 잔여 초음파에 의해 유도되는 반복적인 수축 및 확장을 말하는데[2], 이온 채널 및 수용체 자극을 유발하며 세포 투과성 및 활동 전위에 잠재적인 2차 영향을 미칠 수 있다[3]. 관성 공동현상은 초음파가 고압 진폭일 때 발생하며, 고에너지 초음파로 인해 마이크로 버블이 붕괴되고 충격파, 마이크로파 등의 일련의 물리적인 효과가 생성된다[4].

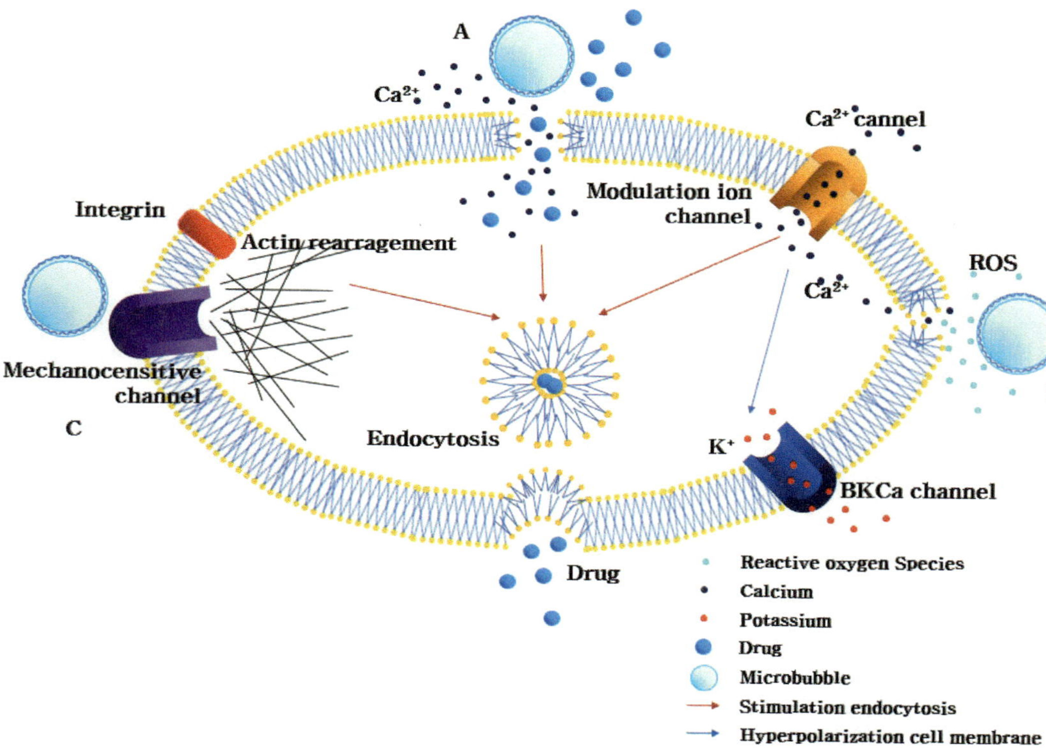

그림 7.1 안정적이고 관성적인 공동 UCA의 생물학적 효과. (A) 안정적이고 관성적인 공동 UCA의 물리적 효과로 인해 가역적인 기공이 형성되고 약물과 칼슘의 유입을 허용한다. (B) 공동현상 중에 생성된 활성산소(ROS)에 의해 매개되는 칼슘 유입은 칼슘 활성화 칼륨 채널(BKCa 채널)을 통한 칼륨 유출에 의해 과도하게 보상되어 세포막의 과분극을 초래한다. (C) UCA를 안정적으로 공동화하여 생성된 마이크로 스트리밍과 해당 전단 응력은 세포막을 변형시킬 수 있으며 세포 골격 재배열과 막 장력의 차이로 이어질 수 있다.

2.2 열 효과(thermal effect)

초음파가 조직을 통과하면 에너지의 일부가 흡수되어 열로 전달되는데[5], 국소부위 열 발생은 주변 조직과 세포에 생물학적 효과를 유발할 수 있다. 집중 초음파를 사용할 때 깊은 곳에 있는 조직에서 고열이 발생할 수 있으며[6], 열 효과는 조직 관류와 모세관 구멍 크기를 증가시켜 약물이나 유전자 운반체의 유입을 촉진한다[7]. 집중 초음파는 가벼운 고열이 유도됨에 따라 온도에 민감한 담체로부터 표적 약물 방출을 향상시키는 능력이 있다[8].

2.3 음향 복사력(acoustic radiation force, ARF)

음향 복사력(ARF)은 1차 및 2차 복사력으로 나눌 수 있는데[9], 1차 복사력은 파동 전파 방향으로 혈관으로부터 약물 및 유전자 운반체 유출을 개선할 수 있으며 2차 복사력은 개별 기포 사이의 진동, 상호작용 및 응집을 증가시킨다[10]. 이로 인해 펄스형 고강도 집속 초음파에 의해 생성된 복사력은 리포솜 독소루비신(DOX)[11], 조영제[12] 및 naked DNA[13]의 전달을 선택적으로 촉진할 수 있다.

3. 초음파의 생물학적 효과

3.1 공동현상(cavitation)

3.1.1 세포막

세포막은 원형질막으로 이뤄져 있는데, 세포의 내부 및 외부 환경을 분리하는 장벽이다. 그러나 초음파 처리에 사용되는 초음파 조영제는 세포막에 일시적이고 가역적인 구멍을 생성하여 세포막을 통해 세포로 들어오는 세포 외 물질에 대한 통로를 제공한다[14]. 1999년 초 Tachibana 외 연구진은 주사 전자 현미경(SEM)으로 마이크로 버블을 일으키는 초음파 처리 후 세포막이 다공성 변화를 겪는 것을 관찰했다. 또한 초음파는 세포벽의 투과성에 영향을 주어 세포 외 물질의 흡수를 높일 수 있다[15]. 이는 마이크로 버블과 결합된 초음파 또는 초음파가 세포 외 물질의 세포로의 유입을 촉진하기 위해 초음파천공법(sonoporation)을 통해 세포막의 투과성을 향상시키는 것으로 확인되었다[16, 17].

3.1.2 세포주기

세포주기는 마지막 세포 분열의 끝에서 다음 끝까지 지속되는 세포 활동의 기본 과정이다. 초음파는 세포 기관을 통해 세포주기에 약간의 영향을 미치는데, 이는 각 세포주기별로 다양한 반응으로 나타날 수 있다. Zhong 외 연구진은 마이크로 버블과 결합된 초음파를 처리한 후 S기에 세포 사멸 세포가 증가하고 세포가 감소하는 것으로 나타났으며, 초음파 조사 강도를 높인 경우에도 유사한 결과가 관찰되었다[14]. 이는 세포 생존력에 영향을 미치는 지나치게 강한 초음파 강도를 피해 적절한 초음파 매개 변수를 선택할 필요가 있음을 암시한다.

3.1.3 세포자멸사(Apoptosis)

세포자멸사는 유전자 제어를 통해 활성화되는 세포 사멸이다. 세포자멸사가 발생하면 세포는 상당한 형태학적 변화를 보이나 염증은 유발하지 않는다[18]. 이 과정은 유기체의 정상적인 발달과 정상적인 생리적 기능의 유지에 중요하며 질병의 원인으로 작용하기도 한다. 최근에는 진단 및 치료에 마이크로 버블과 결합된 초음파 또는 초음파의 광범위한 적용으로 암세포 등을 사멸시키는 연구도 증가하고 있다. 많은 연구자들이 초음파로 유도된 세포 사멸의 메커니즘과 조직 손상을 줄이는 동시에 최상의 치료 효과를 달성하기 위한 매개 변수의 최적화에 대해 다양한 연구를 수행한다.

3.2 혈액-뇌 장벽을 여는 초음파

혈관과 중추 신경계(CNS) 사이의 복잡한 생물학적 인터페이스인 혈액-뇌 장벽은 모세혈관 내피 세포, 혈관 주위 세포, 성상세포 및 소교세포에 의해 형성된 특수 시스템이다[19]. 내피 세포는 오클루딘, 클라우딘, 접합 부착 분자와 같은 다양한 효소로 구성된 밀착접합으로 연결되어 있기 때문에 혈액-뇌 장벽은 미세 환경의 균형을 조절하고 특정물질을 투과시킬 수 있다[20, 21]. 혈액-뇌 장벽은 정적 장벽일 뿐만 아니라 여러 효소, 수용체 및 수송체를 발현하는 동적 구조이기도 하며[22], 이러한 물질의 도움으로 혈액-뇌 장벽은 독소, 병원체, 이온 불균형 및 면역 세포로부터 신경 조직을 보호할 수 있다. 그러나 이 첫 번째 뇌 방어선은 또한 치료제의 전달을 방해하여 신경계 질환 치료를 방해하기도 한다.[23]. 신경 장애에 대한 현재 치료의 효능을 개선하기 위해 혈액-뇌 장벽 투과성을 높이기 위한 다양한 접근법이 탐색되고 있는데, 초음파 기술은 다른 방법에 비해 독보적인 우위를 보여주고 있다. 초음파 조영제, 특히 마이크로 버블, 나노버블 및 나노드롭은 초음파 노출 시 공동현상의 핵 역할을 하면서 이로 인해 운동 에너지를 발생시킬 수 있다. 있다. 이로 인해 집중 초음파는 초음파 조영제의 도움으로 혈액-뇌 장벽의 일시적이고 가역적인 파괴를

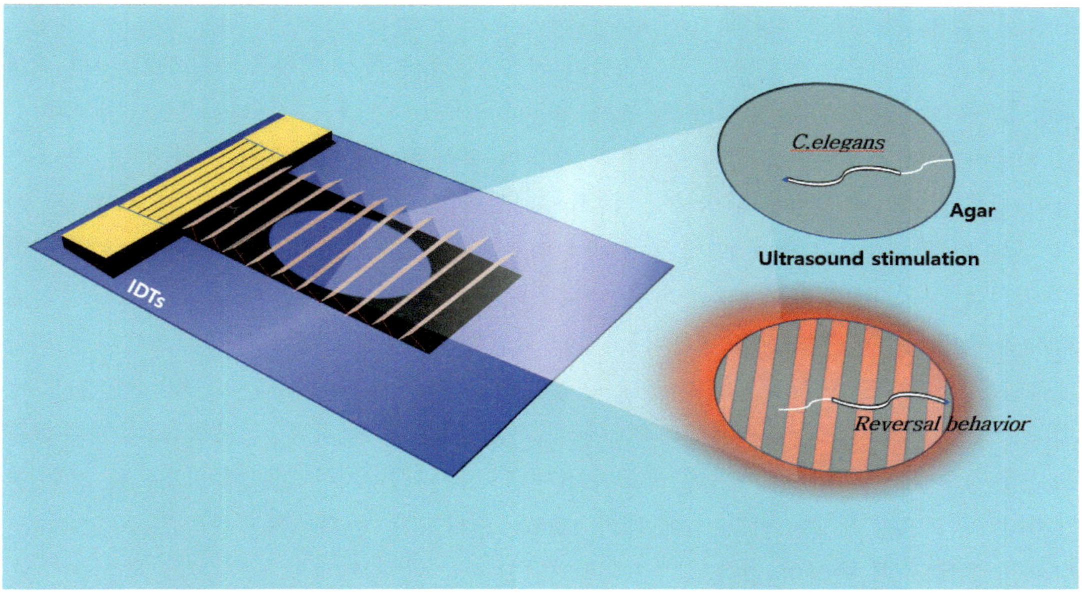

그림 7.2 초음파 신경 변조 칩의 도식과 단일 단파 초음파(28.11 MHz 주파수, 6.40 ms 펄스 지속 시간 및 5 W 전기 입력 전력)의 초음파 자극에 의해 유발된 C.elegans의 반전 동작

일으켜 약물, 유전자, 단백질 및 세포의 침투를 가능하게 한다[24-36]. 이 방법을 사용할 때 표적 치료제를 전달하고 치료 중 온도 변화를 정확하게 모니터링하기 위해 자기 공명 영상(MRI)이 집중 초음파와 함께 사용되기도 하는데, 공명 영상 및 집중 초음파에 반응할 수 있는 이중 표적 운반체로 개선된 초음파 조영제는 이 치료의 효능을 높이고 진단 및 치료 목적을 모두 달성하기 위한 솔루션을 제공할 수 있다[37, 38].

4. 초음파가 생체에 미치는 영향

4.1 폐

폐와 같이 자연적으로 가스를 포함하는 조직은 초음파 노출의 생물학적 영향에 더 민감하다. 초음파가 폐 표면에 미치는 영향에 대한 이유는 아직 완전히 밝혀지지 않았다. 다만 폐와 장에 가스가 있으면 공동현상의 결과로 인접한 연조직에 기계적 외상을 입히는 것으로 보여진다[71, 72]. 초음파의 열적, 기계적 또는 공동 현상 효과로 인해 발생하는 것으로 보여진다. 이는 초음파의 빈도[75, 85], 펄스 지속 기간[75, 86, 87], 펄스 빈도수[75, 88] 및 노출 지속 시간[71, 88]의 함수로 나타낼 수 있으며, 공동현상 관련 생체효과는 펄스 빈도

수에 더 많이 의존하는 것으로 보여진다[75, 85].

포유류의 폐에 진단 초음파의 공동현상이 일으키는 생물학적 영향을 탐구하기 위해 쥐의 폐를 4.0 MHz(쥐의 폐 손상 임계값) 펄스 초음파에 노출시켰다. 그런 다음 30 MHz 주파수를 활용하는 활성 공동현상 감지 방식을 사용하여 펄스형 진단 초음파에서 발생하는 공동현상이 생체에 미치는 영향을 확인하였다[73]. 그 결과, 초음파 공동현상으로 인해 생기는 폐의 미세 혈관 손상으로 인해 모세 혈관에서 폐포 공간으로 적혈구가 유출되는 것을 확인할 수 있었다[74]. 이 적혈구 유출은 5 분 내로 가역적으로 회복되기는 했으나 펄스 초음파에 폐가 노출되면 유해한 영향을 미친다는 것을 확인할 수 있는 사례였다[74]. 초음파에 의한 폐출혈은 생쥐[75, 77, 78, 79, 80, 81, 89, 88, 85]뿐만 아니라 쥐[90, 88, 86, 87, 91], 토끼[82, 83] 및 돼지[92, 82, 86, 87, 83]에서도 보고되었다. 이처럼, 동물의 폐에 초음파를 조사할 경우 폐 손상이 폐 표면에 국소적인 병변으로 나타나지만 인간에게 적용할 경우 현재까지 성인 또는 신생아 폐 손상에 대한 보고는 없다[93]. 현재, 수술 중 식도를 초음파로 검사한 후에도 폐 손상이 없다고 보고되고 있다.

4.2 장

장도 폐와 마찬가지로 많은 양의 기체가 존재하는데, 초음파가 장내 기체와 같은 매체를 통해 전달되면 광범위한 범위에서 공동현상을 발생시킬 수 있다[94]. 공동현상 관련 손상은 폐보다 미세 기포가 있는 장과 미세 혈관 구조에서 더 확실하게 나타난다[94]. 초음파가 장에 미치는 영향의 기초가 되는 메커니즘으로 공동현상을 보여주는 추가 증거는 초음파 조영제를 사용한 연구에서 찾을 수 있다. 장내 혈관계가 초음파 조영제로 채워진 후 초음파에 노출되었을 때 쥐의 장 출혈 영역이 크게 증가했는데, 이는 장 손상에 대한 초음파 영향은 빈도가 증가하고 주파수가 감소함에 따라 증가하는 것을 보여준다[101,102,103,104]. 음압에 대한 미세 기포의 반응은 양압에 대한 반응보다 큰데, 미세 기포의 존재하에 체내 결석을 파괴하는 쇄석 초음파의 음압에 노출된 쥐의 장에서 양압에 의해 노출된 것보다 더 많은 손상이 관찰되었다[105]. Lehmann과 Herrick(1953)[106]은 장 벽의 혈관 손상을 관찰했고, Dalecki[95, 96, 97]은 펄스 초음파에 노출된 쥐의 여러 복부 부위에서 출혈이 발생하는 것을 관찰하였다. 또한 초음파를 낮은 빈도로 줄 때 높은 빈도로 줄 때보다 출혈을 더 많이 발생시켰다. 또한, 쥐의 가스 함유도가 높은 장에서 함유도가 낮은 장에 비해 매우 광범위한 출혈이 발생하는 것을 관찰함으로써 장 내 가스체 활성화가 출혈에 매우 큰 영향을 미치는 것을 확인할 수 있었다[72]. 장내 점상 출혈은 Miller와 Gies[101, 102, 103]에 의해 관찰되는데, 장이 높은 온도에서 펄스형 초음파에 노출되면 국소 출혈을 넘어서 점상 출혈을 일으킬 수 있다. 펄스형 초음파 노출 빈도가 증가할수록 점상출혈이 커졌으며, 초음파 조영제를 적용했을 때 점상출혈의 크기 및 수가 증가하는 것을 확인할 수 있었다. Stanton(2001)[107]은 소장의 은막에서 상피 세포의 세포주기에 대한 진단 초음파의 효과를 보고했다. 전방 복부가 초음파에 노출된 성체 쥐 장의 말단 부분에 대한 조직학적 검사에서 세포분열을 일으키는 세포의 수는 노출 후 4~5 시간 동안 현저히 감소하고 세포 사멸을 일으키는 세포 수가 유의하게 증가한 것으로 나타났다[107]. 결과적으로, 초음파 관련 장 손상은 공동현상에 의한 메커니즘이 주요 원인이 되는 것으로 나타났다.

4.3 비뇨계통

비뇨계통에서는 초음파 쇄석술을 요로 결석 또는 신장 결석에 대한 임상 치료에 적용해 이 질병의 비침습적 치료에 혁명을 일으켰다. 쇄석술 절차 동안, 신장 돌의 부위에서 고압 초음파의 짧은 펄스를 사용할 때 높은 진폭의 음향 펄스가 발생한다. 쇄석술에 의해 발생하는 충격파는 약 5 μs의 짧은 펄스파로, 30~110 MPa 사이에서 변화하는 피크 양압이 거의 순간적으로 발생하고 그 후 1 μs 이내에 0으로 떨어진 후 −5~−15 MPa의 음압이 발생하는데, 이렇게 파형이 짧은 시간 내에 급격히 바뀌는 것을 쇼크라고 한다. 이때 발생하는 음압은 석재 파괴에 중요한 공동현상 기포를 발생시킨다[108].

쇄석술에 의해 유도된 공동현상은 개별적인 기포가 아니라 여러개의 기포가 뭉쳐서 작용하며, 기포가 일관성 있게 붕괴될 때 파괴력이 발생하게 된다[109, 110, 111]. 최소 용량의 충격파를 받은 거의 모든 환자는 어떤 형태로든 조직 외상을 경험하는데, 일부 환자는 모세혈관 손상 및 신장 외부 출혈을 포함한 심각하고 치명적인 부작용을 경험할 수 있다[112, 113]. 이러한 부작용의 임상적 의미는 아직 조사 중에 있는데, 조직 손상을 일으키는 주요 원인으로는 전단응력 및 공동현상이 지목된다. 초음파 쇄석술에서 공동현상은 혈관 내 손상을 일으키고 신장과 같은 기관에 기계적 손상을 일으킬 가능성이 높다. 뿐만 아니라, 신장 결석에 대한 체외 충격파 쇄석술 후 심한 전신 화상[114]이나 시술 부위에 2도 화상[115]이 자주 보고되며, 일부 환자는 또한 통증, 구토 및 피부 상처와 같은 수술 후 부작용에 시달리기도 한다.

초음파 쇄석술 시 공동현상이 감소하거나 제거되면 체외 세포 및 체내 조직에 대한 손상이 상당히 줄어든다[116, 117]. 공동현상 시 기포가 생겼다 무너지는 시간은 결석 외에 초음파가 생기는 영역에서는 약 300 μs, 결석 표면에서는 약 600 μs인데[118], 최근에는 초음파 쇄석술 시 첫 번째 펄스에 의해 생성된 공동현상 기포를 두 번째 펄스에 의해 파괴할 수 있다는 것이 밝혀졌는데, 이는 초음파 쇄석술 시 조직손상을 줄이는데 상당히 기여할 것으로 보인다[119, 120].

4.4 심장

심장박동은 단일 고진폭 펄스에 영향을 받을 수 있는데, 이로 인해 심장이 쇄석 초음파에 노출되면 조기 심실 수축을 일으킬 수 있다[121, 122]. 조기 심실 수축을 생성하는데 필요한 임계값은 임상 쇄석술에 적용되는 압력 진폭(양압 30~110 MPa 및 음압 -5~-15 MPa)보다 작아 조기 심실 수축이 거의 무조건 일어날 수 있어 쇄석술 중 초음파가 심장 박동에 영향을 주지 않게 하기 위해 쇄석 초음파의 주파수는 심전도와 동기화시켜 주게 된다[94]. 조기 수축을 일으키려면 긴 초음파 펄스 지속 시간과 고압 진폭이 필요한데, 이는 진단용 초음파의 노출 특성과는 상이하므로 진단 초음파 영상 중에 조기 심실 수축이 잘 발생하지 않는다. 초음파가 조기 심실 수축에 미치는 임계값은 초음파 조영제를 처리하고 펄스 지속 시간이 짧을 때 상당히 낮아진다[123, 124, 125, 126]. 그 결과, 혈액에 초음파 조영제가 있고 진단용 초음파에 노출된 사람에게서 조기 심실 수축이 보고되었다. 실험 동물에서 이러한 효과에 대한 임계 조건은 1 MHz 초음파의 10 μs 펄스와 ±1 MPa 정도의 최대 압력 진폭이다[123, 124]. 초음파 조영제가 있는 상태에서 초음파에 노출된 심장에서도 미세 혈관 손상이 보고되었지만 부정맥 발생과의 연관성은 찾을 수 없었다[124, 126].

초음파가 심장에 미치는 또다른 생체 효과는 심장 수축인데, 이는 고진폭 초음파(약 1 MPa의 최고 양압)의 단일 펄스에 의해 생성되는 방사선력이 원인으로 알려져 있다[77, 78, 79, 80, 81]. 이는 강한 초음파를 개구리에 실험했을 때 초음파의 직접적인 대동맥 압력 효과가 심장에 가해지는 방사선력의 크기와 관련이 있다는 것을 통해 알 수 있었다.

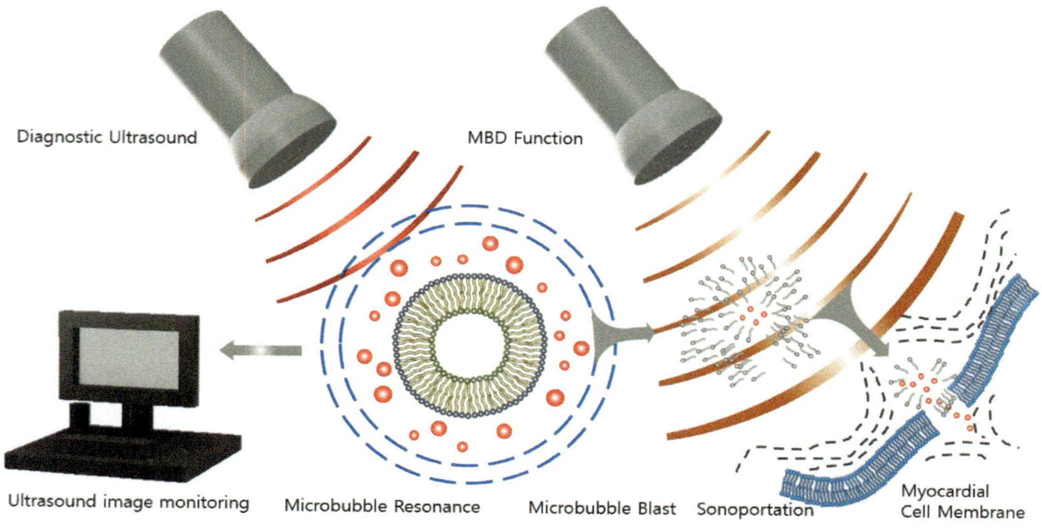

그림 7.3 실시간 이미징 전략으로 심근에서 bFGF 전달을 위한 초음파 표적 마이크로버블 파괴 기법의 개략도

4.5 뼈

저강도 펄스 초음파는 골절 치유에 좋은 효과를 보인다[128]. 이는 저강도 초음파가 특히 골절과 관련된 부상 후 조직 복구 속도를 증가시키기 때문인데[129, 130], 초음파가 골조직 복구를 일으킬 수 있는 이유에 대해서는 아직까지 명확히 규명되어 있지 않다. 물리 치료, 고열 치료 및 최대 출력 전력에서 뼈조직이 초음파 펄스에 노출될 때 고도로 신경이 분포된 골막의 가열로 통증을 유발하게 된다. 초음파 노출 중에 실험 동물의 두개골 뼈에서 생물학적 온도 상승(>2℃)이 기록되었고[93], Smith[131] 등(2001)은 열 절제 요법에서 고강도 초음파에 노출되면 골세포 손상과 열 괴사를 유발할 수 있다고 보고했다. 이러한 이유로 고강도 초음파는 뼈 재생에 잘 쓰이지 않고 매우 낮은 강도의 초음파가 뼈 재생에 가장 좋은 효과를 보여 골절 치료에 사용된다[132]. 이러한 영향은 적용되는 조직의 강도에 따라 열 축적이 달라지는 비열성 메커니즘 때문인데[93], 작은 온도 상승일지라도 온도에 매우 민감한 것으로 보고된 MMP-1과 같은 일부 효소에 영향을 미칠 수 있기 때문이다[135,136].

뼈 재생 자극 뒤의 생물물리학적 과정은 아직 많이 알려지지 않았으나 여러 연구에서 저강도 초음파가 세포막 투과성에 영향을 미치고[137, 138, 139, 140, 141, 142, 143, 144, 145, 146, 147, 148] 정수압을 증가시키거나 미세 운동의 기계적 자극을 유도[149]하여 골절 치유를 가속화 할 수 있다고 보고하고 있다. 인체적용과는 반대로 고강도 초음파를 동물에 적용할 때 캘러스 형성을 일으키고 토끼 요골[150, 151], 경골[152] 및 기니피그 척골[153]의 골절 치유를 가속화시키는데, 대조군에 비해 새로운 뼈 형성이 36% 증가하고 비틀림 강성이 80% 증가함을 보고했다[133].

4.6 미세 혈관, 혈관 및 체액

초음파 진단 시 초음파 조영제가 존재하면 혈액 세포의 파열 또는 파괴가 일어난다고 동물을 대상으로 한 생체 내 연구에서 보고되었다[154]. 태아의 적혈구는 조영제가 존재할 때 초음파에 의해 용해되기 쉽다[155,156]. 하지만 초음파 조영제를 처리하지 않은 포유류에서는 이러한 현상은 발생하지 않는 것으로 알려져 있다[94]. 쥐의 경우 초음파 조영제를 사용할 때 1.1 MHz의 주파수, 10 μs의 지속시간, ~2 MPa 음압을 가진 초음파를 줄 때 용혈이 발생했다[77, 78, 79, 80, 81]. 초음파 및 조영제가 미세 혈관에 미치는 영향을 연구하기 위해 1.8 MHz의 주파수를 가지는 심장 초음파 시스템을 사용하여 토끼 심장을 치료하는 실험을 진행했다[157]. 그 결과, 치료된 심장을 검사했을 때 모세 혈관 손상과 적혈구 유출이 관찰되었다. Chen(2002)[158]은 혈장 내 트로포닌 T 수치의 상승을 관찰해 쥐 심장에 초음파 조영제가 유해한 영향을 미쳐 심근 손상을 일으키는 것을 관찰했다.

초음파에 의한 공동현상이 일어날 때 혈관과 같은 유체환경에 놓여진 기포는 조직으로 둘러싸인 기포에 비해 성장과 붕괴의 주기가 격렬할 수 있어 일반 조직보다 혈관 내에서 손상을 일으킬 가능성이 더 크다. 기포는 붕괴 및 팽창에 의해 생체 조직에 기계적 손상을 일으킬 수 있는데, 공동현상 시 기포의 비대칭 붕괴는 유체에서 111 m/s에 가까운 속도로 이동하는 고속 마이크로제트를 형성하며[159], 다른 기포에 복사파를 전달하여 집중 충격파에 버금가는 진폭을 갖는 2차 충격파의 방출도 발생시킨다[160]. 유체에서 만들어진 마이크로제트는 모세혈관이나 다른 혈관의 깨지기 쉬운 벽을 쉽게 뚫을 수 있을 정도로 강력하며[160], 기포 공동현상 주기의 확장 단계 중에 혈관 벽이 파열될 수도 있다. 기포가 폭발적으로 성장하면 혈관을 바깥쪽으로 밀어내고 파열시킬 수도 있다. 이러한 현상은 체외 시스템에서 모세관 모델을 사용한 실험을 통해 확인할 수 있다[161, 162]. 기포 확장 메커니즘은 다른 조직 손상으로 이어질 수도 있다. 혈관이 파열된 후 혈액이 파열된 곳 중심에 생기는 혈액 웅덩이(혈종)에 모이면 혈종이 공동현상이 발생할 수 있는 유체로 채워진 공간을 제공하기 때문에 공동현상 가능성을 더욱 증진시킨다.

여러 연구에서 동물의 신장 및 간과 같은 조직이 고진폭의 쇄석 초음파에 노출된 후 미세혈관 손상이 일어난다고 보고되었다[163, 164, 165, 100]. 미세 혈관에 대한 손상은 혈관에 초음파 조영제가 있을 경우 매우 증가한다[77, 78, 79, 80, 81, 166]. 쥐의 경우, 초음파 조영제가 있을 경우 2 MPa에 불과한 미세한 강도에도 몇 시간 동안 쇄석 초음파를 맞게 되면 근육, 장간막, 신장, 위, 방광 및 지방을 포함한 여러 연조직에서 가역적인 미세혈관 손상이 관찰되었다[77, 78, 79, 80, 81]. 반면에, 초음파 조영제가 없으면 40 MPa 이상의 강도에서 손상이 발생한다. 고진폭 쇄석 초음파는 생체 내에서 공동현상을 유발할 수 있으며 조영제가 있는 경우 관성 공동현상이 일어나 미세 혈관 손상을 유발할 수 있다. 다른 조직에서와 마찬가지로 음압에서 나타나는 조직의 출혈(미세 기포 반응의 표시)이 양압에서의 결과보다 훨씬 크다[94, 105].

많은 연구 결과를 통해 펄스 초음파는 혈액에 초음파 조영제가 존재할 때 모세 혈관 손상을 더 크게 일으킨다고 보고하고 있다. 초음파 조영제가 존재할 경우 진단 초음파에 노출된 실험 동물의 근육[167, 168], 신장[169] 및 심장 조직[124]에서 모세 혈관 파열이 관찰되는데, 초음파 조영제가 없는 상태에서는 이들 조직에 손상이 보고되지 않았음을 고려할 때, 정상 조직에는 공동현상을 일으키는 핵이 없을 수 있다고 결론을 내릴 수 있다[94]. 초음파 조영제가 있는 상태에서 조직에 대한 초음파의 영향은 적용 주파수를 높이고 조직에 영향을 미치는 압력 진폭과 조영제의 양을 줄임으로써 감소할 수 있다[94]. 초음파의 역학적 효과는 조영제를 함유한 미세기포가 있을 때 증가하는데, 이는 향후 초음파 치료 응용 분야에서 유용하게 쓰이기도 한다. 대표적인 예로, 초음파 조영제가 있을 때 초음파의 모세관 손상 효과는 미세 기포 약물 또는 유전자 전달 과정을 용이하게 한다. 이 과정에서 미세 기포에 약물 또는 유전자가 담지되었다가 신체의 특정 국소 영역에서 전달되어[170, 171, 172,

173, 169, 174], 동맥 형성[138, 139, 173, 174]과 종양 치료[170, 175, 176, 177]를 촉진시킨다.

VanBavel(2007)은 초음파로 유도된 전단 응력이 혈관 내피세포에 미치는 영향을 검토했다. 내피세포에 영향을 주는 주요 자극은 정상적인 혈류와 관련된 전단 응력에 의해 제공되는데, 초음파장에 의해 생성되는 마이크로스트림은 생물학적 영향을 증가시킬 수 있는 전단 응력을 만들어낸다. 이 때 발생하는 전단 응력은 정상적인 생리적 수준보다 높으며 막에 발생할 때 막을 파열시키거나 막 투과성을 변화시킬 수 있다[93].

초음파가 혈액의 구성 성분에 미치는 영향도 연구되었다. 혈소판은 초음파에 가장 약한 구성성분인데, 매우 약한 강도의 초음파 노출이 혈소판 활성화로 이어질 수 있으나, 초음파 강도가 조금만 높아져도(10 MPa의 압력 진폭과 0.8 W/cm^{2}의 낮은 평균 초음파 강도) 혈소판 파괴를 일으킬 수 있다[180]. 적혈구는 혈소판보다 초음파 손상에 더 저항력이 있는 것으로 보이나, 관성 공동현상이 발생하면 용혈이 생긴다고 보고되었다. Williams와 Miller(1980)[184]는 관성 공동현상이 발생할 때 아데노신-5′-트리포스페이트(ATP)가 더 낮은 강도로 된다고 보고하였다.

생체 내에서는 전혈의 불순물을 지속적으로 여과하기 때문에 공동현상 핵의 발생확률이 감소하기 때문에 정상적인 조건에서 공동현상이 발생할 가능성은 낮다[93]. 그러나 Brayman (1996) [185]은 충분히 높은 압력에서 공동현상이 발생할 수 있다고 보고했다. 2.35 MHz의 주파수와 10 MPa의 피크 양압 진폭에서 흉벽을 통해 초음파에 노출된 쥐의 경우 임상적으로 유의미한 수준의 용혈(0.46%)이 검출되었다[77, 78, 79, 80, 81].

4.7 자궁

높은 수준의 강도에서 초음파는 가열, 공동현상 및 복사력을 생물학적 조직에 가해 영구적인 손상을 줄 수 있으며[93], 배아 또는 태아의 발달을 방해해 기형을 유발한다. 하지만 진단용 초음파같이 초음파 강도가 낮을 경우에는 기포가 존재하지 않을 때 공동현상을 유발하지 않으며, 정상적인 생리적 범위를 초과하는 열 응집효과는 잘 유발하지 않으나[93], 쥐의 태아에서 발달중인 뇌의 경우 출산 전 진단초음파에 노출되면 신경세포 이동에 변화를 일으키는 것으로 보고된다[189]. 인간의 초음파 부작용 연구에서 중요한 우려는 진단 초음파에 대한 자궁 노출과 관련이 있다[93]. 산전 초음파 진단이 태아의 출산 전 사망률과 소아 악성 종양에 미치는 영향은 없다. 그러나 일부 연구에서는 산전 초음파에 노출된 남성의 경우 오른손잡이가 아닌 경우가 증가하는 것으로 나타났다.

초음파가 태아 및 배아 발달에 미치는 영향(기형 유발 효과)에 대한 우려로 인해 다양한 동물 종과 다양한 노출 조건을 사용한 많은 연구를 생성했다. 펄스 초음파의 비열적 상호작용, 특히 초음파 조영제의 존재 하의 공동현상 메커니즘은 산모 및 발달조직에 악영향을 미칠 수 있으나 태아에서 이러한 상호 작용이 발생할 가능성은 낮다[194,195]. 하지만 임신 초음파 검사 중 국부 고열이 생길 경우 열에 의한 기형 유발을 일으킬 수 있어 발달조직, 특히 뇌와 신경계에 악영향을 미칠 수 있다[192]. 열이 포유류에 미치는 기형 유발 효과는 잘 알려져 있는데, 모든 기관과 조직 중에서 중추 신경계 발달이 가장 민감하다[93]. 병원성 메커니즘과 배아 및 태아에 대한 열 효과에 대한 동물 연구를 수행한 결과, 배아 사망, 성장 지연, 내부 및 외부 이상, 발달 장애 및 성인기에 지속되는 행동 변화가 나타나는 것을 알 수 있었다[197]. 이러한 열 효과의 발생은 심부 온도 상승 등급, 온도 상승 기간 및 가열이 발생한 특정 발달 단계(이식 전, 조직 생성 또는 태아 기간)의 세 가지 주요 매개 변수에 따라 달라진다[93]. 배아와 태아의 열에 대한 민감도는 발달 과정에 따라 상이하고 특정 세포주기(예 : 세포 증식, 분화 또는 이동)에 따라 달라진다. 또한 더 짧은 시간 동안 더 높은 온도상승을 경험하게 되면 기형 유발의 위험성이 올라간다. 기형을 일으키는 체온은 정상체온보다 1.5~2.5℃ 높은 것으로 알려져 있다.

초음파의 열 효과 외에도 펄스 및 연속파 초음파는 배아와 태아의 생식 및 태아 발달에 영향을 미칠 수 있다[198, 199]. 기형 증가 및 체중 변화와 같은 주목할 만한 초음파 효과가 일부 연구에서 관찰되었지만 다른 연구에서는 초음파 노출 관련 결과가 뚜렷하지 않다[200, 201, 202, 203, 204, 205, 206, 207, 208, 209, 210, 211, 212, 213]. 초음파에 의한 기형 효과는 동물 종, 임신 연령, 초음파 노출 조건마다 상이하다. 쥐의 경우 최대 3 MHz 연속파[214, 215] 또는 30 W/cm^{2}의 강도를 가지는 연속파 또는 펄스 초음파[203, 204]에 피폭되었을 때에도 임신 중 생식 결과 또는 산모의 체중, 생존력 또는 자손 체중, 골격 또는 본능적 기형의 병리학에 대해 유의미한 치료 관련 영향이 관찰되지 않았다. 반면 필리핀 원숭이를 초음파에 자주 노출한 후에는 상당한 체중 감소가 관찰되었다[216, 217, 218]. 이 효과는 생후 첫 3개월 동안 발생했으며 이후 9개월 동안은 발생하지 않았다.

조영 증강 초음파 영상을 사용하여 쥐 임신에서 자궁 태반 관류를 정량적으로 모니터링한 연구에서 제대 정맥이나 태아 구성 요소에서 미세 기포를 감지하지 못했다. 태아의 격실에 조영제가 없는 것은 태아 발달에 대한 조영 증강 초음파 영상의 무해함을 시사한다[219]. 전반적으로 초음파 검사의 일반적인 임상 사용과 관련하여 실질적인 내약성 문제가 없을 수 있다. 그러나 펄스 도플러와 같은 고출력 방식이 산부인과에 적용될 때는 주의가 필요하다[220]. 생물학적 효과에 대한 임계값 설정의 어려움을 고려할 때, 필요한 진단 정보를 수집하기 위해 합리적으로 가능한 한 낮은 스캐너 출력을 사용하는 것이 좋다. 임신 중 불필요한 검사(비의료적 초음파 검사)는 남아있는 미지의 수가 많기 때문에 권장되지 않는다[220].

5. 초음파의 조직공학적 적용

5.1 스캐폴드 프리 접근

마이크로 시스템 내의 세포 배양에서 조직과 유사한 특성을 유도하려면 물리화학적 미세 환경이 매우 중요하다. 특정 세포 배양에서 원하는 행동을 유도하기 위해 화학적 요인, 세포-세포 상호 작용, 기계적 자극, 관류 및 온도를 제어해야 한다. 이러한 과제는 구 형태의 3차원 세포 배양 및 organ-on-a-chip과 같은 소규모 조직 모델을 만드는 것이 목표인 조직공학 및 조직 모델링 응용 프로그램 모두에서 유사하다. 소규모 조직 모델은 생물학적 시스템에 대한 이해를 높이고 치료법을 평가할 수 있는 큰 잠재력을 가지고 있지만, 조직공학은 환자를 위한 체외이식용 생물반응기에서 조직을 생성할 수 있는 가능성을 제공한다. 마이크로 시스템에 의해 제공되는 세포 미세 환경에 대한 제어의 주요 과제는 충분히 큰 조직을 생성하는 것이다. 조직이 필요로 하는 크기는 생성할 조직 유형에 따라 결정된다. 밀리미터 크기의 조직이라도 유의미한 결과를 낼 수 있는 건 분명하나 조직을 1~2배 더 크게 만들 수 있다면 그 파급력이 훨씬 더 커질 것은 분명하다. 실제 생활에 변화를 일으킬 수 있을 정도의 파급력을 가지려면 생성된 조직이 외과의사가 처리할 수 있고 칩에서 추출할 수 있을만큼 충분히 커야할 필요가 있다.

조직공학에 사용할 적절한 3D 패턴의 세포를 만들 수 있는 지지 구조나 스캐폴드를 만드는 다양한 생체재료 연구가 이루어졌다[39]. 이 접근법은 대면적으로 반복되는 마이크로 스케일 특징을 가진 구조에서 세포의 정확한 배열을 만들 수 있기 때문에 유망한 기술이라 할 수 있다. 많은 재료가 조직공학을 위한 스캐폴드로 탐색될 수 있지만 하이드로겔은 아마도 가장 유망한 후보 중 하나일 것이다[40]. 특히나 하이드로겔은 화학적 확산을 허용하는 물질에 세포를 함께 포집할 수 있어 그 중요성이 크다 할 수 있다. 배양 중에 세포와 사용된 스캐폴드는 서로 얽히게 되는데, 체내이식에 직접 사용하는 경우(외부물질이 체내로 유입되는 경우) 조직의 완전성을 유지하면서도 주변 조직과 잘 융합되고 완전히 용해될 수 있는 물질을 찾기 위해 주의를 기울여야 한다. 스캐폴드는 세포가 성장하기 위해 스캐폴드 재료가 적절하게 기능화되어야 하는 측면에서도 문제가 발생한다. 또한, 충분한 산소 확산이 허용되지 않는 구조가 괴사 영역을 생성할 수 있는 더 큰 조직을 목표로 할 때 제한된 확산이 주요 문제가 될 수 있어 스캐폴드 재료에 대한 많은 연구를 요하게 한다.

이를 해결하기 위해, 음향 입자 조작을 스캐폴드가 없는 조직공학 생물반응기에 적용해 발생하는 문제 중 일부를 해결할 수 있다. 초음파는 넓은 영역에 걸쳐 마이크로 미터 단위의 패턴으로 세포를 배열할 수 있는데[41], 이는 스캐폴드가 없이도 세포 배열을 띄엄띄엄 생성시켜 물질 확산 속도를 향상시킬 수 있다. 패턴화된 하이드로겔과 비교해도 더 높은 확산 상수와 전체 부피를 흐름으로 관류할 수 있는 가능성을 허용하여 개선할 수 있다. Bouyer 등은 인간 줄기세포 유래 신경 전구 세포가 층으로 조립되고 초음파를 통해 섬유소 하이드로겔에서 안정화되는 희박한 배열에서 신경 조직이 생성되는 결과를 보여주었는데, 이는 섬유소 하이드로겔에서 초기에 초음파 조사된 후, 신경 전구 세포는 분화 배지 상태에서 초음파 없이 신경 세포로 분화가 가능하였고[42], 최종적으로는 신경세포층 간의 상호작용을 보여 대뇌 피질과 비슷한 구조로 발전하였다고 볼 수 있다. 또한 세포가 정상파의 압력 노드에 끌리기 때문에 세포 집합체 사이의 간격이 초음파의 주파수($\lambda = cf$)에 의해 조정될 수 있음을 보여 주기도 했다. 그러나 스캐폴드 없이 초음파를 적용하는 접근 방식에는 두 가지 한계가 있는데, 첫째로 압력 노드 내에서 세포는 힘 구배 및 2차 힘으로 인해 즉시 근접하게 되어 세포에 큰 힘이 작용하게 된다는 점이 있으며, 둘째로 스캐폴드와 같은 기질의 부재는 일부 세포 유형에 문제가 될 수 있다는 점이다. 이러한 점이 생성된 조직의 질에 불리하거나 이로울지의 여부는 세포 유형 및 조작된 조직 유형에 따라 달라질 수 있다.

5.2 스페로이드(spheroid) 배양에 의한 종양 모델링

스캐폴드가 없는 조직 배양의 이점이 분명한 예는 고형 종양 모델링이라고 할 수 있다. 고형 종양에서 종양 내부와 주변의 미세 환경은 종양의 약물 혹은 면역 반응에 영향을 미치는 것으로 알려져 있다[43]. 3D 배양된 구형 종양 세포 응집체인 다세포 종양 스페로이드는 세포-세포 접촉, 생화학적 및 생물물리학적 신호를 통해 종양 미세 환경을 재현하기 때문에 종양 모델로 인정받고 있다[44]. 다세포 종양 스페로이드 제작에는 여러 가지 방법이 있는데[45], 초음파 정상파는 비침습적이면서도 다세포 종양 스페로이드 크기 및 위치별로 힘의 크기, 방향과 위치를 모두 제어해 높은 정밀도를 제공하므로 매력적인 접근 방식이다. 초음파 정상파 기반 스페로이드 배양의 다른 이점으로는 고해상도 현미경 이미징 기술과의 호환성이 높고 동일한 플랫폼을 사용하여 2D 및 3D 모두에서 배양할 수 있다는 것이다[46, 47]. 초음파 정상파 기반 스페로이드 배양에서 음향 복사력은 중력과 유사한 방식으로 기능하지만 역장의 크기와 방향을 모두 동적으로 제어할 수 있는 유연성이 큰 장점이라 할 수 있다. 초음파 정상파 기반 기술의 과제는 압전 재료에서 발생하는 열을 관리하고 공명 구조를 신중하게 설계하는 것이다. 여러 다세포 종양 스페로이드를 생산하는 가장 효율적인 방법은 순환적으로 정의된 압력 노드 배열을 사용하는 것이다. 표면 음향파 기반 장치는 다세포 종양 스테로이드를 배양소에서 만든 후 성숙시킨 후 추출하기 위해 사용되었다[48, 49]. 이 방법으로 HepG2 간세포 암종 세포주를 사용하여 전에는 부유해 있다가 동일한 크기를 가진 세포 응집체의 병렬 형성을 확인할 수 있었다.

벌크 음향파는 다세포 종양 스페로이드 생산을 위해 공진 챔버에 압력 노드를 배열시켜 사용할 수 있다[50]. 다세포 종양 스페로이드 형성에는 보통 다중 웰 마이크로 플레이트를 사용하여 HepG2 간암세포 등의 종양 모델 on-chip 형성, 염색 및 분석을 한다[51]. 종양 모델은 마이크로 플레이트가 초음파 발생기에 장착되기 전 마이크로 웰에 세포 현탁액 주입을 통해 형성된다. 주파수 변조 작동은 모든 마이크로 웰 중심에 위치한 단일 원형 모양의 압력 노드를 통해 이뤄진다. 안정적인 3D 세포 응집체 형성을 위해 필요한 초음파 정상파 조사 시간은 48 시간 정도이다. 마이크로 웰 바닥은 플라즈마 처리되지 않은 유리로 만들어졌기 때문에 세포 응집체와의 상호작용을 통해 바닥에 저절로 부착되어 고정된 반구형 종양 모델을 형성한다. 이러한 종양 모델은 고형 3D 종양에 대한 자연 살해 세포의 역동 성과 효능을 연구하는데 사용된 반면에, HepG2가 아닌 다른 세포주를 사용하여 종양 모델을 배양하면 초음파에 노출된 후 일반 인큐베이터에 보관할 때 반구형 3D 종양 모델을 형성하는 대신 세포가 이동하여 2D 배양을 형성한다는 것이다. 이 문제를 극복하기 위해 플랫폼에서 더 많은 고형 종양 유형을 배양할 수 있도록 단백질 기피성 폴리머를 다중 웰 마이크로 플레이트 바닥에 코팅해 세포 응집체와 기질 간의 상호작용 가능성을 없애는 방법이 있을 수 있다[52]. 초음파 정상파에서 발생하는 압력장 크기는 얇은(~20 nm) 폴리머 코팅의 영향을 받지 않는 것으로 나타나 결과적으로 고품질의 다세포 종양 스페로이드를 형성하는 것으로 나타났다. 간세포 암종(HepG2), 신장 암종(A498와 ACHN), 갑상선 암종(LUTC-2)을 포함한 모든 세포군은 초음파 정상파 조사 24시간 후 안정적인 다세포 종양 스페로이드를 형성했으며 표준 인큐베이터에서 지속적으로 배양할 수 있었다[46].

다세포 종양 스페로이드 배양을 목표로 하는 많은 장치와 기술이 있지만, 초음파 정상파 기반 다세포 종양 스페로이드 배양 플랫폼은 다른 방식에 비해 몇 가지 장점이 있다. 다세포 종양 스페로이드 특성화 및 분석의 주요 방법 중 하나는 광학 현미경을 기반으로 한다. 그러나 광학 품질이 뛰어난 재료인 유리는 다세포 종양 스페로이드 배양 설정에서 기판으로 거의 사용되는 경우가 드물다. 초음파 유체 분야에서 유리는 우수한 초음파 특성으로 인해 대부분의 초음파 장치가 고품질 이미지를 얻을 수 있게 한다[53]. 특히 현미경 대물 렌즈의 광학 설계에서 종종 고려되는 커버 유리(170~200 μm 두께)는 고품질 on-chip 현미경을 목표로 할 때 가장 이상적인 재료 선택이다. 멀티 웰 마이크로 플레이트의 유리 바닥은 커버 유리 두께이며 굴절률을 맞춘 용액에 스페로이드를 장착하면 시간 경과에 따라 좋은 3D 공초점 이미지를 얻을 수 있다[51, 46].

5.3 조직공학 연골 이식체

종양 모델 외에도 여러 유형의 건강한 조직이 초음파 정상파를 통해 만들어진다. 그 중 하나는 인간 연골 이식체의 생성인데[55], 주로 골수에서 떨어진 작은 병변의 형성을 포함하는 골관절염을 대상으로 한다. 골수가 없다는 것은 병변의 크기가 상당히 커지기 전에는 자연적인 회복 촉진이 일어나지 않음을 의미한다. 연구진들은 밀리미터 크기의 외식 편이 초음파 유체 생물반응기에서 생성되고 잠재적으로 병변의 성장을 막는데 사용될 수 있는 접근법을 제시한다. 이를 위해 ① 관류를 포함하는 초음파 자극을 기반으로 하는 시스템과 ② 커버 슬립 및 폴리머 스페이서를 기반으로 하는 수동 침수 시스템이 적절한 이식체를 생성하기 위해 제시되었고, 그 결과 두 시스템 모두 골관절염 이식체를 생성할 수 있었다. 두 실험에서 골관절염 이식체를 생성하기 위해 골관절염 환자 샘플에서 인간 관절 연골 세포를 분리하고 부유된 응집체를 형성하고 초음파를 적용하여 부유 상태에서 배양하여 이식체를 형성했다. 생물반응기는 세포를 배양한 후 조직 특성을 나타내기까지 정상적으로 작동할 수 있어야 한다. 거품 형성, 소프트웨어나 장비 오작동 또는 정전과 같은 사고가 발생하면 최대 3주간의 배양이 물거품이 된다. 환자 샘플이 드물고 큰 응집체가 필요하기 때문에 대량 병렬화 접근 방식을 취하는 것도 어렵다[56].

자동 주파수 추적[57]이 불가능한 장치에서는 주파수 변동을 사용하여 작동시킬 수 있는데 이를 통해 지속적인 온도유지가 가능해지며, 여러개의 단일 구동 장치를 연결하여 여러 공명 주파수를 가진 장치를 병렬로 이용할 수 있다. 일반적으로 주파수 변동은 특정 변동 속도 또는 주기에 따라 선형적으로 이동하는 공명 주파수를 중심으로 대략적으로 이루어진다. 대역폭을 결정하는 것은 활성 모드(입자 조작이 수행되는 경우)를 구동하는 데 소요되는 시간과 수용할 수 있는 공명 주파수의 변화(온도 변화 또는 기기 차이) 간의 균형이다. 골관절염 이식체의 생성을 위해 주파수 변환을 사용하여 유체흐름 없이 기계적 자극을 제공하는 것이 가능하다. 초음파 발생 시 웰 측면에 의해 생기는 저주파 공명으로 인해 주파수별로 약간 다른 음향 장을 생성하므로, 가장 낮은 에너지를 가지는 대역폭을 주파수 변환을 통해 찾아낼 수 있다. 생성된 초음파에 의해 적용되는 전단력은 결국 변위가 아니라 초음파가 움직이는 속도에 의해 결정된다. 이때 속도는 변위, 스위프 기간, 구동 진폭 및 대역폭을 함께 고려하여 결정된다.

5.4 초음파/하이드로겔 혼합 적용

조직공학을 위해 초음파를 활용하는 또다른 방법은 초음파와 하이드로겔의 조합이다. 하이드로겔이 초음파 기반 생물반응기에서 구조물을 캡슐화할 수 있는 가능성은 2008년 Bazou 외 연구진[58]에 의해 입증되었다. 초음파와 하이드로겔의 조합은 조직공학적으로 새로운 발전방향을 제시했다 볼 수 있다[42, 59, 60, 61, 62, 63, 64, 65]. 특히, 앞서 설명한 표면초음파와 벌크초음파를 사용할 때 더 높은 효과를 얻을 수 있다. 이때, 하이드로겔에 대한 더 많은 지식은 초음파에 자극을 받은 세포가 조직으로 성장하는데 더 큰 도움을 줄 수 있으며, 이는 궁극적으로 장기배양도 가능하게 할 수 있다.

5.5 임상적 사용 가능성

위에 설명된 대부분의 장치는 기초 연구에서 조직을 모델링하거나 약물 선별을 위한 도구이므로 다양한 임상 환경에서 적용할 수 없다. 초음파를 이용한 조직재생은 아직까지 임상시험이 승인된 예는 없지만 인체에 적용할 때 몇가지 고려사항이 있다. 먼저, 초음파 정상파 기반 자극은 스캐폴드 유무에 상관없이 긍정적인 효과를 얻을 수 있다[66]. 스캐폴드 기반 조직공학의 한 가지 주요 단점은 조직형성과 자기조립을 방해하는 낮은 시딩 밀도이다. 뼈, 심장 근육 및 간을 포함한 많은 조직의 경우 세포 배열은 세포 간 소통 및 조직 발달 및 기능에 중요하다[67]. 따라서 재생의학의 기계적 안정성 및 생체 기능화를 위해 스캐폴드가 필요한 경우, 스캐폴드 교차 연결 전에 세포 패턴화 및 농도에 대해 초음파 정상파를 이용하면 낮은 시딩 문제를 해결할 수 있다[64, 68, 69, 70, 42]. 이는 3차원 심장조직 구조형성에서 나타났는데, 초음파 조사 후 심장 근육은 초음파에 의해 만들어진 패턴으로 조립되고 더 나은 맥동 동기화 및 수축-이완 속도를 보여주었다. 표면 초음파 기반 기술은 UV 광선에 의해 폴리머가 교차 연결되기 전에 유리 모세관에 흐르는 폴리머 용액에서 세포를 공간적으로 패턴화하고 집중시키는 데에도 사용되었다[59]. 경화된 폴리머는 더 큰 조직 복합체를 만드는 데 잠재적으로 사용될 수 있는 섬유로 장치에서 추출되었다. 위에서 언급한 연구는 재생의학 및 조직 공학에서 초음파 정상파 기반 자극을 사용할 때의 잠재적인 이점을 강조하지만, 향후 임상 구현을 위해서는 많은 실험을 통해 확장성 및 처리량이 담보되어야 한다.

6. 현재 초음파 생물학 연구의 한계 및 고려사항

초음파와 생물학적 시스템의 상호작용은 상당한 연구 대상이었다. 특히 산부인과에서 초음파의 임상 적용과 관련된 잠재적인 생물학적 변화는 다양한 체외 및 생체 내 모델과 초음파 노출 조건에서 연구되었다. 그러나 체외 결과를 체내 조건으로 추론할 때는 충분한 주의가 필요하다. 예를 들어, 세포 배양액이 영양성 액체 매체 또는 코팅된 표면에 부착된 체외 세포와 음파의 상호작용 메커니즘은 조직 및 뼈와 같은 보다 단단한 구조를 특징으로 하는 체내 환경에서와는 매우 다를 수 있다[93].

세포 현탁액에서 초음파의 효과는 표면에 부착된 세포의 단층에서의 효과와도 다르다[93]. 액체 환경에서 초음파의 생물학적 효과에 대한 가장 지배적인 물리적 메커니즘은 음향 공동현상과 스트리밍이다. 낮은 흡음 계수로 인해 상당한 열이 발생하지 않는다[93]. 조직이 생체 내에서 초음파에 노출되면 체외 시스템에 비해 열 효과를 일으키는 조직의 높은 흡음 에너지가 더 중요해지는 반면, 조직에서 발생하는 공동현상의 확률은 액체보다 적다.

그러나 손상되지 않은 조직에서 발생하는 공동현상 확률은 온도, 조직 상태 및 가스 함량에 따라 다르다[93].

음향 노출 조건과 에너지 증착 모드는 초음파의 생물학적 효과를 연구하는데 매우 중요하다. 노출 시간과 에너지는 같지만 에너지 증착 모드가 다른 두 가지 음향 노출 조건(하나는 연속 모드에서 다른 하나는 낮은 반복 속도에서 짧은 펄스로)은 조직에서 매우 다른 영향을 미칠 수 있다. 공동현상 활동과 그와 관련된 특징적인 세포 손상은 낮은 반복률에서 짧은 펄스로 더 가능성이 높은 반면 열 효과는 연속 모드에서 더 가능성이 높다[93]. 따라서 짧은 노출과 상대적으로 낮은 시간 평균 강도를 특징으로 하는 진단 초음파에서 열 효과는 연조직에서 그다지 중요하지 않을 수 있다. 톤 버스트와 치료 애플리케이션에서의 지속적인 노출이 가열될 가능성이 더 높다. 단, 쇄석술에 사용되는 것과 같이 짧은 펄스 모드 노출이 있는 고압 진폭은 액체 매체에서 음향 공동현상을 촉진할 수 있다[93].

수동 공동현상 감지는 초음파 절제[260, 261, 262, 263, 264, 265] 및 쇄석술로 인한 공동현상 감지에 대한 여러 연구에서 사용되었다[266]. 인간과 돼지 모두에서 수동적 공동현상 검출을 사용한 측정은 주변 지방, 수집 시스템, 실질 및 피막하 혈종에 기포의 존재를 밝혀냈다. 돼지 모델의 실질에서 감지 가능한 공동현상의 시작은 Dornier HM3 쇄석기로 약 1,000회의 충격파를 전달해야 했다[160]. 음향 노출 조건 외에도 발달 중인 배아의 일부 세포에 대한 생물학적 손상이 소량의 성체 세포에 대한 것보다 훨씬 더 중요하기 때문에 노출되는 개인의 성숙도는 중요한 고려사항이다. 초기 배아의 음향적 특성은 물과 매우 유사하다. 따라서 초기 배아에서는 대량 가열 효과가 중요하지 않을 수 있지만, 골 무기질화가 발생한 3개월 태아에서는 뼈 표면의 가열이 발생할 수 있다[94].

참고문헌

[1] Humphrey VF . Ultrasound and matter-physical interactions. Prog Biophys Mol Biol. 2007 ; 93 : 195-211.

[2] Biffi S, Voltan R, Rampazzo E, et al. Applications of nanoparticles in cancer medicine and beyond : optical and multimodal in vivo imaging, tissue targeting and drug delivery. Expert Opin Drug Deliv. 2015 ; 12 : 1837-1849.

[3] Sboros V. Response of contrast agents to ultrasound. Adv Drug Deliv Rev. 2008 ; 60 : 1117–1136.

[4] Troia A, Madonna RD, Lago S, et al. Evidence for liquid phase reactions during single bubble acoustic cavitation. Ultrason Sonochem. 2004 ; 11 : 317–321.

[5] Deckers R, Moonen CT. Ultrasound triggered, image guided, local drug delivery. J Control Release. 2010 ; 148 : 25–33.

[6] Dreher MR, Liu W, Michelich CR, et al. Tumor vascular permeability, accumulation, and penetration of macromolecular drug carriers. J Natl Cancer Inst. 2006 ; 98 : 335–344.

[7] Staruch R, Chopra R, Hynynen K. Localised drug release using MRI–controlled focused ultrasound hyperthermia. Int J Hyperthermia. 2011 ; 27 : 156–171.

[8] Ranjan A, Jacobs G, Woods DL, et al. Image–guided drug delivery with magnetic resonance guided high intensity focused ultrasound and temperature sensitive liposomes in a rabbit Vx2 tumor model. J Control Release. 2012 ; 158 : 487–494.

[8] V. Bjerknes Ferlag Von Friedrich Vieweg Und Sohn., 1909.

[9] Hancock HA, Smith LH, Cuesta J, et al. Investigations into pulsed high–intensity focused ultrasound–enhanced delivery : preliminary evidence for a novel mechanism. Ultrasound Med Biol. 2009 ; 35 : 1722–1736.

[10] Frenkel V, Etherington A, Greene M, et al. Delivery of liposomal doxorubicin (Doxil) in a breast cancer tumor model : investigation of potential enhancement by pulsed–high intensity focused ultrasound exposure. Acad Radiol.

[11] Yuh EL, Shulman SG, Mehta SA, et al. Delivery of systemic chemotherapeutic agent to tumors by using focused ultrasound : study in a murine model. Radiology. 2005 ; 234 : 431–437.

[12] Dittmar KM, Xie J, Hunter F, et al. Pulsed high–intensity focused ultrasound enhances systemic administration of naked DNA in squamous cell carcinoma model : initial experience. Radiology. 2005 ; 235 : 541–546.

[13] Zhong W, Sit WH, Wan JM, et al. Sonoporation induces apoptosis and cell cycle arrest in human promyelocytic leukemia cells. Ultrasound Med Biol. 2011 ; 37 : 2149–2159.

[14] Ogawa K. Induction of cell–membrane porosity by ultrasound. Lancet. 1999 ; 353 : 1409.

[15] Mehier–Humbert S, Bettinger T, Yan FR. Plasma membrane poration induced by ultrasound exposure : Implication for drug delivery. J Control Release. 2005 ; 104 : 213–222.

[16] León G, Martínez G, Guzmán MA, et al. Increasing stability and transport efficiency of supported liquid membranes through a novel ultrasound–assisted preparation method. Its application to cobalt (II) removal. Ultrason Sonochem.

[17] Chen W, Du J, Li X, et al. miR–509–3p promotes cisplatin–induced apoptosis in ovarian cancer cells through the regulation of anti–apoptotic genes. Pharmacogenomics. 2017 ; 18 : 1671–1682.

[18] Abbott NJ, Patabendige AA, Dolman DE, et al. Structure and function of the blood–brain barrier. Neurobiol Dis.

[19] Saunders NR, Ek CJ, Habgood MD, et al. Barriers in the brain : a renaissance?. Trends Neurosci. 2008 ; 31 : 279–286.

[20] Saunders NR, Liddelow SA, Dziegielewska KM. Barrier mechanisms in the developing brain. Front Pharmacol. 2012 ; 3 : 46

[21] Redzic Z. Molecular biology of the blood–brain and the blood–cerebrospinal fluid barriers : similarities and differences. Fluids Barriers CNS. 2011 ; 8 : 1–25.

[22] Abbott NJ. Blood–brain barrier structure and function and the challenges for CNS drug delivery. J Inherit Metab Dis. 2013 ; 36 : 437.

[23] Lin Q, Mao KL, Tian FR, et al. Brain tumor–targeted delivery and therapy by focused ultrasound introduced doxorubicin–loaded cationic liposomes. Cancer Chemother Pharmacol. 2016 ; 77 : 269–280.

[24] Aryal M, Park J, Vykhodtseva N, et al. Enhancement in blood–tumor barrier permeability and delivery of liposomal doxorubicin using focused ultrasound and microbubbles : evaluation during tumor progression in a rat glioma model. Phys Med Biol. 2015 ; 60 : 2511–2527.

[25] Chen PY, Hsieh HY, Huang CY, et al. Focused ultrasound–induced blood–brain barrier opening to enhance interleukin–12 delivery for brain tumor immunotherapy : a preclinical feasibility study. J Transl Med. 2015 ; 13 : 93.

[26] Lin WT, Chen RC, Lu WW, et al. Protective effects of low–intensity pulsed ultrasound on aluminum–induced cerebral damage in Alzheimer's disease rat model. Sci Rep. 2015 ; 5 : 9671.

[27] Samiotaki G, Acosta C, Wang S, et al. Enhanced delivery and bioactivity of the neurturin neurotrophic factor through focused ultrasound–mediated blood–brain barrier opening in vivo. J Cereb Blood Flow Metab. 2015 ; 35 : 611.

[28] Yao L, Song Q, Bai W, et al. Facilitated brain delivery of poly (ethylene glycol)–poly (lactic acid) nanoparticles by microbubble–enhanced unfocused ultrasound. Biomaterials. 2014 ; 35 : 3384–3395.

[29] Fan CH, Cheng YH, Chien-Yu T, et al. Ultrasound/magnetic targeting with SPIO-DOX-microbubble complex for image-guided drug delivery in brain tumors. Theranostics. 2016 ; 6 : 1542.

[30] Ling L, Cai X, Guo R, et al. Treatment of Parkinson's disease in rats by Nrf2 transfection using MRI-guided focused ultrasound delivery of nanomicrobubbles. Biochem Biophys Res Commun. 2017 ; 482 : 75-80.

[31] Fan CH, Chang EL, Ting CY, et al. Folate-conjugated gene-carrying microbubbles with focused ultrasound for concurrent blood-brain barrier opening and local gene delivery. Biomaterials. 2016 ; 106 : 46-57.

[32] Fan CH, Ting CY, Lin CY, et al. Noninvasive, targeted, and non-viral ultrasound-mediated GDNF-plasmid delivery for treatment of Parkinson's disease. Sci Rep. 2016 ; 6 : 19579.

[33] Wang S, Olumolade OO, Sun T, et al. Non-invasive, neuron-specific gene therapy can be facilitated by focused ultrasound and recombinant adeno-associated virus. Gene Ther. 2015 ; 22 : 104.

[34] Burgess A, Ayalagrosso CA, Ganguly M, et al. Targeted delivery of neural stem cells to the brain using MRI-guided focused ultrasound to disrupt the blood-brain barrier. PLoS One. 2011 ; 6 : e27877.

[35] Alkins R, Burgess A, Francia G, et al. Nt-02early treatment of her2-amplified brain tumours with targeted nk-92 cells and focused ultrasound improves survival. Neuro-Oncology. 2016 ; 42 : S11.

[36] Luo Z, Jin K, Pang Q, et al. On-demand drug release from dual-targeting small nanoparticles triggered by high-intensity focused ultrasound enhanced glioblastoma-targeting therapy. Acs Appl Mater Interfaces. 2017 ; 9 : 31612.

[37] Mead BP, Kim N, Miller GW, et al. Novel focused ultrasound gene therapy approach noninvasively restores dopaminergic neuron function in a rat Parkinson's disease model. Nano Lett. 2017 ; 17 : 3533-3542.

[38] Pedde, R.D. ; Mirani, B. ; Navaei, A. ; Styan, T. ; Wong, S. ; Mehrali, M. ; Thakur, A. ; Mohtaram, N.K. ; Bayati, A. ; Dolatshahi-Pirouz, A. ; et al. Emerging Biofabrication Strategies for Engineering Complex Tissue Constructs. Adv. Mater. 2017, 29.

[39] Caliari, S.R. ; Burdick, J.A. A practical guide to hydrogels for cell culture. Nat. Methods 2016, 13, 405-414.

[40] Bouyer, C. ; Chen, P. ; Guven, S. ; Demirtas, T.T. ; Nieland, T.J. ; Padilla, F. ; Demirci, U. A Bio-Acoustic Levitational (BAL) Assembly Method for Engineering of Multilayered, 3D Brain-Like Constructs, Using Human

Embryonic Stem Cell Derived Neuro-Progenitors. Adv. Mater. 2016, 28, 161-167.

[41] Bernassau, A.L. ; Gesellchen, F. ; Macpherson, P.G. ; Riehle, M. ; Cumming, D.R. Direct patterning of mammalian cells in an ultrasonic heptagon stencil. Biomed. Microdevices 2012, 14, 559-564.

[42] Thoma, C.R. ; Zimmermann, M. ; Agarkova, I. ; Kelm, J.M. ; Krek, W. 3D cell culture systems modeling tumor growth determinants in cancer target discovery. Adv. Drug Deliv. Rev. 2014, 69-70, 29-41.

[43] Nath, S. ; Devi, G.R. Three-dimensional culture systems in cancer research : Focus on tumor spheroid model. Pharmacol. Ther. 2016, 163, 94-108.

[44] Moshksayan, K. ; Kashaninejad, N. ; Warkiani, M.E. ; Lock, J.G. ; Moghadas, H. ; Firoozabadi, B. ; Saidi, M.S. ; Nguyen, N.-T. Spheroids-on-a-chip : Recent advances and design considerations in microfluidic platforms for spheroid formation and culture. Sens. Actuators B Chem. 2018, 263, 151-176.

[45] Olofsson, K. ; Carannante, V. ; Ohlin, M. ; Frisk, T. ; Kushiro, K. ; Takai, M. ; Lundqvist, A. ; Onfelt, B. ; Wiklund, M. Acoustic formation of multicellular tumor spheroids enabling on-chip functional and structural imaging. Lab Chip 2018, 18, 2466-2476.

[46] Olofsson, K. ; Carannante, V. ; Önfelt, B. ; Wiklund, M. High-content nucleus based 3D image cytometery of whole multicellular tumour spheroids. In Proceedings of the 22nd International Conference on Miniaturized Systems for Chemistry and Life Sciences (μTAS 2018), Kaohsiung, Taiwan, 11-15 November 2018.

[47] Chen, K. ; Wu, M. ; Guo, F. ; Li, P. ; Chan, C.Y. ; Mao, Z. ; Li, S. ; Ren, L. ; Zhang, R. ; Huang, T.J. Rapid formation of size-controllable multicellular spheroids via 3D acoustic tweezers. Lab Chip 2016, 16, 2636-2643.

[48] Sriphutkiat, Y. ; Kasetsirikul, S. ; Zhou, Y. Formation of cell spheroids using Standing Surface Acoustic Wave (SSAW). Int. J. Bioprinting 2018, 4.

[49] Haake, A. ; Neild, A. ; Radziwill, G. ; Dual, J. Positioning, displacement, and localization of cells using ultrasonic forces. Biotechnol. Bioeng. 2005, 92, 8-14.

[50] Christakou, A.E. ; Ohlin, M. ; Onfelt, B. ; Wiklund, M. Ultrasonic three-dimensional on-chip cell culture for dynamic studies of tumor immune surveillance by natural killer cells. Lab Chip 2015, 15, 3222-3231.

[51] Nagahashi, K. ; Teramura, Y. ; Takai, M. Stable surface coating of silicone elastomer with phosphorylcholine and organosilane copolymer with

cross-linking for repelling proteins. Colloids Surf. B Biointerfaces 2015, 134, 384–391.

[52] Wiklund, M. ; Brismar, H. ; Onfelt, B. Acoustofluidics 18 : Microscopy for acoustofluidic micro–devices. Lab Chip 2012, 12, 3221–3234.

[53] Frisk, T.W. ; Khorshidi, M.A. ; Guldevall, K. ; Vanherberghen, B. ; Onfelt, B. A silicon–glass microwell platform for high–resolution imaging and high–content screening with single cell resolution. Biomed. Microdevices 2011, 13, 683–693.

[54] Li, S. ; Glynne–Jones, P. ; Andriotis, O.G. ; Ching, K.Y. ; Jonnalagadda, U.S. ; Oreffo, R.O. ; Hill, M. ; Tare, R.S. Application of an acoustofluidic perfusion bioreactor for cartilage tissue engineering. Lab Chip 2014, 14, 4475–4485.

[55] Jonnalagadda, U.S. ; Hill, M. ; Messaoudi, W. ; Cook, R.B. ; Oreffo, R.O.C. ; Glynne–Jones, P. ; Tare, R.S. Acoustically modulated biomechanical stimulation for human cartilage tissue engineering. Lab Chip 2018, 18, 473–485.

[56] Hammarstrom, B. ; Evander, M. ; Wahlstrom, J. ; Nilsson, J. Frequency tracking in acoustic trapping for improved performance stability and system surveillance. Lab Chip 2014, 14, 1005–1013.

[57] Bazou, D. ; Coakley, W.T. ; Hayes, A.J. ; Jackson, S.K. Long–term viability and proliferation of alginate–encapsulated 3–D HepG2 aggregates formed in an ultrasound trap. Toxicol. In Vitro 2008, 22, 1321–1331.

[58] Lata, J.P. ; Guo, F. ; Guo, J. ; Huang, P.H. ; Yang, J. ; Huang, T.J. Surface Acoustic Waves Grant Superior Spatial Control of Cells Embedded in Hydrogel Fibers. Adv. Mater. 2016, 28, 8632–8638.

[59] Garvin, K.A. ; Hocking, D.C. ; Dalecki, D. Controlling the Spatial Organization of Cells and Extracellular Matrix Proteins in Engineered Tissues Using Ultrasound Standing Wave Fields. Ultrasound Med. Biol. 2010, 36, 1919–1932.

[60] Naseer, S.M. ; Manbachi, A. ; Samandari, M. ; Walch, P. ; Gao, Y. ; Zhang, Y.S. ; Davoudi, F. ; Wang, W. ; Abrinia, K. ; Cooper, J.M. ; et al. Surface acoustic waves induced micropatterning of cells in gelatin methacryloyl (GelMA) hydrogels. Biofabrication 2017, 9, 015020.

[61] Garvin, K.A. ; VanderBurgh, J. ; Hocking, D.C. ; Dalecki, D. Controlling collagen fiber microstructure in three–dimensional hydrogels using ultrasound. J. Acoust. Soc. Am. 2013, 134, 1491–1502.

[62] Garvin, K.A. ; Dalecki, D. ; Yousefhussien, M. ; Helguera, M. ; Hocking, D.C. Spatial patterning of endothelial cells and vascular network formation using ultrasound standing wave fields. J. Acoust. Soc. Am. 2013, 134, 1483–1490.

[63] Dalecki, D. ; Hocking, D.C. Ultrasound technologies for biomaterials fabrication and imaging. Ann. Biomed. Eng. 2015, 43, 747–761.

[64] Comeau, E.S. ; Hocking, D.C. ; Dalecki, D. Ultrasound patterning technologies for studying vascular morphogenesis in 3D. J. Cell Sci. 2017, 130, 232–242.

[65] Ovsianikov, A. ; Khademhosseini, A. ; Mironov, V. The Synergy of Scaffold–Based and Scaffold–Free Tissue Engineering Strategies. Trends Biotechnol. 2018, 36, 348–357.

[66] Rivron, N.C. ; Rouwkema, J. ; Truckenmuller, R. ; Karperien, M. ; De Boer, J. ; Van Blitterswijk, C.A. Tissue assembly and organization : Developmental mechanisms in microfabricated tissues. Biomaterials 2009, 30, 4851–4858.

[67] Xu, F. ; Finley, T.D. ; Turkaydin, M. ; Sung, Y. ; Gurkan, U.A. ; Yavuz, A.S. ; Guldiken, R.O. ; Demirci, U. The assembly of cell–encapsulating microscale hydrogels using acoustic waves. Biomaterials 2011, 32, 7847–7855.

[68] Zhu, Y. ; Serpooshan, V. ; Wu, S. ; Demirci, U. ; Chen, P. ; Guven, S. Tissue Engineering of 3D Organotypic Microtissues by Acoustic Assembly. Methods Mol. Biol. 2017.

[69] Serpooshan, V. ; Chen, P. ; Wu, H. ; Lee, S. ; Sharma, A. ; Hu, D.A. ; Venkatraman, S. ; Ganesan, A.V. ; Usta, O.B. ; Yarmush, M. ; et al. Bioacoustic–enabled patterning of human iPSC–derived cardiomyocytes into 3D cardiac tissue. Biomaterials 2017, 131, 47–57.

[70] C. Hartman, S. Child, R. Mayer, E. Schenk, E. Carstensen Lung damage from exposure to the fields of an electrohydraulic lithotripter Ultrasound Med Biol, 16 (1990), pp. 675–679

[71] D. Dalecki, C.H. Raeman, S.Z. Child, E.L. Carstensen A test for cavitation as a mechanism for intestinal hemorrhage in mice exposed to a piezoelectric lithotripter Ultrasound Med Biol, 22 (1996), pp. 493–496

[72] C.K. Holland, C.X. Deng, R.E. Apfel, J.L. Alderman, L.A. Fernandez, K.J. Taylor Direct evidence of cavitation in vivo from diagnostic ultrasound Ultrasound Med Biol, 22 (1996), pp. 917–925

[73] D. Penney, E. Schenk, K. Maltby, C. Hartman–Raeman, S. Child, E. Carstensen Morphological effects of pulsed ultrasound in the lung Ultrasound Med Biol, 19 (1993), pp. 127–135

[74] S.Z. Child, C.L. Hartman, L.A. Schery, E.L. Carstensen Lung damage from exposure to pulsed ultrasound Ultrasound Med Biol, 16 (1990), pp. 817–825

[75] R. Baggs, D.P. Penney, C. Cox, S.Z. Child, C.H. Raeman, D. Dalecki, E.L. Carstensen Thresholds for ultrasonically induced lung hemorrhage in neonatal swine Ultrasound Med Biol, 22 (1996), pp. 119–128

[76] D. Dalecki, S.Z. Child, C.H. Raeman, C. Cox, D.P. Penney, E.L. Carstensen Age dependence of ultrasonically induced lung hemorrhage in mice Ultrasound Med Biol, 23 (1997), pp. 767–776 Unger E.C.

[77] D. Dalecki, C. Raeman, S. Child, C. Cox, C. Francis, R. Meltzer, E. Carstensen Hemolysis in vivo from exposure to pulsed ultrasound Ultrasound Med Biol, 23 (1997), pp. 307–313

[78] D. Dalecki, C.H. Raeman, S.Z. Child, E.L. Carstensen Effects of pulsed ultrasound on the frog heart : III. The radiation force mechanism Ultrasound Med Biol, 23 (1997), pp. 275–285

[79] D. Dalecki, C.H. Raeman, S.Z. Child, D.P. Penney, E.L. Carstensen Remnants of Albunex® nucleate acoustic cavitation Ultrasound Med Biol, 23 (1997), pp. 1405–1412

[80] D. Dalecki, C.H. Raeman, S.Z. Child, D.P. Penney, R. Mayer, E.L. Carstensen The influence of contrast agents on hemorrhage produced by lithotripter fields Ultrasound Med Biol, 23 (1997), pp. 1435–1439

[81] C.K. Holland, C.X. Deng, R.E. Apfel, J.L. Alderman, L.A. Fernandez, K.J. Taylor Direct evidence of cavitation in vivo from diagnostic ultrasound Ultrasound Med Biol, 22 (1996), pp. 917–925

[82] J.F. Zachary, W.D. O'Brien Jr. Lung lesions induced by continuous– and pulsed–wave (diagnostic) ultrasound in mice, rabbits, and pigs Vet Pathol, 32 (1995), pp. 43–54

[83] R.S. Meltzer, R. Adsumelli, W.H. Risher, G.L. Hicks, D.H. Stern, P.M. Shah, J.A. ojtczak, S.J. Lustik, T.E. Gayeski, J.R. Shapiro Lack of lung hemorrhage in humans after intraoperative transesophageal echocardiography with ultrasound exposure conditions similar to those causing lung hemorrhage in laboratory animals J Am Soc Echocardiogr, 11 (1998), pp. 57–60

[84] J.F. Zachary, J.M. Sempsrott, L.A. Frizzell, D.G. Simpson, W.D. O'Brien Jr. Superthreshold behavior and threshold estimation of ultrasound–induced lung hemorrhage in adult mice and rats IEEE Trans Ultrason Ferroelectr Freq Control, 48 (2001), pp. 581–592

[85] W.D. O'Brien, D.G. Simpson, L.A. Frizzell, J.F. Zachary Threshold estimates and superthreshold behavior of ultrasound–induced lung hemorrhage in adult rats : Role of pulse duration Ultrasound Med Biol, 29 (2003), pp. 1625–1634

[86] W.D. O'Brien Jr., D.G. Simpson, M.H. Ho, R.J. Miller, L. Frizzell, J.F. Zachary Superthreshold behavior and threshold estimation of ultrasound-induced lung hemorrhage in pigs : Role of age dependency IEEE Trans Ultrason Ferroelectr Freq Control, 50 (2003), pp. 153-169

[87] W.D. O'Brien Jr., L.A. Frizzell, D.J. Schaeffer, J.F. Zachary Superthreshold behavior of ultrasound-induced lung hemorrhage in adult mice and rats : Role of pulse repetition frequency and exposure duration Ultrasound Med Biol, 27 (2001), pp. 267-277

[88] W.D. O'Brien Jr., L.A. Frizzell, R.M. Weigel, J.F. Zachary Ultrasound-induced lung hemorrhage is not caused by inertial cavitation J Acoust Soc Am, 108 (2000), pp. 1290-1297

[89 J.M. Kramer, T.G. Waldrop, L.A. Frizzell, J.F. Zachary, W.D. O'Brien Jr. Cardiopulmonary function in rats with lung hemorrhage induced by pulsed ultrasound exposure J Ultrasound Med, 20 (2001), pp. 1197-1206

[90] W.D. O'Brien Jr., D.G. Simpson, L.A. Frizzell, J.F. Zachary Superthreshold behavior of ultrasound-induced lung hemorrhage in adult rats : Role of pulse repetition frequency and exposure duration revisited J Ultrasound Med, 24 (2005), pp. 339-348

[91] G.H. Harrison, H.A. Eddy, J.P. Wang, F.Z. Liberman Microscopic lung alterations and reduction of respiration rate in insonated anesthetized swine Ultrasound Med Biol, 21 (1995), pp. 981-983

[92] Health Protection Agency Health effects of exposure to ultrasound and infrasound : Report of the independent Advisory Group on Non-ionising Radiation Health Protection Agency, London, England (2010)

[93] D. Dalecki Mechanical bioeffects of ultrasound Annu Rev Biomed Eng, 6 (2004), pp. 229-248

[94] D. Dalecki, S.Z. Child, C.H. Raeman, E.L. Carstensen Tactile perception of ultrasound J Acoust Soc Am, 97 (1995), pp. 3165-3170

[95] D. Dalecki, C. Raeman, S. Child, E. Carstensen Thresholds for intestinal hemorrhage in mice exposed to a piezoelectric lithotripter Ultrasound Med Biol, 21 (1995), pp. 1239-1246

[96] D. Dalecki, C.H. Raeman, S.Z. Child, E.L. Carstensen Intestinal hemorrhage from exposure to pulsed ultrasound Ultrasound Med Biol, 21 (1995), pp. 1067-1072

[97] D.L. Miller, R.M. Thomas Thresholds for hemorrhages in mouse skin and intestine induced by lithotripter shock waves Ultrasound Med Biol, 21 (1995), pp. 249–257

[98] D.L. Miller, R.M. Thomas Ultrasound contrast agents nucleate inertial cavitation in vitro Ultrasound Med Biol, 21 (1995), pp. 1059–1065

[99] C.H. Raeman, S.Z. Child, D. Dalecki, R. Mayer, K.J. Parker, E.L. Carstensen Damage to murine kidney and intestine from exposure to the fields of a piezoelectric lithotripter Ultrasound Med Biol, 20 (1994), pp. 589–594

[101] D.L. Miller, R.A. Gies The interaction of ultrasonic heating and cavitation in vascular bioeffects on mouse intestine Ultrasound Med Biol, 24 (1998), pp. 123–128

[102] D.L. Miller, R.A. Gies Enhancement of ultrasonically–induced hemolysis by perfluorocarbon–based compared to air–based echo–contrast agents Ultrasound Med Biol, 24 (1998), pp. 285–292

[103] D.L. Miller, R.A. Gies Gas–body–based contrast agent enhances vascular bioeffects of 1.09 MHz ultrasound on mouse intestine Ultrasound Med Biol, 24 (1998), pp. 1201–1208

[104] D.L. Miller, R.A. Gies The influence of ultrasound frequency and gas–body composition on the contrast agent–mediated enhancement of vascular bioeffects in mouse intestine Ultrasound Med Biol, 26 (2000), pp. 307–313

[105] D. Dalecki, S.Z. Child, C.H. Raeman, C. Xing, S. Gracewski, E.L. Carstensen Bioeffects of positive and negative acoustic pressures in mice infused with microbubbles Ultrasound Med Biol, 26 (2000), pp. 1327–1332

[106] J. Lehmann, J. Herrick Biologic reactions to cavitation, a consideration for ultrasonic therapy Arch Phys Med Rehabil, 34 (1953), pp. 86–98

[107] M. Stanton, R. Ettarh, D. Arango, M. Tonra, P. Brennan Diagnostic ultrasound induces change within numbers of cryptal mitotic and apoptotic cells in small intestine Life Sci, 68 (2001), pp. 1471–1475

[108] R.O. Cleveland, J.A. McAteer The physics of shock wave lithotripsy (2nd edition)A.D. Smith, G. Badlani, D. Bagley (Eds.), Smith's textbook on endourology, 1, BC Decler, Hamilton, ON (2007), pp. 529–558

[109] Y.A. Pishchalnikov, O.A. Sapozhnikov, M.R. Bailey, J.C. Williams Jr., R.O. Cleveland, T. Colonius, L.A. Crum, A.P. Evan, J.A. McAteer Cavitation bubble cluster activity in the breakage of kidney stones by lithotripter shockwaves J Endourol, 17 (2003), pp. 435–446

[110] G. Pittomvils, J.-P. Lafaut, H. Vandeursen, D. De Ridder, L. Baert, R. Boving Macroscopic ESWL-induced cavitation : in vitro studies Ultrasound Med Biol, 21 (1995), pp. 393-398

[111] M. Tanguay, T. Colonius Numerical investigation of bubble cloud dynamics in shock wave lithotripsy ASME 2002 Joint U.S.-European Fluids Engineering Division Conference, July 14-18, 2002, American Society of Mechanical Engineers, Montreal, Quebec, Canada (2002), pp. 389-394

[112] A.K. Tuteja, J.P. Pulliam, T.H. Lehman, L.W. Elzinga Anuric renal failure from massive bilateral renal hematoma following extracorporeal shock wave lithotripsy Urology, 50 (1997), pp. 606-608

[113] A.P. Evan, L.R. Willis, J.E. Lingeman, J.A. McAteer Renal trauma and the risk of long-term complications in shock wave lithotripsy ephron, 78 (1998), pp. 1-8

[114] S.R. Rao, N. Ballesteros, K.L. Short, K.K. Gathani, M.K. Ankem Extra corporeal shockwave lithotripsy resulting in skin burns-a report of two cases Int Braz J Urol, 40 (2014), pp. 853-857

[115] S. Rangarajan, H. Mirheydar, R.L. Sur Second-degree burn after shock wave lithotripsy : An unusual complication BJU Int (2012)

[116] A.P. Evan, L.R. Willis, J.A. McAteer, M.R. Bailey, B.A. Connors, Y. Shao, J.E. Lingeman, J.C. Williams, N.S. Fineberg, L.A. Crum Kidney damage and renal functional changes are minimized by waveform control that suppresses cavitation in shock wave lithotripsy J Urol, 168 (2002), pp. 1556-1562

[117] J.C. Williams, J.F. Woodward, M.A. Stonehill, A.P. Evan, J.A. McAteer Cell damage by lithotripter shock waves at high pressure to preclude cavitation Ultrasound Med Biol, 25 (1999), pp. 1445-1449

[118] M.R. Bailey, D.T. Blackstock, R.O. Cleveland, L.A. Crum Comparison of electrohydraulic lithotripters with rigid and pressure-release ellipsoidal reflectors : II. Cavitation fields J Acoust Soc Am, 106 (1999), pp. 1149-1160

[119] D.L. Sokolov, M.R. Bailey, L.A. Crum Use of a dual-pulse lithotripter to generate a localized and intensified cavitation field J Acoust Soc Am, 110 (2001), pp. 1685-1695

[120] D.L. Sokolov, M.R. Bailey, L.A. Crum Dual-pulse lithotripter accelerates stone fragmentation and reduces cell lysis in vitro Ultrasound Med Biol, 29 (2003), pp. 1045-1052

[121] D. Dalecki, B.B. Keller, E.L. Carstensen, D.S. Neel, J.L. Palladino, A. Noordergraaf Thresholds for premature ventricular contractions in frog hearts exposed to lithotripter fields Ultrasound Med Biol, 17 (1991), pp. 341–346

[122] M. Delius, E. Hoffmann, G. Steinbeck, P. Conzen Biological effects of shock waves : Induction of arrhythmia in piglet hearts Ultrasound Med Biol, 20 (1994), pp. 279–285

[123] D. Dalecki, C. Rota, C.H. Raeman, S.Z. Child Premature cardiac contractions produced by ultrasound and microbubble contrast agents in mice Acoust Res Lett Online, 6 (2005), pp. 221–226

[124] P. Li, L.Q. Cao, C.Y. Dou, W.F. Armstrong, D. Miller Impact of myocardial contrast echocardiography on vascular permeability : An in vivo dose response study of delivery mode, pressure amplitude and contrast dose Ultrasound Med Biol, 29 (2003), pp. 1341–1349

[125] P.A. van der Wouw, A.C. Brauns, S.E. Bailey, J.E. Powers, A.A. Wilde Premature ventricular contractions during triggered imaging with ultrasound contrast J Am Soc Echocardiogr, 13 (2000), pp. 288–294

[126] J.F. Zachary, S.A. Hartleben, L.A. Frizzell, W.D. O'Brien Arrhythmias in rat hearts exposed to pulsed ultrasound after intravenous injection of a contrast agent J Ultrasound Med, 21 (2002), pp. 1347–1356

[127] D. Dalecki, B.B. Keller, C.H. Raeman, E.L. Carstensen Effects of pulsed ultrasound on the frog heart : I. Thresholds for changes in cardiac rhythm and aortic pressure Ultrasound Med Biol, 19 (1993), pp. 385–390

[128] J.W. Busse, M. Bhandari, A.V. Kulkarni, E. Tunks The effect of low–intensity pulsed ultrasound therapy on time to fracture healing : a meta–analysis CMAJ, 166 (2002), pp. 437–441

[129] B.G. Dijkman, S. Sprague, M. Bhandari Low–intensity pulsed ultrasound : Nonunions Indian J Orthop, 43 (2009), pp. 141–148

[130] R. Mundi, S. Petis, R. Kaloty, V. Shetty, M. Bhandari Low–intensity pulsed ultrasound : Fracture healing Indian J Orthop, 43 (2009), pp. 132–140

[131] N.B. Smith, J.M. Temkin, F. Shapiro, K. Hynynen Thermal effects of focused ultrasound energy on bone tissue Ultrasound Med Biol, 27 (2001), pp. 1427–1433

[132] L. Claes, B. Willie The enhancement of bone regeneration by ultrasound Prog Biophys Mol Biol, 93 (2007), pp. 384–398

[133] W.H.S. Chang, J.S. Sun, S.P. Chang, J.C. Lin Study of thermal effects of ultrasound stimulation on fracture healing Bioelectromagnetics, 23 (2002), pp. 256–263

[134] L. Duarte The stimulation of bone growth by ultrasound Arch Orthop Trauma Surg, 101 (1983), pp. 153–159

[135] H.G. Welgus, J.J. Jeffrey, A.Z. Eisen, W. Roswit, G. Stricklin Human skin fibroblast collagenase J. Biol. Chem, 256 (1981), pp. 9516–9521

[136] H.G. Welgus, J.J. Jeffrey, A.Z. Eisen, W.T. Roswit, G.P. Stricklin Human skin fibroblast collagenase : interaction with substrate and inhibitor Coll Relat Res, 5 (1985), pp. 167–179

[137] M. Dyson, M. Brookes Stimulation of bone repair by ultrasound Ultrasound Med Biol, Suppl 2 (1983), pp. 61–66

[138] K. Chen, J. Hao, K. Noritake, Y. Yamashita, S. Kuroda, S. Kasugai Effects of low intensity pulsed ultrasound stimulation on bone regeneration in rat parietal bone defect model Open J Regen Med, 2 (2013), pp. 8–14

[139] S. Chen, M. Shimoda, J. Chen, P.A. Grayburn Stimulation of adult resident cardiac progenitor cells by durable myocardial expression of thymosin beta 4 with ultrasound–targeted microbubble delivery Gene Ther, 20 (2013), pp. 225–233

[140] M. Dinno, M. Dyson, S. Young, A. Mortimer, J. Hart, L. Crum The significance of membrane changes in the safe and effective use of therapeutic and diagnostic ultrasound Phys Med Biol, 34 (1989), p. 1543

[141] B. Hu, Y. Zhang, J. Zhou, J. Li, F. Deng, Z. Wang, J. Song Low–intensity pulsed ultrasound stimulation facilitates osteogenic differentiation of human periodontal ligament cells PLoS One, 9 (2014), p. e95168

[142] K. Lim, J. Kim, H. Seonwoo, S.H. Park, P.H. Choung, J.H. Chung In vitro effects of low–intensity pulsed ultrasound stimulation on the osteogenic differentiation of human alveolar bone–derived mesenchymal stem cells for tooth tissue engineering BioMed Res Int, 2013 (2013), p. 269724

[143] C.S. Montalti, N.V. Souza, N.C. Rodrigues, K.R. Fernandes, R.L. Toma, A. Renno Effects of low–intensity pulsed ultrasound on injured skeletal muscle Braz J Phys Ther, 17 (2013), pp. 343–350

[144] A. Mortimer, M. Dyson The effect of therapeutic ultrasound on calcium uptake in fibroblasts Ultrasound Med Biol, 14 (1988), pp. 499–506

[145] N.M. Rawool, B.B. Goldberg, F. Forsberg, A.A. Winder, E. Hume Power Doppler assessment of vascular changes during fracture treatment with low-intensity ultrasound J Ultrasound Med, 22 (2003), pp. 145-153

[146] J. Ryaby Low intensity pulsed ultrasound modulates adenylate cyclase activity and transforming growth factor beta synthesis C.T. Brighton, S.R. Pollack (Eds.), Electomagnetics in biology and medicine, San Francisco Press, San Francisco (1991)

[147] J. Ryaby, E. Bachner, J. Bendo, P. Dalton, S. Tannenbaum, A. Pilla Low intensity pulsed ultrasound increases calcium incorporation in both differentiating cartilage and bone cell cultures Trans Orthop Res Soc, 14 (1989), p. 15

[148] J.S. Sun, R.C. Hong, W.H.S. Chang, L.T. Chen, F.H. Lin, H.C. Liu In vitro effects of low-intensity ultrasound stimulation on the bone cells J Biomed Mater Res, 57 (2001), pp. 449-456

[149] J. Wolff Das gesetz der transformation der knochen DMW Dtsch Med Wochenschr, 19 (1892), pp. 1222-1224

[150] C. Corradi, A. Cozzolino Effect of ultrasonics on the development of osseous callus in fractures Arch Ortopedia, 66 (1953), p. 77

[151] R. De Nunno [Effect of ultrasonics on ossification ; experimental studies] Ann Ital Chir, 29 (1952), pp. 211-220

[152] W. Klug, W.G. Franke, H.G. Knoch Scintigraphic control of bone-fracture healing under ultrasonic stimulation : an animal experimental study Eur J Nucl Med, 11 (1986), pp. 494-497

[153] C. Murolo, F. Claudio Effect of ultrasonics on repair of fractures G Ital Chir, 8 (1952), p. 897

[154] D.L. Miller, M.A. Averkiou, A.A. Brayman, E.C. Everbach, C.K. Holland, J.H. Wible, J. u Bioeffects considerations for diagnostic ultrasound contrast agents J Ultrasound Med, 27 (2008), pp. 611-632

[155] M.W. Miller, A.A. Brayman, T.A. Sherman, J.S. Abramowicz, C. Cox Comparative sensitivity of human fetal and adult erythrocytes to hemolysis by pulsed 1 MHz ultrasound Ultrasound Med Biol, 27 (2001), pp. 419-425

[156] M.W. Miller, E.C. Everbach, C. Cox, R.R. Knapp, A.A. Brayman, T.A. Sherman A comparison of the hemolytic potential of Optison™ and Albunex® in whole human blood in vitro : Acoustic pressure, ultrasound frequency, donor and passive cavitation detection considerations Ultrasound Med Biol, 27 (2001), pp. 709-721

[157] T. Ay, X. Havaux, G. Van Camp, B. Campanelli, G. Gisellu, A. Pasquet, J.F. Denef, J.A. elin, J.L.J. Vanoverschelde Destruction of contrast microbubbles by ultrasound effects on myocardial function, coronary perfusion pressure, and microvascular integrity Circulation, 104 (2001), pp. 461–466

[158] S. Chen, M.H. Kroll, R.V. Shohet, P. Frenkel, S.A. Mayer, P.A. Grayburn Bioeffects of myocardial contrast microbubble destruction by echocardiography Echocardiography, 19 (2002), pp. 495–500

[159] S. Chemat, A. Lagha, H. AitAmar, P.V. Bartels, F. Chemat Comparison of conventional and ultrasound–assisted extraction of carvone and limonene from caraway seeds Flavour Fragrance J, 19 (2004), pp. 188–195

[160] R.O. Cleveland, A.M. James A brief review of the physics of shock wave lithotripsy BC Decker, Hamilton, ON (2007)

[161] P. Zhong, I. Cioanta, S. Zhu, F.H. Cocks, G.M. Preminger Effects of tissue constraint on shock wave–induced bubble expansion in vivo J Acoust Soc Am, 104 (1998), pp. 3126–3129

[162] P. Zhong, Y. Zhou, S. Zhu Dynamics of bubble oscillation in constrained media and mechanisms of vessel rupture in SWL Ultrasound Med Biol, 27 (2001), pp. 119–134

[163] M. Delius, M. Jordan, H.–G. Liebich, W. Brendel Biological effects of shock waves : Effect of shock waves on the liver and gallbladder wall of dogs—Administration rate dependence Ultrasound Med Biol, 16 (1990), pp. 459–466

[164] M. Delius, W. Mueller, A. Goetz, H. Liebich, W. Brendel Biological effects of shock waves : kidney hemorrhage in dogs at a fast shock wave administration rate of fifteen hertz J Lithotripsy Stone Dis, 2 (1990), pp. 103–110

[165] R. Mayer, E. Schenk, S. Child, S. Norton, C. Cox, C. Hartman, E. Carstensen Pressure threshold for shock wave induced renal hemorrhage J Urol, 144 (1990), pp. 1505–1509

[166] D. Miller, R.A. Gies Consequences of lithotripter shockwave interaction with gas body contrast agent in mouse intestine J Urol, 162 (1999), pp. 606–609

[167] D.L. Miller, J. Quddus Diagnostic ultrasound activation of contrast agent gas bodies induces capillary rupture in mice Proc Natl Acad Sci USA, 97 (2000), pp. 10179–10184

[168] R.J. Price, D.M. Skyba, S. Kaul, T.C. Skalak Delivery of colloidal particles and red blood cells to tissue through microvessel ruptures created by targeted microbubble destruction with ultrasound Circulation, 98 (1998), pp. 1264–1267

[169] J.H. Wible, K.P. alen, J.K. Wojdyla, M.S. Hughes, A.L. Klibanov, G.H. Brandenburger Microbubbles induce renal hemorrhage when exposed to diagnostic ultrasound in anesthetized rats Ultrasound Med Biol, 28 (2002), pp. 1535–1546

[170] M. Aryal, J. Park, N. Vykhodtseva, Y.Z. Zhang, N. McDannold Enhancement in blood–tumor barrier permeability and delivery of liposomal doxorubicin using focused ultrasound and microbubbles : Evaluation during tumor progression in a rat glioma model Phys Med Biol, 60 (2015), pp. 2511–2527

[171] P.C. Chu, W.Y. Chai, C.H. Tsai, S.T. Kang, C.K. Yeh, H.L. Liu Focused ultrasound–induced blood–brain barrier opening : Association with mechanical index and cavitation index analyzed by dynamic contrast–enhanced magnetic–resonance imaging Sci Rep, 6 (2016), p. 33264

[172] S. Meairs, A. Alonso Ultrasound, microbubbles and the blood––brain barrier Prog Biophys Mol Biol, 93 (2007), pp. 354–362

[173] J. Song, J.C. Chappell, M. Qi, E.J. VanGieson, S. Kaul, R.J. Price Influence of injection site, microvascular pressure and ultrasound variables on microbubble–mediated delivery of microspheres to muscle J Am Coll Cardiol, 39 (2002), pp. 726–731

[174] J. Song, M. Qi, S. Kaul, R.J. Price Stimulation of arteriogenesis in skeletal muscle by microbubble destruction with ultrasound Circulation, 106 (2002), pp. 1550–1555

[175] Y. Ji, Z. Han, L. Shao, Y. Zhao Ultrasound–targeted microbubble destruction of calcium channel subunit alpha 1 D siRNA inhibits breast cancer via G protein–coupled receptor 30 Oncol Rep, 36 (2016), pp. 1886–1892

[176] R.H. Simon, S.Y. Ho, S.C. Lange, D.F. Uphoff, J.S. D'Arrigo Applications of lipid–coated microbubble ultrasonic contrast to tumor therapy Ultrasound Med Biol, 19 (1993), pp. 123–125

[177] Y. Zhang, R. Chang, M. Li, K. Zhao, H. Zheng, X. Zhou Docetaxel–loaded lipid microbubbles combined with ultrasound–triggered microbubble destruction for targeted tumor therapy in MHCC–H cells Onco Targets Ther, 9 (2016), pp. 4763–4771

[178] E. VanBavel Effects of shear stress on endothelial cells : possible relevance for ultrasound applications Prog Biophys Mol Biol, 93 (2007), pp. 374–383

[179] P.F. Davies Flow–mediated endothelial mechanotransduction Physiol Rev, 75 (1995), pp. 519–560

[180] D.L. Miller, W. Nyborg, C. Whitcomb Platelet aggregation induced by ultrasound under specialized conditions in vitro Science, 205 (1979), pp. 505–507

[181] J.A. Rooney Hemolysis near an ultrasonically pulsating gas bubble Science, 169 (1970), pp. 869–871

[182] A. Williams, D. Hughes, W. Nyborg Hemolysis near a transversely oscillating wire Science, 169 (1970), pp. 871–873

[183] Y. Wong, D.J. Watmough Haemolysis of red blood cells in vitro and in vivo induced by ultrasound at 0.75 MHz and at therapeutic intensity levels R. Millner, E. Rosenfeld, U. Cobert (Eds.), Ultrasound Interactions in Biology and Medicine. Plenum Press, Springer US, New York (1983), pp. 179–184

[184] A. Williams, D. Miller Photometric detection of ATP release from human erythrocytes exposed to ultrasonically activated gas-filled pores Ultrasound Med Biol, 6 (1980), pp. 251–256

[185] A. Brayman, C. Church, M. Miller Re-evaluation of the concept that high cell concentrations "protect" cells in vitro from ultrasonically induced lysis Ultrasound Med Biol, 22 (1996), pp. 497–514

[186] C.X. Deng, Q. Xu, R.E. Apfel, C.K. Holland In vitro measurements of inertial cavitation thresholds in human blood Ultrasound Med Biol, 22 (1996), pp. 939–948

[187] S.L. Poliachik, W.L. Chandler, P.D. Mourad, M.R. Bailey, S. Bloch, R.O. Cleveland, P. Kaczkowski, G. Keilman, T. Porter, L.A. Crum Effect of high-intensity focused ultrasound on whole blood with and without microbubble contrast agent Ultrasound Med Biol, 25 (1999), pp. 991–998

[188] A. Williams, S. Sykes, W. O'Brien Ultrasonic exposure modifies platelet morphology and function in vitro Ultrasound Med Biol, 2 (1977), pp. 311–317

[189] E.S. Ang, V. Gluncic, A. Duque, M.E. Schafer, P. Rakic Prenatal exposure to ultrasound waves impacts neuronal migration in mice Proc Natl Acad Sci USA, 103 (2006), pp. 12903–12910

[190] A.R. Williams, B.V. Chater, K.A. Allen, M.R. Sherwood, J.H. Sanderson Release of β-Thromboglobulin from human platelets by therapeutic intensities of ultrasound Br J Haematol, 40 (1978), pp. 133–142

[191] M.C. Ziskin, S.B. Barnett Ultrasound and the developing central nervous system Ultrasound Med Biol, 27 (2001), pp. 875–876

[192] M. Miller, W. Nyborg, W. Dewey, M. Edwards, J. Abramowicz, A. Brayman Hyperthermic teratogenicity, thermal dose and diagnostic ultrasound during

pregnancy : Implications of new standards on tissue heating Int J Hyperthermia, 18 (2002), pp. 361-384

[193] C.C. Church, M.W. Miller Quantification of risk from fetal exposure to diagnostic ultrasound Prog Biophys Mol Biol, 93 (2007), pp. 331-353

[194] J.S. Abramowicz Ultrasonographic contrast media : Has the time come in obstetrics and gynecology? J Ultrasound Med, 24 (2005), pp. 517-531

[195] Z. Sienkiewicz Rapporteur report : Roundup, discussion and recommendations Prog Biophys Mol Biol, 93 (2007), pp. 414-420

[196] M.W. Miller, M.C. Ziskin Biological consequences of hyperthermia Ultrasound Med Biol, 15 (1989), pp. 707-722

[197] M. Edwards, R. Saunders, K. Shiota Effects of heat on embryos and foetuses Int J Hyperthermia, 19 (2003), pp. 295-324

[198] R.P. Jensh, R.L. Brent Intrauterine effects of ultrasound : Animal studies Teratology, 59 (1999), pp. 240-251

[199] M. Sikov Effect of ultrasound on development : Part 2. Studies in mammalian species and overview J Ultrasound Med, 5 (1986), pp. 651-661

[200] A.S. Brown, A.D. Reid, L. Leamen, V. Cucevic, F.S. Foster Biological effects of high-frequency ultrasound exposure during mouse organogenesis Ultrasound Med Biol, 30 (2004), pp. 1223-1232

[201] K. Carnes, R. Hess, F. Dunn Effects of in utero ultrasound exposure on the development of the fetal mouse testis Biol Reprod, 45 (1991), pp. 432-439

[202] P.U. Devi, R. Suresh, M. Hande Effect of fetal exposure to ultrasound on the behavior of the adult mouse Radiat Res, 141 (1995), pp. 314-317

[203] J.E. Fisher, K.D. Acuff-Smith, M.A. Schilling, C.V. Vorhees, R.A. Meyer, N.B. Smith, .D. O'Brien Teratologic evaluation of rats prenatally exposed to pulsed-wave ultrasound Teratology, 49 (1994), pp. 150-155

[204] J.E. Fisher, K.D. Acuff-Smith, M.A. Schilling, R.A. Meyer, N.B. Smith, M.S. Moran, W.D. O'Brien, C.V. Vorhees Behavioral effects of prenatal exposure to pulsed-wave ultrasound in unanesthetized rats Teratology, 54 (1996), pp. 65-72

[205] Y.H. Gu, T. Hasegawa, I. Suzuki Combined effects of radiation and ultrasound on ICR mice in the preimplantation stage Ultrasound Med Biol, 28 (2002), pp. 831-836

[206] M.P. Hande, P.U. Devi Effect of prenatal exposure to diagnostic ultrasound on the development of mice Radiat Res, 130 (1992), pp. 125-128

[207] M.P. Hande, P.U. Devi Teratogenic effects of repeated exposures to X-rays and/or ultrasound in mice Neurotoxicol Teratol, 17 (1995), pp. 179-188

[208] H. Jia, Y. Duan, T. Cao, B. Zhao, F. Lv, L. Yuan Immediate and long-term effects of color Doppler ultrasound on myocardial cell apoptosis of fetal rats Echocardiography, 22 (2005), pp. 415-420

[209] İ. Karagöz, A. Biri, F. Babacan, M. Kavutçu Evaluation of biological effects induced by diagnostic ultrasound in the rat foetal tissues Mol Cell Biochem, 294 (2007), pp. 217-224

[210] S. Norton, B. Kimler, E. Cytacki, S. Rosenthal Prenatal and postnatal consequences in the brain and behavior of rats exposed to ultrasound in utero J Ultrasound Medicine, 10 (1991), pp. 69-75

[211] H. Oh, S. Lee, J. Yang, C. Chung, S. Ryu, M. Huh, S. Jo, C. Son, S. Kim Establishment of a biological indicator for the radiation and safety of diagnostic ultrasound using apoptosis In Vivo, 14 (1999), pp. 345-349

[212] E. Ryo, H. Shiotsu, Y. Takai, O. Tsutsumi, T. Okai, Y. Taketani, Y. Takeuchi Effects of pulsed ultrasound on development and glucose uptake of preimplantation mouse embryos Ultrasound Med Biol, 27 (2001), pp. 999-1002

[213] A. Tarantal, W. O'Brien, A. Hendrickx Evaluation of the bioeffects of prenatal ultrasound exposure in the cynomolgus macaque (Macaca fascicularis) : III. Developmental and hematologic studies Teratology, 47 (1993), pp. 159-170

[214] C.V. Vorhees, K.D. Acuff-Smith, W.P. Weisenburger, R.A. Meyer, N.B. Smith, W.D. O'Brien A teratologic evaluation of continuous-wave, daily ultrasound exposure in unanesthetized pregnant rats Teratology, 44 (1991), pp. 667-674

[215] C.V. Vorhees, K.D. Acuff-Smith, M.A. Schilling, J.E. Fisher, R.A. Meyer, N.B. Smith, D.S. Ellis, W.D. O'Brien Behavioral teratologic effects of prenatal exposure to continuous-wave ultrasound in unanesthetized rats Teratology, 50 (1994), pp. 238-249

[216] A. Tarantal, A. Hendrickx Evaluation of the bioeffects of prenatal ultrasound exposure in the cynomolgus macaque (Macaca fascicularis) : I. Neonatal/infant observations Teratology, 39 (1989), pp. 137-147

[217] A. Tarantal, A. Hendrickx Evaluation of the bioeffects of prenatal ultrasound exposure in the cynomolgus macaque (Macaca fascicularis) : II. Growth and behavior during the first year Teratology, 39 (1989), pp. 149-162

[218] A. Tarantal, W. O'Brien, A. Hendrickx Evaluation of the bioeffects of prenatal ultrasound exposure in the cynomolgus macaque (Macaca fascicularis) : III. Developmental and hematologic studies Teratology, 47 (1993), pp. 159–170

[219] A. Tarantal, W. O'Brien, A. Hendrickx Evaluation of the bioeffects of prenatal ultrasound exposure in the cynomolgus macaque (Macaca fascicularis) : III. Developmental and hematologic studies Teratology, 47 (1993), pp. 159–170

[220] G. ter Haar Ultrasound bioeffects and safety Proc Inst Mechanical Eng H, 224 (2010), pp. 363–373

[221] L.B. Feril Jr., T. Kondo Biological effects of low intensity ultrasound : The mechanism involved, and its implications on therapy and on biosafety of ultrasound J Radiat Res, 45 (2004), pp. 479–489

[222] L.B. Feril, T. Kondo Biological effects of low intensity therapeutic ultrasound in vitro : The potentials for therapy and the implications on safety of diagnostic ultrasound Int Congress Ser, 1274 (2004), pp. 133–140

[223] D.L. Miller Overview of experimental studies of biological effects of medical ultrasound caused by gas body activation and inertial cavitation Prog Biophys Mol Biol, 93 (2007), pp. 314–330

[224] G. ter Haar Therapeutic applications of ultrasound Prog Biophys Mol Biol, 93 (2007), pp. 111–129

[225] W. Nyborg, P. Carson, E. Carstensen, F. Dunn, D. Miller, M. Miller, H. Thompson, M. Ziskin Exposure criteria for medical diagnostic ultrasound : II. Criteria based on all known mechanisms National Council on Radiation Protection and Measurements, Bethesda, MD (2002)

[226] C.K. Holland Mechanical bioeffects from diagnostic ultrasound : AIUM consensus statements J Ultrasound Med, 19 (2000), p. 69

[227] G.E. Kaufman, M.W. Miller, T.D. Griffiths, V. Ciaravino, E.L. Carstensen Lysis and viability of cultured mammalian cells exposed to 1 MHz ultrasound Ultrasound Med Biol, 3 (1977), pp. 21–25

[228] K. Morton, G. Ter Haar, I. Stratford, C. Hill The role of cavitation in the interaction of ultrasound with V79 Chinese hamster cells in vitro Br J Cancer Suppl, 5 (1982), p. 147

[229] D.M. Hallow, A.D. Mahajan, T.E. McCutchen, M.R. Prausnitz Measurement and correlation of acoustic cavitation with cellular bioeffects Ultrasound Med Biol, 32 (2006), pp. 1111–1122

[230] C.Y. Lai, C.H. Wu, C.C. Chen, P.C. Li Quantitative relations of acoustic inertial cavitation with sonoporation and cell viability Ultrasound Med Biol, 32 (2006), pp. 1931–1941

[231] J.W. Ellwart, H. Brettel, L.O. Kober Cell membrane damage by ultrasound at different cell concentrations Ultrasound Med Biol, 14 (1988), pp. 43–50

[232] A.A. Brayman, M.W. Miller Cell density dependence of the ultrasonic degassing of fixed erythrocyte suspensions Ultrasound Med Biol, 19 (1993), pp. 243–252

[233] W.L. Nyborg, D.L. Miller Biophysical implications of bubble dynamics Appl Sci Res, 38 (1982), pp. 17–24

[234] P. Clarke, C. Hill Biological action of ultrasound in relation to the cell cycle Exp Cell Res, 58 (1969), pp. 443–444

[235] B.I. Bleaney, P. Blackbourn, J. Kirkley Resistance of CHLF hamster cells to ultrasonic radiation of 1–5 MHz frequency Br J Radiol, 45 (1972), pp. 354–357

[236] K. Morton, G. Ter Haar, I. Stratford, C. Hill The role of cavitation in the interaction of ultrasound with V79 Chinese hamster cells in vitro Br J Cancer Suppl, 5 (1982), p. 147

[237] L.B. Feril Jr., T. Kondo Biological effects of low intensity ultrasound : The mechanism involved, and its implications on therapy and on biosafety of ultrasound J Radiat Res, 45 (2004), pp. 479–489

[238] L.B. Feril, T. Kondo Biological effects of low intensity therapeutic ultrasound in vitro : The potentials for therapy and the implications on safety of diagnostic ultrasound Int Congress Ser, 1274 (2004), pp. 133–140

[239] G. ter Haar, I. Stratford, C. Hill Ultrasonic irradiation of mammalian cells in vitro at hyperthermic temperatures Br J Radiol, 53 (1980), pp. 784–789

[240] N. de Jong, P.J. Frinking, A. Bouakaz, F.J. Ten Cate Detection procedures of ultrasound contrast agents Ultrasonics, 38 (2000), pp. 87–92

[241] J.M. Escoffre, K. Kaddur, M. Rols, A. Bouakaz In vitro gene transfer by electrosonoporation Ultrasound Med Biol, 36 (2010), pp. 1746–1755

[242] Z. Izadifar Ultrasound pretreatment of wheat dried distiller's grain (DDG) for extraction of phenolic compounds Ultrason Sonochem, 20 (2013), pp. 1359–1369

[243] I. Chapman The effect of ultrasound on the potassium content of rat thymocytes in vitro Br J Radiol, 47 (1974), pp. 411–415

[244] A. Mortimer, M. Dyson The effect of therapeutic ultrasound on calcium uptake in fibroblasts Ultrasound Med Biol, 14 (1988), pp. 499–506

[245] M. Dvorak, I. Hrazdira Changes in the ultrastructure of bone marrow cells in rats following exposure to ultrasound Z Mikrosk Anat Forsch, 75 (1966), pp. 451–460

[246] I. Hrazdira Changes in cell ultrastructure under direct and indirect action of ultrasound J. Bock, I. Edler, K. Ossoinig (Eds.), Societas Internationalis pro Diagnostica in Ophthalmologia, Ultrasonographia medica, Verlag der Wiener Medizinischen Akademie, Vienna (1971), pp. 457–463

[247] K.J.W. Taylor, J.B. Pond Primary sites of ultrasonic damage on cell systems M. Reid, M.R. Sikov (Eds.), Interaction of ultrasound and biological tissues, vol. 3, DHEW, Washington, DC (1972)

[248] W. Harvey, M. Dyson, J. Pond, R. Grahame The in vitro stimulation of protein synthesis in human fibroblasts by therapeutic levels of ultrasound E. Kaznar (Ed.), Proceedings of the Second European Congress on Ultrasonics in Medicine, Munich, Germany, 12–16 May 1975, Excerpta Medica, Amsterdam (1975), pp. 10–21

[249] G. ter Haar, M. Dyson, S.P. Smith Ultrastructural changes in the mouse uterus brought about by ultrasonic irradiation at therapeutic intensities in standing wave fields Ultrasound Med Biol, 5 (1979), pp. 167–179

[250] D. Watmough, P. Dendy, L. Eastwood, D. Gregory, F. Gordon, D. Wheatley The biophysical effects of therapeutic ultrasound on HeLa cells Ultrasound Med Biol, 3 (1977), pp. 205–219

[251] D.L. Miller, R.M. Thomas Contrast–agent gas bodies enhance hemolysis induced by lithotripter shock waves and high–intensity focused ultrasound in whole blood Ultrasound Med Biol, 22 (1996), pp. 1089–1095

[252] J. Thacker The possibility of genetic hazard from ultrasonic radiation Curr Top Radiat Res Q, 8 (1973), pp. 235–258

[253] European Federation of Societies for Ultrasound in Medicine and Biology, Tutorial Paper : Genetic effects Eur J Ultrasound, 1 (1994), pp. 91–92

[254] H.D. Rott Zur Frage der Schädigungsmöglichkeit durch diagnostischen Ultraschall Ultraschall Med, 2 (1981), pp. 56–64

[255] E. Kunze–Mühl Observations on the effect of X–ray alone and in combination with ultrasound on human chromosomes Hum Genet, 57 (1981), pp. 257–260

[256] D. Liebeskind, R. Bases, F. Mendez, F. Elequin, M. Koenigsberg Sister chromatid exchanges in human lymphocytes after exposure to diagnostic ultrasound Science, 205 (1979), pp. 1273-1275

[257] K. Taylor, D. Newman Electrophoretic mobility of Ehrlich cell suspensions exposed to ultrasound of varying parameters Phys Med Biol, 17 (1972), p. 270

[258] C.L. Mummery The effect of ultrasound on fibroblasts in vitro PhD thesis Guy's Hospital Medical School, University of London, England, UK (1978)

[260] D. Liebeskind, J. Padawer, R. Wolley, R. Bases Diagnostic ultrasound time-lapse and transmission electron microscopic studies of cells insonated in vitro Br J Cancer Suppl, 5 (1982), pp. 176-186

[261] C. Coussios, C. Farny, G. Ter Haar, R. Roy Role of acoustic cavitation in the delivery and monitoring of cancer treatment by high-intensity focused ultrasound (HIFU) Int J Hyperthermia, 23 (2007), pp. 105-120

[262] C.H. Farny, R.G. Holt, R.A. Roy Temporal and spatial detection of HIFU-induced inertial and hot-vapor cavitation with a diagnostic ultrasound system Ultrasound Med Biol, 35 (2009), pp. 603-615

[263] C.L. Hoerig, J.C. Serrone, M.T. Burgess, M. Zuccarello, T.D. Mast Prediction and suppression of HIFU-induced vessel rupture using passive cavitation detection in an ex vivo model J Ther Ultrasound, 2 (2014), p. 14

[264] T. Li, H. Chen, T. Khokhlova, Y.N. Wang, W. Kreider, X. He, J.H. Hwang Passive cavitation detection during pulsed HIFU exposures of ex vivo tissues and in vivo mouse pancreatic tumors Ultrasound Med Biol, 40 (2014), pp. 1523-1534

[265] T.D. Mast, V.A. Salgaonkar, C. Karunakaran, J.A. Besse, S. Datta, C.K. Holland Acoustic emissions during 3.1 MHz ultrasound bulk ablation in vitro Ultrasound Med Biol, 34 (2008), pp. 1434-1448

[266] J. McLaughlan, I. Rivens, T. Leighton, G. Ter Haar A study of bubble activity generated in ex vivo tissue by high intensity focused ultrasound Ultrasound Med Biol, 36 (2010), pp. 1327-1344

[267] R.O. Cleveland, O.A. Sapozhnikov, M.R. Bailey, L.A. Crum A dual passive cavitation detector for localized detection of lithotripsy-induced cavitation in vitro J Acoust Soc Am, 107 (2000), pp. 1745-1758

제8장

고전압 자극기술

김홍배·정세웅·정종훈

1. 서론

1.1 개념

고전압 마이크로 초 펄스파 전기자극 기술은 마이크로 초의 짧고 수천 볼트의 강한 전기 펄스를 사용하여 세포막에 영구적이고 치명적인 나노기공을 만들어 세포의 항상성을 저해하여 세포 사멸을 유도해 내는 연조직 절제 기술이다[1](그림 8.1). 세포 사멸은 전해질과 아데노신 삼인산의 막횡단 전달로 인한 막 파괴 또는 막의 2차 파괴에 의해 유도된 세포 자멸사 또는 괴사의 결과이다[2-4]. 영구적이고 치명적인 나노기공을 전기자극 펄스로 만들기 때문에 일명 '비가역적 전기천공(irreversible electroporation, IRE)'으로 불린다. IRE의 주요 용도는 세포외 기질, 혈류 및 신경의 정확성과 보존이 중요한 영역의 종양 절제에 있다. NanoKnife 시스템 형태의 임상용 IRE의 1세대는 연조직 종양의 외과적 절제만을 위해 2009년 연구 목적으로 상업적으로 이용 가능하게 되었다[5]. IRE를 통한 암 조직 절제는 현재 단독으로 또는 암 면역 요법과 함께 평가되고 있는 상당한 암 특이적 면역학적 반응을 나타내는 것으로 보인다.

1.2 역사

IRE 효과에 대한 첫 번째 관찰은 1898년으로 거슬러 올라간다[7]. Nollet은 전기 스파크에 노출된 동물과 인간의 피부에 붉은 반점이 나타나는 것을 처음으로 체계적으로 관찰했다고 보고했다[8]. 그러나 현대 의학에 대한 사용은 Neumann과 동료들의 획기적인 연구로 1982년에 시작되었다[9]. 펄스 전기장은 세포에 외래 DNA를 전달하기 위해 일시적으로 세포막을 투과시키는 데 사용되었다. 다음 10년 동안 고전압 펄스 전기장과 항암화학요법

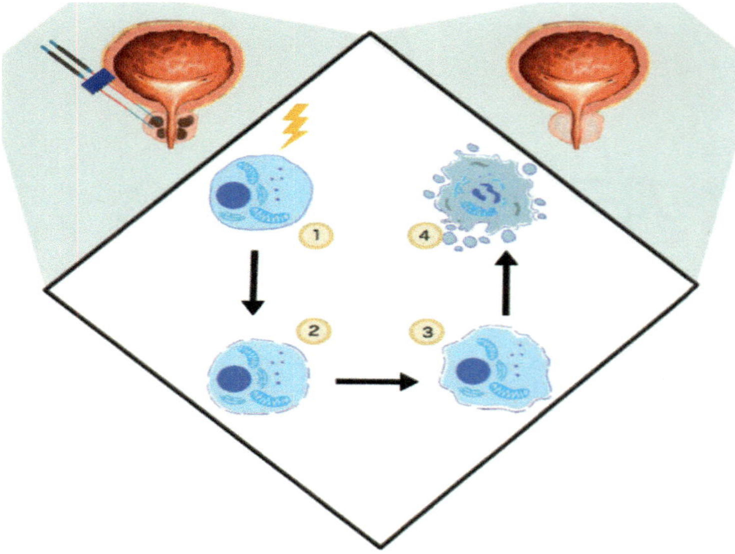

그림 8.1 고전압 마이크로 초 펄스파 전기자극, 세포사멸 및 조직재생[6]

약물인 블레오마이신 및 DNA의 조합은 각각 전기화학요법 및 유전자 전기영동이라는 새로운 임상 응용 분야를 개척하였다[10-14]. 의학적 치료를 위한 비가역적 전기천공법의 사용은 Rafael Davalos, Boris Rubinsky에 의해 2007년 처음으로 제안되었다[15].

2. 고전압 펄스파의 개념

2.1 고전압 펄스파로 인한 전기천공 종류

고전압 펄스파의 경우 수 백 마이크로 초의 매우 짧은 펄스이지만 수 천 볼트의 강한 전기장을 이용하기 때문에 외부 세포막을 형성하는 인지질 이중층에서 미세 기공 또는 나노기공이 유도된다. 이러한 유도된 기공은 두 가지 유형의 손상이 발생할 수 있다(그림 8.2).

2.1.1 가역적 전기천공(reversible electroporation, RE)

적절히 낮은 전압의 펄스파가 인가된 경우 세포막에 일시적인 나노기공이 형성될 수 있다. 시간이 지나면 본 나노기공이 다시 닫힌다(resealing). 본 기술은 일시적인 나노기공을 통하여 고분자 전달을 통한 형질 전환 혹은 약물 전달 등에 응용될 수 있다. 나노기공이 닫힌 후 세포는 생존할 수 있다. 의료 분야에서 응용은 예를 들어 블레오마이신(전기천공법 및 전기화학요법)과 같은 세포내 세포독성 의약품의 국소 도입을 할 수 있다[16].

2.1.2 비가역적 전기천공(irreversible electroporation, IRE)

고전압 마이크로 초 펄스파가 인가된 경우 세포막에 영구적인 나노기공이 형성되어 세포막이 손상되면 세포 내 내용물의 누출이 너무 심하거나 세포막의 재밀봉이 너무 늦어져서 건강한 세포 및/또는 암세포가 돌이킬 수 없는 손상을 입는다. 이를 통해 손상을 입은 세포는 세포 자살(apoptosis)과 같은 세포 사멸 또는 세포 내부적으로 유도된 괴사(necrosis) 경로를 통해 죽는다. 이를 비가역적으로 세포에 나노기공을 형성한다 하여 '비가역적 전기천공'이라 부르고 이 기술을 의료 분야에서 암세포와 같은 조직을 절제하는 기술에 응용한다[1].

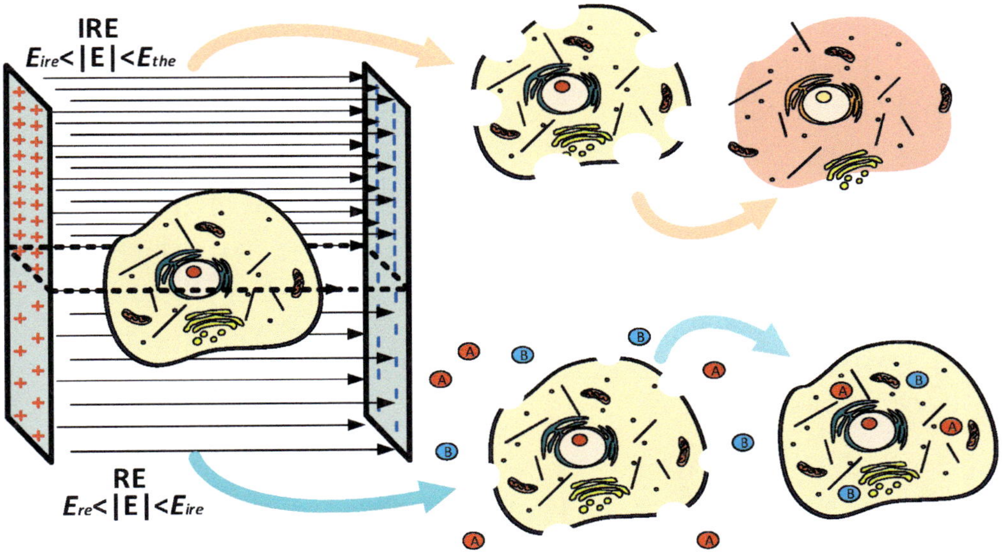

그림 8.2 비가역적 전기천공 및 가역적 전기천공의 모식도[17]

2.2 고전압 펄스파의 다양한 전기적 파형

고전압 펄스파의 경우 일반적으로 양극과 음극이 전극의 한 쪽에 고정되어 형성되는 단상성(monophase) 파형을 보인다. 하지만 경우에 따라서 양극과 음극의 전위차가 교대로 바뀌는 이상성(biphasic) 파형을 만들 수 있으며 펄스의 간격에 따른 주파수도 고주파와 저주파로 나눌 수 있다. 또한 특별하게 쓰이는 경우 지수함수적 감쇠(exponential decay) 파형을 만들어 전기분해와 전기천공의 역할이 합쳐진 형태로 사용할 수 있다. 자세히 서술하면 다음과 같다.

2.2.1 단상성 비가역적 전기천공(monophasic irreversible electroporation)

일반적인 가역적 또는 비가역적 전기천공의 경우 가장 많이 사용하는 형태가 바로 양극과 음극이 전극의 한 쪽에 고정되어 형성되는 단상성 비가역적 전기천공(monphasic irreversible electroporation) 형식이다[18](그림 8.3 A). 가장 일반적인 방식이나 한 방향의 전류 자극으로 인한 심근 수축(muscle contraction)의 심한 발생과 심전도 간섭(electrocardiogram interference)이 일어날 염려가 있다는 단점이 존재한다[18].

2.2.2 이상성 고주파 비가역적 전기천공(biphasic high-frequency irreversible electropoiration, H-FIRE)

이상성 고주파 비가역적 전기천공의 경우 양극과 음극이 전극의 한 쪽에 고정되지 않고 교대로 바뀌기 때문에 전류가 방향이 계속 바뀌며 흐른다[18](그림 8.3 B). 게다가 일반적인 단상성 비가역적 전기천공보다 10~100 배 정도의 높은 주파수로 전압을 인가하기 때문에 전기장의 취소 효과(cancellation effect)가 생성된다[19]. 이로 인하여 조직을 절제하는 전기천공을 일으키기 위해서는 일반적인 단상성 비가역적 전기천공보다 2배가량 높은 약 3 kV/cm 이상의 높은 전기장이 필요하지만, 그럼에도 불구하고 양 방향 전류 자극으로 인하여 심근 수축이 최소화 되고 심전도 간섭이 줄어든다는 연구 결과에 따라 임상적 응용이 각광을 받고 있다[18].

2.2.3 지수감쇠적 전기화학적 전기천공(exponential decay Eeectrolytic electroporation, E2)

지수감쇠적 전기화학적 전기천공은 기존의 전기천공 기술과 전기분해 기술을 조합한 형태이다[20](그림 8.3 C). 이에 따라 전기장의 형태는 기존의 전기천공 고전압 펄스와는 달리 수백 ms의 긴 전기자극 시간이 필요하며 지수적으로 감쇠하는 형태를 보인다. 본 전기화학적 전기천공의 경우 비교적 낮은 전압에서도 같은 전압 대의 단상성 비가역적 전기천공보다 더 큰 절제 영역을 얻을 수 있다는 점이 장점으로 부각된다.

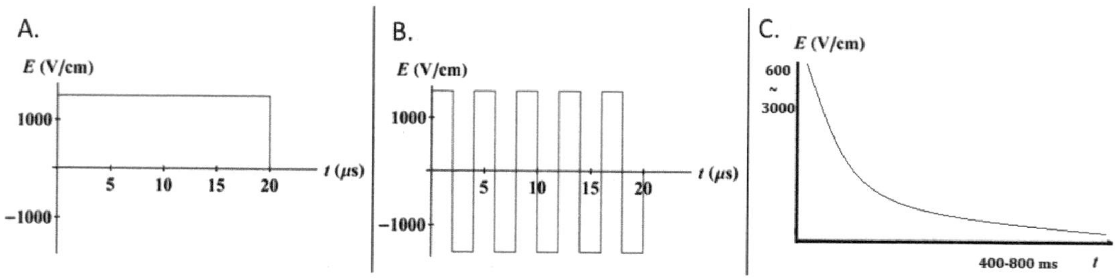

그림 8.3 고전압 펄스파의 다양한 전기적 파형 모식도[18, 20]

3. 고전압 펄스파의 생체공학에서의 응용

고전압 펄스파의 경우 종양 조직의 절제 및 조직 재생과 같은 임상적 응용이 가능하며 약물 전달과 유전체 전달과 같은 생체공학적 적용도 가능하다. 본 장에서는 고전압 펄스파의 타 절제법에 대비한 장점 및 고전압 펄스파를 통한 조직 절제 및 조직 재생의 실 사례를 살펴본다.

3.1. 고전압 펄스파의 타 절제법에 대비한 장단점

3.1.1 장점

[1] 조직 선택성

조직공학 및 임상적 응용 분야 내에서 중요한 조직 구조의 3차원적인 보존이 가능하다는 점이 고전압 펄스파의 타 절제법에 대비한 가장 큰 장점이라 할 수 있다[1]. 고전압 펄스파(1,000 V/cm, 90 pulses, 100 μs 폭)를 이용한 간 조직 절제에서 간 동맥, 간 정맥, 문맥 및 간내 담관과 같은 중요한 구조가 모두 보존되었다[21]. 고전압 펄스파 자극 후, 세포는 자살 메커니즘 또는 괴사에 의하여 사멸하지만, 혈관 및 콜라겐 구조와 같은 단백질로 주로 구성된 구조와 세포외기질 등은 펄스의 영향을 받지 않는다. 또한 중요한 3차원 구조 및 스케폴드 구조(큰 혈관, 요도 또는 간내 담관 등)는 보존된다[22]. 신경 섬유를 둘러싸고 있는 전기 절연성 미엘린 층은 고전압 전기펄스로부터 신경 다발을 어느 정도 보호한다[23].

[2] 날카로운 절제 영역 마진

가역적 전기천공 영역과 비가역적 전기천공 영역 사이의 전환 영역은 몇 개의 세포층으로만 구성된다. 복사 또는 열 기반 절제 기술에서와 같은 전이 영역은 존재하지 않는다. 또

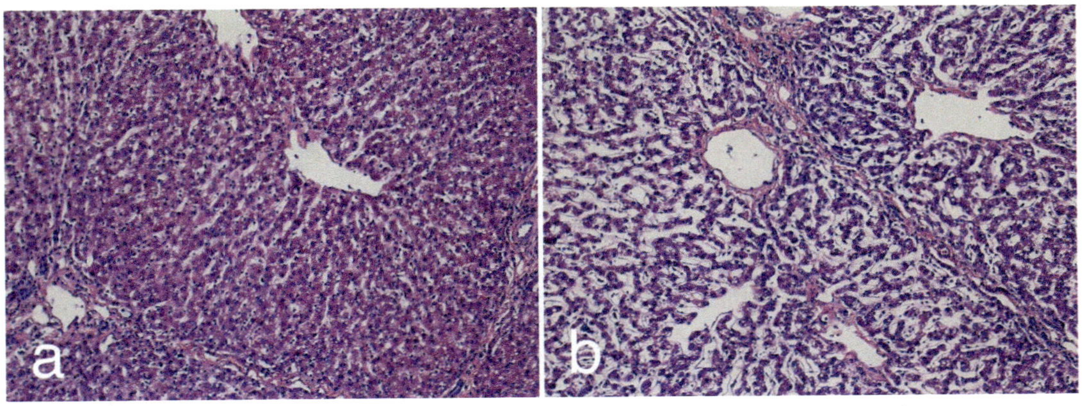

그림 8.4 고전압 펄스파 간 조직 자극 후 혈관 보존 ; 대조군(좌), 실험군(우) [21]

한, 기존 고주파 치료와 같은 열을 이용한 절제에서 실패의 원인이 되는 히트싱크 효과가 없는 것이 장점이며 이를 통하여 절제 영역의 예측 가능성을 높인다[24].

[3] 열에 의한 괴사의 부재

펄스 사이의 시간에 비해 짧은 펄스 길이는 조직의 줄(joule) 가열을 방지한다. 따라서 바늘에 매우 근접한 경우를 제외하고는 괴사성 세포 손상이 예상되지 않는다. 따라서 고전압 펄스의 경우 괴사와 관련된 전형적인 장단기 부작용이 없다[25].

[4] 짧은 치료 시간

일반적인 치료는 5분 미만이 소요된다. 여기에는 절차 중에 많은 전극을 사용하고 전극을 다시 배치해야 할 수 있는 복잡한 전극 배치가 포함되지 않는다.

[5] 실시간 모니터링

치료 중 및 치료 후 치료 볼륨을 어느 정도 시각화할 수 있다. 가능한 시각화 방법은 초음파, MRI 및 CT 이다.

3.1.2 단점

[1] 강한 근육 수축

고전압 펄스파에 의해 생성된 강한 전기장은 신경근 접합부의 직접적인 자극으로 인해 특별한 마취가 필요한 강한 근육 수축을 유발한다[18]. 하지만, 특이적으로 이상성 고주파 비가역적 전기천공(Biphasic H-FIRE)의 경우 근육 수축이 최소화되어 본 부작용이 경감된다[18].

[2] 표적 종양 내 불완전 절제

고전압 펄스파에 의한 세포의 사멸 임계값은 8개 펄스, 펄스 지속 시간 100 μs, 주파수 10 Hz에서 약 600 V/cm이었다[1]. 추후 연구에서 99개의 펄스, 100 μs의 펄스 지속 시간, 10 Hz의 1,300 V/cm에서도 절제된 영역 내에 생존 가능한 종양 세포의 섬이 여전히 있음을 발견되었다[26]. 이것은 종양 조직이 건강한 조직보다 고전압 펄스파에 다르게 반응할 수 있음을 시사한다. 고전압 펄스파에 따른 세포 사멸의 메커니즘은 세포막의 기공 형성으로 인한 세포 자살에 의존한다. 세포자멸사 경로에 내성이 있는 것으로 알려진 종양 세포는 적절하게 치료되기 위해 더 높은 에너지 값이 요구된다. 그러나 임상 연구에서 발견된 재발률은 다른 절제 양식과 비교할 때 다소 낮은 재발률과 종종 우수한 전체 생존율을 보인다[37-38].

[3] 조직의 전기적 특성에 대한 민감도

고전압 펄스파의 전기장은 조직의 전도도에 크게 영향을 받는다. 예를 들어 담도 스텐트와 같은 금속의 존재는 에너지 침착에 변화를 일으킬 수 있다. 신장과 같은 다양한 장기도 소변의 전도성 증가로 인해 불규칙한 절제 영역이 적용된다[29].

3.2 고전압 펄스파를 통한 조직 절제 및 조직 재생

고전압 펄스파를 통한 종양 조직의 절제 및 조직 재생을 통한 회복에 관한 전임상 및 임상적인 연구들이 많이 진행되어져 왔다. 췌장, 간, 전립선 등에 발병한 고형암에서의 연구들이 주를 이루고 있다.

3.2.1 췌장

췌장암에 대한 고전압 펄스파의 사용에 대한 연구의 전체 생존율은 고무적인 비변수 평가변수를 제공한다(전체 OS 중앙값, 12~14개월)[30]. 고전압 펄스파의 경우 단독 치료보다는 항암 치료 등과 같은 병합한 전신 요법에서 더욱 효과가 증진될 수 있다[31].

3.2.2 간

간 내에 고전압 펄스파 절제는 간의 혈관 및 담관 근처에서 수행된 경우에도 안전한 것으로 보인다[32-33]. 전체 합병증 비율은 16%이며 대부분의 합병증은 바늘 관련(기흉 및 출혈)이다. 50명의 환자를 대상으로 한 COLDFIRE-2 시험 1년 후 76%의 국소 종양 무진행 생존을 보였다[34].

3.2.3 전립선

고전압 펄스파로 전립선암을 치료한다는 개념은 2007년 Gary Onik과 Boris Rubinsky에 의해 처음으로 제안되었다[35]. 전립선암은 열 치료나 방사선 요법에 의해 영구적으로 손상될 수 있는 민감한 구조 근처에 자주 위치한다. 수술 방법의 적용 가능성은 접근성과 정확성에 의해 제한되는 경우가 많다. 수술은 또한 긴 치유 시간과 높은 부작용 비율과 관련이 있다[36]. 고전압 펄스파를 사용하면 요도, 방광, 직장, 신경 혈관 다발 및 하부 요도 괄약근이 (영구적인) 손상을 일으키지 않고 잠재적으로 전립선에 위치한 종양을 성공적으로 치료할 수 있다.

참고문헌

[1] Rubinsky, Boris, Gary Onik, and Paul Mikus. Irreversible electroporation : a new ablation modality—clinical implications. Technology in cancer research & treatment 6.1 (2007) : 37–48.

[2] Ringel–Scaia, Veronica M., et al. High–frequency irreversible electroporation is an effective tumor ablation strategy that induces immunologic cell death and promotes systemic anti–tumor immunity. EBioMedicine 44 (2019) : 112–125.

[3] Gissel, Hanne, Raphael C. Lee, and Julie Gehl. Electroporation and cellular physiology. Clinical aspects of electroporation. Springer, New York, NY, 2011. 9–17.

[4] Zhang, Yanfang, et al. Molecular and histological study on the effects of non–thermal irreversible electroporation on the liver. Biochemical and biophysical research communications 500.3 (2018) : 665–670.

[5] Clinical trial number NCT02041936 for Outcomes of Ablation of Unresectable Pancreatic Cancer Using the NanoKnife Irreversible Electroporation (IRE) System at ClinicalTrials.gov

[6] Kiełbik, Aleksander, et al. Electroporation–Based Treatments in Urology. Cancers 12.8 (2020) : 2208.

[7] Fuller, George Warrren. Report on the investigations into the purification of the Ohio River water : at Louisville, Kentucky, made to the president and directors of the Louisville Water Company. D. Van Nostrand Company, 1898.

[8] Wang, Du. Interdigitated Microelectrodes for Bio–sensing Applications. Delaware State University, 2019.

[9] Neumann, Eberhard, et al. Gene transfer into mouse lyoma cells by electroporation in high electric fields. The EMBO journal 1.7 (1982) : 841–845.

[10] Mir, Lluis M., et al. Electrochemotherapy, a new antitumor treatment : first clinical trial. Comptes Rendus de l'Academie des Sciences. Serie III, Sciences de la vie 313.13 (1991) : 613–618.

[11] OKINO, Motonori, and Hitoshi MOHRI. Effects of a high–voltage electrical impulse and an anticancer drug on in vivo growing tumors. Japanese Journal of Cancer Research GANN 78.12 (1987) : 1319–1321.

[12] Orlowski, S., and J. Belehradek Jr. Paoletti, c., and Mir, LM : Transient electropermeabilization of cells in culture. Increase in cytotoxicity of anticancer drugs, Biochern. Pharmacol 37 (1988) : 4727–4733.

[13] Daud, Adil I., et al. Phase I trial of interleukin-12 plasmid electroporation in patients with metastatic melanoma. Journal of clinical oncology 26.36 (2008) : 5896.

[14] Corwin, D. L., and R. D. LeMert. Construction and evaluation of an inexpensive weighing lysimeter for studying contaminant transport. Journal of contaminant hydrology 15.1-2 (1994) : 107-123.

[15] Davalos, Rafael V., L. M. Mir, and B. Rubinsky. Tissue ablation with irreversible electroporation. Annals of biomedical engineering 33.2 (2005) : 223-231.

[16] Gothelf, Anita, Lluis M. Mir, and Julie Gehl. Electrochemotherapy : results of cancer treatment using enhanced delivery of bleomycin by electroporation. Cancer treatment reviews 29.5 (2003) : 371-387.

[17] Lopez-Alonso, Borja, et al. Multi-Electrode Architecture Modeling and Optimization for Homogeneous Electroporation of Large Volumes of Tissue. Energies 14.7 (2021) : 1892.

[18] Arena, Christopher B., et al. High-frequency irreversible electroporation (H-FIRE) for non-thermal ablation without muscle contraction. Biomedical engineering online 10.1 (2011) : 1-21.

[19] Vizintin, Angelika, et al. Effect of interphase and interpulse delay in high-frequency irreversible electroporation pulses on cell survival, membrane permeabilization and electrode material release. Bioelectrochemistry 134 (2020) : 107523.

[20] Klein, Nina, et al. The combination of electroporation and electrolysis (E2) employing different electrode arrays for ablation of large tissue volumes. Plos one 14.8 (2019) : e0221393.

[21] Sano, Michael B., et al. Towards the creation of decellularized organ constructs using irreversible electroporation and active mechanical perfusion. Biomedical engineering online 9.1 (2010) : 1-16.

[22] Maor, Elad, and Boris Rubinsky. Endovascular nonthermal irreversible electroporation : a finite element analysis. (2010) : 031008.

[23] Schoellnast, Helmut, et al. The delayed effects of irreversible electroporation ablation on nerves. European radiology 23.2 (2013) : 375-380.

[24] Lee, Edward W., Susan Thai, and Stephen T. Kee. Irreversible electroporation : a novel image-guided cancer therapy. Gut and liver 4.Suppl 1 (2010) : S99.

[25] Neal, Robert E., and Rafael V. Davalos. The feasibility of irreversible electroporation for the treatment of breast cancer and other heterogeneous systems. Annals of biomedical engineering 37.12 (2009) : 2615.

[26] Qin, Zhenpeng, et al. Irreversible electroporation : an in vivo study with dorsal skin fold chamber. Annals of biomedical engineering 41.3 (2013) : 619-629.

[27] Geboers, Bart, et al. High-voltage electrical pulses in oncology : irreversible electroporation, electrochemotherapy, gene electrotransfer, electrofusion, and electroimmunotherapy. Radiology 295.2 (2020) : 254-272.

[28] Aycock, Kenneth N., and Rafael V. Davalos. Irreversible electroporation : background, theory, and review of recent developments in clinical oncology. Bioelectricity 1.4 (2019) : 214-234.

[29] Ben-David, Eliel, et al. Irreversible electroporation : treatment effect is susceptible to local environment and tissue properties. Radiology 269.3 (2013) : 738-747.

[30] Rombouts, Steffi J., et al. Systematic review of resection rates and clinical outcomes after FOLFIRINOX-based treatment in patients with locally advanced pancreatic cancer. Annals of surgical oncology 23.13 (2016) : 4352-4360.

[31] Mansson, Christopher, et al. Percutaneous irreversible electroporation as first-line treatment of locally advanced pancreatic cancer. Anticancer research 39.5 (2019) : 2509-2512.

[32] Kourounis, Georgios, et al. Irreversible electroporation (Nanoknife treatment) in the field of hepatobiliary surgery : Current status and future perspectives. Journal of BU ON : Official Journal of the Balkan Union of Oncology 22.1 (2017) : 141-149.

[33] Silk, Mikhail T., et al. Percutaneous ablation of peribiliary tumors with irreversible electroporation. Journal of vascular and interventional radiology 25.1 (2014) : 112-118.

[34] Scheffer, Hester J., et al. Colorectal liver metastatic disease : efficacy of irreversible electroporation?a single-arm phase II clinical trial (COLDFIRE-2 trial). BMC cancer 15.1 (2015) : 1-7.

[35] Onik, Gary, Paul Mikus, and Boris Rubinsky. Irreversible electroporation : implications for prostate ablation. Technology in cancer research & treatment 6.4 (2007) : 295-300.

[36] Kasivisvanathan, V., M. Emberton, and H. U. Ahmed. Focal therapy for prostate cancer : rationale and treatment opportunities. Clinical Oncology 25.8 (2013) : 461-473.

III

PART

생체재료
(Biomaterials)

제9장

고분자 생체재료

이지운·김근형

1. 정의

생체재료(biomaterials)는 기초 생물학, 의학, 공학, 재료공학 등의 학문과 관계되는 폭넓은 분야로 현재까지 꾸준히 연구되어 오고 있는 학문이다. 생체재료는 1967년 약물과 봉합사를 제외한 인체에 이식 가능한 모든 물질을 지칭하는 것으로 정의된 이래로[1], 생체재료학의 발전 및 의료기술의 진보에 따라 점차 보완되어 왔다. 생체재료에 대한 가장 일반적으로 받아들여지는 정의는 1991년 영국 체스터에서 개최된 "Consensus Conference"에서 제정되었으며, 이는 아래와 같다.

Any substance or combination of substances, other than drugs, synthetic or natural in origin, which can be used for any period of time, which augments or replaces partially or totally any tissue, organ or function of the body, in order to maintain or improve the quality of life of the individual. [개인의 삶의 질을 유지하거나 개선하기 위해, 인체의 일부/전체 조직, 장기 또는 기능을 대체하거나 증진시킬 수 있는 합성/천연물(약물 제외) 혹은 이를 사용한 혼합물]

생체재료는 다양한 기능성이 추가되거나 기존의 물질의 한계점을 극복하는 방향으로 꾸준히 연구/개발되고 있으며, 이에 따라 생체재료의 활용 범위가 조직공학(tissue engineering), 바이오센서(biosensor), 약물전달(drug delivery system), 체외진단키트(in vitro diagnostic devices) 등 광범위화 됨에 따라 정의가 포괄적으로 바뀌고 있다. 생체재료 분야에 대표적인 국제저널인 Biomaterials(ELSEVIER)은 생체재료를 "A substance that has been engineered to take a form which, alone or as part of a complex system, is used to direct, by control of interactions with components of living systems, the course of any therapeutic or diagnostic procedure(물질 그 단

독 혹은 복잡한 시스템의 한 요소로서, 생체의 구성요소와의 상호작용을 조절하여 치료 혹은 진단 목적으로 사용될 수 있도록 설계된 물질)."로 정의하고 있다.

생체재료는 주로 ① 인체 수술도구 및 의료용 기기를 제작하는데 사용되거나, ② 손상된 조직을 대체할 수 있는 대체재, ③ 손상된 조직을 빠르게 회복시킬 수 있도록 하는 이식재 혹은 치료제로 활용되기도 하며, ④ 체외에서 세포 배양을 통해 인공조직을 배양하는데 활용되기도 한다. 이때, 활용된 생체재료는 세포/조직/장기와 표면에서 접촉하게 되므로, 해당 재료의 표면특성/강도/생분해성 등의 특징 이외에도, 세포독성/세포활성/재생능력/면역반응 등의 생물학적 특성도 반드시 고려해야 한다. 이러한 생물학적 특성을 포괄적으로 정의한 것이 생체적합성(biocompatibility)이며, 이에 대한 정의는 다음과 같다.

The ability of a material to perform with an appropriate host response in a specific application(적용하고자 하는 부분에 있어 적합한 반응을 유도할 수 있는 기능을 가진 소재)[2].

본 내용에서는 이와 같은 생체적합 특성을 갖는 소재들에 대한 특성 및 종류를 확인할 것이며, 이의 활용 범위에 대해 간단히 소개하고자 한다.

2. 역사

생체재료는 최근 연구가 활발히 진행되고 있으나, 그 역사는 수천년 전으로 거슬러 올라간다. 고대시대부터 지속적으로 발생한 질병, 전쟁, 형벌 등으로 인해 신체 일부가 절단되어 살아가는 사람들이 있었으며, 이들에게 여러 가지 보철물 및 이식재가 장착되어있는 유물이 발굴되었다. 이를 통해 고대시대부터 다양한 소재들을 사용하여 생체에 적용해 왔음을 확인할 수 있다. 기원전 1550년~700년 기간에 이집트 문명에 존재한 것으로 추정되는 인공 발가락이 발견되었으며, 이는 나무와 가죽으로 만들어졌으며, 질병으로 인해 발가락을 잃은 환자가 착용한 것으로 추측되고 있다[3](그림 9.1). 또한 2006년 12월 이란과 이탈리아 고고학자들은 세계에서 가장 오래된 인공 눈(2900 BC)을 이란 남동쪽 지역에서 발굴하였다(그림 9.2). 해당 인공 안구는 얇은 금으로 홍채를 표현한 것으로 보이며, 양쪽에 구멍이 뚫려 있어, 실을 통해 위치를 고정시킨 것으로 사료된다[4].

수술에 사용되는 봉합사 역시 매우 오래전부터 사용된 것으로 여겨지고 있으며, 이집트 문명에서는 린넨 소재 봉합사로 사용한 것으로 알려져 있다. 또한 초기 그리스 문헌에 금을 사용한 봉합사를 사용한 기록이 남아 있으며, J. Marison Sims는 1849년 은을 사용한 봉합사를 활용하여 성공적으로 수술을 진행하였다. 이처럼 고대시대 때부터 생체재료에 대한 단어나 개념이 존재하지 않은 시기에도 사람들은 인체에 이식할 수 있는 다양한 보철물/이

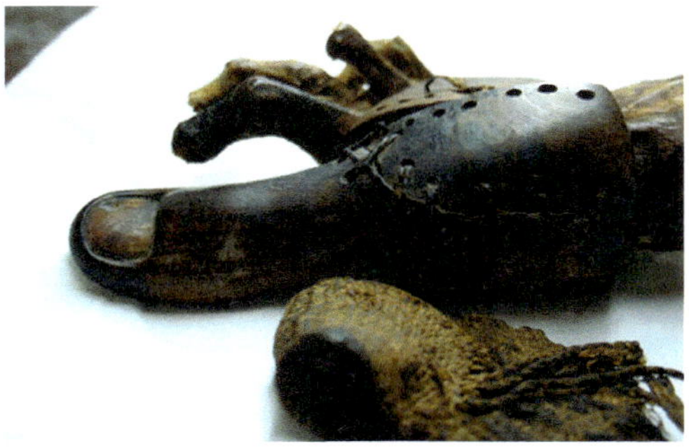

그림 9.1 고대 이집트 미라에서 발견된 인공 발가락(1550~700 BC로 추정) [51]

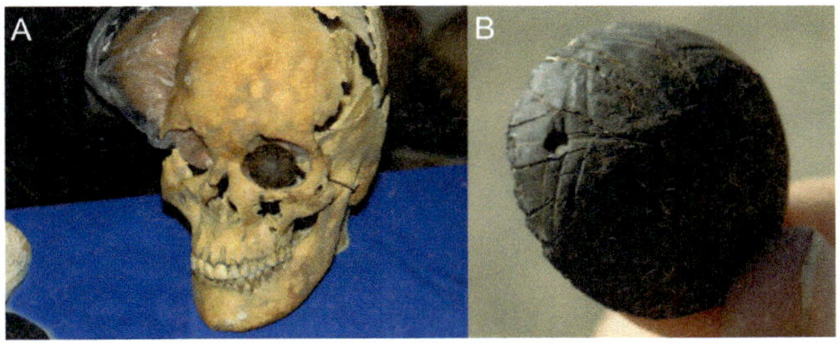

그림 9.2 인공 안구와 이를 착용했을 것으로 추정되는 여성의 두개골(A)과 인공 안구 사진(B)(2900 BC) [4]

식재 및 봉합사 등을 활용하였으나, 재료에 의한 면역반응, 염증, 생분해성 및 멸균에 대한 지식이 없는 상태에서 진행되었기 때문에, 성공률은 매우 낮았을 것으로 사료된다.

19세기 루이 파스퇴르(Louis Pesteur, 1822~1895 AD)는 미생물에 의한 감염, 발효 등에 대한 연구를 진행하였으며, 이를 기반으로 백신 및 멸균에 대한 기본 원리를 구축하였다. 또한 조지프 리스터(Joseph Lister, 1827-1912 AD)는 파스퇴르의 미생물학을 바탕으로 외과수술에 처음으로 멸균제를 도입하여 수술 후 감염을 최소화하였다. 이러한 미생물학 및 살균에 대한 지식의 진보는 생체재료를 활용한 수술에서 발생하는 부작용을 최소화하는 것을 넘어 기능성 및 생체재료에 대한 특성 연구가 진행될 수 있는 기반이 되었다.

합성고분자에 대한 개발 및 연구는 19~20세기에 들어서면서 급격한 산업발전을 통한 석유/화학 산업 발전과 맞물려 진행되면서, polyethylene(PE), polyvinylchloride(PVC), polystyrene, 나일론 등의 고분자들이 생산되기 시작하였다. 그 중 나일론 소재를 사용한 봉합사가 1941년에 개발되었다. 또한 제2차 세계대전 중, 합성고분자 소재 중 하나인 PMMA[poly(methyl methacrylate)] 파편이 전투기 조종사의 눈에 들어갔으나, 체내에서 면역반응이 최소한으로 발생함이 알려지면서 생체재료로서 활용되기 시작하였고, 현재까지도 콘택트 렌즈나 안과재료로 사용되고 있다.

제2차 세계대전 이후 전쟁을 치루기 위해 개발된 수 많은 소재들이 다양한 분야로 응용되기 시작하였다. 전쟁 직후 정부의 규제가 거의 없던 시기에, 환자를 살려야 하는 의사들은 응급환자들의 치료를 위해 다양한 소재를 적용하였고 이러한 경험을 토대로 생체재료에 대한 연구 및 개발이 필요성이 본격적으로 대두되기 시작하였다. 이에 따라 생체재료 및 이식용 의료기기에 대한 국가적 차원의 규제 및 국제표준규격이 마련되기 시작하였고, 시간이 지남에 따라 재료에 대한 발전, 수술 기술의 진보, 소독 및 멸균 적용법 등의 발전 등이 맞물리며 생체재료에 대한 진보가 이루어질 수 있게 되었다.

현재 생체재료는 의료/건강 관련 산업에서 매우 중요한 부분을 차지하고 있으며, 전 세계적으로 그 시장 규모도 급격히 커지고 있다. 이 때문에 전세계적으로 생체재료를 기반으로 한 응용 분야에 대한 기술 선점을 위해 연구/기술개발이 끊임없이 이루어지고 있다. 생체재료를 활용하여 환자를 보다 더 효율적으로 치료하기 위한 이식재/치료제 개발 뿐 아니라, 인공장기 개발도 꾸준히 진행되고 있다. 또한 생체재료는 인체의 기능을 모사한 소형장기(오가노이드, organoid) 개발을 통해 동물 실험 대체재로 사용될 것으로 기대되는 오간온어칩(organ-on-a-chip) 혹은 휴먼온어칩(human-on-a-chip) 개발에도 사용되고 있으며, 인공육 배양, 바이오프린팅, 바이오센서 등 수 많은 기술에 가장 기초가 되고 있다.

3. 생체재료 특성

3.1 생체적합성(biocompatibiliity)

다른 용어들의 정의와 마찬가지로, 현재의 생체적합성에 대한 정의 역시 시간이 지남에 따라 변화해왔다. 가장 일반적인 개념으로는 체내에 이식 후 거부 반응이나 면역 반응과 같은 주요한 숙주 반응(host reaction) 없이 활용할 수 있는 재료, 장치를 포괄적으로 기술하는 능력으로 정의된다[50]. 하지만 이러한 정의는 환자에게 적용하였을 때 안전성만을 기술하고, 생체재료에 의해 유도되는 다양한 생물학적 개념을 포함하지 못한다는 한계를 가진다. 이를 해결하기 위하여 생물학적 성능에 대한 개념 역시 포함하는 것이 제안되었고, 이를 기반으로 생체적합성은 '적용하고자 하는 부분에 있어 적합한 반응을 유도할 수 있는 기능을 가진 소재'로 재정의 되었다[2].

3.2 기계적 강도(mechanical properties)

생체재료를 활용하여 제작된 이식재들을 손상된 조직의 수복 및 대체를 위하여 이식한 경우, 인체 조직과 결합하는데 시간이 소요되며, 결합 혹은 재생이 충분히 유도될 때까지 외부의 하중을 견딜 수 있어야 한다[5]. 일반적으로 치아, 골조직 같은 경조직(hard tissue)의 경우 높은 기계적 강도(강성, 압축강도)를 갖는 소재를 활용하고 있다. 인대(ligament)나 건(tendon)를 위해 사용되는 생체재료는 충분한 인장강도를 갖고 반복 인장/하중을 견딜 수 있는 특성을 갖는 것이 유효하다. 혈관을 위해 사용되는 재료는 체내의 혈압이 주기적으로 변동되며 내부에서 혈액이 흐르는 것을 감안하였을 때, 유체에 의한 전단응력 및 주기적으로 반복되는 수압을 견딜 수 있어야 한다.

위와 같이 타겟 조직의 주변 환경을 고려하여 적합한 물성을 갖는 소재를 선정하는 것은 손상된 조직 및 장기의 대체재 및 의료용 기기로서 활용되는 것뿐만 아니라, 조직의 재생을 촉진시키는 조직재생용 이식재, 세포 지지체로 활용될 때에도 유효한 전략이다. 실제 인체의 조직은 세포만으로 구성된 것이 아니라 구조적 단백질(콜라겐, 엘라스틴), 글리코사미노글리칸(glycosaminoglycan) 등으로 구성된 세포외기질(extracellular matrix)로 이루어져 있으며, 각각의 조직에 따라 다른 구성성분과 기계적/구조적 특성을 갖고 있다. 조직 및 장기 내 세포는 세포-세포간 상호작용 뿐 아니라 세포외기질-세포간 상호작용을 끊임없이 하며[6](그림 9.3), 그에 맞춰 주변 환경을 재조합(remodeling) 하는 것으로 알려져 있다. 특히, 세포는 세포막 수용체중 하나인 인테그린(integrin)을 통하여 세포외기질의 물리적 성질 및 변화를 인식하는 것으로 알려져 있다. 이 때문에 세포외기질 혹은 조직공학용 이식재의 기계적 강도 및 특성에 따라 세포의 이동(migration), 증식(proliferation), 분화(differentiation)이 다르게 발현된다[7, 8] (그림 9.4). Ying 연구팀은 중간엽줄기세포를 세 가지의 다른 강도를 갖는 2D 환경에서 배양하였으며(0.1~1 kPa, 8~17 kPa, 34 kPa) 강도에 따라 각각 신경(neural), 근육(myogenic), 골(osteogenic) 세포로 분화됨을 발표하였다[9]. Choi 연구팀은 점진적으로 강도가 다른 하이드로겔을 제작하였으며(0.5~8.2 kPa/mm), 강도 차이에 따라 지방유래 줄기세포의 세포 이동 속도 및 세포면적, 세포핵 크

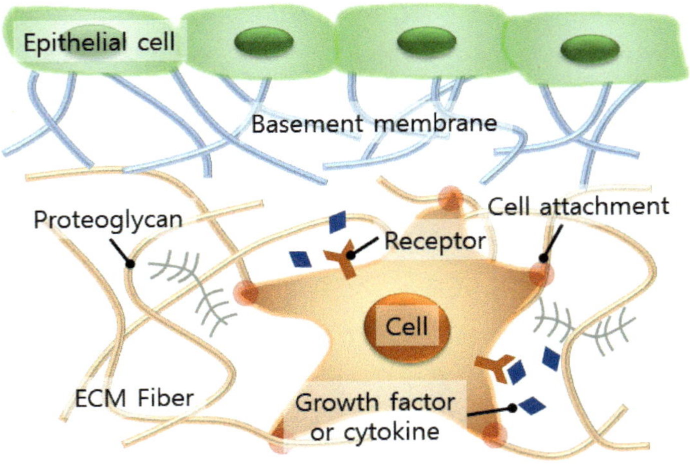

그림 9.3 세포와 세포외기질(extracellular matrix)

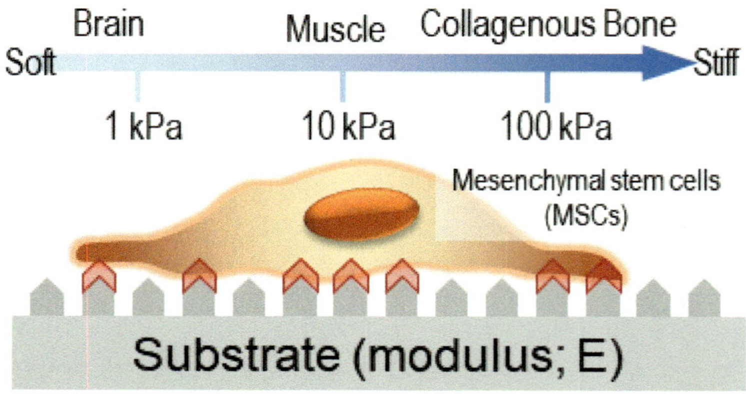

그림 9.4 하이드로겔 강도에 따른 줄기세포의 분화

기 등이 다르게 나타나는 것을 보고하였다[10]. 이러한 연구결과를 고려하였을 때, 조직공학용 이식재 혹은 실험실 환경에서 인공조직을 제작하기 위해 사용될 생체재료의 경우 타겟으로 하는 조직 및 장기에 적합한 기계적 강도 및 특성을 고려하여 선정되어야 한다.

3.3 생분해성(biodegradability)

생체재료를 활용하는 방식은 손상된 조직을 재생시키거나(조직재생용 이식재), 세포지지체로 제작하고 체외에서 세포를 배양하여 인공조직을 제작하는 방식(소형장기, 생체모사 인공장기)과 이식된 장치가 인체 장기 및 조직의 기능을 대체하도록 사용되는 방식(대체재 : 인공관절, 인공장기) 혹은 바이오센서 등이 있다. 생체재료를 활용하여 대체재를 개발하거나 센서로 활용할 생분해성 재료를 활용하게 되면 기능성을 유지하지 못하는 문제점이 발생한다. 때문에 인공관절로 사용되는 생체소재는 주로 생분해성이 낮은 금속/세라믹 소재를 주로 활용한다. 반면에 조직재생용 이식재나, 소형장기/생체모사 인공장기 제작을 위한 조직공학(tissue engineering)/재생의학(regenerative medicine) 분야에서는 이식된 생체재료가 체내에서 서서히 분해되며 새로 재생된 조직으로 대체되는 것을 추구하기에 해당 분야에서는 생분해성 특성이 적합하다[5]. 가장 이상적인 생분해율은 신생 조직의 재생율과 일치되도록 하는 것이다[11]. 때문에 여러 종류의 생체 재료 중 분해속도를 조절하기 용이한 고분자 및 생분해성 바이오세라믹 소재가 재생의학 분야에서 많이 활용되고 있으며, 체내에서 분해되지 않는 금속/세라믹/비분해성 고분자 소재가 주로 대체재 및 바이오센서 개발에 활용되고 있다. 생분해성 고분자의 분해속도는 고분자의 소수성(혹은 친수성), 분자량, 결정화도(crystallinty) 등의 특성에 따라 다라지며, 이러한 생분해성 소재는 약물, 백신, 생체활성물질과 같은 치료제 전달체로도 활용될 수 있다. 하지만 소재가 분해된 후에 방출되는 부산물(by-product)이 무독성이고, 면역반응을 유도하지 않아야 하며, 체내 대사를 통해 축적되지 않고 배출될 수 있어야 한다[12].

가수분해(hydrolysis)로 인한 생분해성 고분자는 표면 분해(surface degradation)과 부피 분해(bulk degradation) 두 가지 방식으로 발생한다. 표면 분해의 경우 재료의 표면에서만 발생하게 되며, 구조체 전반적인 결합은 유지하지만 표면이 점차 얇아지게 된다. 이러한 분해가 가능하기 위해서는 재료 내부로 물이 빠르게 이동하는 것을 방해해야 하며, 가수분해 되는 속도가 물이 침투하는 속도보다 빨라야 한다. 반면 부피 분해의 경우 생체재료에 수분이 침투하는 속도가 물에 녹을 수 있는 단위로 분해되는 속도보다 빠르며, 이로 인해 재료 전반적으로 분해가 발생하게 된다. 부피 분해가 발생하는 경우 구조체 내부에 균열(cracks) 및 틈(crevices)이 발생하게 되며, 조각조각 나눠지게 된다. 물이 재료에 침투하게 되면서 비결정상(amorphous)의 불안정한 화학 결합을 가수분해 시키고, 서서히 물에 녹을 수 있을 정도로 낮은 분자량으로 만든다. 이러한 특성을 갖는 소재의 경우 부피 전반적으로 어떠한 식으로 분해될지 경향을 파악하기 힘들다는 단점을 갖고 있다. 폴리무수산(polyanhydrides) 소재가 대표적으로 표면 분해가 발생하며, 에스터(ester) 계열의 폴리락틱산(polylactic acid, PLA)나 폴리글리콜산(polyglycolic acid, PGA)가 대표적인 부피 분해 고분자이다. 천연유래 소재 중 단백질 소재의 경우 단백질 가수분해(proteolysis)가 발생할 수 있다.

3.4 생체활성(bioactivity)

재료의 생리·화학적 특성은 생체에 이식되었을 때 세포 및 조직과 상호작용을 하며 이로 인해 조직과의 부착, 융합을 촉진(혹은 저해) 시키기도 하며, 재료 자체가 특정 조직의 재생을 촉진시키는 특성을 갖기도 한다. 예를 들어, 수산화인회석(hydroxyapatite)은 바이오세

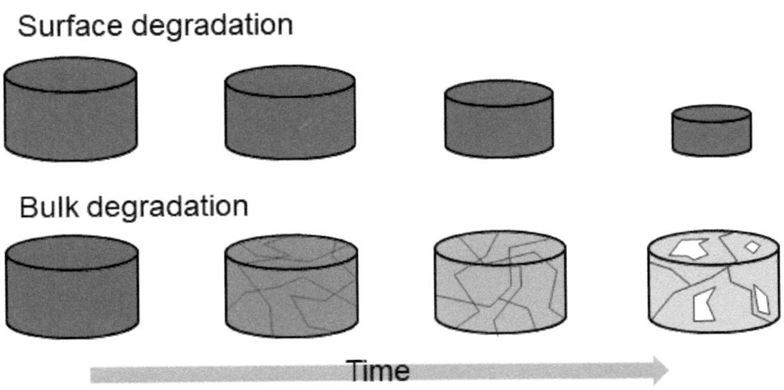

그림 9.5 표면분해와 부피분해 모식도

라믹의 한 종류로서 골세포인 조골세포(osteoblast)와 파골세포(osteoclast)의 이동을 유도하고, 서서히 뼈로 대체될 수 있도록 하는 골전도성(osteoconductivity)을 가지고 있다[13]. 이러한 생체활성 재료를 활용하여 제작된 이식재는 체내에 이식되었을 때, 주변 세포의 이동, 증식, 분화를 촉진시키고 이를 통해 조직의 재생을 보다 더 원활히 유도할 수 있다. 현재까지 활용되고 있는 소재 중 생체활성능이 가장 뛰어난 소재로 알려진 것은 실제 생체 조직으로부터 세포를 제거함으로써 얻어지는 탈세포화 세포외기질(decellularized extracellular matrix, dECM)이며, 생체조직 및 장기의 유래에 따라 해당 조직으로의 분화를 촉진하는 것으로 알려져 있다. 이외에도 보다 더 뛰어난 생체활성을 부여하기 위하여 최근에는 줄기세포를 이식재에 배양한 뒤 체내에 이식하거나, 생체활성물질(growth factor)을 담지한 이식재를 제작하기도 한다. 고관절 대체재로 주로 활용되는 금속소재는 인체 조직과 결합되지 않는 단점을 가지고 있어, 이를 해결하기 위하여 인산칼슘(CaP) 층으로 코팅하여 골 유착(osseointegration)을 촉진시킨다[14]. 이러한 다양한 방식으로 각각의 생체재료들은 그 고유의 특성과 필요에 의해 생체활성을 도입할 수 있다.

4. 종류

일반적으로 재료는 탄소를 포함한 유기소재(organic)와 탄소를 포함하지 않은 무기소재(inorganic)로 분류되며, 생체재료에서는 크게 ① 금속, ② 세라믹, ③ 고분자로 나누어지며, 각각 소재의 장점을 극대화하거나 기능성을 부여하기 위해 두 가지 이상의 소재가 혼합된 ④ 복합소재의 형태로도 활용된다.

4.1 금속(metal)

다른 생체재료에 비해 높은 강도와 인성을 갖고 있는 금속 재료는 주로 무릎 및 고관절 대체재, 경조직(hard tissue) 및 치과 임플란트용 소재 등으로 활용되고 있으며, 이러한 이식재를 활용한 수술은 16세기에도 진행된 것으로 기록되어 있다[15]. 금속 소재는 다양한 가공 방식 및 합금원소 첨가를 통해 물리적 기계적 특성을 변형시킬 수 있으나, 생체 내에서 부식이 발생하며 이로 인해 부작용이 발생할 수 있다는 단점이 있다[16]. 일반적으로 사용되는 소재로는 스테인리스 강(stainless steel), 코발트-크롬 합금(Co-Cr-based alloys), 티타늄 등이 있다.

4.1.1 스테인리스 강(stainless steel)

1900년대 초기부터 강(steel)에 다양한 합금 원소를 도입하며 내식성을 갖는 스테인리스 강이 개발되기 시작하였고, 경제적이며 높은 강도를 갖기 때문에 정형외과 분야에서 많이 사용되었다. 스테인리스 강은 크롬(Cr)이 10.5% 이상 함유되는 합금이며, 표면에 크롬 산화막이 형성되어 내부식성을 갖게 해준다. 하지만 낮은 내마모성 때문에 금속 이식재 간의 마찰이 발생한 경우 마모가 발생하고 파편이 생길 수 있다는 단점을 가지고 있다. 현재 생체재료용으로 많이 사용되는 스테인리스 강은 Type 316으로 18Cr-14Ni-2.5Mo의 합금 조성을 가지고 있다. 이외에 다른 조성을 혼합함으로써 기능성을 추가할 수 있으며, 일례로 소량의 인을 추가한 경우 연성(ductility)을 높일 수 있고, 소량의 탄소를 첨가한 경우 내식성을 향상시킬 수 있다[17]. 하지만 합금 원소를 과하게 첨가할 경우 기계적 특성이 낮아지거나(과도한 Mo 성분), 오히려 부식을 촉진시킬 수 있다(과도한 Cr 성분). 니켈 성분은 알러지를 유발할 수 있는 물질로 알려져 있기 때문에, 환자에 따라 심각한 알러지를 유발할 수 있다. 이를 해결하기 위하여 니켈이 함유되지 않은 질소강화 스테인리스 강(F2229 ; 23Mn-21Cr-1Mo-1.0 N)이 개발되었으며, 생체재료로 규정되어 골절판, 골나사, 척추고정장치 등으로 활용되고 있다.

4.1.2 코발트-크롬 합금(Co-Cr-based alloys)

Co-Cr 기반 합금 소재는 산화크롬(Cr_2O_3) 막을 형성하여 내식성을 갖고 있을 뿐 아니라 스테인리스 강에 비해 더 뛰어난 내마모성을 갖고 있다[18]. 또한 높은 탄성계수를 가지고 있으며(약 220~230 GPa) 이는 스테인리스 강(약 200 GPa) 보다 높고 인체의 치밀골(cortical bone ; 약 20 GPa)에 비해 훨씬 더 높은 수치이다. 일반적으로 활용되는 Co-Cr 합금 소재의 구성성분은 Co-Cr-Mo과 Co-Ni-Cr-Mo 이다. 주조용 Co-Cr-Mo 합금은 치아나 인공관절의 수명을 높이는 쪽으로 활용되어 왔다. 수술 중 특정 형상으로 재가공이 불가능하여, 고관절 보철물과 같이 일정한 형상을 갖는 이식재로서 활용된다. 단련용 Co-Ni-Cr-Mo 합금은 무릎 및 엉덩이와 같이 하중이 많이 걸리는 부분의 이식재로 제조하는데 많이 사용된다. 단련용 합금에 적합한 담금질(annealing)을 통해 연성과 높은 인장 강도를 가질 수 있다. 그러나 주조용 Co-Cr-Mo 합금에 비해 틈새 부식이 많이 발생한다는 단점을 가지고 있다.

4.1.3 티타늄(titanium)

티타늄은 1930년대부터 생체재료로서 활용하고자 하는 시도가 있어 왔으며, 1940년 Bothe 그룹은 동물실험을 통해 티타늄이 생체적합한 특성을 가지고 있음을 보고하였다

[19]. 또한 1950년대에 티타늄 소재를 동물에 이식한 연구결과에 따르면, 경조직과 연조직에서 모두 생체적합한 특성 가지며, 장기간 이식에도 독성이 없는 것으로 발표되었다[20, 21]. 티타늄은 높은 탄성계수(약 110 GPa)와 스테인리스 강 및 Co-Cr 기반 소재에 비해 우수한 내식성과 이온방출이 적다는 장점을 가지고 있다. 티타늄의 표면에 형성되는 산화피막으로 인해 우수한 내식성을 가질 뿐 아니라, 기존에 형성된 산화피막이 파괴되더라도 짧은 시간내에 재생된다. 이러한 장점들 때문에 티타늄 소재 및 티타늄 기반 합금 소재를 활용한 인공고관절, 무릎관절, 척추 추간판 고정기구 등으로의 개발이 진행되었다. 하지만 티타늄은 내마모성이 낮고 가공이 어렵다는 단점을 갖고 있다. 이외에도 티타늄을 이식재로 활용하였을 경우 몇 가지 해결해야 하는 문제가 발생하기도 한다. 티타늄은 다른 금속 소재에 비해 상대적으로 낮은 기계적 강도를 가지나, 인체의 뼈에 비해서는 높은 강도를 가지고 있기 때문에, 골 지지체 혹은 인공관절로 활용될 때 스트레스 차폐(stress shielding, 이식된 지지체의 강도가 뼈에 비해 현저히 높아 인체의 뼈에 충분한 하중이 가해지지 못하는 현상)에 의해 골 밀도가 낮아진다. 또한 티타늄 소재는 골융합(osseointegration, 이식재와 사람의 뼈가 직접적으로 결합하는 현상) 하는 특성을 가지고 있으며, 이 때문에 티타늄을 활용한 골 고정핀을 사용할 경우, 추후 회수할 때 골절상을 유발할 수 있다는 문제점을 가지고 있다[22]. 때문에 치료 후 다시 제거해야 하는 의료기기의 경우 316 type 스테인리스 강이 활용되기도 한다. 이러한 실 적용상의 문제가 발생함에도 불구하고, 타 금속 소재에 비해 뛰어난 생체적합성, 내식성, 인체 뼈와 상대적으로 유사한 강도 때문에 티타늄은 생체 의료용 금속 소재로서 현재 가장 많이 사용되고 있으며, 기능성 개선을 위한 표면 개질, 코팅 등에 대한 연구 역시 꾸준히 진행되고 있다.

4.2 세라믹(ceramic)

세라믹은 무지향성 이온결합(non-directional ionic bonds)으로 구성된 무기물로 낮은 반응성을 가지고 있으며, 단단하다는 특성을 보유하고 있다. 일반적으로 생체에 사용할 수 있는 세라믹을 바이오세라믹(bioceramic)으로 통칭하며, 인체의 손상된 경조직(hard tissue ; 뼈, 치아)을 대체하거나, 치료하기 위해 주로 사용되고 있다. 각각의 소재에 따라 어느 정도 특성의 차이는 존재하지만, 바이오세라믹으로 분류되는 소재를 생체재료로서 사용할 때 ① 생체적합성(biocompatibility), ② 적당한 생분해성, ③ 높은 기계적 강도, ④ 금속에 비해 낮은 반응성과 같은 장점을 가지고 있다. 다만 높은 취성(brittle ; 부서지기 쉬움)을 갖고 있기 때문에, 높은 하중이 걸리는 부위에는 활용하기 어렵다는 단점을 가지고 있다. 바이오세라믹은 주요 특성에 따라 생체비활성(bio-inert), 생체활성(bio-active), 생분해성(bio-degradable) 세 가지로 분류된다.

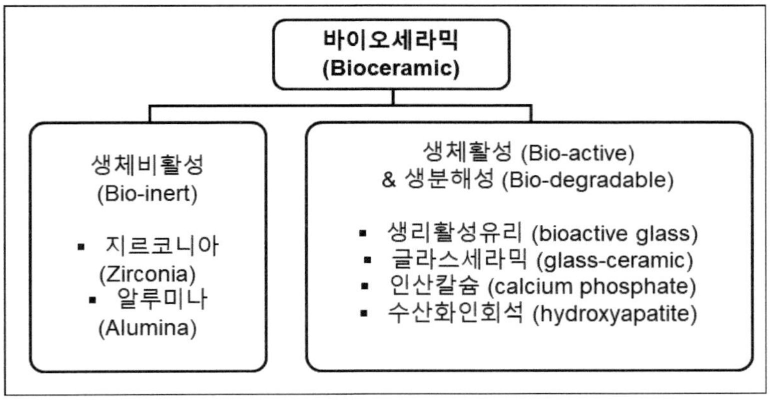

그림 9.6 바이오세라믹 분류

4.2.1 생체비활성(bio-inert)

생체비활성이란 매우 안정적인 생리화학적 특성을 보유하고 있어, 신체조직에 이식되었을 때 어떠한 생리학적 반응이나 면역 거부반응이 발생하지 않는 것을 뜻한다. 하지만 직접적으로 생체조직과 반응 및 결합하지 못하고 신생 섬유조직이 형성되면서 결합된다. 바이오세라믹 소재 중 알루미나(alumina)와 지르코니아(zirconia) 소재, 카본소재가 대표적으로 알려진 생체비활성 소재이다.

[1] 알루미나(alumina, Al_2O_3)

알루미나의 생체비활성(bio-inertness)는 1970년대부터 알려졌으며, 높은 경도, 내마모성과 내부식성을 가지고 있다. 알루미늄과 산소 사이의 안정적인 결합에 의해 부식이 잘 방생하지 않고, 상온에서 다양한 화학적 물질과 반응이 잘 일어나지 않는다. 이러한 특성 때문에 골 대체재, 인공고관절 및 치과용 임플란트 등으로 많이 활용되었으며, 체내에 이식되었을 때 독성반응이 발생하지 않는 것으로 보고되고 있다. 알루미나의 강도, 피로저항 등의 기계적 특성은 입자크기와 순도에 따라 크게 달라진다. 순도가 99.7% 이상이며 평균입자가 4 μm 이하인 알루미나는 높은 강도를 보이나, 입자 크기가 7 μm 이상인 경우 기계적 강도가 급격하게 감소될 수 있다. 알루미나를 사용한 세라믹 이식재에 대한 국제표준규격(ISO)이 마련되어 있으며(ISO-6474-1, Implants for surgery. Ceramic materials based on high purity alumina), 알루미나 함량이 99.5 wt% 이상, 평균 입자 사이즈는 7 μm 미만, 밀도는 3.9 g/cm^3로 규정하고 있다.

[2] 지르코니아(zirconia, ZrO_2)

지르코니아는 온도에 따라 단사정(monoclinic) 상, 정방정(tetragonal) 상, 입방정

(cubic) 상 세 가지의 결정상을 갖는다. 상 변이는 온도에 따라서 발생하며 상온에서 1170 ℃까지는 단사정 상으로 존재하고, 1,170℃~2,370℃에서는 정방정 상, 2,370℃ 이상부터는 입방정 상으로 존재한다. 단일 유닛의 단사정 상 지르코니아는 정방정 상의 지르코니아에 비해 약 4.4% 큰 부피를 차지하여, 정방정 상에서 온도를 다시 낮춰 단사정 상으로 상변이가 일어날 때 균열이 발생할 수 있다[23]. 이를 해결하기 위하여 금속 산화물(이트리아(Y_2O_3), 마그네시아(MgO), 세리아(CeO_2))을 안정제로 첨가하여 부분적으로 안정화된 지르코니아(partially stabilized zirconia, PSZ) 제작할 수 있다. 이러한 첨가물들은 고온에서 형성된 상(phase)을 저온에서도 유지할 수 있게 하며, 첨가물들의 혼합 비율에 따라 PSZ로 제작이 가능한다. PSZ는 고온에서 얻어진 상(정방정 상 또는 입방정 상)과 단사정 상이 같이 존재하는 형상으로, 인성(toughness)를 향상시키게 된다. 지르코니아는 2 GPa의 압축강도와 0.9~1.2 GPa의 인장강도를 보이며[24], 이러한 높은 강도로 인해 인공관절, 인공치근 재료 등으로 활용되고 있다. 하지만 체내에서 체액에 의한 상변이가 발생하며, 이로 인해 시간이 지날수록 분해가 되고, 물성이 약해지는 문제점이 보고되고 있다. 이러한 문제점에 대한 해결책으로 알루미나/지르코니아 복합체가 제시되고 있다.

4.2.2 생체활성(bio-active) 및 생분해성(bio-degradable)

생체활성 바이오세라믹은 이식된 세라믹 주위의 세포 및 조직을 활성화시켜 생체조직의 재건, 재생을 촉진하고 조직 간의 높은 결합력을 유도할 수 있는 물질이다. 현재 이러한 특성의 소재는 주로 경조직 재생용 소재(두개골, 안면골, 치아)로 사용되고 있다. 대표적인 생체활성 소재로는 실제 인체 뼈의 주요 구성 성분인 수산화인회석(hydroxyapatite)와 삼인산칼슘(tricalcium phosphate)과 생체활성 유리 등이 있다. 생분해성 바이오세라믹은 조직 내 체액 및 다양한 세포활동/효소 반응에 의하여 체내에서 분해되는 소재이다. 이러한 특성을 갖는 소재는 이식 후 재수술을 통하여 제거해야 할 필요가 없다는 장점이 있다.

[1] 생체활성 유리(bioactive glass) 및 글라스세라믹(glass-ceramic)

생체활성 유리는 1969년 Hench 교수가 처음 원료를 고온에서 녹인 후 급랭시켜 제작하는 용융 방식을 통해 개발하였으며(Bioglass 45S5), 45%의 규사(silicone dioxide ; SiO_2), 24.5% 산화나트륨(Na_2O), 24.5% 산화칼슘(Calcium oxide), 6% 오산화인(Phosphorus pentoxide ; P_2O_5)으로 구성되었다. 인체 골의 구성 성분인 P_2O_5를 함유하고 있어 골재생을 촉진시킨다는 장점을 가지고 있으나, 낮은 강도를 보이며 체내에서 생분해가 빠르게 일어난다는 특징을 가지고 있다. 60% 이상의 SiO_2를 사용해 용융방식으로 제작된 유리는 화학적으로 안정하나, 이 때문에 생체활성을 갖지 못한다. 기계적 강도 및 가공 특성을 향상시키기 위해 MgO, K_2O, CaF_2, Al_2O_3와 같은 다양한 첨가물을 활용하여 제작하기도 한다.

하지만 함량에 따라 생체활성능(bioactive property)이 감소될 수 있기 때문에 첨가물의 함량을 적절히 선정하여야 한다. 일례로 1~1.5 wt% 이상의 Al_2O_3를 함유한 경우 가공에 용이해지고 thermomechanical 특성이 향상되지만, Al^{3+} 이온이 골 세포 생존율을 저하시키고, 골조직과의 결합능을 방해하게 된다.

생체활성 글라스 세라믹은 생체활성 유리에 열적 처리를 통해 비정형 상인 생체활성 유리 소재 내에 결정상(crystalline)를 형성하며 제작된다. 결정상을 형성함에 따라 기계적 강도가 올라가고, 화학적으로 안정화되어 생분해성이 감소된다는 장점을 가지고 있다[25]. 하지만 표면 반응성이 감소되고, 소재 표면 위에 단백질 부착이 감소되어, 비결정상(amorphous)인 생체활성 유리에 비해 생체활성능은 감소한다.

[2] 인산칼슘계 바이오세라믹(calcium phosphate)

인산칼슘(CaP) 소재는 인체 뼈의 무기물(mineral)과 유사한 화학적 구성을 가지고 있어 뼈와 직접적으로 결합을 할 수 있다. 인산칼슘계 바이오세라믹 소재는 조골세포(osteoblast)의 부착, 증식 및 분화를 촉진시키며, 체내에서 분해되면서 칼슘과 인을 방출하며 이식재 표면에서의 골 형성을 촉진시킨다. 이러한 특성 때문에 경조직 재생용 지지체 혹은 이식재로 사용되고 있으며, 일반적으로 수산화인회석(hydroxyapatite)와 삼인산칼슘(tricalcium phosphate)가 임상적으로 많이 사용되고 있다.

표 9.1 인산칼슘계 세라믹과 용해평형상수(Ksp)

Bioceramic (abbreviation)	Chemical formula	Ca/P 비율	Ksp (25℃)
Monocalcium phosphate monohydrate(MCPM)	$Ca(H_2PO_4)_2 \cdot H_2O$	0.5	highly soluble
Monocalcium phospahte anhydrous(MCPA)	$Ca(H_2PO_4)_2$	0.5	highly soluble
Dicalcium phosphate anhydrous (DCPA)	$CaHPO_4$	1.0	$10^{-6.90}$
Octacalcium phosphate (OCP)	$Ca_8H_2(PO_4)_6 \cdot 5H_2O$	1.33	$10^{-96.6}$
α-Tricalcium phosphate (α-TCP)	α-$Ca_3(PO_4)_2$	1.5	$10^{-25.5}$
β-Tricalcium phosphate (β-TCP)	β-$Ca_3(PO_4)_2$	1.5	$10^{-28.9}$
Amorphous calcium phosphate (ACP)	$Ca_3(PO_4)_2$	1.5	$10^{-25.2}$~$10^{-24.8}$
Hydroxyapatite (HA)	$Ca_{10}(PO_4)_6(OH)_2$	1.67	$10^{-116.8}$

(1) 수산화인회석(hydroxyapatite, HA)

자연적으로 형성된 수산화인회석은 인체 골 무기물 성분의 대부분을 차지하고 있으며, 이 때문에 인공적으로 합성된 수산화인회석은 골 재생용 바이오세라믹 소재로 많이 활용되고 있다. $Ca_{10}(PO_4)_6(OH)_2$의 화학식을 가지고 있으며, Ca/P 비가 1.67이다. HA는 단사정상(monoclinic phase)와 육방정 상(hexagonal phase) 두 가지로 존재할 수 있으나, 생물학적 환경에서는 더 안정적인 육방정 상을 띄고 있다. HA는 다양한 인산칼슘 소재 중 화학적으로 안정적이며, 생리학적 환경에서 천천히 생분해되며, 면역반응을 발생시키지 않는 것으로 보고되고 있다[26].

HA는 인체의 경조직과 직접적으로 결합되는 골융합성(osseointegration)과 표면에서 골 형성이 가능한 골전도성(osteoconduction)이 있는 것으로 알려져 있으나[27], 외력에 의해 쉽게 부서지는 취성(brittle)을 가져 하중이 걸리는 부위에 이식은 어렵다. 때문에 하중이 걸리지 않는 부위의 이식재로 활용되거나, 금속 표면 혹은 고분자 이식재에 골 재생 촉진을 위한 표면 코팅에 활용되고 있다[28, 29]. 또한 고분자와 혼합하여 기공률(porosity), 기계적 강도, 생체활성 등을 조절한 이식재에 대한 연구 역시 꾸준히 진행되고 있다.

(2) 삼인산칼슘(tricalcium phosphate, TCP)

삼인산칼슘($Ca_3(PO_4)_2$)은 골 재생용 바이오세라믹으로 수산화인회석과 더불어 가장 많이 활용되고 있는 소재로서, Ca/P 비율은 1.5이며, 두 가지 상을 가지고 있다(α-TCP, β-TCP). α-TCP는 단사정 상(monoclinic)의 결정구조를 가지고 있으며, β-TCP는 마름모 상(rhombohedral)의 결정구조를 갖고 있다. β-TCP는 Ca/P의 비율이 1.5인 저결정성 아파타이트를 900~1,100℃에 처리하였을 때 얻어지며, 1,125℃ 이상의 온도를 가하게 될 경우 α-TCP로 상변이가 일어나게 된다. 골 재생 촉진을 위해 이식되는 생분해성 소재의 경우, 신생 골의 형성 및 골 재생의 속도와 생분해 속도가 일치해야 하며, 생분해가 재생보다 빠를 경우 충분한 회복을 기대하기 어렵기 때문이다. β-TCP의 경우 HA 소재에 비해서는 빠르게 생분해되나, 타 인산칼슘 소재에 비해서는 천천히 분해되고, 조골세포의 증식을 촉진시키는 것으로 알려져 있어 많이 활용되고 있다[30]. α-TCP의 경우 β-TCP에 비해 낮은 생분해성을 가지나, 체내와 유사한 환경에서 가수분해(hydrolysis) 반응으로 calcium deficient hydroxyapatite(CDHA ; $Ca_{10-x}(HPO_4)_x(PO_4)_{6-x}(OH)_{2-x}$)로 상변이가 되며, 경화가 된다는 특성을 가지고 있다[31]. 일반적으로 바이오세라믹의 소결(혹은 경화)는 고온 및 고에너지가 필요한데 비해, 체온과 비슷한 온도에서 경화가 진행될 수 있기 때문에, 다양한 고분자 및 생체활성물질과의 혼합을 통한 활용이 용이하다[32].

β-TCP의 경우 HA와 혼합하여 용해 속도를 조절하여 사용되며 두 가지 상이 존재하기 때문에 biphasic calcium phosphate(BCP)로 불리며, 주로 골조직 재생용 충전재로 많이 활용되고 있다. 뿐만 아니라, 다양한 고분자들과 혼합하여 충전재 및 이식재로 제작되어 활용되고 있다.

표 9.2 성인 어른 조직의 무기물 구성 성분비

구성 성분	치아 (Dentin)	뼈 (Bone)	수산화인회석 (Hydroxyapatite)
Calcium [wt%]	35.1	34.8	39.6
Phosphorus [wt%]	16.9	15.2	18.5
Ca/P (molar ratio)	1.61	1.71	1.67
Sodium [wt%]	0.6	0.9	–
Magnesium [wt%]	1.26	0.72	–
Potassium [wt%]	0.05	0.03	–
Carbonate [wt%]	5.6	7.4	–
Fluoride [wt%]	0.06	0.03	–
Chloride [wt%]	0.01	0.13	–
Pyrophosphate [wt%]	0.10	0.07	–
water [wt%]	10	10	–

4.3 고분자(polymer)

고분자는 유기 소재로(organic material) 수많은 단량체(monomer)가 공유결합을 통해 복합적으로 결합되어 있는 형태를 가진다. 다른 두 가지의 소재(금속, 세라믹)에 비해 가공이 매우 용이하여 다양한 형상(섬유, 관, 필름, 시트 등)으로 변형이 가능하고, 단량체의 중합(polymerization)을 통해 고분자의 분자량 조절을 통해 물리/화학적 특성이 조절 가능하다. 단일 단량체를 사용하여 제작하는 것 이외에도, 다양한 특성을 보유하게 하기 위한 2가지 이상의 단량체를 사용한 공중합체(copolymer)의 제작 역시 가능하다. 또한 유기물 특성상 다양한 화학반응기 도입이 가능하며, 필요에 따라 화학적/생물학적 특성을 보유하도록 합성이 가능하다. 반면에 낮은 기계적 강도로 인해 체내 이식 후 변형이 쉽게 일어날 수 있다는 문제점을 갖고 있으며, 소재에 따라 과도한 면역반응을 유도할 수 있다는 단점을 가지고 있다.

의료용으로 주로 사용되는 고분자는 크게 생체고분자와 합성고분자로 분류된다. 생체고분자는 식물 혹은 동물, 특히 인체에서 유래된 단백질, 다당류 등의 천연고분자(natural polymer)이며, 합성고분자의 경우 단량체의 중합(polymerization) 반응을 통해 인공적으로 제작되는 고분자이다. 의료용으로 주로 사용되는 고분자는 아래와 같다(표 9.3).

표 9.3 의료용으로 활용되는 고분자

고분자	적용 용도
합성고분자	
Poly(2-hydroxyethyl methacrylate) ; pHEMA	콘택트렌즈
Poly(dimethylsiloxane) ; PDMS	콘택트랜즈, 투석튜브, 마이크로펌프, 마이크로밸브, 미세유체시스템 제작
Poly(ethylene) ; PE	스텐트, 두개골 & 안면 이식재
Poly(ethylene glycol) ; PEG	약물전달, 봉합사
Poly(ε-caprolactone) ; PCL	약물전달, 봉합사, 골 충전재 (bone filler)
Poly(lactic-co-glycolic acid) ; PLGA	생체흡수성 봉합사, 치주 이식재
Poly(L-lactic acid) ; PLLA	구강악안면 플레이트, 나사
Polyurethane ; PU	화상피복재, 스텐트, 카테터
Poly(tetrafluoroethylene) : PTFE	인공혈관, 카테터
천연고분자	
알지네이트(alginate)	상처 드레싱, 약물전달
콜라겐(collagen)	인공피부, 골재생용 이식재, 조직 재생용 이식재
히알루론산(hyaluronic acid)	정형외과 치료제, 연골 치료제
엘라스틴(elastin)	피부치료제
피브린(fibrin)	상처봉합, sealant
셀룰로오스(cellulose)	투석튜브

4.3.1 합성고분자(synthetic polymer)

다양한 단량체(monomer)는 각기 다른 특성을 보유하고 있으며, 중합반응을 통해 고분자로 합성될 수 있다. 때문에 대량 생산이 가능하고, 멸균/소독이 용이하며, 공급하는데 있어 문제가 많이 발생하지 않는다는 장점이 있다. 또한 분자량 조절, 결정성(crystallinity)에 따라 물리/화학/기계적 특성조절이 가능하다. 하지만 특수한 처리를 하지 않으면 대부분의 합성고분자는 세포/조직과 상호작용을 하지 않으며, 이 때문에 이식된 부위에서 특정 세포의 활성을 촉진시키는 능력이 부족하다.

합성고분자는 처음 열을 활용하여 형상 제작을 한 뒤에 재가열을 통해 변형이 가능한 열가소성 소재(thermoplastic)과 재가열을 하더라도 다시 형상을 복구시킬 수 없는 열경화성(thermoset) 소재로 분류된다. 열가소성 소재는 분자량이 큰 선형구조를 띄고 있으며, 분자간 사이의 결합력(intermolecular bond)이 낮아 인성(toughness)이 높으며 화학적으로 안정적이다. 또한 열을 가열했을 때 쉽게 변형이 가능하고, 재가공이 용이하다. 하지만 높은 분자량 때문에 용융시키더라도 점성이 높아 가공을 할 때 특수장비가 필요하다는 단점을 가지고 있다. 그리고 가공 시에 온도에 따른 담금질(annealing)에 따라 고분자내 결정성(crystallinity) 조절이 가능하며 이에 따른 강도 특성을 변화시킬 수 있다. 생체재료로 활용되는 열가소성 바이오소재로는 주로 폴리카프로락톤[poly(ε-caprolactone), PCL], 폴리-L-락틱산(poly-L-lactic acid, PLLA), 폴리글리콜라이드[poly(glicolic acid), PGA] 등이 있다. 열경화성 소재의 경우 상대적으로 낮은 분자량이지만, 반응을 통해 결합(cross-linking)을 하게 될 경우 분자량이 기하급수적으로 높아지게 된다. 따라서 한 번 형상이 만들어지고 난 후에는 재성형이 불가능하다는 단점을 가지지만, 단단하고, 열에 대한 저항성이 높으며, 형상 유지에 매우 안정적이라는 장점을 가지고 있다. 열경화성 바이오소재로는 주로 폴리테트라플루오로에틸렌(polytetrafluoroethylene, PTFE), 폴리메틸메타크릴레이트[poly(methyl methacrylate), PMMA], 폴리우레탄(polyurethane, PU) 등이 있다.

합성고분자는 외부환경에 의해 고분자 주사슬이 절단되는지에 따라 생분해성 고분자와 비분해성 고분자로도 분류된다. 생분해성 고분자는 이식 후 다시 제거를 위해 재수술을 하지 않아도 된다는 장점이 있고, 생체조직의 대량 결손(massive defect)이 발생하였을 때, 세포 및 조직의 재생과 생분해가 동시에 발생하며 체내에 생체조직이 원활하게 재생될 수 있도록 보조해주는 조직공학용 지지체로 사용이 가능하다. 이외에도 약물 전달용 제재, 수술용 봉합사 등으로도 활용이 가능하다. 비분해성 고분자의 경우 체내에 이식되어도 분해되지 않기 때문에, 조직 대체재로 사용되거나, 인공혈관, 주사기 및 의료용품으로 활용된다.

[1] 비분해성 고분자재료

(1) 폴리에틸렌(polyethylene, PE)

폴리에틸렌은 열가소성 고분자로서 크게 분자량과 사슬 구조에 따라 크게 고밀도 폴리에틸렌(linear high density polyethylene, HDPE), 저밀도 폴리에틸렌(branched low density polyethylene, LDPE), 초고분자량 폴리에틸렌(ultra high molecular weight polyethylene, UHMWPE)로 나누어진다. 이 중 HDPE는 비활성 소재로 조직과의 반응성이 매우 낮아 1940년대부터 뼈와 연골 대체재로서 사용되었으며 이외에도 인공식도, 신장 투석기 튜브, 카테터로 사용되고 있다. UHMWPE의 경우 부식 저항성이 매우 높고, 마찰이 적으며, 강도가 강하고, 생체적합하여 인공관절로서 활용되고 있다.

(2) 폴리메틸메타크릴레이트[poly(methyl methacrylate), PMMA]

폴리메틸메타크릴레이트는 가볍지만 강한 강도를 갖고 있다(압축강도 : 85~110 MPa, 인장강도 : 30~50 MPa). 또한 PMMA 분말과 액상 형태의 메틸메타크릴레이트(methyl methacrylate), 그리고 반응 개시제(activator)인 벤조일퍼옥시즈(benzoyl peroxide) 혼합할 경우 *in situ* 중합반응을 유도할 수 있으며, 혼합 비율에 따라 기계적 강도를 조절할 수 있다. 이외에도 수분이 있는 상황에서 거의 분해가 되지 않으며, 빛 투과도와 굴절률이

표 9.4 HDPE와 UHMWPE의 특성

특성	HDPE	UHMWPE
분자량 (10^6 g/mol)	0.05~0.25	2~6
녹는점 (T_m) [℃]	130~137	125~138
푸아송비	0.40	0.46
비중	0.952~0.965	0.932~0.945
탄성계수 [GPa]	0.4~4.0	0.8~1.6
항복강도 [MPa]	26~33	21~28
극한강도 [MPa]	22~31	39~48
극한 변형율 [%]	10~1,200	350~525

매우 높아, 콘택트렌즈, 골시멘트, 골 고정을 위한 나사로서 사용되고 있다.

PMMA는 수분이 있는 환경에서 분해가 거의 되지 않지만, 수분을 흡수할 수 있는 특성을 가지고 있으며, 수분을 흡수함에 따라 강도가 서서히 감소된다. 또한 *in situ* 중합이 발생함에 있어 40~56℃까지 발열이 발생하는 것으로 보고되었고, 중합과정 중 6~7% 정도 수축이 되는 것으로 알려져 있다. 이러한 발열 때문에 골시멘트로 사용할 경우 주변조직의 괴사가 발생하기도 하고, 반응되지 않은 단량체들의 방출로 인한 괴사 등의 문제가 발생하고 있지만, 현재까지도 주로 사용되고 있는 골 시멘트 소재 중 하나이다. 하지만 PMMA는 소재 그 자체로써 새로운 골 조직의 형성을 유도하지 않기 때문에 최근에는 생체활성 유리, 세라믹, 골재생 유도 생체활성물질 등을 혼합한 기능성 골 시멘트로 연구되고 있다.

(3) 폴리테트라플루로에틸렌[poly(tetrafluoroethylene), PTFE]

탄소-불소 결합으로 이루어져 있는 PTFE는 일반적으로 테플론(Teflon)으로 알려져 있으며, 소수성(hydrophobic)을 띄며, 열저항성이 매우 높은 열가소성 고분자이다. 탄소-불소 결합은 단일 결합 중에서도 강한 것으로 알려져 있기 때문에, 화학물질과 용매에 강하며, 비활성(inert)한 특성을 갖는다. 유리전도온도(glass transition temperature, T_g)는 -110~-97℃ 이며, 용융온도(melting temperature, T_m)은 330℃이다. 테플론의 인장강도는 14~23 MPa로 알려져있고, 영률(young's modulus)은 500 MPa로 알려져 있다. 테플론은 가공은 어렵지만 생체적합성, 불활성, 높은 기계적 강도 등의 특성 때문에 인공인대 및 카테터로 활용되고 있다.

(4) 폴리에틸렌테레프탈레이트[poly(ethylene terephtalate), PET]

폴리에틸렌테레프탈레이트[Poly(ethylene terephtalate), PET]는 열가소성 고분자로,

미국에서는 Dacron이라는 브랜드로 상용화 되어있다. 유리전도온도(glass transition temperature, T_g)는 70~80℃ 이며, 용융온도(melting temperature, T_m)은 약 245~265℃ 이다. 소재 자체는 가볍지만 항복력(yield strength)는 약 40 MPa 이며 인장강도(tensile strength)는 약 170 MPa이다. 굴곡 탄성율(flexural modulus)도 높으며, 액체와 기체가 투과 불가능하며, 수분을 흡수하지 않고 용매에 잘 분해되지 않는다는 특성을 가지고 있다. PET는 일반적으로도 플라스틱 병, 섬유질 형상으로 가공되어 많이 사용되고 있으나, 생체적합한 특성 역시 갖고 있어 혈관 및 연조직(soft tissue) 재건을 위한 소재로서 FDA(Food & drug administration)에 승인받았다. 하지만 크리프(creep) 특성을 갖고 있어 지속적인 하중을 받게 될 경우 영구적으로 형태가 변형되어, 이식재의 형태 유지가 중요한 혈관이나 인대 재건용으로 사용할 경우 효율이 떨어질 수 있다는 단점을 가지고 있다.

(5) 폴리카보네이트(polycarbonate, PC)

폴리카보네이트는 비스페놀-A(Bisphenol-A)와 디페닐카보네이트 단량체의 중합반응을 통해 만들 수 있다. 의료제품으로 활용하는데 있어 멸균(sterilization)은 가장 중요한 요소인데, PC 소재의 경우 대부분의 멸균 공정(ethylene oxide gas 멸균, 방사선 멸균(감마선, 전자빔), 고온·고압 멸균)을 모두 적용시킬 수 있는 장점이 있다. 또한 투명하고, 높은 강도와 충격에 잘 견디며, 수분 흡수율이 낮으며 생체적합한 특성을 가지고 있다. 특히 투명하기 때문에 혈액이나 투석 진행시 육안으로 진행 상태를 확인할 수 있어 혈장 분리기, 혈액 투석기 및 인공투석용 튜브 제품 제작에 활용되고, 혈액 보관함, 필터, 수술도구 등의 제품으로 다양하게 활용되고 있다.

(6) 폴리우레탄(polyurethanes, PU)

폴리우레탄은 두 개 이상의 이소시아네이트 그룹(isocyanate group)으로 구성된 소재와 하이드록시기(-OH)가 두 개 이상 포함된 폴리올(polyol) 혹은 디아민 간의 반응을 통해 얻어지는 소재로 탄성체(elastomer, 고무) 중 하나로 분류된다. 합성에 사용되는 단량체에 따라서 다양한 기계적/화학적 특성을 가질 수 있다. 폴리우레탄은 일반적으로 매우 유연하고, 탄성을 가지며, 반복적으로 변형을 가하더라도 이전의 변형에 의해 영향을 거의 받지 않고, [낮은 히스테리시스(hysteresis)] 체내에서 비교적 안정한 상태를 가진다. 특히 혈액 적합성을 가지고 있어 인공혈관, 인공심장 등의 소재로 활용되며, 이외에도 피복재, 스텐트 등에 활용되고 있다. 일반적으로 방향족성 다이이소시아네이트(aromatic diisocyanate)를 활용하여 합성된 폴리우레탄은 비분해성을 보이나, lysine ethyl ester diisocyanate와 1, 4 diisocyanatobutane와 같은 비방향족성 다이이소시아네이트(nonaromatic diisocyanates)를 사용하거나 생분해성 단량체인 폴리카프로락톤 다이올(polycaprolactone diol)을 사용한 경우 생분해성 폴리우레탄을 제작할 수 있으며, 조직재생용으로 활용할 수 있다[35-37].

(7) 폴리디메틸실록산[poly(dimethylsiloxane), PDMS]

폴리디메틸실록산은 탄성을 갖는 합성고분자로서, 세포독성이 없고(nontoxicity), 생체적합성(biocompatiblity), 혈액 안정성(blood compatibility), 탄성(elasticity), 빛 투과성(transparency) 등의 특성을 가지고 있다. 또한 이산화탄소나 산소와 같은 기체 투과성이 좋아 상처드레싱과 콘텍트렌즈로 활용되기도 하며, 최근 연구되고 있는 오간온어칩의 외형틀인 미세유체칩(microfluidics chip) 제작에 많이 활용되고 있다. PDMS는 미생물의 성장을 방해한다는 장점도 가지고 있으나, 세포의 부착 및 성장 역시 억제한다는 특징을 가지고 있어, 조직 재생용으로는 적합하지 않다. 이를 해결하기 위하여 PDMS 표면에 콜라겐, 라미닌, 파이브로넥틴 등과 같은 생체유래 단백질을 코팅하는 연구 역시 진행되고 있으나, 면역반응 유도 및 표면에 코팅된 단백질이 분해된다는 단점 때문에 치료용으로의 활용은 아직 한계가 존재한다.

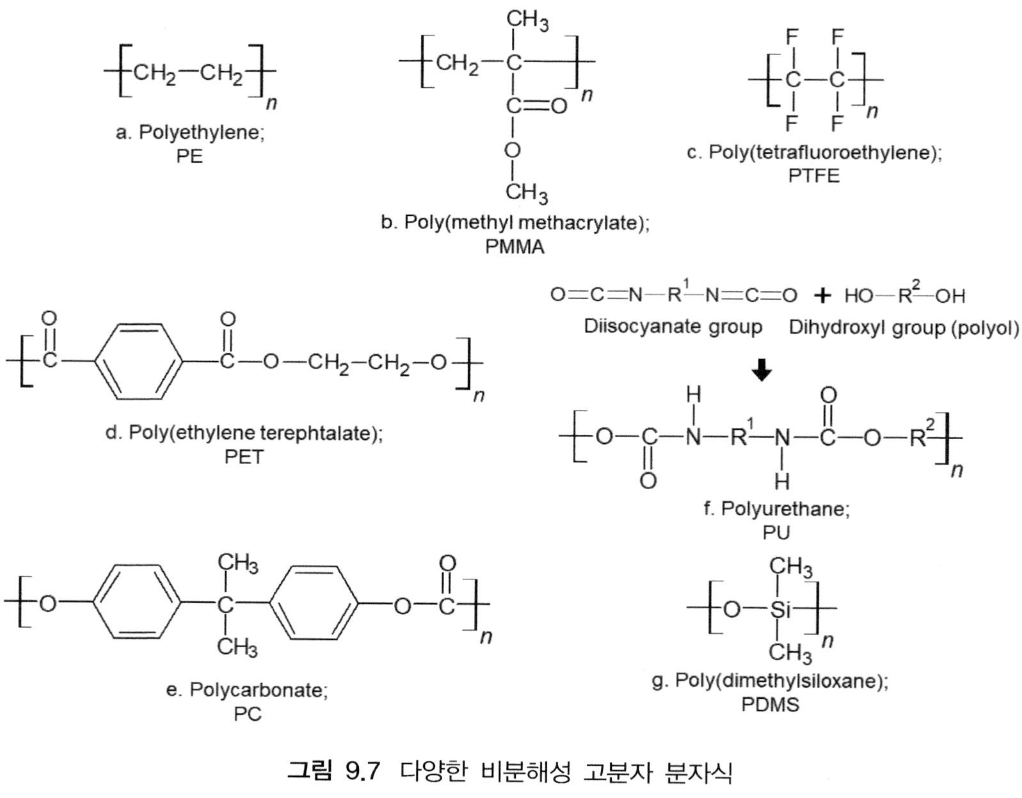

그림 9.7 다양한 비분해성 고분자 분자식

[2] 생분해성 고분자재료

(1) 폴리락틱산[poly(lactic acid), PLA]

PLA는 곁사슬 메틸 그룹(side chain $-CH_3$)의 키랄성(chirality) 때문에 세 가지의 동형(isoform)을 가지고 있으며 이는, L-isoform(PLLA), 그리고 L-형과 D-형이 같이 섞여있는 PDLLA가 있다. PLLA는 반결정상의 고분자 (semicrystalline polymer)로 60~65℃의 유리전이온도(T_g)와 180℃에서의 녹는 점(T_m)을 가지고 있다. PDLLA는 비정형상의 고분자(amorphous polymer) 형태이며 T_g는 55~60℃이다. PLA와 동형상들의 고분자들은 다양한 유기용매에 녹으나, 높은 결정상 때문에 물이나 알코올은 침투하지 못하여 매우 느린 생분해성을 갖는다. PLA는 약 3 GPa의 인장률(tensile modulus)와 ~ 50~70 MPa의 인장강도를 갖고 있으며 체내에서 1년 이상의 생분해 기간을 갖고 있어, 구강악안면 플레이트, 스크류, 골 이식재 등으로 활용되고 있다. 이러한 기계적 강도 특성 및 생분해성 특성은 분자량(molecular weight)과 결정화도(crystallinity)에 따라 달라진다. 반면 D-lactide는 비정형상을 갖게 하여 PLLA에 비해 PDLLA가 보다 더 빠른 생분해성을 갖게 된다.

(2) 폴리글리콜릭산[poly(glycolic acid), PGA]

PGA(T_g : 35~40℃, T_m : 224~227℃)는 결정상 고분자로 55%의 결정화도까지 가질 수 있다. PGA는 PLA에 비해 높은 인장율(~7 GPa)을 가지고 있으며, 친수성(hydrophilic)을 띈다. 이로 인해 수중상태에서 생분해가 보다 더 쉽게 일어나며, 체내 상태에서 PLA에 비해 상당히 빠르게 기계적 강도가 감소한다. 생분해 되는 부산물은 몇 주안에 생분해 되는 특성 때문에 임시적인 봉합사로 사용되어 왔으나, 2~4주 정도면 강도가 급격히 감소하는 단점을 가지고 있다.

(3) Poly(lactic-co-glycolic acid), PLGA

Poly(lactic-co-glycolic acid, PLGA)는 PLA와 PGA의 장점을 동시에 활용하기 위하여 lactic acid와 glycolic acid를 중합시켜 만든 공중합체(copolymer)이다. 기계적 강도, 생분해성과 같은 특성은 두 가지 acid의 혼합 비율에 따라 조정이 가능하나, 그 특성이 단량체(monomer)의 특성에 선형적으로 비례하여 나타나지 않는다. PLGA는 혼합 비율, 분자량, 결정성에 따라 각각 다른 기계적 강도, 생분해성 특성을 가지며 이에 따라 봉합사, 약물전달 재료(수천 분자량), 조직공학용 지지체(수십만~수백만 분자량), 뼈 고정 플레이트/핀/나사(수백만~분자량) 등으로 활용되고 있다.

(4) 폴리카프로락톤(polycaprolactone, PCL)

Polycaprolactone(PCL)(T_g : -60℃, T_m : 55 ~ 60℃)는 결정상의 고분자 polyester 소재로써 조직재생 분야에 많이 활용되고 있다. 분자량과 결정성(crystallinity)에 따라 기계적 강도 및 분해도가 달라지며, PLGA와 유사하게 다양한 유기용매에는 잘 녹지만 알코올이나 물에는 잘 녹지 않는다. 이로 인해 수중 환경에서 낮은 생분해성을 보이며 분자량에 따라 체내에서 생분해 되기까지 대략 30개월 이상 소요되는 것으로 보고된다[38]. 탄성계수(Young's modulus)는 약 400 MPa을 가지며, 인장 강도는 약 16~500 MPa 정도 가지고 있는 것으로 알려져 있다. 생체적합한 특성과 다양한 소재와의 결합이 용이하여 기능성을 갖는 조직재생용 지지체 제작에 많이 활용되고 있다. 특히 낮은 용융점 때문에 3D 프린팅을 활용한 골 조직 재생용 3D 프린팅 소재로 활용되고 있다.

(5) 폴리무수산(polyanhydrides)

주 사슬(main chain)의 반복단위 간의 결합이 무수물 작용기로 이루어진 폴리무수산은 생분해성 고분자로서, 생체활성물질 혹은 약물을 전달하는 소재로서 활용이 되고 있다. 고분자는 그 형상에 따라 선형(linear), 방향족(aromatic), 지방족(aliphatic)으로 분류되며, 소재 자체도 생체적합할 뿐 아니라, 체내에서 분해된 후 독성이 없는 다이카복실산(dicarboxylic acid)로 분해 및 배출되기 때문에 안정적이다. 지방족 폴리무수산의 경우 수중 환경하에 수일 내에 분해되는 반면, 방향족 폴리무수산은 수중 환경에서 안정적이며 수년에 걸쳐 분해된다. 폴리무수산의 강도는 다양한 고분자와의 혼합 및 가교제(cross-linker)에 따라 조절이 가능하다. 폴리무수산 소재는 조직재생 분야에서 주로 약물 전달 및 치료제로써 활용되어 오고 있다. Gliadel이라는 상표로 뇌종양 치료제 전달체로 사용되는 Polycaroboxy phenoxy propane sebacic acid(PCPP-SA)는 폴리무수산 소재의 한 종류로 FDA 승인을 받아 활용되고 있다.

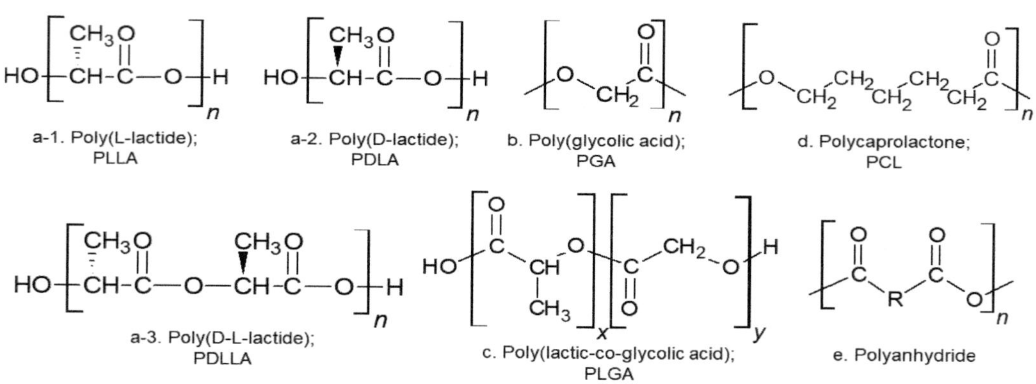

그림 9.8 생분해성 고분자의 화학적 구조

4.3.2 천연고분자(natural polymer)

(1) 콜라겐(collagen)

콜라겐은 인체의 다양한 조직(힘줄, 피부, 연골, 뼈, 인대 및 각막 조직)의 세포외기질(extracellular matrix) 구성 성분 중 필수 단백질로 인체 단백질 중 1/4을 차지하고 있다. 콜라겐 분자는 triple-helix 구조를 기본으로 갖고 있으며, 현재까지 20종 이상의 다양한 콜라겐이 발견되었다. 체내에서는 주로 섬유아세포(fibroblast)에 의해 콜라겐 분자가 합성 및 분비되며, 체내 환경에서 자기조립(self-assembly)이 이루어져 나노-마이크로 단위의 섬유형상으로 만들어지며, 효소에 의해 단단히 가교되어 구조 단백질로서 형상을 유지하는 역할을 수행한다. 세포는 콜라겐과 직접적으로 결합할 수 있는 수용체(collagen binding integrin)가 있으며, 이러한 결합을 통해 세포와 콜라겐의 상호작용으로 세포 부착, 생존, 증식, 이동 및 분화를 조절하는데 필요한 중요한 신호를 전달한다. 콜라겐 type 1의 경우 피부와 뼈, 인대, type 2의 경우 연골의 주요 구성성분으로 알려져 있으며 조직공학 및 생체 의학 용도로 가장 많이 연구되었다. 체내에서 합성되고 조직화된 콜라겐의 경우 높은 기계적 특성을 가지고 있으나, 추출되어 얻어진 콜라겐을 활용하여 실험실에서 제작된 이식재의 경우 현저히 낮은 기계적 강도를 구현한다. 그럼에도 불구하고 우수한 생체적합성, 다양한 물리/화학적 방식을 활용한 가교 방식(cross-linking) 등의 특성으로 인해 꾸준히 연구되고 있는 소재이며, 화상/창상 회복을 위한 피복창상재, 인공피부, 연골, 혈관, 인대, 골 재생 등 다양한 조직 재생용 이식재로서 활용되고 있다.

(2) 젤라틴(gelatin)

젤라틴은 콜라겐을 산과 염기 등을 처리하고 고온에서 변성시켜 얻어진 천연 유래 고분자이다. 콜라겐으로부터 변성된 단백질이기 때문에, 콜라겐 고유의 섬유화 특성을 갖지 못하나, 세포 부착을 위한 펩타이드 그룹은 여전히 포함하고 있어 다른 합성고분자에 비해 높은 세포 활성능을 갖고 있다. 염기를 통해 처리할 경우 아스파라긴과 글루타민의 아미드 그룹을 카르복실기로 가수분해한다. 반면 산으로 처리한 경우 아미드 그룹에 영향을 거의 주지 않아, 두 가지 방식으로 얻어진 젤라틴은 전기적으로 다른 특성을 갖는다. 따라서 음전하 혹은 양전하를 띄는 하이드로겔로 제작이 가능하다. 젤라틴은 생체 적합하며 물에 잘 녹아 하이드로겔로 제작이 용이하며, 특히 저온에서는 단단한 겔상을 가지지만, 상온 이상의 온도에서는 점성이 거의 없는 액체 상태를 갖고 있어 가공이 용이하다. 또한 물리/화학적 가교를 통해서 형상을 유지시킬 수 있고, 생분해성을 가지고 있기 때문에 다양한 조직 재생 혹은 약물전달체 제작에 활용되고 있다.

(3) 실크(silk) 단백질

실크는 거미, 누에, 진드기, 전갈, 파리에 의해 생산되는 단백질 생체 고분자이다. 특히 거미유래 실크는 현재까지 인공적으로 합성된 섬유에 비해 훨씬 가볍고, 탄성이 있고, 강하다. 하지만 생산이 한정적이기 때문에 누에(silkworm)에 의해 생산되는 실크 피브로인(silk fibroin)이 많이 활용되고 있다. 실크 피브로인은 70~80%의 피브로인(fibroin)과 20~30%의 세리신(sericin) 두 단백질로 구성되어 있으며, 피브로인은 실크의 중심을 구성하고, 세리신은 표면에서 섬유 사이의 접착성을 가지도록 한다. 높은 기계적 강도와, 생체적합성, 느린 생분해성은 생체재료로서 적합하다. 다양한 방식으로 구조체를 제작하고, 세포와 적용하여 in vitro 상에서 뼈, 혈관재생, 연골, 인대, 간, 근육 등과 같은 조직의 재생 가능성 평가가 진행되었다.

(4) 피브린(fibrin)

피브린은 상처를 입은 뒤 혈액응고(blood clotting)를 위해 체내에서 만들어지는 단백질 기반 고분자로서 피브리노겐(fibrinogen)과 트롬빈(thrombin)이 효소작용을 통해 3차원 망구조의 수화젤 형상으로 만들어진다. 피브리노겐은 당단백질로서 3가지의 펩타이드 체인(Aα, Bβ, γ)으로 이루어져 있으며, 단백질 분해 효소(protease)에 분해 및 세포 부착이 가능한 펩타이드 motif를 포함하고 있다. 피브린은 초기에 지혈 및 조직 봉합제(sealant)로 활용되었으나, 세포 및 생체활성물질 전달체로서 조직재생 분야에서의 적용도 진행되고 있다. 피브린은 생체적합할 뿐만 아니라, 그물망 형상을 띄고 있어 세포의 침투 역시 용이하다는 장점을 가지고 있다. 하지만 기계적 강도가 낮아 세포 성장에 따라 수축이 많이 발생하며, 체내에서 생분해가 빠르게 일어나기 때문에, 다양한 생체재료들과의 혼합을 통해 활용되고 있다.

(5) 키토산(chitosan)

키틴은 곤충의 표피, 갑각류의 껍질 등에 주로 발견되며, 셀룰로스 다음으로 가장 양이 풍부한 다당류이다. 키틴은 물에 녹지 않는 반면, 탈아세틸화를 통해 얻어진 키토산은 산에서 용해된다. 키토산은 N-아세틸-D-글루코사민과 β(1→4)-글루코사민의 공중합체이며 양이온성 고분자이다. 키토산의 탈아세틸화 정도는 일반적으로 70~95% 범위이며, 10~1000 kDa의 분자량을 갖는다. 키토산은 생체적합성, 생분해성, 무독성 및 비항원성을 가지고 있어 조직재생과 약물전달 분야에서 활용되며, 연골, 뼈, 혈관, 피부 및 세포 배양을 위한 매개체로 활용되고 있다.

(6) 알지네이트(alginate)

알지네이트는 해양 갈조류(brown algae)의 주요 구조적 성분이며, β-1, 4-dmannuronic acid(M)와 α-1, 4-l-guluronic acid(G)가 같이 결합되어 있는 다당류이다. 알지네이트는 카르복실기(-COOH)를 포함하고 있으며, 2가 양이온(Ca^{2+}, Ba^{2+})에 의해 빠르게 가교되는 특성을 가지고 있다. 알지네이트는 생분해가 가능하며 낮은 면역반응을 보이지만, 동물 및 인체의 세포와 직접적으로 반응하지 못한다. 이 때문에 물에 녹인 알지네이트를 활용하여 겔화 시켜 세포 전달체나 약물전달체로 활용되고 있다. 알지네이트의 낮은 세포활성도를 해결하기 위하여 세포 부착에 용이한 펩타이드(-RGD)를 화학적으로 결합시켜 세포활성도를 높인 알지네이트 구조체를 제작하는 기술 역시 활용되고 있다. 특히 최근에는 알지네이트에 세포가 잘 붙지 않는다는 특성을 활용하여 세포응집체(cell spheroids) 제작용으로 활용되거나, 이온에 의해 빨리 가교되는 특성 때문에 바이오 잉크로 많이 활용되고 있다.

(7) 히알루론산(hyaluronic acid)

히알루론산은 N-acetyl-d-glucosamine와 d-glucuronic acid이 반복적으로 결합된 글리코사미노글리칸(glycosaminoglycans, GAGs)의 한 종류로, 체내의 세포외기질(ECMs)의 구성성분이다. 히알루론산은 점탄성의 특성을 가지며, 많은 수분을 함유할 수 있는 특성을 가지고 있다. 또한 세포에는 히알루론산과 반응할 수 있는 수용체(receptor)가 있어 세포 이동, 증식, 분화에 영향을 주는 것으로 알려져 있다. 생체적합하며 생분해성을 가지고 있어 의료용 소재로도 사용되고 있으며, 화장품용으로도 많이 사용되고 있다.

5. 생체재료와 세포와의 상호작용 (interaction between biomaterials & cells)

5.1 세포 구조

세포는 구조적으로 크게 세포막(plasma membrane), 세포질(cytoplasm), 세포핵(nucleus)으로 구분된다. 세포핵은 DNA(deoxyribonucleic acid)의 형태로 유전정보를 담고 있으며, 두개의 인지질 막으로 구성되어 있는 핵막(nuclear membrane)으로 세포질과 구분된다. 세포질에는 다양한 세포소기관(organelles)이 포함되어 있다. 소포체(endoplasmic reticulum, ER)는 핵막과 연결되어 있으며, 크게 리보솜(ribosome)으로 덮여있는 조면소포체(rough ER)와 리보솜이 없는 활면소포체(smooth ER)로 구분된다. 조면소포체에서는 유전자 정보에 따라 단백질을 합성하며, 합성된 단백질은 활면소포체에서 인지질 소낭(vesicle)에 둘러싸여 골지체(golgi apparatus)로 운반된다. 골지체에서는 지질/단백질을 받아들이고, 필요한 위치로 전달하는 역할을 수행한다. 미토콘드리아

(mitochondria)에서는 산화적 인산화(oxidative phosphorylation) 과정을 거쳐 세포 기능을 위한 에너지를 생산하는 역할을 수행한다. 해당 반응을 통해 최종적으로 adenosine triphosphate(ATP)가 제작되며, 필요한 곳으로 이동된 뒤 가수분해되어 adenosine diphosphate(ADP)로 변하며 에너지를 방출한다. 세포골격(cytoskeleton)은 인체의 골격과 같이 세포의 이동에 매우 큰 역할을 차지한다. 단백질 기반 구조로 필요에 따라 늘어나기도 하고 줄어들 수도 있으며 크게 세 가지로 구성되어 있다 : microfibrils(6~8 nm), intermediate filaments(10 nm), microtubules(25 nm). 또한 세포 구조에 기여할 뿐 아니라, microtubules는 세포분열 시 복제된 DNA를 분리하는데 중요한 역할을 차지한다. Intermediate filaments는 수용체(receptor proteins)와 연결되어 있어, 외부 자극을 세포로 전달하는데 있어 중요한 역할을 수행한다.

세포막(cellular membrane) 위와 같은 세포 기관(organelles)을 감싸고 있으며, 이중 인지질 구조로 구성되어 있다. 인지질(phospholipid)는 친수성(hydrophilic)기와 소수성(hydrophobic) 지방산으로 구성되어 있으며, 이러한 양친매성 구조로 인해 수중 환경에서 안정적으로 이중층 구조를 형성할 수 있다. 세포막은 외부환경과 세포 내부를 구분하는 역할을 하는 것 이외에도, 외부 이온을 수용할 수 있는 막관통 단백질(transmembrane protein)이 존재하고, 세포외 공간에 존재하는 단백질을 투사할 수 있는 수용체(receptors)도 존재하여 외부환경과 상호작용을 수행이 가능하도록 해준다. 세포는 이러한 수용체를 통해 외부의 다른 세포 혹은 세포외 환경으로부터 다양한 자극 및 신호를 수용하기도 하며, 필요에 따라 세포 내부에서 다양한 분자를 분비하여 세포외 환경을 변형시키도 한다. 이러한 세포-세포, 세포-세포외기질(extracellular matrix) 간 상호작용은 세포의 이동(migration), 소통(communications & signalling), 분화(differentiation), 증식(proliferation) 등의 현상을 유발시킨다. 세포의 부착은 세포-세포외기질 (생체재료)들과의 상호작용을 위해서는 세포 부착(cell adhesion)이 우선시 되며, 일부 세포-세포간 상호작용에도 세포의 부착이 필요하다. 이에 관여하는 단백질로는 캐드헤린(Cadherins), 셀렉틴(Selectins), 뮤신(Mucins), 인테그린(Integrins) 등이 존재한다.

5.2 세포외기질(extracellular matrix, ECM)

세포외기질은 세포 주변을 둘러싸고 있는 공간에 존재하는 다양한 물질들을 일컬으며, 세포를 지원하거나 고정할 수 있게 도와준다. ECM의 주요 구성성분은 조직마다 약간의 차이는 있지만 주로 당단백질(proteoglycans), 글리코사미노글리칸(glycosaminoglycans), 콜라겐(collagen), 엘라스틴(elastin), 수분 등으로 구성되어 있다. 글리코사미노글리칸은 다당류로 핵심 단백질 주위에 공유결합 되어 붙어있으며 당단백질을 구성하게 된다. 이외에도 콜라겐과 엘라스틴은 섬유(fibers) 형상으로 존재하며 ECM의 강도 및 구조를 유지할 수 있도록 해주며 세포가 부착할 수 있게 해준다. 이외에도 파이브로넥틴(fibronectin), 라미닌(laminin) 같은 단백질은 세포막에 존재하는 인테그린과 결합하여 ECM에서의 세포 이동 및 세포골격(cytoskeleton)을 유동적인 변형을 가능하게 해준다.

5.3 세포와 세포외기질 간의 상호작용

세포와 세포외기질(ECM) 사이를 연결하는 연결하는 방식은 여러 가지가 존재하며, 세포외기질 기저층(basal lamina)과 세포골격(cytoskeleton)의 intermediate filaments가 부착하는 방식(hemidesmosomes)과 세포의 인테그린(integrin)과 세포골격내 액틴 단백질들을 통한 focal adhesion 방식이 존재한다.

세포막에 존재하는 인테그린(integrin)은 두 종류의 서브유닛(α, β)이 다양한 조합으로 구성되어 있는 이질이합체(heterodimers) 단백질로서, 세포외기질에 존재하는 기저 단백질과 결합할 수 있다. 세포 부착에는 인테그린 이외에도 세포 내부의 다양한 신호전달 단백질(FAK, Src, ILK 등)과 구조 단백질(vinculin 등)도 관련되어 있다. 이러한 단백질 중 탈린(talin)은 β-인테그린, F-actin, vinculin 등의 단백질들과 결합할 수 있어, 세포 부착에 핵심적인 단백질이다. Vinculin의 경우 구조적으로 안정적인 결합을 할 수 있도록 해주는 세포질 단백질로서, 세포질 내부의 다양한 세포들이 부착할 수 있는 도메인을 가지고 있다. 이렇게 부착된 세포는 외부의 기계적인 신호(인장, 압축, 변형 등)를 생화학적 신호로 변형시켜 받아들여 지는 것으로 알려져 있으며(mechanotransduction), 이를 통해 세포의 이동, 구조, 증식, 분화 및 세포 사멸 등이 구현되는 것이 많은 연구를 통해 밝혀지고 있다.

5.4 세포와 생체재료 간의 상호작용

생체재료가 인체이 이식이 될 경우, 이식된 부위 주변의 조직과 세포 및 다양한 생물학적 물질들과 반응을 일으키게 된다. 그 중 상처치유(wound healing) 및 조직 재생을 위해서는 세포의 증식 및 분화가 촉진되어야 하는데, 이 중 가장 선행되어야 하는 것이 바로 세포부착(cell adhesion)이다. 생체재료의 젖음성(wettability) 및 단백질 부착(protein adsorption) 특성 세포 부착에 중요한 요인이다. 단백질 부착능은 특히 세포가 생성 및 분비한 단백질들이 생체재료와 부착하고, 세포 부착을 위한 구조적인 기반을 제공하는 것으로 알려져 있다. 이 때문에 재료 표면의 화학적·구조적 특성을 변형시키는 연구가 많이 진행되고 있다. 예를 들어, 폴리카프로락톤(PCL)의 경우 소재 자체에 대한 세포 부착능은 매우 낮은 것으로 알려져 있으나, 이를 개선하기 위하여 세포 ECM과 유사한 나노단위의 섬유로 제작하거나[35], 플라즈마 처리를 통해 표면의 젖음성을 개선하거나 혹은 표면 거칠기를 제어하여 세포 부착을 보다 더 효율적으로 구현한 방식이 적용되고 있다[36]. 이외에도 세포외기질에서 세포부착에 관련된 단백질 motif인 RGD 펩타이드(arginylglycylaspartic acid)를 다양한 천연고분자·합성고분자에 결합시켜 세포 부착능을 향상시키기도 한다[37]. 이와 비슷하게 임플란트 뼈대로 사용되는 금속 소재의 경우 뼈에 식립한 뒤 주변 골 조직과의 결합 및 세포 부착을 향상시키기 위하여 표면 가공에 대한 연구가 지속적으로 진행되고 있다. 특히 골 결합(osseointegration)을 향상시키기 위하여 골활성 소재인 수산화인회석(hydroxyapatite)를 코팅하여 활용되기도 한다[38]. 이와 같이 이식재 및 대체재 제작 후 표면 개질을 통해 개선시키는 방법이 있는 한편, 궁극적인 목표인 이식된 생체재료가 실제 인체의 조직으로 온전히 대체되기 위해 세포외기질을 모사한 이식재를 제작하는 접근법이 많이 활용되어 오고 있다. 이를 위하여 세포외기질의 구성성분 모사[39], 나노단위의 섬유 형상 모사[40], 특정 조직의 배열성 혹은 구조적인 특성 모사[41], 생체활성물질 함유[42], 지속적인 외부 자극 등의 연구들이 꾸준히 진행되고 있다.

이러한 조직 재생용 이식재 제작을 위한 생체재료의 활용 이외에도, 최근 소형장기라 불리는 오가노이드(organoid) 혹은 세포 응집체(cell spheroid)를 제작하기 위해서 기능성 생체재료를 활용하기도 한다. 이러한 소형 장기는 특정 조직에 주로 존재하는 세포들만을 이용하여 세포간 결합을 촉진시켜 3차원 배양을 하는 기술로, 일반적으로 세포 배양 접시(cell culture dish)에서 배양하는 2차원 배양기술에 비해, 다양한 단백질 발현 및 세포활성물질 분비 등이 촉진되는 것으로 알려져 있다. 특히, 최근 동물 대체 시험법 및 개인 맞춤형 진단 의료 기술로 각광받고 있는 오간온어칩(organ-on-a-chip) 혹은 휴먼온어칩(human-on-a-chip)을 제작하기 위해 소형장기 모델을 제작하는 기술로도 꾸준히 연구가 되고 있다. 현재 이러한 오가노이드/세포응집체를 제작하기 위한 기술로, 주변 온도에 따라 특성이 달라지는 생체재료를 활용하는 연구가 꾸준히 발표되고 있다. Poly N-isopropylacrylamide(PNIPAAm) 기반 하이드로겔을 사용하여 37℃에서는 소수성(hydrophobic) 특성을 가진 표면을 가지며, 세포가 부착할 수 있지만 35℃ 이하에서는 표면이 친수성(hydrophilic) 특성을 가지며 세포가 떨어져 나가는 소재를 개발하였고, 이를 활용하여 세포 응집체를 제작하는 기술을 발표하였다.

위와 같이 사용하고자 하는 목적에 따라 적합한 특성을 가진 생체재료들을 개발 및 변형하여 활용하는 연구들이 꾸준히 진행되고 있으며, 개발된 생체재료와 그 적용에 따라 높은 활용성을 가질 수 있을 것으로 기대된다.

참고문헌

[1] Marin, E. ; Boschetto, F. ; Pezzotti, G., Biomaterials and biocompatibility : An historical overview. J. Biomed. Mater. Res. A 2020, 108, (8), 1617−1633.

[2] Williams, D. F., The Williams dictionary of biomaterials. Liverpool University Press : 1999.

[3] Hildebrand, H. F., Biomaterials−a history of 7000 years. BioNanoMaterials 2013, 14, (3−4), 119−133.

[4] 5000−Year−Old Face of the Lady of Burnt City Reconstructed, CAIS NEWS, last modified, Nov 20, 2010, accessed Mar 25, 2021, https : //www.cais−soas.com/News/2010/november2010/20−11.htm

[5] Kohane, D. S. ; Langer, R., Polymeric biomaterials in tissue engineering. Pediatr. Res. 2008, 63, (5), 487−491.

[6] Huang, G. ; Li, F. ; Zhao, X. ; Ma, Y. ; Li, Y. ; Lin, M. ; Jin, G. ; Lu, T. J. ; Genin, G. M. ; Xu, F., Functional and biomimetic materials for engineering of the three−dimensional cell microenvironment. Chem. Rev. 2017, 117, (20), 12764−12850.

[7] Wen, J. H. ; Vincent, L. G. ; Fuhrmann, A. ; Choi, Y. S. ; Hribar, K. C. ; Taylor−Weiner, H. ; Chen, S. ; Engler, A. J., Interplay of matrix stiffness and protein tethering in stem cell differentiation. Nat. Mater. 2014, 13, (10), 979−987.

[8] Ma, Y. ; Lin, M. ; Huang, G. ; Li, Y. ; Wang, S. ; Bai, G. ; Lu, T. J. ; Xu, F., 3D spatiotemporal mechanical microenvironment : a hydrogel-based platform for guiding stem cell fate. Adv. Mater. 2018, 30, (49), 1705911.

[9] Pek, Y. S. ; Wan, A. C. ; Ying, J. Y., The effect of matrix stiffness on mesenchymal stem cell differentiation in a 3D thixotropic gel. Biomaterials 2010, 31, (3), 385−391.

[10] Hadden, W. J. ; Young, J. L. ; Holle, A. W. ; McFetridge, M. L. ; Kim, D. Y. ; Wijesinghe, P. ; Taylor−Weiner, H. ; Wen, J. H. ; Lee, A. R. ; Bieback, K., Stem cell migration and mechanotransduction on linear stiffness gradient hydrogels. PNAS 2017, 114, (22), 5647−5652.

[11] Dhandayuthapani, B. ; Yoshida, Y. ; Maekawa, T. ; Kumar, D. S., Polymeric scaffolds in tissue engineering application : a review. Int. J. Polym. Sci. 2011, 2011.

[12] Griffith, L. G., Emerging design principles in biomaterials and scaffolds for tissue engineering. Ann. N. Y. Acad. Sci. 2002, 961, (1), 83–95.

[13] Woodard, J. R. ; Hilldore, A. J. ; Lan, S. K. ; Park, C. ; Morgan, A. W. ; Eurell, J. A. C. ; Clark, S. G. ; Wheeler, M. B. ; Jamison, R. D. ; Johnson, A. J. W., The mechanical properties and osteoconductivity of hydroxyapatite bone scaffolds with multi–scale porosity. Biomaterials 2007, 28, (1), 45–54.

[14] Navarro, M. ; Michiardi, A. ; Castano, O. ; Planell, J., Biomaterials in orthopaedics. J. R. Soc. Interface 2008, 5, (27), 1137–1158.

[15] Gotman, I., Characteristics of metals used in implants. J. Endourol. 1997, 11, (6), 383–389.

[16] Hajizadeh, K. ; Maleki-Ghaleh, H. ; Arabi, A. ; Behnamian, Y. ; Aghaie, E. ; Farrokhi, A. ; Hosseini, M. ; Fathi, M., Corrosion and biological behavior of nanostructured 316L stainless steel processed by severe plastic deformation. Surf. Interface Anal. 2015, 47, (10), 978–985.

[17] Disegi, J. ; Eschbach, L., Stainless steel in bone surgery. Injury 2000, 31, D2–D6.

[18] Lhotka, C. ; Szekeres, T. ; Steffan, I. ; Zhuber, K. ; Zweymüller, K., Four-year study of cobalt and chromium blood levels in patients managed with two different metal-on-metal total hip replacements. J. Orthop. Res. 2003, 21, (2), 189–195.

[19] Bothe, R., Reaction of bone to multiple metallic implants. Surg. Gynecol. Obstet. 1940, 71, 598–602.

[20] Leventhal, G. S., Titanium, a metal for surgery. Bone Joint Surg. Am. 1951, 33, (2), 473–474.

[21] Beder, O. E. ; Stevenson, J. K. ; Jones, T. W., A further investigation of the surgical application of titanium metal in dogs. Surgery 1957, 41, (6), 1012–1015.

[22] Sanderson, P. ; Ryan, W. ; Turner, P., Complications of metalwork removal. Injury 1992, 23, (1), 29–30.

[23] Badami, V. ; Ahuja, B., Biosmart materials : Breaking new ground in dentistry. The Scientific World Journal 2014, 2014.

[24] Piconi, C. ; Maccauro, G., Zirconia as a ceramic biomaterial. Biomaterials 1999, 20, (1), 1–25.

[25] El-Ghannam, A. ; Hamazawy, E. ; Yehia, A., Effect of thermal treatment on bioactive glass microstructure, corrosion behavior, ζ potential, and protein adsorption. J. Biomed. Mater. Res. A 2001, 55, (3), 387–395.

[26] Patel, N. ; Best, S. ; Bonfield, W. ; Gibson, I. R. ; Hing, K. ; Damien, E. ; Revell, P., A comparative study on the in vivo behavior of hydroxyapatite and silicon substituted hydroxyapatite granules. J. Mater. Sci. Mater. Med. 2002, 13, (12), 1199–1206.

[27] Ogata, K. ; Imazato, S. ; Ehara, A. ; Ebisu, S. ; Kinomoto, Y. ; Nakano, T. ; Umakoshi, Y., Comparison of osteoblast responses to hydroxyapatite and hydroxyapatite/soluble calcium phosphate composites. J. Biomed. Mater. Res. A 2005, 72, (2), 127–135.

[28] Ramires, P. ; Wennerberg, A. ; Johansson, C. B. ; Cosentino, F. ; Tundo, S. ; Milella, E., Biological behavior of sol–gel coated dental implants. J. Mater. Sci. Mater. Med. 2003, 14, (6), 539–545.

[29] Albrektsson, T., Hydroxyapatite–coated implants : a case against their use. J. Oral Maxillofac. Surg. 1998, 56, (11), 1312–1326.

[30] Yao, C. H. ; Liu, B. S. ; Hsu, S. H. ; Chen, Y. S. ; Tsai, C. C., Biocompatibility and biodegradation of a bone composite containing tricalcium phosphate and genipin crosslinked gelatin. J. Biomed. Mater. Res. A 2004, 69, (4), 709–717.

[31] Durucan, C. ; Brown, P., α–Tricalcium phosphate hydrolysis to hydroxyapatite at and near physiological temperature. J. Mater. Sci. Mater. Med. 2000, 11, (6), 365–371.

[32] Raja, N. ; Yun, H.–s., A simultaneous 3D printing process for the fabrication of bioceramic and cell–laden hydrogel core/shell scaffolds with potential application in bone tissue regeneration. J. Mater. Chem. B 2016, 4, (27), 4707–4716.

[33] Bose, S. ; Tarafder, S., Calcium phosphate ceramic systems in growth factor and drug delivery for bone tissue engineering : a review. Acta Biomater. 2012, 8, (4), 1401–1421.

[34] Ryszkowska, J. L. ; Auguścik, M. ; Sheikh, A. ; Boccaccini, A. R., Biodegradable polyurethane composite scaffolds containing Bioglass® for bone tissue engineering. Compos. Sci. Technol. 2010, 70, (13), 1894–1908.

[35] Guan, J. ; Fujimoto, K. L. ; Sacks, M. S. ; Wagner, W. R., Preparation and characterization of highly porous, biodegradable polyurethane scaffolds for soft tissue applications. Biomaterials 2005, 26, (18), 3961–3971.

[36] Guelcher, S. A. ; Gallagher, K. M. ; Didier, J. E. ; Klinedinst, D. B. ; Doctor, J. S. ; Goldstein, A. S. ; Wilkes, G. L. ; Beckman, E. J. ; Hollinger, J. O., Synthesis of biocompatible segmented polyurethanes from aliphatic

diisocyanates and diurea diol chain extenders. Acta Biomater. 2005, 1, (4), 471–484.

[37] Sun, H. ; Mei, L. ; Song, C. ; Cui, X. ; Wang, P., The in vivo degradation, absorption and excretion of PCL–based implant. Biomaterials 2006, 27, (9), 1735–1740.

[38] Kim, M. S. ; Kim, G., Electrohydrodynamic jet process for pore–structure–controlled 3D fibrous architecture as a tissue regenerative material : fabrication and cellular activities. Langmuir 2014, 30, (28), 8551–8557.

[39] Yao, Q. ; Cosme, J. G. ; Xu, T. ; Miszuk, J. M. ; Picciani, P. H. ; Fong, H. ; Sun, H., Three dimensional electrospun PCL/PLA blend nanofibrous scaffolds with significantly improved stem cells osteogenic differentiation and cranial bone formation. Biomaterials 2017, 115, 115–127.

[40] Siri, S. ; Wadbua, P. ; Amornkitbamrung, V. ; Kampa, N. ; Maensiri, S., Surface modification of electrospun PCL scaffolds by plasma treatment and addition of adhesive protein to promote fibroblast cell adhesion. Mater. Sci. Technol. 2010, 26, (11), 1292–1297.

[41] Jeon, H. ; Kim, G., Preparation and characterization of an electrospun polycaprolactone (PCL) fibrous mat and multi–layered PCL scaffolds having a nanosized pattern–surface for tissue regeneration. J. Mater. Chem. B 2014, 2, (2), 171–180.

[42] Shachar, M. ; Tsur–Gang, O. ; Dvir, T. ; Leor, J. ; Cohen, S., The effect of immobilized RGD peptide in alginate scaffolds on cardiac tissue engineering. Acta Biomater. 2011, 7, (1), 152–162.

[43] Yoon, J. J. ; Song, S. H. ; Lee, D. S. ; Park, T. G., Immobilization of cell adhesive RGD peptide onto the surface of highly porous biodegradable polymer scaffolds fabricated by a gas foaming/salt leaching method. Biomaterials 2004, 25, (25), 5613–5620.

[44] Mohseni, E. ; Zalnezhad, E. ; Bushroa, A. R., Comparative investigation on the adhesion of hydroxyapatite coating on Ti–6Al–4V implant : A review paper. Int. J. Adhes. Adhes. 2014, 48, 238–257.

[45] Pati, F. ; Jang, J. ; Ha, D.–H. ; Kim, S. W. ; Rhie, J.–W. ; Shim, J.–H. ; Kim, D.–H. ; Cho, D.–W., Printing three–dimensional tissue analogues with decellularized extracellular matrix bioink. Nat. Commun. 2014, 5, (1), 1–11.

[46] Shalumon, K. ; Binulal, N. ; Selvamurugan, N. ; Nair, S. ; Menon, D. ; Furuike, T. ; Tamura, H. ; Jayakumar, R., Electrospinning of carboxymethyl chitin/poly

(vinyl alcohol) nanofibrous scaffolds for tissue engineering applications. Carbohyd. Polym. 2009, 77, (4), 863–869.

[47] Kim, W.; Kim, M.; Kim, G. H., 3D-printed biomimetic scaffold simulating microfibril muscle structure. Adv. Funct. Mater. 2018, 28, (26), 1800405.

[48] Wang, Z.; Wang, Z.; Lu, W. W.; Zhen, W.; Yang, D.; Peng, S., Novel biomaterial strategies for controlled growth factor delivery for biomedical applications. NPG Asia Mater. 2017, 9, (10), e435–e435.

[49] Consensus Conference on Biocompatibility. Nephrol Dial Transplant 1994; 9(Suppl. 2): 186 [Consensus Development Conference].

[50] World's First Prosthetic: Egyptian Mummy's Fake Toe, LIVESCIENCE, last modified July 27. 2007, accessed Mar 25, 2021, https://www.livescience.com/4555-world-prosthetic-egyptian-mummy-fake-toe.html

제 10 장

세라믹 생체재료

장경제·정종훈

1. 서론

세라믹은 무기물과 비금속 물질로 이루어진 고체 물질을 일컫는 말로 정의되어 왔다. 전통적인 의미로 도자기나 시멘트와 같은 재료를 일컬을 뿐 아니라 강유전성, 비금속 자성재료, 바이오세라믹 및 산화물/비산화물 재료와 같은 '고급' 혹은 '엔지니어링' 세라믹도 포함된다. 세라믹은 무기물과 비금속 원소의 공유결합 또는 이온결합으로 이루어져 있고, 이들의 배열에 따라 결정질 및 비결정질(비정질) 화합물로 존재한다. 비결정질 세라믹으로 알려진 유리와 부분적으로 결정화된 유리까지 세라믹의 하위 범주로 분류될 수 있다.

자연계에서 흔히 발견되는 세라믹 소재는 생명체의 골격계에서 흔히 발견된다. 인체는 세포를 기본 구성단위로 하여 조직이나 장기를 이루는 계층 구조로 구성된다. 인체의 구조를 유지하는 골격은 경조직인 뼈로 구성이 되어있고, 뼈는 유기물인 콜라겐 단백질과 무기물인 수산화인회석으로 구성되어 있다. 수산화인회석은 칼슘, 인산, 수산화기가 이온결합을 이루는 물질로 인산칼슘계 세라믹으로 구분된다. 인산칼슘계 세라믹은 대부분의 척추동물의 뼈, 어류의 비늘, 조개류의 껍질 등에 풍부하게 존재한다. 세라믹 소재는 높은 생체 친화성을 바탕으로 역사 이래 뼈의 재생을 위한 소재로 사용됐으며 이러한 세라믹 소재를 바이오세라믹스라고 지칭하기도 한다. 바이오세라믹은 인체에 삽입하여 손상된 경조직의 회복을 돕거나, 기능이 손상된 경조직의 기능을 대체하는 세라믹 소재를 일컫는다. 바이오세라믹으로 분류되는 소재는 수산화인회석, 바이오유리, 알루미나, 지르코니아 등이 있다.

유사 이래 다양한 동물의 뼈와 같은 세라믹 소재들이 치과 분야에 적용된 기록들이 존재하지만, 현대에 들어서야 본격적인 바이오세라믹스 연구가 시작되었다고 볼 수 있다. 1960년대 말 미국의 Hulbert가 생체물질(bioinert) 재료인 소결된 알루미나를 손실된 뼈 조직에 삽입하여 임상적으로 좋은 결과를 얻는 연구가 보고되었다. 이 연구에서 연구팀은 비록 섬유조직이 삽입물 주위에 생기는 단점을 발견했으나 손실 조직에서 기능상 많은 회복이 있었다고 보고했다[1]. 이후 1971년 미국의 Hench등이 N_a2O-CAo-SiO_2-P_2O_5계 유리를(45S5 ® Bioglass) 제조하여 결손부에 삽입한 결과 알루미나를 삽입한 결과와는 다르게 섬유조직이 생성되지 않으며 뼈와 직접적으로 유착된다는 보고를 시작으로 바이오세라믹스가 의료계에서 주목받기 시작했다[2].

이어서 1982년에 Kokubo에 의해 A-W(Apatite-wollastonite) 유리-세라믹 재료가 발표되었다. 이는 기존 Bioglass에 Wollastonite(CaO·SiO_2) Oxofluoroapatite[Ca_{10} $(PO_4)_6$ (O, F_2)] 등이 포함된 소재였다. Apatite-wollastonite(A-W) 유리-세라믹 재료는 규회석에 의해 효과적으로 강화된 작은 인회석 입자의 집합체이며, A-W 유리-세라믹의 굽힘 강도, 파괴 인성 및 영의 계수는 생활성 유리 또는 유리 세라믹 중에서 가장 높아 척추 보철물 및 장골 뼈 대체와 같은 일부 주요 압축 하중을 지지하는 응용 분야에 사용할 수 있었다[3]. 또한, 높은 기계적 물성뿐 아니라 높은 생체 활성을 가졌다. 이후 1988년에 첫 국제 바이오세라믹 심포지움이 H. Oonishi에 의해 오사카에서 시작되었고, Bioceramics의 첫 번째 권이 출판되었다. 이후 뼈 재생에 사용되는 바이오세라믹(세라믹생체재료)에 대한 연구와 다양한 제품들이 출시되었다.

세라믹 생체재료는 주로 경조직을 다루는 정형외과나 치과 분야에 활용되고, 현재까지 다양한 재료에 관한 연구들이 보고되었으며, 제품 또한 다양하게 출시되었다. 세라믹 생체재료는 그 화학조성에 따라 분류되거나 생물학적 활성에 따라 분류될 수 있다.

2. 분류 및 분류별 특성

세라믹 생체재료는 화학적 조성에 따라 크게 산화물계, 유리 및 결정화 유리계, 카본계의 세 가지 분류로 나뉠 수 있다. 산화물계의 대표적인 세라믹 소재로 수산화인회석(HA)와 삼인산화칼슘(TCP)를 포함하는 오르토인산칼슘(calcium orthophosphate)과 알루미나, 지르코니아, 타이타니아가 있다. 유리 및 결정화 유리계로는 Na_2O=CaO-SiO_2-P_2O_5계, (Bioglass®), Ceravital®, (Na_2O-CaO-SiO_2-P_2O_5계), Cerabone®(MgO-CaO-SiO_2-P_2O_5-CaF_2계) 등이 있다.

2.1 오르토인산칼슘(calcium orthophosphate)

인산칼슘계열 세라믹은 골재생용 필러나 골이식재 등에 주로 사용되는 재료이며, 지구상에 풍부하게 존재하는 원소로 구성된 이 재료는 역사적으로 활발한 연구가 이루어져 왔다. 초기 연구 문헌에서는 모든 구성원이 단순히 인회석으로 구분되었다. 전통적인 정의에 의하면 모든 오르토인산칼슘은 지구상에 매우 풍부하게 존재하는 칼슘(산화수 +2), 인(산화수 +5), 산소(산화수 -2)의 세종류의 주요 구성 원소로 이루어진 재료다. 칼슘, 인, 산소 이외에 수소가 존재하며 이들은 보통 이온의 형태로 존재한다. 이 이온들의 이온결합을 통해 결정 구조가 형성되며, 이때 각 이온의 비율에 따라 다양한 형태의 결정을 생성한다[4].

오르토인산칼슘계열 재료는 대체로 $Ca(OH_2)$, H_3PO_4, H_2O의 이온결합으로 결정 구조의 각 분자의 개수에 따라 형성되는 결정의 모양과 특성이 차이가 생긴다. 이 차이로 인해 소재의 물리화학적 특성이 달라진다. 결정의 모양에 가장 큰 영향을 미치는 수치는 Ca/P (칼슘/인)의 분자 비율이며 그 값은 0.5에서 2.0에 이른다(표 10.1). 이들의 Ca/P 비율, 염기

표 10.1 오르토인산칼슘의 종류별 주요 물성[5]

Ca/P molar ratio	Compound	Formula	Solubility at 25℃, −log(Ks)	Solubility at 25℃, g/L	pH stability range in aqueous solutions at 25℃
0.5	Monocalcium phosphate monohydrate (MCPM)	$Ca(H_2PO_4)_2 \cdot H_2O$	1.14	~18	0.0–2.0
0.5	Monocalcium phosphate anhydrous (MCPA)	$Ca(H_2PO_4)_2$	1.14	~17	c
1	Dicalcium phosphate dihydrate (DCPD), mineral brushite	$CaHPO_4 \cdot 2H_2O$	6.59	~0.088	2.0–6.0
1	Dicalcium phosphate anhydrous (DCPA), mineral monetite	$CaHPO_4$	6.9	~0.048	c
1.33	Octacalcium phosphate(OCP)	$Ca_8(HPO_4)_2(PO_4)_4 \cdot 5H_2O$	96.6	~0.0081	5.5–7.0
1.5	α–Tricalcium phosphate(α–TCP)	$\alpha\text{–}Ca_3(PO_4)_2$	25.5	~0.0025	a
1.5	β–Tricalcium phosphate(β–TCP)	$\beta\text{–}Ca_3(PO_4)_2$	28.9	~0.0005	a
1.2–2.2	Amorphous calcium phosphate (ACP)	$Ca_xH_y(PO_4)_z \cdot nH_2O$, n = 3–4.5 ; 15–20% H_2O	b	b	~5–12
1.5–1.67	Calcium–deficient Hydroxyapatite(CDHA)e	$Ca_{10-x}(HPO_4)_x(PO_4)_{6-x}(OH)_{2-x}$f (0 < x < 1)	~85.1	~0.0094	6.5–9.5
1.67	Hydroxyapatite(HA or OHAp)	$Ca_{10}(PO_4)_6(OH)_2$	116.8	~0.0003	9.5–12
1.67	Fluorapatite(FA or FAp)	$Ca_{10}(PO_4)_6F_2$	120	~0.0002	7–12
2	Tetracalcium phosphate(TTCP or TetCP), mineral hilgenstockite	$Ca_4(PO_4)_2O$	38–44	~0.0007	a

[주] a. 수용액에서 침전되지 않음
b. 정확히 측정할 수 없음. 측정치 : 25.7±0.1(pH = 7.40), 29.9±0.1(pH = 6.00), 32.7±0.1(pH = 5.28) 산성 완충액에서의 상대적 용해도 : ACP ≫ α–TCP ≫ β–TCP > CDHA ≫ HA > FA.
c. 100℃ 이상에서 안정
d. 항상 준안정
e. 때때로, CDHA는 침전된 HA로 명명됨.
f. x=1(Ca/P=1.5의 경계 조건)인 경우 CDHA의 화학식은 $Ca_9(HPO_4)(PO_4)_5(OH)$임

도/산도와 용해도는 재료의 성질을 나타내는 가장 중요한 변수로 여겨지며, 이들은 수용액 상태에서 pH와 밀접한 관계를 나타낸다. 대체로 낮은 Ca/P 몰비율을 갖는 오르토-인산칼슘 세라믹은 수용성이 높고, 수용액의 pH가 높은 경향을 나타낸다[5, 6].

2.1.1 일인산석회(monocalcium phosphate monohydrate, MCPC)

화학식 $Ca(H_2PO_4)_2$를 갖는 일인산석회(MCPC)는 일반적으로 자연계에서 일수화물 ("MCP"또는 "MCP-M"), $Ca(H_2PO_4)_2 \cdot H_2O$의 형태로 존재하는 무색 또는 흰색의 결정성성 가루다. 일인산석회는 비교적 오래전에 발견된 재료로 주로 농업을 위한 과인산 비료로 사용되었고, 식품의 발효제로도 알려져 있다. MCPM은 생명체의 생리 활동의 석회화 과정을 통해 형성되지 않는다. 염산이나 질산에는 쉽게 용해되며 물에는 1.8 g/100ml의 비율로 용해된다[7]. 포화 용액의 pH는 0.1-2.0 사이의 값을 가져 MCPM 단독으로는 뼈 재생을 위한 임플란트 물질로는 사용되지 않고, 골재생용 인산칼슘시멘트의 경화제에 사용된다.[8,9] 체내 삽입용 소재 이외에 식품, 사료 및 일부 음료의 영양소, 산미료 및 미네랄 보충제로 사용되기도 한다[10-12].

2.1.2 일인산석회 무수화물(monocalcium phosphate monohydrate anhydrous, MCPA)

일인산석회의 무수물 형태의 재료이다. 일인산석회와 동일한 결정 형성조건에서 온도를 100℃ 이상으로 높였을 때 얻을 수 있다. 일인산석회와 마찬가지로 생물체에서 결정화되지 않으며 용해도와 산도가 높아 자체로는 의료용 소재로 활용되지 않는다[9].

2.1.3 브러사이트/모네타이트(dicalcium phosphate dihydrate, DCPD, brusite/dicalcium phosphate anhydrus, DCPA monetite)

$CaHPO_42H_2O$(브러사이트, DCPD), 및 $CaHPO_4$(모네타이트 ; 인산이칼슘, DCPA)은 Ca/P 몰비율이 1 : 1인 오르토인산칼슘 세라믹 소재이다. DCPD(브러사이트)는 pH 6.5 이하의 산성 조건에서 결정화시켜 비교적 쉽게 얻을 수 있다. DCPD 결정은 서로 평행하게 배열된 $CaPO_4$와 물분자의 수소결합을 통해 층상구조를 형성하고 있다[13]. DCPD는 치아결석, 결정질, 연골의 칼슘화, 요로결석 등 생명체의 병리학적 석회화 과정에서 발견된다. 또한, DCPD는 뼈의 광물화 및 에나멜의 산용해(치아우식) 과정에서 중간물질로 제안된 바 있다.

DCPD는 치약의 부드러운 연마재로 사용되었는데, NaF 및 $NaPO_3F$와 같은 불소 함유 화합물과 결합하여 불소의 흡착이나 재광화를 강화해주는 기능이 발견되어 충치 예방 치약의 재료로 사용되기도 한다. 하지만 몇몇 보고에 따르면, 다량의 DCPD가 체내에서 pHAp로 전환되는 과정에서 방출되는 다량의 산으로 인해 심각한 염증 반응을 일으킨다고 보고되었다.

DCPA(모네타이트)는 DCPD의 무수물 형태다. 결정 구조 내에 물분자가 포함되지 않았기 때문에 DCPD에 비해 용해도가 낮은 특성이 있고, DCPD와 달리 층상구조를 형성하지 않는다. DCPA역시 DCPD와 마찬가지로 수용액에서 결정화될 수 있지만, 이를 위해서 100℃의 온도가 필요하다. DCPD와는 달리 DCPA는 정상적이거나 병리적인 석회와에서는 발생하지 않는다[14].

2.1.4 옥타 칼슘포스페이트(OCP)

OCP는 화학식 $Ca_8H_2(PO_4)_65H_2O$인 인산칼슘으로 Ca/P 몰비율이 1.33이다. 치아 인회석 결정의 전구체 및 비뇨기 결석에서 발견되는 구성 요소 중 하나이기 때문에 생물학적으로 중요한 바이오세라믹스로 알려져있다[15, 16]. OCP는 막내골화의 초기 단계에서 미네랄 침착의 결정핵 역할을 하여 골전도 능력을 갖춘 소재로 알려져 있다[17]. 골이식재로 사용할 때 초기 뼈 생성의 핵으로 작용하는 특성이 있어 수산화인회석(HA), β-TCP 보다 뼈 형성 촉진에 유리한 것으로 보고된 바 있다. 과립형태의 OCP를 두개골에 온레이 이식을 통해 삽입한 실험에서 오스테오이드 조직(뼈형성에 관여하는 광물화 되지 않은 뼈기질로 이루어진 조직)이 OCP와 만나 즉시 석회화되어 골조직으로 바뀌는 현상이 관찰되었다. 또한 골이식재 이외에도 복합 생체재료의 골유도능력 향상을 위한 표면 코팅재, 펄프 조직에 직접 캐핑하거나 치조골의 재생을 위해 치과용 복합소재에 사용되기도 한다[18].

합성된 OCP는 얇고, 판처럼 생긴 리본과, 스트립처럼 생긴 특정한 형태의 삼사구조를 가진다. 이들의 격자변수는 a=19.692Å, b=9.523Å, c=6.835Å, α=90.15, β=92.54, γ=108.65, Z=2를 가진다. a, c 축을 따라 길게 자란 OCP는 seed 결정을 DCPD 또는 a-TCP로 가수분해 하여 얻을 수 있다[18]. OCP 결정은 c축으로 길게 늘어진 형태이며, wet synthesis(침전법)에 의하여 제조된 OCP일수록 더 긴 결정 모양을 갖는 것으로 알려져 있다[19]. OCP 결정의 수분 함량은 DCPD의 약 1/5이며 이는 부분적으로 낮은 용해도의 원인으로 알려져 있다. 또한 삼사구조에 의한 OCP의 결정은 HA의 결정과 형태적 유사성이 있다. 하지만 OCP는 HAp 대비 결정의 불안정성이 높으며, 가수분해가 더 쉽게 일어나는 경향이 있다[20]. OCP가 가수분해되어 CDHA로 완전히 전환되는 데는 6시간 가량이 소요되는 것으로 알려져 있다. 또한 OCP 세라믹 분말의 Ca/P 몰비는 1.26~1.48 까지로 조사되었으며, 이는 결정이 형성될 때 칼슘이 결핍되거나 과도하게 포함되어 이상적인 구조를 갖지 못하는 상황이 발생하기 때문이다. 또한, 이 같은 대부분의 비화학양론적인 OCP 세라믹 분말에서는 OCP가 가수 분해되어 생성된 인회석이 발견되기도 한다[14].

2.1.5 알파 삼칼슘인산(α-tricalcium phosphate, α-TCP)

TCP는 Ca/P의 몰 비율이 1.5인 $Ca_3(PO_4)_2$로 표시되는 화학식을 가지며, 3가지의 동소체를(α-, α′- 및 β)를 갖는다. 이 중 α- 와 α′- TCP는 고온에서 얻어지는 상으로, α′-형태는 1,430℃ 이상의 온도에서만 존재하며 냉각되면 곧바로 α- 형태로 전환되기 때문에 α′-은 실온에서는 거의 존재하지 않는다. 일반적으로 α-TCP는 β-TCP를 1,125℃ 이상의 온도로 가열하여 얻으며, 가공온도를 낮추기 위해 2000년대 이후에 규산염을 이용하여 더 낮은 온도인 800~1,000℃사이에서 α-TCP의 결정을 안정화 한 연구가 보고되었다. 이러한 유형의 α-TCP를 "silicon stabilized α-TCP"라고 지칭한다[21].

α-TCP의 결정구조 연구는 1972년에 Dickens와 Brown에 의해 시작되어,[22] 1977년에 Mathew등에 의해 더 자세하게 연구되었다.[23] α와 α′의 결정학적 차이에 대한 발견은 2003년도에 Yashima와 Sakai의 연구를 통해 밝혀졌습니다.[24] α와 β형태 모두 같은 화학적 조성을 가짐에도 불구하고, 두 종은 결정 구조와 용해도가 상이하다. α-TCP는 결정이 더 불안정한 특성을 가지므로 높은 용해도를 가지며, 수용액에서 높은 반응성을 갖는다. α-TCP 결정은 단사정계에 속하고, 공간군은 P21/a이다. 자세한 결정학적 매개변수는 아래의 표에 제시되었다[21].

비교적 간단한 공정을 통해 얻어지는 β-TCP와는 다르게 α-TCP는 소수의 공급자가 상업적으로 판매되는 제품의 생산을 맡아왔다. 일본의 Taihei Chemical Industrial Co.Ltd.(Osaka, Japan)와, Wako Pure Chemical Industries LTD(Osaka, Japan)은 technical 그레이드의 α-TCP를 생산 했으며, Ensail Beijing Co.Ltd(Beijing, China)가 바이오소재급 그레이드를 Sigma-Aldrich Co.(St. Louis, USA)에서 reagent급을 유통하고 있다. 이 외에도 Zimmer Dental GmbH(Freiburg, Germany), InnoTERE GmbH (Dresden, Germany), BrainBase Corporation(Tokyo, Japan)에서 의료용 등급의 α-TCP를 제조 및 유통하고 있다[21].

2.1.6 베타 삼칼슘인산(β-tricalcium phosphate, β-TCP)

β-TCP는 α-TCP와 같은 화학식을 가지는 물질로 화학양론적 Ca/P의 몰비율은 1.5이다. β-TCP는 강도가 약해 쉽게 부서지고, 순도가 높을수록 하얀색을 띠는 세라믹 소재다. β-TCP에 마그네슘이 도핑되면 분홍색, 구리가 도핑되면 파란계열, 크롬이 도핑되면 녹색을 띤다. β-TCP는 고체상반응, 열변환, 침전 등의 다양한 방법을 통해 합성될 수 있다. 고체상반응은 칼슘카보네이트나 칼슘하이드록사이드 혹은 수산화인회석와 같이 칼슘이 과량으로 존재하는 상에 인산기가 과량으로 존재하는 DCPD, 칼슘피로포스페이트, 암모늄 포스페이트와 같은 두 종류의 고체상을 이용하는 반응이다. 이후, 두 종류의 분말을 서로 균일

하게 혼합한 이후 열처리 하면 순수한 β-TCP를 얻을 수 있다. 열변환은 무결정 칼슘포스페이트(amorphos calcium phosphate, ACP)나 칼슘결핍 수산화인회석(calcium-deficient hydroxyapatite, CDHA)를 650~750℃ 이상으로 가열하여 얻는 방법이다. 직접 침전하는 방법은 메탄올이나, 에탄올, 테트라하이드로퓨란, 에틸 프로피오네이트등의 유기 용매에서 일어난다[25].

β-TCP의 결정은 삼방정계 R3c에 속하며, 단위 셀 치수는 연구결과 마다 차이가 나는 경우가 있는데 대부분 '*a*'축이 10.35~10.53 Å 및 '*c*'축이 36.89~37.63의 값을 갖는 삼각 구조의 단위 셀을 갖는 것으로 알려졌다. 측정된 단위 셀 치수가 정확한 수치를 갖지 못하는 이유는 분말의 순수성이 떨어지기 때문이며, 화학양론적으로 순수한 상태의 결정은 '*a*'축 방향이 10.435~10.438Å, '*c*'축 방향이 37.39-37.43Å을 갖는 것으로 알려져 있다. 순수한 β-TCP는 생물학적으로 석회화되지 않고, 오로지 Mg가 도핑된 결정형태인 whitlockite만이 치석, 요로결석, 상아질 충치, 타액 결석, 관절염 연골 및 일부 연조직 침착물에서 발견된다[14].

β-TCP는 뼈에 재흡수되는 성질이 있어 골전도, 골유도, 세포매개 재흡수 등의 특성이 우수하여 골 이식용 소재로 가장 각광받고 있는 인회석계 재료이다. 치과분야 골 이식용 재료, 정형외과 수술 후 이식용 소재로 활발히 사용되고 있으며, 최근 보고된 다양한 연구에 따르면 약물 전달체 등으로 활용되는 사례로 보고된다. 조직공학 및 재생의학 분야에서 골 이식을 위하여 사용되는 지지체의 제작에도 다양한 재료들과 혼합하는 용도로 활용되고 있다. 이외에도 치약의 연마재, 멀티 비타민에 첨가물로서 사용되기도 하는 것으로 알려져 있다[14].

2.1.7 무정형 인산칼슘(amorphous calcium phosphate, ACP)

결정질과 무정형질은 고체의 결정학적 특징을 일컫는 용어로 무정형은 고체를 이루고 있는 원자간의 특별한 규칙이 없는 상태를 의미한다. 무정형 인산칼슘(ACP)은 결정을 가지지 않는 몇 가지 형태의 인산칼슘계 세라믹 물질을 지칭하고 있다. ACP는 다양한 화학조성을 갖는 모든 무정형 orthocalcium phosphate 상을 지칭한다. 이외에도 치즈의 인산칼슘 마이셀, 인회석 세라믹 및 자연유래 혹은 합성된 인회석 나노결정 등을 의미한다. ACP는 과포화된 인산칼슘 용액에서 초기에 침전되는 고체상에서도 발견되며 octacalcium phosphate와 같은 안정한 결정상으로 쉽게 전환될 수 있다[26, 27].

ACP는 1960년대 중반 Aron S. Posner의 실험에서 얻은 침전물에서 처음 발견됐다. 침전물의 XRD 시험결과 2θ가 25°인 영역에서 두 개의 넓은 피크가 발견되었고, 이는 hydroxyapaite의 XRD 피크와는 확연한 차이가 있었다. 침전물이 얻어진 직후의 Ca/P 몰비는 1.50였으며, 몇 시간이 지나면 결정성이 좋지 않은 인회석으로 전환되었다. 그 후에는 자기 촉매 반응을 통해 천천히 수산화인회석(Ca/P몰비 : 1.67)으로 전환된다.

ACP의 화학적 조성은 혼합된 용액의 pH와 각각의 이온 농도에 의해 영향을 받는다. 예를 들면, 1.18의 Ca/P 몰 비율을 갖는 ACP는 pH 6.6인 조건에서 얻을 수 있고, 1.53의 Ca/P 몰비를 갖는 ACP는 pH = 11.7인 조건에서 얻을 수 있다. ACP의 FTIR 스펙트럼은 인산염의 넓은 흡수 밴드를 가지고 있다. ACP는 TEM으로 확인했을 때 곡선 모양을 갖는 40~100 nm의 입자 크기를 갖는다. 또한, ACP는 긴 방향의 배열이 거의 존재하지 않으며, 침전물은 매우 불안정하여 거의 즉각적으로 더 안정한 상으로 가수분해 되는 특성을 가진다[26].

ACP 및 치환된 ACP(Na, Mg, 탄산염, pyro phosphate등을 함유)는 연조직의 병리학적 석회화(심장판막 석회화)에서 발견된다. 이외에도 ACP는 생물체에서 뼈의 생성 과정에 있어 인회석 성장을 위한 전구체로 쉽게 전달되는 과정에 일시적으로 존재할 가능성이 높다는 이론이 보고되어 있다. 또한, ACP는 OCP 또는 apatite와 같이 안정한 결정상으로 쉽게 전환되는 특성이 있다. 이외에도 생채재로로서 ACP는 우수한 생활성, 높은 세포 부착력, 생분해율의 조절, 우수한 골전도성을 가지고 있다. 따라서 ACP를 함유한 제품들이 의료용 생체소재로 많이 활용되고 있다. 예를들어, CPP-ACP(casein phosphate petite-ACP)를 함유한 구강 청결제, 수복용 ACP-고분자 복합재, 골이식재 등으로 다양하게 활용되고 있다[26].

2.1.8 칼슘결핍 수산화인회석(calcium-deficient hydroxyapatite, CDHA)

인간의 뼈에서 발견되는 광물결정은 칼슘결핍 수산화인회석(CDHA)이다. 화학식은 $Ca_{10-x}(HPO_4)_x(PO_4)_{6-x}(OH)_{2-x}$ $(0 < x < 1)$을 가지며 칼슘이온의 개수에 따라 화학조성에 차이가 있으며 Ca/P 몰 비율은 1.5에서 1.67 사이의 값을 갖는다[28]. 생체내의 바이오미네랄화 과정에서 광물화에 필요한 구동 에너지가 부족할 경우 칼슘이 결핍된 결정이 생성되는 것으로 알려져 있다[29]. CHDA는 칼슘이온과 인회석이온이 포함된 용액을 끓는 물에 동시에 첨가하여 쉽게 얻을 수 있는 상으로, 침전 과정 초기에 ACP가 생성되었다가 곧 CDHA로 전환된다. pH 8 이상의 염기성 용액에서 침전된 ACP와 CDHA는 구조, 물성의 유사성이 높다. CDHA는 HA에 비해 결정성이 낮으며, 침전된 입자는 보통 서브 미크론 크기를 갖는다.

칼슘의 부재로 인해 CDHA는 HA보다 약한 기계적 물성을 갖는다. 2010년에 B.Viswanath등에 의해 수행된 연구는 단일 결정 HA와 wet chemical 방식으로 얻은 CDHA 간의 물성을 나노인덴테이터를 이용하여 서로 간의 기계적 물성의 차이를 밝혔다. CDHA 결정은 HA 결정 대비 20%의 경도 및 탄성계수와, 적어도 25% 이하의 인성 값을 보였다[30]. 칼슘 이온의 부재는 결정의 구조적 안정성 및 탄성력을 감소시킨다. 2007년

Nora H. de Leeuw의 보고에 의하면, 인간 뼈에서 발견되는 CDHA 결정에서 탄산이온이 발견되는 경우가 많은데 칼슘 이온의 빈공간으로 인해 인산이온보다 탄산이온의 선호도가 높아지기 때문이라고 설명하였다[31].

치환되지 않은 CHDA(Ca^{2+}, PO_4^{3-}, HPO_4^{2-} and OH^- 만을 가지고 있는)는 생명체에서 발견되지 않는다. 인간을 비롯한 다양한 동물들의 경조직을 구성하는 무기물(대체로뼈)에서, 보통 Ca를 대체하여 Na^+, K^+, Mg^{2+}, Sr^{2+} 이온들이, OH를 대체하여 CO_3^{2-}, PO_4^{3-}, HPO_4^{2-}, F^-, Cl^-, CO_3^{2-} 같은 이온들이 CHDA를 구성하고 있다. CDHA는 골이식용 소재로 활발히 사용되며, 시판되는 대부분의 Calcium Phosphate Cement(CPC)는 최종 경화물로 CDHA를 형성하도록 설계한다[14].

2.1.9 수산화인회석(hydroxyapatite, HA)

화학양론적인 수산화인회석의 화학식은 $Ca_5(PO_4)_3(OH)$이지만, 육방정계단위 셀이 두개의 분자로 구성되어 있어 일반적으로 $Ca_{10}(PO_4)_6(OH)_2$이라고 표기하며, Ca/P 몰비율은 1.67인 칼슘인회석이다. HA는 칼슘인회석계열의 재료중 fluoroapatite 다음으로 안정하고 용해도가 낮다. HA는 뼈와 치아의 무기물과 유사한 화학조성을 가져 의료 및 치과용 재료로 많은 기대를 받았기만 쉽게 부서지고, 기계적 강도가 낮고, 생체와 상호작용이 느린 단점이 있다. 용해도가 낮아 인체에서 흡수가 느려 금속임플란트 물질의 코팅재로 활용되거나 용해도가 높은 재료와 혼합하여 이식하기도 한다[32].

HA 결정은 보통 육방정계(공간군 $P6_3/m$)이며, 격자 변수 $a=b=9.432$ Å, $c=6.881$ Å, $\gamma=120°$를 갖는다. 인산이온의 4면체 구조 사이에 칼슘 이온이 강하게 결합하고 있는 형태로 구성된다. 몇몇 연구에 따르면 HA가 상온에서도 열역학적으로 더 안정한 단사정계(공간군 $P2_1/b$, 격자변수 $a=9.421$ Å, $b=2a$, $c=6.881$ Å, and $\gamma=120°$) 결정을 가지는 것으로 보고되었다[14]. Elliott의 연구에 의하면 밀리미터 크기의 chlorapatite가 1,200℃의 증기에 노출되어 단사정계 HA로 전환될 수 있다고 보고 하였다[33]. 두 결정의 가장 큰 차이는 수산화이온의 배열성에 있는데, 단사정계의 수산화이온의 배열성이 더 뛰어나다. 이 차이로 인해 단사정계 HA 결정이 물리화학적으로 더 안정한 특성을 갖는다. 육방정계 HA의 물리화학적 불안정성은 HA 결정의 결함을 유발하여 결정의 안정성을 떨어뜨리거나, 다른 이온에 의해 대체 되는 현상에 원인으로 알려져 있다. HA 결정 구조 내의 불화이온(F^-)이나 염화이온(Cl^-)과 같은 이온이 수산화기(OH^-)를 대체하게 되면 일반적인 온도 조건에서 HA의 육방정계 구조를 안정화시킨다[34].

HA 세라믹 소재의 기계적 강도와 미세구조는 원료 HA 분말의 결정성, 응집, 화학양론, 열처리온도 및 치환에 크게 의존한다. HA 단결정은 [0001] 방향보다 [1010] 결정학적 방향을 따라 더 부드럽고 더 연성이 있는 이방성 변형 거동을 나타낸다[35]. 최대 항복 응력과 경도는 이 방향을 따라 더 낮지만 파괴 인성은 더 높은 결과를 보인다. HA 세라믹의 강도는 HA 결정의 배열에 크게 영향을 받는다. 또한, HA 세라믹의 강도는 원료 HA 분말의 Ca/P 몰비율이 증가함에 따라 증가하여 화학양론적 HA의 Ca/P 몰비율인 1.67에서 최대값에 도달하고, 이 이상의 값을 갖는 HA에서는 강도가 갑자기 감소하는 경향을 보인다[36].

HA 세라믹은 1,140℃ 소결 온도가 증가함에 따라 밀도가 증가하는 것으로 밝혀졌으나 1,220℃ 이상의 온도에서는 큰 변화가 없는 것으로 나타났다[36]. HA 세라믹의 기계적 강도는 원료 HA의 입자의 크기가 작을수록 높다는 보고가 있어, 고온 소결의 조건을 달리하여 입자의 성장을 높지 않게 유지하며 열처리하는 방법을 통해 세라믹의 강도를 높이는 방법을 고안하였는데, 열처리 온도 및 시간에 따라 HA 세라믹의 밀도, 다공성, 입자크기, 화학적 조성, 강도 등이 영향을 받는 것으로 타나났다. 특히 1,000℃ 미만의 온도는 열처리 초기의 입자 유착 초래하여 결정의 조밀화가 적고, 이에 따라 표면적, 다공성 등의 성질이 떨어지게 된다. 조밀화 정도는 소결 온도, 이온 확산 정도는 소결 시간에 비례하여 증가한다. HA세라믹의 압축강도는 다공성이 증가함에 따라 급격하게 감소하지만, 기공의 형상을 조절하면 세라믹의 강도에 영향을 미칠 수 있다. 1,000~1,200℃의 열처리 조건에서 일반적인 압력 조건에서 이론적 밀도까지 소결될 수 있다. 그리고 1,250~1,300℃의 온도로 열처리 하게되면 HA 결정이 불안정 해지며 과도한 결정립이 성장하고 HA 결정의 분해가 발생할 수 있다. 특히 진공상 조건에서 HA 결정이 더욱 빠르게 분해되는데, 고온에서 수증기압을 높여주면 결정의 분해를 방지할 수 있고 결정의 치밀화를 억제하면서, 결정립 성장 촉진시킬 수 있다. 특히 결정의 크기가 임계점을 넘어서서 성장하게 되면 경도가 감소하게 된다[14].

HA 세라믹의 파괴인성은 보통 ~1.0 MPa $m^{1/2}$(human bone : 2~12 MPa $m^{1/2}$)을 초과하지 않는다. 이때 다공성 증가하면 강도 감소하게 되며, 결정립 크기가 감소하면 파괴인성이 증가된다. 고밀도 HA의 경우 압축 강도가 38~250 MPa, 인장강도가 120~900 MPa, 탄성계수가 35~120 GPa를 각각 가지게 된다. 특히 고밀도 HA의 탄성계수는 자연석회화 조직의 탄성계수(치아 법랑질 : ~74, 상아질 : ~21 GPa, 치밀골 : ~18~22)보다 높은 값을 가진다. 또한 고밀도 HA의 비커스 경도는 3~7 GPa로 다공성 HA의 경도보다 큰 값을 가진다. 여러 문헌에서 HA의 기계적 물성치가 다양한 값을 갖는 경향을 확인할 수 있는데 이는 통계적으로 데이터 변동에 기인하거나, 잔류 미세기공의 존재, 서로 다른 입자크기, 불순물의 첨가에 기인한 것으로 볼 수 있다.

HA는 앞서 언급했듯이 인간의 경조직인 뼈와 치아의 무기질에서 많이 관찰되는 구조로, 의료 및 치과용 소재로 활발히 사용되었다. HA는 골유도 능력은 없지만 골전도능과 생체활성이 우수하여 손상된 뼈 조직에서 HA는 빠른 뼈 형성 및 주변조직과의 상호작용을 통해 견고히 고정될 수 있는 특징을 갖는다. HA는 생리적 온도조건에서 4~12 사이의 pH에 대한 안정성이 다른 오르토인산칼슘 재료대비 가장 우수하며 세포독성도 갖지 않아서, 다양한 생리적 환경 조건에서 안정한 구조를 갖는다. HA는 경조직과 연조직(피부, 근육)에 모두 탁월한 생체적합성을 보인다. 우수한 생체적합성 대비 취성이 높아 무부하 임플란트에 주로 사용되며 수술용 조각, 뼈 필러 치과용 또는 정형외과 수술의 골 결손 충전재, 보철물의 코팅재, 보강재, 하이브리드 재료로 사용된다. HA의 표면은 조골세포의 부착, 성장 및 분화를 할수있는 환경을 제공하는 한편, 인접한 살아있는 뼈에서 크리핑 치환에 의해 새로운 뼈가 침착된다. HA에 의한 뼈 유도 메커니즘은 아직 명확하게 밝혀지지는 않았지만, 다공성 미세구조, 표면적, 표면의 기하학적 형태 등이 중요한 요소로 알려져 있다. 이외에도 연료전지에서 고온용 전해질로 활용이 기대되고 있으며, 촉매, 가스센서에 활용되는 등의 다양한 응용분야에서 관심을 받고 있다[14].

2.1.10 플루오르아파타이트(fluoroapatite, FA)

플루오르아파타이트는 불소화된 물에 의해 부식된 치아의 경조직의 재광물화로 인해 치아 표면에서 상당량 발견된다. 플루오르아파타이트(FA)는 $Ca_5(PO_4)_3F$의 화학식을 갖지만, HA와 마찬가지로 결정격자 구조가 두 분자에 의해 이루어지기 때문에 일반적으로 $Ca_{10}(PO_4)_6F_2$로 표기하며, 오르토인산칼슘 재료 중 가장 단단하고 안정한 물질이다. FA는 HA의 수산화기가 플루오로기로 대체된 형태이므로 FA의 Ca/P 몰 비율도 HA와 동일한 1.67을 가진다. 치환된 염화이온에 의해 결정의 구조가 안정화되어 FA는 HA보다 더 낮은 용해도와 이온 활성도를 띄며, 불소 이온이 증가할수록 FA의 밀도 또한 증가한다. 따라서 불소 함량 및 소결 조건을 조절하여 원하는 다공성, 이온 흡수 능력, 생물 활성 및 세포적합성을 갖는 세라믹을 만들 수 있다. 화학적으로 순수한 FA를 얻기 위해 HA를 얻는 공정과 유사한 공정을 사용하며 공정 중에 불화이온을 공급해 줄 수 있는 불화나트륨 혹은 NH_4F 등을 첨가한다. 또한, HA와는 달리 칼슘결핍 FA는 만들어지지 않는 것으로 알려져 있다. 살아있는 유기체에 불소는 강한 독성을 갖기 때문에, 순수한 FA는 생물학적 시스템에서는 발생하지 않는 것으로 알려져 있다.

화학양론적 FA의 결정은 육방정계이며 공간군은 $P6_3/m$이고, 단위 셀의 결정변수는 $a=9.37$, $c=6.87$로 HA의 단위 셀보다 약간 작지만 형태의 유사성은 높다. 이는 결정구조에서 같은 위치에 존재하는 수산화기(OH^-)의 반경보다 불소 이온(F^-)의 반경이 더 작아서 발생하는 현상이다. 또한, 같은 이유로 FA가 HA의 비해 결정화도가 높다. 결정학적 연구결과와 유사하게 세라믹 분말의 경우에도 FA 세라믹 분말이 HA 세라믹 분말보다 더 높은 밀도를 갖는다. HA와 FA가 혼합된 분말의 경우 불소의 함량이 높아질수록 전체 분말의 밀도가 높아지는 경향이 발견되었고, 이 실험을 통해 FA의 밀도가 HA의 밀도보다 높다는 가

설이 뒷받침됐다. 이와는 반대로 FA 분말의 표면적은 HA 분말의 표면적보다 작은 값을 가진다.

FA는 생체 활성 및 생체적합성 및 항균성을 가지고 있어 골재생용 소재로 사용될 가능성이 높다. 여러 생체 내 연구에 따르면 FA의 이식에 따른 세포 독성, 유전 독성 및 돌연변이 유발효과는 없거나 무시할 수준으로 밝혀졌다. 생체 조직 사멸을 유도하지 않으면서 항균 능력을 가져 이식재로서 유리한 물성을 갖는다. 또한 산성조건에서 낮은 용해도로 인해 FA는 생리적 조건에서 더 오랫동안 항균물질을 생성한다. 하지만 이러한 장점에도 불구하고, 일반적인 뼈의 무기성분은 다양한 이온으로 치환된 CHDA로 구성되어 있으므로, 다량의 불소를 함유한 순수 FA는 뼈 대체 물질로는 거의 사용되지 않는다. 하지만 상기한 장점 때문에 임플란트 물질에 코팅 물질로 사용되는 것이 고려되고 있다. 현재는 치약 등의 첨가물로 활용되고 있다[37].

2.1.11 인산 테트라칼슘(tetracalcium phosphate, TTCP)

TTCP(인산 테트라칼슘 또는 일산화 인산 테트라칼슘, $Ca_4(PO_4)_2O$)는 오르토인산칼슘 재료중 수용액에서 가장 높은 염기성을 띤다. 물에 대한 용해도는 HA보다 높으며, 수용액 상에서는 침전되지 않는 성질을 갖는다. TTCP는 DCPA와 $CaCO_3$를 같은 몰로 균질하게 혼합한 뒤 습도가 없도록 대기 조건이나 진공조건을 설정하여 1,300℃ 이상의 고온 소결한 뒤 급속히 냉각시켜 얻는다. 이때 습기가 존재하면 TTCP는 HA로 전이 된다. TTCP는 물에 잘 녹고 수용액에서 안정성이 떨어져 장시간 방치하면 HA와 수산화칼슘으로 가수분해 된다. 이러한 성질에 의해 생명체에서 결정화되지 않는 것으로 알려져있다. 또한 높은 용해도로 인해 골 대체 물질로 직접 사용되기 보다 인산칼슘 시멘트의 재료로 사용되는 경우가 많다[14].

2.1.12 의료용 적용사례

의료용 재료는 생체적합성, 생체활성 등이 우수하고 독성을 가지지 않아야 한다. CaP 세라믹 소재는 생체활성이 우수한 것으로 알려져 있는데, 이는 화학적 구성요소가 실제 뼈와 유사하기 때문이다. 또한 체내에서 부분적으로 용해되어 이온이 방출되어 칼슘이온와 인산 이온을 주위 조직에 보급해주어 체내에서 아파타이트의 결정화를 도울 수 있는 주요한 역할을 한다. 또한 HA, TCP 같은 재료는 생체적 합성이 우수하여 전신이나 국소 부분에서 염증 반응을 일으키지 않는다.

CaP 세라믹은 골유도와 골전도 능력을 갖추는데 이는 재료 표면에 골관련 세포 및 중간엽줄기세포의 부착 능력이 우수하고, 세포외기질 단백질의 부착이 쉽기 때문이다. 세포외기질 단백질 부착에 영향을 주는 요소는 CaP 세라믹 표면의 거칠기, 결정화도, 용해도, 결정상, 그레인의 크기, 입자 크기, 표면의 전기적 성질, 표면 에너지 등이 있다. 또한 최근 연구에 따르면 CaP 세라믹의 표면의 화학적 성질이나, 표면의 전기적 성질, 표면 에너지를 잘 조절하면 골전도 능력뿐 아니라 골유도능을 가질수 있다는 결과도 보고되고 있다. CaP 세라믹은 체내에 삽입되면 주위의 생리환경에 의해 용해되거나 세포에 의해 분해된다. 이때, 분해의 정도는 CaP 세라믹의 종류, 입자의 크기, 결정화도, 다공도에 의해 결정된다. 다공도는 세포 및 뼈조직이 세라믹 재료 내부로 자라들어오는 능력에 영향을 주고, 다공도가 너무 높으면 기계적 강도가 떨어진다. CaP 세라믹 재료의 최적 공극의 크기는 대략 100 ㎛까지가 적당한 것으로 알려져있다. 또한 CaP 세라믹 재료는 친수성이 우수한데 이는 높은 표면 에너지를 갖는 것을 의미한다. 이 때문에 CaP 세라믹은 혈장 단백질이나 뼈 기질관련 단백질의 흡착이 쉬워 중간엽줄기세포나 골아세포의 부착, 성장 및 분화를 촉진하는 능력을 가진다[14].

CaP 세라믹 재료의 대표적인 단점은 강도가 약하고 취성이 강해 깨지기 쉬운 점을 들 수 있다. 다양한 형태의 오르토인산칼슘이 치과 및 정형외과의 많은 분야에서 사용 중이거나 연구 중이다. CaP 세라믹의 기계적 특성 때문에 무게를 지탱하는 의료기기에는 사용되지 못하고, 치조골의 융기 및 확대를 위한 필러 물질이나 즉각적 치아 대체 및 악안면 재건 사용 물질, 안와 임플란트, 청력 소골 회복, 척추 융합 및 뼈 결함 복구를 위한 이식용 물질로 사용된다. 이는 보통 결손 부위 뼈의 재생을 촉진시키는 원리를 이용하는 소재로, 결체조직의 성장보다 뼈 조직의 성장을 촉진시키기 위해 사용한다. 대표적 제품군이 아래의 표에 정리되어 있다.

표 10.2 오르토인산칼슘 바이오세라믹 및 바이오소재의 상용 제품군 [5]

Calcium orthophosphate	Trade name and producer
CDHA	Cementek (Teknimed, France)
	Osteogen (Impladent, NY, USA)
HA	Apaceram (Pentax Corp., Japan)
	Calcitite (Zimmer, IN, USA)
	Bonefil (Mitsubishi Materials Corp., Japan)
	Bonetite (Mitsubishi Materials Corp., Japan)
	Boneceram (Sumitomo Osaka Cement Co., Japan)
	Ostegraf (Ceramed, CO, USA)
	Cerapatite (Ceraver, France)
	Synatite (SBM, France)
	Ostim (Heraeus Kulzer, Germany)
	Bioroc (Depuy-Bioland, France)

Calcium orthophosphate	Trade name and producer
HA/polyethylene	HAPEX (Gyrus, TN, USA)
HA/$CaSO_4$	Hapset (LifeCore, MIN, USA)
coralline HA	Interpore, ProOsteon (Interpore, CA, USA)
algae-derived HA	Algipore (Dentsply Friadent, Germany)
bovine bone apatite (unsintered)	Tutoplast (IOP, CA, USA)
	Lubboc (Ost-Developpement, France)
	Laddec (Ost-Developpement, France)
	Oxbone (Bioland biomateriaux, France)
	BioOss (Geitslich, Switzerland)
bovine bone apatite (sintered)	Endobon (Merck, Germany)
	PepGen P-15 (Dentsply Friadent, Germany)
	BonAP
	Cerabone (aap Implantate, Germany)
	Osteograf (Ceramed, CO, USA)
β-TCP	Bioresorb (Sybron Implant Solutions, Germany)
	Biosorb (SBM S.A., France)
	Calciresorb (Ceraver, France)
	ChronOS (Synthes, PA, USA)
	Ceros (Thommen Medical, Switzerland)
	Cerasorb (Curasan, Germany)
	Conduit (DePuy Spine, USA)
	JAX (Smith and Nephew Orthopaedics, USA)
	Graftys BCP (Graftys, France)
	Osferion (Olympus Terumo Biomaterials, Japan)
BCP(HA+β-TCP)	MBCP (Biomatlante, France)
	Triosite (Zimmer, IN, USA)
	Ceraform (Teknimed, France)
	Biosel (Depuy Bioland, France)
	TCH (Kasios, France)
	Calciresorb (Ceraver, France)
	Osteosynt (Einco, Brazil)
	4Bone (MIS, Israel)
	Kainos (Signus, Germany)
	SBS (Expanscience, France)

Calcium orthophosphate	Trade name and producer
	Eurocer (FH Orthopedics, France)
	OptiMX (Exactech, USA)
	BCP (Medtronic, MN, USA)
	Hatric (Arthrex, Naples, FL, USA)
	Tribone (Stryker, Europe)
BCP(HA+α-TCP)	Skelite (Millennium Biologix, ON, Canada)
BCP/collagen	Allograft (Zimmer, IN, USA)
BCP/fibrin	TricOS (Baxter BioScience, France)
BCP/silicon	FlexHA (Xomed, FL, USA)
carbonateapatite	Healos (Orquest, CA, USA)

Calcium phosphate cement(CPC)는 자가 경화형 골시멘트로 주사가 가능한 세라믹 소재이다. 이는 최소 침습 수술에 필요한 소재로 미세 골절이나, 성형, 골결손에 효과적인 필링 소재로 사용한다. CPC는 대표적인 저온 바이오세라믹으로 경화과정에서 고온의 조건이 필요하지 않다. CPC의 경화는 두 종류가 있다. 첫째는 물에 녹아 염기성과 산성을 띠는 세라믹 분말로 이루어진 건식 혼합물과 액체를 혼합한뒤 이들의 산염기 반응을 이용하여 경화시키는 방식이다. 첫째 형태의 CPC는 초기 분말재료의 Ca/P 몰비와 경화 이후 세라믹의 Ca/P 몰비가 다른 경우가 많다. 두 번째 형태의 CPC는 초기 분말 상과 경화 이후 세라믹의 Ca/P 몰비가 유사한 경우를 통칭한다. 예로는 ACP와 α-TCP를 혼합한 분말을 물에 섞어 CDHA를 형성시키는 제품이 있다. 이 CPCs는 침전 과정 동안 새로운 결정이 계속 성장하는 반응을 이용하며, 결정이 성장하여 기계적 강도를 높인다. 이 경화 반응은 대부분 6시간 이내에 80%의 원료 분말이 CDHA 형태로 전환된다. 경화된 CPC는 40~60 MPa 압축강도를 가지며, 배합 다양한 제품들이 존재하지만 생성된 결과물은 CDHA, DCPD 의 두가지 형태만 생성된다. 특별한 형태가 없는 다공성 지지체 및 분말형 이식재에 비해 결함 형상에 대응이 우수한 특징이 있다[38].

앞서 살펴본 바와 같이 CaP 세라믹 소재는 기계적 강도가 약해 사용에 한계가 있는데 이를 극복하기 위한 방안으로 기계적으로 우수한 재료에 코팅하는 방법이 많이 사용된다. 특히 기계적 강도가 우수한 금속 임플란트 재료는 삽입 부위의 뼈와 상호작용을 하지 않아 임플란트 주위 뼈 조직이 줄어드는 등의 부작용 있다. 따라서 임플란트 금속재료와 뼈 사이에 결합을 형성시키기 위해 금속면에 HA와 같은 CaP 세라믹을 코팅하여 접촉면을 개선하는 연구가 많이 진행되고 있다. 코팅을 위한 방법으로는 thermal spraying, sputter coating, pulsed laser deposition, dynamic mixing method, dip coating, sol-gel technique, electrophoretic deposition, biomimetic coating, hot isostatic pressing, electrochemical deposition 등이 있다. CaP 세라믹으로 코팅된 표면은 생체적합성이 증가하고, 금속재료가 생체 환경에 직접적으로 접촉하지 않아 금속 부식에 의한 위험 화학물질의 방출 방지하며, 체내 환경으로 부터 재료 표면 보호하고, 다공성 소재의 경우 골 재생 향상, 수명 증가하는 장점을 가진다. 이는 회복능력이 좋은 젊은 환자에게 적용했을 때 두드러진 장점으로 작용하며, 금속과 HA의 접착력을 유지할 수 있는 적당한 코팅 두께는 50~100 μm이다. 또한 CaP 세라믹 분말의 결정도(용해, 생물학적 거동), 상의 순도 등이 코팅 성능에 영향을 준다. 대표적 사례로는 1980년대에 de Groot 등이 플라즈마 방법을 이용하여 HA를 금속 표면에 코팅하여 고관절 임플란트에 사용하였다[39, 40].

또한 CaP의 세라믹의 물성의 한계로 인해 다양한 재료와 혼합하여 적용한 사례들이 보고되어 있다. 대표적으로 Biphasic calciumphosphate(BCP)를 들 수 있는데, 이는 TCP와 HA의 혼합물이다. HA는 뼈의 미네랄 상과 유사한 특징을 가져 생리환경에서 낮은 용해도를 가져 골세포나 골 관련 기질이 부착될 수 있는 공간을 제공하는 반면 TCP는 생리 환경에서 체액에 용해되어 주위 조직에 칼슘이온과 인산이온을 공급하는 역할을 수행한다. BCP는 두 소재의 장점을 결합하여 뼈 재생 효율을 높인다. 이러한 원리를 이용하여 Triphasic, polyphasic CaP까지 다양한 CaP 세라믹 분말을 혼합하여 사용하는 재료들이 보고되어 있으며, 이들 대부분은 서브 미크론(0.1~1 μm) 사이의 입자가 균질하게 혼합된 형태를 갖는다. BCP를 제조하기 위해 HA와 TCP 분말을 직접적으로 섞어서 만들거나, CDHA를 고온에서 소결을 통해 CDHA의 분해를 유도하여 두개 상을 만들어 내는 방식을 취한다. Triphasic or polyphasic CaP의 경우 HA 분말에 β, α-TCP를 직접 혼합하여 제작하는 방식을 사용한다. 대표적으로 BCP는 1986년 HA와 β-TCP를 혼합하여 생체활성, bioresorbability, 골전도능, 골유도능을 개선하였다. 또한, 2005년 Arinzeh 등은 다양한 HA와 TCP 혼합비율에 따른 골 재생 능력을 평가하였는데, HA : TCP의 비율이 20 : 80인 혼합물에서 가장 좋은 골 재생 능력을 갖는 것을 확인하였다. 이 외에도 CaP와 지르코니아 혹은 CaP 알루미나를 혼합한 복합재료를 사용하기도 한다[14].

이외에도 CPC에 PLGA로 캡슐화한 약물을 담지하여 상처부위에 약물이나 성장인자 등을 전달하는 연구사례가 다수 보고 되었다. Roy등은 PLGA로 제작한 약물 담체를 시멘트화하였고, Zahng 등은 simvastain을 담지시킨 PLGA를 이용하여 CPC를 제조하여 상처부위에 주입하였다. simvastin을 담지한 지지체는 골 형성 활성을 향상하는 결과를 보였다. 약물이나 성장인자가 전달되는 과정에서 PLGA, PCL 지지체가 서서히 분해되어야 하는데 이때 분해 산물이 염증을 일으키는 보고가 있어 천연고분자를 이용한 운반체를 만드는 연구도 진행 중이다[41].

또한 CPC의 약한 강도를 극복하기 위해 생체 활성유리와 혼합하여 사용하기도 하고, 마그네슘화된 생체활성유리와 CPC 약물의 혼합체를 사용하여 강도를 향상시키고 약물 전달을 수행하는 지지체도 개발되었다. 2002년 Blom 등은 CPC에 성장인자를 담지시키는 연구슬 수행하였고, 이후 Cho 등은 CPC에 PRP를 혼합하여 강도 및 생체 활성을 강화 하는 CPC를 제작하였다. PRP에 포함된 다양한 성장인자를 통해 일반 CPC나 PMMA 골시멘트를 적용한 동물모델보다 PRP를 포함한 CPC를 적용한 동물모델에서 해면골의 형성을 눈에 띄게 증가시켰고, 뼈의 부피나, 뼈의 두께, 골밀도 등을 증가시키는 결과를 보였다[42-44].

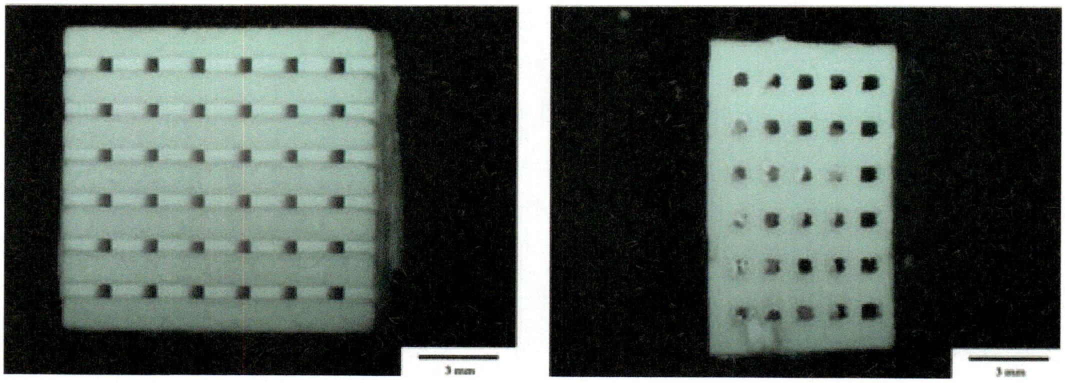

(a) (b)

그림 10.1 β-TCP 입자를 이용한 3D 프린팅된 지지체의 예시 [75]

2.2 생활성 규산 세라믹스(bioactive silicate ceramics)

부상이나 질병 등의 이유로 손실된 뼈 조직의 대체나 재건을 위한 생체재료에 대한 수요는 지난 20년 동안 크게 증가했다. 이러한 골 이식용 재료의 대부분인 60% 가량이 세라믹과 관련이 있다. 골 이식용 세라믹은 대표적으로 앞서 살펴본 인산 칼슘계 세라믹(Calcium orthophosphate), calcium sulphate, 그리고 생활성 유리 (bioactive glasses)가 있다. 이중, 생활성 유리는 생체활성 산화물계 세라믹 재료로 의사체액(simulated body fluid, SBF)내에서 뼈의 광물상과 유사한 수산화인회석(hydroxyapaite)이나 hydroxyl carbonated apatite의 형성을 유도할 수 있는 특징을 가지고 있다.

생활성 유리의 시초는 1970년대 초, Hench등에 의해 만들어진 SiO_2-CaO-Na_2O-P_2O_5 (상품명 45S5 Bioglass®)로 알려져 있다. 재료 표면에 뼈와 유사한 광물을 유도할 수 있는 Ca-Si 유리의 특성은 삽입되는 지역의 숙주 뼈와 골융합이 이루어질 수 있도록 한다. 45S5®의 생활성 증가의 원인을 찾기 위한 다양한 연구가 수행되었다. 이러한 연구 결과로 뼈 대체 물질로써 45S5®의 두 가지 주요 메커니즘이 밝혀졌다. 첫째는 앞에 언급한 바와 같이 이식된 부위의 원래 뼈 조직과 강하게 유착하는 성질이고, 둘째는 45S5®에서 방출되는 이온들이 골전구세포를 자극하여 조골세포로의 분화를 촉진시키는 특성이다. 이렇게 주요한 특성들은 이후의 연구자들에 의해서 지속적으로 연구되고 있으며, 생체 활성이나 뼈재생의 촉진 능력등을 표준화하기 위한 노력이 지속되고 있다. 이러한 생활성 유리 재료의 발견은 체내 거부반응이 없고 골 재생 능력이 우수한 인공 합성재료를 개발했다는 점에서 의의가 크다. 자연 유래 재료와는 다르게 합성재료는 다양한 기능성 물질을 포함시켜 새로운 특성을 갖는 재료를 개발할 수 있는 성질을 갖을 수 있기 때문에 앞으로의 개발 가능성이 높은 재료이다[45].

2.2.1 생활성 유리의 합성

생활성 유리 제조는 기존의 유리 제조법과 유사한 공정을 이용하여 제조한다. 원료가 되는 입자형태의 산화물이나 탄산염 등의 유리 재료들을 혼합하고, 이를 1,250℃에서 1,400℃ 사이 온도에서 균질화하는 과정을 거친다[46]. 벌크로 만들어지는 임플란트의 경우는 그라파이트나 강철 몰드를 이용하여 모양을 성형한 뒤 갈거나 연마하여 표면을 마무리하는 과정을 거친다. 이외에도 다양한 입자 크기를 갖는 분말을 생산하여 그라인딩이나 연마와 같은 후가공을 피하는 방식도 사용되고 있다. 최근에는 나노사이즈의 입자를 만들어 다양한 재료와 혼합하여 사용하는 방식도 연구중에 있다[47].

[1] 가스상이나, 화염 스프레이 합성 방식을 이용한 생활성 유리 나노입자의 생산

기체상(gas phase) 합성 방법은 metal-organic 전구체의 액상을 노즐을 이용하여 분사한 뒤 1,000℃ 이상의 온도에서 이를 가열하여 나노입자를 제조하는 방식이다. 이는 현재 나노입자를 제조하는데 사용되는 방법 중 하나이며, 이와 비슷한 원리를 갖는 분무 건조 또한 일반적으로 사용되는 기술이다. 기체상에서 나노입자를 합성하는 대부분의 방식의 기본 원리는 분자 핵의 형성에 뒤이어 응축 및 유착을 유도하여 공정 중에 고온 영역에서 나노입자의 성장을 유도하는 원리를 이용한다. 화염 스프레이 기술은 에너지를 많이 필요로하는 기술이지만, 다른 기체상 나노입자 제작 기술과 비교했을때, 전구체에 추가적인 에너지 투입이 필요 없는 장점이 있다[48].

화염 스프레이 기술을 통하여 제작되는 입자는 처리하는 공정변수에 의해 그 입자의 크기를 다양하게 제어할 수 있는 것으로 밝혀졌다. 나노입자의 최종 크기에 영향을 미치는 요소들에 관한 연구에 따르면, 고온 영역에서 입자의 평균 체류 시간이 가장 큰 영향을 미친다. 주요한 처리 변수인 냉각속도는 빠를수록($>1,000$ K/s) 체류 시간은 짧을 수록(1 ms) 나노입자의 형성이 잘 된다. 또한, 금속-카르복실레이트 전구체 시스템은 다양한 조성의 산화물 나노입자를 얻을 수 있는 전구체로 밝혀졌고, 이 전구체는 공기 중에서 매우 안정적인 구조를 갖는 것으로 알려졌다. 결과적으로 이 전구체를 이용한 화염 분무 공정을 통해 화학적 균질성이 높은 나노미립자 혼합 산화물을 제조할 수 있는 동시에 다양한 조성의 생리 활성 유리 나노입자의 제조가 가능하게 됐다[48]. 특히 이 공정을 통해 생산된 20~50 nm 범위의 생리활성 유리 나노입자가 인간 상아질에 처리된 연구에서, 빠른 재광물화를 유도하는 등 뛰어난 생리 활성 특징을 갖는 것이 밝혀졌다[49].

[2] 레이저 방사 방법(laser spinning method)

레이저 방사는 맞춤형 화학조성을 갖는 초장섬유를 생산하는 새로운 기술이다. 이 방법은 고출력 레이저를 이용하여 소량의 전구체 물질을 고온에서 용융시키는 동시에 초음속 가스 제트를 용융된 전구체에 주입하는 공정을 이용한다. 이후 전구체의 용융물과 가스 제트 간에 생성된 고속 가스 흐름이 생성되고, 이 흐름 간의 점성 마찰로 전구체가 급속도로 냉각 및 신장 되고 이후 전구물질이 비정질의 나노섬유를 형성하는 과정을 거치는 기술이다[50].

두께가 얇은 유리섬유는 높은 유연성을 가질수 있다. 45S5® 생활성 유리는 종래의 melt-spinning 방법으로는 결정화가 없이 유리섬유를 제작할 수 없다. 45S5®의 조성을 조절하여 melt-spinning 방식으로 유리섬유를 만든 연구가 있으나 나노 크기의 직경을 갖지 못하고 수 미크론의 직경을 가졌다. 생체 기관의 미세구조를 모사하기 위해서는 나노미터 스케일의 섬유가 필요하므로, 앞서 언급한 레이저 방사 방법이 무결정의 생활성 유리섬유를 만드는데 사용할 수 있는 유망한 방법이다. 레이저 방사 방법을 통해 수백 나노에서 수십 미크론까지의 직경을 갖는 섬유를 만들 수 있다. 하지만 레이저 방사의 가장 큰 단점은 생산 과정에서 고에너지가 필요하여 생산 단가가 높다[47].

그럼에도 불구하고, 최근 연구를 통해 체내 이식물의 표면의 나노구조가 손상된 조직의 회복에 긍정적인 영향을 미치는 결과가 지속적으로 보고 되고 있기 때문에, 골조직의 효과적인 회복을 위한 미세구조를 갖는 이식용 소재의 연구개발이 필요하다. 최근의 연구들에 따르면 레이저-방사를 이용하여 45S5® 생활성 유리를 제작하고 이를 골 조직공학용 지지체, 골 충전재, 골재생용 복합체의 강도를 강화하기 위한 소재 등으로 사용하는 시도가 있었다. 또한 생활성 유리를 포함한 나노섬유에 골조직 재생을 촉진하는 이온을 포함시켜 서서히 방출시키는 연구도 수행되었다[47].

또한 레이저-방사 기술을 이용하여 만들어진 생활성 유리가 항균 성질을 갖는다고 알려져 이에 관한 후속 연구들이 꾸준히 보고되고 있다. 항균 성질은 수술 관련 감염을 치료하거나 예방할 수 있으므로 큰 부가가치를 가지고 있다. 따라서 레이저-방사 기술을 통해 제작된 유리섬유는 향후 골대체재 시장에서 충분히 큰 가치를 갖는 재료로 활용될 가능성이 큰 소재다[51].

[3] 마이크로 에멀전 방법

마이크로 에멀전은 정의는 다음과 같다. 물-기름-계면활성 물질의 혼합계로 에멀전 중 각 성분이 서로 상평형 상태에 있는 것을 마이크로 에멀전이라 총칭한다(식품과학기술대사

전). 일반적으로 계면활성 물질은 그 용액 속에서 용매의 종류에 무관하게 미셀(분자가 서로 규칙적으로 화합한 상태의 총칭)을 형성하여 용해하여 있다. 대체로 미셀 표면은 친수성이나 내부는 소수성이거나, 그 반대의 성질을 띈다. 그래서 대부분의 마이크로 에멀전은 물과 기름으로 이루어진 용매의 계면에 계면활성 물질을 첨가하여 제조하게 된다. 이러한 마이크로 에멀전 방법은 응집을 최소화 하여 무기물 나노입자를 제조하는 공정으로 사용되어 왔다.

Water-in-oil 마이크로 에멀전은 나노미터 크기의 물액적이 탄화수소와 계면활성제 단일층에 둘러싸여 5~20 nm의 지름을 갖는 구 모양으로 이루어져있다. 각각의 액적은 원하는 반응물을 수용액상에 포함시켜 액적끼리 서로 합쳐질 때 반응이 일어나는 나노리액터 역할을 수행한다. 원하는 반응을 마이크로 에멀전 방법을 사용하여 수행한 뒤 얻어진 전구 물질을 건조 및 하소하여 원하는 산화물 분말을 얻는다. 이는 최소한의 응집을 유도하여 나노입자를 손쉽게 얻을 수 있는 방법이다. 하지만 이 방법은 수율이 높지 않고, 다량의 기름과 계면활성제를 사용하는 단점이 있다. Zhao 등의 연구에 따르면, 마이크로 에멀전 방법을 통하여 25~50 nm의 크기를 갖는 구형의 비정질 생활성 유리를 얻은 사례가 보고되었다. 그들의 연구를 통해 물/기름 에멀젼에서 계면활성제에 대한 물의 몰비에 따라 나노입자의 직경이 조절될 수 있다고 밝혔다[52].

[4] 졸-겔(sol-gel) 방법

보통 생체 활성 유리는 산화물과 탄삼염을 시작 물질로 하는 용융공정을 이용하여 제조하였다. 이에 반해, 졸-겔 공정은 생활성 유리의 화학적인 구성을 조절할 수 있고 생성물의 미세구조를 적절히 조절할 수 있어 생성된 유리의 생활성을 개선할 수 있는 장점을 가진다. 졸-겔 공정은 용액에 금속 알콕사이드를 혼합하여 무기 네트워크를 형성한다. 그 이후에, 가수분해, 겔화 및 저온 소성으로 조밀하고 안정적인 유리 혹은 세라믹 분말을 생성하는 특징을 가진다. 특히 겔의 네트워크 구조는 공정 중 가수분해 및 축중합 반응을 통해 제어 가능합니다. 이러한 특성은 화학조성의 변화 없이 구조변경이 가능한 성질을 갖는다. 그리고 졸-겔 공정은 용융법에 비해 낮은 온도에서 공정을 수행할 수 있어 Na_2O의 생성을 제한 할 수 있는 장점이 있다. 물론 Na가 생활성 유리 성능에 미치는 긍정적인 영향도 있지만, 이 방법은 Na의 첨가 유무를 조절할 수 있는 장점이 있다. 하지만 졸-겔 방법은 긴 가공시간, 고가의 원재료, 건조 및 소결 단계에서 발생할 수 있는 재료의 수축현상과 같은 대표적 단점을 가진다[52].

졸-겔 방법은 반응시킨 겔을 600~700℃의 온도에서 소결한다. 비교적 낮은 온도의 열처리는 고온 열처리 방법보다 더 높은 순도를 얻을 수 있게 한다. 또한, 다른 처리 변수들을 조작하면 재료의 미세구조를 조절할 수 있기 때문에 더 나은 생활성 특성을 제어할 수 있게 하는 특징을 갖는다. 이는 시험관내 실험, 의사체액 실험 및 동물모델 실험에서 졸-겔 방법으로 제조된 생활성 유리는 더 높은 생체활성(아파타이트 결정의 생성속도)과 더 높은 생분해속도를 갖는 것이 밝혀졌다[53].

초창기 연구에 따르면 Ca 및 Si를 함유하는 이온들이 손상된 뼈 조직 및 주변의 생체 활성을 증가시킨다고 가정하고 시험관내 실험을 통해 Ca 및 Si 이온이 첨가된 환경에서 조골세포를 배양하였을 때, 조골세포의 분화 및 증식이 증가한 것을 통하여 생체 활성이 증가하는 것을 보였다. 이외에도 졸-겔 생활성 유리는 약물이나 생체활성 분자등의 전달에 활용될 가능성이 높은 것으로 여겨진다[52].

2.3 알루미나, 지르코니아

2.3.1 산화알루미늄

알루미나는 산화알루미늄을 의미하는 용어로 세라믹 소재 중에서도 가장 범용성이 있는 소재이다. 알루미나는 전기 절연성이 높고, 내마모성, 화학적 안정성도 있으면서 비교적 저렴한 파인 세라믹스의 대표적 소재이다. 또한 알루미나는 생체불활성 산화물계 바이오세라믹스로 분류된다. 알루미나를 얻기 위해 알루미늄의 원광인 보크사이트에서 베이어 공정을 통하여 알루미나를 석출하는 공정을 주로 사용한다. 베이어 공정은 가열 가압 상태의 고온의 조건에서 보크사이트를 고농도에 가성소다(NaOH)에 녹여 진행되므로, 알루미나는 항상 상당량의 나트륨을 불순물로 포함하고 있다. 베이어 법으로 고순도 알루미나를 얻기 위해서는 산화나트륨의 공침을 최소화하는 방법과 이미 석출된 수산화 알루미늄 속의 산화 나트륨을 화학적으로 제거하는 공정을 거친다[55].

생체불활성을 갖는 알루미나는 정형외과 보철물의 관절 표면과 같이 주위 조직 및 재료와 접촉하거나 움직임이 많은 부위에 활용되기에 이상적인 재료인데, 이는 낮은 마찰계수, 우수한 내식성 및 내마모성, 높은 경도 등의 특징을 가지기 때문이다. 또한 의료용 알루미나는 입자의 크기가 작고 균일하며, 첨가제의 농도가 낮은 특성을 가져야 한다. 이러한 미세구조는 의료용 소재가 받는 충격과 하중에 강하며, 하중에 정적인 피로에 강한 특성을 갖게 한다[55, 56].

[1] 가공

알루미나(Al_2O_3) 세라믹 제품은 전통적인 세라믹 제조법을 이용하면 제작된다. 알루미나 세라믹 제품을 제조하기 위해 곱게 간 알루미나 분말(0.2~5 μm)를 유기접착제를 혼합한 뒤 원하는 주형에 넣어 모양을 만들고 1,500~1,800℃의 온도로 굽는다. 소결에 필요한 온도는 원료 알루미나 분말의 순도가 증가함에 따라 증가하며, 알루미나 순도가 99.7% 이상의 커런덤인 경우 1,900~2,000℃의 소결 온도가 필요하다[57].

[2] 물리적 & 기계적 특성

고체재료의 물리적 기계적 특성은 재료의 미세구조에 영향을 받는다. 알루미나와 같은 세라믹 구조 또한 내부의 결정성이나 결정의 결합 등에 의해 영향을 받는다. 기본적으로 알루미나는 높은 융점, 높은 경도, 높은 강도, 높은 내마모성, 높은 화학적 안정성을 갖는다. 단결정 알루미나는 보석류(루비, 사파이어)에서 찾아볼 수 있고, 다결정 재료는 우리가 일반적으로 사용하는 비교적 저렴한 일반적 재료에서 찾아볼 수 있다. 다결정 알루미나는 내화재, 절기 절연체, 내마모성 재료 등으로 활용된다.

베이어 공정으로 생성된 산화알루미늄을 융합형 전기분해를 통해 내부의 물을 제거하고 순수한 알루미나(α-Al_2O_3)를 얻는다. 이때 얻어진 고순도의 알루미나는 대부분 알루미늄을 얻기 위한 중간 생성물로 사용한다. 그리고 대다수의 산화 알루미늄은 일부 복합재료의 충전제, 다양한 재료의 매트릭스, 인공 수정체, 의료용 보철물, 세라믹 방탄조끼 같은 곳에 사용된다.

알루미나의 내마모성은 단결정 알루미나(사파이어, 루비)보다 조밀한 다결정 알루미나(커런덤 세라믹)가 우수하다. 또한 알루미나의 비유전율은 약 10 내외이며 다른 절연체보다 높은 값을 가지지만 다른 산화물 대비(15) 낮은 비유전율 값을 가진다. 실온에서의 열전도도는 28~32 W/(m·K)을 가지면 이 값은 BeO[230~370 W/(m·K)], MgO[~60 W/(m·K)] 다음으로 높은 값이며 대다수의 비금속재료보다 높은 값을 가진다.

알루미나는 최대 98%까지의 순수한 Al_2O_3 함유하거나 순수한 커런덤을 포함하는 천연원료를 지칭하며, 순도가 높은 α-Al_2O_3(커런덤)은 보통 안정한 육각구조를 이루고 있다. 또한 수산화 알루미늄을 탈수하여 얻은 준안정성 결정상인 γ-Al_2O_3는 알루미나 제조 과정의 수용액으로부터 결정화되며 1,000℃ 이상에서 α-Al_2O_3(커런덤)으로 변이가 일어나고 재결정을 완료시키기 위해 1,450℃의 열처리가 필요하다.

알루미나 계열 재료의 특성은 내부에 포함된 불순물과 그에 따른 여러 종류의 산화물의 특징에 따라 달라진다. 이는 초기 원재료 가공 공정에 필요한 불산물인 규소, 칼슘, 마그네슘, 나트륨 등이 있다. 불순물의 산화물인 SiO_2, CaO, Na_2O, K_2O는 알루미나에 비해 낮은 온도에서 용해되어 소결 공정에서 액체로 변화된다. 이는 세라믹 재료의 내부 구조에 영향을 주어 고온에서 기계적 강도 및 크립저항을 낮출 수 있다. 불순물에 의한 산화물은 각 종류에 따라 몇 가지 특징을 갖는다. 실리카 산화물 계열 분술물은 소결한 재료의 입자 경계면에 존재하여 경계를 분리한다. 나트륨산화물 계열 불순물은 재료 전반의 기계적 성질이나 열전도율을 떨어뜨린다. 또한 ~0.03 wt%의 SiO_2, ~0.003 wt%의 CaO 조건에서 커런덤 결정이 비정상적으로 성장하는 경우가 생긴다. 제조공정 단순화 비용 절감을 위해 사용하는 Mg원소의 산화물인 MgO(1~3 wt% 이하)는 커런덤 알갱이의 비정상 성장을 억제하는 특징을 갖으며 추가적으로 다른 첨가물에 의해 생성된 산화물의 액상 소결을 촉진한다. 또한 MnO-TiO_2는 알루미나 세라믹 제조 공정의 소결온도를 1,300℃까지 낮춘다. 보통의 개질재는 결정구조 경계면에 축적되어 커런덤의 비정상적인 성장을 막아 전체 세라믹의 강도를 증가시키는 반면 TiO_2 첨가제는 커런덤 결정의 성장을 촉진하는 특징이 있다[57].

Al_2O_3의 주요 원재료는 수화된 형태의 보크사이트(gibbsiste, boehmite, diaspore)이다. 보크사이트는 45~60 wt% Al_2O_3, 10~30 wt% Fe_2O_3 나머지 혼합물로 SiO_2, CaO, TiO_2, H_2O로 이루어진 광물이다. 대략 90~95%가 1987년에 제안된 바이엘 공정을 통해 생산되고 있다. 베이어 공정은 파쇄된 보크사이트분말에 Na(OH) 혹은 $Ca(OH)_2$ 알칼리 용액과 함께 150~200℃의 온도로 압력용기에서 가열하여 알루민산 나트륨으로 용해된다 이후 추출과정을 거쳐 산화알루민($NaAlO_2$) 용해성 나트륨이 추출된다. 이때 NaOH에 의해 실리카가 녹으며 추출과정에서 실리카계열 잔류물을 제거할 수 있다. 알칼리성 용액을 냉각시키고 물에 희석하면 중화 과정에서 이산화 탄소가 제거되고, 실리카 잔류물이 없는 용액으로부터 $Al(OH)_3$ 침전(알루미늄 삼수화물, $Al(OH)_3$, gibbsite)가 생성된다. 이후 250~1300℃에서 열처리되어 AlO_3 무수화물을 얻는다. 이때 알루미나는 생성된 온도에 따라 δ-, γ-, η-, κ-, χ- 및 θ 상을 갖는다. 가장 1,000~1,300℃의 고온에서는 α-상을 얻는다. 이외에도 베이어 공정의 결정화 증가를 위해 광물화 촉매(BF_3, BCl_3)를 사용하기도 한다[57].

[3] 의료용 알루미나

알루미나는 생체 불활성 소재로 분류되며, 의료용 알루미나는 10년 이상 생체 불활성인 재료이다. Willmann이 제시한 기준에 따르면 생체 불활성 소재가 갖추어야 조건으로 체내 부식저항성, 규산염 알칼리 산화물등의 불순물 비포함, 생리학적 조건에서 하중에 의한 변형이 없어야 함, 용도에 맞는 기계적 강도, 일정한 표면의 조도, 미세구조 조절, 밀도 조절 등이 있다.

알루미나 생체재료는 1970초 프랑스에서 Boutin이 정형외과용 재료로 사용한 것을 시작으로, 1975년 독일에서 치과용으로 사용되는 사례가 보고되었다. 생체재료로써 알루미나 생체재료에 대한 첫 번째 기준은 1979년 독일 표준 연구소(DIN)에서 발표하였고, 곧이어 ISO도 이 기준을 채택하였다. 2년 후 미국재료시험협회(ASTM)에서도 이 기준을 채택하였고, 이때 입자 크기, 부피, 밀도, 이축 굽힘강도 평가 등 여러 항목이 추가되었다[55].

1970년대에 처음 등장한 알루미나는 밀도 문제로 인해 1차 임상실험에서 13% 정도의 높은 골절률을 보이는 문제점들 드러냈다. 10년 후 더 작은 원료 분말을 이용해 밀도를 높인 알루미나는 골절률을 5% 미만으로 감소시키는데 성공했다. 최근 고순도, 고밀도, 미세

구조 개선된 3세대 알루미나는 입자크기가 1.8~3.2 μm로 감소되었고, 굽힘강도는 650 MPa까지 향상되었다[58-61].

2.3.2 지르코니아

지르코늄(Zr)은 1789년 독일의 화학자 Martin Heinrigh Klaproth에 의해 보석 반응의 최종 생성물로 발견되어, 1824년 스웨덴의 Jöns Jacob Berzelius이 지르코니움이 포함된 다양한 형태의 화합물을 분리하면서 알려졌다. 지르코늄이 포함된 $ZrSiO_4$은 내화물, 세라믹 불투명화를 위한 첨가물로 사용된다. 화학적으로 반응성이 없는 산화지르코늄인 지르코니아(ZrO_2)는 야금로(용광로)의 내열 라이닝, 실험실 도가니, 내화물(세라믹,유리 산업), 화학공정 부품(부식성 환경에서 사용하는 재료, 배관등)으로 사용된다. 또한 지르코니아 세라믹 소재는 산소센서, 연료전지의 고체 전해질, 핵연로봉의 피복을 위한 합금, 방사성 폐기물 석관용 유리에 사용된다[62].

생체불활성계 세라믹인 지르코니아는 고강도, 고경도, 높은 내마모성, 높은 내식성, 강철과 유사한 탄성계수, 철과 유사한 열팽창 계수, 높은 파괴 인성, 화학적 안정성 등을 가져 생체재료로 우수한 성질을 갖는다. Helmer와 Driskel이 1969년에 처음으로 고관절 보철물에 사용되는 알루미나 및 티타늄을 대체할 용도로 지르코니아를 제안하였다. 이후 1975년 Cranin 등이 개의 구강에 8개월 동안 보철물로 삽입하여 이후 상태를 추적관찰한 실험 결과에서 비탈리움이나 알루미나보다 적합한 소재인 것으로 조사되었지만 임상에 광범위하게 사용되지는 않았다. 이후 심미적인 요구가 증가하면서 지르코니아를 이용한 수복의 범위가 확장되었다[62].

[1] 지르코니아 물성

지르코니아는 온도에 따라 격자 구조가 달라지는데 실온에서 1,170℃까지 단사정계의 1,170~2,370℃ 까지 사방정계, 2,370℃ 이상에서 등축정계 결정을 갖는다. 가장 높은 온도에서 안정상을 가지며 실온으로 냉각될 때 결정의 안정성이 감소한다. 지르코니아 사방정계 결정이 단사정계로 변태로 인한 부피팽창 및 결정사이의 유도균열은 지르코니아의 탄성 및 기계적 강도를 감소시키는 원인이다[63]. 지르코니아가 다른 산화물과 혼합되어 결정상을 안정시키는 것으로 알려졌다. 지르코니아 결정의 안정화를 위한 효과적인 상 안정제로는 MgO, Y_2O_3(이트리아), 산화칼슘, 산화세륨 등이 지르코니아 결정을 안정시키는 물질로 밝혀졌다[64]. 또한 Nath 등의 2008년 연구에 의하면 Ca가 도핑된 지르코니아의 조밀화를 위하여 마이크로웨이브 소결을 이용한 결과 8 mol%의 CaO를 첨가한 지로코니아에서 밀도 및 내마모성에서 우수한 성질을 가지는 결과를 밝혔다[63].

지르코니아의 특별한 형태인 정방정계 지르코니아 다결정체(tetragonal zirconia

polycrystal, TZP)는 준안정 정방정계 상만으로 구성된 다결정질 지르코니아를 의미한다. 최근 연구들을 통해 이트리아만을 상 안정제로 사용하여 TZP를 제조하는 공정들이 밝혀지고 있다. 이트리아 첨가 분율뿐 아니라 다른 공정변수도 안정화에 영향을 주는데 공정 변수를 달리하고 이트리아의 함량이 각각 8%, 5%, 3%를 비롯하여 최신 연구를 통해 이트리아 함량이 2%인 경우에서도 TZP를 형성한 사례들이 보고 됐다[66].

이트리아를 이용해 안정화한 지르코니아를 YSZ(yttria stabilized zirconia)라 부른다. YSZ는 높은 기계적 강도를 갖는 것으로 알려져 있으며, 이트리아에 함량에 따라 경도가 달라질 수 있다[67]. YSZ는 낮은 다공성, 고밀도, 높은 굽힘 및 압축 강도를 가진다. 또한 YSZ는 굽힘강도의 약간의 손실을 주지만 경도와 파괴 인성은 유지한 채로 안료인 세륨(Cr), 프라에오디뮴(Pr), 에르븀(Er) 등을 소량 첨가하여 원하는 색을 띠게 할 수 있어 심미적인 이유로 치과용 임플란트에 적합한 소재료로 여겨진다[68]. 부분적으로 안정화된 지르코니아(partially stabilized zirconia, PSZ)의 기계적 특징은 알루미나 보다 우수하며, 치아와 동등한 수준의 강도와 치아보다 높은 수준의 toughness of fracture를 가지며 알루미나보다 생산단가가 저렴하다[69]. 또한 지르코니아는 900~1,200 MPa 인장, 2,000 MPa 압축에 대한 반복응력 시험 결과 스테인리스 강과 동일한 강도를 보였다[70]. 또한, 지르코니아의 강도와 파괴 인성은 현재 생산되는 어느 세라믹보다 강한 특성을 보인다.

[2] 의료용 소재

치과 및 정형외과용 생체소재로 알루미나, 지르코니아, ZTA(zirconia toughened alumina)는 주된 의료용 소재로 사용되어 왔다. 초창기에는 알루미나가 고관절 보철물에 많이 사용되었으나, 약한 경도로 인하여 보철물이 부서지는 사례가 보고되었다. 세라믹 소재의 약한 경도를 극복할 수 있는 소재로 지르코니아가 Gravie에 의해 1975년 제안되었다. 이때까지 지르코니아는 큰 부피의 세라믹 소재를 만드는데 어려움을 겪어왔는데, 고온에서 냉각할 때 상변화에 따른 물성의 강도가 있었기 때문이다. 하지만 불순물의 첨가를 통해 상을 안정시키는 방법들이 개발되어 큰 부피의 세라믹 소재들이 제조될 수 있게 되었다. 2018년 FDA에 따르면 YZP, 마그네슘으로 안정화한 MgPSZ의 두 가지 지르코니아가 기본적인 물질로 지정되어 있다.

YZP는 1990년도부터 높은 시장점유율을 가지는 알루미나의 즉시 대체품으로 여겨졌다. 하지만 이 두 재료도 몇 가지 단점을 가진다. YZP는 물과 접촉하면 구조 내의 산소가 물분자로 대체되어 결정구조가 불안정해져 결국 재료가 분해되는 단점을 가진다. 이를 방지하기 위해 1997년 FDA에서는 "증기 재멸균 금지" 기준을 발표하기도 하였다. 또한 YZP의 분말의 입도를 작게 만들어 잘 녹지 않도록 처리하기도 하지만 이 방법의 경우 제작 비용이 증가하는 단점이 있다.

2.3.3 조직공학용 지지체

전통적으로 의학용 세라믹 소재는 임플란트 소재 및 골 대체재로 사용이 되었지만, 최근 조직공학의 발전과 더불어 조직공학용 스캐폴드로 활용이 기대되고 있다. 본 서의 골 조직 공학에서 자세히 다루겠지만, 조직공학용 지지체는 세포가 부착되어 증식 및 분화를 할 수 있는 3차원 기질을 제공하는 중요한 역할을 수행한다. 이상적인 골조직 공학용 지지체가 가져야 할 조건을 간단히 살펴보면 다음과 같다. 건강한 뼈의 생물학적 기능과 구조를 모사하여야 하므로, 뼈와 유사한 화학조성을 가지며 뼈의 계층구조와 유사한 구조를 가져야 한다.

이처럼 조직공학용 지지체는 3차원의 구조를 가지며, 외형 뿐아니라 내부의 공간적 특성이 중요하다. 이는 지지체 내부 공간으로 세포가 이동하거나 자라 들어가서 3차원 조직을 형성해야 하기 때문이다. 따라서 지지체 제작에 있어 내부의 독특한 구조를 갖는 3차원 구조체를 만드는 기술이 필요하다.

지지체 제작을 위한 다양한 방법이 존재한다. 발포법, 동결건조, 섬유접착(fiber bonding), 염침출, 에멀전화, 상분리 등의 방법을 통해 3차원 구조 내부의 공극을 형성하려고 한다. 하지만 이들 방법은 내부 공극을 형성시킬 때 그 구조를 원하는 대로 가공할 수 없다. 이러한 단점을 극복하기 위해 3D 프린터가 기존 가공법을 보완해 줄 새로운 기술로 주목받고 있다[71].

[1] 전통적인 지지체 제작법

이상적인 조직공학용 지지체가 가져야 할 조건에 대한 내용은 해당 장에서 다루기로 하고 여기서는 간단히 전통적인 지지체 제작법을 알아보고자 한다. 조직공학용 3차원 지지체가 구조적으로 가져야 할 가장 큰 특성은 외부의 형태뿐 아니라 적절한 내부 형태를 가져야 한다는 점이다. 따라서 종래의 지지체 제작 방법은 내부의 구조를 형성시키기 위한 시도가 주를 이루는 것을 확인할 수 있다.

우선 희생 주형을 이용한 방법으로 1960년대에 Schwartzwalder와 Somer가 다공성 고분자 스폰지에 세라믹 페이스틀 코팅한 뒤 소결시켜 고분자 스폰지의 모양을 본뜨는 폼 레플리케이션 법을 사용하였다. 이를 통하여 다양한 기공크기, 기공도, 화학조성을 맞는 세라믹을 생산했다. 주형으로 사용한 물질은 폴리우레탄, 코랄, 나무 등의 합성고분자 및 천연물질이 사용되었다. 이 방법은 다공성 물질에 균일하게 세라믹 페이스트를 코팅하기 위한 분산제나 첨가제 등이 필요하며, 열처리 가공시 온도조절이 잘못되면 희생 주형이 증발할 때 세라믹 소재의 모양에 결함이 생길 수 있는 특징이 있어 소결 조건이 까다로운 특징이 있다. 보통 300~800℃ 사이의 온도에서 희생 주형을 증발시키고 1,000~1,500℃ 사이의 온도로 세라믹을 소결하여 치밀화 하는 과정을 거친다. 알루미나, 지로코니아 및 생활성 유

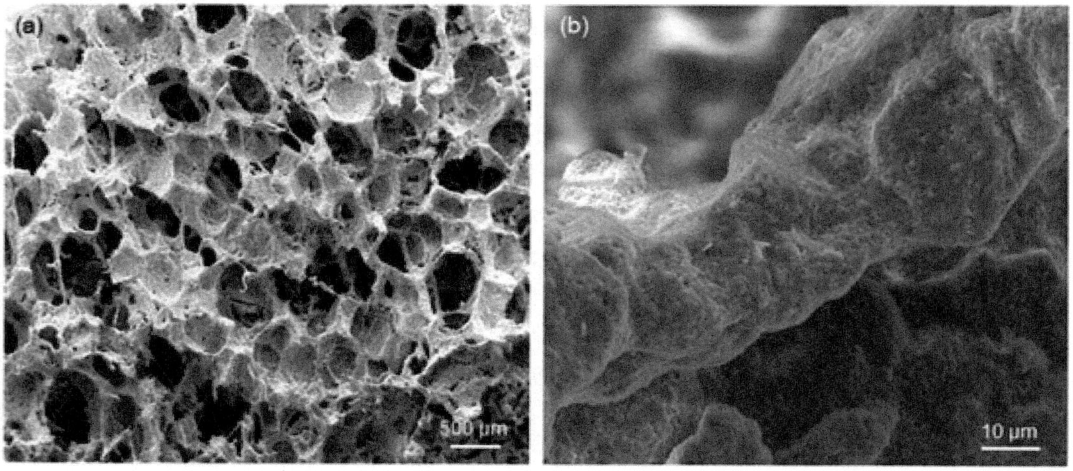

그림 10.2 스폰지형태의 폼을 이용하여 1,500℃에서 제작한 45S5 유래 지지체 (a) 공극 구조(50배율 이미지), (b) 소결된 생활성 유리의 표면 형태(3,000배율 이미지) [65]

리들이 고분자 스폰지를 사용하여 제작된다. 일례로 $CaO-CaF_2-P_2O_5-MgO-ZnO$ 조성의 거대다공성 인산칼슘 유리 지지체와 유리로 강화된 HA가 있다,

폼 레플리케이션 방법과 유사한 원리를 사용하지만 원래 주형과 반대되는 모양의 지지체를 얻을 수 있는 희생 템플릿 방법도 있다. 또 한 가지의 특징은 희생 주형의 증발 과정에서 결과물에 결함을 유발시키지 않는 장점을 가지고 있다. 이 방법으로 제작된 세라믹 지지체는 폼 레플리케이션 방법으로 제작된 세라믹 지지체에 비해 기계적 강도는 높은 반면, 다공성과 기공의 상호 연결성 낮은 단점이 있다.

또, 내부에 공극을 형성시키기 위하여 발포제로 사용할 수 있는 물질을 넣어주는 직접 발포방법이 있다. 이 공정은 원료물질이 세라믹으로 형성되는 과정에서 기포를 발생시키는 물질을 넣어 세라믹 구조 사이에 기포에 의한 공극을 유도한 원리를 가진다. 세라믹 형성과정에서 1차로 세라믹의 외형이 고정되면 이후 고온 소결 과정을 거쳐 치밀화를 이루게 되는데, 1차 과정에서 발생한 기포에 의해 내부에 공극이 형성된다. 이후 고온 소결 거치며 세라믹 소재가 치밀화 되는데 이때 고강도 다공성 세라믹 생성되게 된다. 이 방법은 초기 현탁액에서 기포 안정성 중요한 공정 변수로 알려져 있다. 이 방법을 통해 만들어진 세라믹 재료는 40~93% 다공성을 가지며, 10~300 μm 공극 크기를 갖는 것으로 알려졌다. 또한 기공의 모양, 내부 구조, 기공도, 및 기공들의 연결성이 우수한 특징을 가진다[71].

[2] 복합재료

정의에 따르면 복합재료는 화학적, 물리적, 기계적, 생물학적 성질을 조절하기 위해 두 개 이상의 상이나 구성 요소를 혼합한 재료를 의미한다. 특히 세라믹 생체재료를 통해 대체하고자 하는 주요 목표인 뼈 조직도 고분자와 미네랄의 복합구조로 이루어져 있다. 따라서 세라믹 생체재료와 고분자 생체재료의 혼합 재료에 관한 연구 및 임상적용 사례가 많으며, 이는 본서의 복합재료 장에서 다루도록 하고 여기에서는 간단히 종류만 언급하도록 한다. 세라믹 생체재료와 고분자 복합재료는 대개 고분자 상에 세라믹 생체재료 입자를 침투시키는 형태로 구성된다. 여기에 사용하는 고분자 재료는 보통 생분해성 합성고분자가 대다수를 차지하고 있다[72].

[3] 3D 프린팅

앞서 언급한 바와 같이 기존의 조직공학용 지지체를 제조하는 데 있어 내부 구조를 목적에 맞게 설계하여 제작하는 것은 전통적인 지지체 제작법으로는 한계가 있었다. 조직공학용 3차원 지지체의 경우 외부의 삼차원 구조뿐 아니라 지지체 내부의 미세구조의 형상이 매우 중요한 특징을 갖는다. 이는 원래 조직의 세포가 지지체 내부로 자라 들어와 3차원 조직을 형성해야 하기 때문인데 이 때문에 지지체 내부의 구조를 설계할 수 있는 기술이 요구된다. 적층가공, 쾌속조형 등의 이름으로 알려진 3D 프린팅 기술은 이와 같은 지지체의 내부 구조를 설계하는데 유용한 기술이며, 본서의 다른 장에서 3D 프린팅과 관련한 기술이 소개되어 있다.

HA를 비롯한 오르토인산칼슘 계열 세라믹 소재는 3차원 구조로 가공하였을 때 강도가 약하고, 내부의 공극을 만들기 위해 가공하게 되면 기계적 강도가 급격히 감소하는 특징을 가지고 있다. 따라서 CaP 소재만을 이용하여 3차원 지지체를 만드는 사례보다는 고분자 소재와 혼합하거나 바인더 물질을 이용한 프린팅이 주로 사용되고 있다. 2016년에는 Yang 등이 PLGA와 HA를 혼합하여 3D 프린팅을 진행하고 이후 표면 코팅을 통해 다양한 기능을 추가하는 연구를 수행하였다. 이 연구에서 사용된 소재는 감염 예방과 골재생 능력을 높이는 키토산 코팅, 골재생을 촉진시키기 위한 전기 전도성 소재인 CNT(carbon nano tube)를 도입했다.

HA를 비롯한 calcium orthophosphate 미네랄은 그 자체의 강도가 약하고 다공성이 증가할수록 기계적 강도가 급격히 감소하는 특성이 있기 때문에, 자체로 3D 프린팅을 하지 않고, 고분자와 섞어 프린팅 한 사례가 많다. Yang 등이 2016년에 PLGA와 HA를 혼합하여 3D 프린팅을 진행하고 이후 키토산을 도입하여 기능성(감염 예방 및 치료)을 도입하였고, 다른 연구에서는 골재생을 구연하기 위한 전기 전도성(CNT 도입)하여 세포 부착 및 스프레딩, 단백질 흡착이 향상되는 것을 확인하였다.

이외에도 다양한 연구들이 소개되었는데, Fielding 등에 의해 3D 프린팅된 β-TCP(실리카+산화아연 도핑), 골 및 혈관 신생 능력이 향상된 연구, Tarafder 등에 의해 PCL이 코팅된 TCP 스캐폴드 제작한 연구, Castilho 등에 의해 인산칼슘, 인산수고칼슘 및 탄산칼슘 이용한 3차원 지지체를 제작한 연구 등이 보고 되었다. 또한, Wang 등에 의해 고밀도 Arg-Gly-Asp(RGD) 시퀀스가 도입된 나노파이버를 이용하여 BCP(HA/TCP, 60 : 40)와 혼합하여 골 분화와 혈관 분화를 촉진시키는 3차원 지지체를 개발한 연구, Zhang 등에 TCP로 제작한 3차원 지지체 표면에 생리활성 유리 코팅을 통해 지지체의 기능을 향상시킨 연구, Ma 등에 골종양 절제 후 자기조립된 Cap/폴리도파민 나노표면층 세라믹을 이용하여 제작된 지지체를 이용하여 골재생을 촉진시킨 연구, Chang 등은 탄산칼슘 실리카를 이용하여 지지체를 제작한 연구, Luo 등은 고분자에 CaP 세라믹을 혼합하고 속이 빈 재료를 인쇄하여 3차원 지지체를 제작하는 연구를 수행하였다[73, 74].

3. 결론

앞서 살펴본 바와 같이 세라믹 생체재료는 뼈 재생 및 뼈 대체 소재로 활발하게 활용되는 소재이다. 생체불활성 성질을 갖는 세라믹 생체소재는 장기간 인체의 경조직의 기능을 대체하는 의료기기로 활용되는 한편 생체 활성 물질이나 생체 흡수성 물질은 비교적 단기간 사용되며 생체 조직의 회복 및 기능을 수복하는 의료기기로 활용되는 경우가 많다.

세라믹 소재는 인체와 친화성이 높거나 독성이 낮지만 기계적 성질이 금속 소재보다 약하여 목표 조직의 기능을 대신하는 등의 역할을 하지 못했는데, 최신 연구들에 따르면 인공관절 등 장기간 하중을 버티는 보철물의 소재로 사용하기도 하였다. 또한 조직공학의 발달을 통해 다양한 기능성 지지체에 세라믹 소재를 혼합하여 골 재생 및 혈관 재생을 유도할 수 있는 지지체를 개발하는데 사용하기도 한다. 이를 위하여 3차원, 미세구조, 고강도, 다양한 재료와의 혼합을 통해 새로운 형태로 개발하는 노력이 이어지고 있다.

참고문헌

[1] S.F. Hulbert, F.A. Young, R.S. Mathews, J.J. Klawitter, C.D. Talbert, F.H. Stelling Potential of ceramic materials as permanently implantable skeletal prostheses J. Biomed. Mater. Res., 4 (1970), pp. 433-456

[2] L.L. Hench, R.J. Splinter, W.C. Allen, T.K. Greenlee Bonding mechanisms at the interface of ceramic prosthetic materials J Biomed Mater Res, 2 (1971), pp. 117-141

[3] T. Kokubo, M. Shigematsu, Y. Nagashima, M. Tashiro, T. Nakamura, T. Yamamuro Apatite- and wollastonite-containing glass-ceramics for prosthetic applications Bull Inst Chem Res, Kyoto Univ, 60 (1982), pp. 260-268

[4] S.V. Dorozhkin, Calcium orthophosphates, J. Mater. Sci, 42 (2007), pp. 1061-1095

[5] S.V. Dorozhkin, Bioceramics of calcium orthophosphates, Biomaterials, 31 (2010), pp 1465-1485

[6] S.V. Dorozhkin, Calcium Orthophosphates in Nature, Biology and Medicine, Materials, 2 (2009), 399-498

[7] K. Nasri, H.E. Feki, P. Sharrock, M. Fiallo, A. Nzihou, Spray-Dried Monocalcium Phosphate Monohydrate for Soluble Phosphate Fertilizer, Ind. Eng. Chem. Res. 54 (2015), pp.8043-8047

[8] P Layrolle, (2012). Calcium Phosphate Coatings. In P. Ducheyne, Comprehensive biomaterials. (pp. 223-230). Amsterdam, Elsevier Science.

[9] B. Han, P.W. Ma, L.Z. Zhang, Y.J. Yin. et. al, β-TCP/MCPM-based premixed calcium phosphate cements, Act. Biomat. 5 (2009), pp. 3165-3177

[10] K. Schrödter, G. Bettermann, T. Staffel, F. Wahl, T. Klein, et. al, (2008). Phosphoric Acid and Phosphates. Ullmann's Encyclopedia of Industrial Chemistry.

[11] Olheim, K. A. I. R. O. S., & Production, N. P. K. (1957). Phosphate fertilizers. Nature, 179(4552), pp. 192193.

[12] Brodie, J., & Godber, J. (2007). Bakery Processes, Chemical Leavening Agents. Kirk-Othmer Encyclopedia of Chemical Technology.

[13] F. Tamimi, Z. Sheikh, J. Barralet, Dicalcium phosphate cements : Brushite and monetite, Acta Biomaterialia, 8 (2012), pp. 474-487

[14] N. Eliaz, N. Metoki, Calcium Phosphate Bioceramics : A Review of Their History, Structure, Properties, Coating Technologies and Biomedical Applications, Materials, 10 (2017), pp. 334

[15] W.E. Brown, J.R. Lehr, J.P. Smith, A.W. Frazier, J. Crystallography of octacalcium phosphate, Am. Chem. Soc., 79 (1957). pp.5318.

[16] N.J. Crane, V. Popescu, M.D. Morris, P. Steenhuis, M.A. Ignelzi Jr, Raman spectroscopic evidence for octacalcium phosphate and other transient mineral species deposited during intramembranous mineralization, Bone, 39 (2006), pp. 434–442

[17] C. Rey, C. Combes, C. Drouet, M.J. Glimcher, Bone mineral : update on chemical composition and structure, Osteoporos Int, 20 (2009), pp. 1013–1021

[18] O. Suzuki, Octacalcium phosphate : Osteoconductivity and crystal chemistry, Acta Biomaterialia, 6 (2010), pp.3379–3387

[19] Y. Honda, T. Anada, S. Kamakura, S. Morimoto, T. Kuriyagawa, O. Suzuki, The effect of microstructure of octacalcium phosphate on the bone regenerative property, Tissue Eng A, 15 (2009), pp.1965–1973

[20] L. Wang, G.H. Nacollas, Calcium Orthophosphates : Crystallization and Dissolution, Chem. Rev., 108 (2008), pp.4628–4669

[21] R.G. Carrodeguas, α–Tricalcium phosphate : Synthesis, properties and biomedical applications, Acta Biomaterialia, 7 (2011), pp.3536–3546

[22] B. Dickens, W.E. Brown, The crystal structure of $CaKAsO_4 \cdot 8H_2O$, Acta Crystallogr, Sect B : Struct Sci, B28, 10 (1972), pp.3056–3065

[23] M. Mathew, L.W. Schroeder, B. Dickens, W.E. Brown, The crystal structure of α–$Ca_3(PO_4)_2$, Acta Crystallogr, Sect B : Struct Sci, B33 (1977), pp. 1325–1333

[24] M. Yashima, A. Sakai, High–temperature neutron powder diffraction study of the structural phase transition between α and α' phases in tricalcium phosphate $Ca_3(PO_4)_2$, Chem Phys Lett, 372 (2003), pp. 779–783

[25] M. Bohner, B.G. Santoni, N. Döbelin, β–tricalcium phosphate for bone substitution : Synthesis and properties, 113 (2020), pp. 23–41

[26] J. Zhao, Y. Liu, W. Sun, H. Zhang, Amorphous calcium phosphate and its application in dentistry, Chemistry Central Journal, 5 (2011) pp. 40

[27] A. Lotsari, A.K. Rajasekharan, M. Halvarsson, M. Andersson, Transformation of amorphous calcium phosphate to bone–like apatite. Nat Commun, 9 (2018), pp. 4170

[28] S.S. Bhat, U.V. Waghmare, U. Ramamurty, First-Principles Study of Structure, Vibrational, and Elastic Properties of Stoichiometric and Calcium-Deficient Hydroxyapatite, Cryst. Growth Des. 14 (2014), pp.3131-3141

[29] B.Viswanath, N.Ravishankar, Controlled synthesis of plate-shaped hydroxyapatite and implications for the morphology of the apatite phase in bone, Biomaterials, 29 (2008), pp.4855-4863

[30] B. Viswanath, V.V. Shastry, U. Ramamurty, N. Ravishankar, Effect of calcium deficiency on the mechanical properties of hydroxyapatite crystals, Acta Materialia, 58 (2010), pp.4841-4848

[31] N.H. Leeuw, J.R. Bowea, J.A.L. Rabonea, A computational investigation of stoichiometric and calcium-deficient oxy- and hydroxy-apatites, Faraday Discuss., 134 (2007), pp.195-214

[32] V.P. Orlovskii, V.S. Komlev, S.M. Barinov, Hydroxyapatite and Hydroxyapatite-Based Ceramics, Inorganic Materials, 38(2002), pp.973-984

[33] J.C. Elliot, R.A. Young, Conversion of Single Crystals of Chlorapatite into Single Crystals of Hydroxyapatite, Nature, 214 (1967), pp.904-906

[34] G. Ma, X.Y. Liu, Hydroxyapatite : Hexagonal or Monoclinic?, Cryst. Growth Des., 9 (2009), pp.2991-2994

[35] A. Zamiri, S. De, Mechanical properties of hydroxyapatite single crystals from nanoindentation data, Journal of the Mechanical Behavior of Biomedical Materials, 4 (2011), pp.146-152

[36] O. Prokopiev, I. Sevostianov, Dependence of the mechanical properties of sintered hydroxyapatite on the sintering temperature, Materials Science and Engineering : A, 431 (2006), pp.218-227

[37] K. Pajor, L. Pajchel, J. Kolmas, Hydroxyapatite and Fluorapatite in Conservative Dentistry and Oral Implantology—A Review, Materials , 12 (2019), pp.2683

[38] J. Zhang, W. Liu, V. Schnitzler, F. Tancret, J.M. Bouler, Calcium phosphate cements for bone substitution : Chemistry, handling and mechanical properties, Acta Biomaterialia, 10 (2014), pp.1035-1049

[39] S.V. Dorozhkin, Bioceramics of calcium orthophosphates, Biomaterials, 31 (2010), pp.1465-1485

[40] K. Groot, R.G.T. Geesink, C.P.A.T. Klein, P. Serekian, Plasma sprayed coatings of hydroxylapatite, J Biomed Mater Res, 21 (1987), pp. 1375-1381

[41] M.P. Ginebra, C. Canal, M. Espanol, D. Pastorino, E.B. Montufar, Calcium phosphate cements as drug delivery materials, Advanced Drug Delivery Reviews, 64 (2012), pp. 1090−1110

[42] A.C.M. enno, C.J. atering, R.Nejadnik, M.C. Crovace, E.D.Zanotto, et. al, Incorporation of bioactive glass in calcium phosphate cement : An evaluation, Acta Biomaterialia, 9 (2013), pp.5728−5739

[43] M. Schumacher, L. Reither, J. Thomas, M. Kampschulte, U. Gbureck, et. al, Calcium phosphate bone cement/mesoporous bioactive glass composites for controlled growth factor delivery, Biomter. Sci., 5 (2017), pp. 578−588

[44] E.J. Blom, J. Klein−Nulend, J.G.C. Wolke, M.A.J. van Waas, F.C.M. Driessens, et. al, Transforming growth factor−β1 incorporation in a calcium phosphate bone cement : Material properties and release characteristics, Journal of Biomedical Materials Research, 59 (2002), pp.265−272

[45] C. Wu, J. Chang, A review of bioactive silicate ceramics, Biomedical Materials, 8 (2013), 032001

[46] A.E. Clark, C.G. Pantano, L.L. Hench, Auger spectroscopic analysis of bioglass corrosion films. J. Am. Ceram. Soc. 59 (1976), pp.37−39.

[47] J.R. Jones, Review of bioactive glass : From Hench to hybrids, Acta Biomaterialia, 9 (2013), pp.4457−4486

[48] Á.J. Leite, J.F. Mano, Biomedical applications of natural−based polymers combined with bioactive glass nanoparticles, J. Mater. Chem. B, 5 (2017), pp.4555−4568

[49] M. Vollenweider, T.J. Brunner, S. Knecht, R.N. Grass, M. Zehnder, T. Imfeld, W.J. Stark, Remineralization of human dentin using ultrafine bioactive glass particles, Acta Biomater., 3 (2007), pp. 936−943,

[50] J.Penide, F. Quintero, J.del Val, R. Comesaña, F.Lusquiños, et. al, Laser Spinning : A New Technique for Nanofiber Production, 56 (2014), pp.365−370

[51] M.M. Echezarreta−López, T de Miguel, F. Quintero, J. Pou, M. Landin, Fabrication of Zn−Sr−doped laser−spinning glass nanofibers with antibacterial properties, Journal of Biomaterials Applications, 31 (2017), pp.819−831

[52] A.R. Boccaccini, M. Erol, W.J. Stark, D. Mohn, Z. Hong, et. al, Polymer/bioactive glass nanocomposites for biomedical applications : a review. Composites science and technology, 70 (2010), pp.1764−1776.

[53] A. Saboori, M. Rabiee, F. Moztarzadeh, M. Sheikhi, M. Tahriri, et. al, Synthesis, characterization and in vitro bioactivity of sol−gel−derived

SiO2–CaO–P2O5–MgO bioglass. Materials science and engineering : C, 29 (2009), pp.335–340.

[54] Akasaka, H., Konishi, M., Gawazawa, N., Ohshio, S., Toda, I., & Saitoh, H. (2012). Detailed evaluation of protein adsorption on alumina surface through surface plasmon resonance phenomenon. Applied Surface Science, 258(24), 9526–9530.

[55] M. Rahmati, M. Mozafari, Biocompatibility of alumina–based biomaterials–A review, Journal of Cellular physiology, 234 (2019), pp3321–3335

[56] P. Zeng, Biocompatible alumina ceramic for total hip replacements, Materials Science and Technology, 24 (2008), pp.505–516

[57] A.M. Abyzov, Aluminum Oxide and Alumina Ceramics (review). Part 1. Properties of Al2O3 and Commercial Production of Dispersed Al2O3, Refractories and Industrial Ceramics, 60 (2019), pp.24–32

[58] F.A. Al–Sanabani, A.A. Madfa, N.H. Al–Qudaimi, Alumina ceramic for dental applications : A review article, Amer J Mater Res, 1 (2014), pp26–34

[59] G. Willmann, Ceramic femoral head retrieval data, Clinical Orthopaedics and Related Research, 379 (2000), pp.22–28.

[60] R.W. Armstrong, Grain size dependent alumina fracture mechanics stress intensity. International Journal of Refractory Metals and Hard Materials, 19 (2001), pp.251–255.

[61] D.G. Poitout, Biomechanics and Biomaterials in Orthopedics, (pp. 282). (2004). New York, NY : Springer.

[62] M. Hisbergues, S. Vendeville, P. Vendeville, Zirconia : Established facts and perspectives for a biomaterial in dental implantology, Journal of Biomedical Materials Research : Part B Applied Biomaterials, 88B (2008), pp.519–529

[63] S. Nath, N. Sinha, B. Basu. Microstructure, mechanical and tribological properties of microwave sintered calcia–doped zirconia for biomedical applications. Ceramics International, 34 (2008), pp.1509–1520

[64] A.G. Evans, R.M. Cannon, Overview no. 48 : Toughening of brittle solids by martensitic transformations, Acta metallurgica 34 (1986), pp.761–800.

[65] B. Francesco, F. Elisa, Elastic Mechanical Properties of 45S5–Based Bioactive Glass–Ceramic Scaffolds, Materials, 12 (2019), 3244

[66] S.B. Farid, Bioceramics : for materials science and engineering, 2018, Woodhead Publishing.

[67] G.P. Cousland, X.Y. Cui, A.E. Smith, A.P. Stampfl, C.M. Stampfl, Mechanical properties of zirconia, doped and undoped yttria-stabilized cubic zirconia from first-principles. Journal of Physics and Chemistry of Solids, 122 (2018), pp.51-71.

[68] I. Denry, J.R. Kelly, State of the art of zirconia for dental applications. Dental materials, 24 (2008), pp.299-307.

[69] K. Shanmugam, R. Sahadevan, Bioceramics-An introductory overview, 2018, Fundamental biomaterials : ceramics, 1-46.

[70] C. Piconi, G. Maccauro, Zirconia as a ceramic biomaterial. Biomaterials, 20 (1999), pp.1-25.

[71] D.M. Yunos, O. Bretcanu, A.R. Boccaccini, Polymer-bioceramic composites for tissue engineering scaffolds. Journal of Materials Science, 43 (2008), pp.4433-4442.

[72] E. Salernitano, C. Migliaresi, Composite materials for biomedical applications : a review. Journal of Applied Biomaterials and Biomechanics, 1 (2003), pp.3-18.

[73] H. Ma, C. Feng, J. Chang, C. Wu, 3D-printed bioceramic scaffolds : From bone tissue engineering to tumor therapy. Acta biomaterialia, 79 (2018), pp.37-59.

[74] Y. Wen, S. Xun, M. Haoye, S. Baichuan, C. Peng, et. al, 3D printed porous ceramic scaffolds for bone tissue engineering : a review. Biomaterials science, 5 (2017), pp.1690-1698.

[75] M. Seidenstuecker, S. Lange, S. Esslinger, S.H. Latorre, R. Krastev, et. al, Inversely 3D-Printed β-TCP Scaffolds for Bone Replacement, Materials, 12 (2019), 3417.

제 11 장

금속 생체재료

장경제·정종훈

1. 금속 생체재료

금속 생체재료는 세라믹, 합성고분자, 천연 유래 제품과 함께 현대 의학에서 가장 많이 사용되는 재료이다. 각각의 원자가 금속 결합을 통해 이루어진 재료를 금속이라고 하며, 금속 결합은 각각의 원자들이 전자를 공유하고 있어 자유전자가 많아 열 및 전기 전도성이 매우 뛰어나며, 기계적 강도가 강하다. 금속재료는 생체재료로 활용되기 이전부터 인류가 가장 많이 사용하고 있는 재료로 볼 수 있고, 재료에 대한 성질이나 가공법 등이 다양하게 밝혀져 있다. 이러한 금속이 생체재료로 활용되기 위해서는 체내에서 원래 성질을 유지할 수 있는 능력(biotolerability), 생체 조직과 부착될 수 있는 능력(bioadhesion), 생체내 기능성(혹은 생체활성, bioactivity), 가공성 등을 갖추어야 한다.

금속 생체재료는 높은 인장 및 압축 강도뿐 아니라 탄성계수도 가지기 때문에, 세라믹이나 고분자 재료보다 더 높은 하중을 받치는 부위에 활용된다. 그리고 하중을 받치는 부위에 이식되는 재료는 필연적으로 인체의 움직임과 운동에 의한 반복적인 부하를 견디는 생리적 환경에 놓인다. 고관절 대체 이식물이 대표적인 예이며 고관절 대체 재료는 다양한 움직임, 반복되는 하중, 재료 사이에 마찰, 생리적 환경에 노출된다. 이러한 조건은 이식된 재료에 지속적인 손상을 유발하며 이 과정에서 재료가 부분적으로 손실되거나 파괴될 수 있다. 우리 몸의 미량원소 중에는 다양한 금속 원소들이 포함되어 있으며, 금속 원소의 부분적인 손실로 인해 금속 이온이 체내에 방출될 수 있다. 체내 미량원소가 방출되는 경우 적정 농도에서는 긍정적인 반응을 일으킬 가능성도 일부 존재하지만, 조금만 농도가 높아지거나 금속 이온 자체가 인체에 치명적인 영향을 주는 사례도 있으므로 금속 생체재료의 사용은 다양한 상황을 고려해야 한다.

금속 생체재료로 주로 사용되는 금속은 스테인리스 강, 티타늄 기반 합금, 코발트 기반 합금, 마그네슘 합금, 니켈-티타늄 합금 등으로 나뉠 수 있다. 이러한 금속재료는 대략 1,000년 전쯤 금이나 철이 치과용 소재로 사용되었다는 기록이 있다. 하지만 진정한 의미의 금속 생체재료는 20세기에 들어서서 기능적으로 완결성을 갖춘 재료들이 등장하기 시작했다. 1900년대 초반 기능적으로 골절의 치료를 돕고 재생 속도를 높이기 위한 금속판의 사용을 시작으로 다양한 형태의 금속 생체재료들이 등장하기 시작하였습니다. 금속의 물리적인 특성상 뼈의 기능을 대체하고자 하는 시도들이 많지만, 이 외에도 심혈관 장치나, 기타 의료기기의 구조 지지를 위한 재료로 많이 활용된다.

최근의 의학 기술의 발달과 금속재료 가공 기술의 발달을 통해 기능적으로 우수한 금속 생체재료들이 등장하고 있으며, 골절 관련 환자들의 수요도 증가하는 추세에 있다. 그만큼 금속 생체재료의 사용이 많으며, 치과 임플란트와 인공 고관절에 금속 생체재료가 사용되는 것이 대표적인 사례다. 장기간 사용하는 금속 생체재료의 역할은 인체의 구조적인 지지를 위한 경조직을 대신하는 대체물로 많이 사용되기 때문에, 재수술이 없이 장기간 사용하는 것이 금속 생체재료가 갖추어야 할 이상적인 조건이라고 볼 수 있다. 또 다른 예로 금속재료를 단기간 사용하는 것인데, 골절 치료를 위한 임시 뼈 재건 지지대, 치아 충전물, 나사, 등이 있다. 이 경우는 장기간 체내에 삽입된 재료와는 다른 조건을 갖게 된다. 이들을 위해 다양한 기관에서 금속 임플란트 의료기기의 생리 조건 및 적용 부위에서의 물리화학적 특징을 평가하는 기준을 발행하였다. 각각의 사용 부위에 따라 갖춰야 할 재료의 물성이 다르므로 설계할 때 면밀한 고려가 필요하다[1, 2].

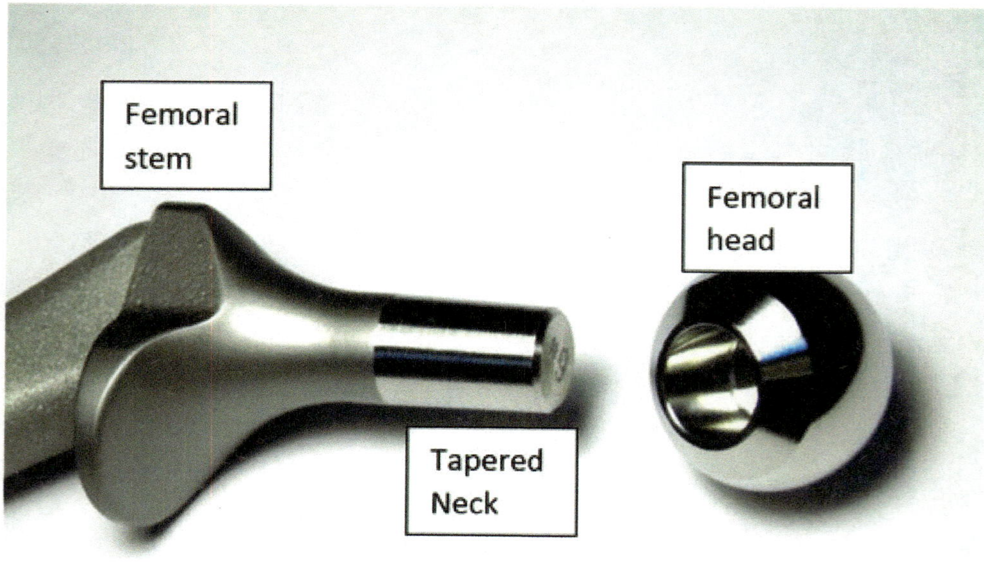

그림 11.1 인공 고관절의 예시[15]

2. 생체재료로서 기본 물성

현대적인 의미의 금속 생체재료가 1900년대 초반부터 사용되었지만 1976년에 발표된 의료기기 개정안을 통해, 현재 시판되고 있는 다양한 금속 생체재료의 물성들이 제안되기 시작했다. 이 개정안이 발표된 이래로 주요 금속들의 체내 반응에 대한 안정성, 기계적 강도, 면역반응, 체내 조직과 상호작용 등을 포함하는 다양한 반응들에 대한 성능들이 더 자세히 보고되기 시작했다. 체내 삽입형 금속 생체재료는 스테인레스 강, 코발트-크롬 합금, 티타늄과 그 합금의 크게 세 가지 종류로 구분할 수 있다. 이러한 금속들이 현재까지 생체재료에 요구하는 물성에 부합하는 재료로 알려져 있다[3].

2.1 금속 생체재료의 특성

금속재료를 포함하는 고체 재료는 특정 원자 혹은 분자들의 배열로 이루어지는 결정으로 볼 수 있고, 이들의 배열 형태는 반복되는 특정 형태를 가지며 이는 전체 재료의 물성에 큰 영향을 미친다. 이러한 패턴은 다양한 연구자들에 의해 7개의 결정 시스템(crystal system)과 14개의 결정격자(crystal lattice)로 구분되었다. 금속은 이 중 비교적 간단한 3가지 형태의 결정 형태를 가진다. 이번 장에서는 결정격자와 결정 시스템에 대한 내용을 더 깊이 있게 다루지 않고 금속재료에서 확인되는 3가지 결정 구조를 간단하게 소개한다. 다음에 언급하는 세 가지 형태의 결정이 금속의 대표적인 결정이다. 단위 셀의 세변의 길이가 서로 같은 육면체인 동시에 두 변이 90°를 이루며 교차하는 형태를 입방정계 단위 셀이라고 하며, 금속의 결정은 입방정계 단위 셀에 속하는 체심입방과, 면심입방 구조를 가진다. 그리고 육방정계 결정시스템을 갖는 조밀육방격자 결정이 있다. 이러한 결정들은 원자간의 전기화학적인 결합으로 형성되기 때문에 결정의 형태는 결정을 이루고 있는 원자의 종류뿐 아니라 원자의 상태 에너지에도 영향을 받는다. 따라서 결정은 같은 원자로 이루어져 있더라고 온도에 따라 다른 결정상을 가질 수 있는데 이를 동소체라 부른다. 금속재료는 이와 같은 결정들의 배열로 이루어진 소재로 볼 수 있고, 이들의 배열의 특징은 금속의 물성에 큰 영향을 주게 된다[4].

대표적인 금속 생체재료인 Ti-6Al-4V는 결정상이 두 개인 합금이다. 알파상은 조밀육방격자 결정으로 티타늄과 알루미늄으로 구성되며, 베타상은 체심입방을 가지며 티타늄과 바닐륨으로 대부분 구성된다. 이 두 상은 결정 구조에 따라 물성이 상이하며 두 상의 혼합비율을 통해 물성이 달라진다. 또한 강철의 경우 실온에서 체심입방 구조를 형성한다. 여기에 Ni을 첨가하기 시작하면 체심입방의 Fe 원자를 대체하기 때문에 면심입방 구조가 생성된다. 이는 오스테나이트계 스테인리스 강에서 발생하는 현상이다(316L). 또한 크롬-코발트 합금의 경우 상온에서 면심입방 구조를 가지지만, 고온에서는 조밀육방격자 구조로 변화되는 특성이 있다[1, 2].

고체재료에서 격자 구조가 배열 상태에 따라 그 재료는 비정질, 다결정, 단결정으로 나뉠 수 있다. 비정질은 재료 전체적으로 결정화되지 않은 상태를 의미한다. 다결정은 배향이 서로 다른 단결정들의 집합이라고 할 수 있으며 이때 부분적으로는 균일한 결정을 갖는다. 단결정은 결정 전체가 결정 축을 따라 일정한 규칙을 갖는 상태를 의미한다. 완벽한 단결정은 재료 내의 모든 원자가 일정하게 배열된 이상적인 형태이며 이 형태를 제외하면 다른 이상적인 결정구조는 없다. 대부분의 금속재료들은 고온의 액체 상태에서 온도가 내려가면서 결정이 형성된다. 고온의 금속 액체가 서서히 냉각되며 내부에 결정 핵을 주변으로 결정이 성장하기 때문에 대다수의 금속재료는 다결정 구조를 갖는다.

결정 결함은 이상적인 단결정 상태에서 벗어나는 결정 상태를 의미한다. 결정 결함은 형태에 따라 0, 1, 2, 3차원 결함으로 구분된다. 배열 중간에 원자 한개의 결함이 생기는 0차원 결함, 선으로 나타나는 1차원 결함(전위라고 함), 경계면 이 결정의 영역을 나누는 2차원 결함, 마지막으로 체적의 경계면을 따라 결정영역이 나눠지는 3차원 결함이 있다. 이러한 결정의 형태는 재료의 벌크 성질에 큰 영향을 미친다[4].

2.2 생체적합성

생체재료는 손상된 장기나 조직의 기능을 대체하거나 회복시키기 위해 만들어진 소재이다. 따라서 그 사용 도중에 손상된 장기와 직접적인 접촉을 할 수밖에 없으며, 이때 손상된 조직과 직접 접촉하거나 손상된 조직 주변의 생리 환경에 노출되게 된다. 생체재료가 그 노출된 환경에 반응하여 다양한 반응을 일으키게 되고, 반응을 일으키는 형태를 4가지 정도로 구분할 수 있다. 첫째로 재료의 생성물이 독성을 미치는 경우, 둘째로 재료가 주위 환경과 반응하지 않는 생체 비활성을 띠는 경우, 셋째는 주위 조직과 활발하게 상호작용하는 경우 생체 활성이라고 하고, 마지막으로 주위 환경과 반응하여 분해가 일어나 생체 내부로 흡수되는 생체 흡수성 반응으로 구분될 수 있다. 이때 독성을 갖게 되면 주위 조직의 괴사를 유발할 수 있다[1].

생체 비활성 물질은 체내 환경과 반응하지 않거나 결합 조직 등에 의해 재료와 인체조직이 직접적으로 접촉하는 것을 방지하는 특성을 갖는다. 생체 비활성이 강한 재료는 인체조직과 재료 사이의 결합력이 약하기 때문에 사용 중에 인체조직과의 결합이 헐거워지거나 떨어지는 경우가 있다. 생체활성 물질은 기본적으로 무독성이며, 생체 비활성 물질과는 다르게 주위 조직과 활발한 상호작용을 하는 특징을 갖는다. 주변 조직과의 활발한 상호작용에는 상처 부위에서 자라 들어오는 원래 조직의 세포 부착, 세포외 기질의 부착 등이 포함된다. 이러한 작용을 통해 재료와 조직간의 계면 결합을 형성하게 된다[5].

1989년 William 등에 의하여 생체적합성이라는 용어가 체계적으로 사용되게 되었다[6]. 생체적합성이라는 용어는 생체재료의 기능과 세포(조직)과 재료와 상호작용을 포괄하는 용어로서 생체적합성을 갖는 재료가 갖는 특징은 다음과 같다. 생체적합성을 갖는 재료는 주위 조직의 세포 사멸을 유도하지 않고, 염증 반응을 일으키지 않으며, 세포나 조직의 기능 이상을 유발하지 않는 특징을 갖는다. 인체조직은 각각의 기능에 따라 다양한 구성으로 이루어져 있어 생체재료는 적용되는 부위에 따라 다양한 생리 환경에 놓인다. 생체재료는 이러한 환경에 사용할 수 있도록 설계되기 때문에 각 의료기기의 생체적합성은 재료의 목적과 사용 용법에 따라 다양한 기준을 가진다. 대표적으로 금속 임플란트는 무독성 원소를 사용해야 하고, 염증 반응이나 알레르기 반응을 유발하지 않아야 한다. 또한 혈액 및 조직과 직접 접촉하는 혈관 스텐트와 같은 경우에는 표면의 생체적합성이 중요한 특징을 갖는다.

체내 삽입형 의료기기 발달은 다양한 조직의 기능을 대체하는 다양한 형태의 의료기기의 개발로 이어졌으며, 소재 기술의 발전과 이식 수술의 수요가 증가함에 따라 생체재료의 사용량 또한 늘어나게 되었다. 이에 발맞추어 다양한 의료기기에 대한 생체적합성 평가 기준들이 확립이 되었다. 목표조직의 기능과 그 주위의 생리환경에 따라 각 의료기기의 생체적합성의 기준은 특징적인 항목을 갖기는 하지만 이러한 경우를 논 외로 하면, 생체적합성을 측정하는 항목은 다음의 네가지로 분류될 수 있다. 첫째는 임플란트 물질 자체의 생체적합성을 평가한다. 둘째는 임플란트 표면이 부식이나 생체에서의 마찰 반응에 의해 용해될 때 나오는 이온들의 생체적합성을 평가한다. 셋째는 임플란트가 이식되었을 때, 그를 둘러싸고 있는 조직의 상태를 통해 임플란트의 생체적합성을 평가한다. 마지막으로는 임플란트와 직접 인접해 있지는 않지만 다른 조직에 생체적합성을 평가함으로써 혈액 등에 의해 전달되는 요인이 있는지 평가한다.

생체적합성은 생체재료의 장기적 기능의 저하, 장치 수명, 면역 및 염증 반응 등에 결정적인 역할을 하므로 재료의 선택에 있어 가장 중요한 요소라고 볼 수 있다. 생체적합성이 우수하지 않은 소재로 인해 기능이 저하된 생체재료가 제 기능을 수행하지 못하면 재수술을 통해 재료를 교체해야 한다. 이러한 경우는 대부분 추가적인 조직 손상과 금전적 비용을 감수해야 하므로 초기 재료의 선정은 매우 중요하다. 금속 생체재료는 주로 하중을 지지하는 역할을 하므로 고강도의 물성이 필요한 경우가 많아 생체적합성에 대한 면밀한 고려가 필요하다. 임플란트에 사용되는 금속 원자들로 철, 크롬, 코발트, 니켈, 티타늄, 탄탈리움, 몰리브덴, 텅스텐 등이 있다. 이는 인체의 미량원소를 포함하고 있으며, 이 금속 원자들은 매우 소량은 인체에 무해하고, 일부 원소는 자체의 체내 독성이 없는 것으로 밝혀졌다. 하지만 금속원소의 체내 농도가 높아지면 독성이 심하고, 발암성을 가질 수도 있다. 이상적으로는 원소 자체에 독성이 없고 불활성인 물질을 선택하여 재료를 개발해야 하지만, 기계적인 물성을 함께 만족시켜야 하므로 현실적으로 어렵다. 따라서 금속재료를 선정하는데 있어 독성이 덜 하고, 내식성 높은 원소 사용하는 것이 중요하다[1].

2.3 내식성

부식은 주위 환경과의 화학 반응으로 인하여 어떤 물질이 구성 원자로 분해되는 현상을 의미하고 내식성은 부식이 일어나기 어려운 성질을 뜻한다. 부식은 전기화학적, 야금학적, 물리화학적, 열역학적 요인 등 재료의 주위 환경에 큰 영향을 받는다. 특히 임플란트는 체액, 혈액 등과 같은 체내 환경적 요인에 의해 부식에 취약한 환경에 놓이게 된다. 예를 들어, 정상 상태의 체액은 거의 중성의 pH를 갖지만 수술이나 부상 등의 염증 상황에 놓은 체액의 pH는 3~4까지 떨어질 수 있다.

금속성 임플란트의 체내 부식은 개발 초기부터 발생한 큰 장애물이었다. 1900년대 초기에 바나듐강을 이용한 금속 임플란트가 개발되었고, 이는 골절 고정판으로 골절 부위를 안정화하여 뼈의 치유를 가속화 하는 것을 목표로 했다. 하지만 고정판이 빠르게 부식되어 기계적 기능 저하, 생체적합성 저하 등으로 인한 어려움이 나타났다. 1924년에 Zierold는 다양한 금속이 생체에 삽입되었을 때 주변 조직에 미치는 영향을 조사하였다. 구리와 니켈은 주변 뼈 조직을 변색시키는 반면 철과 강철은 빠르게 용해되어 조직의 침식을 악화시켰다. 금과 은, 알루미늄과 같은 특정 순수 금속은 조직 변색을 일으키지는 않았지만 임플란트 재료로 사용되기에는 약한 강도를 가지고 있었다.

부식은 생체 내 임플란트를 위한 합금의 설계 및 선택에 중요한 요소이다. 알레르기, 독성, 세포독성, 또는 발암성 물질이 금속재료의(Ni Co, Cr, V, Al) 부식 과정에서 인체로 방출될 가능성이 크다. 또한 다양한 부식 메커니즘으로 인해 임플란트 표면에 손상이 생기거나 재료가 소실되어 임플란트 자체가 느슨해지거나 실패할 수 있다. 체내 삽입형 의료기기로 승인을 위한 기준에 부식, 용해도 테스트, 용출물 독성 평가 등의 항목이 있는 것은 이러한 현상을 사전에 방비하기 위함이다.

금속 생체재료의 내식성이 높을수록 생체적합성이 높다. 오늘날의 임플란트 및 기타 의료기기에 사용되는 금속 대부분이나 합금은 높은 내식성을 갖는다. 금속의 경우는 귀금속(Au, Ag, Pt)의 경우와 같이 금속 표면의 열역학적 구동력이 낮은 재료들이 있고, 일부 합금(스테인리스 강, Co-Cr, Ti, Zr, Nb, Ta 합금)의 경우 체내에서 빠르게 형성된 산화막층이 보호막이 되는 재료들이 있다. 합금의 경우 체내에서 산화막 일부가 소실 되는 경우가 있지만, 대부분은 산화막의 재생이 일어난다. 산화막의 재생이 일어날 때 체액에 드러난 재료에서 일부 이온들이 방출될 수 있다. 산화막의 재생이 완료될 때까지, 재료의 부식과 이온의 방출이 일어나게 되며 재생 시간과 방출되는 금속 이온의 양은 상관관계를 갖는다. 방출되는 이온의 종류는 사용하는 금속 생체재료의 내부 화학적 구조에 크게 의존한다. 또한, 내식성을 향상하기 위해 표면 개질을 활용할 수 있다. 또한 생성된 산화막의 특성과 안정성은 전해질 조성, 산화 환원 조건, 노출 시간 및 온도와 같은 체내의 환경에 크게 좌우된다. 따라서, 재료의 조성이 바뀌는 곳이나 체내의 환경 조건이 불균일한 지점은 재료의 부식이 일어나기에 이상적인 장소이다. 재료를 이식하는 목적과 환부의 생리적인 특성에 맞춘 이상적인 재료의 선택이 필요하다.

정도의 차이는 존재하지만 모든 금속재료는 체내 환경에서 부식이나 이온화에 완전하게 저항할 수 없으므로 사용되는 목적과 용도에 맞게 내식성을 포함한 적절한 물성을 갖는 재료를 선택해야 한다. 보통 금속재료는 사용되는 기간에 따라 임시 임플란트와 영구 임플란트로 분류된다. 판, 나사, 못 등이 임시 임플란트의 대표적인 예시이다[7].

2.4 기계적 강도

금속 생체재료를 사용하는데 있어 재료의 기계적 강도는 생체적합성만큼이나 중요한 요소이다. 금속 생체재료를 사용하는 주된 목적이 생체내의 하중을 지지하는 조직이나 기관(대체로 뼈)을 대체하는 데 있기 때문이다. 재료의 기계적 강도를 평가하기 위해서는 재료에 기계적 하중을 가해주고 이에 대응하는 재료의 물리적 거동을 측정하는 방식을 사용한다. 하중을 버티는 재료의 능력은 경도와 강도로 정의한다. 경도는 움푹 들어가거나 긁힘에 대한 저항성을 지표화한 것이고, 강도는 가해진 하중에 의해 재료의 변형이 일어나는 정도를 측정하여 정의된다. 재료에 가해지는 힘이 제거되었을 때 재료의 구조가 원래의 상태로 돌아와 일시적인 변형만이 일어난 경우를 탄성 변형이라고, 재료에 가해지는 힘이 제거되었을 때 재료의 구조가 변형된 상태를 유지하였을 때 이를 영구변형 혹은 소성변형 이라고 한다. 일반적으로 가해지는 하중이 증가할수록 먼저 탄성 변형이 일어나고, 더 높은 하중에 대하여 소성 변형이 일어나게 된다. 탄성 변형의 경계에 있는 응력을 항복응력이라고 한다.

금속성 생체재료는 대부분 뼈를 대체하기 위해 사용되므로, 원래 조직과 유사한 기계적 특성을 갖도록 설계되어야 한다. 이때, 고려하는 요소로는 극한 강도, 항복 강도, 피로 강도, 탄성 및 파괴 인성, 연경 경도, 및 내마모성이 있고 이는 재료와 재료의 구조에 영향을 받는다. 그러므로 대체하려고 하는 경조직의 기능과 구조에 맞는 재료의 선정이 매우 중요한다. 대표적으로, 고관절 대체 보철물은 사용자의 체중과 관절의 지속적인 움직임에 의해 발생하는 정적인 하중 및 동적이고 주기적인 하중, 즉 인체 내의 복잡한 작업 조건을 장기간 버틸 수 있도록 설계되어야 한다. 유사한 예로 무릎 관절, 척추 고정판 등과 같은 소재도 있다. 이렇게 반복되는 하중에 노출된 재료는 고유의 인장강도보다 훨씬 낮은 환경에서 파괴될 수 있기 때문이다. ASTM 표준은 이러한 조건을 만족시키는 금속 생체재료의 강도 및 피로 시험법을 확립하였다[1, 2].

2.5 내마모성(wear resistance)

마모는 재료의 표면과 접촉하는 물질(들) 사이의 상대적인 운동 때문에 발생하는 재료의 점진적인 손실을 포함하는 재료 표면의 손상으로 정의할 수 있다. 현재까지 이상적인 물성을 갖는 금속 임플란트 재료는 나오지 않았지만, 마모와 부식은 임플란트 실패의 주요 원인으로 알려져 있다. 따라서 생체재료는 높은 내마모성을 가져야 하며 체내에서 미끄러지는 운동을 할 때 낮은 마찰 계수를 나타내야 한다. 마찰계수가 증가하거나 내마모성이 감소하면 임플란트가 헐거워 질 수 있고 이는 임플란트의 실패로 이어질 수 있다. 대표적인 사례로 의치의 마모, 심장 판막의 마모, 골절 회복용 금속판 및 나사, 인공 심장 펌프의 마모등 지속적인 마찰이 생성될 수 있는 부위에 이식된 금속 생체재료의 장기적인 성능에 크게 영향을 주는 주요 요소로 분류된다.

이전 장에서 살펴본 바와 같이 이상적인 금속재료의 조건을 충족시키는 재료는 아직까지 없다. 그런데도 임플란트 소재로 많이 사용되고 있는 합금들은 생체적합성과 내식성등이 우수한 특징을 갖고 있다. 이러한 특성은 합금 표면에서 일어나는 산화막의 존재와 연관이 깊다. 금속재료가 체내에 삽입되었을 때 발생하는 산화막은 생체 조직과 재료의 본체 성질(bulk property)을 분리하는 중요한 역할을 한다. 이러한 표면 성질은 내식성뿐만 아니라, 재료와-체내 조직, 재료와-재료 사이의 마모에도 크게 영향을 미칠 수 있기 때문에 재료 표면의 적절한 개질은 금속 생체재료의 설계에 매우 중요한 요소이다.

금속 생체재료의 표면을 가공하는 방법으로는 표면에 연마재를 고속으로 분사해 불순물을 제거하는 블라스팅(blasting), 산화피막 처리를 하는 부동태 처리(passivation), 전기화학적 방법으로 균일하고 치밀한 산화피막을 쌓아 올리는 양극산화법(anodization, alumite), 금속 표면에 질소 원자를 도입시키는 nitriding, 플라즈마 처리, 레이저 합금, 물리적 기상 증착(physical vapor deposition, PVD), 화학적 기상 증착(chemical vapor deposition, CVD) 등이 사용된다. 이외에도 다양한 물질로 표면에 코팅 하는 방식이 많이 사용되고 있다. 표면 가공의 목적은 마찰이나 생리활성 상태에서 표면의 손상을 줄여 재료의 추가적인 손상을 줄이는데 있다[8].

3. 금속 생체재료의 활용

3.1. 스테인리스 강

스테인리스 강은 크롬과 니켈이 포함된 강철 합금을 일컫는 용어로, 녹이나 부식이 적은 재료로, 크롬과 니켈 이외에도 탄소, 망간, 몰리브덴, 알루미늄, 티타늄 등이 혼합된 합금도 존재한다. 스테인리스 강은 각 금속원소의 혼합비율(화학조성)과 제조법에 따라 특징이 다르다. 스테인리스 강은 300시리즈로 이름이 명명되는 오스테나이트계가 전체 스테인리스 강의 70%를 차지하고 있으며, 페라이트계, 마르텐사이트계의 세 가지 주요 클래스를 가지고 있으며, 이들은 서로 다른 미세 구조를 가지고 있다.

스테인리스 강의 기본적인 화학조성에 대해 알아보기 위해 대표적인 스테인레스 강인 오스테나이를 살펴보면 다음과 같다. 스테인리스 강 302는 대표적인 오스테나이트 스테인리스 강으로 철 이외에 18%의 크롬과 8%의 니켈로 구성된다. 열처리를 통해 강도를 증가시킬 수 없고, 내식성과 내마모성이 우수하고 자성이 없어 MRI 촬영을 방해하지 않아 생체재료로 활용된다. 이외에도 페라이트게, 마르텐사이트계 스테인리스 강이 존재하지만, 내식성과 강도가 오스테나이트계 스테인리스 강보다 약하기 때문에 생체재료로서 더는 사용하지 않는다.

앞서 언급한 바와 같이 금속재료는 세 가지 주요 결정구조(체심입방, 면심입방, 조밀육방)으로 이루어져 있다. 생체재료에 사용되는 스테인리스 강은 보통 면심입방 결정 구조를 가진다. 스테인리스 강을 만들기 위해 혼합되는 대표적인 금속원소인 크롬은 주위 산소와 반응하여 산화크롬(Cr_2O_3)으로 빠르게 산화되어 금속 전체에 얇은 산화막을 형성하며 이는 내식성을 높이는 주요 원인이기도 하다. 크롬의 첨가는 체심입방 구조를 유발하기 때문에, 면심입방체를 안정화하기 위하여 니켈, 망간, 및 질소를 첨가하기도 한다. 오스테나이트 스테인리스 강의 저온 가공을 위하여 소량의 탄소가 사용되기도 하는데 높은 탄소 함유량은 크롬 탄화물을 생성하여 강도를 떨어뜨리기도 한다. 저탄소 스테인리스 강은 모델명 뒤에 'L'이 추가하여 표기한다.

스테인레스 강은 1926년 정형외과에서 처음 사용되었다. 초기에 사용한 스테인리스 강은 18%의 크롬과 8%의 니켈을 포함하는 스테인리스 302였으며, 여기에 내식성 향상을 위해 몰리브덴을 포함한 모델(316)이 개발되었다. 1943년까지 스테인레스 강은 의료 소재로 활용이 없다가 내식성이 우수하여 항공분야에서 많이 활용되던 AISI 304가 체내 임플란트 물질로 언급되면서 다시금 생체소재로 주목받게 되었다. 1950년대에 개발된 스테인리스 강 316L은 스테인리스 강 316에 비해 탄소 함유량이 0.05 wt.%로 줄어 내식성과 용접 편의성이 증가하는 등의 물성을 가졌다. 1960년대에는 영국의 정형외과 의사 John Charleny

에 의해 스테인리스 강을 사용하는 고관절 전치환술이 시행되었다. 고관절 전치환술에 사용된 보철물은 고밀도 폴리에틸렌 소켓에 스테인레스 볼이 들어가 있는 형태이었다. 또한 1980년대에는 316L과 비교해 크롬, 망간, 질소 함량을 높여 내식성과 기계적 특성이 향상된 Rex 734(Ortron 90) 및 22-13-5와 같은 합금이 개발됐다. 또한, 최근 니켈의 부작용에 대한 우려가 커져 니켈의 사용을 완전히 배제하고 망간과 질소를 사용하는 BioDur 108이 개발되었다[1, 2, 9].

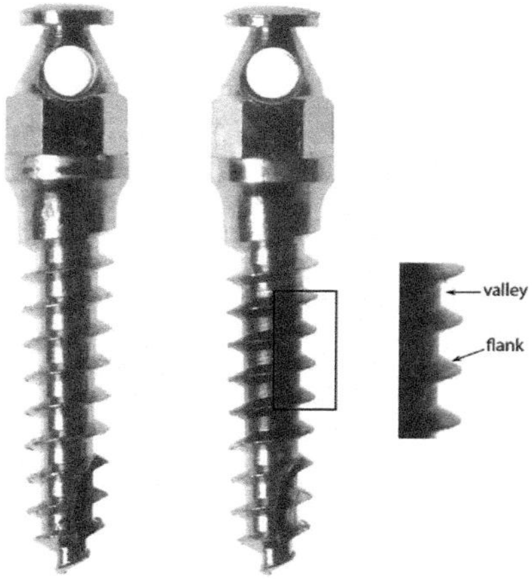

그림 11.2 스테인리스 316 SS 치과 보철용 스크루 [13]

3.2. 티타늄 합금

앞서 소개한 바와 같이 현대 외과용 생체소재의 역사는 1900년대 초반부터 시작됐다고 볼 수 있고, 초반에 주로 사용됐던 금속은 스테인리스 강과 코발트 합금으로 볼 수 있다. 티타늄과 티타늄 합금은 1950년대에 동물실험을 통해 티타늄 실린더가 토끼의 대퇴골과 융합될 수 있음을 발견하고, 최초의 치과용 티타늄 보철물은 1965년 Branemark라는 정형외과 의사에 의해 사용되었다. 이 치과 보철 치료의 결과가 우수하였기 때문에 티타늄 재료의 사용이 활발해지기 시작했다.

티타늄 및 일부 티타늄 합금은 일반적으로 생체적합성 및 내식성이 다른 금속재료에 비해 우수하다고 알려졌다. 강도는 적절하고 탄성계수가 낮아 인간 뼈와 유사한 특성을 갖는데 이는 뼈 대체 재료로 활용 시 중요한 물성이다. 이 티타늄 합금은 실온에서 결정의 형태가 알파, 베타, 알파-베타로 구분되는 3개의 미세 구조를 갖는다. 알파 구조는 안정한 상으로 알파구조의 티타늄은 고온의 열처리에도 내부구조의 변화가 적어 강도 등의 물성이 변하지 않지만, 베타구조의 티타늄은 결정의 안정성이 낮아 물성의 변화가 일어난다. 하지만 베타구조의 티타늄은 저온에서도 가공할 수 있고 뼈와 탄성계수가 유사한 장점이 있다. 따라서 티타늄 합금은 이 두 가지 구조를 혼합한 상을 갖도록 제조되는 경우가 많다. 이처럼 티타늄 합금은 뼈를 대신하는 재료로 사용되기 때문에 보철치료 실패로 인한 재 치환술을 줄이면서 뼈와 유사한 강성을 갖도록 제조되어야 한다[10].

따라서 금속재료를 필요한 강도를 유지하면서 원하는 모양으로 성형하는 기술이 필요하다. 이런 설계상의 어려움을 극복하는 방법으로 외부의 모양만 성형하는 것이 아니라 기기 내부의 구조에 기공 등을 형성하여 적절한 탄성계수, 강도 등을 갖는 설계 방법이 제시되고 있다. 이러한 구조는 다양한 철골 구조물이나 산호, 균류, 해면골에서도 확인할 수 있다. 티타늄은 성형이 어려워 티타늄 합금을 이용한 보철물을 만드는 공정은 다른 금속 가공 공정 대비 고비용인 것으로 알려져 있다. 따라서 이러한 복잡한 공극을 형성하는 데에 분말 야금 방법을 활용할 가능성이 소개되고 있다. 티타늄 원재료의 분말크기와 공극제 처리온도 등을 조절하여 적절한 기계적 성질, 다공성, 기공 모양, 공극의 상호 연결성을 갖는 형상을 제조하는 사례들이 보고되어 있다. 하지만 Ti, Nb, Ta의 녹는점이 매우 높고 화학성 반응성이 너무 높아 주조의 어려움이 있고, 또한 도가니에서 반응시킬 때 도가니와 접촉하는 부분에서 오염이 일어나거나 공극재에 의해 오염이 일어나기도 한다. 이러한 단점들을 보완하기 위해 최근에는 전자기력을 이용하여 가열 혼합하는 CCLM(cold crucible levitation melting)법이 사용되기도 한다[10, 11].

티타늄 합금 재료의 탄성계수는 대략 50~110 GPa 사이이며 이는 스테인레스 강(~210 GPa), 코발트-크롬강(~230 GPa)에 비해서 작은 값을 가진다. 기계적 강도를 증가시키기 위해 산소나 다른 틈새 요소를 조절하는 금속-용액 강화 방법을 사용할 수 있다. 또한 금속 경화 메카니즘을 통해서도 기계적 강도를 높일 수 있다. 에이징이나 저온 가공공정에서 탄성계수를 증가시킬 수도 있다. 또한 티타늄 합금은 다른 소재보다 내식성이 높고 피로강도가 높다. 금속 생체재료는 재수술 없이 장기간 체내에서 사용되어야 하므로 피로강도는 매우 중요하다. 특히 인공고관절의 피로강도 저하로 인한 실패 사례들이 2000년대 이후에도 계속 보고되는 만큼 금속재료의 피로강도 특성에 대한 이해가 중요하다.

또한 티타늄 합금은 부적절한 표면산화물의 결과로 인한 내마모성이 낮은 단점이 있다. 내마모성이 낮은 재료는 마모에 의한 재료의 소실은 주변 조직의 염증, 골용해, 금속증(metallosis), 골흡수로 인해 임플란트 재료와 조직간의 유착이 느슨해질 수 있다. 내마모성의 증가를 위해 표면을 산화시키거나 질소산화물 처리를 하는 방법을 사용하기도 한다.

티타늄 합금의 생체적합성이 우수한 원인은 금속 표면의 산화막이 중요한 역할을 하기 때문이다. 의학 기술의 발전을 통해 생체재료의 표면과 인체와의 상호작용의 중요성이 밝혀져 생체재료의 표면의 기능성을 부여하는 연구들이 수행되었다. 표면에 기능성을 부여하는 방법으로 알칼리 열처리 공정, 산성 공정, 양극 산화(아노다이징), 과산화수소 처리, 플라즈마 처리, 샌드 브라스팅, 졸겔 처리 등을 통해 티타늄 합금의 생체적합성을 높이는 시도들

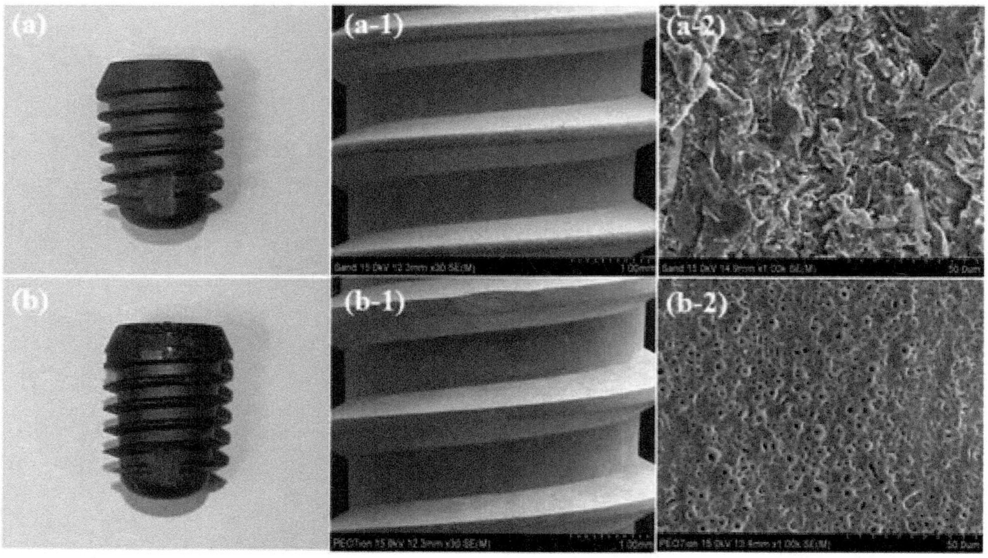

그림 11.3 티타늄 합금(Ti–6Al–4V)으로 제작한 치과용 임플란트 물질(a : sand balsting, b : plasma electrolytic oxidation) [14]

이 보고 되고 있다. 이중에서도 양극 산화 방법은 비용 대비 효율성 및 편의성도 높아 생체 활성을 향상시키는데 널리 사용된다[1, 2, 11].

3.3 코발트 합금

코발트 합금은 19세기 초에 스텔라이트라고 불리는 코발트-몰리브덴 합금이 Haynes에 의해 개발되어 알려지게 되었다. 처음 개발되었을 때 코발트 기반 합금은 우수한 내마모성, 고온에서 다른 금속 합금 대비 높은 강도와 내식성을 보여주어 처음에는 항공기 엔진에 제작에 사용했다. 1930년대에 들어서 의료용으로 사용되기 시작되었으며 처음 알려진 코발트 합금은 치과용으로 주조된 Co-Cr-Mo 합금(비탈륨)이었다. 비탈륨은 주로 치과용 소재로 사용되다가 1940년대에 들어서 정형외과 수술에도 사용되기 시작했다. 특히 코발트 합금의 적절한 기계적 강도와 우수한 내마모성으로 인해 고관절 보철물에 주로 적용이 시도되었다. 하지만 코발트 합금은 주위 뼈 조직과 자발적으로 결합을 이루지 못하는 한계점을 가지고 있었기 때문에 살아있는 뼈 조직과 결합을 유도하기 위해 생리활성 물질로 코발트 합금의 표면을 코팅시키는 시도들이 보고되었다[10].

코발트 합금은 내식성과 강도가 스테인리스 강보다 우수하고, 주조 및 단조 Co-Cr-Mo 합금은 스테인리스 강 및 티타늄 합금보다 우수한 내마모성으로 인해 인공 관절의 슬라이등 부품에 가장 적합한 생체재료로 여겨졌다. 이 외에도 심장 판막 게이지, 스텐트에 이르는 광범위한 사용범위를 가지고 있다. 이러한 코발트 합금은 크게 단련용 코발트 합금, 주조용 코발트 합금의 두 가지로 분류될 수 있다.

단련용 코발트 합금은 풀림상태(annealing codition)에서 면심입방 구조를 안정화 시키기 위하여 비교적 낮은 Cr 함량(19~21 wt%)과 더 높은 수준의 Ni, Fe, Mn 함량을 가지고 있다. 저온 단련과 같은 추가적인 기계적 변형은 밀집육방정계 상으로의 변형(전단 유도 마르텐사트형 변형)의 원인이다. 이 변형이 일어나게 되면 면심입방 기질과 미세한 밀집육방정계로 이루어진 판이 전체 재료의 기계적 성질을 향상시킨다. 또한, 500~600℃ 사이의 온도로 강화시키는 과정에서 미세 밀집육방정계로 이루어진 판에 Co_3Mo 탄화물이 침전되면 추가적인 경화 작용이 일어난다[11].

CoNiCrMo(MP-35N)은 단련과 주조 방식으로 가공될 수 있고 기계적 특성은 유사하지만, 단련을 통해 생산된 합금이 내마모성과 내식성이 우수하다. 이러한 이유로 단련을 통해 생산된 MP-35N이 고관절 이식용 줄기에 사용된다.

코발트 합금의 주조는 보통 1,350~1,400℃에서 진행된다. 용융 온도를 낮추기 위해 최대 0.5 wt%의 탄소를 함유시키기도 한다. 몰리브덴(Mo)는 단련과 주조에서 모두 사용되며 더 미세한 입자를 생성시켜 강도를 높이기 위해 사용된다. 주조용 코발트 합금의 수지상 중심부는 면심입방격자 구조의 코발트가 풍부한 기질(알파 상)으로 구성된다. 수지상간 영역은 코발트가 풍부한 기질인 감마상, Cr이 풍부한 M23C6, M7C3 그리고 Cr/Mo가 풍부한 시그마 상으로 구성된다. 이 상들은 주조 과정에서 생성되게 되며 연성을 매우 감소시키는 동시에 내식성도 저하시킨다.

코발트 합금은 기계 가공이 어렵고 비용이 많이 드는 단점을 가지기 때문에 이를 극복할 방법이 필요하다. 주조 가공은 후가공을 최소로 할 수 있는 가공법이며. 주조용 합금은 내마모성, 내식성이 비 주조용 합금보다 우수한 특성을 가지고 있으나 피로강도 및 파괴인성이 약한 단점을 가지고 있다. 이러한 단점을 극복하기 위해 HIP(hot isostatic pressing)과 같은 분말 야금 기술은 미세구조를 개선하여 기계적 특성을 향상시키는데 사용하기도 한다[12].

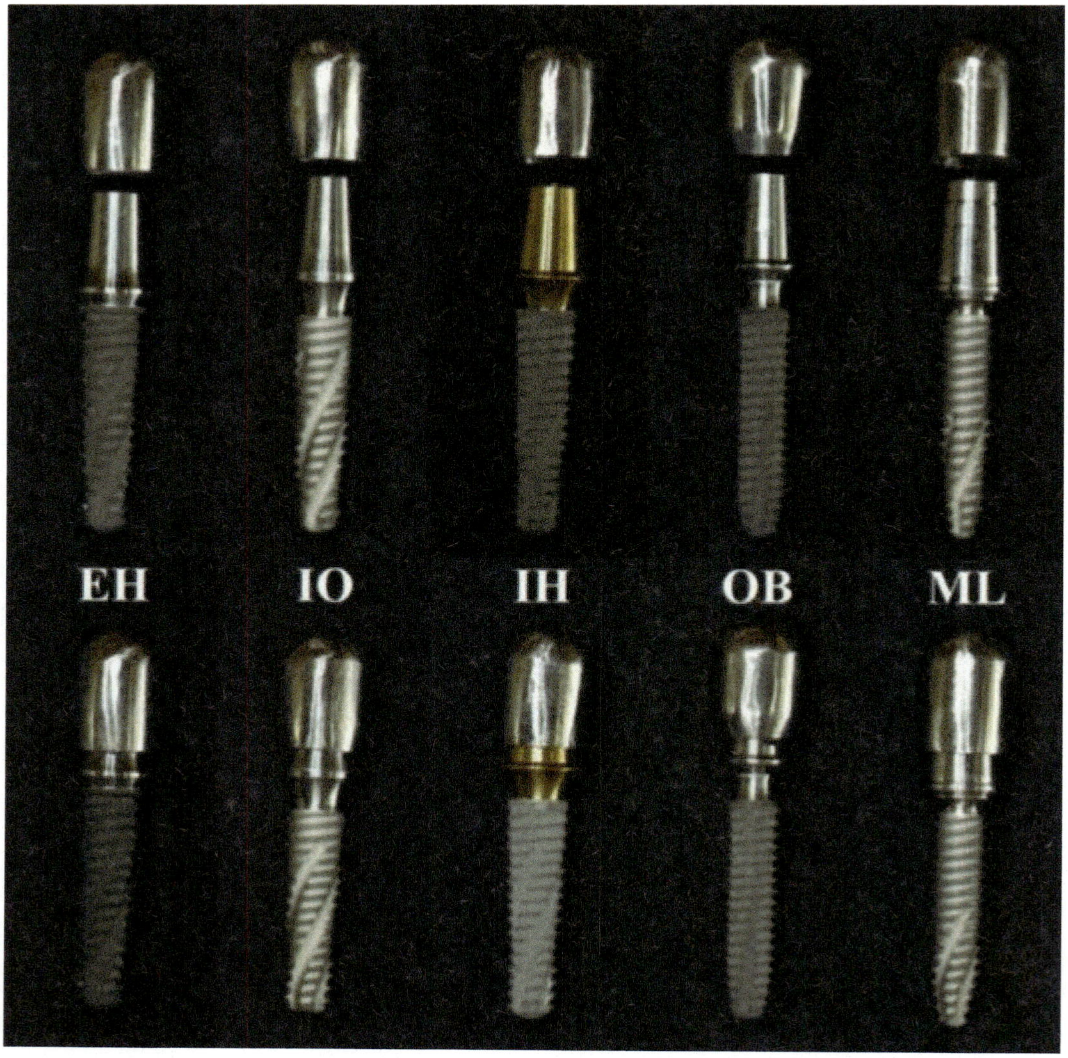

그림 11.4 임플란트 시스템(임플란트, 의치 받침대, 코발트-크롬 코핑), EH : 외부 육각 연결 ; IO : 내부 팔각형 연결 ; IH : 내부 육각 연결 ; OB : 일체형 임플란트 ; ML : 마이크로 잠금 임플란트 시스템 [16]

참고문헌

[1] Zivic, F., Affatato, S., Trajanovic, M., Schnabelrauch, M., Grujovic, N., & Choy, K. L. (Eds.). (2017). Biomaterials in clinical practice : advances in clinical research and medical devices. Springer.

[2] Black, J., & Hastings, G. (Eds.). (2013). Handbook of biomaterial properties. Springer Science & Business Media.

[3] Park, J. B., & Bronzino, J. D. (2002). Biomaterials : principles and applications. crc press.

[4] 이시우 (2010). 재료과학과 공학 : 고체상태의 기본원리. 교보문고

[5] Breme, H., Biehl, V., Reger, N., & Gawalt, E. (2016). A metallic biomaterials : Introduction. In Handbook of Biomaterial Properties (pp. 151–158). Springer, New York, NY.

[6] Williams, D. F. (1989). A model for biocompatibility and its evaluation. Journal of biomedical engineering, 11(3), 185–191.

[7] Eliaz, N. (2019). Corrosion of metallic biomaterials : a review. Materials, 12(3), 407.

[8] Hussein, M. A., Mohammed, A. S., & Al–Aqeeli, N. (2015). Wear characteristics of metallic biomaterials : a review. Materials, 8(5), 2749–2768.

[9] Prasad, K., Bazaka, O., Chua, M., Rochford, M., Fedrick, L., Spoor, J., ... & Bazaka, K. (2017). Metallic biomaterials : Current challenges and opportunities. Materials, 10(8), 884.

[10] Niinomi, M., & Boehlert, C. J. (2015). Titanium alloys for biomedical applications. In Advances in metallic biomaterials (pp. 179–213). Springer, Berlin, Heidelberg.

[11] Chen, L. Y., Cui, Y. W., & Zhang, L. C. (2020). Recent development in beta titanium alloys for biomedical applications. Metals, 10(9), 1139.

[12] Aherwar, A., Singh, A. K., & Patnaik, A. (2016). Cobalt Based Alloy : A Better Choice Biomaterial for Hip Implants. Trends in Biomaterials & Artificial Organs, 30(1).

[13] Kang, H. K., Chu, T. M., Dechow, P., Stewart, K., Kyung, H. M., & Liu, S. S. Y. (2016). Laser–treated stainless steel mini–screw implants : 3D surface

roughness, bone−implant contact, and fracture resistance analysis. European journal of orthodontics, 38(2), 154−162.

[14] Kaseem, M., & Choe, H. C. (2021). Acceleration of bone formation and adhesion ability on dental implant surface via plasma electrolytic oxidation in a solution containing bone ions. Metals, 11(1), 106.

[15] Ryu, J.J., Shrestha, S., Manogharan, G. Jung, J.K. (2019). MSliding Contact Wear Damage of EBM built Ti6Al4V : Influence of Process Induced Anisotropic Microstructure. Metals, 8, 131.

[16] Choi, J. W., Choi, K. H., Chae, H. J., Chae, S. K., Bae, E. B., Lee, J. J., ... & Huh, J. B. (2018). Load−bearing capacity and retention of newly developed micro−locking implant prosthetic system : An in vitro pilot study. Materials, 11(4), 564.

제 12 장

복합 생체재료

장경제·정종훈

1. 서론

고분자, 세라믹, 금속 및 복합 재료를 기반으로 한 생체재료는 다양한 질병의 진단 및 치료를 위한 의공학 응용 분야에서 오랜 역사를 가지고 있다[1]. 대표적인 유기 생체재료는 고분자를 기반으로 한다. 생체적합성과 생분해성을 갖는 고분자의 특성 때문에 다양한 형태의 생체적합성 고분자가 개발되고 있다[2]. 유리, 세라믹 및 미네랄과 같은 무기 재료도 바이오 분야에 적용된다. 무기 재료는 기계적, 열적, 광학적, 자기적 특성 및 다공성 구조 등에서 유기 재료에 비교해 장점을 갖고 있다. 많은 바이오 소재가 유기물과 무기물을 개별적으로 사용하지만 고 기능성 바이오 소재에 대한 수요가 증가함에 따라 유/무기 하이브리드 소재의 개발이 요구된다[3]. 유기/무기 하이브리드 복합재료(organic/inorganic hybrid composite)는 일반적으로 무기물 요소와 유기물 요소가 밀접하게 결합된 재료로 정의된다[4]. 무기 세라믹 입자를 포함하는 고분자 복합재료는 기계적 성질이 우수하여 골이식용으로 적합하다. 하이브리드 소재의 물리 화학적 특성을 바탕으로 다양한 의약품 및 의료 기기(예 : 약물 전달체, 조직공학용 스캐폴드, 혈관 스탠트, 치과용 임플란트 등) 개발에서 유/무기 하이브리드 생체재료가 주목받고 있다[5]. 또한, 유기/무기 하이브리드 나노복합체(organic/inorganic hybrid nanocomposite)는 일반적으로 서브 미크론 크기의 유기 및 무기 재료의 혼합물로 정의된다[6]. 예를 들어, 물에 분산되지 않는 무기 나노입자[예 : 금 나노입자(AuNP), 산화철(Fe_3O_4) 나노입자, 반도체 양자점(QD), 탄소 점 등]는 유기 고분자를 이용한 표면 개질에 의해 물에 분산될 수 있다. 생성된 하이브리드 물질은 진단 또는 치료제로 사용될 수 있다[7, 8]. 따라서 유기/무기 하이브리드 나노복합체는 무기 나노입자의 광학적 또는 물리적 특성을 활용하여 생체 의학 영상화에 사용할 수 있으며 유기 생체재료의 표면 코팅을 통한 약물 전달이 가능한 새로운 기능성 치료제 개발이 가능하다. 본 챕터에서는 약물 전달, 유전자 전달, 광선 요법, 이미징 및 다기능 시스템을 포함한 다양한 조직공학적 응용을 위한 다양한 유형의 유기/무기 나노하이브리드 복합재료 및 나노복합체의 최신 연구 동향을 다룰 예정이다[9].

1.1 유기(organic) 생체재료

조직공학은 화학, 재료공학, 공학, 생물학, 의학 등 다양한 학문이 융복합된 연구 분야이다. 조직공학의 주요 목표는 생체 계면을 모사한 조직을 성공적으로 개발하는 것이다. 개발한 조직은 기존 조직과 잘 유착되어야 하며, 여러 가지 특성들을 제어할 수 있어야 한다. 이는 기질(예 : 고분자, 세라믹, 금속), 생체 활성 분자(예 : 성장 인자 또는 효소) 그리고 특정 조직 및 기관에 적용되는 세포의 적절한 조합을 통해 달성된다[5]. 고분자재료는 대표적인 유기 생체재료로서 조직공학에 널리 활용되어 왔으며 천연고분자와 합성고분자를 포함한다[10, 11]. 고분자 소재는 하이브리드 생체재료의 가장 중요한 구성 요소 중 하나이다. 조직공학적으로 사용되기 위해서 고분자 재료는 생분해성 및 생체적합성을 가져야 하며 돌연변이 및 강력한 면역 반응을 일으키지 않아야 한다[12]. 또한, 지지체로 사용되는 고분자는 세포 혹은 조직과 물리화학적으로 상호작용을 해야하며 체내 효소에 의해 일정 시간이 지나면 자연스럽게 분해되어야 한다[13]. 고분자 생체재료의 화학적, 기계적 특성은 사용되는 고분자의 종류, 구조, 다른 재료와의 혼합 등에 의해 달라진다. 각각의 고분자 물질이 갖는 특성에 따라 피부[14], 뼈와 연골[15], 간[16], 심장과 혈관[17], 방광[18], 췌장[19], 신경[20], 각막[21] 등 각각의 특성에 적합한 조직의 재생을 위한 연구에 활용되고 있다. 고분자는 크게 천연고분자와 합성고분자로 나눌 수 있다. 천연고분자는 생명체를 구성하고 있는 재료로 다당류 및 단백질 등이 포함된다. 일반적으로 생리활성을 가지며 이를 통해 세포화 상호작용하여 세포의 기능성을 향상시킬 수 있다. 대표적인 물질은 실크, 콜라겐, 젤라틴, 피브리노겐, 히알루론산, 엘라스틴, 케라틴, 액틴, 미오신 등의 단백질과 셀룰로오스, 덱스트란, 키토산, 키틴, 글리코사미노글리칸 등의 다당류 그리고 DNA, RNA와 같은 핵산이 있다. 합성고분자는 주쇄가 C-C-나 C-O-C결합으로 이루어진 고분자 재료이며, 이는 활용하고자 하는 목적에 맞게 다공성, 분해시간, 기계적 특성 등을 조절할 수 있다는 장점이 있다. 일반적으로 천연고분자보다 저렴하며, 대량생산이 가능하고 유통기한이 길다는 특징이 있다. 대표적인 물질은 polyglycolic acid(PGA), polylactic acid(PLA), polycaprolactone(PCL), poly(N-isopropylacrylamide)(PNIPAM) 등이 있다[22]. 또한, 유기물질은 하이브리드 나노복합체의 구성요소로서, 무기물의 표면의 기능성을 강화하여 하이브리드 생체재료로서 필요한 성질을 가지도록 활용될 수 있다. 유기 재료는 분산성, 안정성 및 생체적합성 등의 기능을 개선할 수 있어 무기 재료보다 유연하게 생체에서 사용될 수 있다. 예를 들어, 적절한 유기 생체재료를 이용하여 무기 나노입자의 표면을 활성화 시키면 효율적인 세포 흡수 및 결합 특이성을 가진 나노입자를 설계할 수 있다[8].

1.2. 무기(Inorganic) 생체재료

금속, 유리, 세라믹 및 미네랄과 같은 무기 재료도 바이오 분야에 응용된다. 무기 재료는 기계적, 열적, 광학적, 자기적 특성 및 연결된 다공성 구조를 포함하여 유기 재료에 비해 우수한 특성을 갖는다[3]. 지지체 제작에 활용되는 세라믹 소재는 생체 내에서의 상호작용에 따라 비흡수성, 생체활성, 생분해성으로 구분할 수 있다[23, 24]. 알루미나, 지르코니아, 실리콘 질화물은 비흡수성 세라믹이다. 생체활성 세라믹에는 고밀도 수산화인회석과 일부 유리세라믹이 있고, 생분해성 세라믹에는 인산알루미늄, 인산칼슘, 파리 석고, 수산화인회석(HA, hydroxyapatite) 및 삼칼슘인산(TCP, tricalcium phosphate) 등이 있다[25]. 세라믹은 높은 내식성과 압축저항 등의 특성을 갖고 있다. 또 이를 활용한 생체재료가 뼈와 같은 신체의 일부를 대체하거나 보강하는데 유리함이 확인되며 조직공학 분야에서 바이오세라믹의 중요도는 더 높아졌다. 하지만 세라믹 소재는 취성, 낮은 파괴강도, 가공의 어려움, 유연성의 부족 등의 단점으로 단독으로는 활용도가 낮다. 따라서 유연하고 기계적 강도가 부족한 고분자 재료와 부서지기 쉬운 바이오세라믹을 조합한 복합 재료가 많이 연구되고 있다. 이러한 복합재료는 향상된 기계적 특성을 가지며, 혼합하는 세라믹에 따라 고분자의 분해 속도와 특성도 조절 가능하다[26, 27]. 고분자 재료가 분해되며 지지체의 안정성과 강도를 유지하는데 도움을 줄 수 있으며, 신체 조직의 복구 속도와 흡수율을 맞출 수도 있다.

금속 생체재료는 손상, 손실된 인체 조직의 기능을 복구, 대체하기 위해 다양한 형태로 사용되고 있다[28]. 일반적으로 금속 생체재료는 강도가 강하여 일상적인 활동에서의 기계적 부하를 견디기 적합하며, 이를 활용해 정형외과적 목적의 플레이트 및 나사 그리고 치과 치료용 임플란트 등에 많이 사용된다[29]. 현재 의료분야에서 활용되고 있는 대표적인 금속 생체재료로는 코발트-크롬 합금(CoCrMo), 316L 스테인리스 강, 티타늄 합금(Ti6Al4V) 등이 있다. 코발트-크롬 합금과 스테인리스 강은 티타늄 합금보다 더 높은 내마모성을 갖는다는 장점이 있으나 Ni, Cr, Co의 금속이 알레르기 유발 가능성과, 생체 내 환경에서의 부식 위험으로 현재는 활용도가 낮다[30-32]. 이에 반해 티타늄과 티타늄 합금은 높은 생체적합성과 기계적 특성으로 현재 의료분야에서 가장 활발하게 사용되고 있는 금속 재료이다[33-35]. 티타늄은 무독성, 내식성으로 생체 환경에서 유리하며, 알레르기 유병율이 낮고, 비강자성으로 자기공명영상장치(MRI, magnetic resonance imaging) 등의 촬영에 있어 문제가 되지 않는다는 특징이 있다[36, 37].

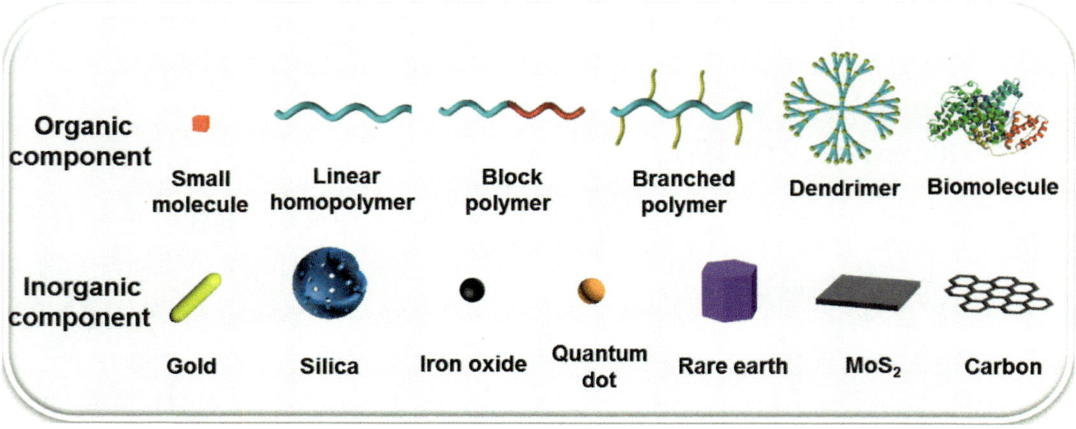

그림 12.1 하이브리드 생체재료에 사용되는 유기 및 무기 소재

1.3 유기/무기 하이브리드 생체재료의 개발 필요성

유기 생체재료 및 무기 생체재료는 조직공학 분야에서 독립적으로 많이 사용되어 왔다. 유기 생체재료인 고분자 소재는 다양한 기능을 가지고 있으며, 추가적인 작용기 혹은 공중합체 설계의 유연성으로 인해 여러 용도로 사용되는 재료이다. 이러한 관점에서 합성고분자 및 천연고분자는 응용되는 분야에 따라 요구되는 성질들을 쉽게 조절할 수 있다. 이러한 장점에도 불구하고 고분자 소재는 물성이 약하다는 단점이 있다. 조직공학적인 측면에서 고분자 소재는 연조직에 적합할 수 있지만 뼈, 힘줄 등에 적용하기에는 한계가 있다[22]. 이식되는 소재의 물성은 세포와 조직의 성장에 영향을 미치기 때문에 고분자 재료의 기계적 성질을 향상시키는 것은 필수적이다. 이를 위해 화학적 가교를 통해 이러한 문제를 해결하기 위한 시도가 되어왔지만 실제 조직과 유사한 수준으로 물성을 향상시키기엔 한계가 있다[38, 39]. 이러한 단일 재료의 한계로 인해 무기 및 유기 함량을 모두 포함하는 소위 하이브리드 재료가 사용되기 시작하였다[40]. 다양한 조직공학 응용을 위한 하이브리드 생체재료의 설계는 의공학적 요구 사항을 충족해야 한다. 고분자 소재는 대표적으로 생체적합성 및 생분해성이 필요하며, 무기질 소재는 원하는 조직과 일치하도록 안정성 및 기계적 특성이 필요하다[22]. 조직공학 분야에서 복합 생체재료의 활용은 재료의 종류와 비율을 조정함에 따라 다양한 기계적, 생리학적 특성을 갖는 지지체를 만들 수 있어 높은 활용도를 갖는다[41]. 최근에는 고기능화 생체재료에 대한 수요가 증가함에 따라 유/무기 나노복합체의 개발이 필요하게 되었다. 유기/무기 하이브리드 재료는 하이브리드 물질의 독특한 물리화학적 특성을 기반으로 다양한 의약품 및 의료기기 개발에 있어 많은 주목을 받고 있다.

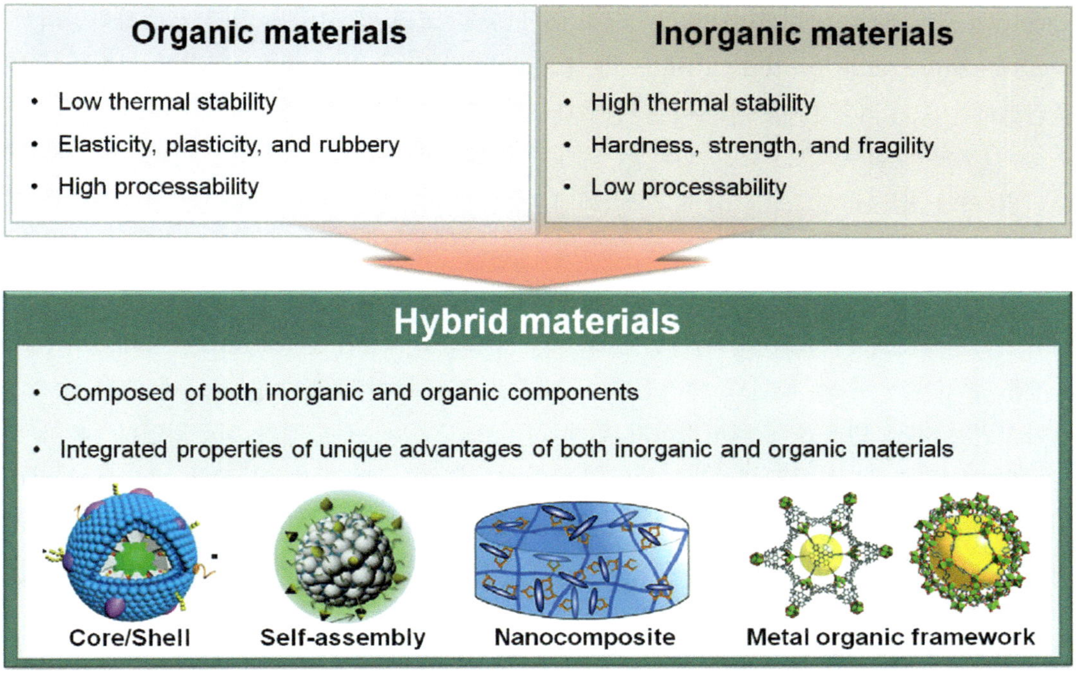

그림 12.2 유기재료, 무기재료 및 하이브리드 재료의 특성

2. 유기/무기 하이브리드 생체재료

2.1. 유기/무기 하이브리드 생체재료의 정의 및 역사

최근 유기/무기 하이브리드 재료에 대한 연구는 재료 및 생체재료 과학의 중요한 연구 주제가 되었다. 유기/무기 하이브리드 재료의 개념은 1980년대 연질 무기 화학 공정의 확장과 함께 등장했다. 유기/무기 하이브리드 생체재료는 일반적으로 무기물 요소와 유기물 요소가 밀접하게 결합된 재료로 정의된다[4]. 유기/무기 하이브리드 생체재료는 유기물과 무기물 요소들이 균질하게 혼합된 시스템과 적어도 하나 이상의 영역(무기 또는 유기)을 갖는 이종 시스템(나노복합체)으로 나뉜다. 하이브리드 재료는 유기/무기 두개의 상이 갖는 개별적인 특성뿐만 아니라 두개의 상의 공존하면서 나타나는 크기 영역(size domain)과 계면(interface)의 특성의 상승효과를 기대할 수 있다. 초기의 유기/무기 하이브리드 복합재료는 단순히 무기물과 유기물을 균질하게 섞어 복합체(composite) 형태로 사용하였다. 대표적으로 β-TCP/콜라겐 지지체[42] 및 수산화인회석/콜라겐[43] 등을 골 조직공학에 활용한 연구, 수산화인회석을 첨가하여 polypropylene의 다공성을 조절한 연구[44] 등이 있다. 그 외에도 polyhydroxyalkanoates(PHA) 및 poly(hexamethylene biguanide) (PHMB)와

같은 고분자 소재를 이용하여 티타늄 소재 위에 항균 코팅[45, 46]을 하거나 수산화인회석, bone morphogenic protein-2(BMP-2), polyether-ether-ketone(PEEK)를 코팅하여 임플란트에 기능성[47-49]을 부여하는 연구가 보고된 바 있다.

유기/무기 하이브리드 나노복합체는 유기물과 무기물이 나노 스케일로 결합하여 각각의 분리된 영역(discrete domain)을 갖는 헤테로 나노입자로 정의된다. 하이브리드 생체재료는 유기물과 무기물 개별적인 요소의 원래의 기능을 가지고 있을 뿐만 아니라, 나노 스케일에서의 혼성화(hydrid)로 인해 새로운 광학적, 자기적, 전기적 특성 등을 가지게 된다. 이러한 이유 때문에 하이브리드 나노복합체는 임상적으로 각광을 받고 있으며 차세대 바이오소재로서 유망한 후보 물질로 여겨진다. 일례로, 오늘날 환자 맞춤형 치료에 대한 수요가 많아지면서 치료 반응을 모니터링하기 위해 하이브리드 나노복합체가 적용되었다. 유기/무기 하이브리드 나노복합체에서 무기물 영역은 CT, MRI, 형광이미징 등을 가능하게 하며 대표적인 물질로는 gold, iron oxide, upconversion NPs 등이 있다[5]. 유기물 영역은 하이브리드 나노복합체에 자극 반응, 표적화, 생분해성, 약물 방출 조절과 같은 기능성을 줄 수 있다. 이와 같이 조성, 형상, 표면 성질 등의 설계를 통해 하이브리드 나노복합체의 특성을 조절할 수 있으며 다양한 의공학적 적용을 가능하게 한다[22].

2.2. 유기/무기 하이브리드 복합재료의 종류

2.2.1 천연고분자/바이오세라믹 복합재료

누에 고치에서 추출할 수 있는 실크 피브로인 단백질은 다른 생체 고분자와 비교하여 풍부한 친수성 극성기, 생체적합성, 낮은 독성을 가지며, 골전도성을 높여주고 독성 없이 생분해되는 등 조직공학 분야에서 활용되기에 적합한 특성을 많이 갖고 있다[50, 51]. Mobika et al.(2020)은 수산화인회석(HA, hydroxyapatite)과 실크 피브로인(SF, silk fibroin)을 활용한 HA/SF 나노복합체를 공침법을 통해 제작하였다[52]. 뼈 재생에서의 활용 가능성을 확인하였으며, 실크 피브로인 농도가 골형성에 영향을 준다는 것을 보였다. 키토산은 게, 새우와 같은 갑각류의 외골격과 곰팡이의 세포벽에서 유래하는 천연고분자이다. 미생물의 세포막과 상호작용하여 병원성 미생물에 대한 항균 특성을 갖고 있다는 장점이 있지만[53], 낮은 기계적 강도로 인해 조직공학에서 활용도가 낮은 단점이 있다[54]. Zhang et al.(2001)은 키토산을 뼈의 무기성분과 유사한 조성을 가진 β-tricalcium phosphate (β-TCP)와 혼합하여 지지체를 제작하였다[55]. 이를 통해 단일 키토산 지지체보다 압축 탄성률과 항복강도가 크게 향상되었으며, β-TCP를 중심으로 하는 골조직 재생의 지표 중 하나인 인회석 침전물이 형성되는 것을 확인하였다. Chen et al.(2019)는 젤라틴과 키토산을 기반으로 하는 골 조직공학용 수산화인회석/젤라틴-키토산 코어-쉘 나노섬유 복합 지지체를 개발하였다. 전기방사 기술을 활용하여 나노섬유를 만들었으며, 실제 뼈의 3차원 다공성 구조와 화학적 조성을 모방하도록 제작하였다. 키토산과 젤라틴의 구조는 각각 인체의 다당류와 콜라겐의 구조와 유사하며 세포의 행동과 무기질화를 조절할 수 있으며, 수산화인회석은 뼈의 주요 무기질을 모사한다. 제작된 지지체는 세포의 부착과 증식, 분화 측면에서 매우 유리함이 확인되었다[56].

2.2.2 합성고분자/바이오세라믹 복합재료

대표적인 합성고분자 중 하나인 PLA는 천연자원을 통해 합성된 지방족 폴리에스테르로 우수한 기계적 특성과 생체적합성으로 조직공학 분야에서 다양하게 활용되고 있는 소재이다. Backes et al.(2021)는 β-TCP와 PLA를 혼합한 복합재를 활용하여 3D 프린팅용 필라멘트를 개발하였다. β-TCP 는 우수한 생체적합성, 골전도 능력 및 재흡수성 등의 특징을 갖는 세라믹으로, 위의 연구에서는 β-TCP의 함량에 따른 복합소재의 성능 차이를 비교하였다. β-TCP를 추가한 실험군에서 높은 생체 활성과 생체적합성을 확인하였고, 제작한 필라멘트를 활용해 수술용 나사를 프린트하여 안정적인 프린팅 성능을 보여주었다[57]. Peponi et al.(2018)는 단일 폴리머 기반이 아닌 PCL과 PLA를 혼합한 복합체를 활용하여 생분해성 형상기억 소재를 개발하였다. PCL은 PLA와 같은 지방족 폴리에스테르이며 생체적합성과 생분해성을 갖는 합성고분자이다. PLA와 PCL 혼합물은 섞이지 않아 상분리가 일어난다는 특징이 있다. 이때 상분리된 두개의 상은 외부자극(특정 온도)에 대한 형상기억 소재로 기능할 수 있게 한다. PCL/PLA 복합소재에서 소량의 수산화인회석은 복합체의 형상기억 능력에 영향을 끼치지 않으며, 강성을 향상시키고, 분해과정을 늦추는 결과를 보여주었다[58].

2.3 유기/무기 하이브리드 나노복합체의 종류

2.3.1 코어/쉘(core/shell) 나노복합체

코어/쉘 나노입자는 코어와 쉘의 두 부분으로 구성된 하이브리드 재료로 광범위하게 정의 될 수 있으며, 둘 다 유기 또는 무기물 소재로 구성될 수 있다. 쉘 영역의 재료는 의공학적인 적용을 위해 코어 영역의 결함을 보완할 수 있다. 이 장에서는 무기물 코어/유기물 쉘 구조를 가지는 하이브리드 생체재료에 중점을 두어 설명한다. 의공학적 적용을 위해서 다양한 무기물 코어/유기물 쉘 구조가 개발되었다. 무기재료는 대표적으로 금, 실리카 또는 자기 나노입자 등이 쓰이며 유기 재료는 대표적으로 고분자, 지질 및 생체 분자 등이 사용된다. 무기재료는 물리화학적, 광학적, 자기적 그리고 전기적 특성으로 인해 일반적으로 이미징 및 치료제로서 활용된다. 발광, 형광 및 플라즈몬 공명 등의 광학적 특성을 가지는 무기재료는 광학 이미징 및 광선 치료에 대표적으로 활용된다. 또한, 유기재료는 생체적합성 및 안정성을 증가시켜 무기재료에 더 많은 양의 치료제를 담지할 수 있게 하여 치료 특성을 극대화 할 수 있다. 무기 나노입자 표면은 독성이 있거나 생체적합성이 떨어질 수 있기 때문에 의공학적 응용에 더 적합하도록 유기재료로 표면을 덮을 수 있다. 유기재료는 나노입자의 유연성, 생체적합성, 분산성 및 안정성을 향상시킬 수 있다[9]. 네 가지 종류의 유기재료가 무기재료의 표면을 코팅할 때 사용된다. 첫째, 무기재료에 기능성을 부여하기 위해 다양한 고분자가 사용된다. 고분자는 다양한 목적으로 설계 및 활용가능하다. PEG는 전통적으로 무기 나노입자의 의공학적 응용을 위해 많이 사용되어 왔다. PEG는 독성이 없으며 면역반응을 일으키지 않고 식품 첨가제로서 사용된다. PEGylation은 수화층을 생성하는 동시에 입체 구조의 안정성을 높여 단백질의 흡착을 억제한다. 또한, 생물학적 환경과의 상호작용이 억제된 나노입자의 코팅은 혈액 내 나노입자 순환을 크게 촉진한다[59]. 둘째, 생체분자 역시 무기 나노입자의 기능성을 부여하기 위해 사용된다. 생체분자를 이용하여 무기 나노입자를 코팅하게 되면 용해도 및 생체적합성이 증가하며 표적화 능력을 부여할 수 있다. 대표적으로 사용되는 물질은 항체, 펩타이드, 다당류, 앱타머 등이 있다. 셋째, 지질은 높은 약물 담지 용량, 안정성 및 우수한 재현성을 포함하여 여러가지 장점을 갖고 있기 때문에 무기재료를 코팅하는 물질로서 선호된다. 또한 지질은 확장성(scalability), 합성의 용이성 그리고 생체적합성으로 인해 임상 적용 가능성을 높일 수 있다. 마지막으로, 합성 유기물질로 나노입자 표면의 기능성을 부여하는 데는 한계가 있기 때문에 최근에는 생물에서 유래한 물질을 사용한 연구가 진행되고 있다. 2011년에는 전체 세포막으로 나노입자를 은폐(cloaking)하기 위한 코팅 물질로 사용한 연구가 보고된 바 있다[60]. 이와 같이 생체 유래 물질을 사용하여 생체 내 안정성, 순환시간, 용해도, 기능성 등을 개선할 수 있다.

2.3.2 자기조립 나노입자(combined self-assembly)

조직공학 소재 응용에 사용되는 자기조립(self-assembly)기술 이란 원자, 분자, 또는 나노입자가 엔탈피에 의해 나노구조물을 만드는 방법이다. 이는 나노입자의 고유한 특성을 개선하거나 상호작용을 통해 나노입자가 조직화되는 과정을 의미하며 나노입자를 만드는 합성 방법 중 하나이다[61-63]. 자기조립 나노입자는 나노입자 표면의 리간드가 반응하여 일어난다. 리간드는 생체고분자 등의 다양한 물질이 활용되며 구조적으로 중요한 역할을 한다. 표면의 리간드는 외부(자기장, 온도, 초음파, 빛 또는 전기 펄스) 또는 내부(pH, 효소 활성 또는 산화환원 구배) 환경에 영향을 받아 반응한다[64]. 일반적으로 자기조립 나노입자는 자극-반응성 고분자를 사용한다[65]. 자극 반응성 고분자란 주변의 미세한 자극에 의해 물리적 또는 화학적으로 변화가 일어나는 고분자를 말한다. 주로 pH, 온도, 빛과 같은 자극에 반응하는 특징을 가진다[66]. 가장 널리 연구되고 있는 자극 반응성 고분자는 PNIPAAm이다. PNIPAAm은 온도 감응성 고분자로 32도에서 상전이가 일어난다. 이러한 고분자를 기반으로 금 나노입자를 제조하여 나노입자 사이의 거리를 제어하는 연구가 보고된 바 있다[67]. 자기조립 나노입자의 구조적 특성을 결정하는 상호작용 중 하나인 소수성 상호작용은 고분자를 친수성으로 변경시켜 생체 내 자가 표적 영역으로 분해된다. 자기조립 나노입자 집합체의 활용은 생체적합성을 요구한다. 따라서 체내 독성 유발이 없는 생체고분자물(다당류, 펩타이드, 단백질 및 핵산)은 이상적인 구조적 가교제이며 이를 사용하여 나노입자를 스마트 응집체로 조립할 수 있다. 그 중 단백질과 펩타이드는 가교제로 사용되어 화학적 또는 양친매성 상호작용을 통해 나노입자가 집합체를 형성하는데 도움을 준다[68].

2.3.3 하이브리드 나노복합체(hybrid nanocomposite)

고분자 소재에 무기 나노입자가 혼합되면 새로운 기능성을 나타낼 수 있다. 다양한 산업 분야에서 유기/무기 하이브리드 나노복합체가 응용되었다. 금속(예 : Fe, Al, Ag, Au), 금속 산화물(예 : Al_2O_3, ZnO, TiO_2, $CaCO_3$)과 비금속 산화물(예 : SiO_2)과 같은 다양한 유형의 무기 입자는 하이브리드 나노복합체 합성에 사용된다. 이는 하이브리드 나노복합체에 필요한 열적, 기계적 및 전기적 특성을 기반으로 선택된다. 예를 들어 금 나노입자를 포함하는 하이브리드 나노복합체는 높은 X선 흡수 계수로 인해 컴퓨터 단층촬영(CT) 이미징에 적합하다[69].

2.3.4 유기/무기 나노복합 하이드로겔(organic/inorganic nanocomposite hydrogel)

하이드로겔은 물리적(비공유결합) 또는 화학적(공유결합)으로 결합되어 다량의 수분을 함유하고 있는 3차원의 네트워크로 정의되며, 생물 의학 분야에 다양한 용도로 활용되고 있다. 그러나 낮은 기계적 특성과 제한된 기능으로 적용범위가 좁다는 한계점이 있다[70-72]. 물리적 가교(수소결합, 반데르발스 힘, 정전기적 인력, π-π 인력)를 통해 얻은 하이드로겔은 pH, 온도, 이온 강도 등의 물리적인 조건에 따라서 분해될 수 있는 가역적인 결합을 가지고 있다는 특징이 있다. 화학적 가교를 통해 얻은 하이드로겔은 공유결합을 통해 구조가 유지되기 때문에 물리적 하이드로겔보다 기계적 특성이 더 강한 경우가 많다. 유기/무기 나노복합 하이드로겔은 무기 나노물질(규산염 기반 나노물질, 인산칼슘 나노입자, 탄소기반 나노물질 또는 금속/금속 산화물 나노입자 등)이 존재하는 수용액에서 고분자를 물리적 또는 화학적으로 가교하여 제작할 수 있는 시스템으로 정의할 수 있다. 2002년 Haraguchi et al.에 의해 나노점토(nanoclay)와 NIPAAm을 사용한 나노복합 하이드로겔이 보고된 이후[73], 기존 하이드로겔의 물리적 특성과 기능을 향상시키는 것을 목표로 유기/무기 나노복합 하이드로겔을 개발하는 연구가 활발히 진행되고 있다[74-76]. 나노복합 하이드로겔의 향상된 물리적, 화학적, 생물학적 특성은 전자, 광학, 센서, 미세유체, 약물전달 및 조직공학을 포함한 다양한 분야의 응용을 가능하게 한다.

2.3.5 금속유기골격체(metal-organic framework) 기반 나노복합체

금속유기골격체(MOF, metal-organic framework)는 고분자 유기 리간드와 금속 이온의 결합을 통해 특징적인 기하학 구조를 갖는 결정 물질을 말한다. MOF는 제어된 고유한 결정 구조와 높은 다공성, 유연성, 생체적합성 등의 고분자 물질 고유의 특성을 가져 주목받고 있다. 나노 스케일의 MOF는 위와 같은 특성을 살려 생체재료로 많이 연구되었으며, 다양한 연구를 통해 생체 의학 응용이 입증되었다. 의학분야에서 MOF는 우수한 다공성과 그로 인한 높은 표면적을 활용해 약물 전달을 위한 나노전달체로 많이 연구되었다[77]. Alessandra et al.(2018)는 도파민 전달을 위한 MIL-88A(Fe) MOF 결정을 개발하였다[78]. MIL-88A(Fe) MOF 결정은 초상자성 나노입자를 포함하는 고분자 코어를 중심으로 성장하여 조립되었다. 제작된 운반체는 도파민이 산화되지 않도록 보호하며 안정적인 장기 전달이 가능했다. 높은 표적 방출 효율이 확인되었다. 이는 파킨슨병 환자의 신경전달물질 농도 조절 치료에 활용 가능한 가능성을 보여주었다. Shaojun et al.(2019)는 헤모글로빈을 ZIF-8 금속유기골격체 안에 캡슐화시켜 대체 혈액 연구를 위한 산소 전달체로서의 활용을 연구하였다[79]. 혈액 수송 단백질 헤모글로빈은 대체 혈액에 활용될 수 있는 잠재력을 가졌으나, 적혈구에서 추출되면 불안정하며 생체 환경에서 쉽게 산화된다는 단점이 있다[79-82]. 이를 극복하기 위해 헤모글로빈을 ZIF-8로 캡슐화시켰고, 이는 알칼리성, 고온, 효소 환경에서 높은 안정성을 보여주었다. 동물 실험을 통해 출혈성 쇼크 상황에서 마우스의 생존 시간 연장을 통해 출혈성 쇼크 치료를 위한 산소 수송 나노 플랫폼으로서 활용 가능성을 입증하였다.

3. 유기/무기 하이브리드 생체재료의 응용

3.1 나노의약품(nanomedicine)

나노의약품은 다양한 질병의 예방 및 치료를 위한 의료분야에서의 나노기술의 응용으로 정의된다. 나노 스케일의 하이브리드 생체재료는 바이오 센서, 진단 시스템 및 약물 전달 시스템(DDS)과 같은 의공학적 응용 분야에서 놀라운 잠재력을 가지고 있다. 나노입자는 작은 사이즈, 큰 표면적 및 이상적인 생체 내 동역학(in vivo kinetics) 등 독특한 특성을 가지고 있으며, 이로 인해 다양한 나노의약품의 개발을 가능하게 한다[83]. 나노의약품의 목표는 표적 부위에 대한 약물의 특이성을 높여 부작용을 최소화하면서 치료 효율을 극대화하는 것이다. 이러한 나노의약품의 대표적인 활용 분야는 면역항암 치료법이다. 나노입자 내부에 항원 또는 보조물질(Adjuvants)을 결합시키는 기술은 기존 물질에 비해 T세포 또는 B세포 반응과 같은 항종양 면역반응(Antitumor immune responses)을 크게 향상시켰다[84]. 또한, 종양의 파괴를 통해 내인성 암 항원을 유도하는 in situ 나노백신으로서 하이브리드 나노입자를 사용한 연구도 보고된 바 있다[85]. 그 이외에도 빛 에너지가 조사되었을 때 반응하거나 열을 방출하는 물질을 사용하여 치료에 확인하는 광역동치료(PDT, Photodynamic therapy) 및 광열치료(PTT, Photothermal therapy)에 활용되기도 한다[5].

3.2 테라노스틱스(theranostics)

테라노스틱스(theranostics)은 실시간 질병 모니터링 및 치료를 가능하게하는 단일 플랫폼에 진단 및 치료 기능을 통합하는 개념을 말한다(그림 12.3). 표적 조직의 약물 축적 및 치료 반응을 모니터링하는 기능은 치료 전략을 최적화하여 환자맞춤형 의약품 개발을 가능하게 한다. 이와 관련하여 유기/무기 하이브리드 나노복합체는 각각 무기 나노입자와 유기 고분자 재료에서 유래하는 새로운 바이오이미징 특성(CT, MR, 광학) 및 질병 특이적 표적화 능력으로 인해 유망한 진단학적 물질로 주목받고 있다[263]. 종양 특이적 하이브리드 나노입자는 정확한 질병 진단을 가능하게 하며, 저분자 화학 치료제(시스플라틴, 독소루비신, 파클리탁셀 등) 및 바이오 치료제(단백질 약물, 항체, DNA, siRNA, miRNA 등)를 포함한 치료제의 전달 또는 방출을 가능하게 한다[86]. 이와 같이 테라노스틱스 제제(theranostic agent)는 하나의 제제로 진단 및 치료를 동시에 가능하게 한다. 예를 들어, Min et al.(2015)는 암 특이적 초음파 영상화 및 화학요법을 위해 독소루비신(DOX, doxorubicin)이 적재된 탄산칼슘($CaCO_3$) 광물화된 하이브리드 나노입자(DOX-$CaCO_3$-MNPs)를 개발하였다. 이러한 나노입자는 종양 조직에 선택적으로 축적되며, 종양 미세 환경의 산성 pH에서 분해되어 CO_2 거품을 생성하여 암 특이적 독소루비신의 방출 및 초음파 이미징을 가능하게 한다[87].

3.3 의료기기(medical devices)

최근에 의학 분야에서 유기/무기 하이브리드 생체재료가 다양한 형태로 응용되는데, 이는 대부분 세포와 주변 기질과의 동적상호작용과 다양한 기능을 가진 하이드로겔 네트워크를 필요로 한다. 고분자 화학, 나노기술 및 생체분자공학의 혁신적인 발전으로 기존의 맞춤형 기능을 가진 나노복합재료 설계 한계를 극복할 수 있다. 대표적으로 유기/무기 하이브리드 생체재료는 조직공학용 지지체를 제작하는데 활용된다. 기존 고분자 기반 지지체(다공성

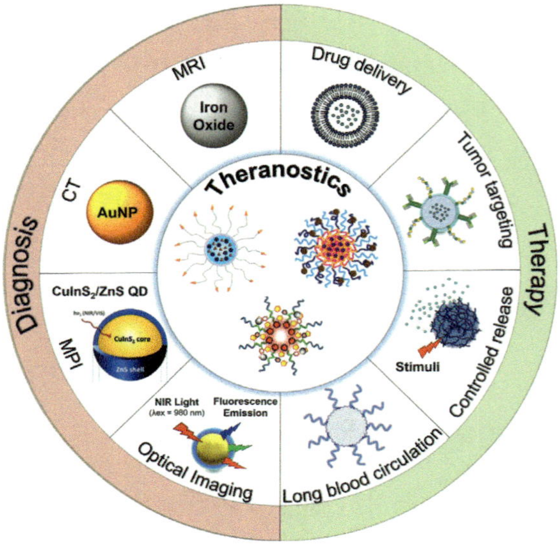

그림 12.3 테라노스틱스 개념의 개요

지지체, 하이드로겔, 필름 등)에 무기 생체재료를 이용하여 기계적 강도, 강직도, 탄성도, 생분해 특성, 친수성 및 표면 특성 등을 조절하면 세포-기질 상호작용, 세포이동, 세포증식, 분화 등 지지체의 성능을 향상시킬 수 있다[88-90]. 예를 들어, 인산칼슘(CaP, calcium phosphate) 나노입자는 높은 기계적 특성, 생체적합성, 골전도성 및 재흡수성으로 인해 골 재생 연구에 폭넓게 활용되고 있는 나노물질이다. 인산칼슘 나노입자가 포함된 bisphosphonated hyaluronan(HABP) 나노복합체 하이드로겔은 이식되었을 때, 자가 치유 능력, 미네랄화된 조직과의 부착, 다른 골조직과의 상호작용 등을 높여 골전도능을 촉진시키는 것으로 보고된 바 있다[91]. 또한, 3D 프린팅 기술을 이용하여 제작한 rhBMP-2가 담지된 계층구조의 CaP/poly(L-lactic acid) (PLLA) 지지체가 성장인자와 칼슘이온의 동시 전달을 통해 인간 중간엽줄기세포의 골분화를 촉진시킨 연구도 보고된 바 있다[92]. 조직공학용 지지체 이외에도 Carbon Dot-silver(CD-Ag)와 hyperbranched polyurethane (HPU)을 결합하여 자가 팽창성을 가지면서도 기계적 물성, 생체적합성 및 혈액적합성이 높은 스탠트를 개발한 연구, $Mg(OH)_2$ 및 세포증식억제제(sirolimus)를 코발트-크롬 스탠트에 코팅하여 염증반응을 억제한 연구 등이 보고된 바 있다[93, 94].

4. 결론

최근 의공학 분야에서 진단이나 치료 목적으로 사용하는 기능성 소재에 대한 수요가 증가함에 따라 생체적합성 및 생분해성과 더불어 다양한 기능을 가진 하이브리드 고분자 소재 연구의 필요성이 커지고 있다. 그 중 유기/무기 하이브리드 생체재료는 무기 나노입자의 물리적 및 화학적 특성을 유기소재에 결합하여 유기 소재의 단점을 극복할 뿐만 아니라 새로운 기능성을 부여할 수 있다. 이 장에서는 유기물 소재 및 무기물 소재의 종류 및 개별적인 특성에 대하여 알아보았으며, 생물의학 응용분야에서의 유기/무기 하이브리드 생체재료의 중요성에 대해 논의하였다. 더 나아가, 유기/무기 하이브리드 복합재료 및 나노복합체의 나노의약품, 테라노스틱 및 의료기기에 응용된 최신 연구 동향에 대해 다루었다. 현재까지 많은 연구들이 이루어졌지만 신소재공학, 생명과학, 바이오시스템공학, 의생명공학 분야의 국내외 전문가들의 상호 교류와 협력을 통해 고기능성 유기/무기 하이브리드 생체재료의 개발이 필요하다.

참고문헌

[1] Huebsch, N. and D.J. Mooney, Inspiration and application in the evolution of biomaterials. Nature, 2009. 462(7272) : p. 426−432.

[2] Ramakrishna, S., et al., Biomedical applications of polymer−composite materials : a review. Composites science and technology, 2001. 61(9) : p. 1189−1224.

[3] Nicole, L., L. Rozes, and C. Sanchez, Integrative approaches to hybrid multifunctional materials : from multidisciplinary research to applied technologies. 2010, Wiley Online Library.

[4] Gómez−Romero, P. and C. Sanchez, Functional hybrid materials. 2006 : John Wiley & Sons.

[5] Park, W., et al., Advanced hybrid nanomaterials for biomedical applications. Progress in Materials Science, 2020. 114 : p. 100686.

[6] Mir, S.H., et al., Organic−inorganic hybrid functional materials : An integrated platform for applied technologies. Journal of The Electrochemical Society, 2018. 165(8) : p. B3137.

[7] Ling, D., et al., Multifunctional tumor pH−sensitive self−assembled nanoparticles for bimodal imaging and treatment of resistant heterogeneous tumors. Journal of the American Chemical Society, 2014. 136(15) : p. 5647−5655.

[8] Ling, D., et al., Multiple-interaction ligands inspired by mussel adhesive protein : synthesis of highly stable and biocompatible nanoparticles. Angewandte Chemie International Edition, 2011. 50(48) : p. 11360−11365.

[9] Zhao, N., et al., Versatile types of organic/inorganic nanohybrids : from strategic design to biomedical applications. Chemical reviews, 2018. 119(3) : p. 1666−1762.

[10] Piskin, E., Biodegradable polymers as biomaterials. Journal of Biomaterials Science, Polymer Edition, 1995. 6(9) : p. 775−795.

[11] Ji, Y., et al., Electrospun three−dimensional hyaluronic acid nanofibrous scaffolds. Biomaterials, 2006. 27(20) : p. 3782−3792.

[12] Armentano, I., et al., Nanocomposites based on biodegradable polymers. Materials, 2018. 11(5) : p. 795.

[13] Luckachan, G.E. and C. Pillai, Biodegradable polymers–a review on recent trends and emerging perspectives. Journal of Polymers and the Environment, 2011. 19(3) : p. 637–676.

[14] Eaglstein, W.H. and V. Falanga, Tissue engineering and the development of Apligraf®, a human skin equivalent. Clinical therapeutics, 1997. 19(5) : p. 894–905.

[15] Boyan, B.D., et al., Bone and cartilage tissue engineering. Clinics in plastic surgery, 1999. 26(4) : p. 629–645.

[16] Mayer, J., et al., Matrices for tissue engineering–scaffold structure for a bioartificial liver support system. Journal of controlled release, 2000. 64(1–3) : p. 81–90.

[17] Mayer, J., T. Shin'oka, and D. Shum–Tim, Tissue engineering of cardiovascular structures. Current opinion in cardiology, 1997. 12 : p. 528–532.

[18] Oberpenning, F., et al., De novo reconstitution of a functional mammalian urinary bladder by tissue engineering. Nature biotechnology, 1999. 17(2) : p. 149–155.

[19] Tziampazis, E. and A. Sambanis, Tissue engineering of a bioartificial pancreas : modeling the cell environment and device function. Biotechnology progress, 1995. 11(2) : p. 115–126.

[20] Mohammad, J., et al., Modulation of peripheral nerve regeneration : a tissue–engineering approach. The role of amnion tube nerve conduit across a 1–centimeter nerve gap. Plastic and reconstructive surgery, 2000. 105(2) : p. 660–666.

[21] Germain, L., et al., Reconstructed human cornea produced in vitro by tissue engineering. Pathobiology, 1999. 67(3) : p. 140–147.

[22] Abalymov, A., B. Parakhonskiy, and A.G. Skirtach, Polymer–and hybrid–based biomaterials for interstitial, connective, vascular, nerve, visceral and musculoskeletal tissue engineering. Polymers, 2020. 12(3) : p. 620.

[23] Hench, L.L., Bioceramics : from concept to clinic. Journal of the american ceramic society, 1991. 74(7) : p. 1487–1510.

[24] Hentrich, R., et al., An evaluation of inert and resorbale ceramics for future clinical orthopedic applications. Journal of biomedical materials research, 1971. 5(1) : p. 25–51.

[25] Park, J. and R.S. Lakes, Biomaterials : an introduction. 2007 : Springer Science & Business Media.

[26] Blaker, J., et al., In vitro evaluation of novel bioactive composites based on Bioglass®-filled polylactide foams for bone tissue engineering scaffolds. Journal of Biomedical Materials Research Part A : An Official Journal of The Society for Biomaterials, The Japanese Society for Biomaterials, and The Australian Society for Biomaterials and the Korean Society for Biomaterials, 2003. 67(4) : p. 1401–1411.

[27] Kim, H.W., et al., Degradation and drug release of phosphate glass/polycaprolactone biological composites for hard-tissue regeneration. Journal of Biomedical Materials Research Part B : Applied Biomaterials : An Official Journal of The Society for Biomaterials, The Japanese Society for Biomaterials, and The Australian Society for Biomaterials and the Korean Society for Biomaterials, 2005. 75(1) : p. 34–41.

[28] Kuhn, T., Biomaterials Introduction to Biomedical Engineering. 2012, Elsevier Press.

[29] Kumar, S.T., et al., Review of metallic biomaterials in dental applications. Journal of Pharmacy & Bioallied Sciences, 2020. 12(Suppl 1) : p. S14.

[30] Santos, G., The importance of metallic materials as biomaterials. Adv Tissue Eng Regen Med Open Access, 2017. 3(1) : p. 00054.

[31] Niinomi, M., Recent metallic materials for biomedical applications. Metallurgical and materials transactions A, 2002. 33(3) : p. 477–486.

[32] Liu, Y. and B. Chen, In vivo corrosion of CoCrMo alloy and biological responses : a review. Materials technology, 2018. 33(2) : p. 127–134.

[33] Ribeiro, A.L.R., et al., Mechanical, physical, and chemical characterization of Ti–35Nb–5Zr and Ti–35Nb–10Zr casting alloys. Journal of Materials Science : Materials in Medicine, 2009. 20(8) : p. 1629–1636.

[34] Niespodziana, K., K. Jurczyk, and M. Jurczyk, The synthesis of titanium alloys for biomedical applications. Rev. Adv. Mater. Sci, 2008. 18 : p. 236–240.

[35] Henriques, V., et al., Production of Ti–13Nb–13Zr alloy for surgical implants by powder metallurgy. Journal of materials science, 2010. 45(21) : p. 5844–5850.

[36] Sicilia, A., et al., Titanium allergy in dental implant patients : a clinical study on 1500 consecutive patients. Clinical oral implants research, 2008. 19(8) : p. 823–835.

[37] Alam, S., et al., Expression of bone morphogenetic protein 2 and fibroblast growth factor 2 during bone regeneration using different implant materials as

an onlay bone graft in rabbit mandibles. Oral Surgery, Oral Medicine, Oral Pathology, Oral Radiology, and Endodontology, 2007. 103(1) : p. 16–26.

[38] Dhand, C., et al., Bio–inspired in situ crosslinking and mineralization of electrospun collagen scaffolds for bone tissue engineering. Biomaterials, 2016. 104 : p. 323–338.

[39] Amri, M., et al., Cytotoxic evaluation of biomechanically improved crosslinked ovine collagen on human dermal fibroblasts. Bio–medical materials and engineering, 2014. 24(4) : p. 1715–1724.

[40] Vining, K.H. and D.J. Mooney, Mechanical forces direct stem cell behaviour in development and regeneration. Nature reviews Molecular cell biology, 2017. 18(12) : p. 728–742.

[41] Rezwan, K., et al., Biodegradable and bioactive porous polymer/inorganic composite scaffolds for bone tissue engineering. Biomaterials, 2006. 27(18) : p. 3413–3431.

[42] Bian, W., et al., Fabrication of a bio-inspired beta-Tricalcium phosphate/collagen scaffold based on ceramic stereolithography and gel casting for osteochondral tissue engineering. Rapid Prototyping Journal, 2012.

[43] Wahl, D. and J. Czernuszka, Collagen–hydroxyapatite composites for hard tissue repair. Eur Cell Mater, 2006. 11(1) : p. 43–56.

[44] Kalita, S.J., et al., Development of controlled porosity polymer–ceramic composite scaffolds via fused deposition modeling. Materials Science and Engineering : C, 2003. 23(5) : p. 611–620.

[45] Rodríguez–Contreras, A., et al., Antibacterial PHAs coating for titanium implants. European Polymer Journal, 2017. 90 : p. 66–78.

[46] Peng, J., et al., Poly (hexamethylene biguanide)(PHMB) as high–efficiency antibacterial coating for titanium substrates. Journal of Hazardous Materials, 2021. 411 : p. 125110.

[47] Lorenz, C., et al., Coating of titanium implant materials with thin polymeric films for binding the signaling protein BMP2. Macromolecular Bioscience, 2011. 11(2) : p. 234–244.

[48] Torstrick, F.B., et al., Porous PEEK improves the bone–implant interface compared to plasma–sprayed titanium coating on PEEK. Biomaterials, 2018. 185 : p. 106–116.

[49] Yang, Y.–C. and C.–Y. Yang, Mechanical and histological evaluation of a plasma sprayed hydroxyapatite coating on a titanium bond coat. Ceramics International, 2013. 39(6) : p. 6509–6516.

[50] Shanmugavel, S., et al., Precipitation of hydroxyapatite on electrospun polycaprolactone/aloe vera/silk fibroin nanofibrous scaffolds for bone tissue engineering. Journal of biomaterials applications, 2014. 29(1) : p. 46–58.

[51] Perteghella, S., et al., Paclitaxel–Loaded Silk Fibroin Nanoparticles : Method Validation by UHPLC–MS/MS to Assess an Exogenous Approach to Load Cytotoxic Drugs. Pharmaceutics, 2019. 11(6) : p. 285.

[52] Mobika, J., et al., Substantial effect of silk fibroin reinforcement on properties of hydroxyapatite/silk fibroin nanocomposite for bone tissue engineering application. Journal of Molecular Structure, 2020. 1206 : p. 127739.

[53] Lee, K.Y., et al., Electrospinning of polysaccharides for regenerative medicine. Advanced drug delivery reviews, 2009. 61(12) : p. 1020–1032.

[54] Frohbergh, M.E., et al., Electrospun hydroxyapatite–containing chitosan nanofibers crosslinked with genipin for bone tissue engineering. Biomaterials, 2012. 33(36) : p. 9167–9178.

[55] Zhang, Y. and M. Zhang, Synthesis and characterization of macroporous chitosan/calcium phosphate composite scaffolds for tissue engineering. Journal of Biomedical Materials Research : An Official Journal of The Society for Biomaterials, The Japanese Society for Biomaterials, and The Australian Society for Biomaterials and the Korean Society for Biomaterials, 2001. 55(3) : p. 304–312.

[56] Chen, P., et al., Biomimetic composite scaffold of hydroxyapatite/gelatin–chitosan core–shell nanofibers for bone tissue engineering. Materials Science and Engineering : C, 2019. 97 : p. 325–335.

[57] Backes, E.H., et al., Development and characterization of printable PLA/β-TCP bioactive composites for bone tissue applications. Journal of Applied Polymer Science, 2021. 138(5) : p. 49759.

[58] Peponi, L., et al., Thermally–activated shape memory effect on biodegradable nanocomposites based on PLA/PCL blend reinforced with hydroxyapatite. Polymer degradation and stability, 2018. 151 : p. 36–51.

[59] Walkey, C.D., et al., Nanoparticle size and surface chemistry determine serum protein adsorption and macrophage uptake. Journal of the American Chemical Society, 2012. 134(4) : p. 2139–2147.

[60] Hu, C.–M.J., et al., Erythrocyte membrane–camouflaged polymeric nanoparticles as a biomimetic delivery platform. Proceedings of the National Academy of Sciences, 2011. 108(27) : p. 10980–10985.

[61] Nie, Z., A. Petukhova, and E. Kumacheva, Properties and emerging applications of self-assembled structures made from inorganic nanoparticles. Nature nanotechnology, 2010. 5(1) : p. 15-25.

[62] Ling, D., M.J. Hackett, and T. Hyeon, Surface ligands in synthesis, modification, assembly and biomedical applications of nanoparticles. Nano Today, 2014. 9(4) : p. 457-477.

[63] Grzelczak, M., et al., Directed self-assembly of nanoparticles. ACS nano, 2010. 4(7) : p. 3591-3605.

[64] Min, Y., et al., The role of interparticle and external forces in nanoparticle assembly. Nanoscience And Technology : A collection of reviews from Nature journals, 2010 : p. 38-49.

[65] Shenhar, R., T.B. Norsten, and V.M. Rotello, Polymer-mediated nanoparticle assembly : structural control and applications. Advanced Materials, 2005. 17(6) : p. 657-669.

[66] Lu, Y., et al., Bioresponsive materials. Nature Reviews Materials, 2016. 2(1) : p. 1-17.

[67] Maji, S., et al., Poly (N-isopropylacrylamide) coated gold nanoparticles as colourimetric temperature and salt sensors. Polymer Chemistry, 2016. 7(9) : p. 1705-1710.

[68] Liu, K., et al., Mimicking Primitive Photobacteria : Sustainable Hydrogen Evolution Based on Peptide-Porphyrin Co-Assemblies with a Self-Mineralized Reaction Center. Angewandte Chemie International Edition, 2016. 55(40) : p. 12503-12507.

[69] Xi, D., et al., Gold nanoparticles as computerized tomography (CT) contrast agents. Rsc Advances, 2012. 2(33) : p. 12515-12524.

[70] Fisher, O.Z., et al., Bioinspired materials for controlling stem cell fate. Accounts of chemical research, 2010. 43(3) : p. 419-428.

[71] Kloxin, A.M., et al., Mechanical properties of cellularly responsive hydrogels and their experimental determination. Advanced materials, 2010. 22(31) : p. 3484-3494.

[72] Annabi, N., et al., 25th anniversary article : Rational design and applications of hydrogels in regenerative medicine. Advanced materials, 2014. 26(1) : p. 85-124.

[73] Haraguchi, K. and T. Takehisa, Nanocomposite hydrogels : A unique organic-inorganic network structure with extraordinary mechanical, optical,

and swelling/de-swelling properties. Advanced materials, 2002. 14(16) : p. 1120–1124.

[74] Gaharwar, A.K., N.A. Peppas, and A. Khademhosseini, Nanocomposite hydrogels for biomedical applications. Biotechnology and bioengineering, 2014. 111(3) : p. 441–453.

[75] Motealleh, A. and N.S. Kehr, Nanocomposite hydrogels and their applications in tissue engineering. Advanced healthcare materials, 2017. 6(1) : p. 1600938.

[76] Mehrali, M., et al., Nanoreinforced hydrogels for tissue engineering : Biomaterials that are compatible with load-bearing and electroactive tissues. Advanced Materials, 2017. 29(8) : p. 1603612.

[77] Begum, S., et al., Metal–organic framework–templated biomaterials : Recent progress in synthesis, functionalization, and applications. Accounts of chemical research, 2019. 52(6) : p. 1598–1610.

[78] Pinna, A., et al., A MOF–based carrier for in situ dopamine delivery. RSC advances, 2018. 8(45) : p. 25664–25672.

[79] Peng, S., et al., Metal–Organic Framework Encapsulating Hemoglobin as a High–Stable and Long–Circulating Oxygen Carriers to Treat Hemorrhagic Shock. ACS applied materials & interfaces, 2019. 11(39) : p. 35604–35612.

[80] Jia, Y., L. Duan, and J. Li, Hemoglobin-based nanoarchitectonic assemblies as oxygen carriers. Advanced Materials, 2016. 28(6) : p. 1312–1318.

[81] Yu, C., et al., Fabrication and evaluation of hemoglobin–based polydopamine microcapsules as oxygen carriers. Chemical Communications, 2018. 54(33) : p. 4136–4139.

[82] Nadithe, V., D. Mishra, and Y.H. Bae, Poly (ethylene glycol) cross-linked hemoglobin with antioxidant enzymes protects pancreatic islets from hypoxic and free radical stress and extends islet functionality. Biotechnology and bioengineering, 2012. 109(9) : p. 2392–2401.

[83] Zhu, H., et al., Recent progress in the development of near–infrared organic photothermal and photodynamic nanotherapeutics. Biomaterials science, 2018. 6(4) : p. 746–765.

[84] Shao, K., et al., Nanoparticle–based immunotherapy for cancer. ACS nano, 2015. 9(1) : p. 16–30.

[85] Shin, H. and K. Na, In situ vaccination with biocompatibility controllable immuno–sensitizer inducing antitumor immunity. Biomaterials, 2019. 197 : p. 32–40.

[86] Chen, G., et al., Upconversion nanoparticles : design, nanochemistry, and applications in theranostics. Chemical reviews, 2014. 114(10) : p. 5161−5214.

[87] Min, K.H., et al., pH−controlled gas−generating mineralized nanoparticles : a theranostic agent for ultrasound imaging and therapy of cancers. ACS nano, 2015. 9(1) : p. 134−145.

[88] Fan, J., et al., In vivo biocompatibility and improved compression strength of reinforced keratin/hydroxyapatite scaffold. Tissue engineering and regenerative medicine, 2018. 15(2) : p. 145−154.

[89] Goodarzi, H., et al., Preparation and characterization of nanocomposite scaffolds (collagen/β−TCP/SrO) for bone tissue engineering. Tissue engineering and regenerative medicine, 2019. 16(3) : p. 237−251.

[90] Gu, Y., et al., Three−dimensional printed Mg−doped β−TCP bone tissue engineering scaffolds : effects of magnesium ion concentration on osteogenesis and angiogenesis in vitro. Tissue engineering and regenerative medicine, 2019. 16(4) : p. 415−429.

[91] Nejadnik, M.R., et al., Self−healing hybrid nanocomposites consisting of bisphosphonated hyaluronan and calcium phosphate nanoparticles. Biomaterials, 2014. 35(25) : p. 6918−6929.

[92] Wang, C., Q. Zhao, and M. Wang, Cryogenic 3D printing for producing hierarchical porous and rhBMP−2−loaded Ca−P/PLLA nanocomposite scaffolds for bone tissue engineering. Biofabrication, 2017. 9(2) : p. 025031.

[93] Duarah, R., et al., High performance bio−based hyperbranched polyurethane/carbon dot−silver nanocomposite : a rapid self−expandable stent. Biofabrication, 2016. 8(4) : p. 045013.

[94] Lih, E., et al., Modified magnesium hydroxide nanoparticles inhibit the inflammatory response to biodegradable poly (lactide−co−glycolide) implants. ACS nano, 2018. 12(7) : p. 6917−6925.

IV

PART

생체조직공학

(Tissue Engineering)

제 13 장

세포

Shambhavi Pandey·Pankaj Garg·이명철·정종훈

생물의 구별되는 특징은 자손을 번식할 수 있는 능력을 갖으며 막으로 둘러싸여 있는 세포라는 작은 단위로 구성되어 있다는 것이다. 생물체는 단세포 형태에서부터 복잡한 신호전달체계를 이용하여 상호작용할 수 있는 고도로 진화된 유기체적 형태를 나타낸다. 일반적으로 박테리아와 같은 원핵생물(prokaryote)과 더 진화된 형태인 진핵생물(eukaryote)로 구분된다.

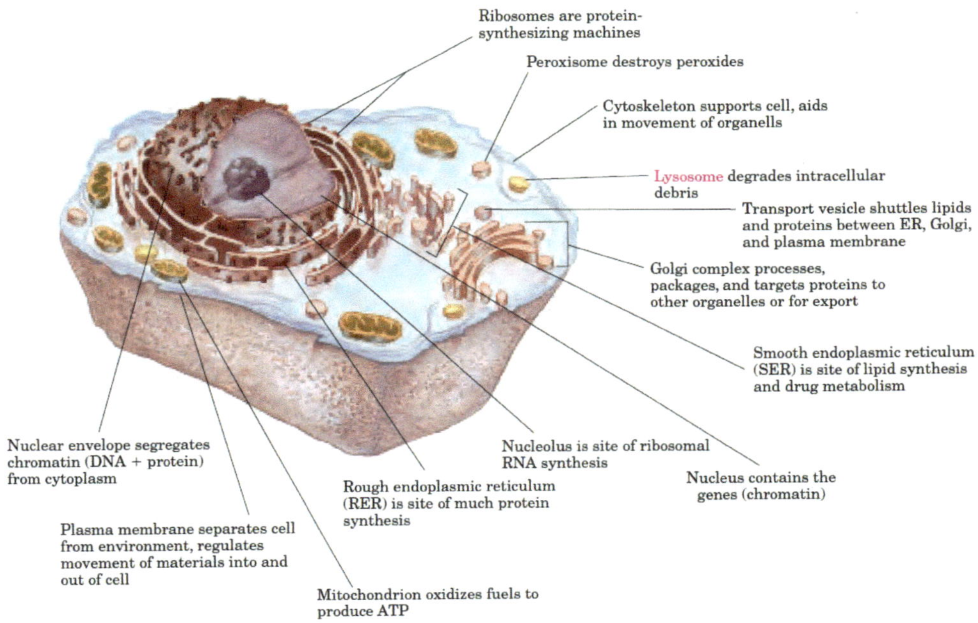

그림 13.1 진핵세포의 구조(5∼30 μm). 붉은 색으로 표기된 구조는 동물세포에서만 유일하게 리소좀(Lysosome)임(Lehninger Principles of Biochemistry, 4판에서 발췌됨)

1. 진핵세포의 세포 내 구조

진핵생물은 크기, 모양 및 기능이 다양하지만, 고유한 구조적 특징을 갖는다(그림 13.1).

1.1 세포막(cell membrane)

세포막의 이중층 배열의 지질은 특정 단백질과 함께 소수성 막을 구성하여 세포(세포막), 핵(핵막) 및 세포 소기관을 둘러싸서 세포 내부와 외부를 분리하는 역할을 한다. 세포막은 밀폐된 구조를 제공하며 무기 이온과 극성 화합물의 이동을 조절한다. 따라서 세포막에 존재하는 다양한 막 단백질은 다양한 물질의 수송을 촉진 또는 억제한다. 수송 단백질은 특정 이온과 분자의 통과를 허용한다. 수용체 단백질은 신호를 내부로 전달하는 데 참여하고, 세포막 효소는 반응 메커니즘에 관여한다. 또한, 세포막을 구성하는 인지질 구조는 공유결합으로 연결되어 있지 않기 때문에 전체 구조가 높은 유연성을 제공한다. 이 유연한 특성으로 인해 세포 분열 중에도 세포막이 손실되지 않는다.

1.2 세포질(cytoplasm)

세포 내부의 핵을 제외한 부분으로, 원형질막으로 둘러싸인 세포 내용물은 세포기질과 다양한 부유 입자 및 세포 소기관으로 구성된다. 세포 기질은 효소 및 단백질을 암호화하는 RNA 분자, 아미노산 및 뉴클레오티드, 생합성 및 분해 경로 동안 생성되는 대사물, 효소 반응의 활성화에 필수적인 조효소, 무기 이온 및 단백질 합성을 위한 부위인 리보솜 등을 함유하고 있다.

1.3 세포핵(nucleus)

세포의 지휘관. 핵에서는 DNA 형태로 구성된 완전한 유전자 세트인 게놈을 저장하고 복제가 이루어진다. 미토콘드리아가 DNA를 소량 함유하고 있지만, 주로 세포의 단백질 및 기타 생체 분자의 주요 합성이 핵에서 수행된다. DNA에 암호화된 유전 정보는 핵 내부의 전령 RNA(mRNA)로 전사되고 이후 세포질에서 단백질로 번역된다. mRNA는 번역될 단백질에 대한 정보를 가지고 핵을 떠나, 리보솜 입자에서 단백질로의 번역이 수행된다.

1.4 소포체(endoplasmic reticulum, ER)

소포체는 생체분자 생산 공장으로서, 이 생산 공장에서는 핵에서 직접 명령을 받아 주로 단백질과 지질을 비롯한 다양한 생체 분자를 합성한다.

1.5 골지체(golgi apparatus)

골지체는 세포의 포장 센터이다. 소포체에서 합성된 단백질은 생물학적으로 활성화되기 위해 변형되고 가공된다. 골지체에서는 소포체에서 나온 단백질을 가져와 수정하고 최종적으로 세포 내부와 외부에 분포하는 막 결합 소포로 포장하는 중요한 역할이 수행된다.

1.6 리소좀(lysosome)

리소좀은 세포의 분해 시스템이다. 리소좀은 대사의 부산물, 단백질 접힘이 잘못된 구조체, 섭취된 세포 외 물질 및 기타 원치 않는 물질을 분해하는 촉매 효소를 포함한 소포 구조체이다.

1.7 미토콘드리아(mitochondria)

에너지원으로 미토콘드리아는 포도당과 같은 기질을 이용하여 대부분의 화학적 에너지를 생성하고 아데노신 삼인산(adenosine triphosphate, ATP)이라는 작은 분자에 저장하는 세포의 발전소다.

1.8 세포골격(cytoskeleton)

골격 구조체인 세포 골격은 긴 막대 모양의 단백질 필라멘트에 의해 형성된 서로 맞물린 3차원 그물망 구조이다. 이것은 세포에 모양을 부여하고, 세포질에 구조와 조직화에 기여하고, 세포 운동을 가능하게 하며, 기계적 강도와 세포 무결성을 제공하고, 세포 소기관의 세포 내 수송을 촉진하고, 염색질 분리를 포함하여 세포 분열 동안 중요한 역할을 한다.

세 가지 유형의 세포질 필라멘트로 세포 골격 시스템이 구성되어 있다. 이들은 액틴 필라멘트(actin filaments, 7~9 nm), 중간 필라멘트(intermediate filaments, 10 nm) 및 미세소관(microtubules, 24 nm)으로 폭, 구성 및 특정 기능이 다르다(그림 13.2). 세 가지 필라멘트 유형 간의 상호 작용은 세포의 물리적 행동을 결정한다. 세포 골격 시스템은 필라멘트를 형성하기 위해 중합되는 단백질의 소단위로 구성되어 있다. 이 필라멘트는 지속적으로 단백질 소단위로 분해되고 필요한 기능에 따라 필라멘트로 재조립 된다. 복잡하지만 이 역동적인 시스템은 유사분열과 같이 정교하게 조정된다.

1.9 세포-세포외기질 상호작용(cell-extracellular matrix interations)

유기체 대부분의 세포는 세포 기질과 이웃한 세포와 붙어 있다. 세포 기질은 집합적으로 세포외기질(extracellular matrix, ECM)로 알려진 생체 고분자의 복잡한 혼합물로 형성되

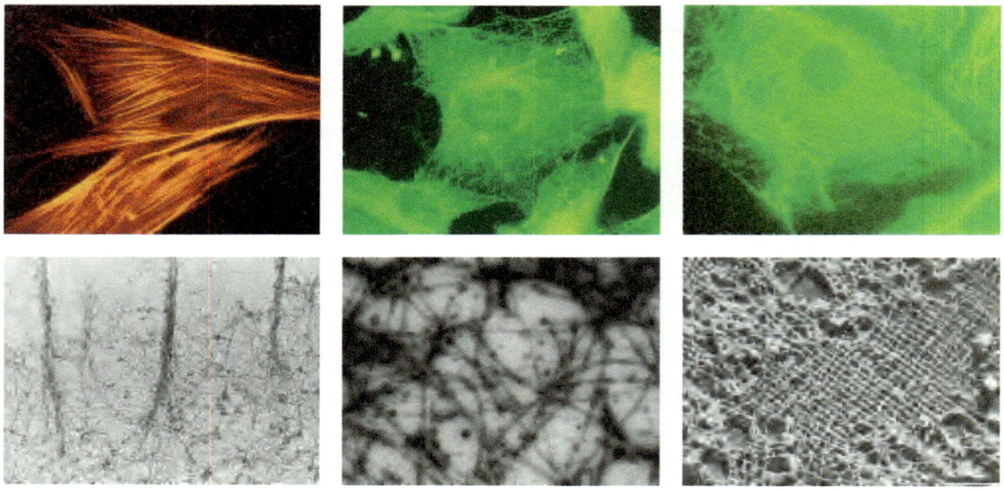

(a) Actin fibres (b) Microtubules (c) Intermediate filaments

그림 13.2 세 가지 유형의 세포골격 필라멘트. 상단의 그림들은 (a) 액틴 필라멘트, (b) 세포 중심에서 방사되는 미세소관, 및 (c) 세포질 전체에 분포된 중간 필라멘트에 형광 항체로 처리한 후 형광 현미경으로 관찰된 상피 세포를 보여줌. 하단 그림들은 투과(a, b) 또는 주사(c) 전자현미경으로 관찰된 각 유형의 필라멘트를 보여줌(Lehninger Principles of Biochemistry, 4판에서 발췌됨)

어 세포와 세포 사이에 존재하는 물질이다. 내피 세포, 상피 세포, 근육 세포, 지방 세포, 신경계의 슈반 세포(schwann cells)에는 기저판(basal lamina)이라는 특수하게 구성된 세포외 기질판이 있다. 세포외기질의 고분자 성분으로는 콜라겐(collagens), 엘라스틴(elastin), 프로테오글리칸(proteoglycans), 히알루로난(hyaluronan) 및 접착 단백질(adhesion proteins)이 있다.

- **콜라겐(collagen)** : 조직에 구조와 강도를 제공하는 섬유질 단백질이다. 고등 척추동물에서 가장 풍부한 단백질로 신체내 전체 단백질의 약 3분의 1 이상이다. 1형 콜라겐은 인장 강도가 높은 큰 구조 번들을 형성하고, 힘줄, 인대 및 상당한 기계적 하중을 받는 조직에 존재한다. 4형 콜라겐은 상호 연결된 섬유 네트워크로 서로 연관되는 X형 복합체를 형성하고 기저막에 풍부하다. 6형 콜라겐은 세포 외 기질 전체에 널리 분포되어 있으며 세포를 주변 기질에 부착하는데 도움을 준다.
- **엘라스틴(elastin)** : 엘라스틴 단백질은 섬유질이며 이름에서 알 수 있듯 조직의 탄력성을 제공한다. 콜라겐보다 훨씬 유연하며 동맥, 폐 및 피부 벽에 존재한다.
- **프로테오글리칸(proteoglycans)** : 프로테오글리칸은 물리화학적 특성을 결정하는 하나 이상의 글리코사미노글리칸(glycosaminoglycan, GAG) 측쇄가 있는 단백질을 가리키는 용어이다. 글리코사미노글리칸은 강한 친수성이어서 많은 양의 수분을 보유할 수

있는 음전하를 띤 탄수화물 중합체이다. 일반적인 프로테오글리칸에는 연골에서 발견되는 아그레칸(aggrecan), 기저판에서 발견되는 헤파린 황산염(heparin sulfate) 및 콘드로이틴 황산염(chondroitin sulfate)이 포함된다.

- **히알루로난(hyaluronan)** : 일반적으로 히알루로네이트(hyaluronate) 또는 히알루론산(hyaluronic acid) 으로도 알려져 있으며, 이는 세포 외 글리코사미노글리칸이며 세포 외기질의 단백질과 비공유적으로 연결된다. 히알루로난은 상대적으로 크기가 크고 강한 음전하 띠어서 물을 흡수하고 조직을 수화 상태로 유지하는데 도움을 준다.
- **접착 단백질(adhesion proteins)** : 두 가지 접착 단백질은 라미닌(laminin)과 피브로넥틴(fibronectin)이다. 라미닌에는 11개의 알려진 아이소폼이 있으며, 모두 4형 콜라겐 및 기타 ECM 분자와 결합하는 십자형 단백질로 기저층에 풍부하다. 피브로넥틴은 콜라겐, 인테그린과 같은 세포 표면 결합 분자 및 황산 헤파린에 대한 결합 도메인을 갖는 큰 단백질이다. 피브로넥틴은 일반적으로 세포 외 기질의 '만능 접착제'라고 불린다.

세포외기질에서 콜라겐과 엘라스틴이 기계적 지지대를 제공함으로써 세포와 조직의 기계적 구조를 제공한다. 히알루로난과 프로테오글리칸은 빈 공간을 채우고 조직에 수분을 공급한다. 이 결합된 물은 영양분 및 기타 분자를 세포와 세포 사이에 수송을 위한 매개체가 되는 중요한 역할을 하고, 전체 구조는 인접한 조직을 완충하고 수분을 공급하는 생물학적 스펀지 역할을 한다.

세포 표면의 막관통 단백질인 인테그린(Integrin)은 세포와 세포 또는 세포와 세포 외 기질에 부착을 촉진한다. 인테그린은 알파(α) 사슬과 베타(β) 사슬, 두 소단위에 의해 형성된 이종 이량체이다. 인테그린은 세포 외 결합 도메인, 세포막 횡단 도메인 및 세포질 도메인으로 구성된다. 인테그린은 알파사슬과 베타스슬의 종류와 조합에 따라 다양한 종류가 있으며, 콜라겐, 라미닌, 피브로넥틴등 세포 외 기질의 결합 도메인을 특이적으로 인식한다. 인테그린 분자의 세포질 도메인은 국소 접착 단백질 복합체에 부착되고, 이는 차례로 F-액틴 필라멘트에 부착된다. 이러한 방식으로 세포의 세포골격 네트워크는 세포 외부의 섬유성 세포 외 기질에 연결된다.

2. 세포 내 유기화학

세포내 일어나는 생합성 과정 중 중간체의 화학적 복잡성은 단순한 무생물의 화학적 구성과 현저한 차이가 있다. 효모나 동물 근육 세포에서 일어나는 포도당 분해 또는 다양한 유기체의 다른 많은 과정에 관여하는 동일한 10가지 화학 중간체의 진화적 보존은 생화학적 과정의 보편성을 시사한다.

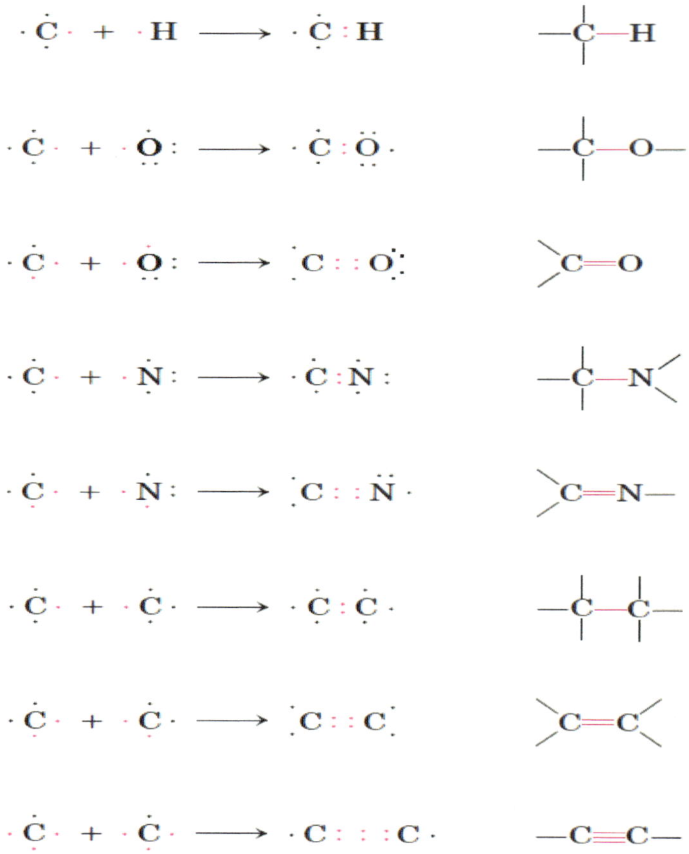

그림 13.3 탄소 결합의 다양성. 탄소는 수소, 산소, 질소 및 탄소를 포함한 다른 원자와 단일, 이중 및 삼중 공유결합(빨간색)을 형성할 수 있지만 삼중 결합은 생체 분자에서 드묾(Lehninger Principles of Biochemistry, 4판에서 발췌됨)

생명체에서 발견되는 가장 풍부한 4가지 원소는 수소, 산소, 질소, 탄소이다. 특히, 탄소는 무게가 가장 가볍고(낮은 원자 번호) 4개의 결합을 형성할 수 있어 가장 강한 결합을 형성한다. 이 네 가지 요소가 함께 대부분의 세포 질량 99% 이상을 구성하고, 아주 작은 부분을 구성하고 있는 미량 원소가 존재한다. 그러나 이 미량원소들은 효소를 비롯한 특정 단백질의 기능에 매우 중요하다. 예를 들어, 헤모글로빈 분자에 함유된 4개의 철 이온이 산소를 수송을 가능하게 하지만, 오직 세포 질량의 0.3%만 구성하고 있다.

2.1 생체 분자(biomolecules)

생체 분자는 다양한 작용기를 가진 탄소 화합물이다. 이러한 작용기의 3차원적 배치 및 화학적 구성은 생체 분자에 화학적 특성을 부여한다. 다양한 작용기와 결합하고 다양한 크기와 모양의 분자를 형성하는 탄소는 생화학의 핵심이 된다. 탄소는 다른 풍부한 원소인 수소와의 단일 결합, 산소 및 질소와의 단일 또는 이중 결합과 같은 결합을 형성할 수 있다(그림 13.3). 탄소는 매우 안정적인 탄소 단일 결합을 형성할 수 있으며 최대 4개의 다른 탄소 원자가 사면체로 배열되어(결합각 109.5°) 각 단일 결합 주위에서 자유롭게 회전할 수 있다(그림 13.4). 두 개의 탄소 원자는 두 개(또는 세 개)의 전자 쌍을 공유하여 이중(또는 삼중) 결합을 형성할 수도 있으며 이 경우 자유 회전이 제한된다. 탄소 원자에 부착된 크거나 높은 전하를 띤 작용기 또한 자유 회전을 제한할 수 있다. 이러한 공유 결합된 탄소 원자는 선형, 분지형 및 고리형 탄소 골격을 형성할 수 있으며 여기에는 생체 분자에 특정 화학적 특성을 부여하는 작용기가 추가된다(그림 13.5, 13.6)

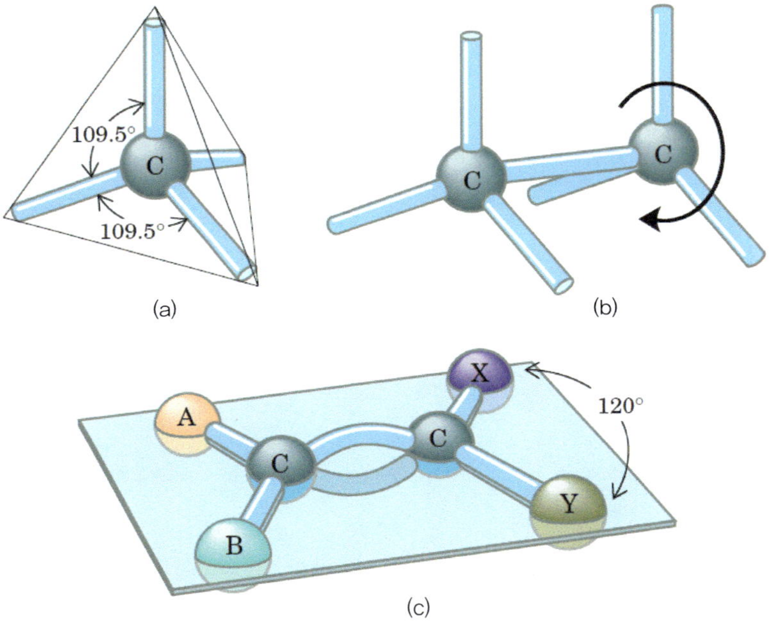

그림 13.4 기하학적 탄소 결합. (a) 탄소 원자는 4개의 단일 결합을 갖는 사면체 배열로 구성됨. (b) 에탄(CH_3-CH_3)에 대해 표시된 것처럼 탄소–탄소 단일 결합은 서로 자유롭게 회전할 수 있음 (c) 이중 결합은 단일 결합보다 더 짧고 자유 회전을 제한함. 이중 결합된 두개의 탄소와 A, B와 X, Y로 지정된 다른 원자는 모두 동일 평면에 위치하게 됨 (Lehninger Principles of Biochemistry, 4판에서 발췌됨)

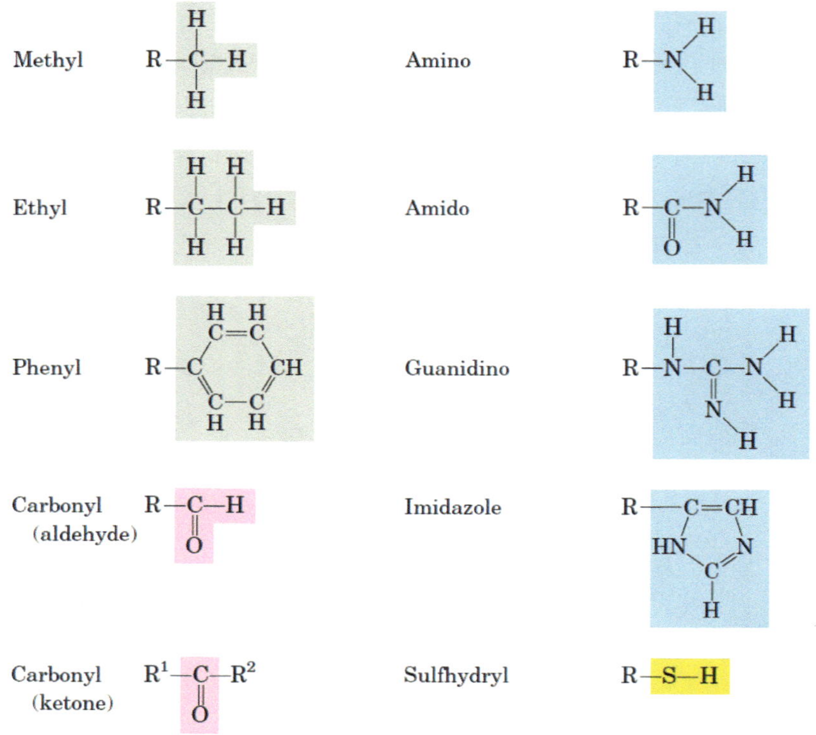

그림 13.5 생체 분자의 일반적인 작용기들. "R"은 "임의의 치환기"를 나타냄 (Lehninger Principles of Biochemistry, 4판에서 발췌됨)

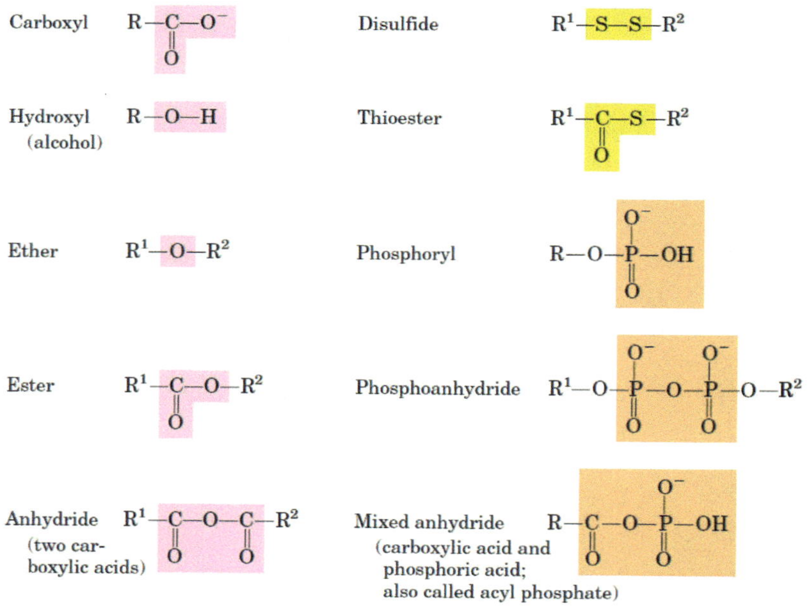

그림 13.6 생체 분자의 일반적인 작용기들 (Lehninger Principles of Biochemistry, 4판에서 발췌됨)

2.2 대사체(metabolome)

모든 세포의 세포질에는 100~200개의 서로 다른 작은 유기 분자가 수 마이크로몰에서 밀리몰 농도로 존재한다. 이 작은 분자는 주요 생체내 반응 과정의 중심 대사 산물이다. 이러한 작은 유기분자들은 극성 또는 전하를 띨 수 있으며, 일반적으로 아미노산(amino acids), 뉴클레오타이드(nucleotides), 당(sugar) 및 이들의 인산화 된 유도체(phosphorylated derivatives), 다수의 모노-, 디- 및 트리카르복실산(mono-, di- and tricarboxylic acid)이 이에 해당된다. 세포 내에 존재하는 이러한 작은 유기분자들의 전체 집합을 세포의 대사체라고 한다.

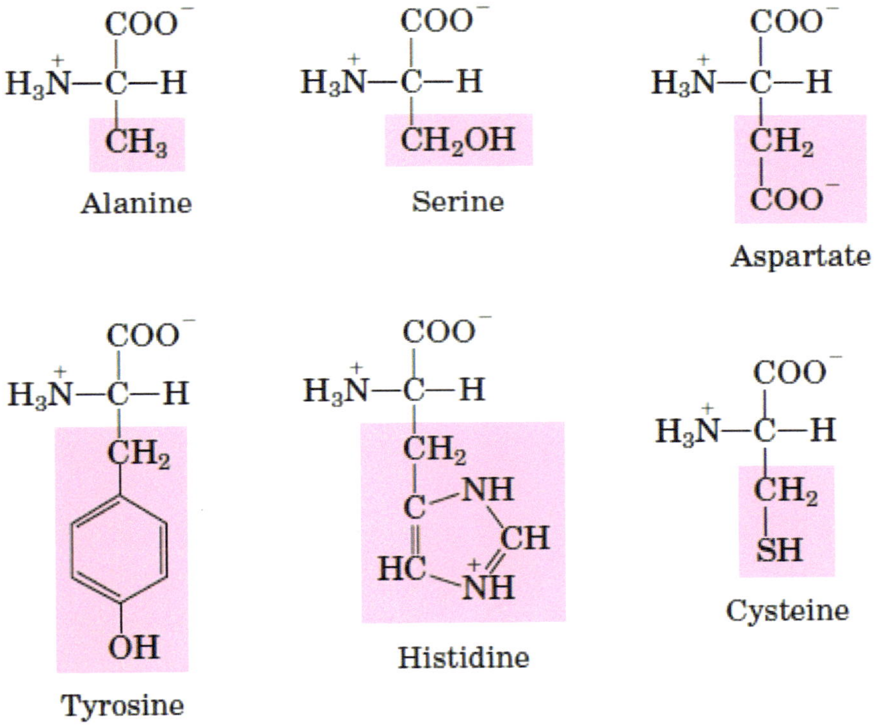

그림 13.7 모든 단백질을 구성하는 20개 아미노산 중 6개(the side chains are shaded pink) (Lehninger Principles of Biochemistry, 4판에서 발췌됨)

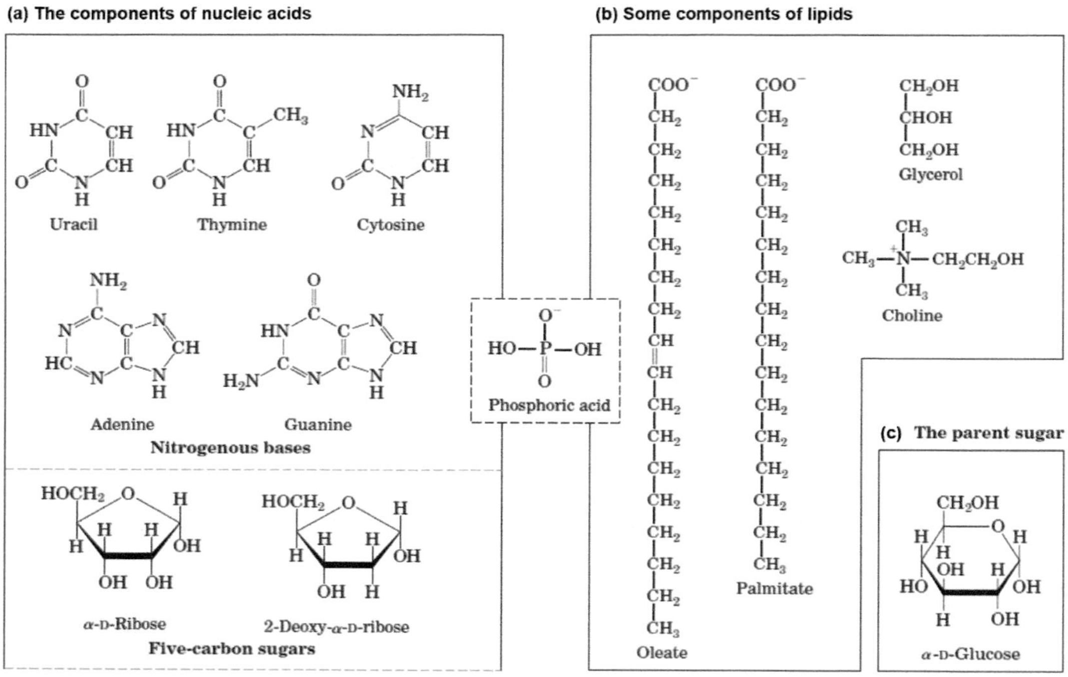

그림 13.8 대부분의 세포 내 물질을 구성하는 유기 화합물. (a) 모든 핵산을 구성하는 5가지 질소 함유 염기들과 2가지 오탄당, (b) 막 지질의 5가지 성분, (c) 대부분의 탄수화물 시작물질인 D-포도당. 인산은 핵산과 막 지질 모두의 구성 요소임 (Lehninger Principles of Biochemistry, 4판에서 발췌됨)

2.3 거대분자(Macromolecules)

거대분자는 수십 개에서 수백만 개에 이르는 소단위의 유기 분자가 중합된 고분자량 중합체이다. 단백질, 핵산 및 다당류는 모두 분자량이 500 이하인 비교적 작은 전구체에서 중합된 거대 분자이다(그림 13.7,13.8). 거대 분자는 리보솜(ribosomes)과 같은 **초분자복합체(supramolecular complexes)**로 구성될 수 있다(그림 13.9). **단백질(protein)**은 아미노산의 중합체이다. 촉매 활성을 가진 단백질은 효소로 기능하는 반면, 다른 단백질은 구조적 구성 요소, 신호 수용체 또는 전달체 역할을 한다. DNA와 RNA를 포함한 **핵산(nucleic acids)**은 뉴클레오티드(nucleotides)의 중합체이다. 그들은 유전 정보를 저장하고 전달하는 세포의 소프트웨어 역할을 한다. **다당류(polysaccharides)**는 포도당과 같은 단순당의 중합체이다. 그들은 에너지원과 특정 단백질에 대한 특정 결합 부위를 가진 세포 외 구조 요소로 기능한다. 단백질 또는 지질에 부착된 세포 표면에 존재하는 올리고당(당의 더 짧은 중합체)은 특정 인식 분자로서 세포 신호 전달과정에서 기능한다. **지질(lipids)**은 막 구조를 구성하며, 에너지를 저장하고, 색소 및 세포내 신호 전달을 담당하는 탄화수소(수소와 탄소 원자로 구성) 유도체이다. 많은 수의 지질 분자가 세포막과 같은 큰 구조에 비공유적으로 결합한다. 지질은 주로 탄화수소로 구성되어 있기 때문에 소수성을 나타낸다.

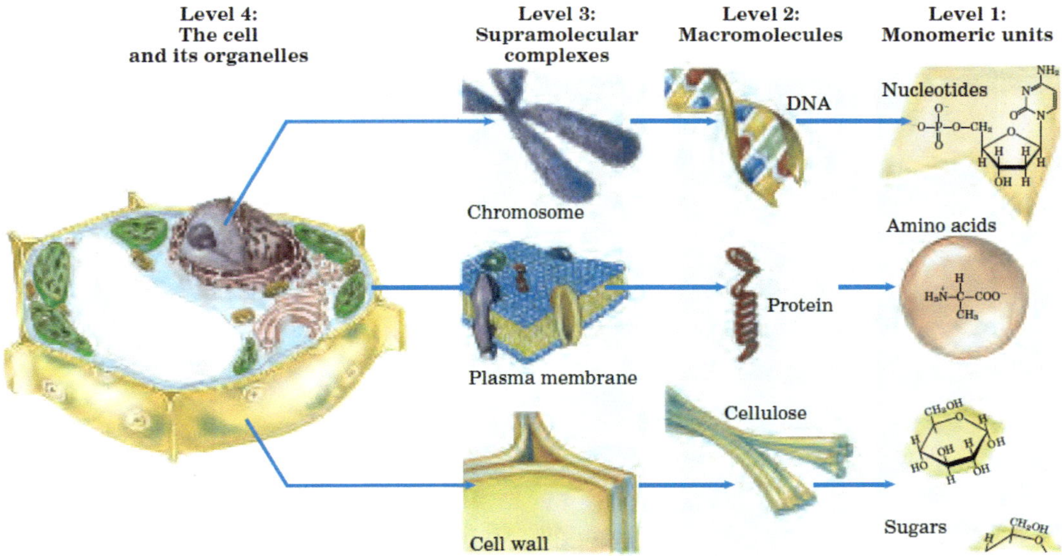

그림 13.9 세포 내 거대분자들(Lehninger Principles of Biochemistry, 4판에서 발췌됨)

참고문헌

General

[1] Nelson D. L., Cox MM. (2013) Lehninger Principles of Biochemistry : W. H. Freeman Publishers ; University of Wisconsin-Madison.

[2] Fruton, J.S. (1999) Proteins, Enzymes, Genes : The Interplay of Chemistry and Biochemistry, Yale University Press, New Haven.

[3] Harold, F.M. (2001) The Way of the Cell : Molecules, Organisms, and the Order of Life, Oxford University Press, Oxford.

[4] Kornberg, A. (1987) The two cultures : chemistry and biology. Biochemistry 26, 6888-6891.

[5] Monod, J. (1971) Chance and Necessity, Alfred A. Knopf, Inc., New York. [Paperback edition, Vintage Books, 1972.] Originally published (1970) as Le hasard et la nécessité, Editions du Seuil, Paris.

[6] Pace, N.R. (2001) The universal nature of biochemistry. Proc. Natl. Acad. Sci. USA 98, 805–808.

[7] Schrödinger, E. (1944) What Is Life? Cambridge University Press, New York. [Reprinted (1956) in What Is Life? and Other Scientific Essays, Doubleday Anchor Books, Garden City, NY.]

Cellular Foundations

[8] Alberts, B., Johnson, A., Bray, D., Lewis, J., Raff, M., Roberts, K., & Walter, P. (2002) Molecular Biology of the Cell, 4th edn, Garland Publishing, Inc., New York.

[9] Becker, W.M., Kleinsmith, L.J., & Hardin, J. (2000) The World of the Cell, 5th edn, The Benjamin/Cummings Publishing Company, Redwood City, CA.

[10] Lodish, H., Berk, A., Matsudaira, P., Kaiser, C.A., Krieger, M., Scott, M.R., Zipursky, S.L., & Darnell, J. (2003) Molecular Cell Biology, 5th edn, W. H. Freeman and Company, New York.

[11] Purves, W.K., Sadava, D., Orians, G.H., & Heller, H.C. (2001) Life : The Science of Biology, 6th edn, W. H. Freeman and Company, New York.

Chemical Foundations

[12] Barta, N.S. & Stille, J.R. (1994) Grasping the concepts of stereochemistry. J. Chem. Educ. 71, 20–23. Brewster, J.H. (1986) Stereochemistry and the origins of life. J. Chem. Educ. 63, 667–670.

[13] Kotz, J.C. & Treichel, P., Jr. (1998) Chemistry and Chemical Reactivity, Saunders College Publishing, Fort Worth, TX.

[14] Vollhardt, K.P.C. & Shore, N.E. (2002) Organic Chemistry : Structure and Function, W. H. Freeman and Company, New York.

Physical Foundations

[15] Atkins, P. W. & de Paula, J. (2001) Physical Chemistry, 7th edn, W. H. Freeman and Company, New York.

[16] Atkins, P.W. & Jones, L. (1999) Chemical Principles : The Quest for Insight, W. H. Freeman and Company, New York.

[17] Blum, H.F. (1968) Time's Arrow and Evolution, 3rd edn, Princeton University Press, Princeton.

Genetic Foundations

[18] Adams, M.D., Celniker, S.E., Holt, R.A., Evans, C.A., Gocayne, J.D., Amanatides, P.G., Scherer, S.E., Li, P.W., Hoskins, R.A., Galle, R.F., et al. (2000) The genome sequence of Drosophila melanogaster. Science 287, 2185–2195.

[19] Arabidopsis Genome Initiative. (2000) Analysis of the genome sequence of the flowering plant Arabidopsis thaliana. Nature 408, 796–815.

[20] C. elegans Sequencing Consortium. (1998) Genome sequence of the nematode C. elegans : a platform for investigating biology. Science 282, 2012–2018.

[21] Griffiths, A.J.F., Gelbart, W.M., Lewinton, R.C., & Miller, J.H. (2002) Modern Genetic Analysis : Integrating Genes and Genomes, W. H. Freeman and Company, New York.

[22] International Human Genome Sequencing Consortium. (2001) Initial sequencing and analysis of the human genome. Nature 409, 860–921.

[23] Jacob, F. (1973) The Logic of Life : A History of Heredity, Pantheon Books, Inc., New York. Originally published (1970) as La logique du vivant : une histoire de l'hérédité, Editions Gallimard, Paris.

[24] Pierce, B. (2002) Genetics : A Conceptual Approach, W. H. Freeman and Company, New York.

[25] Venter, J.C., Adams, M.D., Myers, E.W., Li, P.W., Mural, R.J., Sutton, G.G., Smith, H.O., Yandell, M., Evans, C.A., Holt, R.A., et al. (2001) The sequence of the human genome. Science 291, 1304–1351.

제 14 장

지지체

김우찬·김장호

1. 서론

조직공학 분야는 지난 수십년 동안 극적으로 발전하여 인체의 거의 모든 조직과 기관을 재생하거나 대체할 수 있는 잠재력을 제공한다. 조직공학과 재생의학 관련 분야는 더 많은 질병 상태에 대한 새로운 치료법으로서 연구적으로 번창할 수 있는 분야로 유망하다[1]. 조직공학이란 (줄기)세포, 세포가 부착되어 자랄 수 있는 지지체, 그리고 세포의 성장 및 분화를 조절할 수 있는 각종 인자를 적절히 이용하여 여러 조직의 기능을 재생, 복원, 유지 또는 개선하는 것에서 부터 더 나아가 장기복원을 목표로 하는 연구를 통칭하는 학문이다. 조직공학 분야의 필요한 주요 3요소는 손상된 부위가 정상 기능을 수행할 수 있도록 유지함과 동시에 재생될 조직의 골격이 되는 바이오 인공지지체(지지체), 손상된 조직을 재생시키기 위한 세포, 조직 재생을 촉진할 수 있는 단백질(성장인자)다. 특히, 지지체(scaffold)는 생체 조직공학분야에서 매우 중요한 역할을 하는 핵심요소중 하나이며 조직구축 및 세포기능을 조절하기 위해 만들어진 인공 세포외기질(extracellular matrix, ECM)로 여겨진다[2]. 세포외기질의 물질은 단백질과 다당류와 같은 유기 고분자를 주성분으로 하고 있는 유기 고형물질을 포함하고 있고 조직의 구조적 지지를 담당하거나 세포의 접착유도를 활성화시키는데 중요한 역할을 한다. 혈액에 존재하는 세포들을 제외하고, 동물 조직에 대부분의 정상적인 세포들은 세포외기질인 고형 매트릭스와 상호작용하며 여러 가지 생물학적, 기계적, 화학적 환경에 노출되어 있다. 세포가 세포외기질에 상호작용하게 되면 세포내 정보전달이 활성화되고, 세포형태, 증식, 세포사멸 등의 기본적인 세포기능이 조절된다. 세포외기질은 생체 조직 내에서 가교된 젤 상태 또는 다공성 네트워크로 존재한다. 그러므로, 지지체를 설계하고 개발하기 위해서는 세포외기질이 가지고 있는 물리적, 구조적, 기능적 특성을 모방하여 제작하는 것이 조직공학용 지지체로 사용될 때 조직의 복구 및 회복을 향상시키기 위한 중요한 요소로 작용한다. 이로 인해, 지지체는 질병 또는 사고로 인해 손상된 조직이나 장기를 복원, 재생 혹은 대체하여 원래의 정상기능으로 회복시키는데 목표를 두고 있다. 이번 장에서는 조직공학용 지지체의 개발을 위한 요구특성, 생체 적용에 적합한 지지체의 재료, 효율적인 지지체 제작을 위한 공학기술을 소개하고자 한다.

2. 조직공학 응용을 위한 지지체의 요구특성

다양한 생체재료로 생산되어지고 최첨단의 공학기술을 이용하여 제작되는 수많은 지지체들은 신체의 다른 조직과 장기들을 재생 혹은 대체하기 위해 조직공학 및 재생의학의 분야에서 활발하게 사용되어 왔다[3]. 조직이나 장기의 유형에 관계없이 조직공학에 사용할 지지체의 적합한 제작을 위해 지지체를 설계하거나 지지체 기반 재료를 결정할 때 다음과 같은 여러 가지 주요 고려 사항이 중요하다. ① 영양분이나 세포의 원활한 흐름을 위한 높은 공극 크기와 공극률을 가진 내부 연결구조가 우수해야 한다. ② 세포의 부착이나 증식을 위해 생체친화성을 가져야 한다. ③ 외부 자극에 의한 변형이 없는 구조적으로 안정한 기계적 강도를 가지고 있어야 한다. ④ 조직 이식에 대한 최적의 생체적합성을 가져야 한다. ⑤ 생분해성이 우수하거나 필요에 맞게 조절되어야 한다. ⑥ 살아있는 세포나 조직에 대한 면역반응 및 독성이 없어야 한다.

2.1 생체적합성

조직공학용 지지체의 제작에 있어 가장 중요한 첫 번째 기준은 생체적합성이다. 생체적합성은 공식적으로 "특정 응용 분야에서 적절한 호스트에 대한 반응으로 역할을 하는 생체재료의 능력"으로 정의되었다. 조직공학에 사용되는 생체재료는 매우 다양하며 일반적으로 천연재료(자가유래, 동종이계, 이종유래) 및 합성재료, 또는 하이브리드 재료라고 하는 두 가지 유형 이상의 혼합재료들이 사용되어져 왔다. 이러한 재료는 조직의 복원 또는 개조에 사용될 수 있는 다공성 지지체 및 생체모방형 지지체를 형성하는 기능적 특성을 갖도록 가공 및 조작될 수 있다. 세포들은 지지체의 표면에 부착되거나 이동하고, 정상적으로 기능해야 하며, 결국 지지체를 통과하거나 상호작용하여 새로운 매트릭스를 삽입시키기 전에 알맞게 증식하기 시작해야 한다[4]. 또한, 지지체는 시험관 내 배양(in vitro culture) 및 생체 내 이식(in vivo implantation) 동안 내인성 세포들이 부착, 성장 및 분화가 향상되도록 지원해야한다. 지지체를 조직 및 장기에 이식한 후에는, 지지체 또는 조직공학적 구조물이 심각한 염증반응을 일으켜 치유를 저해하거나 신체의 거부반응을 일으키지 않도록 무시해도 될 정도의 면역반응을 이끌어 내거나 면역반응이 존재하지 않아야 한다. 모든 물질의 생체적합성을 평가하는 목적은 신체에 대한 독성 영향을 결정하는 것이다. 따라서, 생체 물질을 평가하여 타겟 조직에게 피해를 입히거나 원치 않는 부작용을 일으킬 수 있는 생물학적 반응을 평가해야 한다. 생체적합에 대한 고려해야 할 세 가지 주요 반응은 염증, 상처 치유 및 면역학적 반응/면역독성이 있다[5].

2.2 생체활성

지지체는 엔지니어링된 조직의 세포 구성 요소와 활발하게 상호작용하여 세포의 활동을 촉진하고 조절할 수 있다. 생체물질은 부착력을 향상시키기 위한 세포-부착 리간드와 같은 생물학적 신호 또는 세포 모양 및 정렬에 영향을 주는 물리적 신호를 포함할 수 있다. 생체활성인자는 우리 몸의 환경을 조절할 수 있는 중요한 인자로 성장인자나 사이토카인 등으로 구성된다. 체내에 존재하는 줄기세포나 전구세포를 활성화시켜 보다 효과적으로 지지체 내로 유도하고 증식, 분화시켜 원하는 조직으로 재생하도록 해야 한다. 이를 위해서는 지지체 내에 세포의 활동에 유리한 생체활성 미세환경(bioactive microenvironment)을 제공하는 것이 중요하며, 이러한 미세환경의 조성을 위해서는 생체활성인자의 역할이 매우 크다[6]. 또한, 지지체는 재생 속도를 높이기 위해 성장인자와 같은 외부 성장 자극 신호 전달 수송체 또는 저장소로서 작용할 수 있다. 이와 관련하여, 생체물질은 생체분자와 호환될 수 있어야 하며, 생체활성이 유지된 생체분자의 방출을 제어하기 위해 캡슐화 및 지지체의 담지 기술을 사용할 수 있어야 한다.

2.3 생분해성

조직공학용 지지체는 시간이 걸리더라도 신체 내의 세포에 의해서 재생이 일어나도록 유도한 후 이식된 지지체를 제거하는 것을 목적으로 한다. 지지체는 궁극적으로 영구적인 이식을 위한 것이 아니며 세포가 스스로 세포외기질을 생산한 뒤에 생분해되야 하는데, 그러기 위해서 생분해된 물질은 독성을 갖지 않아야 하며 다른 조직이나 기관에 영향을 주지 않으면서 체외로 배출되어야 한다. 지지체의 분해속도와 새로운 조직형성 속도는 상처 부위가 완전히 재생되는 동안 지지체도 완전히 분해될 수 있도록 적절한 속도로 서로 연결되어 있어야 한다. 지지체의 분해속도는 구성재료의 구조와 분자량 등과 같은 요인에 의해서 변경될 수 있다. 지지체의 기하학적 모양이 분해속도에 영향을 주는 것처럼 지지체 구조면적대 부피비, 공극률, 공극모양과 크기 등과 같은 요소도 지지체 분해속도에 중요한 역할을 한다. 또한 생체 내 이식부위, 기계적 하중 정도, 분해물 대사속도 등도 지지체의 분해시간에 중요한 영향을 준다.

2.4 구조적 특성

조직공학에 사용되는 지지체의 구조는 매우 중요한 요소 중에 하나이다. 지지체는 구조 내 세포와 이들 세포에 의해 형성된 세포외기질으로의 세포 침투 및 영양소의 적절한 확산을 보장하기 위해 상호 연결된 기공구조와 높은 다공성을 가져야 한다. 혈액 세포를 제외하고 생체 내 조직의 대부분의 세포는 고정 의존적이며 세포외기질 환경에 노출되어 있다[7]. 세포외기질은 서로 다른 구조적 및 기능적 단백질인 콜라겐 및 엘라스틴과 탄수화물로 구성된 복잡한 상호 연결된 섬유 네트워크이다. 세포외기질은 세포가 상주할 수 있는 구조적 지지와 물리적 환경을 제공하고, 강성 또는 탄성과 같은 기계적 특성을 제공하고, 세포 활동을 조절하기 위한 생체 활성 신호를 제공하고, 성장 인자의 저장소 역할을 하고, 조직 치유 및 리모델링을 허용하는 분해 가능한 환경을 제공합니다. 세포외기질과 세포 간의 상호 작용은 동적 프로세스이며, 각각의 조직에 고유한 세포외기질 환경이 있으므로, 지지체의 디자인은 적용을 위한 각 조직의 세포외기질의 특징을 모방해야 한다. 이상적인 지지체의 궁극적인 목표는 네이티브 세포외기질을 정확히 모방하는 것이지만 네이티브 조직에서 세포외기질의 다양한 기능, 복잡한 구성 및 동적인 요소를 고려할 때 이를 완벽하게 시뮬레이션하는 것은 어렵다. 세포는 다양한 세포 활동을 조절하여 환경에 반응하는 나노 규모 단백질을 통해 세포외기질과 상호 작용한다. 따라서 대부분의 세포외기질은 직경 범위가 50~200 nm인 콜라겐 피브릴과 파이브로넥틴과 같은 나노미터 규모로 구성되어 있기 때문에 때문에 나노 규모의 지지체 설계에 특별한 주의가 필요하다.

2.5 기계적 특성

이상적으로, 지지체는 이식되어지는 조직의 해부학적 부위 및 기능과 일치하는 기계적 특성을 가져야 하고 활용성의 측면에서는 이식 중 외과적 수술에서 적절한 적용이 가능하도록 충분한 기계적 강도를 보유하고 있어야 한다. 조직공학용 지지체를 설계할 때 기계적 특성은 조직의 구조적 역할을 수행하도록 조정되어야 하며 일반적으로 기본 조직과 유사해야 한다. 다양한 조직 유형의 기계적 특성을 결정하기 위한 상당한 노력이 있었지만 대부분의 생물학적 조직은 비균질, 점탄성, 비선형 및 이방성 물질로 간주될 수 있다. 일반적으로 지지체는 생리학적 환경에서 볼 수 있는 일반적인 수압 또는 박동 압력을 견딜 수 있을 뿐만 아니라 세포 성장 및 매트릭스 생산에 필요한 공간 또는 기공 부피를 유지하기 위해 변형에 대한 저항과 기계적 강도가 충분해야 한다. 또한, 조직재생이 진행되는 동안 운동성을 가지고 있는 조직에서 고유한 조직적 특징을 지지할 기계적 지지가 필요하다.

3. 조직공학용 지지체 개발을 위한 고분자 재료

3.1 천연유래 고분자

천연고분자는 자연계에 널리 존재하거나 동식물에서 추출한 물질로 정의된다. 천연고분자는 의약품, 조직재생 지지체, 약물전달제 및 영상화제와 같은 다양한 생물 의학 응용 분야에서 널리 사용되었다. 지지체를 제작하기 위해 자주 사용되어지는 천연유래 고분자는 단백질(실크, 콜라겐, 섬유겔, 콩), 다당류(키틴, 키토산, 알지네이트, 히알루론산) 및 폴리뉴클레오타이드(DNA, RNA)의 3가지 유형으로 분류할 수 있다[8]. 천연유래 고분자의 장점은 세포외기질과의 유사성, 기계적 조정성, 높은 생체적합성 및 높은 수분 보유 능력으로 인해 천연고분자 기반 지지체는 조직간의 호환성이 높다는 것이다. 또한, 상대적으로 풍부하고 상업적으로 유연하며 쉬운 공정 및 식품 의약품 안전청의 승인을 비교적 쉽게 얻을 수 있다. 표 14.1은 조직공학용 지지체를 제작하기 위해 가장 많이 이용되는 천연고분자의 장점 및 단점을 정리한 표이다.

표 14.1 조직공학용 지지체 제작을 위한 가장 일반적인 천연고분자

Natural polymer	Origin	Advantages	Disadvantages
알지네이트 (Alginate)	갈조류	생체적합성, 쉬운 겔화, 쉬운 화학적 변형	비생분해성, 높은 변형성
콜라겐 (Collagen)	결합조직	천연 섬유 단백질, 높은 세포 접착, 생체접합성, 생분해성	낮은 기계적 강도, 낮은 열적 안정성, 낮은 녹는점, 고비용
젤라틴 (Gelatin)	콜라겐	콜라겐 유래 단백질, 낮은 가격, 생체적합성, 생분해성	낮은 안정성, 화학적 가교 결합 필요
피브린 (Fibrin)	혈액	혈장 천연 단백질, 생체적합성, 세포적합성, 감염 예방	낮은 기계적 강도, 낮은 수성 안정성, 화학적 가교 결합 필요
키토산 (Chitosan)	갑각류 껍질	생체활성, 생체적합성	면역원성, 가공의 복잡성
실크 (Silk)	식물	높은 기계적 강도, 생체적합성, 느린 생분해성	고비용, 잔여물의 오염 가능성, 장기간의 체내 삽입 제한성
히알루론산 (Hyaluronic acid)	ECM	ECM 천연유래물, 생체적합성	높은 표면장력, 높은 점도, 가공의 복잡성

3.1.1. 알지네이트(alginate)

알지네이트는 갈조류의 세포벽에서 추출한 천연 다당류이며 L-글루론산과 D-만뉴론의 두가지 단량체로 반복된 선형 고분자 사슬을 포함하고, 음이온성 및 친수성을 보이는 천연 고분자이다[9]. 겔화는 2가 양이온에 의해 다른 다당류 사슬과 글루론산 블록의 상호작용을

통하여 일어나며 빠른 겔화 물성으로 인해 다양한 약물의 제제화, 사이토카인, 그리고 배양된 세포를 주입한 칼슘 알지네이트를 이용한 캡슐화는 광범위하게 연구되어 왔다[10]. 알지네이트는 마이크로캡슐, 마이크로스피어, 폼, 스폰지 및 섬유를 포함하는 3D 지지체 재료로 쉽게 가공될 수 있다. 알지네이트는 구조의 유연성과 겔화 능력을 제공하는 능력이 있다. 알지네이트는 선형이며 물에 잘 용해된다. 또한, 생체적합성, 지속가능성, 무독성, 생분해성 및 가공 용이성에 있어 조직공학용 지지체로서 적용되어지기에 우수한 재료이다[11]. 여러 가지 조건을 변화시켜 겔화함으로써 이들의 구조와 물리, 화학적 특성을 제어할 수 있으며 칼슘 알지네이트 지지체는 가수분해에 의해 분해되지 않는 반면 ethylene-diamine-tetraacetic acid(EDTA)나 효소와 같은 킬레이트 화합물에 의해 분해된다[12]. 하지만, 알지네이트는 인체에 대한 잠재적인 면역반응과 완전분해가 일어나지 않으며 단백질 흡착 및 세포 부착부위가 없다는 단점이 있다. 알지네이트 기반 생체 고분자 재료는 약물 전달에도 이용되지만 일반적으로 조직 치유, 뼈 손상, 상처, 연골 회복의 치유에 사용된다.

3.1.2 콜라겐(collagen)

콜라겐은 동물과 인체의 피부, 뼈, 힘줄 및 인대에서 발견되는 주요 섬유질 구조 단백질이며 세포외기질의 생물학적 및 구조적 완전성을 유지하는데 중요한 역할을 하고 조직에 물리적 지지를 제공한다[13]. 콜라겐은 다양한 조직에서 추출 및 정제할 수 있지만 조직공학 적용을 위한 콜라겐은 돼지, 소의 피부 및 쥐 꼬리와 같은 동물 공급원에서 추출된다. 콜라겐은 포유류에서 가장 풍부한 단백질로 다양한 구조를 형성하는 다중 형성으로 인해 대부분 모든 조직에서 구조적 네트워크를 형성한다[14]. 콜라겐은 낮은 면역원성, 다공성 구조, 우수한 투과성, 생체적합성 및 생분해성을 나타내며 세포의 형태, 부착, 이동 및 분화를 조절하는 기능을 가지고 있다[15]. 그러나 순수한 콜라겐 지지체는 기계적 강도가 낮아 적용에 있어 어느 정도 제한이 있다[16]. 이러한 단점을 극복하기 위해 콜라겐 지지체는 화학적 또는 물리적 방법으로 가교되거나 천연/합성 고분자 또는 무기 물질과의 결합을 통해 변형될 수 있다. 콜라겐을 이용하여 필름, 시트의 막 형태, 스펀지, 펠트, 섬유 등의 다공성 형태, 겔, 용액, 섬유, 관 모양으로 제작되어질 수 있다[17]. 콜라겐은 뼈의 체적 구성의 32%를 구성하여 뼈를 생성할 수 있는 상당한 잠재력이 있을 뿐만 아니라 신경 조직, 피부, 혈관이식, 힘줄/인대 조직의 치료에 응용되고 있다[18]. 더불어 최근에는 각막 상처 치유 또는 고막 복구에도 우수한 복구 효과를 달성했다.

3.1.3. 젤라틴(gelatin)

젤라틴은 동물의 뼈, 연골, 가죽 등 결합조직의 주요 단백질 성분인 콜라겐의 부분적인 가수분해에 의해 얻어지는 유도단백질로 세포 지지체를 만드는데 가장 일반적으로 사용되는 생체재료이다. 젤라틴은 낮은 항원성으로 인체에 무해하며 비교적 낮은 온도와 농도에서도 점성을 부여하며 특히 냉각될 때 젤라틴 용액은 선명하고 탄력성 있는 열가역적 겔을 형성하기 시작한다[19]. 젤라틴은 생체 내부로 들어가는 경우 효소 분해 시 유해한 부산물을 생성하지 않고 생체 흡수율이 빠르기 때문에 안전성이 높다. 또한, 젤라틴은 우수한 생체적합성, 가공 용이성을 나타내며 비용이 저렴하다는 장점이 있다. 하지만, 젤라틴은 광범위한 응용 분야에도 불구하고 열악한 기계적 특성, 빠른 효소 분해 및 농축된 수성 매체에서의 낮은 용해도의 한계를 가지고 있다[20]. 지난 10년 동안 젤라틴은 세포 시트 운반체, 생체 접착제 및 생체 인공 이식재로 사용되는 수많은 분야에 대해 광범위하게 사용되고 있다.

3.1.4. 피브린(fibrin)

피브린은 조직에 상처, 미세혈관계의 외상이나 생리적 파열이 발생할 때 인체에서 형성되는 천연 단백질로 피브리노겐에 대한 트롬빈의 작용에 의해 응고 캐스케이드의 마지막 단계에서 형성된다[21]. 피브린은 지혈을 시작하고 세포 접착, 이동, 증식 및 분화에 유용한 초기 매트릭스를 제공해 출혈을 방지하고 상처 수복에 핵심적인 역할을 한다. 또한, 피브린은 액체로 주입될 수 있으며 그 후 제자리에서 고형화되어 다양한 모양의 틈을 채울 수 있다. 피브린은 생체적합성, 생체 재흡수성, 가공 용이성, 중합 조건을 변경하도록 맞춤화할 수 있는 능력, 세포와 세포 매개체의 통합 가능성과 같은 특성과 장점을 가졌다. 그러나, 피브린은 빠른 분해와 약한 기계적 특성의 단점을 가지고 있어 많은 연구자들이 이러한 한계를 극복하기 위해 다른 물질과 함께 피브린을 사용하곤 한다. 피브린은 조직공학에서 생체 고분자 지지체로 광범위하게 사용되어 임상적으로 성형 및 피부조직 재건에 널리 이용되고 있으며 생리활성 기질로 작용해 세포 및 생체분자 전달 시스템에도 이용된다.

3.1.5. 키토산(chitosan)

키토산은 갑각류에서 추출한 키틴의 부분적 탈아세틸화에 의해 얻어지며 β-글루코시드 결합으로 연결된 글루코사민과 N-아세틸 글루코사민으로 구성된 다당류형 생물학적 고분자이다[22]. 키토산은 인체내의 효소에 의해 분해되는 것으로 밝혀졌으며 분해산물은 무독성을 나타낸다. 키토산은 세포 접착, 증식 및 분화를 촉진하는 친수성 표면을 가지며 이식 시 최소한의 이물 반응 및 면역 반응을 유발한다. 양전하를 띄기 때문에 음전하를 띄는 생체조직 표면에 부착성이 양호하며 항 세균성을 가지고 있고 인체 내 세포와의 적합한 상호작용을 보인다. 또한, 생물학적으로 재생 가능하고, 생분해성이며, 생체적합성, 비항원성, 무독성, 생체기능성을 나타낸다[23]. 하지만, 키토산은 일반적으로 조직에 생체 적합한 물질로 알려져 있음에도 불구하고 약한 기계적 특성으로 인해 강도가 불안정하며 스웰링 현상으로 인해 제작되어 적용시 이식 형태를 온전히 유지하기가 어렵다. 또한, 이전 연구자들은 키토산의 소수성 특성이 종종 불안정한 세포 부착과 같은 문제를 유발하여 생체재료로의 응용을 제한한다는 것을 발견했다. 키토산 지지체는 시험관 내 및 생체 내 모두에서 골 형성을 향상시키며 상처 피복제 및 인공피부 재생 등에도 사용하고 있다.

3.1.6 실크(silk)

실크는 거미, 진드기, 파리, 전갈 및 누에와 같은 여러 나비 목 유충이 생산하는 천연 단백질 고분자이다[24]. 그 중 생물학적 용도로는 거미와 누에에서 유래한 실크가 조직공학용 지지체 제작에 가장 일반적으로 사용된다. 실크는 섬유질 단백질과 세리신의 두 가지 주요 단백질로 구성된다[25]. 실크 피브로인은 우수한 생체적합성 및 생분해성을 가지고 있고 우수한 기계적 특성으로 인해 매우 유망한 생체재료로 확립되었지만 세리신의 경우 면역 알레르기 반응을 일으켜 생체재료로 적용 시 반드시 제거해야 한다[26]. 실크는 고강도, 가벼운 무게, 놀라운 인성 및 탄성이 훌륭하게 혼합되어 있다. 또한, 실크는 가공이 쉬우며 열 안정성으로 광범위한 온도범위에서 가공이 가능하다[27]. 하지만, 대부분의 실크 기반 재료는 약하고 변형되기 쉽다는 단점을 가지고 있다. 실크는 주로 골격 조직공학, 재생 목표 치료에 적합하게 사용되는 지지체 재료이다[28].

3.1.7. 히알루론산(hyaluronic acid)

히알루론산은 천연 다당류 N-아세틸 글루코사민 및 글루쿠론산으로 구성되어 있고 결합조직의 세포외기질 주요 구성 요소이며 특히 유리체 및 활액에 풍부하다[29]. 히알루론산은 생분해성, 생체적합성 및 생체흡수성의 특성을 가지고 있기 때문에 조직공학용 지지체를 제작하기 위한 재료로서 많은 이점을 제공한다[30]. 특히, 히알루론산은 결합조직의 주요 세포 내 성분으로 윤활, 세포분화 및 세포성장에 중요한 역할을 한다. 이러한 기능들은 지지체로 제작하기에 적합한 이점을 부여한다[31]. 히알루론산은 백본을 따라 작용기 도메인을 도입하거나 가교결합을 통해 하이드로겔을 형성하는데 사용할 수 있는 작용기를 포함한다. 히알루론산은 상처 치유 과정에서 모든 단계의 일부분이기 때문에 더 빠른 치유 능력을 제공하는 잠재력을 가지고 있다. 또한, 히알루론산 기반 하이드로겔은 세포 침투에 도움이 되는 수화물 환경을 유지할 수 있기 때문에 당뇨병 환자 등 치유능력이 저하된 환자의 만성 상처나 일반적인 상처를 치료하는데 이상적이다. 전체적인 부분과 분해된 형태의 히알루론산은 생리활성을 나타내는 새로운 종류의 조직공학 지지체로 제작되어질 수 있다. 단백질의 낮은 비특이적 흡착을 나타내며 지지체와 성장하는 세포 사이의 특이적 상호작용은 세포 수용체를 사용하여 조절되어 조직 성장 및 복구를 향상시킬 수 있다. 조직공학용 지지체의 재료로서 히알루론산을 적용하는 것은 수성 환경에서 짧은 체류 시간과 기계적 완전성의 부족하다는 단점이 있어서 화학적 변형 및 가교결합의 조절에 의해 최적화될 수 있다.

3.2 합성고분자

다양한 천연 및 합성 고분자는 광범위하게 조직공학에 사용되어 왔다. 천연고분자는 세포외기질과 매우 흡사하다는 장점에도 불구하고 천연 고분자의 사용에 대한 우려는 가용성의 제한, 동물 유래 고분자의 순도, 질병 전파, 심각한 면역 반응, 품질의 일관성, 기계적 특성 및 저하와 같은 문제를 야기한다. 반면에, 합성고분자는 천연고분자의 한계를 고려할 때 높은 내수성, 생체적합성, 우수한 기계적 물성, 분해속도 조절이 가능하고, 지지체 제작이 용이하고, 비용 효율적인 특성으로 인해 큰 주목을 받아왔다. 합성고분자 재료는 가공에 비해 재현성 및 유연성 측면에서 잠재적인 이종 또는 병원성 오염 물질의 방지 측면에서 주요 잠재적 이점을 제공한다. 봉합재료, 의료용 임플란트, 골절 고정 장치, 투석 튜브와 같은 의료기기는 합성고분자의 생물학적 불활성화를 이용하여 재료에 대한 호스트 반응을 최소 수준으로 감소시켜 실제 임상에 적용되어지고 있다. 또한, 다양한 합성고분자들은 약물 전달 장치 및 조직공학 지지체 또는 하이드로겔로 사용되는 생체재료의 중요한 재료이다. 표 14.2는 조직공학용 지지체를 제작하기 위해 가장 많이 이용되는 합성고분자의 장점 및 단점을 정리한 표이다.

표 14.2 조직공학용 지지체 제작을 위한 가장 일반적인 합성고분자

Synthetic polymer	Advantages	Disadvantages
Polyglycolic acid (PGA)	생체적합성, 생분해성, 무독성 분해 산물	산성 분해 산물, 염증 반응, 낮은 생체 활성
Polylatic acid (PLA)	생체적합성, 생분해성, 무독성,	빠른 생분해, 낮은 기계적 강도, 산성 분해 산물, 낮은 생체 활성
Poly-L-lactic acid (PLLA)	생체적합성, 생분해성, 세포적합성	소수성, 느린 생분해, 낮은 세포 접착, 낮은 생체활성
Polylactic-co-glycolic acid (PLGA)	세포적합성, 생분해성	산성 분해 산물, 낮은 생체 활성
Polycaprolactone (PCL)	높은 기계적 강도, 생체적합성, 생분해성	느린 생분해, 소수성
Polyethylene glycol (PEG)	높은 기계적 강도, 무독성, 생체적합성	낮은 세포적합성
Polyurethane (PU)	높은 기계적 강도, 생체적합성	독성 분해 산물, 소수성, 낮은 세포적합성
Polyvinyl alcohol (PVA)	높은 기계적 강도, 생체적합성, 생분해성	제한된 기계적 강도, 낮은 열 안정성, 수성 환경에서 빠른 분해 속도

3.2.1 폴리글리콜릭산[poly(glycolic acid), PGA]

PGA는 1970년대에 봉합사 및 상처 드레싱에 응용하기 위한 생체재료로 사용되기 시작했다. PGA는 의료 응용 분야에서 활용되고 있는 생분해성 지방족 폴리에스테르이며 다양한 형태의 부직포로 만들어져 현재 지지체에 가장 광범위하게 사용되고 있다. 통상 체내에서 1~2개월 사이에 분해되어 기계적 강도를 잃는다[32]. PGA는 고분자 중 유일한 친수성 및 생분해성 고분자로 적절한 기계적 물성, 무독성, 생분해성을 갖고 있어 고분자중 분해속도가 가장 빠르다. 또한, 평균 이상의 생체적합성, 우수한 강도 및 매듭 유지력, 예측 가능한 분해율을 갖는 것으로 밝혀졌다[33]. 그러나 PGA는 특정 세포 인식이 없기 때문에 세포 부착 및 증식에 유리한 표면을 나타내지 않으며, 글리콜산이 분해 산물이기 때문에 생분해 중에 염증 반응이 비교적 쉽게 발생한다. PGA는 한쪽 끝에 하이드록실 그룹과 곁사슬이 없는 다른 쪽 끝에 카복실 그룹으로 끝나는 조밀하고 규칙적인 반복 단위를 가지고 있다. 이 구조는 중간 정도의 결정화도, 높은 융점 및 유기 용매에 대한 낮은 용해도를 초래한다. 그럼에도 불구하고 PGA의 모노필라멘트는 가수분해로 인해 생체 내에서 2-4주 만에 분해될 수 있다. 이식 시 PGA는 강도의 꾸준한 감소, 국소 pH의 증가 및 섬유질 캡슐 형성이 특징이다. 이러한 특성은 화상 드레싱 또는 봉합사에 대해 허용될 수 있지만 이러한 재료 특성은 연조직 적용을 위한 조직공학 지지체 재료로서 PGA의 유용성을 제한했다.

3.2.2 폴리락틱산[poly(lactic acid), PLA]

PLA는 다양한 생물 의학 및 임상 응용 분야에 대해 미국 식품의약국(FDA)에서 승인한 소수성 지방족 폴리에스터이며 광범위한 적용성을 보여준다. PLA는 메틸그룹의 반복적인 단위 때문에 PGA에 비해 더욱 소수성을 보여 분해에 수개월에서 1년까지도 걸린다[34]. 하지만, PCL과 비교하면 PLA는 자연적으로 더 부서지기 쉽고 빠르게 분해된다. 또한 신축성과 유연성이 낮다. PLA는 우수한 생체적합성, 열안정성, 낮은 점도 및 열가소성 특성으로 인해 FDM 기술에 적합하다는 것이 수많은 연구를 통해 입증되었다. 일반적으로 PLA의 열적 안정성과 분해 특성은 고분자 사슬 내에 존재하는 입체 이성질체의 선택과 분포에 따라 달라진다. PLA는 가수분해에 의해 분해되고 올리고머 형태의 분해 산물은 세포에 의해 대사된다. PLA는 골격 조직공학에서 자주 사용되며 이 고분자의 분해 산물은 독성이 없다. PLA는 인체에 존재할 때 자연 대사 경로에 의해 제거된다.

3.2.3 폴리-L-락틱산[poly-L-(lactic acid), PLLA]

PLLA 기반 조직공학 지지체는 독특한 구조와 특성으로 인해 점점 더 많은 관심을 받고 있다. PLLA는 생분해성, 생체적합성 및 우수한 기계적 특성과 생체의학적 성능을 가지고 있다[35]. 또한, 균일하고 상호 연결된 기공 구조, 우수한 분해성 및 소수성을 가진다. PLLA는 신체에 무해한 젖산으로 분해될 수 있으며 분해된 산물은 독성이 없다. 하지만, PLLA는 용융 강도가 약하고 결정화 속도가 느리고 벌크 스케일에서 비균질 핵화 효율이 낮기 때문에 물리적 발포 공정에 의한 저밀도 및 고다공성 제조가 본질적으로 어렵다. 또한, PLLA 기반 지지체의 간단하고 친환경적인 제조 공정 역시 여전히 주요 과제로 남아 있다. 이상적인 PLLA 지지체는 세포 침투 및 세포에 영양분이 적절히 전송되도록 하는 상호 연결된 기공 구조를 갖는 다공성이 구조를 포함하여야 한다.

3.2.4 폴리락틱코글라이코릭산[Poly(lactic-co-glycolic acid), PLGA]

PLGA는 봉합재 및 약물 전달 장치에 1960년대부터 광범위하게 연구되어 왔다. PLGA는 다양한 애플리케이션용으로 제어 가능한 미세 분해 속도 및 기계적 성질이 있기 때문에 많은 관심을 끄는 FDA 승인된 생분해성 고분자이다[36]. PLGA는 공중합비에 따라 PGA와 PLA 사이의 다양한 분해속도를 나타내고 유연하며 기계적 강도가 우수하다. PLGA는 단량체 간의 비율을 변화시켜 분해 특성에 비해 우수한 제어를 제공하기 때문에, 공중합체 PLGA는 골 대체 구조물의 제조를 위한 단독 중합체와 비교하여 선호된다[37]. 예를 들어, PLGA는 사슬의 구성, 소수성/친수성 균형 및 결정성에 의해 좌우되는 광범위한 분해율을 가지고 있다. 그러나, PLGA 물질은 표면 세포 식별 포인트가 부족하고 친수성 및 세포 친화도가 불량하기 때문에 PLGA에 대한 세포 표면 접착력이 불량하다. 또한, 생체적합성에도 불구하고 뼈 재생을 위한 순수 PLGA의 임상 적용은 열악한 골전도성으로 인해 방해를 받고 하중 지지 적용으로 사용하기 위한 최적이 아닌 기계적 특성을 나타낸다[38]. 따라서 PLGA는 세라믹, 생체 활성 유리와 같은 다른 재료와 함께 사용되거나 PLGA를 보다 생체 모방적으로 만들고 조직 재생을 향상시킬 수 있도록 적절하게 가공이 가능하다.

3.2.5 폴리카프로락톤(polycaprolactone, PCL)

PCL은 생분해성 폴리에스터로 기계적 특성이 우수하고 분해 속도가 느린 무독성, 저비용, 생체흡수성 고분자이며 높은 기계적 강도를 가지고 있다[39]. 규칙적인 구조로 인해 반결정성 고분자이며 용융온도는 체온보다 높지만 유리전이온도는 매우 낮다. PCL은 반결정질 구조로 인해 높은 비정질 도메인이 고무 상태이기 때문에 우수한 연성을 나타낸다[40]. PCL은 뼈와 연골 조직 재생에 잠재적으로 응용할 수 있고 주변 조건에서 더 안정적이며 대량으로 쉽게 구할 수 있다. PCL의 결정도는 분자량이 증가함에 따라 감소하는 경향이 있다. 좋은 용해도, 낮은 용융점(59~64℃) 및 탁월한 혼합 호환성으로 인해 PCL은 생물의학공학 분야에서 지속적으로 지지체 기반 재료로서 많은 연구가 진행되었다. PCL은 유변학적, 점탄성, 기계적 유연성이 우수하여 뼈, 연골, 힘줄 및 인대, 혈관, 피부 및 신경을 비롯한 다양한 장기 또는 조직의 조직공학 지지체로 사용되었다.

3.2.6 폴리에틸렌글리콜(polyethylene glycol, PEG)

PEG는 우수한 생체적합성, 비면역성 및 단백질 흡착 저항성과 같은 중요한 특성을 가지고 있기 때문에 표면 변형, 생체 접합, 약물 전달 및 조직공학을 포함한 생체의학 응용 분야에서 필수적인 친수성 고분자이다[41]. PEG는 생체재료 표면에 처리될 수 있으며 혈장 알부민과 적혈구의 흡수를 감소시킬 수 있는 생체적합한 층을 제공할 수 있다. PEG는 선형 및 분지형(멀티암 또는 스타) 구조를 갖는다. 기본 PEG 구조는 2개의 하이드록실 말단기를 갖는 PEG 다이올이며, 이는 대칭 또는 비대칭될 수 있으며, 하이드로겔 형성 또는 생체분자와의 접합에 다재다능하다[42]. PEG 기반 하이드로겔은 조직공학 적용을 위한 지지체 재료로서 광범위한 관심을 끌었다. 하이드로겔은 연조직과 유사한 고도로 팽창된 3차원 환경을 제공할 수 있기 때문에 다양한 조직의 복구 및 재생을 위한 우수한 지지체 재료이다.

3.2.7 폴리우레탄(polyurethane, PU)

기계적 물성이 우수한 PU은 고분자 재료의 많은 분야, 특히 바이오메디컬 재료 분야에서 널리 적용되어 왔다. PU은 내구성, 탄성, 피로저항성, 유연성 및 내성 같은 기계적, 물리적 특성이 우수하다. 미세 상분리 구조로 인해 다른 합성 고분자에 비해 생체적합성이 우수하다[42]. 게다가, PU의 주 사슬 및 곁가지의 풍부한 반응성은 생체분자를 공유결합화하여 생물학적 활성을 부여할 수 있고 친수성/소수성을 조절할 수 있다[43]. PU의 적절한 탄성은 ECM의 탄성과 유사하며 세포가 부착, 증식 및 분화하기에 적합한 환경을 제공한다. 그러나 PU의 낮은 친수성 및 세포 친화성은 인공 용기 제조에 적용할 때 병목 현상을 나타냈다. PU의 분해 메커니즘은 주로 가수분해, 효소 또는 산화분해이다. PU의 분해율은 분자 내 힘, 결정도, 소수성, 분자량, 조성, 팽창 거동 및 환경 조건에 의해 결정된다.

3.2.8 폴리바이닐 알코올(polyvinyl alcohol, PVA)

PVA는 조정 가능한 기계적 특성으로 인해 지지체 제작에 널리 사용된다. PVA는 높은 친수성, 투과성, 생분해성, 생체적합성, 유연성 및 다른 생체고분자와 혼합할 수 있는 능력이 있다[44]. PVA는 상당한 양의 물 또는 생물학적 유체를 보유하는 능력이 뛰어나 용해되지 않고 팽창한다. PVA는 비누화반응에 의해 폴리(비닐 아세테이트)로부터 합성되며 이들의 물성은 약간의 물을 함유한 하이드로겔로서 연골조직과 유사하다. 이는 비교적 생체적합성이며 많은 양의 물에 팽윤되며, 쉽게 멸균되고, 쉽게 제조되어 원하는 형태로 만들 수 있다[45]. 알코올 작용기에 의해 화학적 가교 결합, 물리적 가교결합 및 아크릴레이트 그룹의 결합에 의해 용이하게 개질 시킬 수 있어 기계적 성질을 향상시킬 수 있다. PVA는 연골 조직의 재생에 주로 응용되었고 유방 확대, 횡경막 및 뼈의 대체 등에도 성공적으로 응용되었다. 단점으로는 고분자 골격 내에 화학변화를 일으키기 쉽지 않기 때문에 완전한 생분해가 일어나지 않는다는 것이다.

4. 조직공학용 지지체 제작을 위한 공학기술

인간의 생체 내 세포 및 조직들의 환경은 다양하고 복잡한 미세구조 및 생화학적 조절인자들로 구성되어 있다. 이러한 다양한 특성들을 고려하여 기능적인 조직을 엔지니어링 하기 위해서는 조직공학용 지지체는 각 조직에 존재하는 세포들의 접착, 이동, 성장, 증식 및 분화를 조절하고 가이드하기 위해 조직의 특징을 극대화시킬 수 있는 다양한 방법론들에 의해 제작되어져야 한다. 이번장에서는 조직공학용 지지체를 제작하기 위한 최신 마이크로/나노 공학기술 기반 지지체 제작 방법과 일반적으로 이용되어지는 방법론을 소개하고자 한다.

4.1 전기방사법(electro spninning)

최근에 전기방사법은 부피 대비 큰 표면적과 마이크로 및 나노 크기의 섬유를 갖는 지지체를 제조하는데 대중적인 기술로 부상했다[46]. 전기방사는 표면장력에 의해 모세관 끝에 매달려 있는 고분자 용액 방울에 고전압을 인가하면 테일러 콘이 형성되고 미세 필라멘트가 방출되는 원리를 이용한 기술이다[47]. 정전 스프레이 과정에서 고분자 젯 끝의 테일러 콘을 통하여 나노 및 마이크로 수준의 고분자 섬유가 분사되고 용매의 증발을 통해 접지된 표면으로 집적된 나노구조의 고분자 지지체를 얻을 수 있다[48]. 일반적인 평평한 판을 섬유 수집판으로 사용할 때는 무작위 구조로 섬유가 쌓이며, 다양한 형태 및 섬유의 병렬 구조를 제어하기 위해서는 회전속도의 조절이 가능한 회전형 원통 집전체를 이용한다. 전기방사된 섬유 지지체의 구조적 특성은 천연 세포외기질의 미세구조를 모사한 구조이며 조직 재생 동안 세포에게 일시적이고 기능적인 환경을 제공한다[49]. 전기방사 기법은 다양한 나노섬유성 구조 제작에 적용할 수 있으며, 두 가지 이상의 고분자를 혼합하여 준비된 용액으로 기능성이 향상된 나노구조 섬유 지지체를 제작할 수 있는 장점이 있다[50]. 이런 특성을 이용하여 입자가 유해가스 등을 제거할 수 있는 필터를 만드는 환경 분야, 의료용 생체분해성 고분자를 이용한 인공조직이나 상처용 붕대 등의 조직공학 및 재생의학 분야 그리고 복합재료 보강제 등의 재료분야 등 여러 곳에서 사용될 수 있다. 그림 14.1은 전기방사 기술의 모식도와 이를 통하여 제작된 나노섬유 및 나노입자를 관찰한 전자주사현미경 이미지이다.

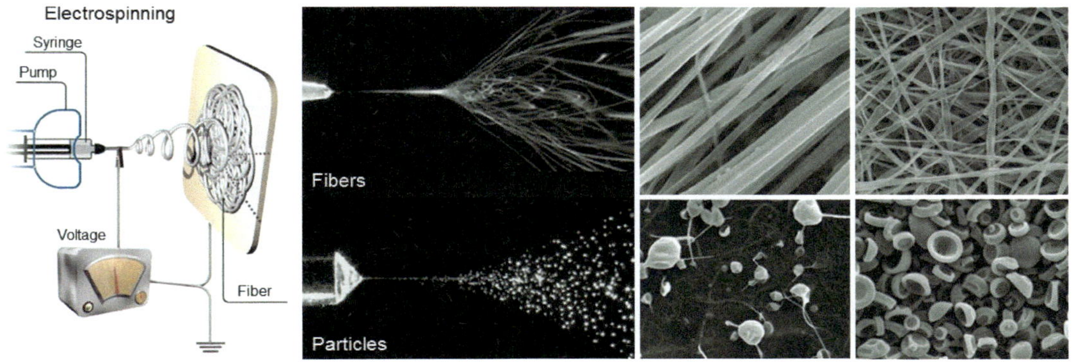

그림 14.1 조직공학용 지지체 제작을 위한 전기방사기술의 모식도 및 나노섬유와 나노입자의 전자주사현미경 이미지

4.2 3D 바이오프린팅

3D 바이오프린팅은 생물학적 재료, 생화학적 물질 및 살아있는 세포를 적층할 수 있는 기술을 말하며 정밀한 위치 지정과 구성 요소 배치의 공간 제어를 통해 3D 구조체를 제작하는 데 사용된다[51]. 3D 바이오프린팅 기술은 3차원의 입체적인 공간에 재료를 적층하여 구조를 형성할 수 있는 기법으로, 프린팅 방식에 따라서 잉크젯 프린팅, 미세 압출 프린팅, 광조형 프린팅, 레이저 프린팅 등의 방법들로 나눌 수 있다[52]. 일반적으로 잉크젯 프린팅은 흔히 사용되는 3D 프린팅 기법 중 하나로 컴퓨터의 디지털 제어를 통해 인쇄할 패턴의 크기와 생성된 액적의 적층을 정밀하게 제어할 수 있다. 잉크젯 액적 압착에는 열, 압전, 음향 및 정전기 잉크젯 인쇄의 네 가지 접근 방식이 있다. 압출 프린팅은 작동 방식이 간단하고 낮은 비용이 소모되며 다양한 생체재료를 인쇄 가능하다는 장점이 있다. 레이저 기반 방식은 정밀한 구조를 제작할 수 있으나 비용이 비싸며 열손상이 있을 수 있다는 단점이 있다. 3D 프린팅 기법은 인공적으로 형성된 3차원 환경에서 세포를 배양할 수 있는 플랫폼 및 세포와 혼합된 물질 기반 지지체를 제작할 수 있고 실제 생체내의 세포 환경과 유사한 3차원의 입체적 플랫폼을 제작할 수 있기 때문에 실제와 유사한 세포 형태와 기능을 넘어서 조직형성 가능성을 확인할 수 있다는 장점이 있다[53]. 그러나 아직 나노 스케일의 초 미세 구조 플랫폼 제작에는 기술적 어려움이 있다. 하지만 최근 프린팅 기술과 바이오 잉크 소재의 발전으로 더 미세한 구조의 플랫폼 제작에 관한 연구가 보고되고 있어 스케일적 한계를 극복할 수 있을 것으로 보인다[54]. 향후 초미세구조 제작과 복잡한 3차원 구조의 플랫폼을 제작할 수 있게 된다면 실제와 유사한 세포 및 조직을 넘어 장기의 형태와 기능을 확인하고 이를 통한 효과적인 플랫폼 제작의 응용연구가 가능할 것으로 보인다. 그림 14.2는 다양한 3D 바이오프린팅 기술의 모식도와 이를 통하여 제작된 3차원 구조의 지지체를 관찰한 전자주사현미경 이미지이다.

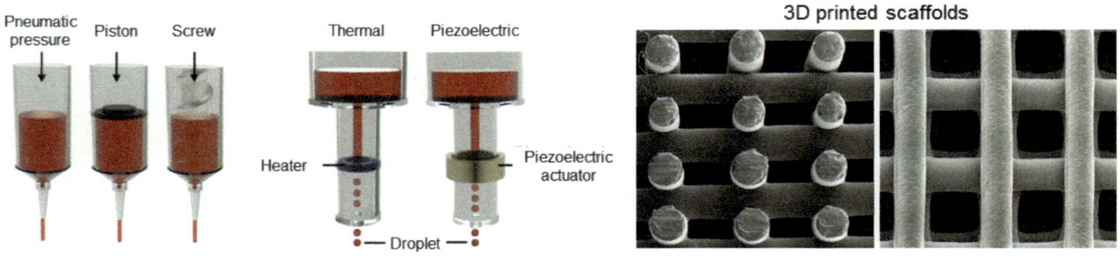

그림 14.2 조직공학용 지지체 제작을 위한 다양한 3D 바이오프린팅 모식도 및 제작된 지지체의 전자주사현미경 이미지

4.3 리소그래피(lithography)

리소그래피는 선택적으로 표면을 노출시키는 마스크를 이용하여 미세 패턴을 형성하고 극도로 작은 규모에서 정확하고 복잡한 2차원 또는 3차원 구조를 형성할 수 있는 마이크로 및 나노구조 제작 기술이다[55]. 다른 가공 기법에 비해서 더 복잡하고 다양한 미세구조를 제작할 수 있고 반복성이 뛰어나 균일하고 재현성 있는 미세구조를 제작할 수 있어 세포 형태 및 기능 모델링 연구에 가장 많이 사용되고 있다[48]. 리소그래피 기술의 종류에는 포토리소그래피, 전자빔 리소그래피, 모세관력 리소그래피, 소프트 리소그래피 등 다양한 종류가 있으며, 그중 가장 대표적인 기법은 포토 리소그래피와 전자빔 리소그래피 기법이다. 이 중에서 포토 리소그래피 기술은 마이크로 및 나노구조체를 제작하기 위해 빛을 이용하여 포토마스크에서 기판의 감광성 화학 포토레지스트로 기하학적 패턴을 형성시킨다. 전자빔 리소그래피 기술은 웨이퍼에 초점을 맞춘 전자빔을 노출시켜 미세 구조를 패터닝하는 기법으로 정확하고 균일한 공정이 가능하나 비용과 시간이 많이 소비된다는 단점을 가지고 있다. 하지만, 많은 반복 수와 정교한 구조 제작과 조절을 가능하게 하는 리소그래피 기술은 조직의 모델링 및 지지체의 표면에 마이크로 및 나노구조를 패터닝 하기 위한 최적의 기법으로 여겨지고 있다. 폴리디메틸실록산[poly(dimethylsiloxane), PDMS]와 같은 연성의 고분자로 제작된 몰드를 이용하여 원하는 지지체에 마이크로 및 나노구조를 패터닝하는 기술인 나노 임프린팅 기술(NIL)은 천연 및 합성고분자를 이용한 지지체 제작에 활발히 활용되어지고 있다. PMDS를 이용한 나노 임프린팅 기술(NIL)의 공정에는 열과 압, 레이저, 자외선, 및 전기화학적 요소를 이용한 기술로 나눌 수 있다. 그림 14.3은 다양한 리소그래피 기술의 모식도와 이를 통하여 제작된 마이크로 및 나노 표면 구조를 관찰한 전자주사현미경 이미지이다.

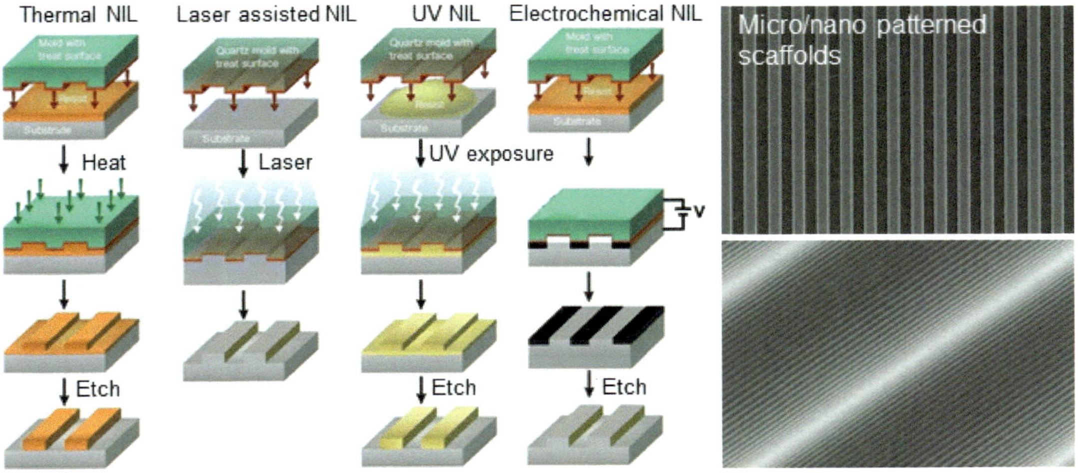

그림 14.3 조직공학용 지지체 제작을 위한 다양한 리소그래피 공정 모식도 및 제작된 마이크로 및 나노구조 지지체의 전자주사현미경 이미지

4.4 용매 주조 및 입자 침출 법(solvent casting and particle leaching, SCPL)

용매 주조는 다공성 지지체를 쉽게 제작하기 위한 간단한 기술 중 하나이다. 이 방법에서는 유기용매를 사용하여 바이오고분자를 용해하고 용매를 증발시켜 지지체를 형성한다[56]. 원하는 모양의 몰드를 고분자와 용매가 혼합된 용액에 담그고 용매을 추출하기 위해 적당한 시간 동안 방치하는 과정을 거친다[57]. 이 방법은 지지체를 제작하기 위해 추가로 처리되는 몰드 상에 고분자 층을 형성하게 한다. 다른 방법은 고분자 용액을 몰드에 붓고 용매가 증발할 때까지 충분한 시간 동안 유지하는 것이다. 결과적으로 고분자의 슬러리 층으로 채워진 몰드가 생성된다. 지지체 구조의 강도를 향상시키고 온전한 상태를 유지하기 위해 고분자 용액에 특정 바인더가 첨가된다. 이 기술의 한 가지 주요 단점은 용매를 사용하기 때문에 제작된 지지체에 독성 요소가 함유되어 있을 위험성이 있다는 것이다. 따라서 진공 후 제작에서 지지체를 적절하게 건조하여 독성 요소를 제거하기 위해 적절한 주의를 기울여야 한다. 또 다른 중요한 단점은 구조의 다공성에 대한 완벽한 제어가 쉽게 달성되지 않는다는 것이다. 용매 주조 기술의 단점은 입자 침출 기술로 보완할 수 있다. 입자 침출 법은 지지체의 다공성 구조를 생성하기 위해 특정 다공성 유도제가 추가된다. 다공성 유도제 중 일부는 소금, 설탕 및 왁스가 있다. 다공성 유도제는 먼저 원하는 모양, 크기로 분쇄되고 금형에 추가된다. 그런 다음 고분자 용액을 몰드에 붓고 용매가 증발하도록 40~50시간 동안 유지한다. 용매는 기화되어 고분자 용액을 남기고 다공성 지지체로 캐스팅된다. 제작된 지지체는 건조되고 탈이온수에서 세척되어 다공성 유도제를 침출한다. 방법은 매우 간단하며 선택한 다공성 유도제의 양, 모양 및 크기를 제어하여 기공 크기에 대한 적절한 치수 제어를 달성

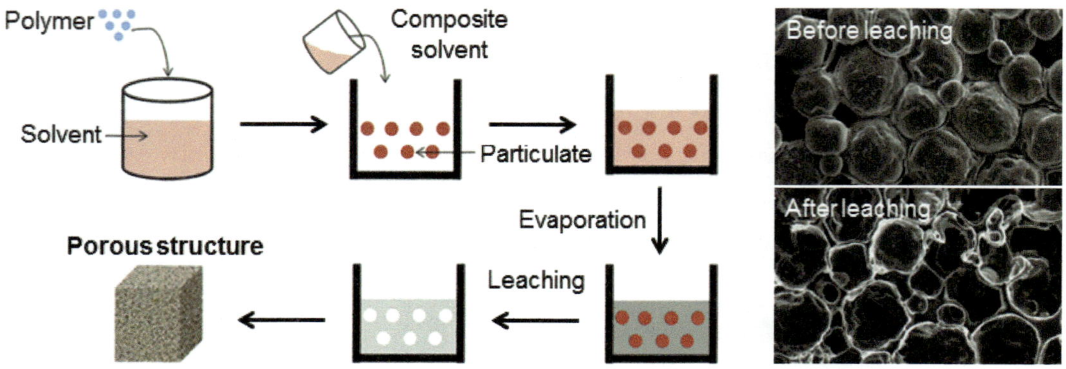

그림 14.4 조직공학용 지지체 제작을 위한 용매 주조 및 입자 침출 법 공정 모식도 및 제작된 지지체의 기공유도입자 추출 전과 후의 전자주사현미경 이미지

할 수 있다. 이 기술들은 비교적 쉽고 비용이 저렴하며, 주요 이점 중 하나는 제작된 지지체가 높은 다공성과 삼차원적으로 세포의 성장에 적합하도록 기공 크기 및 다공성 밀도를 조정할 수 있다는 것이다[58]. 그림 14.4는 일반적인 용매 주조 및 입자 침출 법 기술의 모식도와 이를 통하여 제작된 다공성 구조의 지지체를 관찰한 전자주사현미경 이미지이다.

4.5 용융 성형법(melt molding)

3차원 지지체를 제작하기 위한 방법 중 하나로 용융 성형법이 있다. 용융 성형법은 강한 화학용매를 사용하지 않고 고분자 지지체의 3차원 형태를 쉽게 조정할 수 있는 방법이며 고분자와 기공 유도입자를 몰드에 결합하고 고분자의 유리전이온도(아모르퍼스 고분자의 경우) 또는 용해 온도(반결정 고분자의 경우) 이상으로 가열한다[59]. 고분자 모양의 성형을 거치고 복합소재를 몰드에서 분리시켜 굳힌 후 적절한 액체에 담가 기공 유도입자를 침출한다. 그 결과로 제작된 지지체는 몰드과 똑같은 외형을 가지고 있고 다공성 구조가 형성된다[60]. 용융 성형법을 사용하면 몰드의 크기와 모양을 변경하여 원하는 형상의 지지체를 제작할 수 있으며 기공 유도입자의 양과 크기를 조절하면 다공성과 기공 크기를 조절할 수 있다[61]. 사용되는 합성고분자 중 다수가 열가소성 플라스틱이기 때문에 쉽게 가열하고 다양한 고체 형태로 냉각할 수 있다. 용융 성형법의 장점으로는 지지체 물질이 강한 유기 용매에 노출되지 않기 때문에 생체 활성 분자를 포함 및 전달하는데 유리하다. 또한 고분자 용매를 사용하지 않기 때문에 매트릭스 내 용매의 잔류 독성 문제가 야기되지 않는다[62]. 반면에 제조 공정에 높은 공정 온도가 필요하며 지나치게 높은 온도는 분자를 분해 및 비활성화 시킬 수 있으며 입자 추출이 어렵기 때문에 표면에 비다공성 층을 만들고 지지체 내에 기공 유도입자 화합물을 남길 가능성이 높은 단점을 가지고 있다. 이러한 기술로 제작된 지

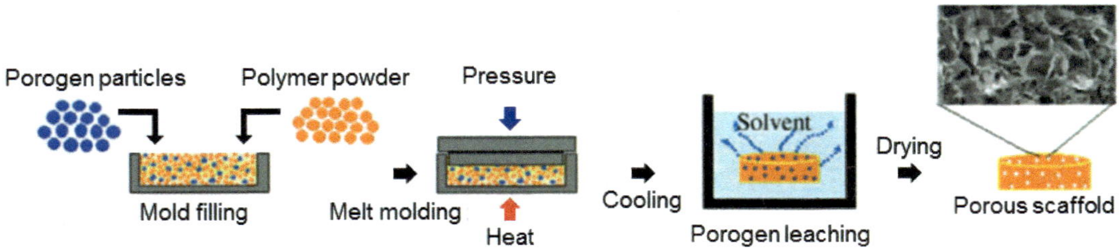

그림 14.5 조직공학용 지지체 제작을 위한 용융 성형법 공정 모식도 및 제작된 지지체의 전자주사현미경 이미지

지체는 세포의 부착, 이동, 증식, 분화 및 기능에 적합한 기질을 제공하며 특정 부위에 높은 부하 및 효율성으로 약물 전달에 이용될 수 있다. 그림 14.5는 일반적인 용융 성형법 기술의 모식도와 이를 통하여 제작된 다공성 구조의 지지체를 관찰한 전자주사현미경 이미지이다.

4.6 가스 포밍법(gas foaming)

세포 부착, 이동 및 성장은 세포 침투를 위한 적절한 환경을 제공하는 다공성 지지체를 사용하여 달성할 수 있고 다공성은 조직 재생을 위한 필수 요소이다. 3차원 구조에서 세포 생존을 촉진하기 위해 필수 영양소, 산소 및 폐기물의 확산 및 제거를 위한 상호 연결된 다공성 구조를 설계하는 것이 필수적이다[63]. 가스 포밍법은 조직 재생을 촉진하기 위한 3D 구조를 생성하는데 효율적이고 저렴한 기술이다. 용매 주조법 및 입자 침출법에 대한 가장 큰 문제점은 세포 독성을 일으키는 유기 용매를 사용하는 것이다. 처리 과정에서 남은 유기 용매 잔여물은 체외에서 독성 영향을 미칠 수 있으며 체내 염증 반응을 유도할 수 있다. 이러한 문제를 해결하기 위해 가스 포밍법을 사용하게 되었다. 가스 포밍 기법에서는 유기 용매를 사용하지 않으며 지지체의 후처리를 위해 열처리 과정이 필요하지 않다[64]. 고압의 이산화탄소 가스를 고분자 용액에 노출시켜 포화시킨 후 이후 압력이 주변 대기 수준으로 감소하면 이산화탄소 가스는 고분자 매트릭스에 핵을 생성하여 다공성 구조를 형성시킨다. 평균 기공 크기는 100 μm~500 μm의 범위이고 기공은 고분자에서 추출되는 이산화탄소에 의해 형성되어 스펀지형 구조를 생성한다. 그림 14.6은 일반적인 가스포밍법 기술의 모식도와 이를 통하여 제작된 다공성 구조의 지지체를 관찰한 전자주사현미경 이미지이다.

4.7 동결 건조법(freeze drying)

동결 건조는 고분자 재료를 극저온으로 동결시킨 후에 주변 압력을 진공상태로 낮춰 동결된 물을 승화시키는 탈수공정 중 하나이다. 또한, 제어 가능한 다공성 및 평균 기공 직경을

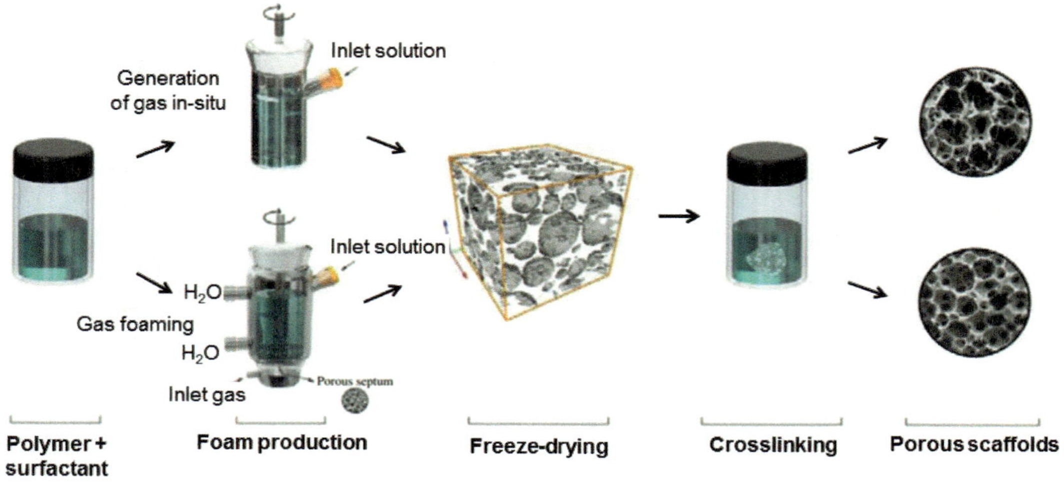

그림 14.6 조직공학용 지지체 제작을 위한 가스포밍법 공정 모식도 및 제작된 지지체의 전자주사현미경 이미지

가지는 지지체를 신속히 제작하기 위한 방법 중 하나이다[65]. 동결 건조 방법은 조직공학을 위한 3차원 다공성 지지체의 제작을 위해 수많은 연구가 진행되었다. 동결 건조법을 사용하여 다공성 기반 지지체를 제작하고 지지체의 기공 직경(55-243 μm)과 다공성(33%~68%)이 동결 건조 압력에 의해 조절될 수 있다[66]. 동결 건조 방법에는 생물 의학 응용 분야에 더 적합한 지지체 제조 공정에서 유기 용매 대신 물과 얼음 결정을 사용하는 것을 포함하여 여러 가지 장점이 있지만 계층 구조를 가진 지지체를 설계하는 것은 여전히 큰 과제로 남아 있다. 동결 건조법은 PLA, PLGA, PGA 및 PLGA/폴리(propylene fumarate)(PPF) 혼합 등을 포함한 많은 생체적합성 고분자들과 함께 사용되었다. 에멀젼과 동결건조를 사용하는 방법은 SCPL처럼 고체 기공유도물질을 사용할 필요가 없다[63]. 또한 SCPL처럼 시간이 많이 걸리는 침출단계가 필요하지 않기 때문에 빠르게 준비되지만 여전히 용매를 사용해야 한다. 또한 만들어진 기공 크기가 작고 기공률이 종종 불규칙하다는 단점을 가지고 있다. 그림 14.7은 일반적인 지지체를 제작하기 위한 동결 건조법 기술의 모식도와 이를 통하여 제작된 다공성 구조의 지지체를 관찰한 전자주사현미경 이미지이다.

4.8 상 분리법(phase separation)

조직공학용 생분해성 지지체로부터 약물과 다른 생체 활성 분자를 전달할 수 있는 기능은 세포 분화를 조절하고 조직 재생을 유도하는데 유리하다[67]. 이러한 지지체는 생체 활성 분자를 유기 화학 물질이나 극한 온도에 노출시키지 않는 상 분리 기술에 의해 생성될 수 있다. 상 분리기술은 지지체를 합성하기 위해 고분자 용액의 두 상을 분리하기 위한 농

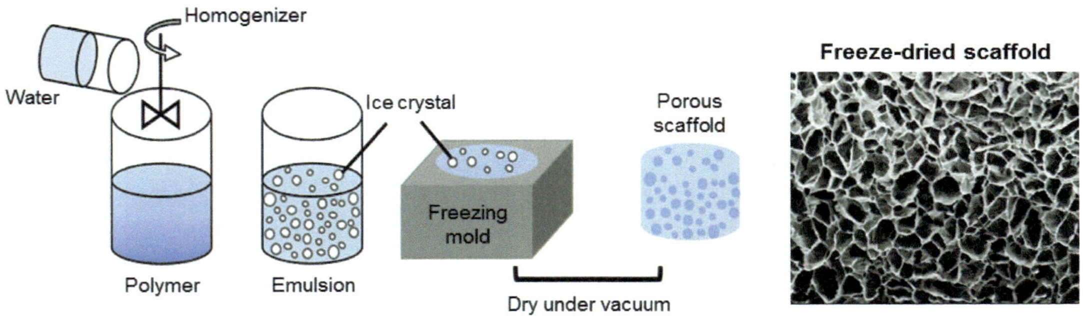

그림 14.7 조직공학용 지지체 제작을 위한 동결 건조법 공정 모식도 및 제작된 지지체의 전자주사현미경 이미지

도 구배를 포함한다. PLGA 또는 Polyphosphoester와 같은 생체적합한 고분자는 적절한 용매(페놀, 다이옥산, 나프탈렌)에 의해 용해된다[58]. 흔들어 혼합하는 동안, 생체 활성 분자를 균질 혼합물에 첨가하여 분산시키고, 액상이 분리될 때까지 용매를 냉각시킨다. 고분자 및 용매는 액체 질소로 급랭함으로써 2상 고체를 얻을 수 있다. 용매는 승화에 의해 제거하여, 고분자 내에 생체 활성 분자가 있는 다공성 지지체를 생성한다. 다공성 및 기공구조는 고분자에 대한 용매의 냉각 속도 및 융용 온도에 의해 영향을 받아 조절되어질 수 있다[68]. 특정 약물 방출 속도를 조정하고 큰 단백질을 포함시키는 것은 상 분리 방법에 있어 주요 장애물이다. 그림 14.8은 일반적인 지지체를 제작하기 위한 상 분리법 기술의 모식도와 이를 통하여 제작된 다공성 구조의 지지체를 관찰한 전자주사현미경 이미지이다.

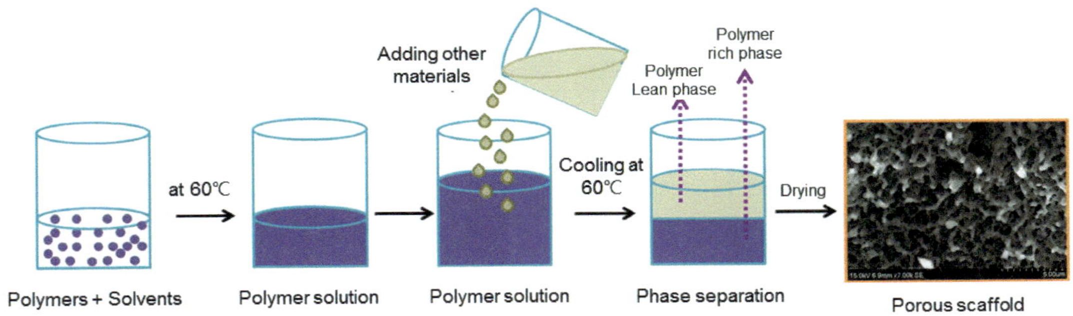

그림 14.8 조직공학용 지지체 제작을 위한 상 분리법 공정 모식도 및 제작된 지지체의 전자주사현미경 이미지

참고문헌

[1] Dhandayuthapani, B., Yoshida, Y., Maekawa, T. & Kumar, D.S. Polymeric Scaffolds in Tissue Engineering Application : A Review. International Journal of Polymer Science 2011, 290602 (2011).

[2] Khademhosseini, A. & Langer, R. A decade of progress in tissue engineering. Nature protocols 11, 1775–1781 (2016).

[3] O'brien, F.J. Biomaterials & scaffolds for tissue engineering. Materials today 14, 88–95 (2011).

[4] Deb, P., Deoghare, A.B., Borah, A., Barua, E. & Lala, S.D. Scaffold development using biomaterials : a review. Materials Today : Proceedings 5, 12909–12919 (2018).

[5] Naahidi, S. et al. Biocompatibility of hydrogel–based scaffolds for tissue engineering applications. Biotechnology advances 35, 530–544 (2017).

[6] Ko, I.–K., Yoo, J.J., Atala, A. & Lee, S.–J. 재생의학과 조직공학 : 기능성이 강화된 고분자 지지체를 이용한 인사이투 조직재생. Polymer Science and Technology 22, 17–26 (2011).

[7] Chung, S. & King, M.W. Design concepts and strategies for tissue engineering scaffolds. Biotechnology and applied biochemistry 58, 423–438 (2011).

[8] Ozdil, D. & Aydin, H.M. Polymers for medical and tissue engineering applications. Journal of Chemical Technology & Biotechnology 89, 1793–1810 (2014).

[9] Venkatesan, J., Bhatnagar, I., Manivasagan, P., Kang, K.–H. & Kim, S.–K. Alginate composites for bone tissue engineering : a review. International journal of biological macromolecules 72, 269–281 (2015).

[10] Lin, H.R. & Yeh, Y.J. Porous alginate/hydroxyapatite composite scaffolds for bone tissue engineering : preparation, characterization, and in vitro studies. Journal of Biomedical Materials Research Part B : Applied Biomaterials : An Official Journal of The Society for Biomaterials, The Japanese Society for Biomaterials, and The Australian Society for Biomaterials and the Korean Society for Biomaterials 71, 52–65 (2004).

[11] Sahoo, D.R. & Biswal, T. Alginate and its application to tissue engineering. SN Applied Sciences 3, 1–19 (2021).

[12] Zarif, M.-E. A review of chitosan-, alginate-, and gelatin-based biocomposites for bone tissue engineering. Biomater. Tissue Eng. Bull 5, 97-109 (2018).

[13] Glowacki, J. & Mizuno, S. Collagen scaffolds for tissue engineering. Biopolymers : Original Research on Biomolecules 89, 338-344 (2008).

[14] Kuttappan, S., Mathew, D. & Nair, M.B. Biomimetic composite scaffolds containing bioceramics and collagen/gelatin for bone tissue engineering-A mini review. International journal of biological macromolecules 93, 1390-1401 (2016).

[15] Dong, C. & Lv, Y. Application of collagen scaffold in tissue engineering : recent advances and new perspectives. Polymers 8, 42 (2016).

[16] Parenteau-Bareil, R., Gauvin, R. & Berthod, F. Collagen-based biomaterials for tissue engineering applications. Materials 3, 1863-1887 (2010).

[17] Chan, E.C. et al. Three dimensional collagen scaffold promotes intrinsic vascularisation for tissue engineering applications. PloS one 11, e0149799 (2016).

[18] Sarker, B., Hum, J., Nazhat, S.N. & Boccaccini, A.R. Combining collagen and bioactive glasses for bone tissue engineering : a review. Advanced healthcare materials 4, 176-194 (2015).

[19] Rose, J.B. et al. Gelatin-based materials in ocular tissue engineering. Materials 7, 3106-3135 (2014).

[20] Afewerki, S., Sheikhi, A., Kannan, S., Ahadian, S. & Khademhosseini, A. Gelatin-polysaccharide composite scaffolds for 3D cell culture and tissue engineering : towards natural therapeutics. Bioengineering & translational medicine 4, 96-115 (2019).

[21] Patterson, J., Martino, M.M. & Hubbell, J.A. Biomimetic materials in tissue engineering. Materials today 13, 14-22 (2010).

[22] Li, Z., Ramay, H.R., Hauch, K.D., Xiao, D. & Zhang, M. Chitosan-alginate hybrid scaffolds for bone tissue engineering. biomaterials 26, 3919-3928 (2005).

[23] Kavya, K., Jayakumar, R., Nair, S. & Chennazhi, K.P. Fabrication and characterization of chitosan/gelatin/nSiO2 composite scaffold for bone tissue engineering. International journal of biological macromolecules 59, 255-263 (2013).

[24] Bhattacharjee, P. et al. Silk scaffolds in bone tissue engineering : An overview. Acta biomaterialia 63, 1-17 (2017).

[25] Wang, Y., Blasioli, D.J., Kim, H.-J., Kim, H.S. & Kaplan, D.L. Cartilage tissue engineering with silk scaffolds and human articular chondrocytes. Biomaterials 27, 4434-4442 (2006).

[26] Melke, J., Midha, S., Ghosh, S., Ito, K. & Hofmann, S. Silk fibroin as biomaterial for bone tissue engineering. Acta biomaterialia 31, 1-16 (2016).

[27] Tandon, S., Kandasubramanian, B. & Ibrahim, S.M. Silk-based composite scaffolds for tissue engineering applications. Industrial & Engineering Chemistry Research 59, 17593-17611 (2020).

[28] Sobajo, C., Behzad, F., Yuan, X.-F. & Bayat, A. Silk : a potential medium for tissue engineering. Eplasty 8 (2008).

[29] Yoo, H.S., Lee, E.A., Yoon, J.J. & Park, T.G. Hyaluronic acid modified biodegradable scaffolds for cartilage tissue engineering. Biomaterials 26, 1925-1933 (2005).

[30] Collins, M.N. & Birkinshaw, C. Hyaluronic acid based scaffolds for tissue engineering—A review. Carbohydrate polymers 92, 1262-1279 (2013).

[31] Chircov, C., Grumezescu, A.M. & Bejenaru, L.E. Hyaluronic acid-based scaffolds for tissue engineering. Rom. J. Morphol. Embryol 59, 71-76 (2018).

[32] Cao, H. & Kuboyama, N. A biodegradable porous composite scaffold of PGA/β-TCP for bone tissue engineering. Bone 46, 386-395 (2010).

[33] Boland, E.D., Telemeco, T.A., Simpson, D.G., Wnek, G.E. & Bowlin, G.L. Utilizing acid pretreatment and electrospinning to improve biocompatibility of poly (glycolic acid) for tissue engineering. Journal of Biomedical Materials Research Part B : Applied Biomaterials : An Official Journal of The Society for Biomaterials, The Japanese Society for Biomaterials, and The Australian Society for Biomaterials and the Korean Society for Biomaterials 71, 144-152 (2004).

[34] Grémare, A. et al. Characterization of printed PLA scaffolds for bone tissue engineering. Journal of Biomedical Materials Research Part A 106, 887-894 (2018).

[35] Ju, J. et al. High-performance porous PLLA-based scaffolds for bone tissue engineering : Preparation, characterization, and in vitro and in vivo evaluation. Polymer 180, 121707 (2019).

[36] Meng, Z. et al. Electrospinning of PLGA/gelatin randomly-oriented and aligned nanofibers as potential scaffold in tissue engineering. Materials Science and Engineering : C 30, 1204-1210 (2010).

[37] Gentile, P., Chiono, V., Carmagnola, I. & Hatton, P.V. An overview of poly (lactic−co−glycolic) acid (PLGA)−based biomaterials for bone tissue engineering. International journal of molecular sciences 15, 3640−3659 (2014).

[38] Karp, J.M., Shoichet, M.S. & Davies, J.E. Bone formation on two-dimensional poly (DL-lactide-co-glycolide)(PLGA) films and three-dimensional PLGA tissue engineering scaffolds in vitro. Journal of Biomedical Materials Research Part A : An Official Journal of The Society for Biomaterials, The Japanese Society for Biomaterials, and The Australian Society for Biomaterials and the Korean Society for Biomaterials 64, 388−396 (2003).

[39] Gautam, S., Dinda, A.K. & Mishra, N.C. Fabrication and characterization of PCL/gelatin composite nanofibrous scaffold for tissue engineering applications by electrospinning method. Materials Science and Engineering : C 33, 1228−1235 (2013).

[40] Pan, L., Pei, X., He, R., Wan, Q. & Wang, J. Multiwall carbon nanotubes/polycaprolactone composites for bone tissue engineering application. Colloids and Surfaces B : Biointerfaces 93, 226−234 (2012).

[41] Zhu, J. Bioactive modification of poly (ethylene glycol) hydrogels for tissue engineering. Biomaterials 31, 4639−4656 (2010).

[42] Wang, H., Feng, Y., Fang, Z., Yuan, W. & Khan, M. Co−electrospun blends of PU and PEG as potential biocompatible scaffolds for small−diameter vascular tissue engineering. Materials Science and Engineering : C 32, 2306−2315 (2012).

[43] Tsai, M.−C., Hung, K.−C., Hung, S.−C. & Hsu, S.−h. Evaluation of biodegradable elastic scaffolds made of anionic polyurethane for cartilage tissue engineering. Colloids and Surfaces B : Biointerfaces 125, 34−44 (2015).

[44] Dattola, E. et al. Development of 3D PVA scaffolds for cardiac tissue engineering and cell screening applications. RSC advances 9, 4246−4257 (2019).

[45] Karimi, A. & Navidbakhsh, M. Mechanical properties of PVA material for tissue engineering applications. Materials technology 29, 90−100 (2014).

[46] Lannutti, J., Reneker, D., Ma, T., Tomasko, D. & Farson, D. Electrospinning for tissue engineering scaffolds. Materials Science and Engineering : C 27, 504−509 (2007).

[47] Pham, Q.P., Sharma, U. & Mikos, A.G. Electrospinning of polymeric nanofibers for tissue engineering applications : a review. Tissue engineering 12, 1197−1211 (2006).

[48] 권용현 et al. 세포 기능 모델링을 위한 생체 내 미세환경 모사 공학 플랫폼. 대한기계학회 논문집 B 권 43, 847-857 (2019).

[49] Agarwal, S., Wendorff, J.H. & Greiner, A. Progress in the field of electrospinning for tissue engineering applications. Advanced Materials 21, 3343-3351 (2009).

[50] Yoshimoto, H., Shin, Y., Terai, H. & Vacanti, J. A biodegradable nanofiber scaffold by electrospinning and its potential for bone tissue engineering. Biomaterials 24, 2077-2082 (2003).

[51] Murphy, S.V. & Atala, A. 3D bioprinting of tissues and organs. Nature biotechnology 32, 773-785 (2014).

[52] Mandrycky, C., Wang, Z., Kim, K. & Kim, D.-H. 3D bioprinting for engineering complex tissues. Biotechnology advances 34, 422-434 (2016).

[53] Derakhshanfar, S. et al. 3D bioprinting for biomedical devices and tissue engineering : A review of recent trends and advances. Bioactive materials 3, 144-156 (2018).

[54] Kang, H.-W. et al. A 3D bioprinting system to produce human-scale tissue constructs with structural integrity. Nature biotechnology 34, 312-319 (2016).

[55] Tran, K.T. & Nguyen, T.D. Lithography-based methods to manufacture biomaterials at small scales. Journal of Science : Advanced Materials and Devices 2, 1-14 (2017).

[56] Prasad, A., Sankar, M.R. & Katiyar, V. State of art on solvent casting particulate leaching method for orthopedic scaffoldsfabrication. Materials Today : Proceedings 4, 898-907 (2017).

[57] Ahmed, S., Chauhan, V.M., Ghaemmaghami, A.M. & Aylott, J.W. New generation of bioreactors that advance extracellular matrix modelling and tissue engineering. Biotechnology letters 41, 1-25 (2019).

[58] Eltom, A., Zhong, G. & Muhammad, A. Scaffold techniques and designs in tissue engineering functions and purposes : a review. Advances in Materials Science and Engineering 2019 (2019).

[59] Gorth, D. & Webster, T. in Biomaterials for Artificial Organs 270-286 (Elsevier, 2011).

[60] Trachtenberg, J.E., Kasper, F.K. & Mikos, A.G. in Principles of Tissue Engineering 423-440 (Elsevier, 2014).

[61] Oh, S.H., Kang, S.G., Kim, E.S., Cho, S.H. & Lee, J.H. Fabrication and characterization of hydrophilic poly (lactic-co-glycolic acid)/poly (vinyl alcohol)

blend cell scaffolds by melt-molding particulate-leaching method. Biomaterials 24, 4011-4021 (2003).

[62] Rana, D., Arulkumar, S., Vishwakarma, A. & Ramalingam, M. in Stem Cell Biology and Tissue Engineering in Dental Sciences 133-148 (Elsevier, 2015).

[63] Janik, H. & Marzec, M. A review : Fabrication of porous polyurethane scaffolds. Materials Science and Engineering : C 48, 586-591 (2015).

[64] Manavitehrani, I. et al. Formation of porous biodegradable scaffolds based on poly (propylene carbonate) using gas foaming technology. Materials Science and Engineering : C 96, 824-830 (2019).

[65] Qian, L. & Zhang, H. Controlled freezing and freeze drying : a versatile route for porous and micro-/nano-structured materials. Journal of Chemical Technology & Biotechnology 86, 172-184 (2011).

[66] Lu, T., Li, Y. & Chen, T. Techniques for fabrication and construction of three-dimensional scaffolds for tissue engineering. International journal of nanomedicine 8, 337 (2013).

[67] George, P.A., Quinn, K. & Cooper-White, J.J. Hierarchical scaffolds via combined macro-and micro-phase separation. Biomaterials 31, 641-647 (2010).

[68] Weigel, T., Schinkel, G. & Lendlein, A. Design and preparation of polymeric scaffolds for tissue engineering. Expert review of medical devices 3, 835-851 (2006).

제 15 장

바이오리액터

권용현·김효성·임기택·김장호

1. 서론

생체공학 분야에서 조직공학은 인간의 세포와 조직, 장기를 대체하거나 재생시켜 원래의 기능을 할 수 있도록 복원시키는 것을 목적으로 한다. 세포, 지지체, 다양한 신호인자들은 생체조직공학의 3대 요소이며, 각각의 요소들을 신체 내 환경과 유사하게 제작하고 응용하는 것은 매우 중요하다. 특히, 세포는 조직을 이루고 있는 기본 요소로서 손상된 조직이나 장기를 재생시키는데 매우 핵심적인 역할을 하고, 분포하고 있는 조직에 따라 그 역할과 기능이 다르며, 주변 미세 환경에 민감하게 반응하기 때문에 세포의 기능을 극대화하기 위해 신체 내 미세 환경을 모사한 지지체를 이용한 연구들이 활발하게 진행되고 있다[1]. 세포 기능 극대화를 위한 생체 내 미세환경 모사 지지체에 개발에 관한 많은 연구와 상품화된 제품들의 출시에도 불구하고 기존 배양 시스템 기반(2D culture)의 연구들과 제품들은 실제 생체 내 3차원 환경과 이질적이기 때문에 실제 세포 주변 환경의 물리적 및 화학적 특성과 큰 차이가 있으며, 그에 따른 세포의 반응 역시 실제 생체 내에서 얻어진 결과들과 불일치하는 결과를 보이는 한계점들을 가지고 있다. 이러한 한계점들을 해결하기 위해서, 신체 내 환경과 유사하게 세포 배양을 할 수 있는 3차원 지지체를 이용한 진보된 세포배양 시스템에 관한 연구와 제품 출시들이 활발히 이루어지고 있다. 3차원 세포 배양은 신체 내 세포 배양 환경을 모사하여, 세포-세포와 세포-기질간의 상호작용 향상과 실제 신체 내 환경과 유사하게 기계적 특성을 조절할 수 있고, 세포의 대량 배양이 가능하다는 점에서 기존 2차원 세포 배양시스템과 차별화 된다(그림 15.1).

생체조직공학은 각 조직의 세포를 기본으로 조직적 치료를 목적으로 하는데 이때, 주로 체외에서 배양된 조직이나 세포를 3차원 지지체에서 대량 배양하여 이식하는데 손상된 조직의 재생을 위해서는 충분한 양의 세포의 확보가 필수적이다. 이러한 이유로 신체 내 조직

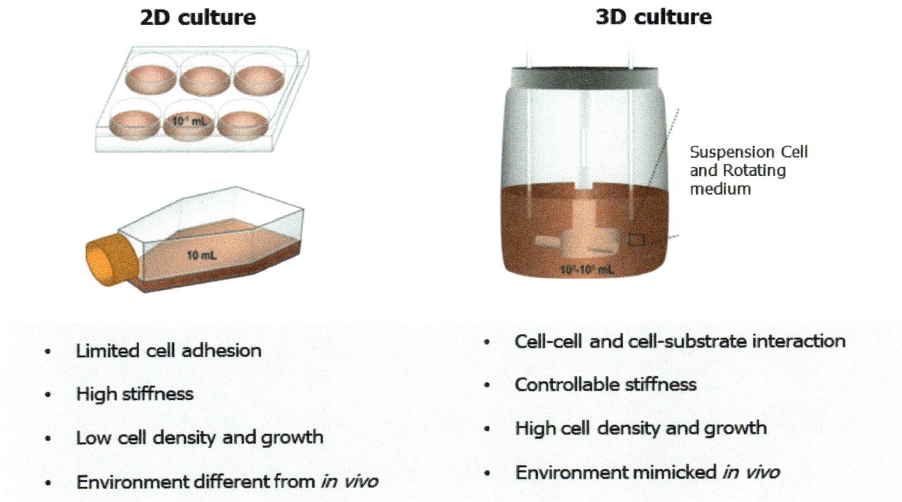

그림 15.1 기존 세포배양 시스템과 바이오리액터 세포배양 시스템 비교

과 유사한 환경에서 충분한 양의 세포를 배양하기 위한 바이오리액터 개념의 새로운 세포의 배양 방법이 요구되어 왔다. 이러한 이유로, 많은 양의 세포를 생산하기 위한 크고 재현 가능한 스케일의 배양 시스템의 개발이 이루어지고 있다. 바이오리액터는 대규모 동물세포 생산에서 핵심적인 역할을 해왔으며, 줄기세포 대량생산을 위한 바이오리액터 시스템의 개발은 공정 공학의 새로운 영역으로 떠오르고 있다. 줄기세포의 대량생산 외에도 바이오리액터는 공정 모니터링 및 재현성에서 기존 배양 용기에 비해 뚜렷한 이점을 제공한다[2]. 용존 산소, pH, 영양 공급, 전단력 및 세포외 기질을 포함하여 줄기세포 증식 및 분화에 영향을 미치는 생리학적 및 유체역학적 요인들이 센서가 장착된 바이오리액터에서 더 잘 유지되거나 제어될 수 있다. 교반 및 관류와 같은 물리적 자극을 이용한 바이오리액터는 줄기세포 대량 배양에 중요한 향상된 물질 전달 및 산소 공급을 제공할 수 있다. 관류형 바이오리액터는 독성 대사성 폐기물(예 : 암모니아, 젖산, 이산화탄소)의 축적을 최소화할 수 있으며 장기간 대량 배양에 적합하여 오염 위험, 노동 및 재료비용을 줄일 수 있으며, 생체재료를 이용한 스캐폴드와 미세입자를 이용한 바이오리액터는 줄기세포를 배양하기 위한 생물반응기에서 자주 사용된다. 바이오리액터에서 생체재료 스캐폴드의 대화식 사용은 3D 동적 미세 환경을 제공하여 줄기세포 성장, 분화 및 기능 개발을 안내한다. 전반적으로, 생물반응기 시스템은 대량의 줄기세포 생산과 화학적, 물리적, 유체역학적 신호로 줄기세포 운명 결정의 조절에 적합한 효율적인 플랫폼을 나타낸다.

본 장에서는, 앞서 언급한 것과 같이 조직공학 분야의 3대 요소인 세포, 지지체, 신호인자 중에서 가장 중요한 세포의 대량 배양을 위해서 신체 내 환경과 유사한 3차원 세포 배양 시스템 기반 바이오리액터 기술의 개념, 발전과정, 대표적인 종류와 그 특징 및 한계점에 대해서 소개하고자 하며, 지금까지 개발된 바이오리액터의 적용에 관해서 연구적인 관점과 산업화 관점으로 나누어 알아보고자 하고, 최종적으로 바이오리액터의 현 한계점 및 발전 방향에 대해 논의하고자 한다.

2. 바이오리액터의 종류

현재까지, 조직공학 응용을 위한 세포의 대량생산을 위해 다양한 기능을 가진 바이오리액터 운용 방식들이 개발되었으며, 크게 부유 세포(Suspension cell), 부착 세포(Adherent cell)의 두 가지 분류의 세포 배양을 위한 바이오리액터가 개발되어 왔다. 부유 세포용 바이오리액터의 경우 교반 탱크 바이오리액터(Stirred tank bioreactor), 회전식 탱크 바이오리액터(Rotary tank bioreactor), 웨이브 탱크 바이오리액터(Wave tank bioreactor)가 대표적이며, 부착 세포용 바이오리액터로는 마이크로캐리어 바이오리액터(Microcarrier bioreactor), 스캐폴드 바이오리액터(Scaffold bioreactor), 마이크로캡슐화 바이오리액터(Microencapsulation bioreactor), 중공사 바이오리액터(Hollow fiber bioreactor)가 대표적이다. 이에 따라 세포의 종류 및 사용 목적에 따라 다양한 종류의 바이오리액터가 응용되고 있다(표 15.1).

2.1 교반식 바이오리액터(stirred-tank bioreactor)

교반식 바이오리액터는 세포, 효소 또는 항체 등의 생물학적 제제의 배양을 위해 최근 몇 년간 광범위하게 연구되어왔다. 교반식 바이오리액터의 구성은 한개 이상의 교반기를 지지하는 모터 구동 중심 쉬프트가 있는 원통형 용기와 핵심 구성 요소인 내부 교반기 또는 프로펠러 및 베플로 구성되며, 교반기 혹은 프로펠러는 일반적으로 폴리스티렌 또는 폴리에틸렌으로 제작되어 넓은 표면적을 제공하여 이를 이용해 세포의 균일한 분포와 세포가 필요한 영양분과 산소를 제공하고 통기 및 균질화를 위한 광범위한 기능을 수행한다(그림 15.2) [3]. 또한, 베플은 전체 유동 높이를 조절하며 유체의 소용돌이를 방지하며, 너비는 탱크 직경의 1/10 또는 1/12이다. 교반식 바이오리액터에서 세포에 필요한 용기 내 모든 화합물 및 영양물질의 균질한 배양 환경을 제공하기 위해서 다양한 변수(교반기 크기, 베플 및 너비, 탱크 직경, 질량 수송, 열 전달, 복잡한 네트워크, pH 및 부분 산소 압력 등)의 수치를 알고 이러한 현상 각각의 특성 변수와 매개변수를 쉽게 모니터하고 다양한 시뮬레이션을 통해서 최적의 효율을 찾아 적절하게 제어하는 것이 중요하다. 여러 제약 기업에서는 대규모 동물 세포 배양을 위해 10,000~20,000 리터 규모의 교반식 바이오리액터를 성공적으로 구현하고 있다. 일반적으로 교반식 바이오리액터는 응집 배양에 적합하고 기존 대량화 용

표 15.1 바이오리액터의 대표적인 운용 방식

세포 배양 형태	운용 방식	작동 원리	장점	한계점
부유 세포 (Suspension cell)	교반 탱크 바이오리액터 (Stirred tank bioreactor)	교반자 또는 프로펠러를 이용한 유체 혼합 및 산소 전달	높은 세포 응집력, 세포 성장을 균일한 배양 환경, 대량화 적합	높은 전단응력, 세포 분포 불균일
	회전식 탱크 바이오리액터 (Rotary tank bioreactor)	폐쇄된 관형 실린더를 통한 세포 배양 공간 형성 및 수평축을 중심으로 회전시켜, 자유낙하와 유사한 환경 조성	낮은 전단응력, 질량 전달 및 산소 공급 용이	대량화 제한
	파동 탱크 바이오리액터 (Wave tank bioreactor)	파동을 유도하여 산소 및 세포 성장을 위한 물질 전달	줄기세포 배양에 적합, 낮은 전단응력, 대량화 적합	고가의 가격
부착 세포 (Adherent cell)	마이크로캐리어 기반 바이오리액터 (Microcarrier based- bioreactor)	부착 세포의 성장을 위해 필요한 충분한 표면적과 균일한 배양 조건을 위한 마이크로캐리어 사용	고밀도 세포 배양, 세포 성장 및 분화 조절 용이, 대량화 적합	세포 분리 제한, 마이크로캐리어의 잠재적인 유해성
	스캐폴드 기반 바이오리액터 (Scaffold based-bioreactor)	바이오리액터 내부에 3차원 스캐폴드 배치를 통해 신체와 유사한 세포 배양 환경 조성	3차원 미세 환경, 충분한 세포 배양 공간 허용, 증식 및 분화 조절 용이	세포 분리 제한, 세포 모니터링 제한
	마이크로캡슐화 기반 바이오리액터 (Microencapsulation based- bioreactor)	마이크로캡슐화를 통해 전단응력으로부터 세포를 보호하고, 응집체 크기제어	전단응력으로부터 세포 보호, 3차원 미세 환경	하이드로겔에서 세포 분리 제한
	중공사 바이오리액터 (Hollow fiber bioreactor)	중공섬유막을 기반으로 내부에 배양액 외부에 세포를 배치하여 세포가 중공사에 부착하게 하고 반투과성막을 통해 산소 및 물질 교환	낮은 전단응력, 세포 미세환경 모사, 충분한 배양 공간, 반투과성 막을 통한 물질 교환 용이	대량화 제한, 영양소 및 산소 농도 등의 배양 환경 불균일, 세포 실시간 모니터링 제한, 고가의 가격

량, 입증된 성능, 세포 성장을 위한 균일한 배양 환경 유지 용이성, 확장 및 제어 용이성을 지니고 있다. 따라서 현재 바이오 제약 산업에서 교반식 바이오리액터는 동물 세포 배양을 사용하는 단일 클론 항체(MAb) 치료제 및 기타 생물학적 제제의 GMP 생산을 위해 가장

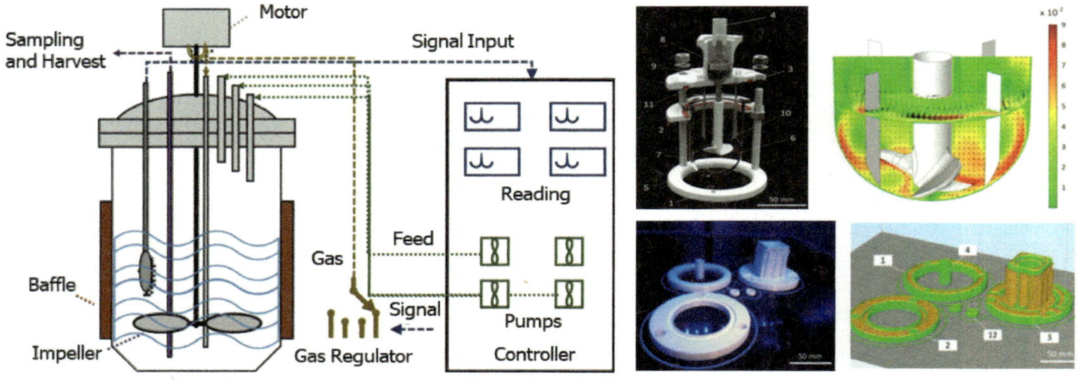

(a) (b)

그림 15.2 교반식 바이오리액터의 구조와 제작. (a) 일반적인 교반식 바이오리액터의 구조 및 원리, (b) 교반식 바이오리액터의 제작과 배양환경 모델링

널리 사용되는 바이오리액터이다. 하지만, 규모가 커질수록 임펠러 팁의 높은 전단 응력으로 인한 세포 손상의 단점이 있으며, 아직까지 줄기세포 대량화에 접목시키는 기술 및 연구가 부족하다. 또한, 생물학적 시스템의 복잡하고 다양한 기계적 배양 환경 조건의 모사를 위해서는 다양한 동역학 모델을 기반으로 한 질량과 에너지의 균형의 최적화가 필요하다.

2.2 회전식 바이오리액터(rotary-tank bioreactor)

회전식 바이오리액터는 미세 중력 환경에서의 세포 배양을 위해 미국 항공 우주국(NASA)에 의해 처음 개발되었으며, 원통형의 바이오리액터에 세포 배양을 위한 물질과 산소를 공급함과 동시에 세포가 일정한 자유 낙하 효과에 의해 미세 중력 환경에서 세포가 성장할 수 있도록 유도한다. 구조는 수평축을 따라 원통형 배양 용기를 회전시키는 벨트를 구동하는 모터와 필터를 통해 인큐베이터 공기를 끌어들이고 용기를 운반하는 샤프트의 회전 커플링을 통해 공기를 배출하는 공기 펌프로 구성된다. 회전식 바이오리액터는 수평으로 회전하며, 난류 및 전단 응력에 의한 세포 손상이 최소화되게 하고, 필터를 통해 인큐베이터 내부로 공기를 끌어들이고 용기를 운반하는 샤프트의 회전 커플링을 통해 공기를 배출하여 순환한다. 일정 속도 범위(10~25 rpm)에서 작동하면서 낮은 전단 응력, 세포 성장을 위한 물질 전달, 산소를 조절하는 배양 환경을 통해 3차원 배양 환경을 형성한다[3]. 또한 내부에 움직이는 부품이 없으며 입자 침강으로 인해 섬세한 세포 배양을 손상시킬 수 있는 힘을 최소화한다. 하지만 배양 용량이 크기가 제한적이고 회전 속도가 10 rpm 이상일 경우 부착된 세포의 양이 줄고 30 rpm 이상에서는 세포가 거의 다 탈착되어 부착세포에 적합하지 않아 부유 세포배양 방식으로 변경해야 하며 증식하기 어렵고 일부 용도에 필요한 세포의 양을 생산할 수 없을 수도 있다.

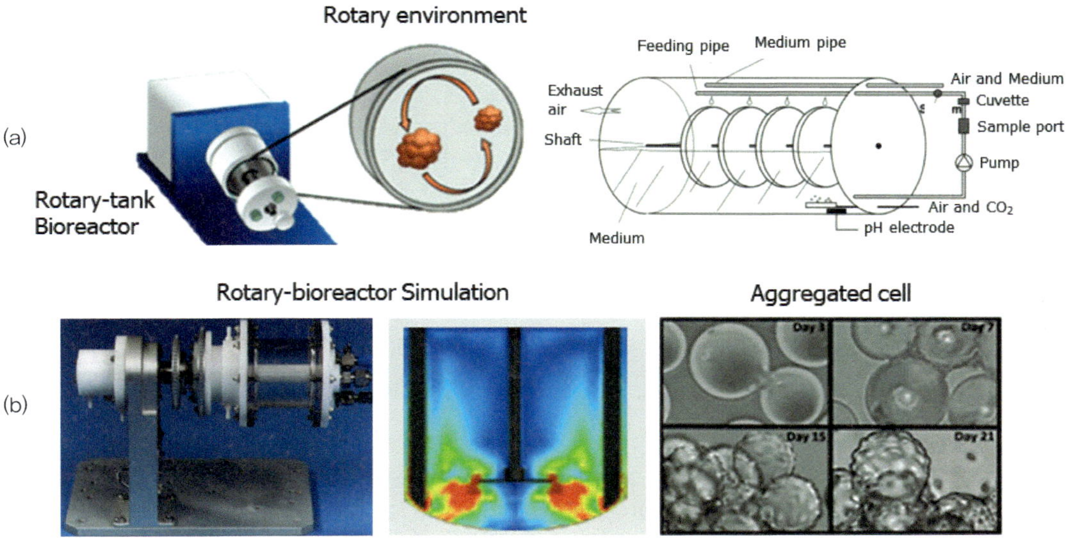

그림 15.3 회전식 바이오리액터의 구조와 제작. (a) 일반적인 교반식 바이오리액터의 구조 및 원리, (b) 회전식 바이오리액터의 제작과 배양환경 모델링 및 세포 구조

2.3 파동식 바이오리액터(wave tank bioreactor)

파동식 바이오리액터는 일회용 바이오리액터로 인공적인 기계적 자극을 통해 발생하는 배지의 파동을 이용하여 세포에 부유 환경을 제공한다. 기계적 자극을 통해 생기는 파동은 폐쇄된 환경에서 효율적인 비침습적 혼합 및 배지에 산소를 제공하며, 낮은 전단 응력으로 세포를 손상시킬 가능성이 적어 세포 성장을 위한 최적의 환경을 조성한다[5]. 인공적인 기계적 자극을 통해 배양 환경의 재현성을 높이고 작업자 오류 가능성을 줄일 수 있다. 파동 기술은 침습적 임펠러로 인한 오염 또는 세포 손상의 위험이 없음을 의미한다. 추가로 일회용 배지백을 관류용으로 연결할 수 있으며 이를 통해 관류 모드를 작동시킬 수 있다. 일회용으로 설계되어 시료 오염 위험 최소화하고 전문가나 비용이 많이 드는 추가 작업 없이 센서로 제어하고 안전 측면에서 임상 적용에 유리하며 작동 편의성을 제공한다. 관류를 통해 세포나 조직에 지속적인 기계적 자극과 영양분을 제공하고 대사를 통해 노폐물 제거를 할 수 있다. ECM의 생성과 연골의 품질을 향상시켜 연골조직 공학 과정에 도움을 줄 수 있어 자연연골과 유사한 생체역학적 특성을 가진 균일한 연골조직을 생성할 수 있다. 관류 바이오리액터는 세포 분포가 매우 균일한 구조를 효율적으로 생성할 수 있고, 세포의 손상을 덜 일으키며, 가스 교환에 좋다. 그러나 이 시스템은 복잡한 장비, 고도로 통제된 실험 조건, 폐쇄적인 환경이 요구되기 때문에 정량적 실험에 적합하지 않다.

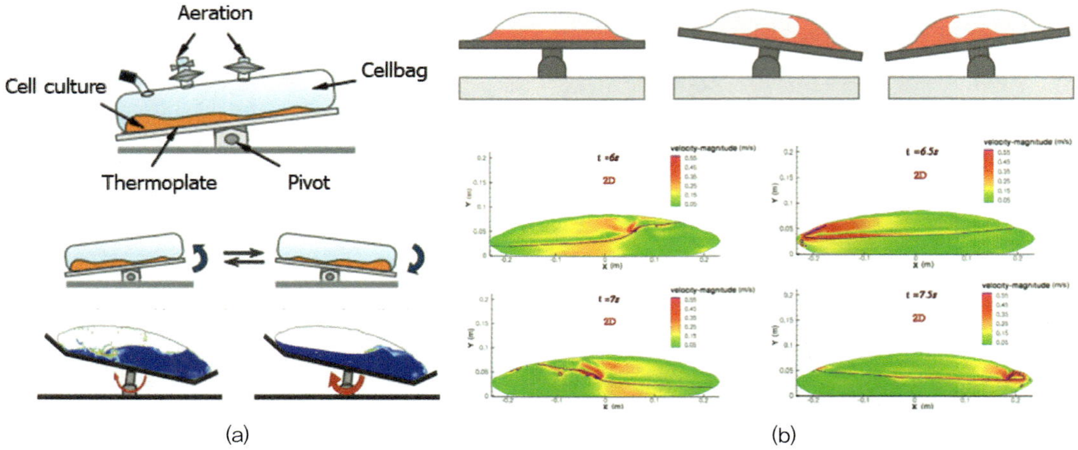

그림 15.4 파동식 바이오리액터의 구조와 제작. (a) 일반적인 파동식 바이오리액터의 구조 및 원리, (b) 파동식 바이오리액터의 기계적 자극에 따른 배양환경 모델링

2.4 마이크로캐리어 기반 바이오리액터(microcarrier-based bioreactor)

1967년, 반 베젤(van Wezel)이 마이크로캐리어가 부착 세포의 성장을 지원할 수 있다는 것을 발견하면서 마이크로캐리어 개발이 시작되었다. 마이크로캐리어는 일반적으로 고체 상태의 100~300 μm 구 형태 또는 원반형 입자로 제공되며 젤라틴, 덱스트란(글루칸, 포도당의 축합으로부터 유래한 다당류), 셀룰로오스, 유리, 플라스틱, 아크릴아미드를 비롯한 다양한 재료로 제조되어 세포 부착을 위한 큰 외적 표면을 제공하고 있다. 마이크로캐리어 기술은 세포가 단층으로 성장하는데 필요한 표면적이 넓기 때문에 많은 양의 세포를 생산할 수 있으며 고밀도로 인해 부드럽게 교반하면서 균질 현탁액 상태로 유지될 수 있고 3D 배양을 수행할 수 있도록 마이크로캐리어 부착 표면은 세포가 작은 크기의 회전 타원체를 형성하도록 유도할 수 있다[6]. 센서를 이용해 pH, 산소, 영양소 및 대사 산물 농도와 같은 여러 매개변수를 모니터링하고 제어할 수 있고, 프로세스 확장이 용이하다. 마이크로캐리어를 이용한 대량화 배양은 현탁 세포 배양(예 : 동물 세포 배양)에 사용되는 교반 탱크 바이오리액터와 같은 기존의 잘 특성화된 장비에서 비교적 쉽게 구현할 수 있다. 기존의 정적 배양 시스템과 비교할 때 고밀도 세포 배양이 가능하기 때문에 마이크로캐리어 기술은 실험실 및 저장 공간을 줄이고 노동력을 감소시킨다. 또한 주어진 양의 세포를 얻는데 필요한 처리 단계가 줄어들어 오염 위험이 감소한다. 하지만, 전단 응력 및 마이크로캐리어의 잠재적인 유해성으로 인한 단점이 있다. 최근 연구에서는 줄기세포의 대량화를 목적으로 세포를 대량증식하고 분화시키는 것이 중요하다. 이를 위해 개발된 줄기세포의 3D 배양 방법으로 개발된 다공성 마이크로 캐리어 기반 바이오리액터가 있다. 다공성 안에 세포 생장을 위한

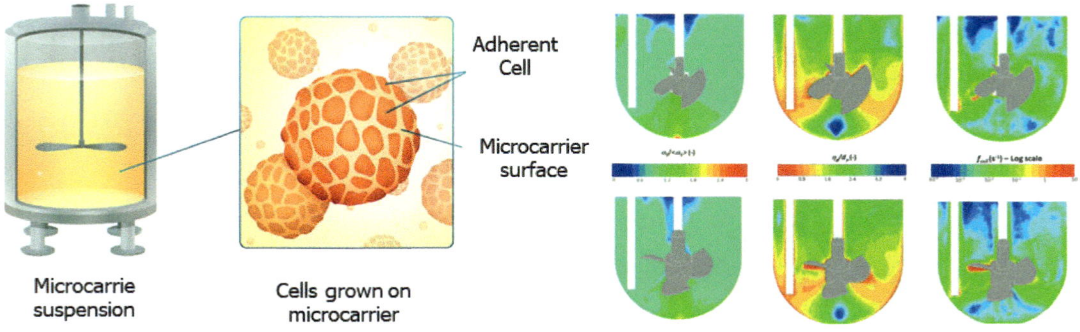

(a) (b)

그림 15.5 마이크로캐리어 기반 바이오리액터의 구조와 제작. (a) 일반적인 마이크로캐리어 기반 바이오리액터의 구조 및 원리, (b) 마이크로캐리어 기반 바이오리액터의 제작과 배양환경 모델링

콜라겐이나 젤라틴 같은 부드러운 물질로 구성되어 있다. 고체 마이크로캐리어보다 다공성 마이크로캐리어가 높은 전단 응력에서 세포를 보호할 수 있고 줄기 세포 분화하는데 3D 환경을 제공해 준다. 그러나 다공성 마이크로캐리어의 세포는 이질적인 배양 환경에 노출되면, 대식성 운반체의 거친 외부 표면에 의해 마이크로 에디(micro-eddies)는 세포를 손상시킬 수 있다. 다공성 운반체로부터 세포를 채취하기 위한 효소 분리는 크게 감소된 회수 효율로 어려울 수 있다.

2.5 스캐폴드 바이오리액터(scaffold bioreactor)

3D 스캐폴드 배양에서 세포는 스캐폴드 구조, 표면에서 자라거나 스캐폴드에 부착된 채로 자라며 세포와 지지체 사이의 상호 작용은 세포 접착, 증식 및 분화를 결정하는 중요한 요소이다. 3D 스캐폴드는 많은 변수가 신체의 세포외기질의 전체 시뮬레이션에 대한 더 큰 편의성과 제어를 제공한다. 초기에는 마이크로캐리어 스피너, 관류 바이오리액터와 폴리머 스캐폴드의 조합, 키토산 또는 알지네이트 하이드로겔과 같은 일부 세포 스캐폴드 또는 마이크로캐리어와 바이오리액터의 단순한 조합이 있었다. 최근에는 산소와 영양소의 확산 제한 문제에 대해 대규모 조직 부피의 배양을 가능하게 하는 알지네이트 스캐폴드에 캡슐화된 세포를 동적으로 배양함으로써 효과적으로 해결되었다. 이러한 동적 배양은 이전의 시험관 내보다 약 20배 정도 더 효율적이다. polycaprolactone-beta-tricalcium phosphate 스캐폴드와 결합된 교반 바이오리액터는 순환 압축 변형 및 이축 회전 조건을 적용하여 비침습적이고 실시간으로 모니터링할 수 있게 했다. 관류 바이오리액터는 3D 스캐폴드와 결합된 거대 다공성 하이드로겔을 생성하여 기존의 펌프 전달 및 교반과 비교하여 영양소 및 대사산물의 수송을 효과적으로 증가시키고 더 나은 3D 배양 결과를 달성했다. 바이오리액

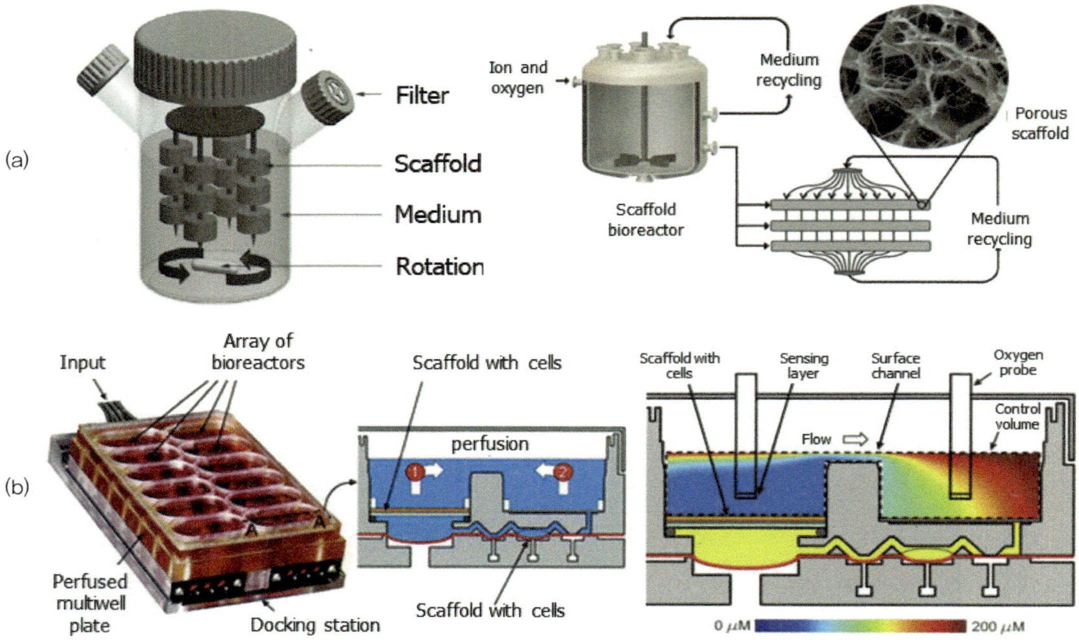

그림 15.6 스캐폴드 기반 바이오리액터의 구조와 제작. (a) 일반적인 스캐폴드 기반 바이오리액터의 구조, (b) 스캐폴드 기반 바이오리액터의 제작과 배양환경 모델링

터는 모든 세포의 요구에 적응할 수 있는 바이오리액터는 아직 없고 또한 3D 조직 구성을 제어하는 바이오리액터에는 여전히 몇 가지 단점이 있다. 이 문제를 해결하기 위해 조직공학 스캐폴드는 세포외기질의 미세 환경을 제공하는 바이오리액터의 세포 운반체로 제조되었다. 고정화된 3D 지지체에 부착하는 세포의 경우 교반 현탁 배양에서 세포가 해로운 전단 응력을 받지 못하게 할 수 있다. 세포에 신선한 배지를 제공하고 대사 노폐물을 제거하기 위해 고정 세포 생체 반응기에서 관류를 쉽게 할 수 있어 배양 기간을 연장하여 고밀도 세포를 달성할 수 있다. 마이크로캐리어 배양과 마찬가지로, 3D 지지체로부터 세포를 분리하고 수확하는 것은 어려울 수 있다.

2.6 마이크로캡슐화 기반 바이오리액터(microcapsulation-based bioreactor)

마이크로캡슐화 기술은 유체역학적 전단으로부터 세포를 보호하고 과도한 응집체 덩어리를 방지하는 동시에 마이크로캡슐 매트릭스를 통한 영양소, 성장 인자 및 가스의 효율적인 확산을 허용하기 때문에 매력적인 접근방식이다. 하이드로겔 매트릭스에 고정된 미생물 세포는 pH, 온도, 유기 용매 및 독성과 같은 가혹한 환경 조건으로부터 보호될 수 있다[7]. 마이크로캡슐화는 알지네이트, 폴리(락트산-코-글리콜산)/폴리(L-락트산) 스캐폴드, 아가

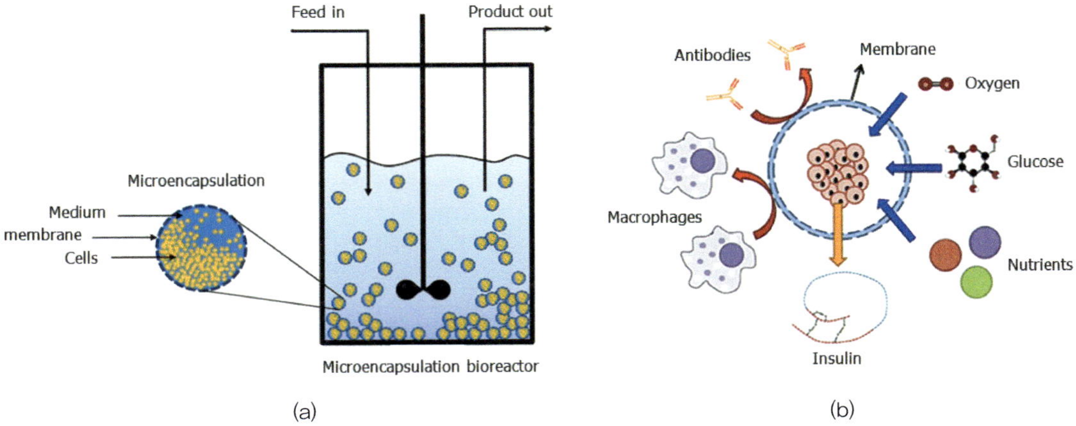

그림 15.7 마이크로캡슐화 기반 바이오리액터의 구조와 제작. (a) 일반적인 마이크로캡슐화 기반 바이오리액터의 구조 및 원리, (b) 마이크로캡슐화 기반 바이오리액터의 세포 배양환경 조절 원리

로스, 키토산 및 히알루론산을 비롯한 다양한 재료로 1 mm 미만의 작은 입자가 형성되도록 하는 것이다. 그 중 알지네이트는 생체적합성, 생체 안전성 및 투과성을 포함한 고유한 특성으로 인해 가장 일반적인 캡슐화 재료이다. 알지네이트 마이크로캡슐의 생산은 안전하고 생리학적 조건(예 : 생리학적 온도 및 pH, 세포독성 용매 대신 등장액 사용)과 GMP(Good Manufacturing Practice) 지침을 사용하여 수행할 수 있다. 캡슐화는 캡슐화할 재료와 고분자 용해도, 입자 크기, 두께, 벽 투과성, 물리적 특성 및 경제적 타당성 생산에 따라 세부 사항에서 많은 변형이 제안되었다. 캡슐화는 동결/해동 후 세포 생존 능력과 세포 단층 및 신경구의 무결성을 개선하는 귀중한 전략이고 세포 기질 접촉은 하이드로겔 내 고정화를 통해 감소된다. 마이크로캡슐 내 세포 실시간 모니터링으로 인해 마이크로캐리어의 존재는 여전히 문제이며, 세포 이식 전에 마이크로캡슐에서 세포를 방출하고 마이크로캐리어로부터 세포를 채취하기 위해 하이드로겔에서 효소 분리는 크게 감소된 회수 효율로 어려울 수 있는 한계점이 있다.

2.7 중공 섬유 기반 바이오리액터(hollow fiber based-bioreactor)

중공사 바이오리액터는 3차원 세포 배양으로 인간 모세혈관을 모방한 반투과성 중공사 네트워크에 기초한 원통형 용기로 구성되며 세포 유형에 따라 반투과성 막의 기공 크기를 선택하여 막에 의해 통과 또는 유지될 입자를 최적화하기 위해 광범위하게 연구되어왔다. 중공사는 다공성 섬유 지지체의 외부 막에 코팅되어 있으며 천연 고분자와 합성 고분자를 이용한다. 합성 중공사는 종종 폴리설폰, 폴리아미드 및 폴리아크릴로리트닐로 만든다. 반면 천연 중공사를 이용할 경우 세포 접착력 생체적합성 및 세포와의 상호 작용 가능성에서 탁월한 이점을 제공하며 콜라겐, 알지네이트, 키토산을 비롯한 다양한 재료로 제조된다. 일반적으로 세포가 모세관 내부 또는 외부 표면에 부착되어 세포 부착 표면 대 부피 비율이 높고 배지는 적절한 포트를 사용하여 반투과성 중공사 네트워크 또는 용기를 통과할 수 있어 물질 교환이 용이하고 낮은 전단 응력으로 세포를 손상시킬 가능성이 적어 지속적인 영양 공급이 가능하기 때문에 1.0×10^9 cells/mL의 고밀도를 달성할 수 있어 충분한 배양 공간을 제공한다. 중공사 공간 사이의 확산에 의해 산소 교환이 관리되는 동안 노폐물의 공급과 제거에 있어 혈관을 모방할 수 있다. 그러나 배지나 해리시약이 경사도로 인해 섬유를 타고 흘러내릴 때 영양소와 산소 교환이 균질하지 않아서 세포 증식과 분화에 바람직하지 않은 영향을 미칠 수 있고 오염된 시료는 특히 중공사의 경우 오염율을 증가시키며 중공사 시스템은 시장에서 다른 운용 방식 시스템보다 비싸고 고온 조건과 부식성 가스의 영향을 받을 수 있다.

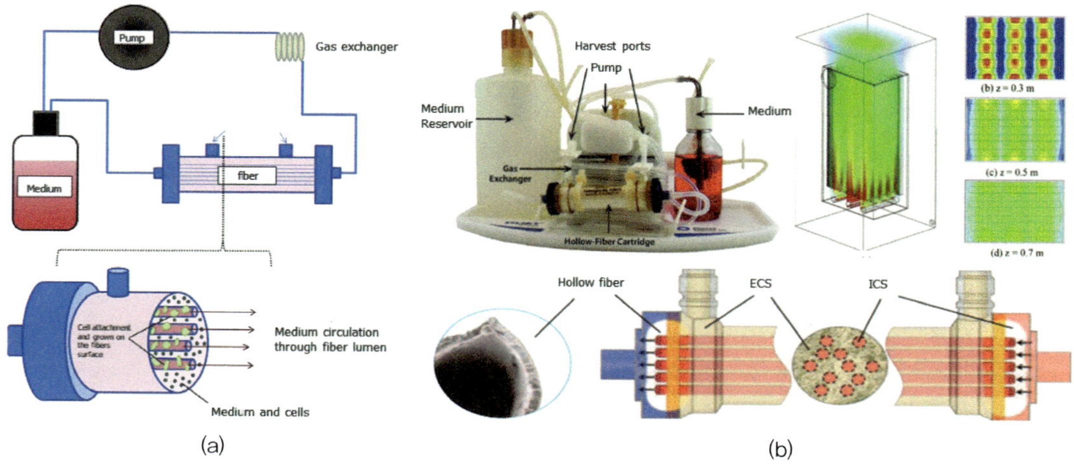

그림 15.8 중공 섬유 기반 바이오리액터의 구조와 제작. (a) 일반적인 중공 섬유 기반 바이오리액터의 구조, (b) 중공 섬유 기반 바이오리액터의 세포 배양환경 모델링 및 조절

3. 바이오리액터 기술의 응용

3.1 바이오리액터 응용 연구

인체 내의 조직을 이루는 다양한 세포들은 일정한 물리적 영향을 받고 있는데, 혈액의 흐름에 따른 혈관 내피세포는 전단응력, 연골 세포의 경우 압축하중, 그리고 인대 세포의 경우 인장자극 등에 주로 영향을 받는다. 이에 실제 생체와 유사한 환경을 체외에서 제공하고

생체 적응 능력을 향상시키기 위해 바이오리액터를 이용한 물리적 자극을 통한 조직의 재생을 극대화 시키는 연구가 진행되고 있다. 이러한 생체 외부에서의 물리적 환경이 세포의 증식과 분화 등의 기능에 많은 영향을 끼치며 이에 대한 많은 연구가 이루어져 왔다. 물리학적 자극에 의한 세포의 분화에 대한 많은 연구들이 진행되고 있으며, 이와 관련하여 유체 정역학적 압축(hydrostatic compression)이 연골의 형성에 큰 영향을 주며, 뼈의 형성에도 어느 정도의 영향을 준다는 것이 밝혀졌다. 또한, 역학적인 자극과 조직 분화의 관계에 관한 이론을 정립하였다. 이는 유체 정역학적 압축이 뼈나 연골 형성에 영향을 미치나 유체 정역학적 인장(hydrostatic tension)의 경우에는 골격조직(skeletal tissue) 형성에 큰 영향을 주지 않는다고 밝혔다. 이와 같이 생체 내 각 조직은 각각 특이한 물리적 자극을 일정하게 받고 있으며, 조직의 분화와 형성에도 각각의 조직 마다 특이한 물리적 자극이 영향을 준다. 그러므로 바이오리액터를 이용한 물리적, 기계적 자극을 이용한 조직공학 응용 연구가 활발히 진행되고 있다.

3.1.1 인공피부

심한 화상, 외상 및 피부 질환 등으로 손상된 피부 조직을 재생시키기 위한 방법으로는 환자자신의 피부를 이식하는 자가이식(autograft), 다른 사람의 피부를 이식하는 동종이식(homograft 또는 allograft), 동물의 피부를 이식하는 이종이식(heterograft 또는 xenograft)의 세 가지 방법이 있다. 이들 방법 중 자가이식이 가장 이상적이지만 화상부위가 광범위한 경우 조직을 확보할 수 있는 부위에 제한이 따르며 채취 부위가 새로운 상처부위로 남게 되는 어려움이 있어, 인공피부를 만드는 연구가 계속해서 진행되고 있다. 피부는 상층부의 표피, 표피층 하단부의 기저막, 진피로 구성되고, 생화학적/형태학적 특성에 따라 4개의 세포층으로 구성되는 복합적 구조를 가지고 있다. 따라서 성공적인 인공피부 이식을 위해서는 실제 피부의 여러 겹의 세포층을 형성해 주는 것이 매우 중요하다. 이때, 바이오리액터를 사용하여 실제 피부 조직과 유사한 환경에서 지지체 위에 여러 갭의 세포층을 형성해줄 수 있다. 또한, 실제 피부조직에 부하되는 인장, 압축 자극을 바이오리액터 시스템을 통해 시뮬레이션하고 실제 피부조직과 가장 유사한 인공피부를 제작하기 위한 연구가 진행되고 있다.

3.1.2 인공연골

인체의 관절을 이루고 있는 연골은 외상이나 류마티스 관절염 같은 염증반응에 의하여 쉽게 손상이 되지만 체내에서 쉽게 재생이 되지 않아 치료에 어려움을 겪고 있다. 또한 기형 등으로 인한 무이증(anotia), 소이증(microtia) 등의 환자들의 이개연골의 대체를 위해, 기관지 협착이나 종양 등으로 인하여 기관지를 절제할 경우 기관지를 대체하기 위하여, 외상, 종양 등으로 코, 귀 등을 절제할 경우 재건을 위해서 다른 부위의 연골을 얻어 자가이식하는 방법이 사용되었으나 자가이식을 위해 얻을 수 있는 연골의 양은 한정되어 있어, 모든 인공장기 제작 연구 중에 가장 활발하게 연구가 진행되고 있다. 인체 내 관절 연골은 인체의 무게를 지탱하며 다양한 움직임에 의한 압축하중을 받고 있으며 성공적인 인공연골 제작 및 이식을 위해서는 연골이 받는 압축 환경에 대한 이해와 유사한 환경을 제공하는 것이 필수적이다. 바이오리액터는 이와 유사한 압축 자극 환경을 통해 인공연골에 인체와 유사한 부하를 제공할 수 있어 바이오리액터 시스템을 통해 기계적 자극을 시뮬레이션하고 실제 연골과 가장 유사한 인공연골을 제작하기 위한 연구가 진행되고 있으며, 앞서 소개된 회전식 바이오리액터를 이용한 인공연골은 이미 상품화되어 판매되고 있다.

3.1.3 인공골

골 조직은 hydroxyapatite나 β-TCP 등의 무기물로 이루어져 있으며 마이크로-나노구조로 이루어져 있으며, 기계적 하중, 인장력, 압축력, 구부림, 전단력 등 다양한 형태의 힘을 받는 구조이다. 인공골 형성을 위해서는 이러한 무기물 환경, 복합적 기계적 자극 환경을 재현하는 것이 매우 중요하며 현재까지 관련된 연구가 진행되고 있다. 최근 연구에서 인공골 형성에 있어 구조체 내부로의 세포 및 신생혈관의 침투는 매우 중요한 요소로 인식되고 있으며, 관류형 바이오리액터를 이용하여 이러한 침투가 가능하도록 할 수 있는 인공골의 개발과 3차원 배양시스템의 개발 연구가 진행되고 있다. 관류형 바이오리액터는 인공골 내부로 배양액이 지지체에 효과적으로 침투되고 내부에 부착된 세포의 증식과 분화를 야기하기 위해 개발된 시스템으로 현재까지 인공골 형성 연구에 가장 적합한 바이오리액터로 인식된다. 이와 더불어 이전부터 적절한 전자기장이나 전기자극이 골 세포의 증식과 골 조직 재생에 영향을 준다는 연구들을 바탕으로, 전자기장 혹은 전기자극을 형성할수 있는 바이오리액터의 개발 연구가 진행 중에 있다.

3.1.4 인공심근

심근은 심장에 존재하는 근세포로 이루어진 조직으로 특별한 기계적 자극이나 신경 자극이 없어도 자동적으로 수축, 이완을 반복하는 특징이 있으며, 심근 세포는 이러한 자동적 수축, 이완의 기계적 자극에 반응하여 기능이 조절된다. 따라서 최적의 인공심근 제작을 위해서는 반복적인 수축, 이완의 기계적 자극 환경을 모사하는 것이 가장 중요하다. 다른 인공장기 연구에 비해서 아직까지 높은 수준의 연구에 도달하지는 못하고 있지만, 콜라젠 지지체에 줄기세포 배양을 통해서 실제 심근조직과 유사한 조직체를 형성하고 바이오리액터 시스템을 통해 역동적인 3차원 배양으로 수축/이완 능력이 있는 바이오 인공심근을 개발 연구가 진행되고 있다.

3.2 바이오리액터 산업화

3.2.1 센트리온(CENTRION)의 BIOCANVAS SP

센트리온(CENTRION)의 BIOCANVAS SP Series는 바이오리액터의 종류 중 연속 교반 배양기에 해당하며, 상부 교반 방식과 하부 교반 방식이 다르다는 특징이 있다. 상부 교반 방식은 100~800 rpm의 저속으로 안정적이고, 하부 교반 방식은 마그네트 방식을 적용하여 최적의 발효 수율을 얻을 수 있다는 장점이 있다. 발효조(1.51 mL~15 L)는 자동 멸균 장치가 적용되어 발효조 내부를 편리하게 살균 및 멸균하여 사용가능하며 온도 조절 또한 설정된 값으로 균일하게 사용 가능하다. 오픈 프레임 구조는 밸브, 배관 작업과 유지보수가 쉽고 산소공급, 가스믹스 등 다양한 옵션의 장치 적용이 가능하며 헤드리프트 시스템 적용 시보다 수월하게 발효조 내부를 클리닝 할 수 있다. 또한, head lift system을 통해 여러대의 데이터 로깅 및 시스템을 실시간 원격 제어가 가능하고, 자동으로 유량 및 질량을 제어할 수 있다는 장점이 있다.

3.2.2. 폴주식회사의 Allegro STR, XRS 25

PALL의 Allegro STR Single-use Stirred Tank Bioreactors는 바이오리액터의 종류 중 연속 교반 배양기에 해당하며, 모든 제품은 일회용이므로 유지보수, 세정 과정을 최소화할 수 있다. 따라서, 최대한의 유연성이 필요한 공정 개발, CMO 플랜트 또는 다중 제품 제조 시절에 가장 적합하다. 50 L, 200 L, 500 L, 1000 L, 2000 L의 용량을 제공하며 부유 세포, 마이크로캐리어를 이용한 부착성 세포 배양이 적용 가능하다. 바닥으로 직접 구동되는 임펠러가 있어 최대 0.25 W/kg의 전력 입력이 가능하여 산소 전달 속도가 높고 혼합 시간이 짧다는 장점이 있다. Allegro XRS 25 배양기 시스템은 독자적인 교반 및 제어 특성을 지닌 일회용 배양기 시스템으로, 제어 환경하의 포유류 세포(mammalian cell)의 부유 세포 배양을 위해 설계되었다. 본 시스템은 2~25 L 규모의 전체 cGMP생산에도 적합하다. 독자적인 이축 교반으로 혼합 시간을 단축하고 질량 전달 성능을 향상시킨다. 이축 교반은 양 축을 동시에 교반하여 3차원 XRS 25 바이오컨테이너 내에서 작은 난류 소용돌이를 생성한다. 기존 wave보다 혼합 속도가 3개 가까이 향상된다. 바이오컨테이너에는 대부분의 일반 공정 및 작업에 사용 가능한 액체 및 기체 연결부가 장착되어 배지 및 inoculum을 포함한 공정 액체를 바이오리액터로 쉽고 안전하게 전달할 수 있다. 이렇게 공정하기 위해 배지, 완충액 준비, 배지 멸균(sterilization) 및 무균 이송(aseptic transfer), 바이오리액터로 액체 이송(예 : 글루코스, 거품억제제, 염기 등), seed train 용액, 세포회수 및 분리, 관류(perfusion) 모듈로 세포 배양에 적용할 수 있다는 장점이 있다.

3.2.3 씨엔에스(CNS)의 Pilot Scale Fermenter System

씨엔에스(CNS)의 Pilot Scale Fermenter System은 바이오리액터의 종류 중 연속 교반 배양기에 해당한다. 30 L, 50 L, 200 L, 300 L, 500 L 용량의 세포배양이 가능하고, 손쉽게 제어 가능한 복합발효(배양) 시스템, SIP(Sterilization in place) / CIP(Cleaning in place) 시스템 구축, 자동 이송 제어 시스템 구축, pH 스텝 제어(2~30 스텝), 용존 산소 제어(교반, 가스, 다양한 첨가제 등), 가스 혼합 공급 시스템(Air, CO_2, N_2, O_2), 그리고 혼합 가스 모듈을 통한 개별 가스 공급 및 유량 제어(MFC)과 데이터 분석 및 원격 제어가 가능한 시스템이 구축되어 있다는 장점이 있다.

3.2.4 에펜데로프의 BioBLU Single-Use Bioreactors

교반 탱크 바이오리액터로 재활용 제재 사용으로 인한 위험이 없는 1회용 기술의 장점을 지니고 유리 또는 스테인리스 강 재질로 만들어졌다. 동물 세포의 배양에 적합하도록 설계되고 최적화되었다. Eppendorf의 BioBLU 용기는 100 mL~40 L 용량을 지원하고 효과적인 배기 처리를 보여주며 탄력 있고 유연한 튜브 제공하고 산업용 헤드 플레이트는 액체 첨가 및 샘플링, 밀폐된 마그네틱 드라이브의 오염 위험을 줄여주고 용기의 치수에 맞게 표준화된 임펠러 크기를 제공하여 효율적인 혼합 및 질량 전달 결과를 보여주고 비침습 센서를 통해 표준 DO 및 광학 pH 센서를 제공하는데 기존의 센서 고장 문제를 해결한다. 심지어 에펜도르프는 모든 원료를 직접 공급하고 β-ray 기반 멸균과 관련된 폴리머 층의 저하를 방지한다는 장점이 있다.

3.2.5 싸이티바(Cytiva)의 ReadyToProcess WAVE 25

ReadyToProcess WAVE 25 로커는 웨이브 탱크 바이오리액터로 최대 25 L의 세포 배양을 편리하게 처리하고 제어할 수 있도록 설계된 통합 온도 센서와 로드 셀을 특징으로 하며, 필터 히터가 시스템과 함께 제공된다. 기울어진 위치에서 샘플링 및 수확응 용이하게 하고 단일 또는 이중 배양 모드에서 작동 가능하고 온도 센서로 신뢰할 수 있는 온도 측정하고 로드 셀로 정확한 중량을 측정할 수 있다. 또한, 흔들림 매개변수는 속도, 각도 및 모션으로 속도 매개변수는 분당 로킹 사이클 수를 결정하고 각도 매개변수는 전환점에서 트레이의 기울기 정도와 관련이 있다. 매개변수 설정 시에 세포의 특성에 따라서 조정해야 하는 한계점이 있다.

표 15.2 상업화된 대표적인 바이오리액터 제품

제작 회사 (제품명)	운용 방식	특징	장점
셀트리온-CENTRION (BIOCANVAS SP)	교반식 바이오리액터 (Stirred tank bioreactor)	상부 교반 방식(저속 100~800 RPM)과 하부 교반 방식 (마그네틱)을 다르게 하여 원활한 유체혼합	자동 멸균 기능, 실시간 모니터링 시스템(산소공급, 유량 및 질량, 가스믹스)
폴주식회사-PALL (Allegro STR)	교반식 바이오리액터 (Stirred tank bioreactor)	다수의 교반자를 이용한 연속 교반 배양을 통한 유체 혼합 및 산소 전달	모든 부속품의 일회용 지원을 통한 유지보수·세척 과정 최소화, 연속 교반을 통한 산소 전달 속도 증대
폴주식회사-PALL (Allegro XRS 25)	파동식 바이오리액터 (Wave tank bioreactor)	이축 교반 시스템을 이용한 난류 소용돌이 형성을 통한 효율적인 물질 전달	이축 교반 파동 형성을 통한 혼합 속도 향상, 액체 연결부를 통해 액체 상태의 모든 물질 전달 가능
씨앤에스-CNS (Industrial Fermenter System)	교반식 바이오리액터 (Stirred tank bioreactor)	연속 교반 배양이 가능하며, 저용량부터 대용량까지 모든 용량의 배양 가능	실시간 데이터 분석 및 원격 제어 지원, 최대 10,000 L 용량의 대량 세포배양 가능
에펜데로프-Eppendorf (BioBLU Single-Use Bioreactors)	마이크로캐리어 바이오리액터 (Microcarrier-based bioreactor)	마이크로캐리어를 이용해 부착 세포의 성장을 위해 필요한 충분한 표면적과 균일한 배양 조건 제공	마이크로캐리어를 통해 세포 부착 및 세포 성장 물질 전달, 비침습 센서를 통해 DO 값 pH 수치 실시간 제공,
싸이티바-Cytiva ReadyToProcess WAVE 25	파동식 바이오리액터 (Wave tank bioreactor)	파동을 유도하여 산소 및 세포 성장을 위한 물질 전달	단일 또는 이중 배양 모드 지원, 온도 센서와 로드 셀 지원

참고문헌

[1] 권용현, 김아연, 전유빈, 오연주, 박선호, 김수진 & 김장호 (2019) 세포 기능 모델링을 위한 생체 내 미세환경 모사 공학 플랫폼

[2] Ou, J., Si, Y., Goh, K., Yasui, N., Guo, Y., Song, J., ... & Liu, X. (2018). Bioprocess development of antibody-drug conjugate production for cancer treatment. PloS one, 13(10), e0206246.

[3] Schwedhelm, I., Zdzieblo, D., Appelt-Menzel, A., Berger, C., Schmitz, T., Schuldt, B., ... & Hansmann, J. (2019). Automated real-time monitoring of human pluripotent stem cell aggregation in stirred tank reactors. Scientific reports, 9(1), 1-12.

[4] Radtke, A. L., & Herbst-Kralovetz, M. M. (2012). Culturing and applications of rotating wall vessel bioreactor derived 3D epithelial cell models. JoVE (Journal of Visualized Experiments), (62), e3868.

[5] Zhan, C., Hagrot, E., Brandt, L., & Chotteau, V. (2019). Study of hydrodynamics in wave bioreactors by computational fluid dynamics reveals a resonance phenomenon. Chemical Engineering Science, 193, 53-65.

[6] Delafosse, A., Collignon, M. L., Marc, A., Toye, D., & Olmos, E. (2015, December). Revisiting the determination of hydromechanical stresses encountered by microcarriers in stem cell culture bioreactors. In BMC Proceedings (Vol. 9, No. 9, pp. 1-3). BioMed Central.

[7] Domansky, K., Inman, W., Serdy, J., Dash, A., Lim, M. H., & Griffith, L. G. (2010). Perfused multiwell plate for 3D liver tissue engineering. Lab on a chip, 10(1), 51-58.

제 16 장

골 조직공학

장경제·정종훈

1. 서론

1.1 골 조직공학의 필요성

인간의 뼈 조직은 뛰어난 재생 능력을 가지고 있어 손상된 조직의 회복이 빠른 편이지만 수술이나, 충격, 일정하지 않은 파손에 의해 회복에 어려움을 겪는 큰 손상에 대해서는 보철물이나 골충전재 치료가 필요하다. 손상된 뼈 조직의 치료는 다양한 형태가 있으며 뼈의 재생을 돕고 기능을 유지하기 위한 용도로 손상된 뼈 조직 주위에 골이식재를 사용하는 치료가 현재 활발하게 임상에 적용되고 있다. 골이식재에는 환자 자신의 해면골 뼈 조직의 일부를 채취하여 상처 부위에 삽입하는 자가 골 이식재가 가장 좋은 재료이며, 그 다음에는 동종골 이식재, 이종골 이식재, 합성골 이식재가 있다. 환자 자신의 다른 뼈 조직이나 동종의 뼈를 이용하는, 동종골 및 이종골 이식재가 기준이 되는 방법임에도 몇가지 단점이 존재한다. 이식재로 사용하는 뼈 조각들은 혈관이 없고 오로지 재료의 확산에 의존하기 때문에 회복 여부가 손상부위의 크기나 상태에 크게 의존한다. 또한 이식재의 흡수가 조절이 되지 않기 때문에 충분한 치료가 이루지기 전에 이식재가 소실될 수 있는 단점도 존재한다. 또한 자가골 이식재는 환자 본인의 몸의 뼈를 추출하는 추가 수술이 필요하고, 기증자가 필요한 동종골 이식은 공급이 부족함은 물론, 추가적인 감염 등의 문제를 수반한다. 치과용 이식소재로 많이 활용되는 이종골 이식재나 합성골 이식재는 공급에는 장점을 가지지만 앞의 두 소재에 비해 치료 효율이 낮은 큰 단점이 존재한다[1, 2].

골 조직공학은 대략 1980년도 부터 개념이 정립되기 시작되었다고 보는데 이 시기부터 연구 논문이 발간되기 된 걸로 보아 알 수 있다[3]. 골 조직공학은 기존의 골 결손에 사용하는 이식재 기반 치료의 한계점들(추가수술, 공급한계, 면역반응, 감염)을 극복하기 위한 대안으로 여겨진다. 특히 공학과 생명과학의 발전은 이러한 접근을 가능하게 했고, 골 조직공학을 통한 성공적인 손상된 뼈 조직의 재생 치료를 달성하기 위해서 공학-생명과학-임상의 연계성 있는 연구가 매우 중요한 요소가 되었다. 조직공학 치료의 대략의 방법은 다음과 같다. 손상된 조직과 유사한 생리학적 특징을 갖는 인공 조직을 시험관내에서 배양하여 제작한 뒤, 그 인공 조직을 손상 부위에 적용시키는 방법을 활용한다. 이를 달성하기 위한 네 가지 주요 요소를 살펴보면 다음과 같다. 첫째는 실제 뼈와 유사한 미세구조 및 생리학적 환경을 제공해 줄 수 있는 생체적합성이 우수한 지지체가 필요하다. 둘째는, 골 및 골 관련 세포로 분화할 수 있는 전구세포가 지지체와 함께 사용되어야 한다. 셋째는, 세포를 원하는 종으로 분화시킬 수 있는 신호 물질인 성장인자 및 생화합물이 필요하다. 넷째는, 3차원 조직의 내부의 물질 대사를 담당할 수 있는 혈관이 필요하다. 궁극적으로 이 요소들을 통하여 목표 조직의 활성을 증가시켜 손상된 뼈 조직의 치료 및 재생을 유도하는 것이 골 조직공학의 궁극적 목표라 할 수 있다. 현재까지 다양한 연구들이 이상적 조건의 골 조직공학 치료를 위하여 수행되고 있다[1, 2].

골 조직공학용 지지체는 골 조직 재생과 관련된 세포들이 달라 붙어 자랄 수 있는 환경을 제공하기 위한 조건들을 만족해야 한다. 골 조직공학용 지지체는 3차원 구조를 가지는 동시에 뼈 관련 세포가 증식 및 분화를 할 수 있는 기계적, 생리학적 조건을 갖추어야 한다. 따라서 골 조직공학용 지지체는 뼈의 미세구조와 기능을 적절히 모사하여 지지체 위의 세포들에 골 분화 및 증식을 향상하는 역할을 수행하는 동시에 생체적합성, 생분해성, 생활성 등을 갖추어야 한다. 생분해성 고분자와 세라믹 입자들을 이용하여 지지체를 제작하는 연구가 가장 활발하게 이루어져 왔으며, 최근에는 3D 프린터를 이용하여 다양한 형태의 3차원 지지체를 제작하는 연구들이 소개되고 있다[4].

조직공학 치료에서 세포는 지지체에 부착되어 체내에 삽입된 후 적절한 환경조건에 의해 목표 조직 및 세포로 증식 및 분화하여 조직 재생에 중요한 역할을 수행한다. 조직공학에 사용하는 세포는 중간엽줄기세포(mesenchymal stem cell, MSC)를 사용하는데 중간엽줄기세포는 뼈, 연골, 피부, 근육, 지방, 결체조직 등 다양한 조직으로 분화하는 능력을 갖추고 있다. 골 조직공학에서는 MSC의 증식 및 뼈나 연골 분화에 초점을 맞춘 연구가 진행되고 있다. MSC의 주요 공급원으로 골수 유래 줄기세포, 지방 유래 줄기세포, 배아 줄기세포, 양수 줄기세포, 유도만능 줄기세포, 지방기질세포가 있으며, 각각의 특징 및 분화 능력에 다소간의 차이가 있다[5].

성장인자(growth factor, GF)는 자연적으로 생성되는 물질로 세포 증식, 창상 회복, 세포 분화에 도움을 주는 물질로 정의한다. 보통은 세포에서 방출하는 단백질이나 호르몬 등이 이에 속한다. 자가골 이식재가 가장 치료 효과가 좋은 것은 환자 자신의 성장인자를 방출하기 때문이다[6]. 성장인자는 세포의 증식 및 분화 주기에 영향을 주는 여러 요소들을 포함하고 있어 줄기세포의 분화 및 증식을 조절할 수 있다. 이러한 특징을 이용하여 조직 재생 전략으로 활용하고 있다. 하지만 성장인자는 체내에서 빠르게 활성을 잃으며, 그를 위해 필요 이상의 용량을 투여하는 것도 바람직하지 않는 단점이 있다. 최신의 연구들에 따르면 조직 재생의 주기에 맞는 적절한 양과 종류의 성장인자를 공급하려는 시도들이 진행되고 있으며, 특히 지지체에 성장인자 및 유용한 분자들을 포함시켜 장기간 방출시키는 다양한 연구 사례들이 보고되고 있다[7].

2. 뼈의 생리학

뼈는 척추 동물의 단단한 조직(경조직)으로 인체의 구조적 안정성을 제공하고 각종 장기를 보호하는 역할을 수행하는 조직이다. 뼈를 이루는 기본 단위는 뼈조직(osseous tissue)으로 하버시안 계라고 이름 붙여진 계층구조를 가지고 있으며, 각각의 뼈는 이들의 배열에 따라 그 특성이 결정된다. 뼈 조직의 기본 단위는 아교섬유(collagen fiber) 이루어진 기질에 수산화인회석(hydroxyapatite) 결정으로 이루어진 기질과 각종 뼈 세포 혈관 등으로 이루어진다. 뼈 조직의 배열과 밀도에 따라 피질골과 해면골로 분류될 수 있으며 각 뼈는 이들의 조합에 의해 다양한 모양을 갖는다. 대표적으로 뼈는 장골(long bone), 단골(short bone), 편평골(flat bone), 불규칙골(irregular bone), 함기골(penumatic bone)의 형태를 갖는다. 장골은 양단에 골단(epiphysis) 및 뼈 중간에 골간(diaphysis)을 가지며 골간 내부에 골수강을 갖는 뼈를 의미한다. 또한 골수강 내부에 존재하는 골수는 혈액의 세포 성분인 혈소판, 적혈구, 백혈구를 생성한다.

2.1 뼈의 분류

2.1.1 피질골(cortical bone, compact bone, dense bone)

피질골 혹은 치밀골이라고 불리는 뼈 조직은 뼈의 바깥쪽에 위치하고 뼈의 기본 단위인 하버시안 계(haverian system)이나 골원(osteon)으로 이루어져 있으며, 해면골에 비해 골질만으로 구성되어 있다. 하버시안 계는 뼈의 장축에 대해 평행으로 배열된 긴 원주형 구조물로 동심원 구조를 이루는 여러 조직들로 특징 지어진다. 동심원의 중심에 한 개의 동맥과 두 개의 정맥 및 신경섬유로 이루어진 하버시안 관이 있다. 하버시안 관은 교원섬유와 수산화인회석으로 이루어진 석회화된 교원섬유성 층판(하버시안 층판, haversian lamellae)으로 겹겹이 쌓여 있다. 하버시안 층판 사이사이에 소강(lacuna)이라 불리는 작은 공간에 골세포가 존재한다. 또한 하버시안 관에 수직으로 배열되어 있는 관들을 통칭하여 볼크만 관

(Volkmann's canal)이라 부르고 이들을 통해 하버시안 관이나 골수 공간이 연결된다.

2.1.2. 해면골(cancellous bone, sponge bone)

해면골 혹은 망상골이라고도 불리는 골 조직으로 주로 장골의 골간 내부에 존재하는 골수강 내에서 주로 발견되는 작은 기둥 모양의 골 소주(bony trabecula)로 이루어진 뼈 조직이다. 해면골도 치밀골과 마찬가지로 층판 구조로 이루어져 있으나 하버시안 계와 같이 고도로 배열된 구조를 가지지 못하고 불규칙한 층판으로 이루어진 잔기둥(trabeculae)으로 구성되어 있으며, 이는 견고하고 강도가 높다. 해면골 내부는 골수로 채워져 있으며, 골수는 결합조직 및 섬유로 이루어진 황색골수와 적혈구 및 백혈구를 생산하는 붉은색 골수로 나뉜다.

2.1.3 골막(periosteum)

골막은 관절의 표면 등을 제외하고 뼈를 감싸고 있는 두껍고 푸르스름한 치밀한 섬유성 결합조직이다. 분류에 따라 내층과 외층 혹은 내층 중간층 외층으로 나뉜다. 골막은 뼈의 보호, 성장, 근육의 부착과 같은 역할을 수행한다. 골막의 내층은 가는 섬유로 이루어져 있으며, 교원섬유는 적고 골모세포가 엉성하게 배열해 있으며, 혈관이 풍부한 구조를 갖는다. 골막의 내층은 신생 골 형성에 활동적으로 작용하며, 성인의 골막 내층은 휴지 상태에 있지만 뼈 손상이 일어나면 골 형성이 활발해진다. 중간층으로 분류되는 층에는 미분화된 골 관련 전구세포가 존재한다. 골막 외층은 매우 치밀한 교원섬유로 이루어져 탄력이 좋으며, 섬유층이라고도 부른다.

건이나 인대가 부착되는 부위에는 골막이 골에 단단하게 부착될 수 있도록 굵은 교원섬유 다발들이 골막에서 피질골 속으로 깊숙히 파고 들어간 섬유다발인 샤피 섬유(sharpey's fiber)가 존재한다. 또한 골막에는 혈관, 림프관 및 감각 신경들이 분포해 있으며 뼈 내부에 헬액을 공급하기 위한 영양동맥 등이 골막을 통과해 분포되어 있다.

2.1.4 골내막(endosteum)

골내막은 골수강의 내막으로도 확인되는 골벽의 내부표면을 라이닝 하는 세포성 결합조직 층이다. 골내막은 하버시안 관과 뼈의 모든 내부 관을 따라 늘어져 있다. 골내막은 편평한 골전구 세포 층과 3형 콜라겐으로 이루어진 망상 섬유로 구성되어 있는 얇은 막이다. 골내막은 골수강을 따라 늘어져 있는 형태, 혈관과 신경을 포함하며 골원을 따라 늘어진 형태, 뼈의 발달 부분 근처에 섬유를 정렬하는 형태의 세 가지 형태가 존재한다. 또한 골내막의 골전구 세포는 골절 치유 과정에 골막의 골전구 세포와 함께 작용한다[8].

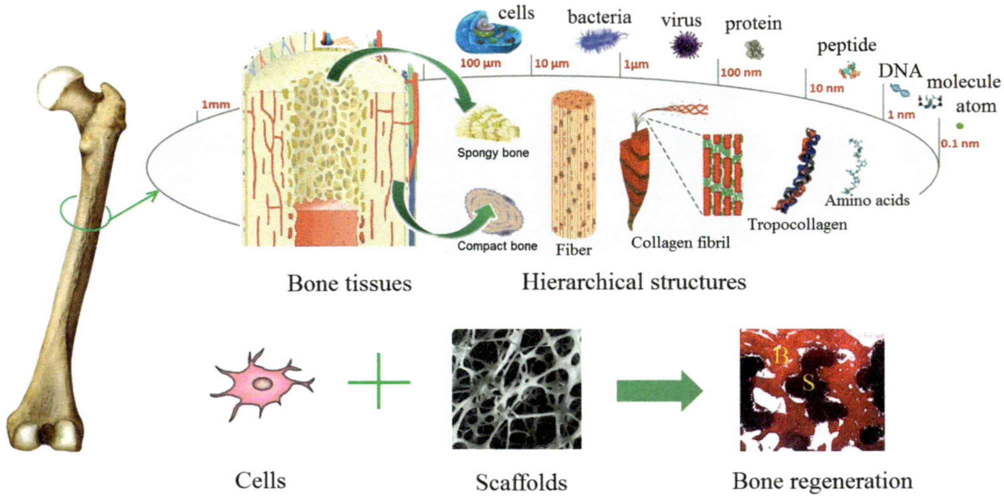

그림 16.1 뼈의 구조 및 골 조직공학 전략[50]

2.2 뼈의 미세구조

2.2.1 뼈의 계층구조

뼈는 다양한 구성 요소로 이루어진 이방성의 나노복합체로 볼 수 있다. 뼈는 기본적인 구성요소들로 이루어진 구성 단위를 갖고 있고, 이 구성 요소들의 반복적인 배열에 의해 구조가 결정되는 계층 구조로 볼 수 있다. 그림 16.1과 같이 보통 장골은 외부에 치밀골과 내부에 해면골로 이루어져있다. 뼈의 바깥쪽에 위치하는 치밀골에서는 골원(osteon)과 하버시안 관이 반복되는 일정한 구조가 발견된다. 골 단위 역시 아교섬유와 수산화인회석으로 이루어진 일정한 구조로 이루어진 것이 발견되었다. 이러한 관찰 결과로 Weiner와 Wagner에 의해 라멜라 뼈가 7개의 계층구조를 갖는다고 처음 제시된 이래로 Reznikov 등에 의해 무질서한 물질의 존재를 고려하여 9개의 계층구조가 제시되었다. 계층구조의 기초가 되는 첫번째 수준은 반복단위의 기본 구성 요소인 콜라겐, 탄산화된 수산화인회석(carbonated-hydroxyapatite, cHA), 물, glysaminoglycans(GAGs), noncollagenous proteins(NCPs)이다. 또한 두번째 수준은 아교섬유와 cHA가 결합한 미네랄화된 콜라겐 섬유이다[9, 10].

2.2.2. 골세포

뼈에는 osteoblasts, osteocytes, osteoclasts, bone lining cell의 네 종류의 세포가 존재한다. 골세포(osteocyte)는 치밀골에 규칙적으로 분포하고 있는 타원형의 골소강(lanunae)에 위치하는 세포이며, 조골세포(골아세포) 계통의 가장 후기 분화 형태로 인체의 뼈 속에 25,000 cells/mm^3 농도로 존재한다. 골소강은 소관이라고 하는 미세관에 의해 사방으로 연결되어 있고, 이 미세관은 물질교환 통로로 사용되며 신호전달에 사용된다. 골세포의 형태는 골수에서 떨어진 거리에 따라 다양한데 조골세포에서 바로 분화한 위치에 있는 세포들은 조골세포의 형태와 유사성이 있다. 골세포는 성숙하면서 세포의 활성이 적어지고, 얇은 링을 모양의 핵을 갖는다. 이는 뼈 기질에 존재하는 소관으로 확장되어 이동하는 과정에서의 세포에 나타나는 특징으로 보인다. 골세포는 소관을 통해 갭정션(gap junction)으로 연결되어 있으며 이를 통해 신호 전달을 수행한다. 하지만 뼈기질 내부에 존재하는 몇몇 장애물들로 인해 신호전달에는 한계가 있을 것으로 예상된다. 골세포의 위치에 따라 조골세포와도 물질을 주고 받는다[11].

조골세포(osteoblast, 골아세포)는 섬유아세포(fibrobalst)랑 유사한 특징을 갖는 세포로, 중간엽 기원이다, 이는 시험관내 및 동물실험을 통해 중간엽줄기세포의 배양을 통해 확인한 결과이다. 조골세포의 활성형은 장방형(직육면체)의 형태를 가지며, 주로 뼈가 생성되고 있는 표면에서 발견된다. 조골세포는 어드헤린(adheren)과 갭정션으로 세로 접합되어 있으며, 세포간 2차 전달시스템인 마이크로필라멘트와 효소를 통해 기능적으로 연결되어 있다. 조골세포는 주로 뼈의 세포외기질을 만드는 역할과 광물화 촉진시키는 기질 소수포(matrix vesicles)를 만든다. Matrix vesicle은 직경이 20~100 nm인 세포외 기관으로 미네랄 형성을 시작하는데 필수적인 단백질과 지질을 포함하며[12], 인산기를 공급해서 스페로이드를 만들고, col-I 단백질을 이용해서 HA 결정 만드는데 도움을 준다[13].

파골세포는 뼈를 파괴하는 세포로, 대식세포-monocyte 계통에서 분화된 다핵 대식세포에 속한다. 골수에 전구체 형태로 존재하고 있으며 파골세포를 필요로 하는 뼈의 특정 지역으로 이동한다. 파골세포의 역할은 기존의 다핵 파골세포를 녹이거나, 특정 위치에 존재하는 파골세포와 융합되어 다핵세포를 만든다. 또한, 활성을 갖지 않은 상태를 유지하기도 한다. 뼈의 미세 환경은 파골세포의 기능에 큰 영향을 주는데, 파골세포의 영향을 주는 인자로는 Trartrate resistant acid phosphatase(TRAP), 칼시토닌 수용체, vacuolar proton ATPhas, 비트로넥틴 수용체 등이 있다. 파골세포는 골격계에 가해지는 자극에 의한 성장과 교체에 의한 뼈의 재구성에 관여하는 뼈 흡수와 관련되어 있다. Howship's lacuane로 알려진 침체를 형성하며 뼈를 녹인다. 뼈를 흡수하는 파골세포는 크게 4개의 구역으로 나뉠 수 있다. 손가락과 같은 모양을 가지는 주름진 경계는 뼈와 직접 접촉한다. 이 바로 다음 영역은 세포 소기관이 없고 액틴 필라멘트가 풍부한 고리 모양의 밀봉영역이 주름진 경계를 둘러싸고 있다. 이 두 개의 세포 구역이 뼈와 접촉하여 뼈가 흡수되는 구역을 생성한다. 이때 밀봉영역을 둘러싸고 있는 세포막이 뼈에 단단히 고정될 수 있도록 액틴 필라멘트가 뼈와 부착된다. 파골세포는 밀봉영역에서 뼈가 흡수되도록 수소 이온, 콜라게나아제, 카텝신 K, 가수분해 효소 등을 이 구역으로 분비한다. 파골 세포는 먼저 산을 이용하여 미네랄을 녹이고 이후 단백질 분해 효소를 분비하여 단백질 기질을 녹이는 방식으로 뼈를 흡수하고, 흡수한 기질은 모세혈관을 통해 전달된다[14].

파골세포는 조골세포와 함께 뼈의 재생과정에 관여한다. 뼈의 재생은 기존 뼈의 흡수와 커플링 과정으로 일어나는데, 이 두 과정의 균형이 어긋날 경우 뼈가 과도하게 침착되거나 침식되기도 한다. 뼈의 재생 과정의 시작은 RANKL을 표면에 발현하는 라이닝셀에 의해 골 재생이 활성화되면, RANKL-RANK 신호 체계가 파골세포를 활성화 시킨다. 이후 파골세포는 기존의 뼈를 흡수하게 되는데, 이 과정에서 생성된 BMPs, TGFb, FBFs 들이 주위에 저장되고, 이 성장인자들이 조골세포를 모집하여 골 형성을 수행한다[15].

2.3 뼈의 발생 및 재생

2.3.1 골화(ossification)

골조직의 생성 과정으로 조골세포에 의해 새로운 뼈가 생성되는 현상을 의미한다. 골화에는 연골내 골화와 막성 골화(또는 섬유성 골화)의 두가지 과정이 있다.

연골내 골화는 주로 장골에서 발견되는 뼈를 생성시키는 기본적인 메커니즘으로 태아의 골격이 형성되거나 출생 후 성장기 동안에 뼈가 자라는 과정에서 발견된다. 초기에 발견되는 연골 모델은 중간엽세포가 응축된 뒤 연골세포로 분화하여 연골의 기질 성분을 분비하여 형성된다. 연골를 둘러싼 perichondrium에 모세혈관이 자라 들어오게 되고 모세혈관을 통해 중간엽세포가 perichondrium에 들어온다. 중간엽줄기세포는 골아세포전구세포를 거쳐 골아세포로 분화되고, 골아세포는 osteoid를 주위에 분비하여 periosteal bone collar라는 얇은 초기 형태의 뼈를 생성한다. 이는 연골 모델의 중간 겉면을 감싸고 있고 이 속에 있는 동전 모양의 연골세포가 막대 모양으로 증식하여 쌓이게 된다. 이들이 원기둥 모양을 이루며 여럿이 존재하고 이들이 형성하는 공간을 super lacunae라 한다. 동전 모양의 연골세포가 성장하여 부피가 증가된 형태를 hypertropy chondrocyte라 하며, 여기에 칼슘이 침착되면서 석회화 한다. 이후 연골세포는 퇴행하며 super lacuane가 빈 공간으로 변하게 된다. 이 연골 모델에서 뼈의 성장은 양 끝과 중간에서 일어나게 되는데, 중간을 1차 양끝단을 2차 골화 중심이라 한다. 이 골화 중심은 성장기 동안 유지되며 뼈의 성장에 기반이 되지만, 성장이 끝나면 모두 사라지게 된다[16, 17].

막성 골화는 태아가 발달하는 과정에서 뼈 조직이 생성되는 두 가지 과정중 하나로 머리뼈의 기초가 형성될 때 필수 과정이다. 또한 골절의 자연 치유과정에서도 막성 골화가 발견되며 섬유성 골화라고도 한다. 막내 골화는 배아의 간엽조직 혹은 수강의 중심에 존재하는 중간엽줄기세포가 조골세포로 분화한 뒤 분비하는 교원섬유와 기질을 통해 직접 뼈를 형성하는 방식이다. 막성 골화는 인접한 중간엽줄기세포들의 작은 덩어리가 서로 모여 증식히

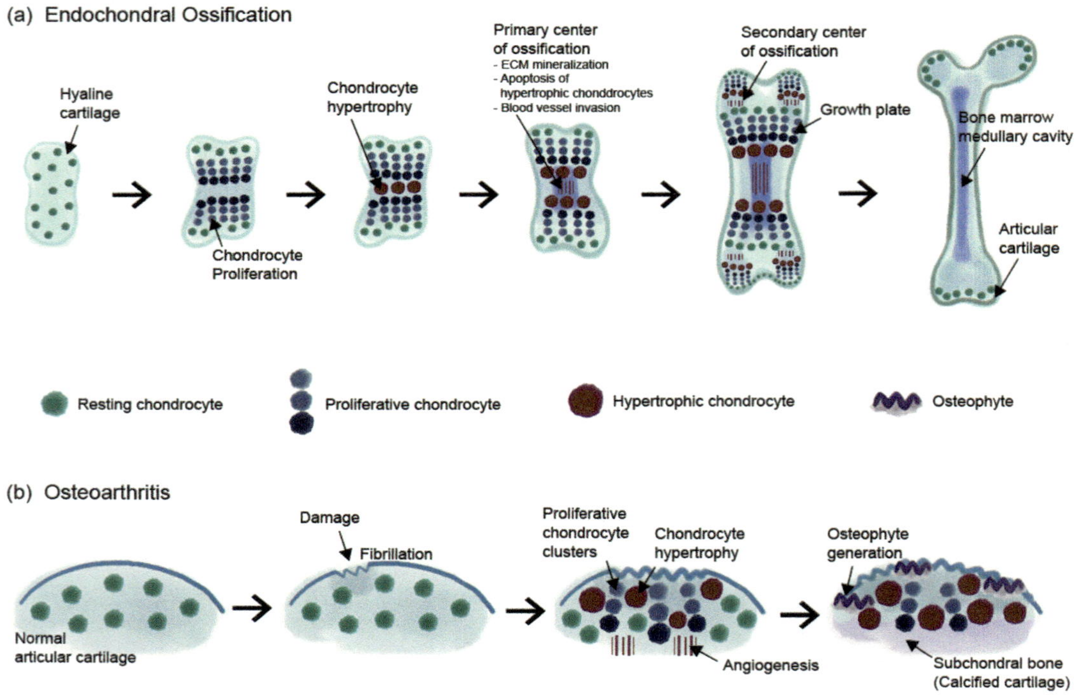

그림 16.2 연골내 골화 과정[48]

며 둥지(nidus)를 만드는 과정에서 출발한다. 일정한 크기의 둥지가 만들어지면 증식은 멈추게 되고 MSCs는 골전구세포로 분화한다. 전구세포가 골형성세포(osteoblast)로 분화하여 아교섬유를 분비하여 유골을 형성시키고, 유골내에 포함된 골형성세포는 골세포로 분화한다. 이 과정 동안 유골은 석회화 하여 바늘같은 구조로 바뀌고 주위의 같은 조직들과 서로 융합해 해면골을 형성한다. 이 과정을 통해 무층(망상)뼈(woven bone)가 형성된다. 이 같은 과정을 거쳐 발생되는 뼈로는 갈비뼈, 두개골과 같은 편평골이 있다[18].

2.3.2 리모델링

뼈의 리모델링은 성인 뼈의 항상성을 위해 중요한 요소로 알려져 있으며, 뼈의 생성과 흡수의 두 가지 과정을 갖는다. 성공적인 뼈의 리모델링을 위해 뼈의 생성과 흡수의 적절한 균형이 필요하다. 이른바 bone multicellular units(BMU)는 조골세포 계통의 세포(조골세포, 골세포 및 뼈 내벽세포)와 뼈 흡수 세포(파골세포)는 전구체 세포를 포함하는 다세포 특수 단위다. BMU의 주 기능은 정상 뼈의 생리학적 재건이다.

뼈의 리모델링은 크게 활성화 단계, 흡수 단계, 전환 단계, 형성 단계, 광물화 단계, 종료 단계로 나뉜다. 각 시기에 필요한 호르몬 및 요소들은 아래 표에 제시되어 있다. 각각의 단계에서 발생하는 신호는 다음 단계를 자극한다. 뼈 리모델링의 종결 신호는 조골 소포의 말

표 16.1 뼈 재생 과정에 관여하는 호르몬 및 인자

Remodeling Phases	Hormones and Factors Regulating Bone Remodeling
Activation phase	+, PTH, IGF-1, IL-1, IL-6, PGE2, Calcitriol, TNF-α -, Estrogen
Osteoclast recruitment and resorption phase	+, RANKL, M-CSF, $\alpha v\beta 3$ integrins, IL-1β, IL-1α, TNF-α, retinoic acid, S1P -, OPG, GM-CSF, estrogen, Calcitonin, IL-4, IL-18, TGF-β
Reversal phase	TGF-β, IGF-1, IGF-2, BMPs, PDGF, or FGF
Osteoblast recruitment and formation phase	+, WNTs, BMPs, IGF-1, FGF-2, FGF-18, PDGFs, PTH, 1,25(OH)2 vitamin D3, Runx2, TGF-β, CT-1, ephrin B2 -, PDGFs, glucocorticoids, leptin, pyrophosphate, Sema4D
Termination phase	Feedback signal of normal sclerostin expression

단분화를 포함하며, 다음 리모델링 과정이 시작할 때까지 휴지기를 갖는다. 살아 있는 뼈는 리모델링 생리학적 과정을 이해하는 것은 뼈 재생 치료에 활용될 수 있다[19].

3. 골 조직공학

뼈 재생에 있어 가장 이상적인 방법은 환자 자신의 뼈를 이식하는 자가골 이식술이다. 자가골에는 다양한 성장인자, 골세포, 골기질이 포함되어 있어 결손 부위의 주위 세포들을 자극하여 치료 효율을 높이는 효과적인 수단으로 여겨진다. 따라서 골 조직공학적 접근은 자가골 이식재와 유사하거나 혹은 기능적으로 더 우수한 조직을 체외에서 가공하는데 초점을 맞추고 있다. 이들이 갖추어야 하는 주요한 성능으로는 골전도, 골유도, 골형성 능력이 있다. 이를 달성하기 위하여 세포와 성장인자, 지지체의 3가지 분야에 관한 연구가 수행되었다[2, 8].

3.1 세포

뼈의 생리에 대해서 살펴보았듯이 뼈세포의 종류에는 조골세포, 파골세포, 골세포등이 있으며 파골세포를 제외한 뼈 관련 세포는 중간엽줄기세포에서 분화하는 계통을 갖는 것으로 나타났다. 뼈의 재생 과정에서 많은 수의 조골세포들이 필요하지만 다수의 조골세포를 순수하게 얻는 것이 어렵다. 따라서 다수의 조골세포를 얻기 위해 비교적 증식과 분리가 쉬운 중간엽줄기세포를 사용하려는 시도들이 지속되었다. 또한 뼈의 생성 및 재생 과정에서 중간엽줄기세포의 역할이 매우 중요하기 때문에 중간엽줄기세포의 분리, 증식, 분화 등에 관한 많은 연구가 수행되었다. 또한 중간엽줄기세포 이외에도 더 뛰어난 분화 능력을 갖는 일부 줄기세포의 사용도 지속적으로 고려되어 왔다[8].

발생 초기 단계인 배아기의 일부 세포들은 인체를 구성하는 모든 종류의 세포로 분화할 수 있는 능력을 보유하고 있는데 이를 배아줄기세포(embryonic stem cell, ESC)라 하고, 모든 종류의 세포로 분화할 수 있는 능력을 전분화능(pluripotency)라 부른다. 성체 유래 줄기세포(Adult stem cell, ASC)는 발생 초기 단계를 지나 이미 성숙이 끝난 조직이나 기관에 미분화 상태로 일부 존재하는 줄기세포를 의미한다. 성체 유래 줄기세포는 오랜 기간 동안 자신과 동일한 세포로 분열할 수 있고, 배아줄기세포에는 미치지 못하지만 성숙한 세포로 분화하는 다분화능(multipotency)을 가진다. 성체 줄기세포에 대한 연구는 여전히 진행 중이며 아직까지 성체 줄기세포가 존재하는 정확한 위치나 기원이 밝혀지지 않고 있는데 이는 특이적 표지인자가 없기 때문이다. 골 조직의 재생을 위하여 골수 유래 중간엽줄기세포가 현재까지 많이 사용되었으며, 지방유래 중간엽줄기세포, 치수 유래 줄기세포등이 유망한 세포주로 여겨져 왔다. 비교적 최근에 확립된 유도만능 줄기세포는 체세포에 미분화 상태유지에 관여하는 유전자를 삽입하여 만든 줄기세로로서 기존 세포주들의 단점을 보완하려는 주요한 대체재로 여겨지고 있다[8].

중간엽줄기세포(mesenchymal stem cell, MSC)는 성체 줄기세포중 가장 많은 연구 개발이 이루어지고 있는 세포주이다. 성체 줄기세포는 여러 조직에서 발견되지만 분리의 용이성 때문에 골수, 지방, 제대혈에서 분리하는데 여기에서 주로 분리되는 성체줄기세포가 중간엽줄기세포(MSC)이다. MSC는 지난 30 년 동안 세포 생물학, 임상, 조직공학 분야에서 광범위하게 연구되었다. MSC는 시험관내 배양이 용이하고, 고유한 분화 잠재력을 가지며, 유용한 성장인자와 사이토카인을 풍부하게 형성하는 특징이 있다. MSC를 분리할 수 있는 주요 공급원은 골수 조직, 지방 조직의 기질혈관분획(stromal vascular fraction, SVF)이며, 대부분의 연구가 이 공급원에서 추출한 MSC를 통하여 이루어졌다. 물론 성체조직 중 가장 젊은 조직인 태반과 탯줄에서 얻을 수 있는 MSC가 존재하나 일반적으로 출생할 때 폐기하여 임상 활용이 어렵다. 하지만 골수 및 지방 조직 유래 MSC도 시험관에서 배양하여 임상에 활용 가능한 농도로 증식시킬 수 있으나, 노인의 경우 분리 가능한 MSC의 수가 적은 한계점도 존재한다.

3.2 중간엽줄기세포의 분화

MSCs는 골수, 근육, 건/인대, 연골, 뼈로 분화할 수 있으며 각각의 조직으로 분화하기 위하여 다양한 조건이 충족되어야 한다. MSCs는 골아세포 전구세포를 거쳐 골아세포로 분화하여 골 형성에 기여한 뒤 골 세포로 분화하는 과정을 거친다. 이 골분화 과정과 관련된 다양한 인자들이 밝혀졌다.

MSCs가 뼈로 분화하는데 관련된 유전자로는 core-binding factor alpha-1(CBFα-1)이 있으며 이 인자는 골 분화 및 뼈의 배열되는 패턴에 관여하는 것으로 밝혀졌다. 이 유전자를 돌연변이 시킨 쥐는 출생시 뼈가 생성되지 않고 오로지 연골만 존재하는 것으로 알려졌다. 또한 이 유전자는 이미 분화된 골아세포의 유지 및 관리 인자로 알려져 있고, Runx2의 전사를 촉진시키고 주위 세포와 상호작용하여 뼈 형성 및 골아세포 전구세포의 분화를 촉진시키는 것으로 알려져 있다[21].

또한 줄기세포의 분화과정에서 다양한 요소들이 방출되는데 대표적으로 BMPs(bone morphogenic proteins)을 들 수 있다. BMPs는 여러 가지 형태를 포함하고 있는데 이중 BMP-1을 제외하면 세포의 증식과 분화 및 세포사멸에 관여하는 조절인자인 TGF-β(transforming growh factor-β)의 일종이다. 골아세포는 골을 생성하는 과정에서 BMPs를 세포외 기질에 방출하는데 이들은 골아세포와 연골세포의 분화를 조절한다. BMPs와 관련된 유전자에 이상이 생기면 골격계의 이상 발생하는 것으로 알려져 있다[21, 22]. Yamaguchi 등이 1991에 수행한 연구에 따르면, BMP-2가 골아세포 전구세포가 성숙한 골아세포로 분화하여 오스테오칼신(osteocalcin, OCN)을 합성할 수 있는 현상을 발견하였다[23]. 또한, 다른 연구에 의하면 MC3T3-E1 세포에서 BMP-2,4가 알카라인 포스페이트(alkaline phosphate, ALP) 발현을 높이고, BMP-2,3가 뼈 세포의 기질이 되는 아교섬유(콜라겐)의 합성을 매우 증가시키는 것을 발견했다. 또한 BMP-2는 1994년 Katagiri에 의해 근아세포인 C1C12를 조골세포 계통 세포의 분화 경로로 특이적으로 전환시키는 것을 발견하였다[24].

이외 다른 뼈 발생에서 발현되는 일련의 신호전달 단백질군으로 분류되는 IHN(Indian hedgehog)이 있다. IHN은 연골 내골화에 필수적인 기능을 가지며 연골막에서 골아세포 분화를 유도하는 기능을 수행하며, 막성 골화에도 영향을 미치는 것으로 알려져 있다. 또한 IHN은 Wnt 신호 전달 체계와도 상호작용하며 연골 발달, 연골 내 뼈 형성 및 활액 관절 형성을 조절하는 역할도 수행한다. 골절 환자에게 이 신호를 강화해 주어 뼈 재생을 촉진하는 결과를 얻었다[25].

IGF-1(Insulin-like growth factor type 1)는 뼈 기질에서 방출되는 단백질로 성체 및 배아 세포의 성장을 향상시키고 세포사멸을 억제하는 유사분열 인자다. 이는 골아세포의 증식을 향상시켜 국소부위의 골 유착을 향상시키는 역할을 수행한다. 많은 연구에서 IGF-1이 PI3K/Akt 경로를 통해 mTOR를 활성하여 골아세포 분화를 촉진한다고 보고했다[26]. 또한 IGF-1은 MSCs 조기 분화 및 골 밀도 유지 및 최대 골량과 연관성을 갖는 것으로 알려졌다[21].

3.3 지지체

뼈 조직공학을 위한 지지체의 설계는 골유도 분자들과 골 형성세포를 잘 전달하기 위한 전달체로서 역할하는 동시에 뼈 결손부의 간격을 채우고 치유를 촉진하는 작용을 유도할 수 있는 조건을 고려하여 수행되어야 한다. 이를 위해 지지체는 생체적합성, 골전도성, 다공성, 생분해성, 기계적 특성의 적절성, 골 유도성을 갖추어야 하며 멸균 후에도 위와 같은 조건을 유지해야 한다. 이를 위해 다양한 소재와 가공 방법이 연구되고 있다[2, 26].

3.3.1 생체적합성

생체적합성은 물질이 체내에 삽입되었을 때 세포의 사멸이나 지속적인 조직 손상을 초래하는 염증이나 독성 반응을 유발하지 않는 특징을 의미한다. 지지체에 사용하는 모든 물질은 완성된 지지체의 형태를 포함하여 반응하지 않은 단량체, 개시제, 분해 산물, 안정제, 가교제, 유화제, 용매 등을 포함한 모든 요소가 생체적합성을 가져야 한다. 지지체가 갖추어야 할 가장 중요한 조건으로 꼽을 수 있다.

조직공학에 사용하는 지지체는 주위 조직의 미세구조와 유사한 조건을 갖출수록 뛰어난 성능을 갖기 때문에, 뼈의 경우는 석회화된 아교섬유 기질을 모사하는 경우가 많다. 따라서 인산칼슘(CaP) 계통의 세라믹 소재를 사용하는 경우가 많은데, CaP 세라믹은 인체의 미네랄 상과 화학적으로 유사하므로 높은 생체적합성을 갖는 경우가 많다. 실제로 수산화인회석(HA) 등은 손상된 뼈와 직접적인 결합을 이루는 경우도 존재한다.

조직공학용 지지체는 보통 HA를 포함하는 고분자로 이루어지게 되는데, 이때 사용하는 고분자는 합성하기도 하고 천연고분자를 추출하여 얻기도 한다. 지지체는 일정 기간동안 구조를 유지하고 조직의 재생이 종료되는 시점에 분해되어야 하므로, 고분자의 분해 산물이 생체적합성을 갖추어야 한다. 자주 사용되는 합성고분자로는 분해산물이 생체적합성을 갖는 폴리락틱산(PLLA), 폴리글라이콜릭산(PGA), 폴리락틱글라이콜릭산(PLGA), 폴리카프로락톤(PCL) 등이 있다[2, 26].

3.3.2 골전도성

골전도성은 뼈 세포가 부착, 증식, 이동, 골기질의 분비 등의 기능을 수행할 수 있는 환경을 제공하는 중요한 성질로, 뼈의 재생에 필수적이다. 기존의 골이식재를 사용한 치료법이 모두 골전도성이 뛰어난데 이는 골이식재가 전부 뼈의 미네랄 성분인 CaP 세라믹으로 이루어져 있기 때문이다. 하지만 CaP 세라믹만으로 다른 물성을 만족시키는 지지체 제작이 어려워 생분해성 고분자를 사용한다. PLGA와 같은 생분해성 고분자 역시 골 세포의 부착을 유도하여 골전도성을 갖지만 CaP 세라믹보다는 성능이 약한 것으로 알려져 있다. 고분자에 골 세포들의 부착을 증가시키기 위하여 세포가 부착할 수 있는 단백질 순서인

Arg-Gly-Asp(RGD) 펩타이드를 고분자 표면에 도입하였다. 또한 실제 뼈의 기질에 존재하는 1형 콜라겐을 지지체에 코팅하여 골전도성을 높이는 연구들도 수행되었다. 하지만 골 전도성을 높이기 위하여 고분자 소재로만 지지체를 제작하지는 않으며, CaP 세라믹을 함께 도입하여 지지체를 제작한다[2, 26].

3.3.3 다공성

인체의 대부분의 조직은 3차원 구조를 이루고 있으며 뼈는 계층구조로 이루어진 3차원 구조를 갖추고 있다. 따라서 지지체의 형태는 3차원을 갖도록 제작되어야 하는데, 이는 적절한 외부 구조를 갖는 한편 내부의 구조도 뼈의 구성에 알맞을 수 있도록 설계하여야 한다. 따라서 지지체는 세포가 지지체의 내부구조로 자라 들어갈 수 있는 공간이 필요하고, 이 공간은 서로 연결되어야 한다. 또한, 다수의 세포를 이용하여 3차원 구조를 형성할 때, 내부에 물질대사를 위한 혈관이 부재하게 되면 내부에서부터 괴사가 일어나게 되므로, 지지체 내부에 존재하는 세포의 물질대사를 위하여 물질대사를 위한 공간이 필요하게 된다. 이를 위하여 지지체는 다양한 크기의 공극을 가져야 하며 이러한 공극의 연결성 또한 중요하다. 이런 형태의 지지체를 제작하기 위해 염침출법과 같은 방법이 사용되어 왔으며, 최근에는 3D 프린팅을 통하여 내부 공간을 자유롭게 설계하는 지지체 제작 방식 등이 연구되고 있다[2, 26].

3.3.4 생분해성

영구적인 보철물과 다르게 조직공학용 지지체는 일시적인 형판(template) 역할을 수행하게 된다. 이는 환자의 상처 부위가 회복됨에 따라 인공적으로 삽입해준 조직공학용 지지체가 실제 환자의 조직으로 대체되는 과정에서 분해되어 체외로 배출되어야 함을 의미한다. 지지체는 상처 발생지 주위의 세포 및 조직을 활성화해 원래 기능을 갖는 조직을 형성하도록 유도하기 때문에, 환자의 조직이 생성되는 속도에 맞추어 분해되어야 한다. 이상적으로는 회복속도와 분해속도가 상호적으로 완벽하게 동시에 일어나야 한다.

지지체 및 보철물질의 재료로 주로 사용되는 HA 세라믹은 뼈 조직의 미네랄 성분과 유사한 재료로서, 일반적인 생리조건에서는 쉽게 분해되지 않는 특성이 있으며 재료 자체가 회복된 뼈 조직에 포함된다. TCP는 물에 쉽게 녹는 성질을 갖는 CaP 세라믹 재료로 생리조건에서 분해되어 뼈 관련 세포 및 조직에 흡수되어 회복을 돕는 역할을 주로 수행하며, HA와 더불어 지지체에 많이 사용된다. 또한 생분해성 고분자는 주쇄에 에스터(ester)기를 다수 포함하고 있어, 이들이 체내에서 가수분해되어 고분자가 서서히 분해된다. 따라서 가수분해의 속도나 정도는 주쇄에 에스터기의 포함 정도, 고분자의 형태, 분자량 등에 따라 결정된다[2, 26].

3.3.5 기계적 특성

뼈는 인체의 구조를 지지하는 역할을 수행하는 만큼 큰 하중을 버텨야 하는 기관이다. 따라서 뼈와 관련된 세포를 포함한 체내 조직들은 이러한 자극에 노출되어 있다. 영구적인 임플란트의 경우 금속합금이나 세라믹 등의 고강도 재료를 이용하여 제작하며, 삽입된 임플란트들은 주위 뼈 조직에 가해지는 외력을 흡수하는데 이 현상을 응력 차폐라 부른다. 응력 차폐 현상의 결과로 임플란트 주변 뼈 조직이 흡수되는 현상을 확인할 수 있다. 따라서 이상적으로는 뼈가 재생되는 과정에서 적절한 기계적 자극에 노출되어야 하므로, 지지체의 기계적 강도도 뼈의 기계적 강도와 유사한 값을 가져야 한다. 하지만 대부분 고분자와 CaP 세라믹 분말로 이루어진 지지체는 기계적 강도가 뼈에 비해 낮은 값을 보이며 이를 극복하고 강한 강도를 갖도록 하기 위한 다양한 연구가 수행 중이다[2, 26].

3.3.6 골유도성

골유도성은 지지체가 중간엽줄기세포나 골아세포 전구세포를 골세포로 분화시키는 능력을 의미한다. 지지체에 골유도성을 부여하기 위하여 앞서 언급한 골 분화와 관련된 인자를 지지체 내부에 포함하는 노력들이 시도되어왔다. 이러한 성장인자들은 활성을 유지할 수 있는 시간이 매우 짧으므로 지지체에서 이 인자들을 오랫 동안 방출하는 것이 필요하다. 또한 최근의 연구들에 의하면 기질 표면의 미세구조를 통하여 줄기세포의 분화를 조절하거나 분화의 효율을 증가시킬 수 있는 증거들이 발견되었다. 따라서 최근 개발되는 지지체들은 표면의 형태를 통하여 골유도성을 갖도록 개발되고 있다[2, 26].

이외에도 지지체는 멸균에 의한 물성치 감소가 적어야 한다. 지지체를 체내에 삽입하기 위해 반드시 멸균과정을 거쳐야 하며, 다양한 멸균 방법(감마선, E/O가스)들은 지지체의 기계적 강도를 떨어뜨리거나 표면 성질에 큰 영향을 미치게 되는 등의 기능적인 이상을 유발할 수 있다. 따라서 지지체를 설계할 때에는 포장 및 멸균 방법을 고려하여야 한다[2, 26].

4. 골 조직공학 치료 전략

골 조직공학의 기본원리는 조직 손상에 대한 신체의 자연치유 능력을 활용하는데 있으며, 세포 신호 전달 및 후속 기능의 역할이 밝혀짐에 따라 조직공학자들은 앞서 언급한 바 있는 다양한 기능을 갖는 지지체를 개발하고 있다. 지지체 이외에도 세포와, 성장인자를 포함한 생체 물질들에 관한 연구들이 지속되고 있으며, 이 연구들은 세포 이식, 무세포 지지체 이식, 유전자 전달, 줄기세포 주입, 성장인자 전달과 같은 접근 방식을 포함한다. 실제

조직공학적 치료법은 앞서 언급한 방법 중 몇 가지를 조합하여 사용하는 방식이 사용되며, 이는 크게 두 가지의 가장 유망한 접근 방식으로 나뉜다. 첫째 방식은, 환자에 몸에서 MSC를 분리하여 체외에서 증식시킨 뒤 지지체에 부착하여 배양시킨다. 배양 조건을 제어하여 지지체에 세포외 기질을 생성하도록 한 뒤, 환자의 뼈 결손 부위에 삽입하는 방식이다. 두 번째 방식은 손상된 뼈 조직을 제거한 직후 세포가 포함되지 않은 지지체를 이식하는 방법이다. 이에 따라 체외 세포 배양기술, 유전자 전달 기술, 성장인자 전달 기술, 지지체 제작 기술 등이 다양하게 연구되고 있다[27].

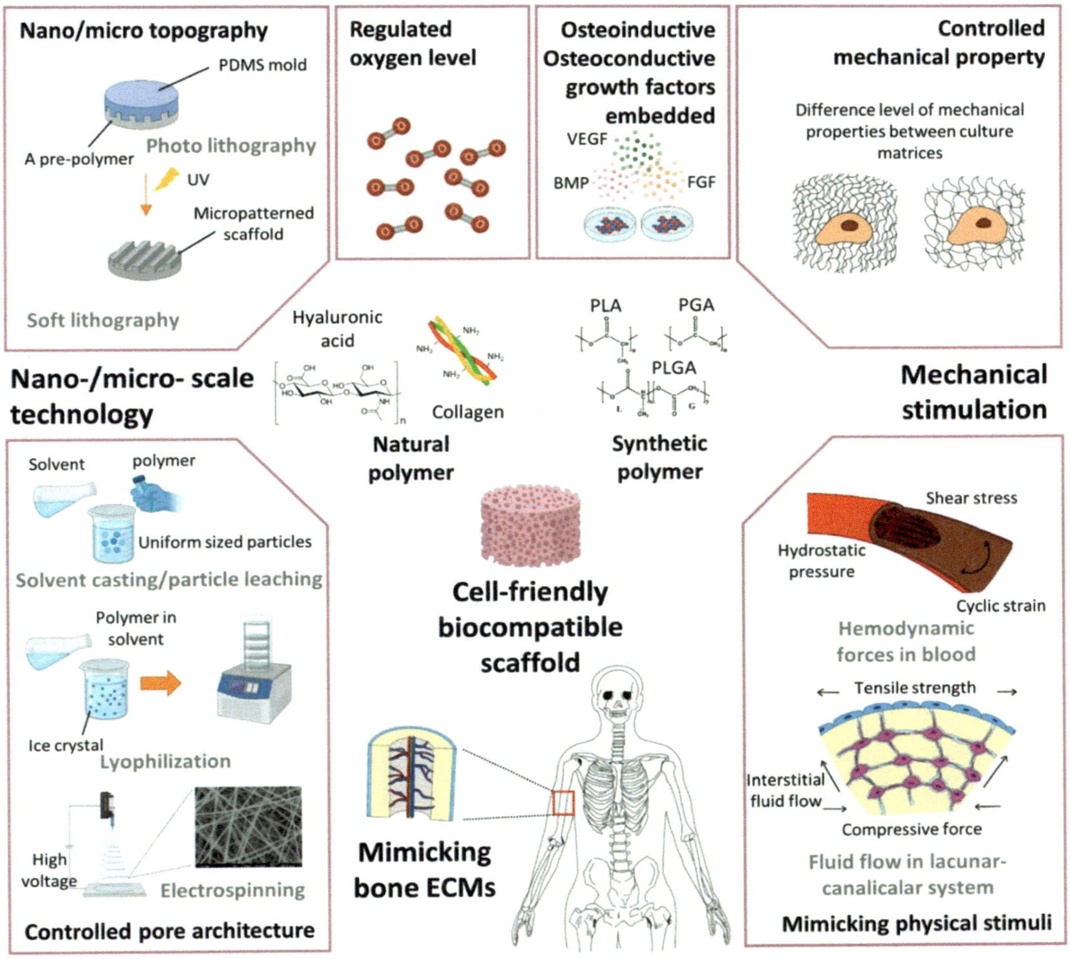

그림 16.4 인체의 미세환경을 모사하는 골 조직공학의 전략 [49]

4.1 인산칼슘계 세라믹 및 바이오 유리

인산칼슘계 세라믹과 바이오 유리는 실제 뼈의 미네랄 성분과 유사한 화학조성을 갖기 때문에 생체소재로 많이 활용되어 왔다. 인산칼슘계 세라믹 및 바이오 유리를 이용하여 제작한 지지체는 MSC와 골 관련 세포들이 부착될 수 있는 대표적 매체로 활용된다. 세라믹 지지체를 제작하는 대표적 방법으로 용매 주물/입자 침출(solvent casting/particulate leaching), 가스 포밍, 동결건조, 상분리, 3차원 가공 등이 있다. 이 방법들은 지지체 내부 공극의 형상, 전체적인 구조, 공극률, 공극 사이의 연결성을 조절하기 어려워 세포의 성장을 촉진하거나 조직의 재생을 촉진하는데 한계가 있었다[28].

이러한 단점들을 극복하기 위하여 CAD, CAM 기반의 3D 프린팅 기술을 이용하여 3차원 세라믹 지지체를 개발하는 시도들이 보고되고 있다. 사용되는 3D 프린팅 기술로는 광 조형 3D 프린팅 방식인 SLA(stereolithograpy apparatus), 분말 형태의 재료를 레이저나 액체 접착제로 겹겹이 쌓아 소결시키는 방식인 SLS(selective lazer sintering), 필라멘트를 녹여 적층 형으로 쌓아가는 방식인 FDM(fused deposition modeling), 세라믹소재와 접착제를 사용하는 3DP 방식이 있다. 광경화성 수지화 세라믹을 혼합하여 프린팅하는 SLA 방식은 정밀도가 우수한 반면 비용이 많이 든다. 파우더 자체를 소결하는 SLS 방식은 해상도가 좋고 비용이 많이 든다. 열가소성 고분자와 함께 혼합하여 사용하는 FDM 방식은 비용적으로 우수하지만 해상도가 낮다. 마지막으로 세라믹 분말과 접착제를 사용하여 3차원 구조를 만드는 3DP 방식도 비용이 적게 들고 해상도가 낮은 방법이다[29].

바이오 유리는 45S5 Bioglass®이 처음 출시된 이래 성능 향상을 위해 다양한 조성에 대한 연구가 수행되었다. 또한 생체활성 유리는 시험관내 실험에서 혈관 신생을 촉진한다는 보고가 있다. 시험관내 실험을 통해 생체활성 유리 입자 혹은 용해 생성물과 세포와의 직간접적 접촉을 통해 혈관 신생 마커가 증가하는 것을 확인했고, 동물모델을 통해 신생 혈관 생성을 자극하는 능력을 확인했다[30]. 또한 2006년에는 폼 복제 방법을 통한 45S5 Bioglass® 지지체이 제작 방법이 도입되어 지지체를 제작하는 연구가 수행됐다[31]. 또한, 최근 연구에 따르면 3D 프린팅을 통해 45S5 Bioglass® 지지체를 제작하는 최적 조건에 관련된 연구들이 수행되고 있다[32].

4.2 고분자 및 복합 지지체

뼈 조직공학용 고분자 지지체는 뼈 관련 세포가 부착되는 환경을 제공해야 하며, 적절한 기계적 강도를 가져야 한다. 따라서 생체 활성이 높고 생분해되는 고분자 재료들이 사용되고 있다. 고분자 재료는 출처에 따라 천연고분자와 합성고분자로 나뉜다. 지지체 제작에 주로 사용되는 천연고분자에는 뼈의 ECM과 유사한 성분인 콜라겐을 비롯하여, 피브린, 알지네이트, 실크, 히알루론산, 키토산 등이 있다. 천연고분자는 식물, 미생물, 동물 등에서 추출하여 얻을 수 있으며, 면역반응을 일으키지 않으면 합성고분자보다 생체적합성이 비교적 높은 것으로 알려져 있다. 또한 ECM과 유사한 고분자 지지체는 골유도 능력을 가지는 것이 확인되었다[33]. 합성고분자는 다양한 단량체를 중합시켜 제작한 고분자로 단량체, 중합도, 사슬 구조 등을 조절하여 다양한 물성을 갖도록 설계할 수 있다. 합성고분자는 분해성과 비 분해성으로 나뉘고, 분해성 고분자에는 대표적으로 주쇄에 ester기를 포함하여 가수분해가 잘 일어나는 PLA, PGA, PCL 등이 있고, 비 분해성 고분자로는 강도가 뛰어난 PPF가 있다. 합성고분자는 천연고분자와 비교해 분자량 조절이 쉽고 재현성 있게 지지체를 제작할 수 있는 장점이 있다. 하지만 생분해성 고분자인 PLA, PGA 등의 분해 산물은 체내에서 국부적으로 pH를 감소시켜 산성 환경을 만들어 염증 반응을 유도하는 단점이 있다.

고분자 지지체를 제조 방법은 다양하며, 그 각각의 장단점을 가진다. 지지체를 만들 때 있어 가장 주요한 고려사항으로는 공극률과 공극의 연결성이 있다. 초창기 연구들은 단일 고분자를 이용하여 지지체를 제작하였으나 단일 재료를 이용한 지지체는 이상적인 지지체의 조건을 만족시키기 어려워 후처리를 하거나 다양한 소재와 혼합하여 사용하였다. 최근 가공기술의 발달로 3D 프린팅된 PLA 지지체를 제작하는 연구가 증가하였는데, 프린팅된 PLA 지지체의 표면성질이 세포 부착에 유리하지 않았다. 여기에 저온 대기 플라즈마 기술을 사용하여 표면 친수성 및 표면 거칠를 조절하여 골아세포와 MSC의 부착 및 증식을 크게 촉진하였다[34]. 또한, 여러 고분자를 혼합하여 물성을 증가시킨 연구들은 다수 보고되어 왔다. 전기방사기술을 PCL/PLA 나노섬유 지지체는 높은 다공성과 기공연결성을 가져, MSC의 골분화를 향상시키는 동시에 쥐의 두개골 형성을 증가시켰다[35]. PLA/다당류 나노섬유를 만들 때, 세포가 부착할 수 있는 RGD 순서를 도입하여 세포의 부착 및 증식을 증가시킨 사례가 보고되었다[36].

이상적 지지체의 다양한 조건을 만족시키기 위해 세라믹 소재와 고분자를 혼합하여 지지체를 제작하는 방식은 골조직 재생을 위한 대표적 지지체 모델로 볼 수 있다. CaP는 지지체의 생체활성 및 생리학적 완성도를 높이고 폴리머 소재는 뼈와 유사한 인성과 압축강도를 가질 수 있는 특징을 지지체에 제공한다. 생분해성 합성고분자와 HA혹은 TCP등의 CaP 세라믹을 혼합하여 제조한 다양한 형태의 지지체는 지금까지 골 조직공학용 지지체 연구에 사용되었으며, 현재는 3D 프린팅 기술을 이용한 맞춤형 지지체 개발이 진행되고 있다.

4.3 지지체/성장인자 시스템

뼈의 발생과 재생에는 세포가 부착되어 자라는 물리적인 환경요인과 뼈를 형성하는 세포들의 분화 및 활성을 조절하는 성장인자들의 존재가 중요하다. 성장인자는 목표 조직에서 벗어나 다른 곳에 높은 농도로 유지되면 부작용을 초래할 수 있으므로 국소 부위에 적절한 농도가 유지되어야 한다. 또한 성장인자는 활성을 유지할 수 있는 기간이 매우 짧아, 적절한 농도의 성장인자를 회복이 진행되는 동안 꾸준히 유지해 주기 어렵다. 원하는 시기에 적절한 양의 성장인자를 방출시키는 지지체의 개발은 이러한 한계점을 극복하기 위한 주요 아이디어로 여겨진다. 일반적으로 성장인자를 지지체 담지하기 위하여 지지체 표면의 고분자 기질에 성장인자 분자들을 포함시키는 전략을 취한다. 성장인자를 지지체 표면에 도입하는 두 가지 방법은 다음과 같다. 첫째는 성장인자 분자를 고분자 기질에 흡착시켜 담지한 뒤 체내에 삽입되었을 때 확산으로 방출시키는 전략이다. 둘째는 성장인자 분자를 고분자 기질에 화학적으로 접합시키는 방식이다. 접합은 보통 공유결합으로 이루어지기 때문에 성장인자 분자의 활성이 변화될 수 있어 성장인자 분자를 다른 중간 분자에 부착한 뒤 지지체의 기질에 부착하는 방식을 취하고 있다.

물리적 흡착은 성장인자를 지지체에 고정시키는 가장 일반적인 방법으로, 지지체를 성장인자가 녹아 있는 용액에 담궜다 빼는 방식을 취하는 간단한 방법을 가진다. 이 방식의 반응 조건은 보통 온화하여 성장인자의 활성이나 지지체의 물성에 크게 영향을 주지 않고, 준비가 쉽고, 가격이 저렴한 장점이 있다. 고분자를 겔화시키기 전에 매트릭스에 성장인자 분자를 흡착시키거나, 완성된 지지체 포면에 흡착시키는 두 가지 방법이 있다. 보통 성장인자는 정전기적 인력, 수소결합, 분자의 구조적 상보성에 의해 부착된다. 따라서 부착에 영향을 주는 요인으로는 지지체의 다공성, 온도, pH, 매질이나 용질의 농도, 단백질 분자와 매트릭스 분자 사이의 분자구조 등이 있다. 또한 물리적 흡착의 대표적인 단점으로 안정한 가용성 단백질의 비효율적인 보유, 공간적 분포의 부족한 점을 들 수 있다[37].

대표적으로 성장인자를 표면에 직접 흡착시키거나 캡슐화를 거쳐 지지체 기질 내부에 포함시키거나 성장인자를 층별로 흡착시키는 방법이 있다. Baolin Huang에 따르면 나노수준의 표면 질감을 갖는 HA의 표면은 BMP-2가 부착되기에 더 유리한 환경을 제공하였다고 보고하였다[38]. 또한 뼈의 재생에서 다양한 성장인자와 사이토카인등의 시너지 효과를 얻기 위하여 PDGF, TGF-β1 및 VEGF의 방출 속도를 제어하는 brushite/PLGA 복합 시스템이 개발되었다. 동물모델 실험 결과를 통해 PDGF와 TGF-β1이 먼저 전달되고 VEGF가 가장 나중에 전달되어 뼈의 재생이 촉진되었다[39]. 이와 유사한 방식으로 PCL/HA 지지체 위에 BMP-2를 포함한 PDA층을 코팅한 뒤, Dithol로 코팅하고 이 위에 VEGF를 포함한 PDA를 코팅한 지지체를 제작하였다.

이 접근 방식을 층(layer-by-layer) 방법이라 하고, 이는 강한 유기용매 사용을 피할 수 있는 장점이 있다. 이 연구에서는 VEGF가 초기에 다수 방출되고 BMP-2는 전 기간을 거쳐 방출되도록 하여, hMSC와 hEPCs(내피전구세포)를 공동배양 하였을 때 골 형성과 혈관 형성 마커의 발현을 증가시키는 결과를 보였다[40].

두 번째 방법은 화학적으로 접합하는 방식인데, 이는 물리적 흡착 방법보다 더 오랜 기간 부착이 지속되고 약물 분자의 안정적인 기능 유지가 가능하다. 일반적으로 생체활성이 높은 지지체는 표면에 반응성이 있는 분자가 적어 지지체 표면에 적절한 화학 반응을 통해 약물 분자와 결합할 수 있는 작용기로 지지체 표면을 활성화해야 한다. 또한 약물을 직접 화학적으로 부착시킬 때에 내부 분자구조가 변형되어 활성을 잃을 수 있으므로 부착되기 전에 PEG 스페이서나 혹은 약물 모방체를 만드는 등 전처리가 필요하다.

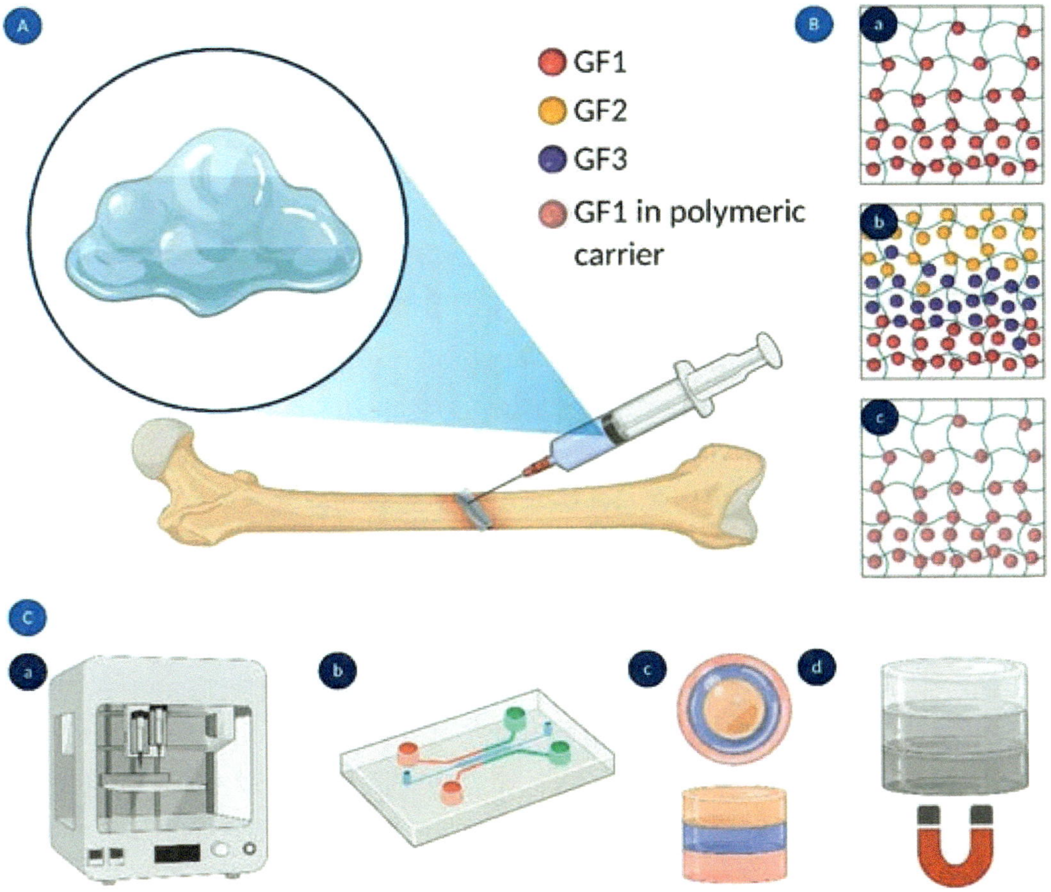

그림 16.5 성장인자의 농도 조절. (A) injection of graded biomaterials for bone regeneration ; (B) strategies used to create GF gradients within hydrogels : (a) concentration gradient of a single biomolecule(GF1), (b) sequential delivery of three different biomolecules(GF1, GF2, and GF3), and (c) encapsulation of biomolecule(s) in polymeric micro- and nanocarriers ; and (C) methods for graded biomaterial fabrication : (a) 3D bioprinting, (b) microfluidics, (c) layer-by-layer scaffolding, and (d) magnetically (electrically) driven distribution of GFs[37]

골 유도성을 부여하기 위해 간질세포 유래 인자1 알파(SDF-1α)를 콜라겐 막에 부착하는 실험이 수행되었다. 이때 SDF-1α는 물리적 흡착과 화학적 접합 방식으로 부착되어 성능을 두 방식의 성능을 비교하였다. 결과적으로 화학적으로 부착시킨 방법이 신생골 및 미세혈관 형성을 크게 증가시켰다[41]. 또한, Zhanpeng Zhang 등은 모방된 성장인자를 결합할수 있는 기능성 나노섬유 중공 미소구체(FNF-HMS)를 개발하여, TGF-β1의 모방 펩타이드인 Cytomodulin(CM)과, BMP-2의 모방 펩타이드인 P24를 FNF-HMS와 공유결합을 통해 부착시켰다. FNF-HMS 시스템은 시험관 내 실험 및 동물실험 모두에서 성장인자를 효과적으로 전달하여 연골 형성 및 골 재생을 효과적으로 증진시켰다[42]. 또한 Wang 등의 연구에 따르면 전기방사된 다공성 젤라틴 나노섬유를 아비딘으로 코팅하여 바이오틴화된 성장인자(BMP-2, FGF-2)들과 부착시켰다. 12 주 동안 쥐의 두개골에 적용한 결과 공유결합을 이용하여 성장인자를 부착시킨 쪽에서 혈관화된 뼈 재생이 향상되는 결과를 확인하였다[43].

4.3 하이드로겔

하이드로겔은 친수성 고분자가 수소결합, 이온결합 등을 물리적인 결합이나 공유결합과 같은 화학적인 결합을 통하여 3차원적으로 가교된 구조를 지녀 많은 수분을 함유하는 물질을 말한다. 최근 기계적 특성이 제어 가능한 생체적합성을 갖춘 하이드로겔이 개발되었다. 하이드로겔은 다양한 성장인자를 포함하고 세포가 자랄 수 있는 환경을 제공할 수 있어 조직공학용 지지체로 활용되는 사례가 증가하고 있다. 종래에 사용되던 세라믹, 금속, 고분자와 비교하여 하이드로겔의 다공성 구조는 실제 세포외기질(ECM)과 유사성이 높고 생체적합성이 우수하다. 지난 수십 년간 하이드로겔을 골 조직공학에 응용하는 새로운 시도들이 있었지만 대부분 실험단계에 머무르고 임상 치료까지는 적용되지 못했다. 하이드로겔이 임상에 사용되기 위하여 생체적합성, 체내 안정성 등이 확보되어야 한다.

하이드로겔은 보통 친수성 고분자를 이용하여 만들어지는데 이 고분자들은 그 출처에 따라 천연소재와 합성소재로 나뉜다. 특히 뼈 조직공학에 사용되는 고분자들은 모두 생체적합성, 생분성이 우수한 친수성 고분자로, 친수성 표면은 세포가 쉽게 부착되고 분화하며 이동할 수 있는 특징이 있다. 하지만 이러한 고분자 대부분은 기계적 강도가 취약한 한계점을 가진다. 천연 유래 고분자로는 젤라틴, 히알루론산, 알지네이트, 키토산, 덱스트란 등이 있다. 자연 유래 고분자는 분자량의 제어가 어렵고 재현성이 일부 떨어지는 단점이 있다. 이에 반해 합성고분자는 생체적합성 및 재료 안전성은 낮지만 분자량을 제어할 수 있고 재현성이 높은 재료를 생산할 수 있는 장점이 있다. 골 조직공학에 주로 사용되는 고분자 재료는 PEG, PNIPAAm, PCL, PGA, PPF, PVA 등이 있다. 이들은 화학적 가교나 물리적 가교를 통해 하이드로겔을 형성하는 특징이 있다[44].

하이드로겔은 주사제의 형태로 환자의 목표 부위에 주입하여, 체내에서 겔화되도록 유도한다. 하이드로겔의 주사 가능한 물성을 활용하여 바이오프린팅에 잉크로 활용하는 시도들이 보고되고 있다. 바이오 잉크는 보통 세포, 세포 활성물질 및 ECM 유사 물질로 이루어진 복합재료이다. ECM 유사물질은 보통 생체적합성 고분자이며 이들이 다른 구성요소와 함께 겔화되어 3차원 구조를 유지한다. 바이오 잉크는 세대별로 특징을 갖는다. 1세대 바이오 잉크는 생체적합성은 있으나 생체 비활성 재료를 사용하였고, 2세대 바이오 잉크는 생체적합성과 생체활성은 동시에 갖는 하이드로겔 재료를 사용했다. 현재 연구되는 3세대 바이오 잉크는 BMP 및 FGF를 포함하며, 적용 조직의 생리적 환경에서 요구하는 기계적 기능적 성질을 고려한 다성분 바이오 잉크가 사용된다. 이를 위해 다양한 고분자를 개질하여 사용하기도 하고, 실제 조직의 세포 성분을 제거한 탈세포화 기질을 이용하기도 한다[45].

5. 결론

성공적인 골 조직공학적 재생 치료를 위해서, 뼈의 생리학이나, 뼈의 재생, 줄기세포의 골 분화와 관련된 생물학적 기전에 대한 상세한 이해가 필요하다. 이러한 이해를 바탕으로 환자의 상처 부위에 맞춘 최적의 조건들을 활용해야 한다. 부위에 따른 세포주의 선정, 적절한 세포의 농도, 성장인자 및 사이토카인 농도 등의 조절이 필요하다. 최근의 연구에 따르면 골 조직공학용 지지체의 기능성을 높이는 기술 개발에 초점이 맞춰진 것으로 보인다. 단순히 뼈의 세포외기질의 구조와 구성 요소를 모방하는데서 그치지 않고, 약물이나 성장인자를 담지하는 등의 다양한 접근 통해서 조직 재생을 성공적으로 수행할 수 있는 지지체와 관련된 연구가 다수 보고 되고 있다. 가공 기술 역시 3D 프린팅의 보급과 더불어 체외에서 3차원 조직을 제작하려는 노력도 확인할 수 있다.

참고문헌

[1] Burg, K. J., Porter, S., & Kellam, J. F. (2000). Biomaterial developments for bone tissue engineering. Biomaterials, 21(23), 2347-2359.

[2] Lanza, R., Langer, R., Vacanti, J. P., & Atala, A. (Eds.). (2020). Principles of tissue engineering. Academic press.

[3] Amini, A. R., Laurencin, C. T., & Nukavarapu, S. P. (2012). Bone tissue engineering : recent advances and challenges. Critical Reviews™ in Biomedical Engineering, 40(5).

[4] Qu, H., Fu, H., Han, Z., & Sun, Y. (2019). Biomaterials for bone tissue engineering scaffolds : a review. RSC advances, 9(45), 26252-26262.

[5] Yousefi, A. M., James, P. F., Akbarzadeh, R., Subramanian, A., Flavin, C., & Oudadesse, H. (2016). Prospect of stem cells in bone tissue engineering : a review. Stem cells international, 2016.

[6] De Witte, T. M., Fratila-Apachitei, L. E., Zadpoor, A. A., & Peppas, N. A. (2018). Bone tissue engineering via growth factor delivery : from scaffolds to complex matrices. Regenerative biomaterials, 5(4), 197-211.

[7] Wang, Z., Wang, Z., Lu, W. W., Zhen, W., Yang, D., & Peng, S. (2017). Novel biomaterial strategies for controlled growth factor delivery for biomedical applications. NPG Asia Materials, 9(10), e435-e435.

[8] 유지, 이일우, 김문석, (2018). 재생의학, 군자출판사

[9] Reznikov, N., Shahar, R., & Weiner, S. (2014). Bone hierarchical structure in three dimensions. Acta biomaterialia, 10(9), 3815-3826.

[10] Liu, Y., Luo, D., & Wang, T. (2016). Hierarchical structures of bone and bioinspired bone tissue engineering. Small, 12(34), 4611-4632.

[11] Mohamed, A. M. (2008). An overview of bone cells and their regulating factors of differentiation. The Malaysian journal of medical sciences : MJMS, 15(1), 4.

[12] Schmidt, J. R., Kliemt, S., Preissler, C., Moeller, S., Von Bergen, M., Hempel, U., & Kalkhof, S. (2016). Osteoblast-released matrix vesicles, regulation of activity and composition by sulfated and non-sulfated glycosaminoglycans. Molecular & Cellular Proteomics, 15(2), 558-572.

[13] Anderson, H. C. (1969). Vesicles associated with calcification in the matrix of epiphyseal cartilage. Journal of Cell Biology, 41(1), 59-72.

[14] Yavropoulou, M. P., & Yovos, J. G. (2008). Osteoclastogenesis--current knowledge and future perspectives. J Musculoskelet Neuronal Interact, 8(3), 204–216.

[15] Rucci, N. (2008). Molecular biology of bone remodelling. Clinical cases in mineral and bone metabolism, 5(1), 49.

[16] Wubneh, A., Tsekoura, E. K., Ayranci, C., & Uludağ, H. (2018). Current state of fabrication technologies and materials for bone tissue engineering. Acta Biomaterialia, 80, 1–30.

[17] Mackie, E., Ahmed, Y. A., Tatarczuch, L., Chen, K. S., & Mirams, M. (2008). Endochondral ossification : how cartilage is converted into bone in the developing skeleton. The international journal of biochemistry & cell biology, 40(1), 46–62.

[18] Thompson, Z., Miclau, T., Hu, D., & Helms, J. A. (2002). A model for intramembranous ossification during fracture healing. Journal of Orthopaedic Research, 20(5), 1091–1098.

[19] Siddiqui, J. A., & Partridge, N. C. (2016). Physiological bone remodeling : systemic regulation and growth factor involvement. Physiology, 31(3), 233–245.

[20] Pittenger, M. F., Discher, D. E., Péault, B. M., Phinney, D. G., Hare, J. M., & Caplan, A. I. (2019). Mesenchymal stem cell perspective : cell biology to clinical progress. NPJ Regenerative medicine, 4(1), 1–15.

[21] Thomas, J. T., Kilpatrick, M. W., Lin, K., Erlacher, L., Lembessis, P., Costa, T., ... & Luyten, F. P. (1997). Disruption of human limb morphogenesis by a dominant negative mutation in CDMP1. Nature genetics, 17(1), 58–64.

[22] Kingsley, D. M., Bland, A. E., Grubber, J. M., Marker, P. C., Russell, L. B., Copeland, N. G., & Jenkins, N. A. (1992). The mouse short ear skeletal morphogenesis locus is associated with defects in a bone morphogenetic member of the TGFβ superfamily. Cell, 71(3), 399–410.

[23] Yamaguchi, A., Katagiri, T., Ikeda, T., Wozney, J. M., Rosen, V., Wang, E. A., ... & Yoshiki, S. (1991). Recombinant human bone morphogenetic protein–2 stimulates osteoblastic maturation and inhibits myogenic differentiation in vitro. The Journal of cell biology, 113(3), 681–687.

[24] Katagiri, T., Yamaguchi, A., Komaki, M., Abe, E., Takahashi, N., Ikeda, T., ... & Suda, T. (1994). Bone morphogenetic protein–2 converts the differentiation pathway of C2C12 myoblasts into the osteoblast lineage. The Journal of cell biology, 127(6), 1755–1766.

[25] Yang, J., Andre, P., Ye, L., & Yang, Y. Z. (2015). The Hedgehog signalling pathway in bone formation. International journal of oral science, 7(2), 73–79.

[26] Hutmacher, D. W. (2000). Scaffolds in tissue engineering bone and cartilage. Biomaterials, 21(24), 2529–2543.

[27] Porter, J. R., Ruckh, T. T., & Popat, K. C. (2009). Bone tissue engineering : a review in bone biomimetics and drug delivery strategies. Biotechnology progress, 25(6), 1539–1560.

[28] Samavedi, S., Whittington, A. R., & Goldstein, A. S. (2013). Calcium phosphate ceramics in bone tissue engineering : a review of properties and their influence on cell behavior. Acta biomaterialia, 9(9), 8037–8045.

[29] Ma, H., Feng, C., Chang, J., & Wu, C. (2018). 3D–printed bioceramic scaffolds : From bone tissue engineering to tumor therapy. Acta biomaterialia, 79, 37–59.

[30] Gorustovich, A. A., Roether, J. A., & Boccaccini, A. R. (2010). Effect of bioactive glasses on angiogenesis : a review of in vitro and in vivo evidences. Tissue Engineering Part B : Reviews, 16(2), 199–207.

[31] Handel, M., Hammer, T. R., Nooeaid, P., Boccaccini, A. R., & Hoefer, D. (2013). 45s5–bioglass®–based 3d–scaffolds seeded with human adipose tissue–derived stem cells induce in vivo vascularization in the cam angiogenesis assay. Tissue Engineering Part A, 19(23–24), 2703–2712.

[32] Thavornyutikarn, B., Tesavibul, P., Sitthiseripratip, K., Chatarapanich, N., Feltis, B., Wright, P. F., & Turney, T. W. (2017). Porous 45S5 Bioglass®–based scaffolds using stereolithography : Effect of partial pre–sintering on structural and mechanical properties of scaffolds. Materials Science and Engineering : C, 75, 1281–1288.

[33] Moradi, A., Ataollahi, F., Sayar, K., Pramanik, S., Chong, P. P., Khalil, A. A., ... & Pingguan-Murphy, B. (2016). Chondrogenic potential of physically treated bovine cartilage matrix derived porous scaffolds on human dermal fibroblast cells. Journal of biomedical materials research Part A, 104(1), 245–256.

[34] Wang, M., Favi, P., Cheng, X., Golshan, N. H., Ziemer, K. S., Keidar, M., & Webster, T. J. (2016). Cold atmospheric plasma (CAP) surface nanomodified 3D printed polylactic acid (PLA) scaffolds for bone regeneration. Acta biomaterialia, 46, 256–265.

[35] Yao, Q., Cosme, J. G., Xu, T., Miszuk, J. M., Picciani, P. H., Fong, H., & Sun, H. (2017). Three dimensional electrospun PCL/PLA blend nanofibrous

scaffolds with significantly improved stem cells osteogenic differentiation and cranial bone formation. Biomaterials, 115, 115–127.

[36] Gutiérrez–Sánchez, M., Escobar–Barrios, V. A., Pozos–Guillén, A., & Escobar–García, D. M. (2019). RGD–functionalization of PLA/starch scaffolds obtained by electrospinning and evaluated in vitro for potential bone regeneration. Materials Science and Engineering : C, 96, 798–806.

[37] Oliveira, É. R., Nie, L., Podstawczyk, D., Allahbakhsh, A., Ratnayake, J., Brasil, D. L., & Shavandi, A. (2021). Advances in Growth Factor Delivery for Bone Tissue Engineering. International Journal of Molecular Sciences, 22(2), 903.

[38] Huang, B., Lou, Y., Li, T., Lin, Z., Sun, S., Yuan, Y., ... & Gu, Y. (2018). Molecular dynamics simulations of adsorption and desorption of bone morphogenetic protein–2 on textured hydroxyapatite surfaces. Acta biomaterialia, 80, 121–130.

[39] Reyes, R., De la Riva, B., Delgado, A., Hernández, A., Sánchez, E., & Évora, C. (2012). Effect of triple growth factor controlled delivery by a brushite–PLGA system on a bone defect. Injury, 43(3), 334–342.

[40] Godoy–Gallardo, M., Portolés–Gil, N., López–Periago, A. M., Domingo, C., & Hosta–Rigau, L. (2020). Immobilization of BMP–2 and VEGF within multilayered polydopamine–coated scaffolds and the resulting osteogenic and angiogenic synergy of co–cultured human mesenchymal stem cells and human endothelial progenitor cells. International Journal of Molecular Sciences, 21(17), 6418.

[41] Yu, X., Sun, H., Yang, J., Liu, Y., Zhang, Z., Wang, J., & Deng, F. (2019). Evaluation of bone–regeneration effects and ectopic osteogenesis of collagen membrane chemically conjugated with stromal cell–derived factor–1 in vivo. Biomedical Materials, 15(1), 015009.

[42] Zhang, Z., Gupte, M. J., Jin, X., & Ma, P. X. (2015). Injectable peptide decorated functional nanofibrous hollow microspheres to direct stem cell differentiation and tissue regeneration. Advanced functional materials, 25(3), 350–360.

[43] Wang, Q., Zhang, Y., Li, B., & Chen, L. (2017). Controlled dual delivery of low doses of BMP–2 and VEGF in a silk fibroin–nanohydroxyapatite scaffold for vascularized bone regeneration. Journal of Materials Chemistry B, 5(33), 6963–6972.

[44] Yue, S., He, H., Li, B., & Hou, T. (2020). Hydrogel as a biomaterial for bone tissue engineering : a review. Nanomaterials, 10(8), 1511.

[45] Bose, S., Roy, M., & Bandyopadhyay, A. (2012). Recent advances in bone tissue engineering scaffolds. Trends in biotechnology, 30(10), 546–554.

[46] Wegst, U. G., Bai, H., Saiz, E., Tomsia, A. P., & Ritchie, R. O. (2015). Bioinspired structural materials. Nature materials, 14(1), 23–36.

[47] Nayak, S., Manivasagam, G., & Sen, D. (2018). Progress of regenerative therapy in orthopedics. Current osteoporosis reports, 16(2), 169–181.

[48] Rim, Y.A., Nam, Y., Ju, J.H, (2020). The Role of Chondrocyte Hypertrophy and Senescence in Osteoarthritis Initiation and Progression. International Journal of Molecular Sciences, 21, 2358.

[49] Park, Y.L, Park, K., Cha, J.M., (2021). 3D–Bioprinting Strategies Based on In Situ Bone–Healing Mechanism for Vascularized Bone Tissue Engineering. Micromachines, 12, 287.

[50] Chen, X., Fan, H., Deng, X., Wu, L., Yi, T., et al., (2018). Scaffold Structural Microenvironmental Cues to Guide Tissue Regeneration in Bone Tissue Applications. Nanomaterials, 8, 960.

제 17 장

고막 조직공학

선우훈·이주오·정연훈·정종훈

1. 서론

고막(Tympanic membrane)은 귓바퀴, 외이도를 통하여 수신된 음파를 기계적 진동으로 내이의 달팽이관으로 전달하는 원뿔모양의 얇은 조직층이다. 고막의 음전도 메커니즘은 음파가 고막에 부딪히면 공명이 발생하여 소골이 진동하게 되는 원리이다[1]. 중이의 감염, 환기관 돌출 및 외상은 소리 전달 저하 및 고막천공을 유발할 수 있는데, 고막천공은 이비, 중이염 재발, 청력 상실 및 언어 문제 발생으로 이어질 수 있다[2].

상처 치유는 상피 이동, 섬유아세포 활동 및 혈관 증식과 같은 복잡한 생리적 절차가 필요하다[3]. 일반적으로 대부분의 고막천공은 7~10일 이내에 자연 치유되는데, 이러한 빠르게 치유되는 천공은 급성 고막천공으로 분류되고, 만성 고막천공은 12주 이상 천공이 유지된 상태를 지칭하는 것으로 자연치유가 잘 되지 않는다[3, 4]. 만성 고막천공은 수술적 치료가 필요하다[3, 5]. 고막천공을 치료하기 위해서는 고막성형술을 시행해야 하는데, 종이 패치, 근막 측두골과 같은 다양한 자가이식 및 동종 이식술이 사용되어 왔다. 이 장에서는 조직공학에서 사용하는 고막천공에 대한 기존 및 새로운 치료 방법에 대한 가장 최근의 연구에 대한 내용을 다루고자 한다.

2. 고막의 미세구조

해부학적으로 귀는 외이, 중이, 내이의 세 부분으로 구성된다. 외이는 주로 귓바퀴라고 불리는 눈에 보이는 부분과 외이도로 구성된다. 중이는 측두골의 얇은 공기로 채워진 공동 부분을 일컫는데, 이것은 망치뼈(malleus), 모루뼈(incus) 및 등자뼈(stapes)로 알려진 세

개의 작은 뼈로 구성된다. 고막은 외이와 중이 사이의 중간층을 말하고, 내이는 달팽이관, 균형 메커니즘을 담당하는 부분과, 전정 및 청각 신경으로 구성된다. 외이와 중이의 기능은 소리를 내이로 전달하는 것이다. 외이의 음파 변환은 고막에 영향을 미치고, 그 결과 고막이 진동하게 되는데, 이 진동은 고막에서 내이로, 그리고 세 개의 뼈에 의해 체액이 채워진 청각 기관으로 전달된다[6].

고막의 가로 및 세로 축 길이는 각각 8~9 mm 및 8.5~10 mm로 알려져 있고 고막의 둘레는 바깥 쪽과 중이를 분리하는 고막 강의 벽에 단단히 부착되어 있다(그림 17.1). 고막과 연결된 망치뼈의 봉상구조는 고막 위쪽 가장자리의 지점에서 중심까지 뻗어 있다. 환형 인대로 둘러싸인 고막의 원형 인이 인대는 상부 부위를 제외하고 골고 실 고리의 고랑에 단단히 고정된 섬유질 물질인데, 환형 인대는 고막을 고막 긴장부분과 고막 이완부분이라고 하는 고막의 두 가지 주요 영역으로 나뉜다. 고막 긴장부분은 고막의 상당 부분을 덮으며 단단히 뻗어 있는 막으로 구성되어 있으며, 외부에서 내부까지 3개의 층으로 구성되어 있다[표피, 고유(섬유)층, 점막]. 고막 이완부는 고막에서 상대적으로 작은 부분을 차지하며 더 두껍고, 고막의 이완부는 두 개의 상피층과 고유층이 있는 구조로 이루어져 있다.

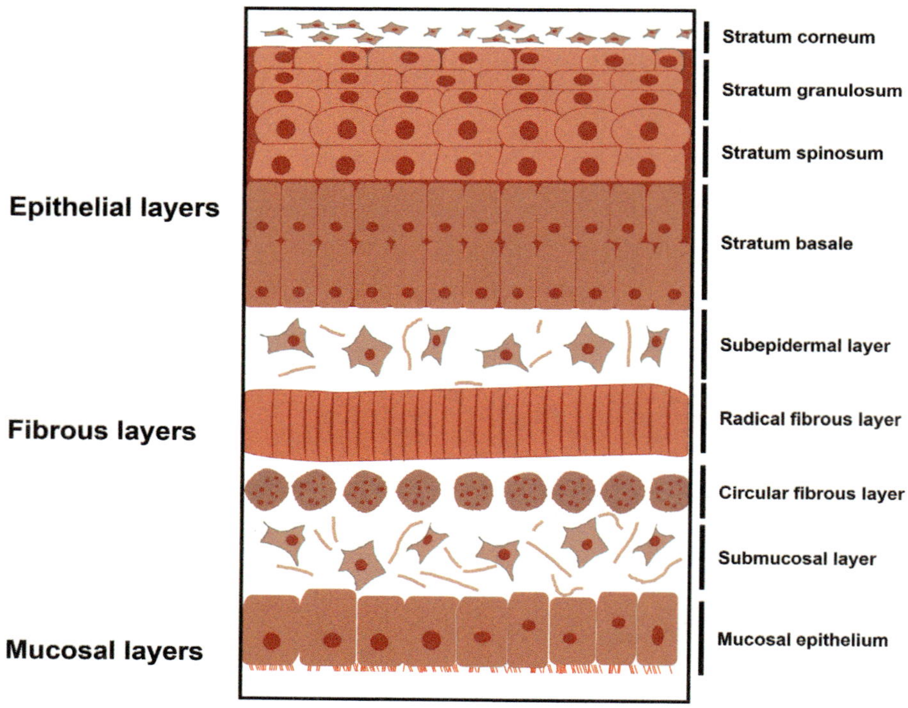

그림 17.1 고막의 다양한 층들과 세포유형의 개략도. 각질 세포를 수반하는 외부 상피층은 각질층, 과립층, 척수층 및 기저층으로 이루여 졌으며 섬유아세포와 콜라겐을 포함하는 중간층, 섬유질 결합조직은 표피 하층, 방사형 섬유층, 원형 섬유층 및 점막하층, 원주 상피로 구성된 내부 점막층이 있음

3. 고막의 물리적 특성

3.1 탄력성

고막의 기계적 특성은 중이 시스템의 기능화에 중요한 역할을 한다. 고막의 특정 부분의 경도는 해당 영역의 섬유 밀도에 따라 다른데, 경도는 생리적 조건에 따라 고막의 여러 부분에서 변경될 수 있다. 콜라겐은 고막의 세포외기질(ECM)에 엄청나게 풍부하여 고막의 탄력성과 무결성을 유지하는데 도움을 준다고 알려졌으며 콜라겐 섬유는 고막의 기계적 경도를 향상시킨다. 변형률 300~2,000에서 고막의 탄성 계수는 방사형 방향으로 45.2~58.9 MPa, 원주 방향으로 34.1~56.8 MPa로 알려져 있다[7]. 고막은 약간의 신축성을 가지고 있으며 점탄성 값은 고막의 후방 및 전방 부분에 대해 각각 17.4 MPa 및 19.0 MPa 정도이다[8].

3.2 두께

고막의 두께는 불균일한데, 가장자리에서 고막 중심으로 가면서 얇아진다. 가장자리에서 멀어짐으로써 원형 섬유층이 더 얇아진다고 할 수 있는데 끝에서는 거의 0에 가깝다. 고막을 가로지르는 두께 값은 79~97 μm 범위이다. 두께는 고막 중심과 복장뼈 자루 사이의 중앙 영역에서 50~70 μm, 고막의 가장자리 근처와 돌출부 주변에서 100~120 μm로 알려졌으며 공 초점 레이저 현미경과 광학 간섭 단층 촬영을 통하여 고막 두께의 평균이 약 50~120 μm임을 밝혀냈다[9, 10].

3.3 밀도

고막의 부피 밀도는 물(1,000 kg/m^3)과 수화되지 않은 콜라겐(1,200 kg/m^3) 사이에서 가변적인 값을 가진다. 표피, 점막 및 느슨한 결합 조직층은 섬유층보다 약간 두껍다고 알려져 있다[11, 12].

4. 고막의 구조와 천공치유

고막은 외이와 중이를 분리하여 보호하는 투명한 구조이다. 고막은 외이도의 피부와 연속되는 외부 표피층과 중간 섬유층, 그리고 고실의 내벽과 연속되는 내부 점막층의 삼겹 구조를 가진 것으로 알려져 있다. 섬유층은 외부 방사형 및 내부 원형 층으로 배열된 콜라겐 섬유로 구성되며[13], 주로 내층에 콜라겐 III가 있고 외층에 콜라겐 II로 구성되어 있다[14].

급성 천공의 약 80%는 자연적으로 치유되지만[19], 3 개월 이내에 치유되지 않는 천공은 만성 고막천공이라고 부른다[15]. 급성 천공은 일반적으로 외상, 감염 또는 병원성 원인으로 인해 발생하는 반면 만성 천공은 일반적으로 급성 천공으로 인해 발생한다[16]. 급성 천공은 이명, 청각 충만 및 생활 습관 제한(수상 스포츠 등)을 유발할 수 있으며, 만성 천공은 전음성 청력 상실, 재발성 귀 분비물 및 후천성 진주종을 유발할 수 있다. 많은 급성 천공은 자연적으로 치유가 가능하다[19]. 만성 천공의 경우에는 천공 가장자리의 재상피화로 인해 발생할 수 있으며, 외부 표피층이 중간 섬유층 위로 성장하여 내부 점막층까지 닿을 수 있다[17]. 만성 천공은 말아 올려진 상피 가장자리의 기계적 파괴로 인해 천공이 충분히 치유되지 못한다[18]. 박테리아 감염은 상피 세포의 증식과 이동에 영향을 미침으로써 치유를 느리게 한다고 알려져 있다.

고막 상처의 치유는 피부와 같은 신체의 다른 부분과 비교하여 중요한 차이가 있다. 첫째, 다른 조직이 손상에 반응하여 치유될 때 지혈, 염증, 세포 증식, 마지막으로 세포 이동의 순차적 단계를 겪는데, 고막의 상처 치유에서는 처음 두 단계가 같지만 이동은 증식에 선행한다[20]. 이는 정상 조직 치유 중에 육아 조직이 발생하여 재상피화를 위한 플랫폼 역할을 하게 된다. 대조적으로, 고막 천공에서 편평 상피는 먼저 상피층의 나머지 부분을 가로질러 연결되고 이후에 섬유층의 연결로 끝난다. 치유과정에서 섬유소가 거의 없는 해체된 점막 층은 소리 전도가 좋지 않은 이완된 고막의 형태를 초래할 수 있다. 둘째, 고막은 다른 부위와 달리 부상으로부터 먼 부위에서 증식이 가장 큰 것으로 나타나는데, 고막 재생의 중심은 말레우스 손잡이 근처에 있는 것으로 확인되었다[19, 21]. 셋째, 고막 천공의 상처 가장자리는 공기 중에 매달려 있다. 따라서 재생 상피와 이동하는 혈관을 지원하기 위한 기본 조직 매트릭스가 존재하지 않으며, 필요에 따라 주변 고막층에서 혈관이 파생되어야 한다[19].

5. 고막의 조직공학

조직공학은 체외배양 또는 생체 내 접근법을 통해 달성된다. 체외배양법은 조직 배양 또는 생물반응기에서 기관을 재현하고 세포 및 스캐폴드 재료를 포함하는 반면, 생체 내 방법은 세포 모집 및 분화에 도움이 되는 생물학적 신호를 포함하지만 세포를 사용하지 않는 생체재료 스캐폴드를 사용한다[22]. 조직공학의 세 가지 필수 요소는 스캐폴드, 생체활성분자 및 세포가 있다. 스캐폴드는 생체활성분자가 제공하는 적절한 생화학적 미세 환경에서 세포

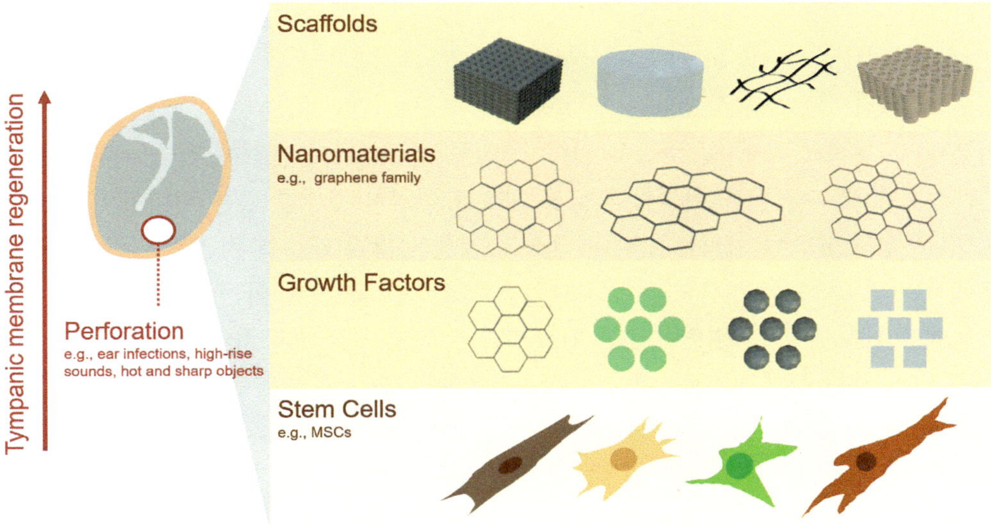

그림 17.2 함성 폴리머 및 천연재료와 및 줄기세포 및 성장인자 등으로 만들어진 여러 가지 형태의 스캐폴드. 현재 그래핀 기반의 재료는 우수한 기계적 및 물리 화학적 특성으로 인하여 3D 스캐폴드의 재료로 부상하고 있음

증식, 이동 및 분화를 위한 기계적 지원을 제공할 수 있다. 중요한 것은, 스캐폴드 공학적 구조가 상호 작용하고 조직 발달을 시작하고 영속하는데 있어서 역동적인 상호성을 허용해야 한다는 것이다[23].

조직공학의 개념을 사용한 고막 재생은 새로운 것이 아니다. 많은 저자들이 고막천공을 복구하기 위해 외생적으로 적용된 생체재료와 함께 가장 일반적으로 Gelfoam® 스캐폴드를 사용했다. 그러나 최근에야 조직공학이라는 용어가 다양한 새로운 생체재료를 사용하여 다양한 크기와 모양의 스캐폴드 제작을 설명하는데 사용되었다. 여기서는 스캐폴드, 생체활성 분자 및 세포와 같은 각 구성 요소를 학습하고자 한다(그림 17.2).

5.1 고막천공 치료의 원리와 방법

고막은 높은 소리, 뜨겁고 날카로운 물체, 중이 감염, 고압으로 유입되는 물, 사고 및 날카로운 물체로 청소하는 동안과 같은 요인에 의해 천공이 발생할 수 있다[24, 25]. 고막 천공의 치료를 위한 기존의 방법은 고실성형술과 고막성형술 등이 있다. 고실성형술은 중이 청력 메커니즘을 재현하거나 이소골 연결(고막에서 내이로 소리를 전달하는 3개의 뼈, 즉 망치, 침골 및 등골)을 복원하고 고막이식 등을 필요로 한다. 고막성형술은 이소골 연쇄를 검사하지 않고 고막을 이식하는 것을 의미한다[26, 27].

최근에는 연골과 연골 주위, 그리고 측두근을 일반적으로 고막성형술의 이식 재료로 사용한다[15, 29]. 일반적인 이식편 외에도 자가 조직(연골막, 지방, 정맥, 골막, 공막 및 경막), 사체(근막, 경막 및 피부), 이종 이식(소 콜라겐, 돼지 심낭 및 장 기저막) 및 비유기 물질(gelfoam®, gelfilm, silastic 및 종이) 등이 사용된다. 다른 이식편에 비하여 자가 이식편은 기증 조직의 부족 및 수술시 위험이 따른다는 몇 가지 단점이 있다. 수년 동안 측두근 막이 고막 복구를 위한 이상적인 이식 재료로 여겨져 왔지만 다른 이비인후과 의사들은 수술 후 부정적인 중이 압력을 견디지 못하는 경우가 많기 때문에 적용을 꺼려했다. 따라서 일부에서는 연골막을 측두근의 적절한 대안으로 생각해 왔는데, 이는 적절한 두께로 연골을 맞춤화했기 때문이다. 이식편이 100 μm 미만의 두께는 고막과 유사한 음향 특성을 갖는 것으로 알려졌다. 사체와 이종 이식은 생체적합성과 면역 원성에 문제가 될 수 있다. 일반적으로 모든 이식편에는 신경손상, 청력상실, 이명, 외이도 수축, 중이손상, 중이유착, 이루, 안면신경손상, 중이와 같은 일련의 합병증의 문제가 발생할 수 있다. 이러한 한계로 인해 이를 해결할 수 있는 대체 재료가 필요하다는 견해가 있다.

5.2 고막조직 재생의 전략

고막천공의 치유는 특히 심각한 결함, 즉 구조적 지원의 부재, 세포외기질의 부족 및 재생 인자(혈관 신생 및 성장인자)의 필요성으로 인한 여러 문제에 직면한다. 이러한 특징을 극복하기 위해 기능적 고막조직 개발을 위하여 조직공학 전략이 적용되었다[30]. 일반적으로 조직공학에서 사용하는 기본 단위는 3차원(3D) 스캐폴드, 세포, 성장인자/분자로 구성된다(그림 17.3). 세포의 사용은 다양한 신호에 반응할 수 있게 세포를 매트릭스에 주입하여 손상된 장기를 복구하거나 대체하기 위해 조직과 유사한 구조를 만드는 것이다. 성장 인자와 같은 생리 활성 분자의 사용은 조직 유도를 촉진한다. 조직공학은 환자 조직의 재생을 가능하게 하여 기증자 장기 이식의 필요성을 줄이는데 주안점을 두고 있다[31]. 따라서 세포 분화, 증식 및 이동을 위해 중요한 역할을 하거나 치유의 준비 및 자극을 위한 적절한 생화학적 미세 환경을 조성하는데 역할을 할 수 있는 방법을 주로 다룬다[32, 33]. 다양한 제조 기술과 생체재료는 3D 스캐폴드를 만드는 데 사용되어 왔으며 고막천공의 치료를 위해 필름, 전기 방사막, 스펀지/폼, 하이드로겔, 3D 프린팅과 같은 다양한 형태의 스캐폴드가 개발되어 왔다.

스캐폴드의 재료특성은 성공적인 조직 재생과 치유하는데 가장 큰 핵심요소 중 하나이다. 체외 또는 생체 내 이상적인 조건을 조성하기 위해 알맞은 재료를 사용하면 조직 재생을 하는데 도움을 줄 수 있다. 제작된 스캐폴드의 기하학적 구조, 다공성, 기계적 특성, 생물학적 특성, 모양 및 생분해성과 같은 요소들 또한 조직 재생의 중요한 구성 요소로 알려져 있다. 이 중, 스캐폴드 특성에서 가장 중요한 요소는 생체적합성, 생분해성 및 치유 효과이다. 제작 기술은 스캐폴드의 적절한 특성을 얻는 데 중요하다[34]. 스캐폴드의 다공성은 투과성과 세포 접착에 의해 세포 통합을 유도하는 중요한 매개 변수이다. 3차원 스캐폴드는 일반적으로 세포 영양, 산소 확산 및 폐기물 제거를 용이하게 하기 위해 상호 연결된 기공 네트워크 형태를 지니며 다공성 구조를 하고 있다[35]. 따라서, 개선된 기공 상호 연결성과 다공성은 빠른 조직 재생에 도움이 될 수 있다. 생체적합성과 같은 특성은 숙주 반응에 대한 면역 민감성을 제어하고 관리하는 데 없어서는 안될 요소이다. 스캐폴드의 모양은 재생된 조직과 천연 조직의 모방을 제어하는 또 다른 중요한 매개 변수이다[36]. 정확한 모양과 크기의 고분자 섬유 스캐폴드는 손상된 신경 세포의 재생에 도움이 될 수 있다[37]. 스캐폴드의 기계적 특성은 세포 발달 및 성장을 지원할 수 있는 강도를 보여야 한다.

조직공학에서 스캐폴드의 활용은 수술의 어려움 감소, 비용 절감, 회복 비율 증가, 생물활성제 사용 및 상업적으로 이용 가능한 고막 재생기술과 같은 두드러진 이점을 제공할 수

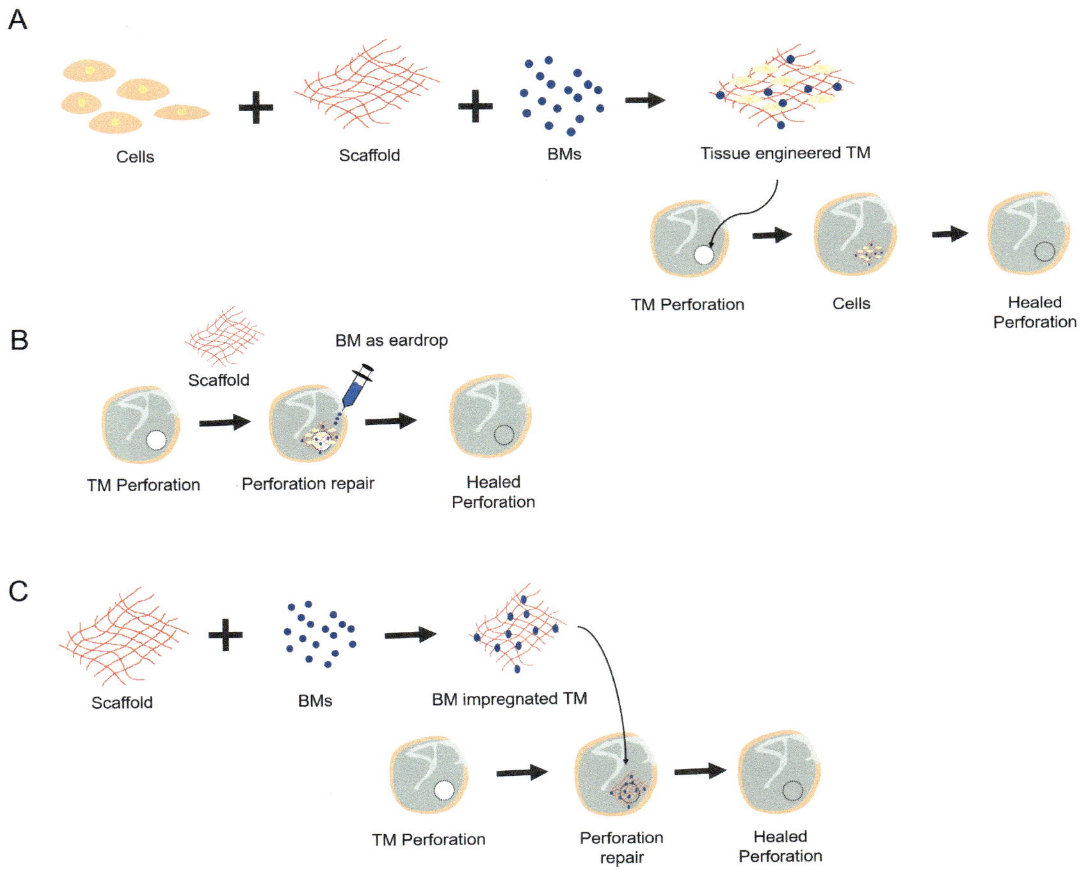

그림 17.3 조직공학에서 천공 치료를 하기 위한 주요 방법(세포, 스캐폴드, 생체활성분자). 스캐폴드에 세포와 BM(bone marrow)을 처리하여 천공에 이식, 천공에 이식된 스캐폴드에 BM처리 (B), 천공 이식 전 BM이 포함된 재료로 스캐폴드 제조(C)

있다. 조직공학에서 사용되는 스캐폴드는 필름, 스폰지, 폼, 필름 등 매우 다양하며 각 스캐폴드마다 고유한 특징이 있다. 예를 들어, 필름 형태의 스캐폴드 경우 고막 치유를 직접 관찰할 수 있으며 완전한 치료 후(28 일 후) 흉터가 잘 생기지 않는다. 하지만 일부 고막천공에서 필름 형태의 스캐폴드는 재생이 잘 일어나지 않으며 고막 재생에 부적절하게 작용할 수 있다.

5.2.1 필름

필름은 주로 캐스팅 기술로 만들어지는데, 가장 간단한 스캐폴드 제작 방법중 하나이다. 이 방법은 단순하며 비용 대비 효율성으로 인해 고막천공 치료에서는 패치를 통한 방법을 가장 많이 사용한다. 전 세계적으로 사용되는 필름 형태의 가장 일반적인 패치는 종이 패치이다. 고막재생을 위한 스캐폴드에 대한 많은 연구에도 불구하고, 종이 패치는 주로 저렴한 비용과 가용성으로 인해 여전히 많이 사용되고 있다. 그러나 종이 패치를 이용한 고막치유는 변위, 염증, 비투명성, 비유연성, 비생체적합성 및 비생분해성 등과 같은 문제가 발생하기 쉽다. 따라서, 변위 및 박리를 극복하기 위해 콜라겐 및 실크 피브로인과 같은 다른 생체 고분자가 사용된다. 이러한 생체 물질은 세포 접착력도 향상시킬 수 있다[38, 39 40]. 주조 방법을 통해 제작된 패치는 대부분 투명하다(콜라겐, 실크 피브로인, 키토산 및 박테리아 셀룰로오스). 필름 패치의 필수 특성 중 하나는 고막 치료 중 검사가 가능한 투명성이며 감염이 발생하면 적절한 항생제를 처방할 수 있다는 것이다[38, 41, 42, 43]. 필름의 두께는 인간 고막과 유사하게 시도되지만, 고막의 물리적 특성 두께 섹션에서 언급했듯이 자연 고막의 두께가 균일하지 않기 때문에 필름은 고막의 평균 두께로 제작된다[44, 45, 46].

5.2.2 전기방사막

전기방사는 지난 수십 년 동안 의공학 분야에서 광범위하게 활용되어 온 방법이다. 전기방사 섬유의 가장 매력적인 특성은 세포외기질 구조를 모방하는 것인데[47], 많은 연구를 기반으로 세포외기질 구조를 모방하면 세포 행동을 개선하여 더 높은 재생을 유도할 수 있다고 알려져 있다. 예를 들어, 전기방사 섬유는 세포 이동 및 부착에 매우 유익한 적절한 다공성을 제공할 수 있다[48, 49]. 기존 패치에 비해 나노섬유 스캐폴드는 이식 과정에서 염증을 줄일 수 있으며 결과적으로 치유 및 재생이 가속화될 수 있다[50]. 최근에는 고막재생을 위해 전기방사를 이용한 스캐폴드가 사용되었는데 이때 이 스캐폴드의 높은 다공성은 세포 침투 및 생존력의 향상과 염증 반응 억제 능력을 보여주었다[51]. 전기방사 패치의 큰 단점은 필름에 비해 기계적 특성이 낮다는 것인데 나노섬유 생산 및 그래핀 기반 복합재와 같은 재료를 사용한 전기방사 패치는 기계적 강도가 훨씬 더 강할 뿐만 아니라 탄성이 향상되어 고막천공을 치유하는데 더욱 유용할 수 있다.

5.2.3 스폰지

스폰지 또는 폼은 3D 다공성 스캐폴드이며, 스폰지/폼 형태의 주요 특성중 하나인 다공성은 세포 이동과 침투 및 생분해 속도를 높일 수 있다. 동결 건조는 이러한 유형의 스캐폴드(스폰지/폼)의 제작에 사용된 일반적인 기술 중 하나이다. 고막재생용 스폰지 중에서 Gelfoam®이라는 제품은 고막 치유에 주로 사용되고 있으며 특징으로는 감염과 흉터, 부종 및 과립 형성과 같은 약간의 장애가 있지만 짧은 시간 내에 천공의 폐쇄를 촉진시킬 수 있다는 장점이 있다[52]. 스폰지의 기능을 개발하기 위한 또 다른 시도로 성장인자를 첨가하여 세포 증식 및 조직 재생 등을 촉진시키는 방법 등이 있다.

5.2.4 생물학적 스캐폴드

생물학적 스캐폴드는 천공과 같은 조건에서 고막 재생을 향한 매혹적인 단서 중 하나였다. 연구에 사용된 생물학적 스캐폴드 중 하나는 요로방광 매트릭스(UBM)로, 고막을 재생하는데 효과적인 기술로 알려졌다[98]. 이 연구에서는 왼쪽 귀를 컨트롤로 유지하고 오른쪽 귀에 UBM 패치를 적용하여 고막성형술을 수행하였다. 고막의 조직 분석은 균일성 측면에서 형태에 상당한 변화를 보였다. 처리된 고막은 대조군에 비해 두께가 더 균일한 것으로 관찰되었다. 이러한 두께 변화는 중간 결합 조직층의 콜라겐 함량 때문인데, 대조군의 콜라겐 함량은 8 주와 12 주에 비해 4 주에 더 적은 것으로 나타났다. 그 결과 고막은 4 일보다 12 주차에 더 두껍게 나타났고, 이러한 관찰은 UBM 패치와 비교할 때 콜라겐 함량이 대조군보다 고막 패치에서 더 많았다. UBM 패치가 적용된 고막에서 더 두꺼운 각질화 층이 관찰되었는데, 세포 성장 측면에서 패치가 적용된 고막은 약물 치유보다 더 효과적인 것으로 밝혀졌다. 따라서 치료 후 관찰되는 고막의 두께, 고막 위의 각질화 층 및 세포 성장으로 인해 UBM 스캐폴드는 고막천공을 치유하는데 효과적이며 궁극적으로 고막의 최적 진동과 조직의 효과적인 재생을 보였다.

5.2.5 하이드로겔

하이드로겔은 친수성 고분자 사슬 간의 화학적 또는 물리적 가교에 의해 만들어진 3D 네트워크이다. 하이드로겔은 그 구조를 보존하면서 다량의 물을 상당히 흡수할 수 있는 능력이 있는데 이를 이용해 큰 용량의 세포 캡슐화 및 생체 활성 분자를 담지가 가능하다[53, 54]. 하이드로겔은 세포외기질과 유사하기 때문에 조직공학 및 재생의학에서 상당히 선호하는 선택지 중 하나이다. 수분 유지는 상처 치유에 중요한 역할을 하므로 하이드로겔은 고막과 같은 모든 종류의 조직 재생에 높은 효능을 보이는데, 지금까지 하이드로겔은 고막에 적용하기 위해 젤라틴과 히알루론산(hyaluronic acid, HA)으로 만들어졌다[55, 56]. 이러한 하이드로겔은 완전한 고막천공을 채울 수 있을 뿐만 아니라 고막조직(피부, 섬유질 조직 및 점막)의 3개 층을 생성하게 한다. 나노 필러를 이용한 하이드로겔의 기계적 특성 향상은 고막천공 치료 및 재생에 도움을 주기도 한다[55].

5.2.6 3D 프린팅 스캐폴드

3D 프린팅은 산업 분야에서 매우 많이 사용되고 있는 기술이다. 스캐폴드는 좋은 기계적 강도, 생체적합성, 조정 가능한 표면 화학, 천연 조직의 구조적 유사성과 같은 특정 바람직한 특성을 가지고 있어야 하는데, 이러한 특성을 달성하기 위해 고전적인 용매 주조를 기반으로 3D 프린팅 스캐폴드를 제작할 수 있다. 바이오 3D 프린팅에서는 합성 재료를 인쇄하는데 주로 사용되어 왔다. 3D 바이오프린팅의 핵심은 주로 바이오 잉크이며 3D 프린팅의 기술 자체는 복잡한 디자인을 정밀하게 인쇄할 수 있는 도구로 알려져 있다[57, 58]. 임상에 적용한 예는 3D 프린팅을 이용하여 관절 내 원위 요골 골절의 외과적 치료 등을 들 수 있다[59]. 고막에서 3D 프린터는 두께와 기계적 특성이 다른 합성 재료와 함께 사용할 수 있다[60]. 그러나 매우 유용한 도구임에도 불구하고 재료의 적합성으로 인해 임상 적용이 지체되고 있어 용융 방식의 3D 프린팅 방법만이 실제 임상에 사용되고 있다. 하지만 용융 방식의 3D 프린팅 스캐폴드는 고막에 비해 매우 강한 기계적 강도를 가지고 있어 고막에 사용될 멤브레인에 필요한 점탄성을 얻기가 쉽지 않다.

5.2.7 바이오프린팅 스캐폴드

바이오프린팅은 바이오 재료(하이드로겔 또는 기타 바이오 폴리머)가 세포 및 성장인자가 포함된 바이오 잉크와 결합해 3D 프린팅 하는 적층 제조 공정이다. 바이오프린팅에서 바이오 잉크를 사용하면 자연 조직을 모방하는 조직과 같은 구조를 만들 수 있다[60, 61]. 한 연구에서 중간엽줄기세포(mesenchymal stem cell, MSC)와 원심 방사 공정에 의해 만들어진 마이크로/나노파이버, 그리고 바이오프린팅으로 제작한 하이드로겔을 모두 수반하는 스캐폴드를 제작했다. 제조된 폴리카프로락톤(polycarprolactone, PCL)/콜라겐/알지네이트 지지체는 중간엽줄기세포의 세포 생존력을 향상시키고 쥐를 이용한 동물 모델에서 완전한 고막 치유를 유도했다[62]. 3D 프린팅 또는 바이오프린팅된 스캐폴드에 대해서는 아직 충분한 데이터가 없지만 진동 속도가 고막과 비슷하다고 보고된다. 이 치료법들은 아직 고막의 섬유층이 두껍게 재생되는 한계점이 있는데, 이러한 문제를 해결하기 위해 더 많은 연구가 이루어져야 한다.

5.3 청력조직의 재생

5.3.1 고막 재생을 위한 세포 치료

세포를 활용하는 것은 조직과 기관의 재생을 현저하게 촉진하는 조직공학의 중요한 구성요소이다. 게다가 세포의 이용은 재생된 조직과 주변 조직의 유합 가능성을 향상시킬 수 있다. 이를 위해 다양한 세포 유형이 사용되었는데, 그 중에서도 주로 줄기세포가 사용되었다[63, 64, 65]. 줄기세포의 특성으로는 ① 다양한 성장 인자 방출, ② 다른 사이토카인 및 매트릭스 단백질 방출을 통해 상처부위의 원조직 세포 모집, ③ 적절한 자극하에 표적 조직의 세포로 분화, ④ 자가재생 등이 있다. 세포 사용은 조직공학의 개념을 기반으로 고막재생을 위해 수행되었다. 고막천공 치료를 위한 세포 요법과 관련된 일부 조사가 수행되었다[66]. 예를 들어, 고막상처의 재생을 위한 잠복 전구세포, 고막 상피층 내 줄기세포의 효능이 연구되었다. 줄기세포의 존재는 정상적인 고막 조직의 모든 영역에서 볼 수 있으며, 고막천공의 경우에도 상피 줄기세포 마커의 염색이 추가로 가능하다. 이 연구를 통해 고막의 줄기세포가 고막 재생 조절에 높은 잠재력을 가지고 있음을 발견하였다[67]. 고막 줄기세포를 제외한 다른 종류의 줄기세포도 고막천공 치료에 사용되었다. 5 일의 고막 절개술 후 배아줄기세포가 고막 치유에 미치는 영향을 조사했는데, 줄기세포가 고막 조직으로의 분화 및 통합을 유도해 고막천공의 치유를 향상시켰다. 이 연구에서 배아줄기세포에 의해 회복된 조직의 강도는 다른 줄기세포로 회복된 조직에 비해 60 Pa 정도 기계적 강도가 높았다고 보고하였다[68].

고막 치유에 대한 중간엽줄기세포(mesenchymal stem cell, MSC)에 대한 연구 또한 상당한 연구가 진행되었다. 천공이 생긴 고막의 부위에서 중간엽줄기세포 단독 또는 성장인자 및 생체물질과 중간엽줄기세포의 조합을 함께 전달하는 연구를 진행한 결과, 상피줄기세포 마커의 활성화에 영향을 미치고 각질 세포의 이동 및 증식을 향상시켜 결과적으로 고막천공을 더 빨리 치유할 수 있게 되었다. 또한 마우스 동물 모델에서 골수유래 중간엽줄기세포가 포함된 히알루론산 막의 복합 제품을 테스트한 결과, 골수 유래 중간엽줄기세포가 만성 고막천공의 치료에 좋은 세포 유형이라는 결론을 내렸다[69]. 줄기세포와 유사한 특징을 가진 표피 세포는 고막의 재생에 필수적인 역할을 한다. 고막 재생에 대한 이러한 세포의 영향을 조사한 결과, 고막천공의 모델에서, 표피 세포의 바이오 마커(인테그린 $\beta 1$ 및 사이토케라틴 19)가 관찰되었고[70], 그 후에 천공된 고막의 증식 및 세포 생산에 대한 활성화 마커가 나타났다. 세포 치료에 대해 동물실험을 진행한 많은 보고가 있지만 임상적으로 실험한 데이터는 상대적으로 적다. 이는 세포를 이용한 실험이 프로토콜을 표준화하고 GMP/GLP에 따라 수행하기가 쉽지 않기 때문이다.

5.3.2 청력 손실을 치료하기 위한 치료

청각 신경은 청각에도 중요한데 여기서는 이도(auditory canal, AC) 재생에 대해 위에서 논의한 광범위한 치료법에 대해 구체적으로 논의 하고자 한다. 이도의 생리적 조건을 모방하기 위해 폴리머 스캐폴드 개발에 대한 광범위한 연구가 진행되고 있다. 앞서 논의한 바와 같이 개발된 스캐폴드는 특정 특성, 체외실험시 스캐폴드 형태 및 다공성, 탄성계수와 같은 기계적 특성, 생물학적 특성, 스캐폴드의 치유 효과 및 스캐폴드에 대한 생체 내 실험을 통해 생체 내 특성을 이해해야 한다[73]. 이 장에서는 이도를 재생하기 위해 사용한 재료와 그 합성물에 대해 알아보고자 한다.

현재 고분자를 기반으로 한 생체재료는 외이도(external auditory canal, EAC)벽의 재건에 사용되지만 외이도는 여전히 흡수와 압출을 경험한다. 이러한 이유로 외이도 재건을 위한 고분자 지지체의 제작에 새로운 기술이 사용되었다[73]. PEOT(poly(ethylene oxide terephthalate))/PBT(poly(butylene terephthalate))는 재생 요법에 주로 사용되는 3세대 블록 공중 합체로 알려져 있다. 이것은 마우스 모델에서 고막을 대체하기 위해 처음 사용되었고[75], 생체내 이식 실험을 통해 공중합체가 독성이 없고 약간의 이물질 반응만 있고 모 조직과 유합할 수 있음을 보여준다. PEOT/PBT 합성물은 1년 이내에 50% 생분해를 보였으며[75], 황색 포도상구균에 의한 중이 감염에서 이 생체 물질을 사용한 결과, 외이도벽 재생에서 PEOT/PBT 공중합체 제품군의 적용 전망을 확인하였다[73]. 외이도를 복원하기 위해 적층 제조기술인 3D 파이버 제조기술로 외이도 벽을 설계하고 제작하였다[73]. 특정 환자에게 필요한 스캐폴드의 크기와 모양은 자기공명영상 및 컴퓨터 단층촬영(CT)과 같은 기술로 이미지화 될 수 있다[73]. 그런 다음 CAD(Computer Aided Design)에 의해 필요한 모델의 스캐폴드가 설계되었다. 외이도 벽의 첫 번째 주형은 컴퓨터 금지 기기를 사용하여 벌크 폴리머를 사용하여 설계 및 제조되었다. 스캐폴드는 기존 3D 스캐폴드보다 8배 더 많은 표면 대 부피 비율을 가져 주변 조직과 상호 작용하기에 충분했다. 세포 실험을 실시한 결과, 이 스캐폴드는 세포가 잘 살 수 있는 환경을 제공했으며, 결절과 함께 두꺼운 층의 미네랄 매트릭스를 생산하고 있다고 보고되었다[73].

일부 생물 활성 물질은 폐색을 회복하는 능력이 있다고 보고되었다. 폴리글리콜산(PGA) 폴리머의 장점은 이 폴리머가 생분해성이라, 적용 시 100 일 이내에 사라진다는 점이다[72]. 폴리글리콜산는 체내의 물과 이산화탄소로 가수 분해되어 피루베이트를 통해 분해된다. 중이 담즙 종의 치료를 위해 중이수술 후 고막성형술을 실시할 때 피브린 접착제를 사용하여 폴리글리콜산 시트를 외이도에 부착한 결과 외이도의 상피화를 촉진할 수 있었다[72]. 이 시트는 고막성형술 후 재건 된 고막 또는 유양돌기 표면을 덮는 데에도 사용되었으며, 그 결과 조직세포와 섬유아세포 증식을 유도할 수 있으며, 뒤이은 콜라겐 생성도 촉진시켰다. 그러나 외이도 성형술에서 피브린 접착제가 있는 폴리글리콜산 시트를 사용할 때 유양동이 정상적으로 회복되지 않고 상피화가 일어난다고 보고하였다. 폴리글리콜산 시트를 사용한 외이도 재생 메커니즘은 아직까지 명확하게 알려지지 않았다. 폴리글리콜산 시트는 섬유소를 유지하고 유양골 표면에서 삼출물을 분비하는 스캐폴드 역할을 한다고 하고, 유양골 삼출물에서 나온 섬유아세포는 섬유소 기질로 이동하여 번식하여 콜라겐 섬유 생산을 도울 수 있다[72]. 폴리글리콜산 시트의 성능은 시트가 분해됨에 따라 3 개월 이내에 감소한다. 폴리글리콜산 외에 대게에서 얻은 폴리아세틸글루코사민을 이용한 얇은 시트도 사용되었다.

5.3.3 고막 치료를 위한 생체분자 전달

성장인자와 같은 생체분자는 고막 재생에 중요한 역할을 한다. 성장인자는 자연적으로 발생하는 생체 분자이며 다양한 세포 과정과 경로를 조절하는 데 필수적이다. 일반적으로 성장인자는 상처 치유를 현저하게 증가시키고 세포 성장을 자극한다[79]. 성장인자는 고막천공이 오랜 치유 시간을 가질 때, 그리고 치유 실패의 위험이 있을 때, 고막천공 치유를 가속화 할 때 특히 유익한 것으로 보고된다[76, 77, 78]. 표피 성장인자(epidermal growth factor, EGF), 염기성 섬유아세포 성장인자(basic fibroblast growth factor, bFGF) 및 간세포 성장인자(hepatocyte growth factor, HGF) 및 혈관내피 성장인자(vascular endothelial growth factor, VEGF)와 같은 성장인자가 고막천공 폐쇄 및 치유를 촉진하기 위해 실험적으로, 그리고 임상적으로 사용되었다[80, 81]. 최근 여러 연구(전임상 그리고 임상연구)에서 성장인자와 성장인자를 효과적으로 전달하는 시스템의 효과를 평가하였다.

많은 포유류 종에 존재하는 사이토카인인 EGF는 각질세포, 내피, 상피세포 및 섬유아세포의 체외 및 생체 내 증식을 유도하는 것으로 알려져 있다. 동물과 인간의 고막에서 공통으로 표피 성장인자 수용체(epidermal growth factor receptor, EGFR)가 발견되었기 때문에 많은 연구에서 고막 재생 촉진에 대한 표피 성장인자의 잠재력을 조사했다[82]. 만성 고막천공이 있는 마우스 모델에서 주사 가능한 하이드로겔에 의해 전달된 헤파린 결합 표피 성장인자(HB-EGF)가 고막의 진동 특성을 복원할 수 있었다[83, 84]. EGF는 고막천공의 치료 과정에서 고막 각질 세포 증식 및 이동을 현저히 증가시킨다[85]. 또한 고막 치료에 EGF를 사용하면 천공의 폐쇄 시간이 감소하고 치유 속도가 증가한다는 사실이 입증되었다[81, 82, 86]. 중국의 한 임상 연구에 따르면 외상성 고막천공 환자 44명이 표피 성장인자 치료로 폐쇄 시간이 단축되었다. 6 개월 이상 추적 관찰 한 결과, 표피 성장인자 처리 군의 천공 폐쇄율은 96.2%이었으며, 폐쇄 시간은 9.1±3.9 일로 대조군보다 유의하게 높았다[82].

여러 임상 및 실험 연구에서 bFGF를 직접 또는 패치와 결합하여 국소 적용하면 고막을 치료하는 시간을 줄이고 천공 폐쇄율을 수정할 수 있음을 입증하였다[87, 88, 89, 90]. 중국에서 수행된 임상 연구에서 작은 천공(<25%)을 가진 104명의 환자가 모집되었다. bFGF 처리 그룹은 3 개월 동안 매일 bFGF 방울을 직접 사용했다. 폐쇄율은 100%이었으며 대조군 77%에 비해 유의하게 높았다. 평균 폐쇄 시간은 bFGF 처리 군의 경우 12.6±1.2 일이었으며, 대조군의 경우 43.1±2.5 일 보다 현저히 짧았다. bFGF가 조직 형성 촉진 및 상처 치유에 미치는 유익한 효과에도 불구하고 bFGF 적용의 적절한 용량과 시간을 둘러싼 연구 사이에 많은 의견 차이가 있다. 많은 연구에서 가장 큰 치료 효과를 달성하고 부작용을 관리하기 위해 직접 적용할 수 있는 bFGF의 최적 용량을 연구하였다[91]. 중국의 한 임상 연구에서 Lou 등은 EGF, FGF-2 및 0.3%(w/v) 농도의 ofloxacin 방울의 조합이 대형 고막 천공의 폐쇄를 촉진할 수 있음을 입증하였다[80].

다른 성장인자(각질세포 성장인자(KGF), 형질전환 성장인자(TGF-α), 수용체 사이토 카인(IL-19, IL-24) 및 다양한 효소(히알루론산 합성효소 2)와 고막천공 치유의 관련성도 조사되었다[84, 92, 93]. 고막재생에 TGF-α, TGF-α/히알루론산 처리는 고막 치유의 촉진으로 이어지는 세포 접착, 세포 증식 및 이동을 증가시키는 것으로 밝혀졌다[94]. 혈소판과립, 내피세포, 섬유아세포, 평활근세포 및 대식세포에서 방출되는 혈소판 유래 성장인자(platelet derived growth factor, PDGF)는 상처 치유에 관여하는 여러 성장인자 중 하나이며, 고막천공의 폐쇄에 영향을 미친다. 이러한 기반으로 스위스에서 25 명의 환자(만성 천공 고막 및 만성 화농성 중이염 환자)를 대상으로 PDGF를 고막에 6 주 동안 매주 적용하여 임상시험을 수행했으나, 이 연구의 결과는 만족스럽지 않았다. 따라서 만성 중이염에 대한 PDGF의 국소 적용은 수술에 대한 유리한 대안이 아니라고 보고 있다[95]. 반대로 혈소판이 풍부한 혈장(platelet-rich plasma, PRP)을 사용하면 고막천공의 완전한 치유 속도가 증가하고 성장 촉진제 역할을 한다고 알려졌다[96, 97]. 이집트에서 고막천공을 가진 50명의 환자를 대상으로 한 임상연구에서 PRP가 풍부한 지방이식 수술을 연골이식술과 비교하였다. 3 개월 추적 후 청음 평균의 개선은 PRP가 풍부한 지방이식 수술의 경우 18.08 dB, 연골이식술의 경우 18.24 dB이었으며 PRP가 들어간 지방이식 수술은 88%의 천공 폐쇄율을 보였고, 연골이식술은 92%의 천공 폐쇄율을 보였다. 따라서 PRP가 풍부한 지방 이식편은 고막 치료를 위한 유망한 선택이며 기존의 연골이식술과 비교해서도 충분히 경쟁력이 있다 할 수 있다[97].

6. 결론

고막천공 치료를 위한 많은 수술적, 비수술적 방법과 이에 관련한 기술이 있다. 이식편은 수축, 감염, 천공과 같은 합병증과 관련된 지지 물질이 있는 연골 연골 섬유등과 관련이 있다. 지난 20 년 동안 떠오르는 생명공학으로서 조직공학은 병에 걸린 고막을 대체할 수 있는 제품을 약속했지만, 안타깝게도 임상 적용에는 더디게 진행되었다. 이는 세포/줄기세포를 사용하는 윤리적 문제와 제품의 비용 및 재생산성 등이 매우 복잡하기 때문이다. 관련 산업에서 조직공학 제품에 수십억 달러를 지출했지만 고막 또는 기타 장기를 대체하거나 치료하는 제품은 없었다. 최근 재료 과학의 발전, 나노 재료 및 스마트 재료와 같은 많은 재료가 시장에 등장하면서 이러한 독립형 또는 셀룰러 공학과의 조합은 고막천공 치료에 희망을 가져올 수 있었다. 이러한 기술을 사용하여 고막 재생에 상당한 진전이 있었다. 이러한 기술들을 임상시험 안전성이 확보된 상황에서 제품화 할 때 비로소 고막천공 치유의 새 장을 열 수 있을 것이다.

참고문헌

[1] DANTI, Serena, et al. Applications of bioresorbable polymers in skin and eardrum. Bioresorbable Polymers for Biomedical Applications, 2017, 423-444.

[2] HONG, Paul ; BANCE, Manohar ; GRATZER, Paul F. Repair of tympanic membrane perforation using novel adjuvant therapies : a contemporary review of experimental and tissue engineering studies. International journal of pediatric otorhinolaryngology, 2013, 77.1 : 3-12.

[3] VILLAR-FERNANDEZ, Maria A. ; LOPEZ-ESCAMEZ, Jose A. Outlook for tissue engineering of the tympanic membrane. Audiology research, 2015, 5.1 : 9-19.

[4] AYOOB, Andrew Mitchell. Progress Toward Improved Drug Delivery to the Inner Ear : Methods of Measuring Intracochlear Drug Distribution and Materials-Based Approaches for Controlled Release. 2018. PhD Thesis. Harvard University.

[5] LOU, Zheng-cai, et al. Healing human moderate and large traumatic tympanic membrane perforations using basic fibroblast growth factor, 0.3% ofloxacin eardrops, and Gelfoam patching. Otology & Neurotology, 2016, 37.6 : 735-741

[6] SZYMANSKI, Alice ; GEIGER, Zachary. Anatomy, head and neck, ear. 2017.

[7] LUO, Huiyang, et al. Mechanical properties of a human eardrum at high strain rates after exposure to blast waves. Journal of Dynamic Behavior of Materials, 2016, 2.1 : 59-73.

[8] ZHOU, Zhong ; LU, Hongbing. On the measurements of viscoelastic functions of a sphere by nanoindentation. Mechanics of Time-Dependent Materials, 2010, 14.1 : 1.

[9] VAN DER JEUGHT, Sam, et al. Full-field thickness distribution of human tympanic membrane obtained with optical coherence tomography. Journal of the Association for Research in Otolaryngology, 2013, 14.4 : 483-494.

[10] CAI, Lingling, et al. Recovery from tympanic membrane perforation : effects on membrane thickness, auditory thresholds, and middle ear transmission. Hearing research, 2019, 384 : 107813.

[11] AHN, Tae-Soo ; BAEK, Moo-Jin ; LEE, Dooho. Experimental measurement of tympanic membrane response for finite element model validation of a human middle ear. SpringerPlus, 2013, 2.1 : 1-12.

[12] KIM, Chang-Hee ; SHIN, Jung Eun. Hemorrhage within the tympanic membrane without perforation. Journal of Otolaryngology-Head & Neck Surgery, 2018, 47.1 : 1-7.

[13] LIM, David J. Human tympanic membrane : an ultrastructural observation. Acta oto-laryngologica, 1970, 70.3 : 176-186.

[14] KNUTSSON, Johan ; BAGGER-SJÖBÄCK, Dan ; VON UNGE, Magnus. Collagen type distribution in the healthy human tympanic membrane. Otology & Neurotology, 2009, 30.8 : 1225-1229.

[15] FARRIOR, Jay B. The anterior tympanomeatal angle in tympanoplasty : Surgical techniques for the prevention of blunting. The Laryngoscope, 1983, 93.8 : 992-997.

[16] GATES, George A., et al. Recent advances in otitis media. 1. Definitions, terminology, and classification of otitis media. The Annals of otology, rhinology & laryngology. Supplement, 2002, 188 : 8-18.

[17] SPANDOW, Odd ; HELLSTRÖM, Sten ; DAHLSTRÖM, Michael. Structural characterization of persistent tympanic membrane perforations in man. The Laryngoscope, 1996, 106.3 : 346-352.

[18] LAURENT, C. ; HELLSTRÖM, S. Extracellular matrix components reflect the dynamics of a healing tympanic membrane perforation-a histochemical study. The international journal of biochemistry & cell biology, 1997, 29.1 : 221-229.

[19] AMOILS, C. Philip ; JACKLER, Robert K. ; LUSTIG, Lawrence R. Repair of chronic tympanic membrane perforations using epidermal growth factor. Otolaryngology—Head and Neck Surgery, 1992, 107.5 : 669-683.

[20] Gladstone, H., Jackler, R., and Varav, K. Tympanic membrane wound healing. An overview. Otolaryngol Clin North Am 28, 913, 1995.

[21] BOEDTS, D. Tympanic membrane perforations. Acta oto-rhino-laryngologica belgica, 1995, 49.2 : 149-158.

[22] CLARK, Richard AF ; GHOSH, Kaustabh ; TONNESEN, Marcia G. Tissue engineering for cutaneous wounds. Journal of Investigative Dermatology, 2007, 127.5 : 1018-1029.

[23] NELSON, Celeste M. ; BISSELL, Mina J. Of extracellular matrix, scaffolds, and signaling : tissue architecture regulates development, homeostasis, and cancer. Annu. Rev. Cell Dev. Biol., 2006, 22 : 287-309.

[24] HERKAL, Kartik, et al. Hearing loss in tympanic membrane perforations : an analytic study. Int J Otorhinolaryngol Head Neck Surg, 2018, 4.5 : 1233-9.

[25] SOGEBI, Olusola A.; OYEWOLE, Emmanuel A.; MABIFAH, Taofeeq O. Traumatic tympanic membrane perforations: characteristics and factors affecting outcome. Ghana medical journal, 2018, 52.1: 34–40.

[26] HARDMAN, John, et al. Tympanoplasty for chronic tympanic membrane perforation in children: systematic review and meta-analysis. Otology & neurotology, 2015, 36.5: 796–804.

[27] PATIL, B. C., et al. Outcome of interlay grafting in type 1 tympanoplasty for large central perforation. Indian Journal of Otolaryngology and Head & Neck Surgery, 2014, 66.4: 418–424.

[28] AYACHE, Stephane. Cartilaginous myringoplasty: the endoscopic transcanal procedure. European Archives of Oto-Rhino-Laryngology, 2013, 270.3: 853–860.

[29] MANDOUR, Yasser Mohammad Hassan; MOHAMMED, Samira; MENEM, Mo Abdel. Bacterial cellulose graft versus fat graft in closure of tympanic membrane perforation. American journal of otolaryngology, 2019, 40.2: 168–172.

[30] RUBINSTEIN, Benjamin J., et al. A novel gel patch for minimally invasive repair of tympanic membrane perforations. International journal of pediatric otorhinolaryngology, 2018, 115: 27–32.

[31] AKTER, Farhana. Tissue engineering made easy. Academic Press, 2016.

[32] TEH, Bing Mei, et al. Tissue engineering of the tympanic membrane. Tissue Engineering Part B: Reviews, 2013, 19.2: 116–132.

[33] HARRISON, Rachael H.; ST-PIERRE, Jean-Philippe; STEVENS, Molly M. Tissue engineering and regenerative medicine: a year in review. Tissue Engineering Part B: Reviews, 2014, 20.1: 1–16.

[34] WU, Shaohua, et al. Effect of scaffold morphology and cell co-culture on tenogenic differentiation of HADMSC on centrifugal melt electrospun poly (L-lactic acid) fibrous meshes. Biofabrication, 2017, 9.4: 044106.

[35] SALERNO, A. E. D. M., et al. Tailoring the pore structure of PCL scaffolds for tissue engineering prepared via gas foaming of multi-phase blends. Journal of Porous Materials, 2012, 19.2: 181–188.

[36] BRADLEY, David. Scaffold shape gets nerve cells into the groove. Materials Today, 2016, 19.3.

[37] KOPPES, Ryan A., et al. Thermally drawn fibers as nerve guidance scaffolds. Biomaterials, 2016, 81: 27–35.

[38] KIM, Soo Hyeon, et al. Novel transparent collagen film patch derived from duck's feet for tympanic membrane perforation. Journal of Biomaterials science, Polymer edition, 2018, 29.7-9 : 997-1010.

[39] LEE, Jun Ho, et al. Clinical outcomes of silk patch in acute tympanic membrane perforation. Clinical and experimental otorhinolaryngology, 2015, 8.2 : 117.

[40] LEE, Jun Ho, et al. A prospective cohort study of the silk fibroin patch in chronic tympanic membrane perforation. The Laryngoscope, 2016, 126.12 : 2798-2803.

[41] KIM, Jangho, et al. Bacterial cellulose nanofibrillar patch as a wound healing platform of tympanic membrane perforation. Advanced healthcare materials, 2013, 2.11 : 1525-1531.

[42] SHEN, Yi, et al. Tympanic membrane repair using silk fibroin and acellular collagen scaffolds. The laryngoscope, 2013, 123.8 : 1976-1982.

[43] KIM, Jang Ho, et al. Development of water-insoluble chitosan patch scaffold to repair traumatic tympanic membrane perforations. Journal of Biomedical Materials Research Part A : An Official Journal of The Society for Biomaterials, The Japanese Society for Biomaterials, and The Australian Society for Biomaterials and the Korean Society for Biomaterials, 2009, 90.2 : 446-455.

[44] SHEN, Yi, et al. Scaffolds for tympanic membrane regeneration in rats. Tissue engineering part A, 2013, 19.5-6 : 657-668.

[45] SEONWOO, Hoon, et al. Latent stem cell-stimulating therapy for regeneration of chronic tympanic membrane perforations using IGFBP2-releasing chitosan patch scaffolds. Journal of biomaterials applications, 2019, 34.2 : 198-207.

[46] GEÃO, Catarina, et al. Thermal annealed silk fibroin membranes for periodontal guided tissue regeneration. Journal of Materials Science : Materials in Medicine, 2019, 30.2 : 27.

[47] FAROKHI, Mehdi, et al. Functionalized silk fibroin nanofibers as drug carriers : Advantages and challenges. Journal of Controlled Release, 2020, 321 : 324-347.

[48] GOUMA, Pelagia-Irene. Electrospun bioscaffolds that mimic the topology of extracellular matrix. In : Nanomedicine in Cancer. Jenny Stanford Publishing, 2017. p. 159-169.

[49] BRAGHIROLLI, Daikelly I. ; STEFFENS, Daniela ; PRANKE, Patricia. Electrospinning for regenerative medicine : a review of the main topics. Drug discovery today, 2014, 19.6 : 743-753.

[50] SAINO, Enrica, et al. Effect of electrospun fiber diameter and alignment on macrophage activation and secretion of proinflammatory cytokines and chemokines. Biomacromolecules, 2011, 12.5 : 1900−1911.

[51] IMMICH, A. P. S., et al. Improved tympanic membrane regeneration after myringoplastic surgery using an artificial biograft. Materials Science and Engineering : C, 2017, 73 : 48−58.

[52] LOU, Z. C., et al. The perforation margin phenotypes and clinical outcome of traumatic tympanic membrane perforation with a Gelfoam patch : Our experience from a retrospective study of seventy-four patients. Clinical Otolaryngology, 2015, 40.4 : 389−392.

[53] XUE, Kun, et al. Hydrogels as emerging materials for translational biomedicine. Advanced Therapeutics, 2019, 2.1 : 1800088.

[54] FAROKHI, Maryam, et al. Alginate based scaffolds for cartilage tissue engineering : a review. International Journal of Polymeric Materials and Polymeric Biomaterials, 2020, 69.4 : 230−247.

[55] HAKUBA, Nobuhiro, et al. Gelatin hydrogel with basic fibroblast growth factor for tympanic membrane regeneration. Otology & Neurotology, 2014, 35.3 : 540−544.

[56] TEH, Bing Mei, et al. A review on the use of hyaluronic acid in tympanic membrane wound healing. Expert opinion on biological therapy, 2012, 12.1 : 23−36.

[57] MURPHY, Sean V. ; ATALA, Anthony. 3D bioprinting of tissues and organs. Nature biotechnology, 2014, 32.8 : 773−785.

[58] RADENKOVIC, Dina ; SOLOUK, Atefeh ; SEIFALIAN, Alexander. Personalized development of human organs using 3D printing technology. Medical hypotheses, 2016, 87 : 30−33.

[59] KONG, Lingde, et al. Surgical treatment of intra−articular distal radius fractures with the assistance of three−dimensional printing technique. Medicine, 2020, 99.8.

[60] Kuo, C.−Y., Wilson, E., Fuson, A., Gandhi, N., Monfaredi, R., Jenkins, A., et al. Repair of tympanic membrane perforations with customized bioprinted ear grafts using chinchilla models. Tissue Engineering Part A, 24, p−527, 2018.

[61] KUO, Che−Ying, et al. Repair of tympanic membrane perforations with customized bioprinted ear grafts using chinchilla models. Tissue Engineering Part A, 2018, 24.5−6 : 527−535.

[62] JANG, Chul Ho, et al. Mesenchymal stem cell-laden hybrid scaffold for regenerating subacute tympanic membrane perforation. Materials Science and Engineering : C, 2017, 72 : 456-463.

[63] BRUŽAUSKAITĖ, Ieva, et al. Scaffolds and cells for tissue regeneration : different scaffold pore sizes—different cell effects. Cytotechnology, 2016, 68.3 : 355-369.

[64] UPADHYAY, R. K. Role of biological scaffolds, hydro gels and stem cells in tissue regeneration therapy. Adv. Tissue Eng. Regen. Med. Open Access, 2017, 2 : 121-135.

[65] SEETHARAMAN, Rajasekar, et al. An overview on stem cells in tissue regeneration. Current pharmaceutical design, 2019, 25.18 : 2086-2098.

[66] EL BABA, Bassel, et al. Stem cells in the management of tympanic membrane perforation : an update. In : Neurological Regeneration. Springer, Cham, 2017. p. 181-194.

[67] KIM, Seung Won, et al. Latent progenitor cells as potential regulators for tympanic membrane regeneration. Scientific reports, 2015, 5.1 : 1-8.

[68] VON UNGE, Magnus ; DIRCKX, Joris JJ ; OLIVIUS, N. Petri. Embryonic stem cells enhance the healing of tympanic membrane perforations. International journal of pediatric otorhinolaryngology, 2003, 67.3 : 215-219.

[69] GONCALVES, Stefania, et al. Histologic changes of mesenchymal stem cell repair of tympanic membrane perforation. Acta oto-laryngologica, 2017, 137.4 : 411-416.

[70] LIEW, Lawrence J., et al. Tympanic membrane derived stem cell-like cultures for tissue regeneration. Stem cells and development, 2018, 27.10 : 649-657.

[71] RANGLANI, Deepak, et al. Review on Tympanic Membrane and Auditory Canal Regeneration by Biomaterial Intervention. Materials Highlights, 2021, 2.1-2 : 7-17.

[72] KOBAYASHI, Taisuke, et al. Polyglycolic acid sheet attached with fibrin glue can facilitate faster epithelialization of the mastoid cavity after canal wall-down tympanoplasty. Auris Nasus Larynx, 2017, 44.6 : 685-689.

[73] MOTA, Carlos, et al. 3D fiber deposited polymeric scaffolds for external auditory canal wall. Journal of Materials Science : Materials in Medicine, 2018, 29.5 : 1-14.

[74] DESCHAMPS, Audrey A. ; GRIJPMA, Dirk W. ; FEIJEN, Jan. Poly (ethylene oxide)/poly (butylene terephthalate) segmented block copolymers : the effect of

copolymer composition on physical properties and degradation behavior. Polymer, 2001, 42.23 : 9335–9345.

[75] BAKKER, D., et al. The behavior of alloplastic tympanic membranes in Staphylococcus aureus-induced middle ear infection. I. Quantitative biocompatibility evaluation. Journal of biomedical materials research, 1990, 24.6 : 669–688.

[76] KURABI, Arwa, et al. Active transport of peptides across the intact human tympanic membrane. Scientific reports, 2018, 8.1 : 1–10.

[77] MORE, Suraj B. ; NANDGUDE, Tanaji D. ; PODDAR, Sushilkumar S. Vesicles as a tool for enhanced topical drug delivery. Asian J Pharm, 2016, 10.3 : S196–208.

[78] LOU, Z.-C. ; TANG, Y.-M. ; YANG, J. A prospective study evaluating spontaneous healing of aetiology, size and type-different groups of traumatic tympanic membrane perforation. Clinical Otolaryngology, 2011, 36.5 : 450–460.

[79] LOU, Z. C. ; LOU, Z. H. ; XIAO, J. Regeneration of the tympanic membrane using fibroblast growth factor–2. The Journal of Laryngology & Otology, 2018, 132.6 : 470–478.

[80] LOU, Z. C., et al. Topical application of epidermal growth factor with no scaffold material on the healing of human traumatic tympanic membrane perforations. Clinical Otolaryngology, 2016, 41.6 : 744–749.

[81] ZHENGCAI–LOU, Zihan–Lou. Yongmei–Tang. Comparative study on the effects of EGF and bFGF on the healing of human large traumatic perforations of the tympanic membrane. Laryngoscope, 2016, 126.1 : E23–E28.

[82] LOU, Zheng–Cai ; DONG, Yihan ; LOU, Zi–Han. Comparative study of epidermal growth factor and observation only on human subacute tympanic membrane perforation. American journal of otolaryngology, 2019, 40.2 : 209–212.

[83] SANTA MARIA, Peter Luke, et al. Heparin binding–epidermal growth factor–like growth factor for the regeneration of chronic tympanic membrane perforations in mice. Tissue Engineering Part A, 2015, 21.9–10 : 1483–1494.

[84] SANTA MARIA, Peter Luke, et al. Single administration of a sustained–release formulation of KB–R7785 inhibits tympanic membrane regeneration in an animal model. The journal of international advanced otology, 2016, 12.3 : 237.

[85] MAHARAJAN, Nagarajan ; CHO, Gwoang Won ; JANG, Chul Ho. Application of mesenchymal stem cell for tympanic membrane regeneration by tissue

engineering approach. International journal of pediatric otorhinolaryngology, 2020, 133 : 109969.

[86] Lou, Z., and Lou, Z. A comparative study to evaluate the efficacy of EGF, FGF-2, and 0.3%(w/v) ofloxacin drops on eardrum regeneration. Medicine, 96, p-e7654, 2017.

[87] KANEMARU, Shin-Ichi, et al. Regenerative treatment for tympanic membrane perforation. Otology & Neurotology, 2011, 32.8 : 1218-1223.

[88] LOU, Zhengcai ; TANG, Yongmei ; WU, Xiaohong. Analysis of the effectiveness of basic fibroblast growth factor treatment on traumatic perforation of the tympanic membrane at different time points. American journal of otolaryngology, 2012, 33.2 : 244-249.

[89] LOU, Zhengcai, et al. Utility of basic fibroblast growth factor in the repair of blast-induced total or near-total tympanic membrane perforations : A pilot study. American journal of otolaryngology, 2015, 36.6 : 794-797.

[90] LOU, Zhengcai, et al. Direct application of bFGF without edge trimming on human subacute tympanic membrane perforation. American journal of otolaryngology, 2016, 37.2 : 156-161.

[91] LOU, Zhengcai ; WANG, Yubizhuo. Evaluation of the optimum time for direct application of fibroblast growth factor to human traumatic tympanic membrane perforations. Growth Factors, 2015, 33.2 : 65-70.

[92] YAMAMOTO-FUKUDA, Tomomi ; AKIYAMA, Naotaro ; KOJIMA, Hiromi. Keratinocyte growth factor (KGF) induces stem/progenitor cell growth in middle ear mucosa. International journal of pediatric otorhinolaryngology, 2020, 128 : 109699.

[93] ATLAS, Marcus, et al. Improved silk fibroin glycerol membranes. U.S. Patent Application No 16/088,789, 2019.

[94] TEH, Bing Mei, et al. TGF-α/HA complex promotes tympanic membrane keratinocyte migration and proliferation via ErbB1 receptor. Experimental cell research, 2013, 319.6 : 790-799.

[95] RÖÖSLI, Christof, et al. The impact of platelet-derived growth factor on closure of chronic tympanic membrane perforations : a randomized, double-blind, placebo-controlled study. Otology & Neurotology, 2011, 32.8 : 1224-1229.

[96] SAEEDI, Masoumeh, et al. The effect of PRP-enriched gelfoam on chronictympanic membrane perforation : a double-blind randomized clinical trial. The international tinnitus journal, 2017, 21.2 : 108-111.

[97] MANDOUR, Mahmoud Fawzy ; ELSHEIKH, Mohamed Nasser ; KHALIL, Mohamed Fathy. Platelet-rich plasma fat graft versus cartilage perichondrium for repair of medium-size tympanic membrane perforations. Otolaryngology-Head and Neck Surgery, 2019, 160.1 : 116-121.

[98] PAREKH, Aron, et al. Repair of the tympanic membrane with urinary bladder matrix. The Laryngoscope, 2009, 119.6 : 1206-1213.

V

PART

나노공학
(Nano Engineering)

제 18 장

탄소 기반 나노소재

Gurshagan Kandhola·Cody Chivers·임재운·
박상배·김재은·정종훈·Jin-Woo Kim

1. 서론

탄소 기반 나노소재는 풀러렌, 탄소 나노튜브(carbon nanotubes, CNT), 그래핀 및 그 유도체(산화 그래핀, 나노다이아몬드, 카본 퀀텀 닷 등), 셀룰로오스 나노결정(cellulose nanocrystals, CNCs), 셀룰로오스 나노섬유(cellulose nanofibers, CNFs) 등을 포함하는 나노 크기 소재군이다. 고유의 탁월하고 조절 가능한 물리적, 화학적, 기계적, 전기적, 열적 및 광학적 특성 때문에 진단, 치료, 바이오센싱, 바이오 이미징, 약물 및 유전자 전달, 조직공학 및 재생의학을 비롯한 다양한 생물의학 분야에 적용하기에 적합하다. 이 장에서는 특히 탄소 기반 나노물질인 CNT, 그래핀, 나노셀룰로오스(CNC, CNF)의 조직공학적 적용에 초점을 맞춘다. 최근 현장에서 이루어진 과학적 진보의 대부분은 이 범주 안에 포함된다. 이번 장에서는 탄소 기반 나노입자를 이용한 첨단 기술을 (a) 상기한 탄소 기반 나노물질을 이용한 조직공학용 스캐폴드의 다양한 합성 기법, (b) 다양한 세포 및 조직에 대한 스캐폴드의 물리화학적 특성 및 재생 능력, (c) 현재 및 차후 해결해야 할 문제점들, (d) 해당 문제에 대한 심도 깊은 분석 및 임상에 효율적으로 적용하기 위한 전략 등을 다룰 것이다.

조직공학은 바이오소재 분야가 아직 초창기였던 1960년대 초에 출범하였다. 생체재료 연구의 범주가 신체 적용을 위해 설계된 모든 물질을 포함하도록 확대되면서, 세포와 생체활성 분자를 통일된 작동 조직으로 성형 및 조절할 필요성이 대두되었다. 해당 분야에서 요구하는 수준의 복잡한 목표를 달성하기 위해서는 세포와 생체활성적 구성 요소를 스캐폴드를 이용하여 통합하고 생존, 성장, 분화를 촉진할 필요성이 있다. 조직공학 분야에서 가장 중요한 목표는 세포 부착 및 세포간 분자신호 전달 강화를 통하여, 새로운 세포 성장을 유발하여 손상된 조직을 회복할 수 있는 생체재료를 만들어 내는 것이다. 큰 단위의 조직을 복원하는 것을 통해, 완전한 장기의 재생을 목표로 할 수 있다. 이러한 스캐폴드 소재는 조직공학이나 재생의학 분야에서 필수적인 역할을 할 뿐만 아니라, 배양되는 조직에 구조적인 지지 효과나 세포 생리의 유지를 제공하기도 한다. 특정 조직의 성장과 구축에 있어서는, 신생 뼈 조직의 형성을 위해 골아세포가 부착되는 것처럼 특정 조직의 다양한 인자나 세포 종류에 대한 생체 분자 및 세포 등의 방출이 고려되어야 한다[1, 2].

조직공학 스캐폴드의 개발에서 많은 유의미한 발전이 이루어졌지만, 재료의 능력을 완전히 발휘하고 임상에서 실제로 적용되기 전에 해결해야 할 문제점들이 있다. 스캐폴드는 접종된 세포를 원래 조직의 특성을 모방하여 완전한 조직까지 성장시키고, 유지할 능력이 부족하다. 이러한 능력에는 스캐폴드가 모방하는 원래 조직의 세포 친화성이나 구조적 안정성 등이 포함되어야 한다. 해당 능력들을 완전히 끌어내기 위해서는, 스캐폴드를 통해 *in vivo*에서 발견되는 세포적, 형태적, 그리고 생리적 구성을 효율적으로 모방 및 유도해야 한다[3-6]. 이러한 미세 환경은 세포-세포 및 세포-세포간기질(Extracellular matrix, ECM) 간 상호작용의 특이적인 변주로 이루어지며, 수용성 거대분자와 생체물리적 요소들 역시 중요하다. 이를 염두에 두고, 각 스캐폴드는 표적 조직의 특이적인 요구에 맞춰 최적화되어야 한다. 스캐폴드는 3D 구조로 다공성이며, 생체흡수성이며, 생체활성 및 생체적합성을 가지며 원 조직의 물성 및 분해 속도를 모방하여 새로운 ECM 합성 속도를 따라갈 필요가 있다[7]. 조직공학 스캐폴드의 목표는 살아 있는 세포와 동적으로 상호작용하여 손상된 조직을 회복하는 것이다. 스캐폴드를 제작하기 위한 가장 일반적인 접근법은 상향식 접근법을 통한 소재 개발법으로, 설계된 기질의 표면이 특정 생체활성 펩타이드로 가공되어, 일정한 화학적 물리적 요소를 통해 능동적으로 특정 생체 시스템에서 원하는 세포 반응을 유도하게 한다[7, 8]. 스캐폴드에 대한 세포 반응에 영향을 미치는 가장 큰 요소는 소재와 in vivo의 혈액이나 체액, 혹은 in vitro의 배지와 접하는 부분에서 단백질이 어떻게 흡수되는지의 여부이다[7]. 몇몇 요인들을 들자면 표면 자유 에너지, 젖는 정도, 소수/친수성, 표면 작용기, 표면 전위, 표면 형태 및 거칠기 등이며 이러한 요소들이 단백질 흡수 및 세포 부착, 증식 등에 영향을 미친다. 이식 실패를 막기 위해서는 스캐폴드를 설계할 때 기계적, 구조적, 기능적으로 원 조직과 유사한 특성을 복합하는 것이 전제 조건이 된다[7, 8].

신체의 각 조직은 서로 다른 자극과 미세환경에 노출된다. 따라서 성공적인 세포 성장과 분화를 위해서는 각 조직에 최적화된 물리화학적 특성을 가진 소재가 필요하다. 제작된 복합 소재가 효율적으로 기능하기 위해서는 생체 모방이 필수적이다[9-12]. 원 조직 또한 특정 내부 구조를 통해 고유의 기능을 발휘하기 때문이다. 간과 심장의 예를 들자면, 간은 주로 혈액을 여과하는 반면 심장은 몸 전체의 혈류를 순환시킨다. 세포의 성장에 따라, 이들은 주변 환경과 세포 분화나 조직 성장에 필수적인 분자적 요소를 교환한다. 조직공학이 제대로 적용되기 위해서는, 해당 부위 세포군의 원래 특성을 모방하기 위해 생체소재를 어떻게 사용할지 세심히 고려해야 한다[3]. 또 다른 구체적인 예로, 심장 조직 재생 스캐폴드는 세포에서 세포로 필요한 전기 신호 전달을 촉진하기 위해 전기 전도도를 유지해야 한다. 스캐폴드 재료의 전기적 특성이 균일하지 못할 경우 부정맥 및 기타 이차 합병증으로 이어질 수 있다[13, 14]. 또한 심장 스캐폴드는 충분한 기계적 강도를 유지해야 한다. 개인의 여생 동안 또는 조직이 완전히 복원되고 스캐폴드가 분해되거나 제거될 때까지 심장의 지속적인 주기적 수축을 견딜 수 있어야 하기 때문이다. 따라서 이러한 한계점은 적합한 생체소재를 더하여 실용적인 복합체 스캐폴드를 만들어 내어 극복해야 한다.

차후 조직공학의 발전이 가속하고 체내 자연 재생의 이점과 탄소 기반 나노소재의 물리화학적 특성을 더하여 스캐폴드/생물 복합체의 개발이 가능할 것이다(그림 18.1). 그러나 이런 스캐폴드를 제작하기 위해서는 다양한 생리학적 과정의 시공간적 진행 수준을 매우 정밀하게 제어할 수 있어야 한다[15]. 따라서 과학자들은 스캐폴드 기질에 나노입자를 복합하게 되었다. 그중에서 가장 중요한 것은 바로 탄소 기반 나노물질이다. 체내에서 재생의 자연적 이점과 탄소 기반 나노소재의 추가된 물리화학적 특성을 결합하는 방식으로, 향상된 스캐폴드/생물 복합체를 개발할 수 있다. 그러나 탄소 기반 나노소재의 장점을 스캐폴드에 접목하기 위해서는 다양한 생리학적 작용을 시공간적으로 정밀하게 제어할 수 있어야 한다[15]. 이러한 이유 때문에 과학자들은 나노입자를 스캐폴드 매트릭스에 복합하여 사용하게

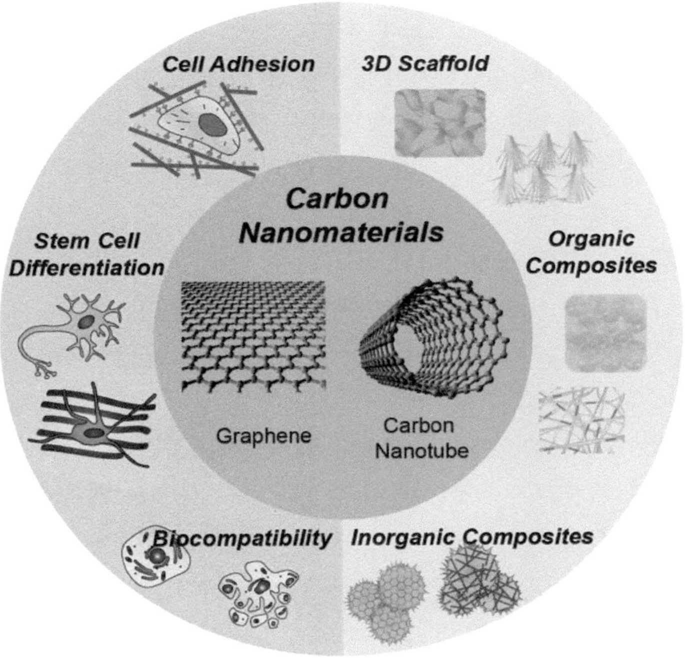

그림 18.1 조직공학과 재생의학 분야에서의 탄소 기반 나노소재 그래핀과 CNT를 포함하는 고분자 스캐폴드는 다양한 종류의 세포가 부착 및 분화하는 데 도움을 줄 수 있음[30]

되었다. 탄소 기반 나노물질의 경우, 앞서 언급한 점들을 충족할 수 있다. 처음 발견된 이래로, 풀러렌(1985), 탄소 나노튜브(1991), 그래핀 시트(2004) 등의 탄소 기반 나노소재는 다양한 연구 분야에서 큰 관심을 끌었다[16-18]. 탄소 기반 나노소재는 독특한 물리화학적 특성에 의하여 강도가 뛰어나며, 특히 고강도 재료 혹은 전자 분야에 응용하는 용도로 많은 주목을 받았다. 이들 소재는 그 크기와 특수한 종횡비(aspect ratio) 때문에 우수한 기계적 강도뿐만 아니라 높은 전도성, 생체적합성, 고유한 전기적, 광학적, 열적 특성을 보인다. 따라서 탄소 기반 나노소재는 의생명 분야에서 다양한 진단 및 치료용으로 적용될 수 있다. 탄소 기반 나노소재가 적용될 수 있는 구체적인 예로는 광열을 통한 항암 요법, 치료, 유전자 전달, 세포 및 조직의 영상화, 생물 감지, 그리고 본 장에서 가장 중요하게 다루고 있는 조직공학 분야가 있다[19-25]. 이 장에서는 조직공학과 재생의학에서 탄소 기반 나노물질을 어떻게 적용할 수 있는지 알아볼 것이며, 그중에서도 특정 조직이나 특정 세포에 대한 성장 및 분화 촉진이나 세포독성에 영향을 미치는 물리화학적 특성을 위주로 살필 것이다.

2. 그래핀

그래핀은 2차원 시트 형태로 배열된 탄소 원자 결정체로, 뛰어난 기계적, 열적, 광학적, 전기적, 물리화학적 특성을 보인다. 그래핀 시트의 탄소 원자는 각각 인접한 원자와 자유롭게 상호작용할 수 있는 3개의 σ-결합과 1개의 평면 외 π-결합을 갖는다[26]. 흑연은 같은 평면에서 탄소 원자 사이에 강한 탄소-탄소 결합이 형성하는 반면, 그래핀의 평면은 반데르발스 상호작용에 의해 제자리에 고정된다. 그래핀은 같은 평면에서는 여전히 강한 탄소-탄소 결합을 가지고 있으나 자유 π-전자를 나타내는 방향족 구조를 보인다. 그래핀에는 탄소 시트의 적층면이 없기 때문에 방향성이나 표면 반응 부위의 증가 등의 특성을 보인다[27]. 그래핀은 그래핀 폼(graphene foam, GF)부터 다층 그래핀 플레이크, 그래핀 산화물(graphene oxide, GO), 그리고 환원된 GO(reduced GO, rGO)에 이르기까지 다양한 형태를 취한다.

GF는 1999년 Rode의 연구진이 발견했으며 3D 그물에 느슨하게 부착된 탄소 원자가 저밀도 클러스터 형태로 배열된 구조로 이루어져 있다. 각 나노클러스터의 폭은 6 nm이며 흑연과 유사하게 시트처럼 연결되어 있어 나노구조는 에어로겔과 유사하다. 그러나 에어로겔 GF는 전기 전도성이 매우 떨어진다. 이는 내부의 많은 전자가 홀전자로, 국소부에서 위상 및 접합 결함을 야기하기 때문이다[28, 29]. GO는 그래핀 시트를 제작하는 과정 중에서 흑연을 산화시킬 때 형성되는 반면, rGO는 GO 환원의 산물이다[30]. Geim의 연구진은 2004년에 그래핀을 발견했으며, 이는 현존하는 물질 중 가장 강하고 얇은 물질이었다. 이

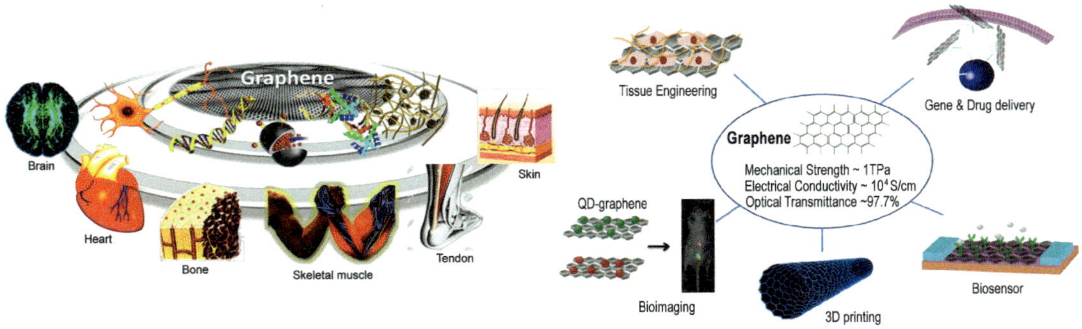

그림 18.2 그래핀 표면은 화학적으로 쉽게 가공이 가능하며, 부피 대비 표면적이 넓은 등 고유한 물리화학적 특성을 가짐. 때문에 그래핀은 조직공학 분야에서 다양하게 적용될 수 있음[6]

발견으로 그들은 같은 해 노벨 물리학상을 받았다[18].

그래핀의 독특한 성질은 대부분 그 화학적 특성에서 기인하는 것으로, 이 때문에 그래핀은 매우 광범위한 형태 및 적용 범위를 갖는다(그림 18.2). 그래핀 표면의 화학적 특성은 쉽게 변형할 수 있으며 표면적 역시 크다. 이러한 특성 덕에 조직공학과 재생의학을 포함한 의생명 분야에서 많은 연구자가 그래핀에 주목하게 되었다. 앞서 설명한 그래핀의 특성들은 다양한 화학적 표면 가공법으로 변환 가능하다. 따라서 그래핀은 줄기세포의 성장과 분화를 촉진시킬 수 있다. 그래핀의 특성은 표면의 화학적 특성을 변형시키거나, 그래핀의 층(layer) 수를 증감시켜서 조정이 가능하다. 특히 그래핀을 구성하는 층의 수가 10개 이상일 경우 화학적으로는 흑연과 유사한 것으로 밝혀졌다[31]. 이것은 그래핀 시트 사이의 분자간 상호작용이 흑연 특유의 물리적 성질을 결정한다는 점을 시사한다. 실제로 그래핀 시트의 적층 순서, 꼬임(twist), 층간 간격이 그래핀의 전기적, 광학적, 열적, 기계적 특성을 결정한다[32-35]. 또한 그래핀은 단백질, 효소, 성장 인자, 심지어 DNA와 같은 생체 분자 등과 결합하여 그 기능을 개선할 수 있다[6, 36, 37]. 아래부터는 3D 스캐폴드의 견고성과 물리화학적 성질을 향상하고, 세포부착 및 분화를 증가시키며, 세포독성을 완화하여 그래핀을 조직공학 분야에 활용할 수 있는 다양한 방법을 다룬다.

2.1 조직 재생 스캐폴드

그래핀은 물리화학적 특성뿐만 아니라 하이드로겔을 형성할 수 있다는 점에서 독특하다 할 수 있다. 개별적인 GO 층 사이의 초분자(supramolecular) 상호작용을 통해, 하이드로겔 구조를 형성할 수 있다[38]. 이렇게 만들어진 하이드로겔은 조직공학 및 재생의학 용도의 3D 스캐폴드 재료로 사용될 수 있다. 그래핀 이외의 분자를 첨가하여 그래핀을 통한 하이드로겔 형성을 보강할 수 있다. 금속 이온은 인접한 GO 시트 사이의 접합 부위로 기능하여 기질의 구조를 안정화할 수 있으며, 고분자는 하이드로겔 구조 내부에 더 많은 수소 결합 부위를 도입하거나 정전기적 상호작용을 증가시키는 데 사용될 수 있다. 다중 전하 소분자(small multi-charged molecule)는 정전기적 상호작용을 강화할 수 있다. 이와 유사하게 ssDNA(single stranded DNA)는 비공유 상호작용을 통해 GO 시트의 자가 구성(self-assembly)을 유도할 수 있다[30, 39]. 세포 부착과 유전자 발현은 스캐폴드의 강성에 직접 영향을 받기 때문에, 하이드로겔 제작 과정에서 첨가되는 비-그래핀 분자가 특히 중요하다[40].

또 다른 탄소 동소체인 3D 그래핀 폼(3D graphene foam, 3D-GF)(그림 18.3)은 Li의 연구진에 의해 신경줄기세포(neural stem cell, NSC)의 스캐폴드로 처음 사용된 바 있다. 해당 연구진은 스캐폴드에 의해 KI67(분열하는 세포에서만 검출되는 증식 관련 핵 항원)의 발현이 증진되어, 그 결과 NSC의 성장과 분화가 활성화되었다는 사실을 밝혀낸 바 있다. 전기적 특성은 홀전자의 존재 때문에 다소 비효율적이었으나, NSC가 성상세포나 뉴런 등으로 분화하도록 자극하기에는 적합한 전기 전도성을 보였다[29, 41].

그래핀은 폴리카프로락톤(polycaprolactone, PCL), 폴리비닐알코올[poly(vinyl alcohol), PVA] 및 폴리락틱코글리콜산[poly(lactic-co-glycolic acid), PLGA]와 같은 합성 고분자 혹은 천연고분자의 첨가물로 이용될 수도 있다. 그래핀을 PVA 하이드로겔에 첨가했을 때, 그 결과 복합체의 인장 및 압축 강도가 증가했으나 세포적합성에는 차이가 없었다(그림 18.4)[42]. 마찬가지로 GO를 천연 고분자(키토산, 셀룰로오스, 젤라틴)로 구성된 스캐폴드 기질에 첨가하였을 때 기계적, 열적 특성의 개선이 관찰되었다(그림 18.4)[43].

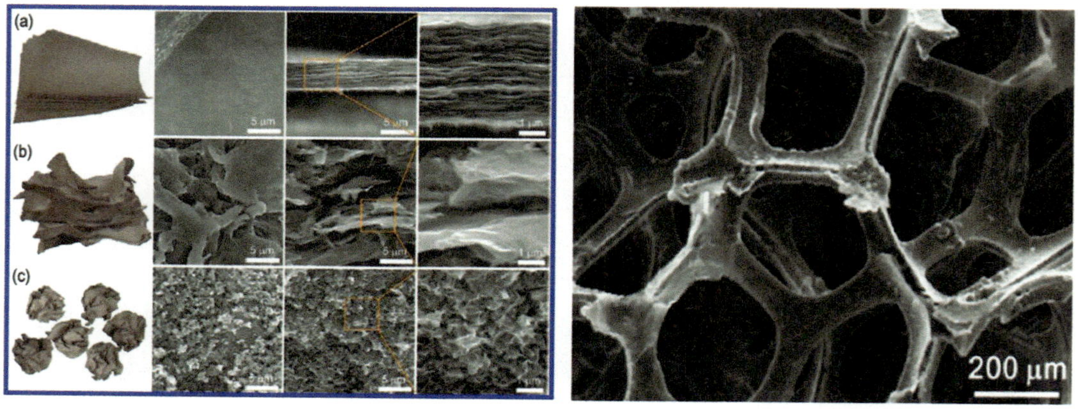

그림 18.3 그래핀 폼(Graphene foam)의 SEM 이미지. 왼쪽 : 2D 그래핀 폼 페이퍼 모델의 (a) 평면 그래핀 시트(Flat graphene sheets), (b) 고도로 주름진 그래핀 시트(Heavily wrinkled graphene sheets), (c) 구겨진 그래핀 구 (Crumpled graphene balls). 오른쪽 : 3D 그래핀 폼 [29]

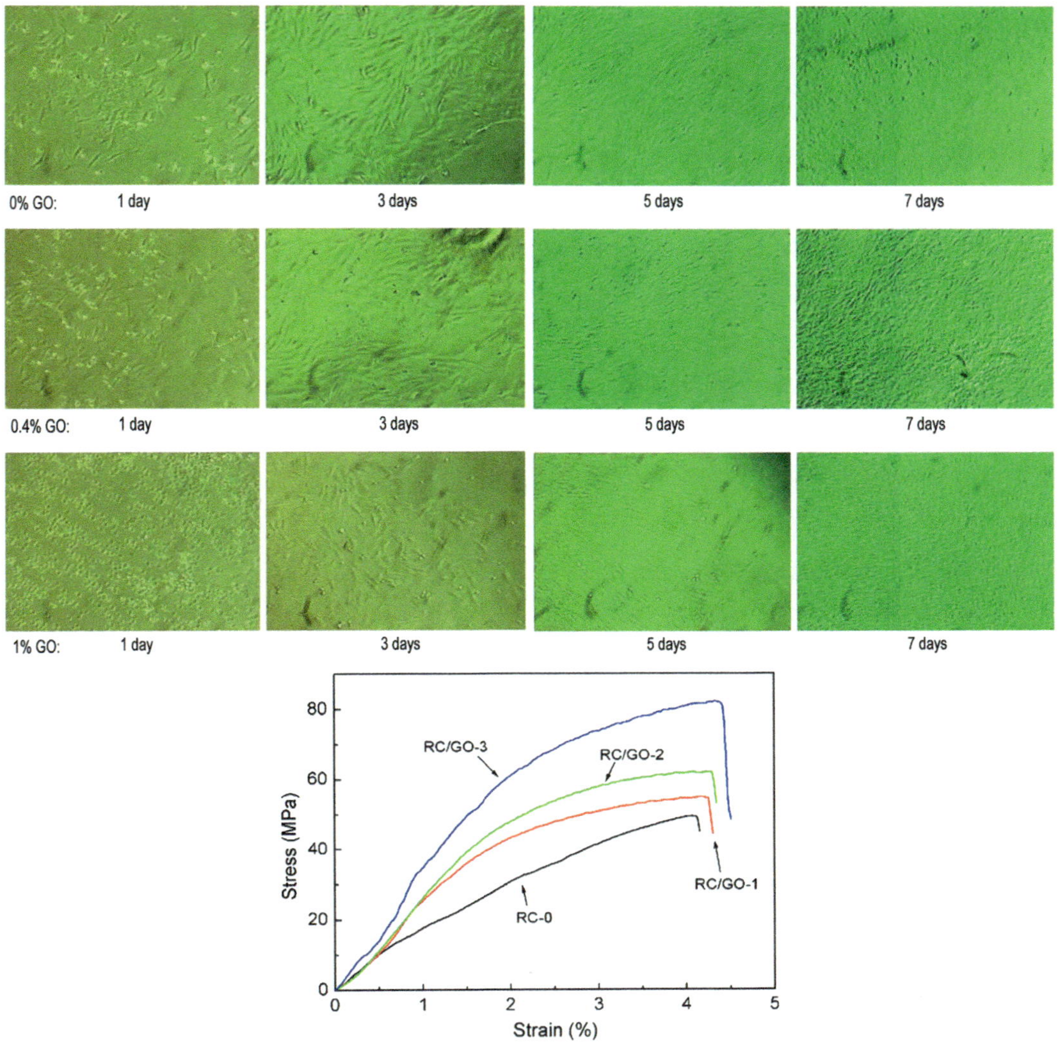

그림 18.4 PVA 하이드로겔과 산화 그래핀(Graphene oxide, GO)/PVA 하이드로겔에 골아세포를 접종한 지 1, 3, 5, 7일이 경과한 후의 자료로 GO가 세포에 독성이 없다는 것을 보여줌[42]. 마이크로 결정 셀룰로오스(Microcrystalline cellulose, MCC)와 산화 그래핀을 포함하는 복합 필름에 대한 응력-변형도 곡선에서는 순수 MCC 필름에 비해 GO를 포함하는 복합 필름이 유의미하게 높은 저장탄성률을 보이는 것으로 나타남. RC-0는 순수 MCC 필름이며, RC/GO-1, RC/GO-2, 그리고 C/GO-3은 각각 MCC 대비 GO가 40 : 1, 40 : 2, 40 : 3 비율로 포함된 복합 필름임[43]

2.2 세포 부착과 분화

그래핀 시트는 줄기세포 배양에 생체적합, 전달 및 이식 가능한 스캐폴드가 될 수 있는 것으로 확인되었다[29, 44, 45]. 그래핀은 인간 중간엽줄기세포(Human mesenchymal stem cell, hMSC)의 성장을 방해하지 않고, 일반적인 성장인자를 투여한 것과 비슷한 수준으로 골세포 분화를 증가시키는 것으로 나타났다[46]. 그래핀과 접촉할 때 줄기세포 분화가 가속화되는 것은 그래핀 자체의 강력한 비공유 결합 능력(예 : π-π 적층, 수소 결합, 정전기 상호작용) 때문이라 설명할 수 있다. 따라서 그래핀은 MSC를 골세포로 성장 및 분화할 수 있는 물질로, 다른 골분화 유도제를 대체할 수 있는 가능성을 보여주었다[47]. 그래핀을 고분자에 복합할 경우 세포 부착력이 증가하였으며, 이는 GO 내 기능군에 포함된 산소로 인한 복합체의 친수성 증가로 설명될 수 있다[48].

몇몇 연구는 GO가 그래핀과는 대조적으로 지방세포 형성에 간섭하지 않고 hMSC를 지방세포로 분화시킨다는 근거를 제시한다. 이 연구에서 제시한 결과는, 표면적으로는 지방산 합성을 위한 핵심 조절제로 사용된 성장인자(즉, 인슐린)가 π-π 결합을 통해 GO에 흡착되어 변성되지 않았기 때문으로 보인다. 그들은 또한 피하 계통의 쥐 유도 만능 줄기세포 배양 과정에서 세포 부착, 증식, 분화가 특히 가속화 되었음을 보여주었다[29, 44, 47]. 이러한 연구들은 3D 스캐폴드 단면 구조에 대한 연구와 연계하여 표면 변형(단백질, ssDNA, 소분자 등)과 그래핀의 특정 물리화학적 성질이 어떻게 hMSCs의 행동을 더욱 쉽고 특이적으로 변형할 수 있는지를 보여준다. 분자 표면의 변형뿐만 아니라, 나노위상(nanotopology) 역시 세포 부착, 성장 및 분화의 방향과 제어에 영향을 미쳐 세포의 생태와 성장에 큰 영향을 미칠 수 있다. 실제로 Kim의 연구진이 GO를 사용하여 유리 표면을 자가 구성 기법으로 코팅했을 때 인간 지방 유도 줄기세포는 표면에 더 강한 친화력을 보였으며, 골형성, 지방형성, 상피 발생에 대한 부착력과 분화 정도가 촉진되었다[49].

2.3 세포독성

GO의 세포독성은 이미 심도 있게 연구된 바 있으며, 그래핀이 대식세포, 신장세포, 폐상피세포와 섬유아세포까지 다양한 세포 종류에서 용량 의존적 세포독성을 가진다는 점이 밝혀졌다[50-53]. 이러한 부작용은 그래핀이 체내 등에서 발생시키는 활성산소종(reactive oxygen species, ROS) 때문이다. 그래핀이 축적되면 세포 내 외부 환경에서 상당한 수치의 ROS가 발생한다. 하지만 그래핀 축적에 의해 세포막에 손상이 발생하는 것은 아니나, 세포가 영양소를 흡수하는 것을 방해할 수는 있다[54]. 그래핀 때문에 발생하는 ROS 유발 세포 사멸은 MAPK와 TGF-β 신호 경로를 통해 발생한다[50]. 또한, Figaro의 연구진에 의하면 그래핀의 세포독성은 젖산염 탈수소효소(LDH)가 세포 외 기질로 방출되어 일어나며, 가장 높은 농도에서만 점진적으로 독성이 증가한다는 것이 밝혀진 바 있다[55]. 또한, Wang의 연구진은 의하면 GO는 저농도에서부터 독성을 보이는 것이 아닌, 41 μg/mL 이상의 고농도에서만 그래핀 특유의 ROS 유발 세포 사멸을 통하여 현저한 독성을 보인다는 점을 밝혀냈다[53]. 이 연구에서는 또한 같은 농도의 CNT보다 그래핀에서 세포독성이 더 강하다는 점을 시사했다[55, 56]. 그러나 많은 연구에 따르면, 그래핀의 세포독성은 표면의 화학적 특성 및 크기나 형태, 치수에 의한 영향을 받는다. 표면에 대한 적합한 화학적 변형을 통해 그래핀의 세포독성을 완화할 수 있다. Koyakutty의 연구진은 그래핀 표면에 카복실 작용기를 부착시켜 세포독성을 완화했다[51]. GO의 크기에 따른 세포독성 역시 연구된 바 있으며, GO의 사이즈가 작을수록 폐 상피세포에 미치는 손상 정도가 더 커졌다[52]. 따라서 그래핀을 조직공학적으로 적용하기 위해서는, 적용하는 조직에 부작용을 일으키지 않으면서도 그 특성을 통해 최대한의 이점을 얻을 수 있어야 하며, 따라서 그래핀의 농도, 크기/치수 및 표면의 화학적 성질이 신중하게 고려되어야 한다. 그래핀을 적합하게 사용한다면, 조직공학 및 재생공학 분야의 발전에도 크게 기여할 수 있을 것이다.

3. 탄소 나노튜브

탄소 나노튜브(carbon nanotube, CNT)는 sp^2 결합으로 구성된 탄소분자복합체, 즉 그래핀이 원통형으로 말려서 형성된다(그림 18.5). sp^2 결합은 sp 및 sp^3 결합보다 강하기 때문에 CNT는 기계적으로 우수한 강도를 가지며, 열적 특성 및 전기 전도성도 우수하다(그림 18.6)[57, 58]. CNT는 그래핀 단일 층 혹은 다중 층으로 구성되는데, 전자는 단층벽 탄소 나노튜브(single-walled carbon nanotube, SWNT), 후자는 다층벽 탄소 나노튜브(multi-walled carbon nanotube, MWNT)라고 불린다[59]. CNT는 1차원적이며 간단한

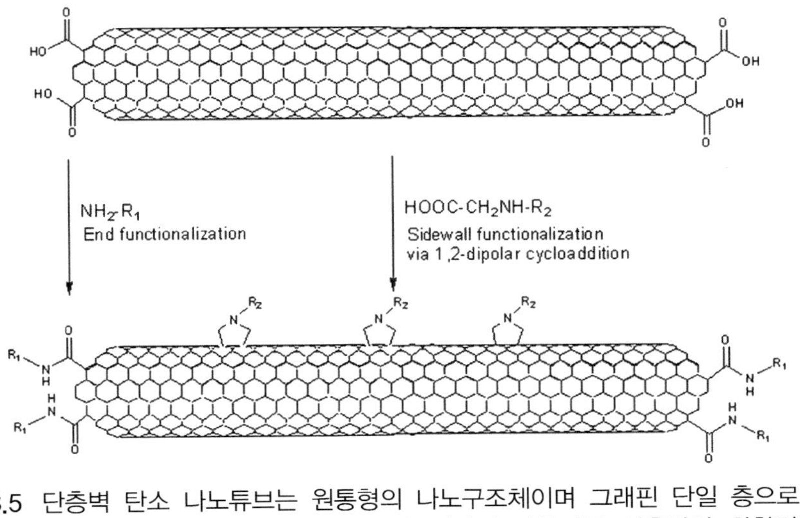

그림 18.5 단층벽 탄소 나노튜브는 원통형의 나노구조체이며 그래핀 단일 층으로 이루어짐. 탄소 나노튜브 양쪽 말단이나 옆면의 작용기를 이용하여 화학적 특성을 가공할 수 있음[117]

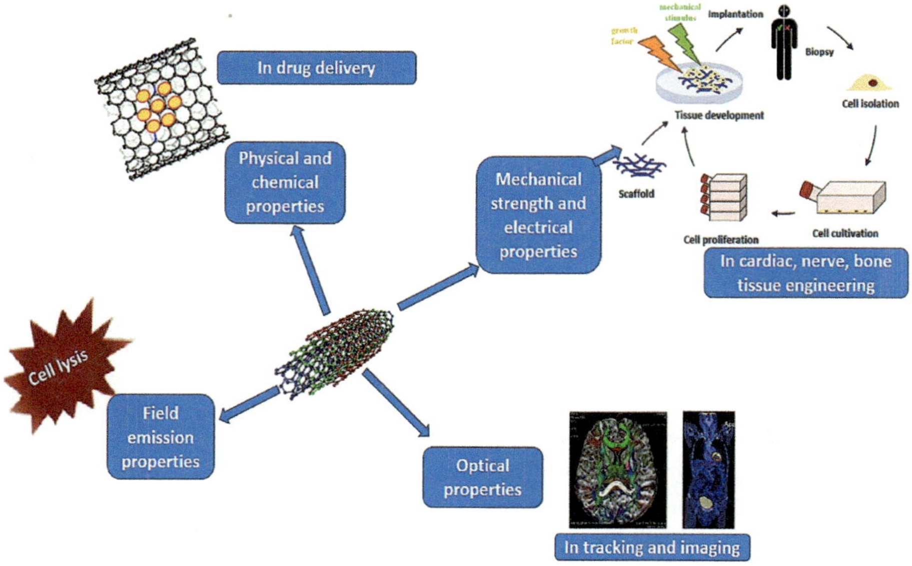

그림 18.6 탄소 나노튜브의 물리화학적 특성을 이용하여 약물 전달, 시각 이미지화, 조직공학, 재생의학 분야뿐만 아니라 다양한 분야에 유연하게 적용할 수 있음[118]

구조 때문에 앞서 설명했던 것처럼 특수한 물리화학적 특성을 가지며, 생물 시스템 내부에서 우수한 플랫폼으로 기능할 수도 있다. 높은 종횡비를 통해 많은 생체 분자를 표면에 접목시킬 수 있어, 표면적 당 더 많은 습식 화학적 상호반응을 일으키기 때문이다.

CNT는 또한 근적외선(near infrared, NIR) 스펙트럼에서 빛을 흡수하여 강한 공명 현상을 보이기 때문에, 적외선 형광현미경을 통한 영상화 기술에도 활용할 수 있다. NIR은 생물학적 조직을 투과할 수 있어, CNT를 활용하면 NIR 영상 기술을 치료 및 진단 목적 양 분야에 모두 적용할 수 있다[60-67]. 최근 CNT를 약물 분자를 위한 전달물질로 사용할 수 있다는 사실이 밝혀지면서, 치료 분야에서도 일각을 차지하게 되었다. 앞서 설명한 것처럼 CNT는 종횡비가 크고 표면 화학적 특성을 변환시키기에 용이하며 고유한 물리적 형태 때문에, 매우 다양한 범위의 생물학적 약물 분자를 흡수하거나 결합할 수 있다. 공유결합 및 비공유결합 과정을 통해, CNT는 생체분석 목적을 위한 다양한 표지자와 결합할 수 있다. 그러나 화학작용기 가공에 의해 CNT의 물리화학적 특성이 변할 수 있다는 점은 염두에 둬야 할 것이다. sp^2 결합 구조를 보존하여 나노튜브 구조의 전기적인 특성을 보존하기 위해서는 비공유결합 방식으로 가공해야 할 것이고, 구조의 생체적합성을 향상하기 위해서는 그 외의 작용기를 첨가해야 한다[30, 68, 69]. 이 장에서는 CNT를 이용하여 어떻게 고분자 스캐폴드의 구조적 안정성을 더하고 물리화학적 특성을 강화하여 견고히 하고, 또한 세포의 성장, 부착 및 분화를 촉진하고 세포독성을 완화할 수 있는지, 그리고 어떻게 조직공학 및 재생의학 분야에 적용 및 발전시킬 수 있는지 살펴본다.

3.1. 조직 재생 CNT 스캐폴드

조직 재생 스캐폴드는 손상된 조직의 빠른 재생에 필수적이다. 복합 소재 스캐폴드는 다양한 종류의 세포를 포함하는 와중에도, 전구체 세포가 원래 기관과 흡사한 성숙한 조직으로 성장 및 분화할 수 있도록 자연적인 생화학적 물질의 흐름을 막힘없이 유지할 수 있어야 한다. 스캐폴드는 적어도 원 조직과 유사한 강성이나 물성을 가지고 있어야 한다. 만일 이러한 조건을 충족하지 못하면, 스캐폴드는 in vivo에서 결국 붕괴할 것이며 재생 역시 실패할 것이다. 특히 뼈나 심근 조직 등의 스캐폴드를 제작할 경우 물성과 장력 등이 중요하다. 뼈 스캐폴드는 주변 조직과 강성이 유사해야 하며, 심근 조직 재생 스캐폴드는 인근 조직과 스캐폴드가 지지하고 있는 재생 중인 조직의 지속적이며 순환적인 수축을 견딜 수 있어야 한다. PCL, PVA, PLGA와 같은 합성 고분자, 그리고 키토산, 젤라틴, 히아루론산 등의 천연 고분자는 스캐폴드 소재로서 우수하나, 물성이 떨어진다. 최근 연구에서는 CNT로 스캐

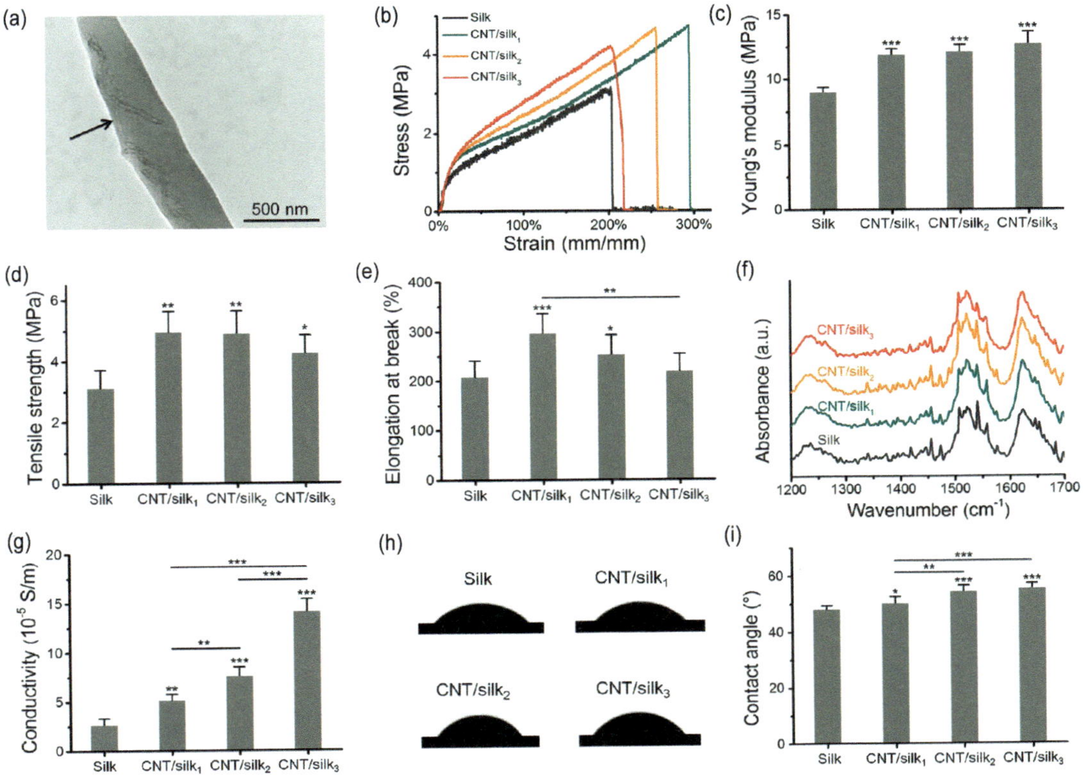

그림 18.7 CNT를 이용한 실크 스캐폴드의 물리화학적 특성 개선. (a) CNT/실크 나노섬유의 TEM 이미지, (b) CNT/실크 스캐폴드의 응력-변형도 곡선, (c) 영률(Young's modulus), (d) 인장강도, (e) 파단신율(elongation at failure) (f) FTIR 스펙트럼, (g) Milli-Q 증류수에 담지된 스캐폴드의 전도도, (h) 스캐폴드 표면의 친수성 시험 사진, (I) 스캐폴드의 접촉각(contact angle) [71]

폴드의 물성을 개선할 수 있다는 점을 밝혀낸 바 있다(그림 18.7)[15, 70, 71]. 그러나 CNT를 조직 재생 스캐폴드에 적용한 연구는 많지 않으며, 그 잠재성을 확인하기 위해서는 더 많은 연구가 필요할 것으로 보인다.

3.2 세포의 부착과 분화

스캐폴드는 기계적으로 견고해야 하는 동시에 세포가 지속적으로 성장하고 분화하도록 도움을 주어야 한다. 스캐폴드에서 자라나는 세포는 필요한 생체 분자를 자유롭게 주고받으며 원 조직과 거의 구분할 수 없는 완전한 조직으로 성장 및 분화할 수 있어야 한다. 이를 위해서는, 스캐폴드에는 몇몇 표면적 특성 가공이 필수적이다. 예를 들면, 생분해성 조직 재생 스캐폴드에 널리 쓰인 고분자 소재인 PCL이 있다. PCL은 소수성이며 비특이적인 단백질 흡착을 유발한다. 친수성 화학물질을 코팅하여 방오처리를 하는 등의 항-간섭 처치를 통해, 세포 부착에 영향을 크게 미치지 않으면서도 이러한 비특이적인 흡착을 방지할 수 있다. 양성 이온(zwitterion)인 poly[2-(methacryloyloxy)ethyl choline phosphate](PMCP)에 의해 이러한 효과를 기대할 수 있다. PMCP 처치는 PMCP의 인산 콜린과 세포막의 인산 콜린의 특수한 상호작용을 통해 세포 부착 역시 촉진하는 것으로 밝혀졌다[72]. 이는 세포와 스캐폴드 표면의 상호작용이 어떤 측면에서 조직재생에 있어 필수적인지 보여주는 예다.

CNT-키토산(CNT-Chi) 복합 소재(그림 18.8)는 생체고분자 나노섬유의 세포 부착과 성장을 촉진한다[73]. 이 CNT-Chi 복합 소재는 골아세포 특유의 부착 단백질을 발현시켜 세포의 부착과 성장을 촉진한다는 것으로 밝혀졌다. 이는 양전자를 띈 CNT-Chi 표면과 음전자를 띈 단백질 표면 간의 정전기적인 상호작용과 나노위상 상의 표면적이 대폭 증가하였기 때문이다. 이 복합 소재는 향-신생혈관 반응 (Angiogenesis)과 in vitro에서 분화하는

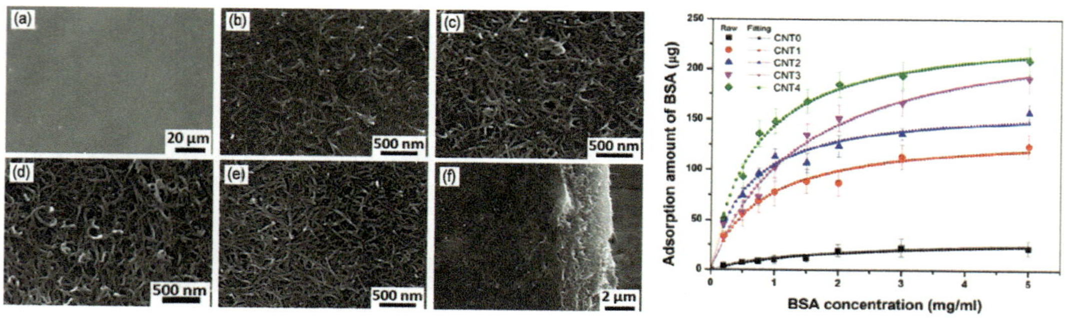

그림 18.8 왼쪽 : 티타늄 위에 CNT-키토산을 코팅했을 때 CNT와 키토산 비율에 따라 변화한 표면의 SEM 이미지. (a) 키토산만 코팅한 표면. CNT가 포함된 (b-e)는 키토산만 코팅한 (a)에 비해 유의미하게 다른 나노 형태를 보이며, (f)는 샘플 (d)의 코팅된 층을 확인하기 위한 단면 SEM 이미지임. 오른쪽 : CNT-키토산 코팅 나노구조 위에 단백질 흡착 정도를 확인한 BSA 시험 자료임 [73]

MSC의 비율을 증가시켰다[73, 74].

CNT의 불용성을 완화하는 방법 중 하나는 강산에 처리하여 CNT 구조의 하이드록실기와 카복실기를 증가시키는 것이다. 이 산화된 CNT는 다양한 생물학적 배지에 녹으며, 또한 다양한 생체 분자를 부착시킬 수 있다. 이는 CNT의 분산성과 생체적합성을 극적으로 향상시킨다[75]. 변형된 산 처리법을 다층벽 탄소 나노튜브(MWNT)에 적용하면, 탄소 나노튜브의 구조가 분리되는(unzipping) 현상이 발생한다[76]. 이렇게 분리된 MWNT에 세포가 노출될 경우, 처리되지 않은 순수한 CNT에 비해 세포의 활성이 증가했다. 이는 분리된 CNT의 표면적이 증가했으며 새로운 화학 작용기가 발생했기 때문으로, 분리된 CNT의 새로운 물리화학적 특성이 세포의 대사활동을 촉진한 것이다[76, 77].

세포 표면과 스캐폴드의 상호작용에 대한 이해와 CNT 화학적 작용기 가공 및 스캐폴드에 첨가하는 연구를 복합하면, 조직공학 및 재생의학 분야에 많은 긍정적인 영향을 미칠 것으로 보인다. CNT의 특수한 물리화학적 특성은 조직 재생 스캐폴드의 세포 활성을 증가시키는 데 쓰일 수 있다. CNT에 내재된 전기전도성은 근육이나 신경 조직에 적용할 경우 특히 중요하며, 그 외에 표면 특성이나 친수성 등의 특성은 표면 가공을 통해 조절하여, CNT가 세포 간 신호 교환을 촉진하며 세포 성장과 분화를 유도하고 지지한다.

3.3 세포독성

CNT와 같은 탄소 기반 나노소재를 in vivo 스캐폴드에 적용하기 전에, 탄소 기반 나노소재의 단기간 및 장기간 독성은 충분히 규명되어야 할 것이다. 나노소재의 세포독성에는 표면 특성이나 치수 같은 많은 요소가 개입된다. 단층벽 탄소 나노튜브(SWNT)에 초점을 맞춘 연구들은 폐 상피세포, 각질형성세포(keratinocyte), 대식세포, 심장 세포, hMSC 등 다양한 범주의 세포군에 CNT가 용량 의존적 독성을 보인다는 점을 밝혀낸 바 있다(그림 18.9)[78-82]. MWNT에 초점을 맞춘 연구들은 상피세포, 폐암세포, 각질형성세포, 쥐 배아줄기세포 등에서 비슷하게 용량 의존적 독성을 관측하였다. 그 표면적이나 최초 도입 시의 형태에 따라, CNT는 무독성 혹은 독성이 경미한 것으로 확인되었다[30]. 또한 CNT의 세포독성은 특유의 정전기적 상호작용으로 인해 응집되려는 경향성에 영향을 받는다. 2.5 μg/mL보다 높은 농도에서 CNT가 응집될 경우 쥐 대식세포에서 세포 사멸을 유도하였다고 밝혀진 바 있다[88].

고분자 스캐폴드 내부에 CNT를 포함시킬 때 세심한 표면 처리를 통하여 이러한 부작용을 완화시킬 수 있다. 응집 현상은 화학적, 기계적, 열적 처리를 통해 완화시킬 수 있다[89, 90]. 이러한 방법들은 CNT가 용매에 더 균일하게 분산될 수 있도록 하여, 정전기적 응집 현상과 그로 인한 세포독성을 제거한다. CNT를 카복실 작용기로 가공했을 때, hMSC 성장을 촉진하면서도 지방 및 골세포의 분화를 방해하지 않는다는 점이 확인되었다[91]. 작용기

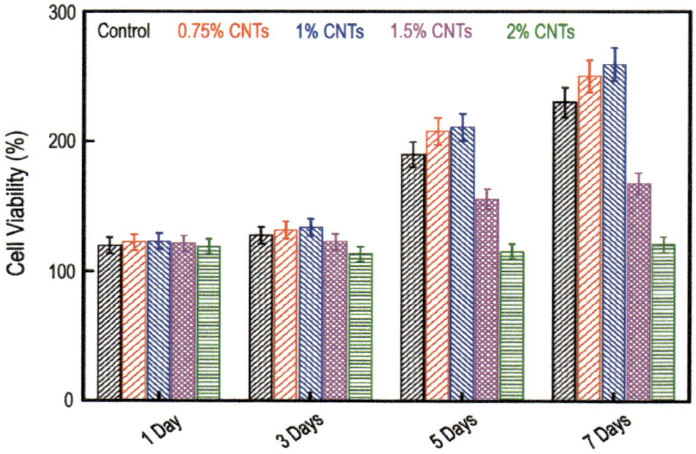

그림 18.9 화학 처리된 SWNT에 대해 세포활성 시험을 진행하여 세포독성을 평가한 자료로, SWNT의 농도(5, 7.5, 10, 15, 20 μg/mL)별로 hMSC의 활성을 측정하였음 [90]

로 가공한 CNT는 일반적인 CNT보다 용액에 더 잘 분산되기 때문에, 의생명 분야에서 더 빈번하게 사용된다. 다른 공유결합을 통해 가공한 MWNT 몇 종류와 비교하면, 동물세포에서 유도된 폐섬유증(pulmonary fibrosis) 실험에서는 카복실 작용기로 가공된 CNT쪽에서 폐섬유증 정도가 더 낮아진 것으로 확인되었다. 이러한 연구들은 표면 전위가 CNT에 의한 조직 손상에 핵심적인 역할을 한다는 가설을 지지한다[56, 92]. 이와 유사하게, 산 환류법(acid refluxing)을 통해 [93] 정제된 CNT는 세포독성이 감소하였다[86]. 그 결과 고도로 분산된, 짧고 산화된 CNT를 얻을 수 있었으며, 이렇게 비공유결합 위주로 가공된 짧은 SWNT가 농도에 따라 hMSC 활성에 미치는 영향 역시 연구된 바 있다[86]. 결과에 따르면 15 μg/mL까지는 hMSC에 부작용이 없었으며, 이는 SWNT의 향상된 분산성과 줄어든 크기가 생체적합성을 유의미하게 촉진했다는 점을 시사한다[90]. 따라서 조직공학에 CNT를 적용할 때, 표면의 화학적 특성이나 크기 및 종횡비, 농도 등 물리화학적 특성을 변화시키는 등의 조치로 세포독성을 조절할 수 있다.

마지막으로, CNT와 그래핀의 여러 측면에서의 세포독성을 해명한 여러 연구에 따르면, 그래핀이 어떻게 가공하건 간에 CNT보다 더 유독하다는 점이 시사되었다. 쥐 복막 대식세포를 다룬 한 연구에 따르면, 그래핀과 그래핀 유도체는 자가포식소체(autophagosome) 축적과 대식세포의 라이소좀 손상을 통해 세포 사멸을 유도했다는 것이 밝혀졌으며 유사한 농도의 SWNT보다 더 독성이 강하다는 것 역시 밝혀졌다[55, 90, 94]. 따라서 그래핀의 세포독성이 크기, 형태 및 화학적 특성을 세심히 조절하여 최소화할 수 있으나, CNT가 의생명 분야에 적용하기에는 명백히 더 나은 대안 물질이라 할 수 있다. CNT를 조직공학 분야에서 적용할 때 역시 그 물리화학적 특성을 조절하여 가공할 수 있으며, 이렇게 변형될 수 있는 특성에는 표면 화학적 특성과 종횡비, 농도 등이 있다.

4. 셀룰로오스 나노결정과 나노섬유

4.1 나노셀룰로오스-구조와 특성

셀룰로오스는 지구상에서 가장 풍부한 고분자로, 매년 약 1.5×10^{12} 톤의 천연 바이오매스 형태로 생산된다[95]. 셀룰로오스는 식물의 구조를 구성하는 주성분 다당류이며 직물에 사용되는 천연섬유(예 : 면) 및 인조섬유(예 : 비스코스)의 주성분이다. 그 구조를 단계별로 살펴보면, 나노단위 섬유와 결정 구조에 기반하여 이루어져 있다는 것을 알 수 있다(그림 18.10).

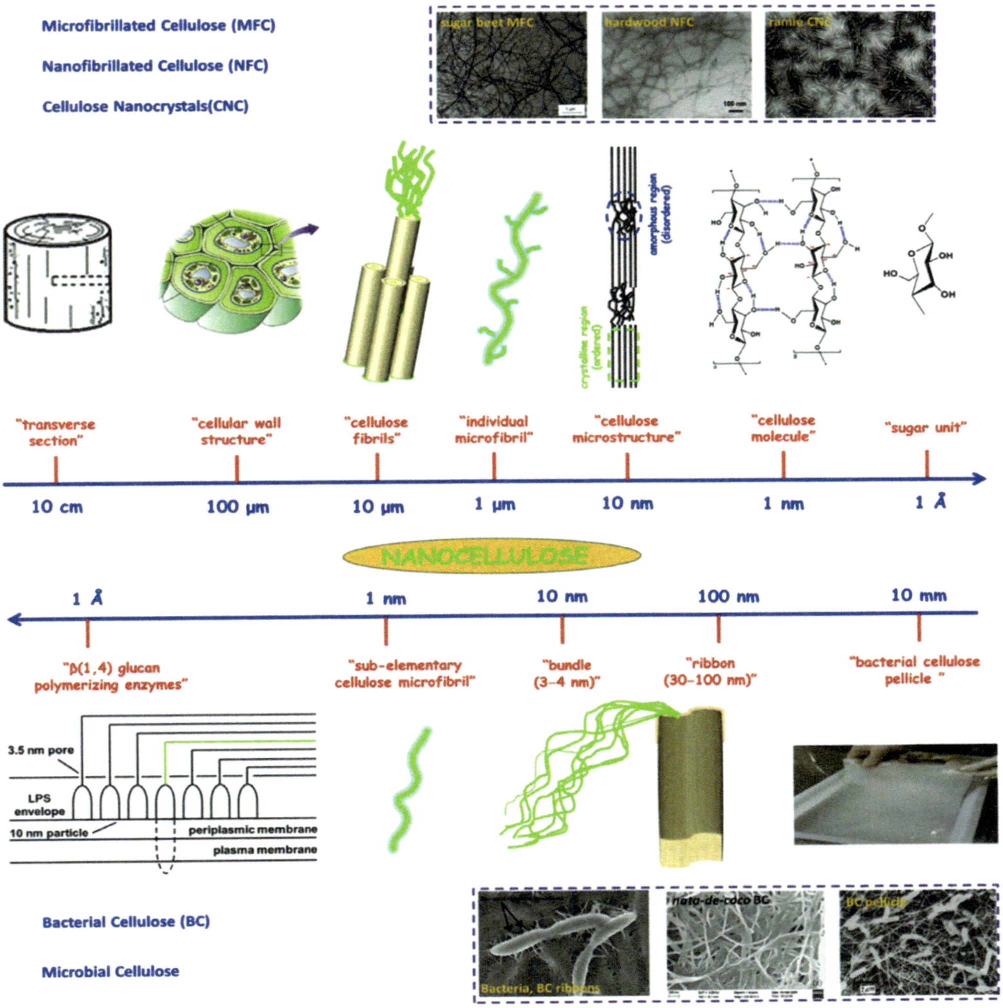

그림 18.10 크기별로 나열된 셀룰로오스의 구조. 위쪽 : CNC의 TEM 이미지와 사탕무, 견목(hardwood), 모시에서 각각 추출한 마이크로/나노섬유화된 셀룰로오스(micro/nanofibrillated cellulose, MFC/NFC). 아래쪽 : 리본, 멤브레인 등 다양한 형태의 박테리아 유래 셀룰로오스 [97]

셀룰로오스 유래 나노섬유 및 결정 중, 길이 100~500 nm, 폭 5~20 nm범주 내에 포함된 셀룰로오스 나노섬유(cellulose nanofibers, CNFs), 막대 형태인 셀룰로오스 나노결정(cellulose nanocrystal) 또는 셀룰로오스 나노위스커(cellulose nanowhiskers, CNWs)는 높은 종횡비에 더해 넓은 표면적, 하이드록실기(hydroxyl group)를 포함하는 반응성 표면, 그리고 친수성 등 특유의 물리화학적 성질 때문에 조직공학 응용분야에서 유망한 재료물질 중 하나이다[95-98]. 특히 셀룰로오스의 강성과 강도(110-220 GPa : 축 탄성 계수, 7.5~7.7 GPa : 인장강도)[96]는 점토 나노입자(clay nanoparticles) 및 탄소 나노튜브와 같은 다른 보강용 나노물질과 비등하며, 생체적합성, 생분해성이 뛰어나고 세포독성이 낮거나 전혀 없다. 따라서 조직공학과 표적 약물 전달 및 생체 영상을 포함한 다양한 생물 의학분야에 응용하기 매우 적합하다[7, 97-99].

4.2 박테리아 유래 셀룰로오스 vs 식물 유래 셀룰로오스

나노셀룰로오스를 이용한 조직공학 소재 연구는 대부분 박테리아 유래 셀룰로오스를 중점적으로 사용하였다. 박테리아 유래 셀룰로오스(bacterial cellulose, BC)는 섬유 구조가 길며, 높은 습윤성, 강성 및 인장강도를 가진 고순도 결정성 나노셀룰로오스이다. 이는 구조 내에 수분이 많고 팽창성이 우수하며 복잡하게 연결된 망 구조의 다공성 섬유질 구조를 가진다. 따라서 ECM을 모방할 수 있어, 다양한 세포의 부착 및 성장을 촉진하는 스캐폴드 재료로서 적합하다. 오래전부터 조직공학 분야에서는 박테리아 셀룰로오스를 많이 다룬 바 있다[7, 8]. 이는 주로 뼈 및 신경세포 재생 연구보다는 혈관 조직세포 재생연구에서 사용되었으며, 주로 in vivo 적용과 임상 측면에서 심도 있게 연구 및 발전되어 왔다[7].

한편, 나무, 목화 등과 같은 식물성 원료에서 유래한 나노셀룰로오스는 근래에 연구되기 시작하였으나, 잠재력이 큰 물질 중 하나이다. 이는 종횡비와 결정도가 높다는 장점이 있으며, 골격근, 힘줄, 인대 및 신경과 같은 구조적으로 방향성을 가진 조직을 설계하고 재생하는데 적용될 수 있다[7]. 이 모든 종류의 나노셀룰로오스는 조직공학에 적용할 가능성을 보였다. 예를 들면, CNC/CNF 복합재나, CNF/CaO_2 복합 스캐폴드나 BC 하이드로겔 스캐폴드가 있으며, 이들 스캐폴드는 human dental follicle cell이나 L-929 섬유아세포, 말 유래 골수 중간엽줄기세포 등의 성장을 촉진하는 것으로 각각 밝혀졌다(그림 18.11). CNW를 조직공학 분야에 사용한 초창기 연구들에서는 방향성 CNW로 스핀 코팅된 표면의 경우, 근모세포(myoblast) 혹은 골격근 세포를 CNW의 방사성 패턴을 따라 고도로 방향성을 가진 근관(myotube) 형태로 발달하도록 지지하는 것으로 나타났다[100, 101]. 힘줄 손상 및 부상은 가장 일반적인 근골격계 문제 중 하나이면서도, 조직 특성상 치유 능력이 제한되어 재생이 상당히 어렵다[102]. CNC는 강도가 뛰어나기 때문에, 힘줄 재생에 조직공학적인 용도로 사용하기 적합할 것이며, 차후 더 많은 연구가 이루어져야 할 것이다.

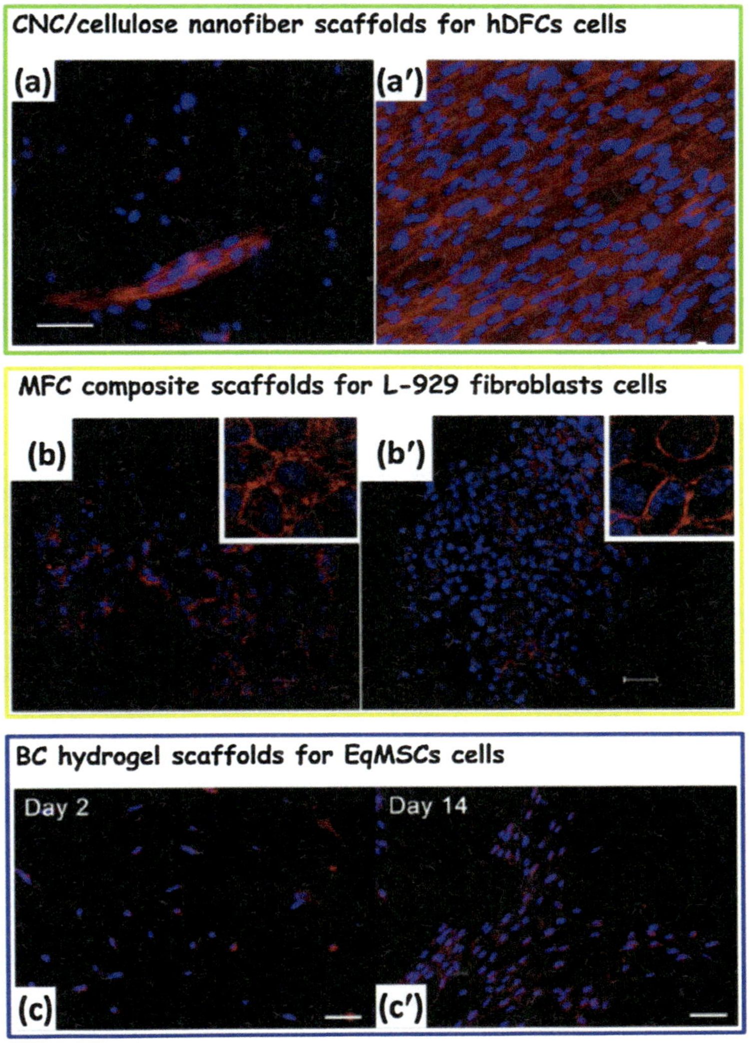

그림 18.11 전기방사 CNC/셀룰로오스 나노파이버 위에 배양된 Human dental follicle cell의 공초점 레이저 현미경 이미지. (a) 3일 후 (a′) 7일 후(축척 : 50 μm), 7일간 배양된 L-929 섬유아세포의 이미지. (b) CNF만 포함된 경우 (b′) CNF/15 wt% 과탄화칼슘/카탈레이스 복합체의 경우(축척 : 40 μm), 박테리아 유래 셀룰로오스 하이드로겔 위에 배양된 말 유래 골수 중간엽줄기세포(equine-derived bone marrow mesenchymal stem cell, EqMSCs)의 이미지, (a) 2일 후, (c′) 14일 후(축척 : 50 μm) [97]

4.3 나노셀룰로오스 기반 조직공학 스캐폴드

셀룰로오스 나노결정은 PCL, PLA, PVA, poly(ethylene oxide)(PEO), poly(ethylene glycol)(PEG), PLGA, poly(L-lactic acid)(PLLA), 키토산, 젤라틴 및 알지네이트 등의 생

체적합성 고분자로 만들어진 스캐폴드의 기계적 강도를 향상하기 위한 보강재로 사용됐다. 이러한 생체적합성 고분자 스캐폴드는 조직공학적 응용에는 적합하지만, 하중을 지지하는 골격근, 힘줄, 인대와 같은 조직에 이식할 경우 기존의 조직보다 기계적 강도가 떨어지는 문제점이 있다[102]. 다양한 방법을 이용하여 3차원 다공성 스캐폴드를 제작할 수 있는데, 그 중 전기방사는 간편하고 효율적인 기술로, 다양한 중합체를 이용해 섬유 형태의 스캐폴드를 제조하기에 적합한 기술로 보고되고 있다[102-105].

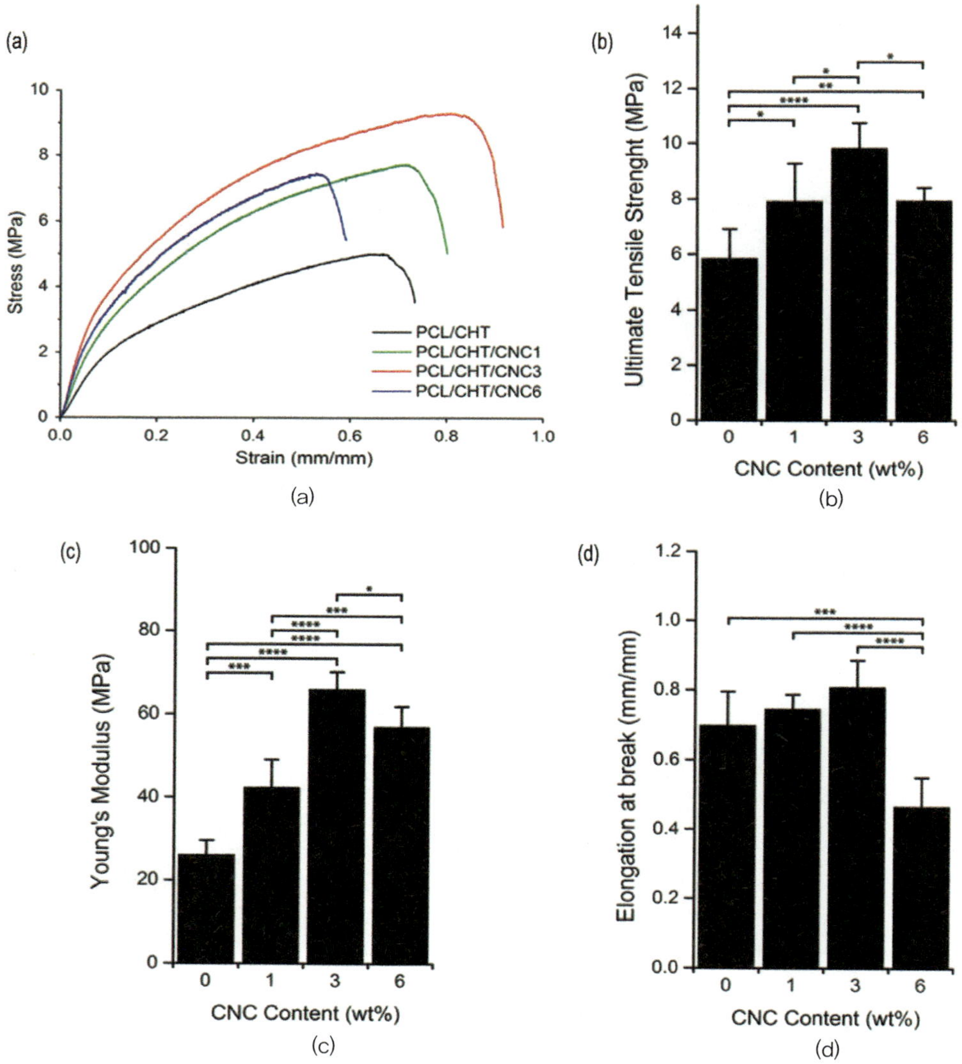

그림 18.12 CNC가 여러 농도로 함유된 PCL/키토산 나노섬유 메쉬에 대한 기계적 강도 평가. (a) 응력-변형도 특성, (b) 최종인장강도(Ultimate tensile strength), (c) 영률, (d) 파단신율. 가로선 위의 *는 통계적으로 유의미한 변화를 나타냄. (*$p<0.05$, **$p<0.01$, ***$p<0.001$, ****$p<0.0001$) [102]

물리적 및 생물학적으로 적합한 스캐폴드를 제작하기 위해, 천연/합성고분자 혼합물을 방향성 나노섬유로 전기방사하는 연구가 이전부터 진행된 바 있다[100]. 소량의 CNC(최대 3%)를 힘줄 모방 PCL-키토산 나노섬유 다발과 함께 혼합하였을 때, 연성은 유지되면서도 실제 건/인대와 유사한 수준(σ~40 MPa 및 E~500~600 MPa)까지 생체재료의 인성(80~90%)과 기계적 특성(강도 및 강성)이 크게 향상되었다(그림 18.12)[102]. 나아가, 스캐폴드에 대한 in vitro에서의 세포 생존능 분석 및 현미경 분석에 의하면, 방향성 나노복합 스캐폴드가 무작위로 섬유가 나열된 스캐폴드보다, 인간 힘줄 세포(human tendon cells, hTDC)를 안정적으로 배양하고 형태를 유지하는 데 더 효과적이라 밝혔다. 또 다른 연구에서 PCL/왕겨 유래 CNC 복합 나노섬유를 전기방사하여 일반 고분자와 비교하였을 때, PCL-CNC 나노복합체의 기계적 특성(예 : 연신율)이 크게 향상되었다[103]. 또한 qRT-PCR 분석을 통해 CNC를 2% 포함하는 스캐폴드에서 골분화 유도 배지를 급여한 세포가 골재생능을 보인다는 사실을 확인하였다[103].

Joshi의 연구진은 2015년에 복합 섬유를 제작하는 특수한 방법을 제시하였는데, 이들은 셀룰로오스 아세테이트(cellulose acetate, CA)와 PCL을 다양한 비율로 혼합하여, 천연-합성 복합 섬유로 전기방사한 후 NaOH를 이용한 알칼리성 비누화 반응(alkaline

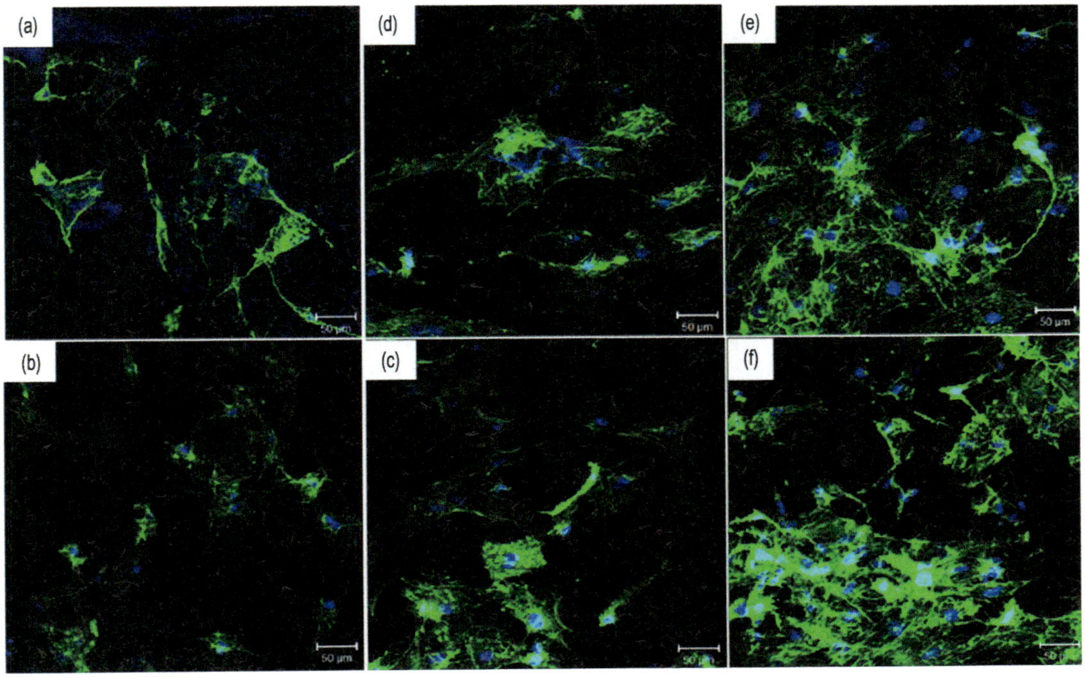

그림 18.13 다양한 스캐폴드에 배양된 MC3T3-E1 세포의 공초점 현미경 이미지. 핵은 DAPI(청색)로, 세포골격은 ActinGreen488(녹색)으로 염색됨. (a,b) PCL/CA, (c,d) PCL/CL, (e,f) SBF에서 배양된 PCL/CL 매트. (a, c, e)는 배양 시작으로부터 3일, (b, d, f)는 7일이 경과된 후의 이미지임(축척 : 50 μm) [104]

saponization)로 처리하였다[104]. CA를 셀룰로오스(CL)로 탈아세틸화(deacetylation)한 결과, 셀룰로오스 나노섬유가 형성되었으며 표면의 하이드록실기 수는 증가하였다. 이렇게 제작된 복합 섬유를 유사체액(similar body fluid)와 반응시킬 경우 기질 전체에 수산화인회석 결정이 균일하게 증착하여 결정핵이 더 잘 생성되도록 하였고, 최종적으로는 물리적 특성과 습윤성이 개선되었다. 이렇게 제작된 나노섬유막(PCL-CL-SBF)은 MC3T3-E1(조골세포)의 부착 및 증식에 탁월한 효과를 보여주었다(그림 18.13)[104]. 또 다른 연구에서는 전기방사를 이용하여 폴리부틸렌숙시네이트[poly-(butylene succinate, PBS)]와 CNC의 나노 생체 복합 스캐폴드를 개발하였으며, CNC의 농도가 3%일 때 PBS의 결정도, 열안정성, 인장강도, 탄성률 및 친수성이 향상됨을 발견하였다[105]. PBS/CNC 스캐폴드는 기존의 PBS로만 이루어진 스캐폴드보다 다공성이며 그 밀도가 낮아, in vitro에서 생분해성(14% 대 5%) 및 3T3 섬유아세포의 생존 및 증식 수준을 개선했다(그림 18.14).

다이알데하이드 셀룰로오스 나노섬유(CNFs ; 목재 유래, 과요오드산나트륨으로 산화된 셀룰로오스 소재)와 콜라겐을 이용하여, Schiff 결합(C=N) 기반 가교를 통해 제작한 나노복합체 에어로젤은, 밀도가 낮고(0.02~0.03 g/cc), 다공성이며(90~95%), 흡습성이 높았으며(4000%), L929 섬유아세포의 증식을 촉진하여 생체 상처 드레싱(wound dressing) 혹은 조직공학 스캐폴드로 사용하기 적합한 것으로 밝혀졌다[106]. 또 다른 연구에서는 카르보디이미드 기반 화학적 가교법을 통해 카복실화된 대조군 스캐폴드와 인산화된 실험군 스캐폴드, 두 가지 종류의 젤라틴 CNF 스캐폴드를 제작하였다. 복합 재료가 50%(v/v)로 기능화된 CNF를 함유했을 경우 기질 전체에 칼슘 및 수산화인회석이 균일하게 침착하여 MSC의 성장 및 뼈 조직재생 능력을 현저히 향상했기 때문에, 미네랄화 작용(mineralization)

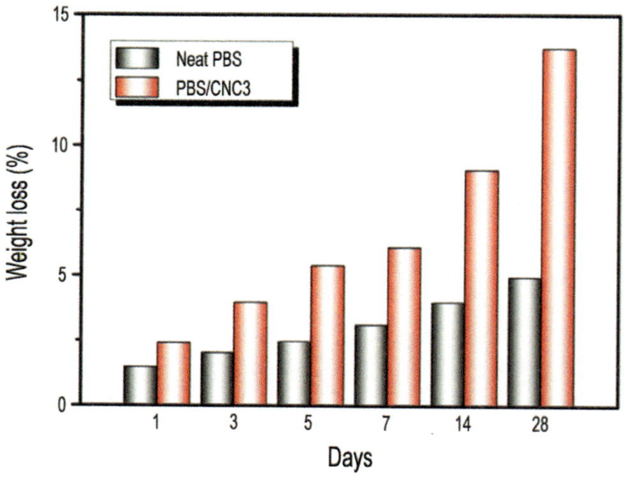

그림 18.14 전기방사된 PBS와 PBS/CNC(3% 농도) 생체나노복합체 스캐폴드의 시간 경과에 따른 분해 정도[105]

이 더 뛰어난 것으로 밝혀졌다(그림 18.15) [107]. 전기방사를 통해, 매트릭스에 포함된 방향성 CNC와 단방향으로 정렬된 CNF를 결합한 나노복합체도 제작되었다[108]. CNC는 전기방사로 제작된 부직포 구조의 스캐폴드에서 잘 분산되어 있었으며, 장축 방향을 따라 방향성을 가지는 것과 동시에 CNC를 혼합한 나노섬유 역시 균일한 형태를 보였다. CNC를 포함하지 않는 CNF와 비교하였을 때, 나노합성 섬유는 물성이 향상되었고 특히 열안정성 및 기계적 특성이 개선되었다. 20%(w/w) CNC를 혼합한 나노섬유에서 섬유 정렬 정도에 따라 인장강도 및 탄성 계수는 각 101.7%, 171.6%로 증가하였다[108]. 거기에 더해, 방향성 나노섬유 스캐폴드에 Human dental follicle cells(hDFCs)를 배양하여 MTT 시험법으로 확인했을 때, 스캐폴드 표면뿐만 아니라 기질 내부에서도 세포증식이 촉진되는 것으로 나타났다. 세포의 방향성과 정렬도는 혈관, 힘줄, 신경 등의 생리적 기능을 보장하는 중요한 특성이다. 예를 들어 혈관의 경우, 동맥 혈류 하에서 높은 전단응력을 견딜 수 있어야 한다. 방향성을 가진 나노섬유 스캐폴드는 이러한 조건에 부합하는 기계적 강도를 지닌다.

PLGA는 FDA 승인을 받은 생체적합성 및 생분해성 고분자로 약물 전달 분야에서 널리 사용된다. 그러나 기계적 강도가 떨어지기 때문에 PLGA 나노섬유 멤브레인은 조직공학 분야에서 제한적으로 적용될 수밖에 없다. 균일한 표면의 PLGA 나노섬유 멤브레인과 전기방사를 통해 만든 PLGA/CNC 복합 나노섬유 멤브레인에 각각 3T3 섬유아세포를 배양하였을 때, 나노섬유 쪽이 더 높은 세포적합성을 보였다(그림 18.16)[109]. 나노섬유 멤브레인에 CNC를 농도별로(1, 3, 5 및 7 wt.%) 혼합했을 때 평균 섬유 직경이 100 nm(기존 PLGA)에서 ~400 nm(PLGA/7 wt.% CNC)로 증가했으며, 열안정성이 향상되었다. 나노섬유 멤

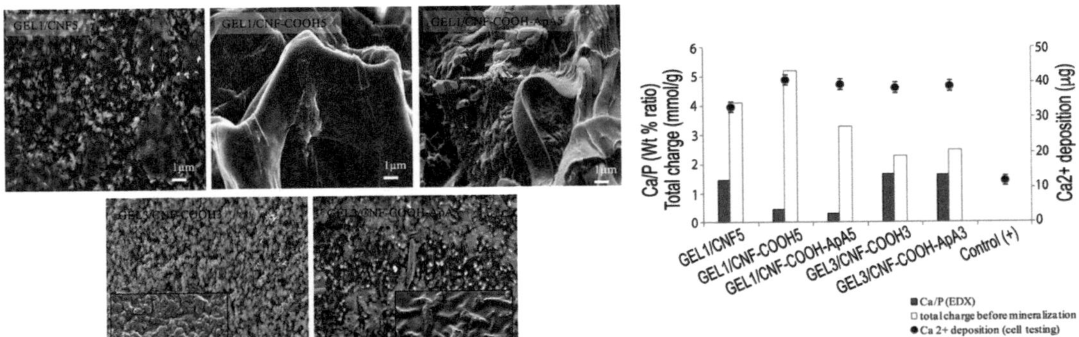

그림 18.15 4주 동안 젤라틴/CNF 나노섬유 스캐폴드 위에서 골분화 배지를 급여하여 배양한 중간엽줄기세포의 실험 자료. 각각 SEM 이미지와 Ca/P 비율을 나타내는 각각의 EDX 자료와, 총 음전하 값을 나타내는 전위차 적정(Potentiometric titration) 자료, Ca^{2+} 이온의 농도(샘플당 μg)에 대한 자료임. 각 실험군의 표지는 각각의 구성을 의미함. –COOH는 카복실화, –COOH–ApA는 카복실화 및 인산화된 CNF를 각각 의미함. 양성 대조군은 스캐폴드가 없을 때 MSC에 침착된 Ca^{2+} 이온의 양임[107]

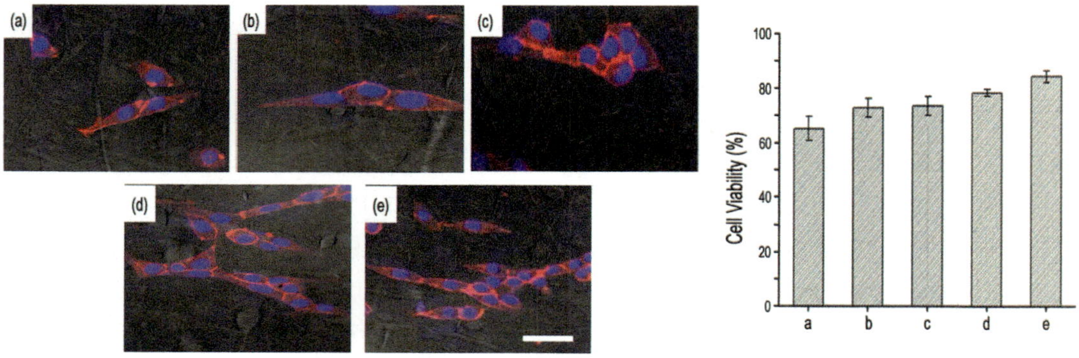

그림 18.16 서로 CNC 함량이 다른 스캐폴드에서 3T3 섬유아세포를 배양했을 때의 공초점 현미경 이미지임. (a) PLGA만 포함됨, (b) CNC가 중량 대비 1% 함유됨, (c) 3%, (d) 5%, (e) 7% 함유된 스캐폴드임. 축척은 10 μm를 나타냄[109]

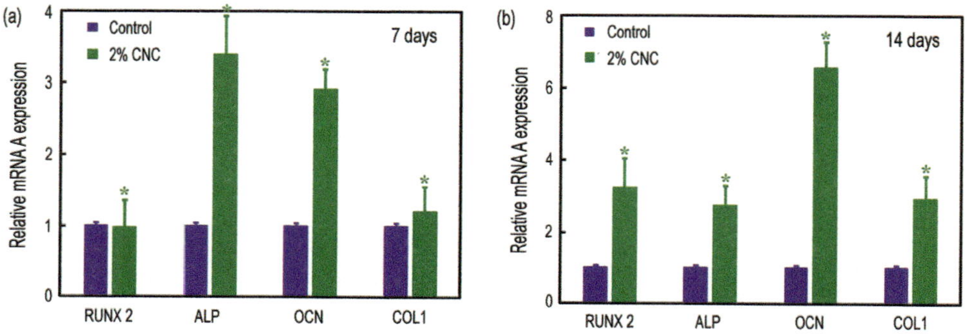

그림 18.17 PLA와 PLA-CNC 복합 스캐폴드에서의 RT-PCR 결과 비교. (a) 배양 시작부터 7일, (b) 14일이 경과한 뒤의 자료임. 2% CNC를 포함한 PLA 복합 스캐폴드 실험군이 대조군에 비해 골분화 마커 발현율이 유의미하게 높았음($p^* < 0.05$)[110]

브레인은 CNC농도가 7 wt.% 일 때 가장 인체와 유사한 기계적 강도를 보였다. 이는 피부 조직공학 응용 분야에 대한 PLGA/CNC 나노복합체의 가능성을 시사한다[109].

PLA는 재생 가능한 식물성 재료로 생산되며 전기방사 및 3D 프린팅과 조직공학 기법으로 ECM을 모방하는 다공성 3D 구조체 스캐폴드를 만들 때 가장 많이 사용되는 생분해성 및 생체적합성 고분자 중 하나이다. 그러나 PLA 스캐폴드는 기계적 강도와 친수성이 낮아 조직공학적으로 응용하기 어렵다. 따라서 소량의 나노충전재를 PLA 스캐폴드에 포함해 이러한 한계점을 극복하고 생물의학 및 조직공학 분야에 응용하기 적합하게 만들 수 있다. PLA/CNC 전기방사 복합 스캐폴드에 관한 다양한 연구가 이루어졌는데, 복합 스캐폴드 쪽이 대조군과 비교하여 기계적 및 열적 특성, 생체적합성이 향상되었으며 생분해율 역시 임의로 조절할 수 있어, CNC가 PLA와 함께 활용하기 적합한 나노충전재라는 사실을 밝혀냈다[110-112]. 한 연구에서는 PLA/CNC 복합 스캐폴드와 기존의 PLA 스캐폴드에 인간 유래 골수 중간엽줄기세포를 배양하여 골분화능을 평가했는데, PLA/CNC 복합 스캐폴드가 세포 생존능과 골분화능을 향상했고 부착된 세포의 골분화 유전자 마커의 발현도를 촉진한 것으로 나타났다(그림 18.17)[110]. 또한, 이 연구에서는 보기 드물게 in vivo에서 스캐폴드를 삽입하여 실험했는데, 생후 2개월 된 수컷 마우스에 스캐폴드를 이식한 후 3주가 지났을 때 PLA/CNC 복합 스캐폴드가 대조군보다 골재생 능력이 높은 것으로 나타났다.

4.4 스캐폴드 제작을 위한 표면 가공 및 가교 기법

소량의 CNC를 PLA에 결합하면 PLA의 기계적 특성이 강화되지만, 다량의 CNC를 결합할 경우 비극성의 PLA와 탄수화물 고분자가 열역학적으로 혼합되지 않아 PLA/CNC 복합 스캐폴드의 기계적 특성이 감소한다. 이러한 문제점을 해결하기 위해서는 PLA 또는 CNC의 표면 개질이 이루어질 필요가 있다. 이는 물성 감소를 해결하는 것과 동시에 세포 활성을 증진하기 때문이다(그림 18.18)[111, 112]. MAH(maleic anhydride)를 접목한 PLA(maleic anhydride(MAH) grafted PLA, MPLA)에 CNC를 복합하여 전기방사 섬유 나노복합 스캐폴드를 제작하였을 때, CNC 함량에 따라 섬유의 직경과 다분산성(Polydispersity)이 감소하였다[111]. MAH는 PLA의 표면 극성을 증가시켜 두 구성 요소(매트릭스 및 충전재) 사이의 상호작용 및 계면 부착력을 향상하고 나노복합 스캐폴드의 친수성을 개선하였다. MPLA/CNC 스캐폴드(CNC 함량 5%)는 MPLA 및 PLA/CNC 스캐폴드보다 우수한 기계적 강도(10 MPa 이상)를 보였을 뿐만 아니라 생분해능(30일 동안 37℃에서 중성 pH PBS에 노출시킴) 평가를 통해 안정성이 향상됨을 보여주었다. 또한, 인간 지방 유래 줄기세포(human adipose derived stem cells, hASC)를 배양한 나노복합 스캐폴드의 세포적합성을 평가한 결과, 세포증식과 함께 골형성 능력을 보였다. 또 다른 연구에서는 PEG를 결합한 CNC(PEG-CNC)를 PLA 매트릭스에 혼합했다[112]. 유리전이온도 및 저온 결정화 온도는 CNC 함량이 높을수록 점차 감소하여, CNC와 PLA 계면의 부착력이 개선되었으며 PEG를 결합한 CNC로 인하여 PLA 기질 내에서 CNC가 더 고루 분산되었다. 이전 연구와 유사하게 전기방사 섬유의 평균 직경은 CNC 함량이 증가할수록 감소하는 것으로 나타났다. 섬유의 습윤성은 CNC 또는 PEG-CNC에 의해 영향을 받지 않았으며, 이는 충전재가 전기장 내에서 섬유 매트릭스 내부에 머무르는 경향을 보인다는 의미이다. 이 연구에서 5% PEG-CNC를 추가한 복합 섬유 매트의 인장강도와 그 위에서 배양된 인간 유래 골수 중간엽줄기세포의 생체적합성이 크게 향상되었다[112]. Eyholzer의 연구진은 특수한 가교 기법을 이용하여, N-vinyl-2-pyrrolidine 단위체를 카복시메틸 나노섬유화된 셀룰로오스 기질 내에서 Tween 20 trimethacrylayte를 가교제로 활용하여 생체적합성을 가진

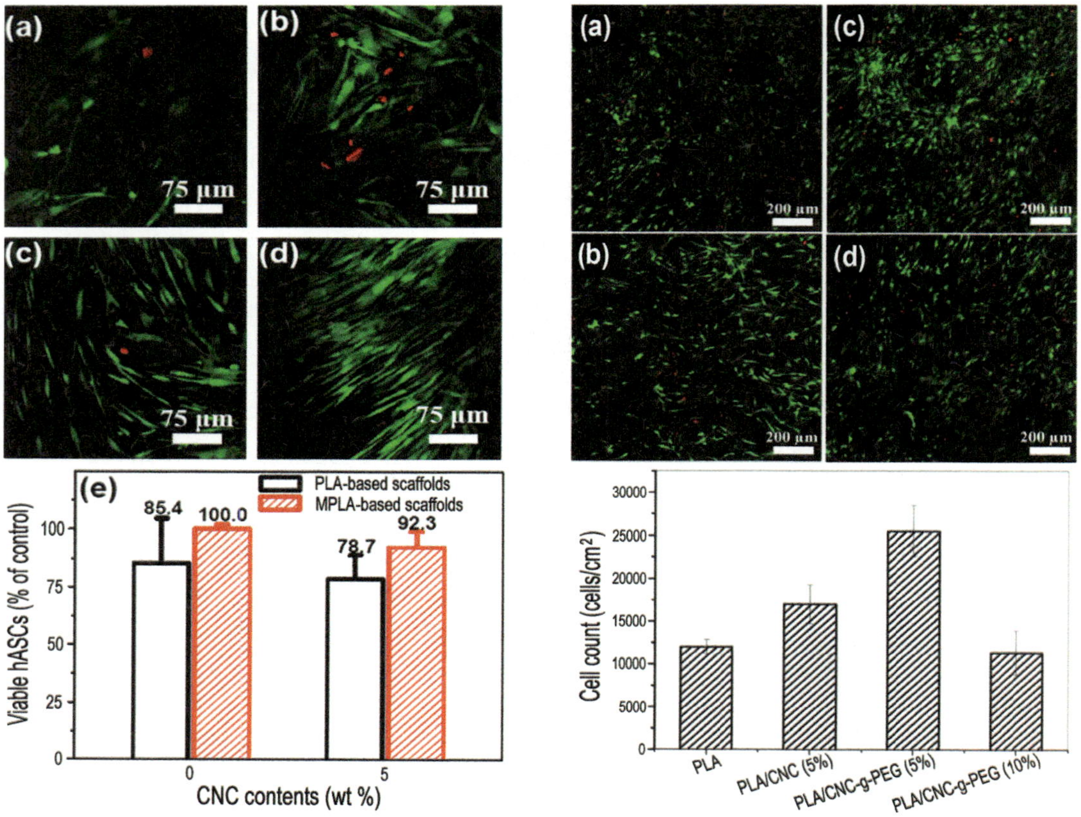

그림 18.18 왼쪽 : PLA/CNC 스캐폴드에서 인간 지방 유래 줄기세포를 7일간 배양한 뒤의 형광 현미경 이미지(a–d) 와 세포 활성 데이터(e). 각각 (a) PLA, (b) PLA/CNC, (c) MPLA, (d) MPLA/CNC임. 축척은 75 μm이며, MPLA는 Maleic anhydride로 가공된 PLA임[111]. 오른쪽 : PLA/CNC 스캐폴드에서 인간 중간엽줄기세포를 14일간 배양한 뒤의 형광 이미지(a–d)와 각각의 세포 개수 데이터임. 각각 (a) PLA, (b) PLA/CNC(5%), (c) PLA/CNC–g–PEG (5%) (d) PLA/CNC–g–PEG(10%)임. 형광 이미지에서 녹색은 살아있는 세포, 적색은 죽은 세포를 의미함 [112]

하이드로겔을 제작하였는데, 이는 인간 추간판(nucleus pulposus, NP)과 유사한 물성과 팽윤 성질을 보였다.

4.5 스캐폴드의 재생능력에 생리활성 펩타이드와 성장인자가 미치는 영향

몇몇 초창기 조직공학 연구는 스캐폴드용 소재 개발 및 개발한 스캐폴드에 다양한 종류의 세포(섬유아세포, 골세포, 힘줄, 골격 및 신경세포 등)를 배양하여 그 가능성을 확인하는데 중점을 두었다. 그러나 이러한 스캐폴드는 근본적으로 단백질 고유의 생리활성 신호물질이 없다. 특정 펩타이드와 성장인자 등을 이용하여 복합 재료의 표면을 개질하면, 생체모방적인 특성이 강해져 스캐폴드와 세포 간 상호작용, 부착, 증식 및 분화를 촉진하는 등의 효과를 볼 수 있다[19-21]. 최근 이러한 주제에 관한 연구가 진행되고는 있으나, 소재가 대부분 박테리아 유래 셀룰로오스로 제한되어 있다. 앞서 다뤘던 가능성을 확인하기 위하여, 박테리아 유래 셀룰로오스뿐만 아니라 식물 유래 나노셀룰로오스를 사용하여 제작된 스캐폴드에 대한 연구 역시 필요하다.

골형성 성장 펩타이드(osteogenic growth peptides, OGP)를 박테리아 유래 셀룰로오스, 콜라겐 및 인회석 등으로 구성된 나노복합체 스캐폴드에 첨가하면 조골세포 표현형의 조기 발달을 유도하는 것으로 나타났다[19]. 이러한 복합재료는 유전독성(cytogenic), 돌연변이 유발 및 세포독성을 나타내지 않았으며, 박테리아 유래 셀룰로오스를 포함한 복합재료는 세포성장을 촉진하여 골재생용 스캐폴드로서 가능성을 보였다. 또한, 콜라겐 및 피브로넥틴과 같은 섬유아세포 유래 부착 단백질을 박테리아 유래 셀룰로오스 표면에 고정해 부드러운 세포외기질의 특성을 모방하도록 표면을 개질시킨 연구도 보고된 바 있다[20]. 이 단백질들은 스캐폴드의 접촉각을 40°에서 60°로 증가시켜 재료의 습윤성을 감소시키고 열안정성을 개선하였다. 해당 연구에서는 인테그린 부착 경로를 활성화해 더욱 강한 세포 부착을 만들어 냈다. 또한, 표면이 개질된 박테리아 유래 셀룰로오스 스캐폴드가 아무런 처리되지 않은 스캐폴드에 비해 미토콘드리아 활성과 세포 밀집도가 증가된 것이 확인되었다[20]. Vielreicher의 연구팀은 박테리아 유래 셀룰로오스 스캐폴드에 빠르게 분해되는 경향이 있는 콜라겐 Ⅰ을 코팅하는 새로운 방법을 통해 골 조직공학에 적합한 생체모방 스캐폴드를 개발하였다. 이 스캐폴드 위에 MSC를 배양했을 때, 견고하고 안정적인 세포 부착을 보이며 여러 층으로 자라는 것이 확인되었다[21]. 콜라겐 Ⅰ이 코팅된 박테리아 유래 셀룰로오스 스캐폴드는 MSC에 의한 콜라겐 Ⅰ 생성을 자극하여, 고도로 나열되어 오래 지속되는 콜라겐 네트워크 구조를 세포-물질 계면에서 생성하였다. 또한, 콜라겐이 코팅된 박테리아 유래 셀룰로오스 스캐폴드는 MSC를 자극하여 골분화를 촉진하였다.

4.6 세포독성

일부 연구에서는 다양한 종류의 세포에서 CNC 입자의 세포독성 효과를 확인했다. 이 연구에서는 형광 표지자를 사용하여, 인간 뇌 미세혈관 내피세포에서의 목재 유래 CNC의 세포 흡수 및 인간 HEK 293 및 곤충 sf9 세포주에서 아마(Flax) 섬유 유래 CNC의 세포 흡수를 연구하였다[22, 114]. 세포막과 CNC의 상호작용 메커니즘은 주로 표면 전하 및 변형에 의존한다는 것이 밝혀졌다. 예를 들어, 형광 표지된 CNC(음전하)는 세포에 의해 흡수되지 않고 대신 원형질막 파괴 및 세포 사멸을 일으켰다. 반면, 로다민으로 표지된 CNC(양전하)는 세포 내에 흡수되었으며 세포독성을 나타내지 않았다[114]. 에어로졸화된 목화 유래

CNC는 호흡기로 유입될 때, 대식세포에 의한 전염성 사이토카인의 방출을 유발, 호흡기 독성을 나타냈다. 그러나 세포독성은 다층벽 CNT 및 석면 섬유보다 현저히 낮았다[115]. 최근 연구에서 목재 유래 CNF의 독성을 분석한 결과 50 μg/mL 농도에서는 섬유아세포 및 각질형성세포에 세포독성 또는 대사 활성에 악영향을 미치지 않는 것으로 나타났다[116]. 에어로겔 형태에서 CNF는 해당 세포 유형의 대사 활성 감소를 유도했지만 유의미한 세포 사멸은 일으키지 않았다. 사이토카인 분석에서는 각질세포와 섬유아세포가 CNF에 직접 노출되었을 때 사이토카인을 유도하지는 않는 것으로 나타났다.

5. 결론

수십 년 전에 나노물질이 조직공학 응용 분야에 처음 사용된 이래로, 탄소 기반 나노물질에 대해 많은 연구가 이루어졌다. 특히, 조직공학에 대체로 적합하지만 여전히 제한된 특성을 가진 생체고분자의 물성을 향상하는 데 있어 커다란 가능성을 보여주었다. 구조적으로 안정적인 스캐폴드를 설계하기 위해서는 다양한 조직 유형의 기계적 강도 요구 사항을 충족해야 한다. 대부분의 연구에 따르면 최적 농도의 탄소 기반 나노물질을 첨가하면 생체고분자의 기계적 강도에 긍정적인 영향을 미친다. 하지만 이렇게 구조적으로 안정된 스캐폴드가 생체 내에서 어떻게 기능하는지는 in vitro 연구에서 확인할 수 없으며 더 많은 연구가 필요하다. 조직공학적인 응용을 위한 탄소 기반 나노물질의 임상적 적용을 위해서는 다음과 같은 점들을 개선해야 할 것이다. 이는 (a) 생체 내 스캐폴드가 분해가 잘 되지 않는다는 것과 스캐폴드가 분해되는 속도를 조절하는 방안이 부족하다는 것, (b) 생체 내 세포독성 및 내부에 포함된 충전재(complement)의 독성 약화법에 대한 지식 부족 등을 들 수 있다.

지금까지 수행된 다양한 연구 결과에 따르면 이러한 물질의 생체적합성은 큰 문제가 되지 않는다. 그러나 CNT와 그래핀의 경우 세포독성이 문제가 될 수 있다. 세포독성은 크기, 모양, 조성, 표면 전하, 포함된 불순물의 양, 표면 개질 유형과 같은 나노물질의 물리화학적 특성에 크게 좌우된다. 가장 중요한 것은 스캐폴드에 사용되는 나노물질의 농도와 세포 유형인데, 이러한 변수들을 조절하여 세포독성을 완화할 수 있다. In vitro 및 in vivo 상에서 탄소 기반 나노물질, 특히 다른 형태의 CNT 및 그래핀의 세포독성 및 면역학적 효과는 광범위하게 연구된 바 있다. 셀룰로오스 기반 나노물질은 세포독성이 낮고 매우 강인하고 견고하나, 조직공학에 임상적으로 완전히 적용하기 위해서는, 앞서 설명했던 것처럼 많은 연구가 필요하다.

특정 조직을 재생하기 위해 생체활성 화합물, 펩타이드 및 성장인자를 이용하여 스캐폴드의 성능을 개선하는 전략은 최근에야 시작되었으며, 아직 많은 연구가 필요하다. 탄소 기반 나노물질의 표면에 단백질 및 DNA를 부착해 기능성을 부여하고, 스캐폴드에 생체 활성 펩타이드 및 성장 인자를 첨가해 주는 기법은 응용 분야와 목적에 따라 원하는 세포 유형으로 세포 성장, 증식 및 분화를 조절할 수 있고, 따라서 효과적인 전략이라 할 수 있다. 비록 앞서 다룬 연구들이 주로 골 재생에 초점을 맞췄지만, 앞으로는 신경세포, 근육세포, 피부세포 등에도 탄소 기반 소재를 적용하여 조직공학 및 재생의학 분야에서의 저변을 확장해야 할 것이다. 물론 이들 소재가 지닌 가능성을 완전히 발휘하기 위해서는 여전히 많은 연구가 필요하다.

참고문헌

[1] N. Shadjou and M. Hasanzadeh, Graphene and its nanostructure derivatives for use in bone tissue engineering : Recent advances, Journal of Biomedical Materials Research Part A, vol. 104, no. 5, pp. 1250–1275, May 2016, doi : 10.1002/jbm.a.35645.

[2] N. Shadjou, M. Hasanzadeh, and B. Khalilzadeh, Graphene based scaffolds on bone tissue engineering, Bioengineered, vol. 9, no. 1, pp. 38–47, 2018, doi : 10.1080/21655979.2017.1373539.

[3] A. Khademhosseini, J. P. Vacanti, and R. Langer, Progress in tissue engineering, Scientific American, vol. 300, no. 5, pp. 64–+, May 2009, doi : 10.1038/scientificamerican0509-64.

[4] L. E. Freed et al., Biodegradable polymer scaffolds for tissue engineering, Bio-Technology, vol. 12, no. 7, pp. 689–693, Jul 1994, doi : 10.1038/nbt0794-689.

[5] A. Tamayol, M. Akbari, N. Annabi, A. Paul, A. Khademhosseini, and D. Juncker, Fiber-based tissue engineering : Progress, challenges, and opportunities, Biotechnology Advances, vol. 31, no. 5, pp. 669–687, Sep–Oct 2013, doi : 10.1016/j.biotechadv.2012.11.007.

[6] S. R. Shin et al., Graphene-based materials for tissue engineering, Advanced Drug Delivery Reviews, vol. 105, pp. 255–274, Oct 2016, doi : 10.1016/j.addr.2016.03.007.

[7] J. M. Dugan, J. E. Gough, and S. J. Eichhorn, Bacterial cellulose scaffolds and cellulose nanowhiskers for tissue engineering, Nanomedicine, vol. 8, no. 2, 2013, doi : 10.2217/nnm.12.211.

[8] R. M. A. Domingues, M. E. Gomes, and R. L. Reis, The Potential of cellulose nanocrystals in tissue engineering strategies, Biomacromolecules, vol. 15, no. 7, pp. 2327–2346, Jul 2014, doi : 10.1021/bm500524s.

[9] H. N. Kim et al., Nanotopography-guided tissue engineering and regenerative medicine, Advanced Drug Delivery Reviews, vol. 65, no. 4, pp. 536–558, Apr 2013, doi : 10.1016/j.addr.2012.07.014.

[10] Y. Shao and J. P. Fu, Integrated micro/nanoengineered functional biomaterials for cell mechanics and mechanobiology : A materials perspective, Advanced

Materials, vol. 26, no. 10, pp. 1494–1533, Mar 2014, doi : 10.1002/adma.201304431.

[11] J. Kim, H. N. Kim, Y. Lang, and A. Pandit, Biologically inspired micro– and nanoengineering systems for functional and complex tissues, Tissue Engineering Part A, vol. 20, no. 15–16, pp. 2127–2130, Aug 2014, doi : 10.1089/ten.tea.2013.0707.

[12] H. Seonwoo et al., Hierarchically micro– and nanopatterned topographical cues for modulation of cellular structure and function, IEEE Transactions on Nanobioscience, vol. 15, no. 8, pp. 835–842, Dec 2016, doi : 10.1109/tnb.2016.2631641.

[13] W. L. Stoppel, D. L. Kaplan, and L. D. Black, Electrical and mechanical stimulation of cardiac cells and tissue constructs, Advanced Drug Delivery Reviews, vol. 96, pp. 135–155, Jan 2016, doi : 10.1016/j.addr.2015.07.009.

[14] S. R. Coppen et al., A factor underlying late–phase arrhythmogenicity after cell therapy to the heart – Global downregulation of connexin43 in the host myocardium after skeletal myoblast transplantation, Circulation, vol. 118, no. 14, pp. S138–S144, Sep 2008, doi : 10.1161/circulationaha.107.779629.

[15] G. Lekshmi et al., Recent Progress in carbon nanotube polymer composites in tissue engineering and regeneration, International Journal of Molecular Sciences, vol. 21, no. 17, Sep 2020, Art no. 6440, doi : 10.3390/ijms21176440.

[16] H. W. Kroto, J. R. Heath, S. C. Obrien, R. F. Curl, and R. E. Smalley, C–60 : Buckminsterfullerene, Nature, vol. 318, no. 6042, pp. 162–163, 1985, doi : 10.1038/318162a0.

[17] S. Iijima, Helical microtubules of graphitic carbon, Nature, vol. 354, no. 6348, pp. 56–58, Nov 1991, doi : 10.1038/354056a0.

[18] K. S. Novoselov et al., Electric field effect in atomically thin carbon films, Science, vol. 306, no. 5696, pp. 666–669, Oct 2004, doi : 10.1126/science.1102896.

[19] S. Saskaet al., Nanocellulose–collagen–apatite composite associated with osteogenic growth peptide for bone regeneration, International Journal of Biological Macromolecules, vol. 103, pp. 467–476, 2017, doi : 10.1016/j.ijbiomac.2017.05.086.

[20] M. Osorio et al., Novel surface modification of three–dimensional bacterial nanocellulose with cell–derived adhesion proteins for soft tissue engineering, Materials Science and Engineering : C, vol. 100, pp. 697–705, 2019, doi : 10.1016/j.msec.2019.03.045.

[21] M. Vielreicher et al., Bacterial nanocellulose stimulates mesenchymal stem cell expansion and formation of stable collagen-I networks as a novel biomaterial in tissue engineering, Scientific Reports, vol. 8, 2018, doi : 10.1038/s41598-018-27760-z.

[22] S. P. Dong, H. J. Cho, Y. W. Lee, and M. Roman, Synthesis and cellular uptake of folic acid-conjugated cellulose nanocrystals for cancer targeting, Biomacromolecules, vol. 15, no. 5, pp. 1560-1567, May 2014, doi : 10.1021/bm401593n.

[23] C. Cha, S. R. Shin, N. Annabi, M. R. Dokmeci, and A. Khademhosseini, Carbon-based nanomaterials : Multifunctional materials for biomedical engineering, ACS Nano, vol. 7, no. 4, pp. 2891-2897, 2013, doi : 10.1021/nn401196a.

[24] D. Maiti, X. Tong, X. Mou, and K. Yang, Carbon-based nanomaterials for biomedical applications : A recent study, Frontiers in Pharmacology, vol. 9, 2019, doi : 10.3389/fphar.2018.01401.

[25] K. P. Patel, R. K. Singh, and H. W. Kim, Carbon-based nanomaterials as an emerging platform for theranostics, Materials Horizons, vol. 6, pp. 434-469, 2019, doi : 10.1039/C8MH00966J.

[26] A. K. Geim, Graphene : Status and prospects, Science, vol. 324, no. 5934, pp. 1530-1534, Jun 2009, doi : 10.1126/science.1158877.

[27] S. Goenka, V. Sant, and S. Sant, Graphene-based nanomaterials for drug delivery and tissue engineering, Journal of Controlled Release, vol. 173, pp. 75-88, Jan 2014, doi : 10.1016/j.jconrel.2013.10.017.

[28] A. V. Rode, S. T. Hyde, E. G. Gamaly, R. G. Elliman, D. R. McKenzie, and S. Bulcock, Structural analysis of a carbon foam formed by high pulse-rate laser ablation, Applied Physics a-Materials Science & Processing, vol. 69, pp. S755-S758, Dec 1999, doi : 10.1007/s003390051522.

[29] F. Menaa, A. Abdelghani, and B. Menaa, Graphene nanomaterials as biocompatible and conductive scaffolds for stem cells : Impact for tissue engineering and regenerative medicine, Journal of Tissue Engineering and Regenerative Medicine, vol. 9, no. 12, pp. 1321-1338, Dec 2015, doi : 10.1002/term.1910.

[30] S. H. Ku, M. Lee, and C. B. Park, Carbon-based nanomaterials for tissue engineering, Advanced Healthcare Materials, vol. 2, no. 2, pp. 244-260, Feb 2013, doi : 10.1002/adhm.201200307.

[31] A. K. Geim and K. S. Novoselov, The rise of graphene, Nature Materials, vol. 6, no. 3, pp. 183−191, Mar 2007, doi : 10.1038/nmat1849.

[32] L. Brown, R. Hovden, P. Huang, M. Wojcik, D. A. Muller, and J. Park, Twinning and twisting of tri− and bilayer graphene, Nano Letters, vol. 12, no. 3, pp. 1609−1615, Mar 2012, doi : 10.1021/nl204547v.

[33] A. Luican et al., Single−layer behavior and its breakdown in twisted graphene layers, Physical Review Letters, vol. 106, no. 12, Mar 2011, Art no. 126802, doi : 10.1103/PhysRevLett.106.126802.

[34] S. Shallcross, S. Sharma, W. Landgraf, and O. Pankratov, Electronic structure of graphene twist stacks, Physical Review B, vol. 83, no. 15, Apr 2011, Art no. 153402, doi : 10.1103/PhysRevB.83.153402.

[35] E. S. Morell, P. Vargas, L. Chico, and L. Brey, Charge redistribution and interlayer coupling in twisted bilayer graphene under electric fields, Physical Review B, vol. 84, no. 19, Nov 2011, Art no. 195421, doi : 10.1103/PhysRevB.84.195421.

[36] Z. B. Liu, B. W. Liu, J. S. Ding, and J. W. Liu, Fluorescent sensors using DNA−functionalized graphene oxide, Analytical and Bioanalytical Chemistry, vol. 406, no. 27, pp. 6885−6902, Nov 2014, doi : 10.1007/s00216−014−7888−3.

[37] C. L. Weaver and X. T. Cui, Directed neural stem cell differentiation with a functionalized graphene oxide nanocomposite, Advanced Healthcare Materials, vol. 4, no. 9, pp. 1408−1416, Jun 2015, doi : 10.1002/adhm.201500056.

[38] H. Bai, C. Li, X. L. Wang, and G. Q. Shi, A pH−sensitive graphene oxide composite hydrogel, Chemical Communications, vol. 46, no. 14, pp. 2376−2378, 2010, doi : 10.1039/c000051e.

[39] Y. X. Xu, Q. O. Wu, Y. Q. Sun, H. Bai, and G. Q. Shi, Three−dimensional self−assembly of graphene oxide and DNA into multifunctional hydrogels, Acs Nano, vol. 4, no. 12, pp. 7358−7362, Dec 2010, doi : 10.1021/nn1027104.

[40] A. J. Engler, S. Sen, H. L. Sweeney, and D. E. Discher, Matrix elasticity directs stem cell lineage specification, Cell, vol. 126, no. 4, pp. 677−689, Aug 2006, doi : 10.1016/j.cell.2006.06.044.

[41] N. Li et al., Three−dimensional graphene foam as a biocompatible and conductive scaffold for neural stem cells, Scientific Reports, vol. 3, Apr 2013, Art no. 1604, doi : 10.1038/srep01604.

[42] L. Zhang et al., High strength graphene oxide/polyvinyl alcohol composite hydrogels, Journal of Materials Chemistry, vol. 21, no. 28, pp. 10399−10406, 2011, doi : 10.1039/c0jm04043f.

[43] D. L. Han, L. F. Yan, W. F. Chen, W. Li, and P. R. Bangal, Cellulose/graphite oxide composite films with improved mechanical properties over a wide range of temperature, Carbohydrate Polymers, vol. 83, no. 2, pp. 966–972, Jan 2011, doi : 10.1016/j.carbpol.2010.09.006.

[44] G. Y. Chen, D. W. P. Pang, S. M. Hwang, H. Y. Tuan, and Y. C. Hu, A graphene–based platform for induced pluripotent stem cells culture and differentiation, Biomaterials, vol. 33, no. 2, pp. 418–427, Jan 2012, doi : 10.1016/j.biomaterials.2011.09.071.

[45] M. Kalbacova, A. Broz, J. Kong, and M. Kalbac, Graphene substrates promote adherence of human osteoblasts and mesenchymal stromal cells, Carbon, vol. 48, no. 15, pp. 4323–4329, Dec 2010, doi : 10.1016/j.carbon.2010.07.045.

[46] T. R. Nayak et al., Graphene for controlled and accelerated osteogenic differentiation of human mesenchymal stem cells, Acs Nano, vol. 5, no. 6, pp. 4670–4678, Jun 2011, doi : 10.1021/nn200500h.

[47] W. C. Lee et al., Origin of enhanced stem cell growth and differentiation on graphene and graphene oxide, Acs Nano, vol. 5, no. 9, pp. 7334–7341, Sep 2011, doi : 10.1021/nn202190c.

[48] O. J. Yoon et al., Nanocomposite nanofibers of poly(D, L–lactic–co–glycolic acid) and graphene oxide nanosheets, Composites Part a–Applied Science and Manufacturing, vol. 42, no. 12, pp. 1978–1984, Dec 2011, doi : 10.1016/j.compositesa.2011.08.023.

[49] J. Kim et al., Bioactive effects of graphene oxide cell culture substratum on structure and function of human adipose–derived stem cells, Journal of Biomedical Materials Research Part A, vol. 101, no. 12, pp. 3520–3530, Dec 2013, doi : 10.1002/jbm.a.34659.

[50] Y. Li et al., The triggering of apoptosis in macrophages by pristine graphene through the MAPK and TGF–beta signaling pathways, Biomaterials, vol. 33, no. 2, pp. 402–411, Jan 2012, doi : 10.1016/j.biomaterials.2011.09.091.

[51] A. Sasidharan et al., Differential nano–bio interactions and toxicity effects of pristine versus functionalized graphene, Nanoscale, vol. 3, no. 6, pp. 2461–2464, 2011, doi : 10.1039/c1nr10172b.

[52] Y. L. Chang et al., In vitro toxicity evaluation of graphene oxide on A549 cells, Toxicology Letters, vol. 200, no. 3, pp. 201–210, Feb 2011, doi : 10.1016/j.toxlet.2010.11.016.

[53] K. Wang et al., Biocompatibility of graphene oxide, Nanoscale Research Letters, vol. 6, 2011, Art no. 8, doi : 10.1007/s11671–010–9751–6.

[54] Y. B. Zhang et al., Cytotoxicity effects of graphene and single-wall carbon nanotubes in neural phaeochromocytoma-derived PC12 cells, Acs Nano, vol. 4, no. 6, pp. 3181-3186, Jun 2010, doi : 10.1021/nn1007176.

[55] A. Figarol et al., In vitro toxicity of carbon nanotubes, nano-graphite and carbon black, similar impacts of acid functionalization, Toxicology in Vitro, vol. 30, no. 1, pp. 476-485, Dec 2015, doi : 10.1016/j.tiv.2015.09.014.

[56] X. Yuan, X. X. Zhang, L. Sun, Y. Q. Wei, and X. W. Wei, Cellular toxicity and immunological effects of carbon-based nanomaterials, Particle and Fibre Toxicology, vol. 16, Apr 2019, Art no. 18, doi : 10.1186/s12989-019-0299-z.

[57] S. Ahadian et al., Carbon Nanotubes and Graphene-Based Nanomaterials for Stem Cell Differentiation and Tissue Regeneration, Journal of Nanoscience and Nanotechnology, vol. 16, no. 9, pp. 8862-8880, Sep 2016, doi : 10.1166/jnn.2016.12729.

[58] Z. Spitalsky, D. Tasis, K. Papagelis, and C. Galiotis, Carbon nanotube-polymer composites : Chemistry, processing, mechanical and electrical properties, Progress in Polymer Science, vol. 35, no. 3, pp. 357-401, Mar 2010, doi : 10.1016/j.progpolymsci.2009.09.003.

[59] V. R. Raphey, T. K. Henna, K. P. Nivitha, P. Mufeedha, C. Sabu, and K. Pramod, Advanced biomedical applications of carbon nanotube, Materials Science & Engineering C-Materials for Biological Applications, vol. 100, pp. 616-630, Jul 2019, doi : 10.1016/j.msec.2019.03.043.

[60] M. Sharon, D. Pradhan, R. Zacharia, and V. Puri, Application of carbon nanomaterial as a microwave absorber, Journal of Nanoscience and Nanotechnology, vol. 5, no. 12, pp. 2117-2120, Dec 2005, doi : 10.1166/jnn.2005.186.

[61] E. I. Galanzha, J. W. Kim, and V. P. Zharov, Nanotechnology-based molecular photoacoustic and photothermal flow cytometry platform for in-vivo detection and killing of circulating cancer stem cells, Journal of Biophotonics, vol. 2, no. 12, pp. 725-735, Dec 2009, doi : 10.1002/jbio.200910078.

[62] E. I. Galanzha, M. S. Kokoska, E. V. Shashkov, J. W. Kim, V. V. Tuchin, and V. P. Zharov, In vivo fiber-based multicolor photoacoustic detection and photothermal purging of metastasis in sentinel lymph nodes targeted by nanoparticles, Journal of Biophotonics, vol. 2, no. 8-9, pp. 528-539, Sep 2009, doi : 10.1002/jbio.200910046.

[63] E. I. Galanzha et al., In Vivo Magnetic Enrichment, Photoacoustic Diagnosis, and Photothermal Purging of Infected Blood Using Multifunctional Gold and

Magnetic Nanoparticles, Plos One, vol. 7, no. 9, Sep 2012, Art no. e45557, doi : 10.1371/journal.pone.0045557.

[64] J. W. Kim, E. V. Shashkov, E. I. Galanzha, N. Kotagiri, and V. P. Zharov, Photothermal antimicrobial nanotherapy and nanodiagnostics with self-assembling carbon nanotube clusters, Lasers in Surgery and Medicine, vol. 39, no. 7, pp. 622-634, Aug 2007, doi : 10.1002/lsm.20534.

[65] J. W. Kim, E. I. Galanzha, E. V. Shashkov, H. M. Moon, and V. P. Zharov, Golden carbon nanotubes as multimodal photoacoustic and photothermal high-contrast molecular agents, Nature Nanotechnology, vol. 4, no. 10, pp. 688-694, Oct 2009, doi : 10.1038/nnano.2009.231.

[66] V. P. Zharov, J. W. Kim, D. T. Curiel, and M. Everts, Self- assembling nanoclusters in living systems : application for integrated photothermal nanodiagnostics and nanotherapy, Nanomedicine-Nanotechnology Biology and Medicine, vol. 1, no. 4, pp. 326-345, Dec 2005, doi : 10.1016/j.nano.2005.10.006.

[67] V. P. Zharov, E. I. Galanzha, E. V. Shashkov, J. W. Kim, N. G. Khlebtsov, and V. V. Tuchin, Photoacoustic flow cytometry : principle and application for real-time detection of circulating single nanoparticles, pathogens, and contrast dyes in vivo, Journal of Biomedical Optics, vol. 12, no. 5, Sep-Oct 2007, Art no. 051503, doi : 10.1117/1.2793746.

[68] Elhissi M. A. Abdelbary, A. Waqar, H. U. Israr, D. R. Vinod., and D. E. Antony, Carbon nanotubes in cancer therapy and drug delivery, ed : J. Drug Deliv., 2012, pp. 1-10.

[69] S. K. Vashist, D. Zheng, K. Al-Rubeaan, J. H. T. Luong, and F. S. Sheu, Advances in carbon nanotube based electrochemical sensors for bioanalytical applications, Biotechnology Advances, vol. 29, no. 2, pp. 169-188, Mar-Apr 2011, doi : 10.1016/j.biotechadv.2010.10.002.

[70] S. Wang, X. N. Sun, Y. P. Wang, K. N. Sun, and J. Q. Bi, Properties of reduced graphene/carbon nanotubes reinforced calcium phosphate bone cement in a microwave environment, Journal of Materials Science-Materials in Medicine, vol. 30, no. 3, Mar 2019, Art no. 37, doi : 10.1007/s10856-019-6238-6.

[71] G. X. Zhao, X. Zhang, B. C. Li, G. Y. Huang, F. Xu, and X. H. Zhang, Solvent-free fabrication of carbon nanotube/silk fibroin electrospun matrices for enhancing cardiomyocyte functionalities, Acs Biomaterials Science & Engineering, vol. 6, no. 3, pp. 1630-1640, Mar 2020, doi : 10.1021/acsbiomaterials.9b01682.

[72] X. Y. Chen et al., Zwitterionic PMCP-modified polycaprolactone surface for tissue engineering : Antifouling, cell adhesion promotion, and osteogenic differentiation properties, Small, vol. 15, no. 42, Oct 2019, Art no. 1903784, doi : 10.1002/smll.201903784.

[73] K. D. Patel et al., Nanostructured biointerfacing of metals with carbon nanotube/chitosan hybrids by electrodeposition for cell stimulation and therapeutics delivery, Acs Applied Materials & Interfaces, vol. 6, no. 22, pp. 20214-20224, Nov 2014, doi : 10.1021/am505759p.

[74] K. D. Patel et al., Coating biopolymer nanofibers with carbon nanotubes accelerates tissue healing and bone regeneration through orchestrated cell- and tissue-regulatory responses, Acta Biomaterialia, vol. 108, pp. 97-110, May 2020, doi : 10.1016/j.actbio.2020.03.012.

[75] A. Kavosi et al., The toxicity and therapeutic effects of single- and multi-wall carbon nanotubes on mice breast cancer, Scientific Reports, vol. 8, May 2018, Art no. 8375, doi : 10.1038/s41598-018-26790-x.

[76] D. K. Patel, S. D. Dutta, K. Ganguly, J. W. Kim, and K. T. Lim, Enhanced osteogenic potential of unzipped carbon nanotubes for tissue engineering, Journal of Biomedical Materials Research Part A, doi : 10.1002/jbm.a.37179.

[77] L. L. Zhou, H. J. Forman, Y. Ge, and J. Lunec, Multi-walled carbon nanotubes : A cytotoxicity study in relation to functionalization, dose and dispersion, Toxicology in Vitro, vol. 42, pp. 292-298, Aug 2017, doi : 10.1016/j.tiv.2017.04.027.

[78] M. Davoren et al., In vitro toxicity evaluation of single walled carbon nanotubes on human A549 lung cells, Toxicology in Vitro, vol. 21, no. 3, pp. 438-448, Apr 2007, doi : 10.1016/j.tiv.2006.10.007.

[79] A. Casey, E. Herzog, F. M. Lyng, H. J. Byrne, G. Chambers, and M. Davoren, Single walled carbon nanotubes induce indirect cytotoxicity by medium depletion in A549 lung cells, Toxicology Letters, vol. 179, no. 2, pp. 78-84, Jun 2008, doi : 10.1016/j.toxlet.2008.04.006.

[80] S. K. Manna et al., Single-walled carbon nanotube induces oxidative stress and activates nuclear transcription factor-kappa B in human keratinocytes, Nano Letters, vol. 5, no. 9, pp. 1676-1684, Sep 2005, doi : 10.1021/nl0507966.

[81] M. Kalbacova, M. Kalbac, L. Dunsch, H. Kataura, and U. Hempel, The study of the interaction of human mesenchymal stem cells and monocytes/macrophages with single-walled carbon nanotube films, Physica Status Solidi B-Basic Solid State Physics, vol. 243, no. 13, pp. 3514-3518, Nov 2006, doi : 10.1002/pssb.200669167.

[82] S. Garibaldi, C. Brunelli, V. Bavastrello, G. Ghigliotti, and C. Nicolini, Carbon nanotube biocompatibility with cardiac muscle cells, Nanotechnology, vol. 17, no. 2, pp. 391-397, Jan 2006, doi : 10.1088/0957-4484/17/2/008.

[83] H. F. Xu, J. Bai, J. Meng, W. Hao, H. Y. Xu, and J. M. Cao, Multi-walled carbon nanctubes suppress potassium channel activities in PC12 cells, Nanotechnology, vol. 20, no. 28, Jul 2009, Art no. 285102, doi : 10.1088/0957-4484/20/28/285102.

[84] S. F. Ye, Y. H. Wu, Z. Q. Hou, and Q. Q. Zhang, ROS and NF-kappa B are involved in upregulation of IL-8 in A549 cells exposed to multi-walled carbon nanotubes, Biochemical and Biophysical Research Communications, vol. 379, no. 2, pp. 643-648, Feb 2009, doi : 10.1016/j.bbrc.2008.12.137.

[85] A. Magrez et al., Cellular toxicity of carbon-based nanomaterials, Nano Letters, vol. 6, no. 6, pp. 1121-1125, Jun 2006, doi : 10.1021/nl060162e.

[86] N. A. Monteiro-Riviere, R. J. Nemanich, A. O. Inman, Y. Y. Wang, and J. E. Riviere, Multi-walled carbon nanotube interactions with human epidermal keratinocytes, Toxicology Letters, vol. 155, no. 3, pp. 377-384, Mar 2005, doi : 10.1016/j.toxlet.2004.11.004.

[87] L. Zhu, D. W. Chang, L. M. Dai, and Y. L. Hong, DNA damage induced by multiwalled carbon nanotubes in mouse embryonic stem cells, Nano Letters, vol. 7, no. 12, pp. 3592-3597, Dec 2007, doi : 10.1021/nl071303v.

[88] L. E. Murr et al., Cytotoxicity assessment of some carbon nanotubes and related carbon nanoparticle aggregates and the implications for anthropogenic carbon nanotube aggregates in the environment, (in eng), Int J Environ Res Public Health, vol. 2, no. 1, pp. 31-42, Apr 2005, doi : 10.3390/ijerph2005010031.

[89] Z. Xiong, Y. S. Yun, and H. J. Jin, Applications of carbon nanotubes for lithium ion battery anodes, Materials, vol. 6, no. 3, pp. 1138-1158, Mar 2013, doi : 10.3390/ma6031138.

[90] H. B. Kim et al., Enhanced osteogenesis of human mesenchymal stem cells in presence of single-walled carbon nanotubes, IEEE Transactions on Nanobioscience, vol. 18, no. 3, pp. 463-468, Jul 2019, doi : 10.1109/tnb.2019.2914127.

[91] E. Mooney, P. Dockery, U. Greiser, M. Murphy, and V. Barron, Carbon nanotubes and mesenchymal stem cells : Biocompatibility, proliferation and differentiation, Nano Letters, vol. 8, no. 8, pp. 2137-2143, Aug 2008, doi : 10.1021/nl073300o.

[92] R. B. Li et al., Surface charge and cellular processing of covalently functionalized multiwall carbon nanotubes determine pulmonary toxicity, Acs Nano, vol. 7, no. 3, pp. 2352–2368, Mar 2013, doi : 10.1021/nn305567s.

[93] J. W. Kim, N. Kotagiri, J. H. Kim, and R. Deaton, In situ fluorescence microscopy visualization and characterization of nanometer–scale carbon nanotubes labeled with 1–pyrenebutanoic acid, succinimidyl ester, Applied Physics Letters, vol. 88, no. 21, May 2006, Art no. 213110, doi : 10.1063/1.2206875.

[94] B. Wan et al., Single–walled carbon nanotubes and graphene oxides induce autophagosome accumulation and lysosome impairment in primarily cultured murine peritoneal macrophages, Toxicology Letters, vol. 221, no. 2, pp. 118–127, Aug 2013, doi : 10.1016/j.toxlet.2013.06.208.

[95] Y. R. Seo, J. W. Kim, S. Hoon, J. Kim, J. H. Chung, and K. T. Lim, Cellulose–based nanocrystals : sources and applications via agricultural byproducts, Journal of Biosystems Engineering, vol. 43, no. 1, pp. 59–71, 2018, doi : 10.5307/JBE.2018.43.1.059.

[96] Y. Habibi, L. A. Lucia, and O. J. Rojas, Cellulose nanocrystals : Chemistry, self–assembly, and applications, Chemical Reviews, vol. 110, no. 6, pp. 3479–3500, Jun 2010, doi : 10.1021/cr900339w.

[97] N. Lin and A. Dufresne, Nanocellulose in biomedicine : Current status and future prospect, European Polymer Journal, vol. 59, pp. 302–325, Oct 2014, doi : 10.1016/j.eurpolymj.2014.07.025.

[98] S. Tortorella, V. V. Buratti, M. Maturi, L. Sambri, M. C. Franchini, and E. Locatelli, Surface–modified nanocellulose for application in biomedical engineering and nanomedicine : A review, International Journal of Nanomedicine, vol. 15, pp. 9909–9937, 2020, doi : 10.2147/ijn.s266103.

[99] A. Sinha et al., Cellulose nanocrystals as advanced green materials for biological and biomedical engineering, Journal of Biosystems Engineering, vol. 40, no. 4, pp. 373–393, 2015, doi : 10.5307/JBE.2015.40.4.373.

[100] J. M. Dugan, J. E. Gough, and S. J. Eichhorn, Directing the Morphology and Differentiation of skeletal muscle cells using oriented cellulose nanowhiskers, Biomacromolecules, vol. 11, no. 9, pp. 2498–2504, Sep 2010, doi : 10.1021/bm100684k.

[101] J. M. Dugan, R. F. Collins, J. E. Gough, and S. J. Eichhorn, Oriented surfaces of adsorbed cellulose nanowhiskers promote skeletal muscle myogenesis, Acta Biomaterialia, vol. 9, no. 1, pp. 4707–4715, Jan 2013, doi : 10.1016/j.actbio.2012.08.050.

[102] R. M. A. Domingues, S. Chiera, P. Gershovich, A. Motta, R. L. Reis, and M. E. Gomez, Enhancing the biomechanical performance of anisotropic nanofibrous scaffolds in tendon tissue engineering : Reinforcement with cellulose nanocrystals, Advanced Healthcare Materials, no. 5, pp. 1364–1375, 2016, doi : 10.1002/adhm.201501048.

[103] S. D. Dutta et al., In vitro biocompatibility of electrospun poly(ε–caprolactone)/cellulose nanocrystals–nanofibers for tissue engineering, Journal of Nanomaterials, vol. 2019, Article ID 2061545, 2019, doi : 10.1155/2019/2061545.

[104] M. K. Joshi et al., In situ generation of cellulose nanocrystals in polycaprolactone nanofibers : effects on crystallinity, mechanical strength, biocompatibility, and biomimetic mineralization, ACS Applied Materials & Interfaces, vol. 7, no. 35, pp. 19672–19683, 2015, doi : 10.1021/acsami.5b04682.

[105] A. Huang et al., Electrospun poly(butylene succinate)/cellulose nanocrystals bio–nanocomposite scaffolds for tissue engineering : preparation, characterization and in vitro evaluation, Polymer Testing, vol. 71, pp. 101–109, 2018, doi : 10.1016/j.polymertesting.2018.08.027.

[106] T. Lu, Q. Li, W. Chen, and H. Yu, Composite aerogels based on dialdehyde nanocellulose and collagen for potential applications as wound dressing and tissue engineering scaffold, Composites Science and Technology, vol. 94, pp. 132–138, 2014, doi : 10.1016/j.compscitech.2014.01.020.

[107] S. Gorgieva, L. Girandon, and V. Kokol, Mineralization potential of cellulose–nanofibrils reinforced gelatine scaffolds for promoted calcium deposition by mesenchymal stem cells, Materials Science and Engineering : C, vol. 73, pp. 478–489, 2017, doi : 10.1016/j.msec.2016.12.092.

[108] X. He et al., Uniaxially aligned electrospun all–cellulose nanocomposite nanofibers reinforced with cellulose nanocrystals : Scaffold for tissue engineering, Biomacromolecules, vol. 15, no. 2, pp. 618–627, Feb 2014, doi : 10.1021/bm401656a.

[109] Y. Mo et al., Preparation and properties of PLGA nanofiber membranes reinforced with cellulose nanocrystals, Colloids and Surfaces B : Biointerfaces, vol. 132, pp. 177–184, 2015, doi : 10.1016/j.colsurfb.2015.05.029.

[110] D. K. Patel, S. D. Dutta, J. Hexiu, K. Ganguly, and K. T. Lim, Bioactive electrospun nanocomposite scaffolds of poly(lactic acid)/cellulose nanocrystals for bone tissue engineering, International Journal of Biological Macromolecules, vol. 162, pp. 1429–1441, 2020, doi : 10.1016/j.ijbiomac.2020.07.246.

[111] C. Zhou et al., Electrospun bio–nanocomposite scaffolds for bone tissue engineering by cellulose nanocrystals reinforcing maleic anhydride grafted PLA, ACS Applied Materials & Interfaces, vol. 5, no. 9, pp. 3847–3854, 2013, doi : https : //doi.org/10.1021/am4005072.

[112] C. S. Zhang, M.R., T. M. Cordie, T. Ellingham, Y. Dan, and L. S. Turng, Incorporation of poly(ethylene glycol) grafted cellulose nanocrystals in poly(lactic acid) electrospun nanocomposite fibers as potential scaffolds for bone tissue engineering, Materials Science and Engineering : C, vol. 49, pp. 463–471, 2015, doi : https : //doi.org/10.1016/j.msec.2015.01.024.

[113] C. Eyholzer et al., Biocomposite hydrogels with carboxymethylated, nanofibrillated cellulose powder for replacement of the nucleus pulposus, Biomacromolecules, vol. 12, no. 5, pp. 1419–1427, May 2011, doi : 10.1021/bm101131b.

[114] K. A. Mahmoud, J. A. Mena, K. B. Male, S. Hrapovic, A. Kamen, and J. H. T. Luong, Effect of surface charge on the cellular uptake and cytotoxicity of fluorescent labeled cellulose nanocrystals, Acs Applied Materials & Interfaces, vol. 2, no. 10, pp. 2924–2932, Oct 2010, doi : 10.1021/am1006222.

[115] M. J. D. Clift et al., Investigating the interaction of cellulose nanofibers derived from cotton with a sophisticated 3d human lung cell coculture, Biomacromolecules, vol. 12, no. 10, pp. 3666–3673, Oct 2011, doi : 10.1021/bm200865j.

[116] H. R. Nordli, G. Chinga–Carrasco, A. M. Rokstad, and B. Pukstad, Producing ultrapure wood cellulose nanofibrils and evaluating the cytotoxicity using human skin cells, Carbohydrate Polymers, vol. 150, pp. 65–73, 2016, doi : 10.1016/j.carbpol.2016.04.094.

[117] B.S. Harrison and A. Atala, Carbon nanotube applications for tissue engineering, Biomaterials, vol. 28, pp. 344–353, 2007, doi : 10.1016/j.biomaterials.2006.07.044.

[118] B. Gorain et. al., Carbon nanotube scaffolds as emerging nanoplatform for myocardial tissue regeneration: A review of recent developments and therapeutic implications, Biomedicine and Pharmacotherapy, vol. 104, pp. 496–508, 2018, doi : 10.1016/j.biopha.2018.05.066

제 19 장

나노전달체

Pankaj Garg · Shambhavi Pandey · 이명철 · 정종훈

1. 유전자 치료 개요

유전자 치료는 질병을 치료하기 위해 특정 세포에서 유전자 발현을 의도적으로 조절하는 것이다[1]. 즉, 외래 유전자를 숙주 세포에 도입하여 유전자 수준에서 질병을 치료하거나 예방하기 위한 일련의 전략 및 기술을 말한다. 외래 유전자를 숙주 세포에 도입하면 유전자 수준에서 원하는 변화를 일으킬 수 있다. 외래 유전자를 숙주세포의 게놈에 전달하여 통합되면, 이후에 외래 유전자의 정보를 담은 자손 세포를 생성할 수 있다. DNA, 작은 간섭 RNA(siRNA) 및 올리고뉴클레오티드(oligonucleotide)와 같은 다양한 핵산을 전달함으로써, 기능이 손상된 돌연변이 유전자를 활성화 또는 비활성화 시키거나, 발현을 억제(knock-down) 시킬 수 있다. 유전자 치료는 유전병 또는 암과 같은 후천성 질병에 대해 발병 유전자를 대체하거나, 백신 접종에 이르기까지 광범위한 응용 분야를 포괄하며, 특정 유전자를 표적 조직 및 세포에 전달함으로써 환자를 치료하는 방법이다. 예를 들어, 세포 사멸 유전자를 암세포에 전달하면, 암세포의 사멸을 유도할 수 있다. 또한, 분화 관련 신호 전달 유전자를 줄기세포에 전달함으로써, 골 형성, 신경 형성, 혈관 형성 등, 필요한 세포로 분화를 유도할 수도 있다. 최근, 야마나카 요소(yamanaka factors, Oct4, Sox2, Klf4, c-myc)를 체세포에 전달함으로써 유도만능 줄기세포(induced pluripotent stems cells, iPSCs)를 만들어 조직공학 분야에서 혁명적인 발전을 이루었다.

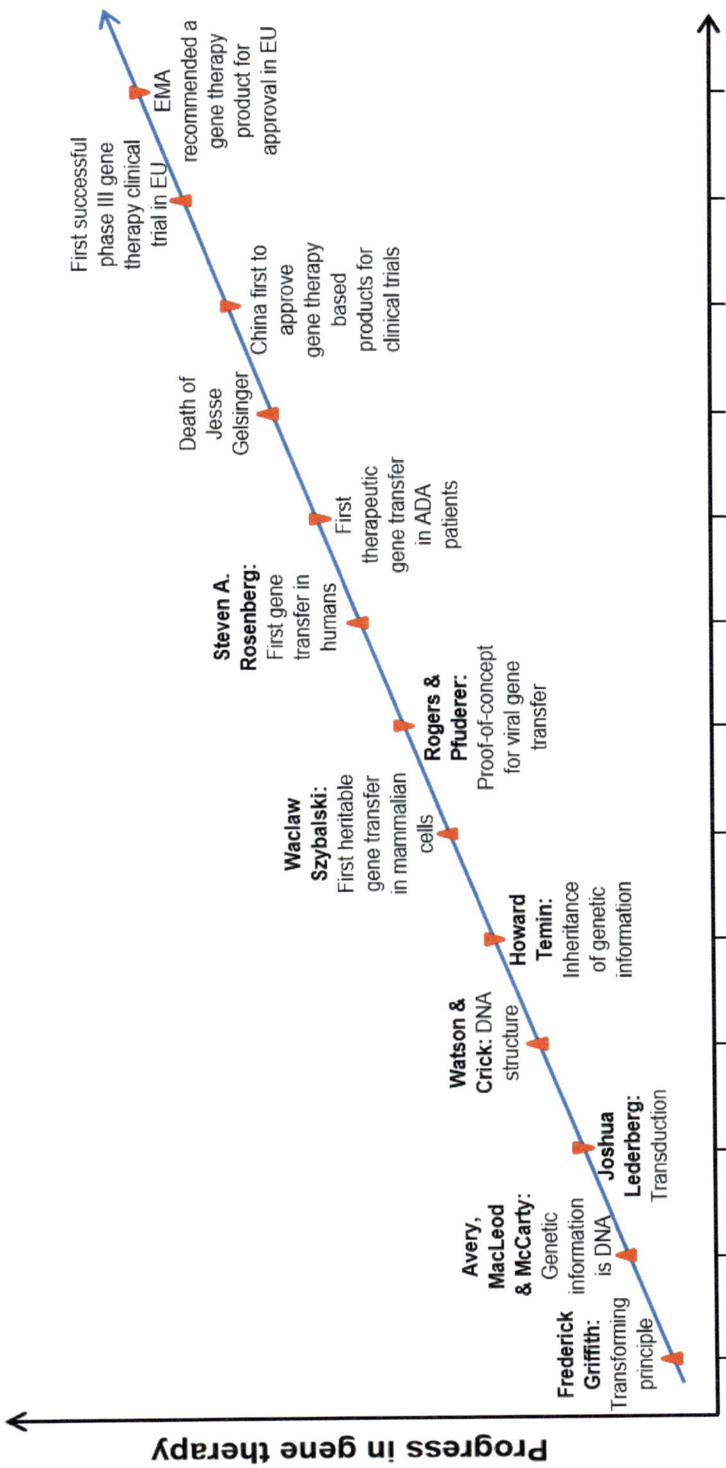

그림 19.1 유전자 치료 발전 과정

2. 유전자 치료의 역사적 배경

그림 19.1은 유전자 치료의 역사 속 이정표가 된 연구들을 보여준다. 유전자 치료의 개념은 Frederick Griffith가 폐렴구균 박테리아의 형질전환을 처음 기술한 1928년부터 시작되었다[2]. 그는 연구를 통해 비병원성 폐렴구균R형(type II)과 열 불활성화된 독성 폐렴구균 S형(type Ⅲ)을 혼합했을 때 R형이 독성 S형으로 변해 감염이 발생했다고 보고했다. 독성 폐렴구균인 S형(type Ⅲ)은 열 불활성화되었기 때문에, R형 폐렴구균이 type II에서 Type Ⅲ로 변형되었음에 틀림없다고 결론지었다. 1944년 Avery와 McCarty는 세포로 전달되어 형질전환을 일으키는 것이 디옥시리보핵산(DNA)임을 입증했다[3]. 1952년 후반에 Joshua Lederberg는 Norton Zinder와 함께 박테리아에서 유전적 전달의 또 다른 메커니즘인 형질도입(transduction)을 발견했다[4]. 형질도입 동안 유전 물질은 순수한 DNA의 형태가 아닌 박테리아 균주 사이에 전달되지만 대신 박테리오파지가 한 박테리아에서 다른 박테리아로 DNA를 운반한다. 이 발견은 박테리오파지를 매개로 한 유전 물질 전달을 통해 서로 다른 종의 박테리아가 동일한 항생제에 대해 매우 빠르게 내성을 얻을 수 있는 방법을 설명하게 되었다. 그 이후, 이 현상을 적용한 유전 형질 전달 연구가 촉발되었다.

세포가 외래 DNA를 흡수할 수 있다는 것이 알려졌지만, 1962년 Waclaw Szybalski가 선구적으로 람다 파지에 대해 연구를 하면서 "DNA를 매개한 생화학적 형질전환 [5]"에 대한 연구결과를 발표할 때까지 생화학적 형질의 유전적 형질전환에 대한 문헌이 존재하지 않았다. 유전적으로 변형된 세포는 표현형에 따라 선택될 수 있다. 예를 들어, 세포는 핵산의 새로운 합성을 위해 디히드로엽산환원효소(dihydrofolate reductase, DHFR)가 필요하다. DHFR이 아미노프테린(aminopterin)에 의해 억제되면, 세포는 하이포크산틴(hypoxanthine)에서 일인산이노신(inosine monophosphate)으로, 구아닌(guanine)에서 구아노신 일인산(guanosine monophosphate)의 전환을 촉매하는 효소 하이포크산틴-구아닌 리보오스 인산전이효소(hypoxanthine-guanine phosphoribosyl transferase, HGPRT)를 사용하는 대체 경로를 사용한다. Szybalski는 이러한 원리를 기반으로 HGRPT(+) 및 HGPRT(-)의 표현형을 갖는 인간 골수 유래 세포주를 이용하여 연구를 하였다. 이러한 세포들을 하이포크산틴(hypoxanthine), 아미노프테린(aminopterin) 및 티미딘(thymidine) 칵테일(HAT 배지) 배지에서 배양했을 때 HGRPT(+) 세포만 DNA를 합성할 수 있었고 생존했다. 다음으로 Szybalski는 HGRPT(+) 세포에서 분리한 DNA로 HGPRT(-) 세포를 형질 전환시켰고 형질전환 후 HGRPT(-) 세포가 HAT 배지에서 죽지 않는 것을 관찰했다. 따라서 Szybalski의 연구는 포유류 세포에서 유전자 전달을 통해 형질전환이 가능함에 대해 최초로 보고했다. 이 연구를 통해, 유전적 결함이 있는 DNA에 외래 유전자를 전달함으로써, 해당 유전자를 교정할 수 있고 자손 세포에 교정된 형질이 유전될 수 있다는 것이 입증되었다. 10년 후 동일한 방법이 노벨상을 받은 단일클론항체 발명의 핵심이 되었다[6].

유전자 치료를 대한 초석은 Howard Temin에 의해 마련되었다. Howard Temin은 유전 물질을 전달할 수 있는 바이러스를 통한 특정 유전자의 염색체 삽입을 통해 자손 세포에 유전 가능한 돌연변이를 유도할 수 있다는 것을 발견했다[7]. 이 관찰은 유전 정보가 DNA에서 RNA로만 흐를 수 있다는 것에 대해 의문을 갖게 했다. 사실 유전 정보는 RNA에서 DNA로 흐를 수도 있다. 이후, 원하는 유전자를 표적 세포에 전달하는 도구로서 바이러스의 연구가 활발해졌고, 이는 유전 질환 치료를 위한 새로운 유전공학적 접근 방식을 일으켰다. 바이러스 매개 유전자 전달의 초기 개념 증명은 Rogers 연구팀에 의해 이루어졌다. 그들은 담배 모자이크 바이러스(TMV)를 벡터로 사용하여 바이러스 RNA에 폴리아데닐기 중합효소 스트레치(polyadenylate strech)를 도입하였다[8]. 1973년에 그들은 아르기나아제(arginase) 활성 유전자를 암호화하는 것으로 여겨지는 야생형 Shope papilloma 바이러스를 사용하여 최초로 직접적인 인간 유전자 치료 실험을 수행했다. 아르기나아제 활성 유전자를 전달하여 요소 순환 장애를 앓고 있는 두 소녀를 치료하기 위해 시도되었다[9, 10]. 불행하게도, 시도는 실패했고 시간이 지나서 게놈 시퀀싱(genome sequencing)을 통해, Shope papilloma 바이러스 게놈에 아르기나아제 유전 정보를 암호화 하고 있지 않는다는 것이 밝혀졌다.

1982년 Martin Cline은 재조합 DNA를 사용하여 쥐의 골수 줄기세포에 외래 유전자를 성공적으로 삽입했으며, 이러한 변형된 세포를 다른 마우스의 골수에서 부분적으로 다시 증식시켜 회복시킬 수 있다는 사실을 확인했다[11]. 이러한 결과에 고무되어 Cline은 1990년에 베타탈라세미아(β-thalassemia)로 고통받는 환자를 치료하기 위해 재조합 DNA를 사용하는 치료적 접근을 최초로 시도했다. 베타탈라세미아 환자는 헤모글로빈 단백질의 베타-글로불린 부분을 생성하지 못하는 유전적 결함으로 인해, 생명을 위협할 수 있는 심한 빈혈을 앓게 된다. 하지만, Cline은 캘리포니아대학(University of California, Los Angeles, UCLA)의 생명윤리위원회(Institutional Review Board, IRB)로부터 유전자 치료에 대한 임상시험 승인 없이 두 명의 환자에게 치료를 시도했었다.

공식적으로 RAC(recombinant DNA advisory committee)로부터 승인된 최초의 유전자 치료 임상시험은 1988년 12월에 S.A. Rosenberg에 의해 암 환자에서 변형된 종양 침윤 림프구(tumor-infiltrating lymphocytes, TIL)의 움직임을 추적하기 위해 수행되었다[12]. 그는 이미 인터루킨-2(interleukin-2) 치료로 변형된 TIL이 일부 환자에서 전이성 흑색종의 사멸을 유도한다는 것을 입증했다[13]. 그는 임상 시험을 수행하기 전, 초기 연구에서 레트로바이러스벡터에 박테리아 NeoR(bacterial NeoR) 유전자를 도입하여, 유전자 변형 TIL의 종양에 대한 효과를 평가하고, 순환, 림프절 또는 종양 부위에서의 분포 및 생존을 연구했다[12, 14, 15]. 이 초기 시험을 기반으로 그는 진행성 흑색종 환자 2명을 치료하기 위한 임상시험 승인을 받았다.

그는 종양 괴사 인자를 발현하는 생체 외 변형된 TIL을 종양에 주입하였고, 주입한 부위에서는 종양의 성장을 나타내지 않았으며, 주사하고 3주 후에 외과적으로 절제된 부위에서 생존 가능한 종양 세포가 없음이 증명되었다. Michael R. Blaese는 Rosenberg와 동시에 치료 유전자를 이용한 유전자 치료를 최초로 시행하였다[16]. 1990년 FDA가 인간에 대한 유전자 치료법 실험을 수행하도록 승인한 후, 2명의 아데노신탈아미노효소 결핍(adenosine deaminase deficient, ADA-SCID)증을 앓고 있는 소아 환자들에게, 아데노신탈아미노효소를 만드는 정상 유전자를 발현할 시키도록 생체 외에서 환자 유래 백혈구를 유전자 변형시켜 다시 주입시킴으로써 치료를 시도하였다. 그 후, ADA-SCID를 치료하기 위한 유전자 치료법 실험은 EU[17]에서도 시작되었고, 바이러스 매개 유전자 요법 이후 심각한 면역반응으로 사망한 Jesse Gelsinger 사건이 일어나기까지 더 높은 효율의 유전자 전달법(생체 내 직접 유전자 전달법)으로 여러 다른 질병을 치료하기 위한 시도가 이어졌다[18, 19].

3. 유전자 치료의 현재(current scenario of gene therapy)

중국은 2003년 Gendicine™ 이라는 유전자 치료 기반 제품을 임상 용도로 승인한 최초의 국가이다[20, 21]. 2년 후, 중국 국가 식품의약국(SFDA)은 다른 제품인 Oncorine™ 의 임상 사용을 허가했다[22]. 2004년 Ark Therapeutics Group plc가 개발한 Cerepro®는 유전자 기반 의약품으로 EU에서 처음으로 상업적 공급에 대한 허가를 받았고 2008년에는 3상 임상 시험을 완료한 최초의 아데노바이러스 벡터 기반 유전자 치료제가 되었다[23]. 또한 레베르선천성흑암시(Leber's congenital amaurosis)[24], 베타탈라세미아 (β-thalassemia)[25, 26], X-연관 중증 복합 면역결핍증(SCID-X1)[27], 아데노신탈아미노효소결핍(adenosine deaminase deficient, ADA-SCID)[27, 28], 혈우병 B[26], Wiskott-Aldrich 증후군[29], 이색성 백혈병[30], 맥락막혈증[31], HIV[32]에 대한 유전자 치료 임상 시험에서 유망한 결과가 관찰되었다. European Medicines Agency(EMA)는 2012년 7월 19일에 EU에서 임상 승인을 위해 처음으로 Amsterdam Molecular Therapeutics사가 개발하고 현재 UniQure가 판매하는 유전자 치료제 Glybera를 권장했었다[33]. 그림 19.2는 1989년부터 2017년까지 전 세계적으로 승인된 유전자 치료 임상 시험의 수를 보여준다[34]. 1999년 이후로 유전자 치료를 미래의 치료법으로 제안하고, 다양한 유전적 관련 질병에 대한 표준 치료가 되기 위한 임상 시험의 수가 전 세계적으로 증가했다. 그러나 대부분의 유전자 치료 임상 시험은 유전자 전달 벡터의 최대 허용 용량을 결정하고 도입 유전자 산물과 새로

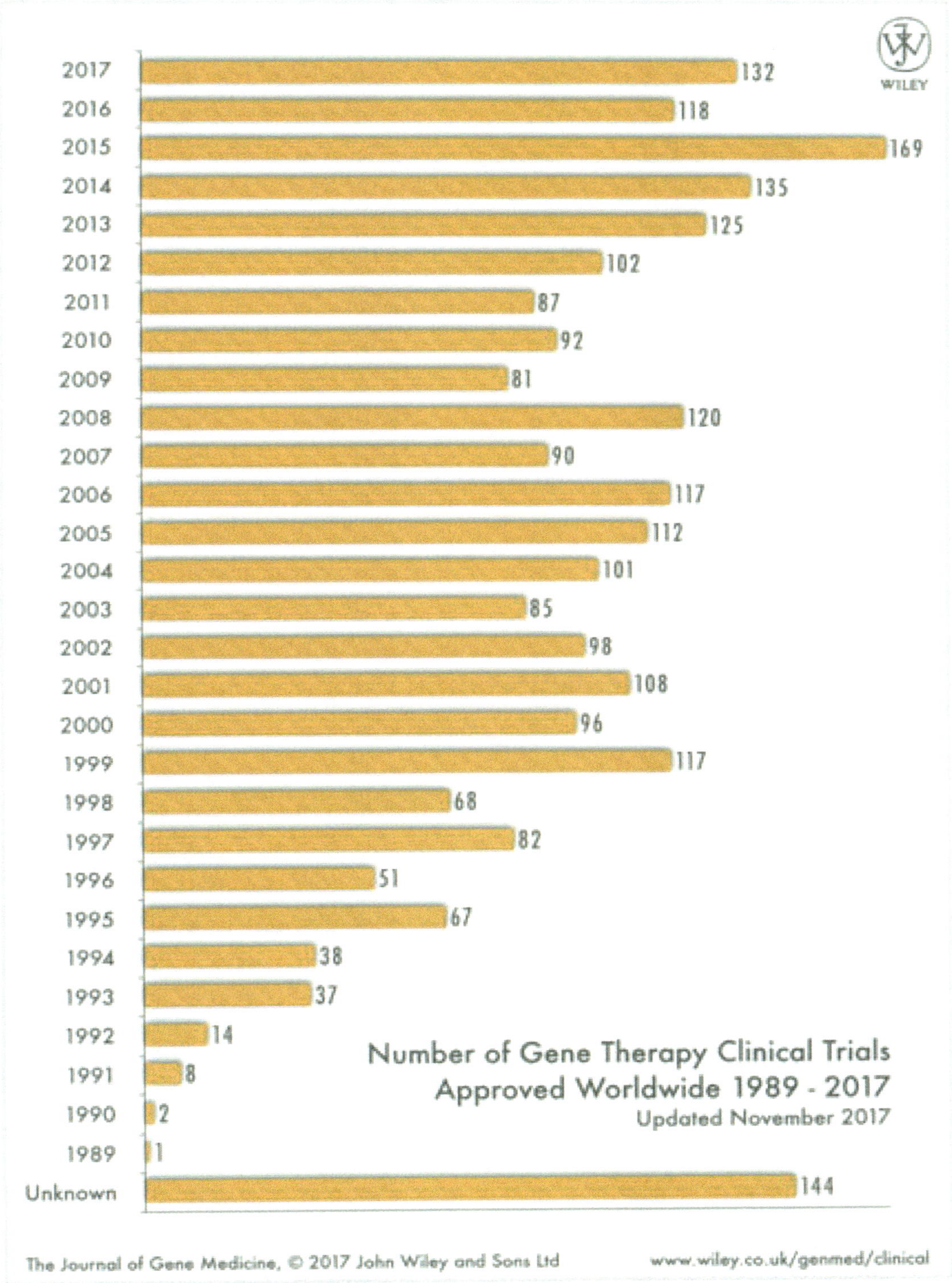

그림 19.2 2017년까지 전 세계적으로 승인된 유전자 치료 임상 시험의 수에 대한 통계
(참고문헌 [34]에서 발췌됨)

운 약제의 활성을 확인하기 위한 I상, II상 또는 I/II상 시험[34, 35]에 머물러 있다. 유전자 요법의 임상 시험은 제한적이지만, 지속적으로 기술을 개발하고 환자에 대한 III상, IV상 임상시험으로 전환하기 위한 작업이 진행 중이다(그림 19.3).

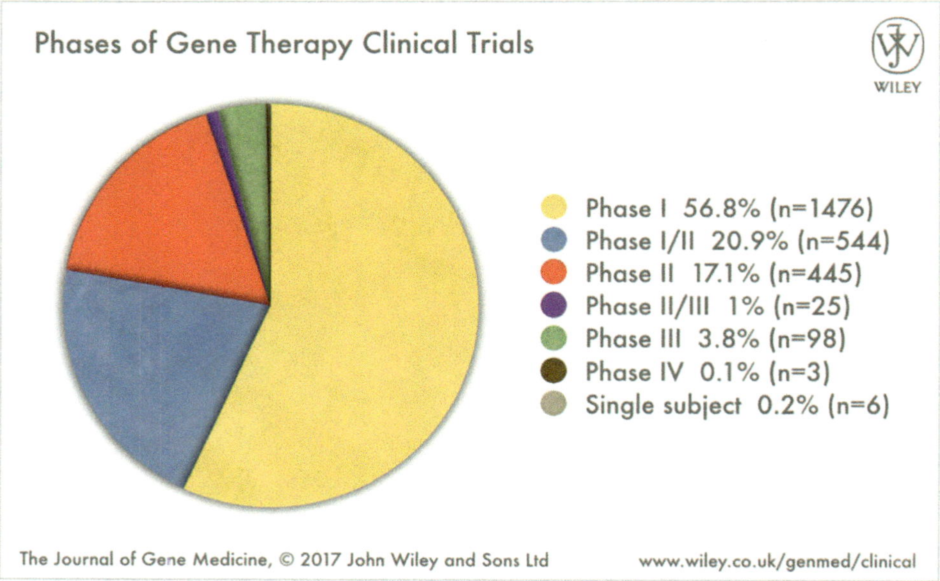

그림 19.3 유전자 치료제에 대한 임상 시험 단계 (참고문헌 [34]에서 발췌됨)

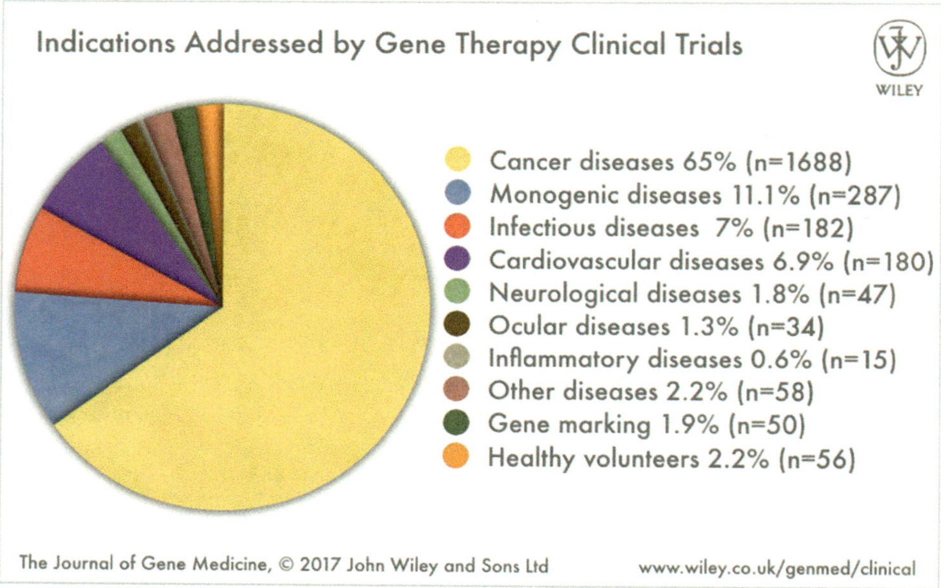

그림 19.4 임상 시험에서 유전자 요법으로 해결된 다양한 질병. 대부분은 암 치료를 위해 수행되었음 (참고문헌 [34]에서 발췌됨)

4. 유전자 항암치료(cancer gene therapy)

많은 사람들이 염색체 상의 문제로 발생되는 유전병에만 유전자치료법이 적용될 수 있을 것이라는 생각했었다[36]. 하지만, 1980년대 후반부터 암과 같은 질병이 유전자의 변이로 인하여 발생될 수 있는 질병이라는 것이 밝혀졌고, 이에 유전자 치료의 가능성이 제기되었다. 1991년 Steven A. Rosenberg와 R. Michael Blaese의 그룹이 암의 유전자 치료에 대한 첫 번째 임상 시험을 한 이후, 치명적인 부작용을 동반하는 기존 치료법을 대체하려는 시도가 이어졌고, 지난 20년 동안 놀라운 진전이 이루어졌다[12]. 현재까지 임상시험이 승인된 2,076건의 유전자 치료제(그림 19.4)[34] 중 암 질환 치료제에 대한 임상시험이 64.1%를 차지한다. 암 유전자 치료 분야는 크게 면역요법, 종양용해성 바이러스요법, 유전자 전달법으로 나눌 수 있다.

4.1 면역 요법(immunotherapy)

면역 요법은 암세포를 표적으로 삼고 파괴하기 위해 면역 체계를 강화하는 것을 의미하지만, 암세포가 면역 회피 메커니즘을 진화시키는 경향이 있기 때문에 전통적인 면역 요법으로는 암세포의 제거가 제한적이었다[37]. 현재 재조합 암 백신은 암세포에 대해 높은 항원성을 갖게하고, 면역 자극성 면역 세포를 유도하는 사이토카인 유전자를 발현하는 암세포를 환자에게 주입하여, 강화된 면역 체계에서 종양의 사멸을 유도할 수 있도록 만든다(그림 19.5 A)[38]. 다른 방법으로는 면역 자극 유전자(사이토카인)를 생체 내 종양에 전달하여 발현시킴으로써, 암세포의 면역 회피를 무력화 시킴으로 면역세포에 의한 사멸을 유도한다(그림 19.5 B)[39]. 또 다른 면역 요법 전략은 종양 항원 또는 면역 자극 유전자를 환자로부터 채취한 면역 세포 또는 골수에 전달하여 암 세포에 특이적으로 반응하여 제거할 수 있도록, 환자의 면역 시스템을 향상시키는 것이다(그림 19.5 C)[40].

4.2 종양 용해성 바이러스 요법(oncolytic virotherapy)

유전자 조작된 바이러스가 암세포를 표적으로 높은 확률로 전달되어 세포독성 단백질을 발현시킴으로써 암세포를 용해시키고 종양 조직을 붕괴시킨다(그림 19.6) [41]. 그러나, 종양 용해성 바이러스 요법에 대한 몇 가지 걸림돌이 존재한다. 암세포에 바이러스가 전달되기 전에 환자의 면역 체계에 의해 바이러스 전달체가 제거될 수 있고, 복제 능력이 있는 바이러스를 사용하는 것이 잠재적인 위험성을 증가시킴으로써 예방 조치 절차를 증가시켜 임상시험에 비용에 높아지며 과정이 복잡해진다.

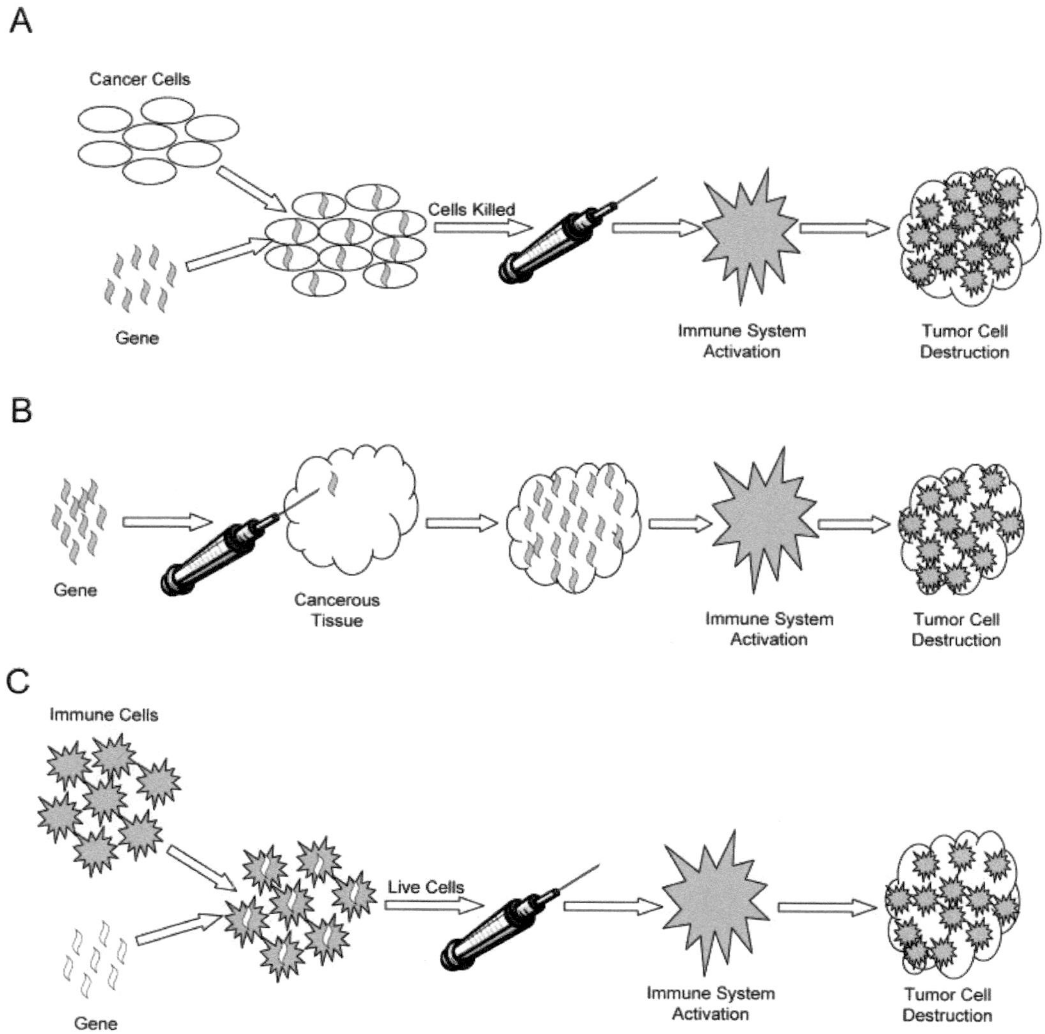

그림 19.5 면역요법의 개략도. (A) 형질전환 암세포를 이용한 면역요법. (B) 생체내 암세포에 직접 면역 자극 유전자를 전달시키는 면역요법. (C) 형질전환 된 환자 유래 면역세포를 사용한 면역요법 (참고문헌 [37]에서 발췌됨)

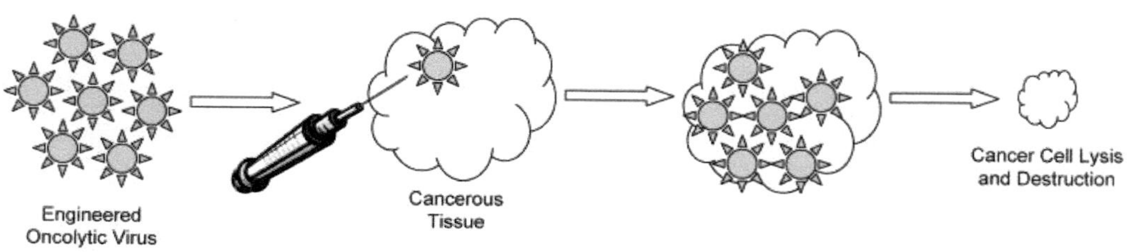

그림 19.6 종양 용해성 바이러스 요법의 개략도 (참고문헌 [37]에서 발췌됨)

4.3. 유전자 전달법(gene transfer)

이것은 외래 유전자를 암세포나 주변 조직에 도입하는 근본적으로 새로운 치료 패러다임이다. 세포사멸유전자, 항 혈관신생 유전자 및 세포주기 정체 유전자를 포함하여 발현되길 원하는 특정 유전자와 유전자 발현에 필요한 시간에 따라 **바이러스 또는 비바이러스 유전자 전달 벡터(viral or non-viral gene delivery vectors)**를 사용하여 암 세포 염색체에 전달 및 발현을 유도할 수 있다(그림 19.7)[42]. 그러나 이 기술은 정상세포와 같이 원치 않는 세포가 아닌 표적세포에만 치료 유전자를 효율적으로 전달시키는 것이 중요하다.

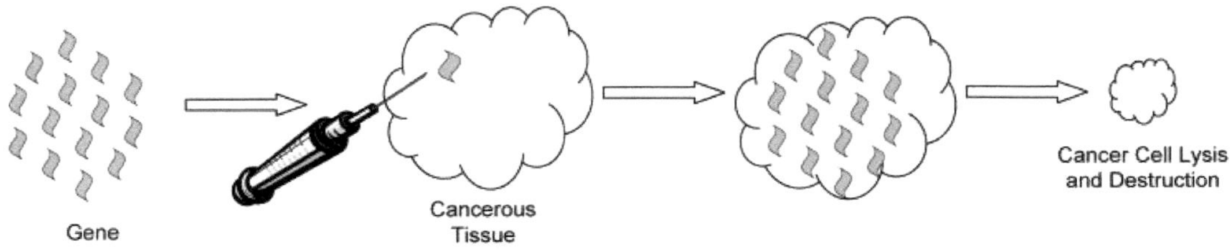

그림 19.7 유전자 전달 요법의 개략도(참고문헌 [37]에서 발췌됨)

요약하자면, 암 유전자 치료법을 위해 설계 및 평가된 전략은 다음과 같다[17, 35].

1. p53과 같은 종양억제유전자는 세포사멸을 유도하여 세포분열 조절을 억제한다[43]. p53와 같은 종양억제유전자가 정상기능을 하지 못할 때, 결함이 있는 종양 억제유전자를 야생형(wild type)으로 대체하여 암의 확립 및 진행을 제어할 수 있다.
2. Ras 유전자와 같은 발암유전자를 비 활성화시켜 암의 발현을 차단할 수 있다.
3. 약물 민감성 유전자(drug sensitivity gene)를 암세포에 전달 및 발현시킴으로써, 약물에 의한 암세포의 사멸이 용이하도록 한다.
4. 암세포에 대한 면역 반응을 자극 및 촉진한다.
5. 약물 내성 유전자를 정상세포에 전달함으로써 암세포에 높은 화학요법 용량을 투여하여 암세포만을 제거한다.

표적 부위에 이러한 유전 물질을 도입하는 것은 암 치료를 위한 유망한 기술이 될 수 있지만, 적절한 유전자 전달체를 이용하여 종양세포만을 표적으로 하는 것이 전제 조건이다.

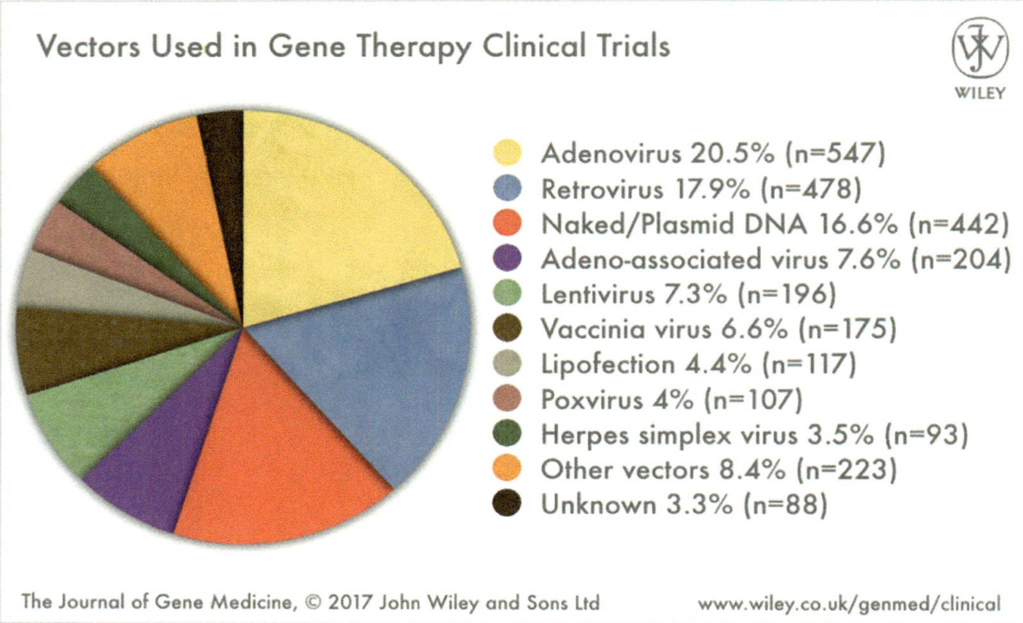

그림 19.8 임상 시험에 사용된 다양한 유전자 전달 벡터. 아데노바이러스 벡터와 레트로 바이러스 벡터는 임상 시험에서 가장 일반적으로 사용되는 바이러스 벡터. 비바이러스 매개 유전자 전달 벡터는 지금까지 모든 임상 시험의 24%를 차지함 (참고문헌 [34]에서 발췌됨)

5. 유전자 전달 벡터(gene delivery vectors)

DNA, mRNA, siRNA, microRNA(miRNA) 또는 안티센스 올리고뉴클레오티드와 같은 기능성 외부 유전자를 안전하고 효율적으로 표적 세포에만 전달할 수 있다면, 다양한 인간 질병에 대한 유전자 치료는 매우 유망한 기술이 될 것이다. 유전자의 효율적인 전달을 위해 바이러스 및 비바이러스 전달체를 포함한 다양한 전략이 임상 시험에 사용되고 있다. 임상 시험의 42%는 높은 유전자 전달 효율로 인해 아데노바이러스와 레트로바이러스가 사용됐고, 24%는 잠재적 안전성 문제를 고려하여 비바이러스 벡터를 사용되었다(그림 19.8). 바이러스 매개 유전자 전달은 형질도입(transduction)이라고 하는 반면, 비바이러스 매개 유전자 전달은 형질주입(또는 감염)(transfection)으로 알려져 있다.

5.1.바이러스 벡터(Viral vector)

스스로 복제하기 위해 바이러스가 DNA를 숙주 게놈에 통합함으로써 동물 세포를 감염시키는 능력은 외래 DNA를 동물 세포에 도입하기 위한 좋은 전달체 후보가 되었다. 유전자 전달에 가장 일반적으로 사용되는 바이러스 벡터는 레트로바이러스(retrovirus), 아데노바이러스(adenovirus), 아데노 관련 바이러스(adeno-associated virus, AAV) 및 단순포진 바이러스(herpes simplex virus)다. 이러한 바이러스들의 병원성을 제거하고 유전자 전달 및 발현의 효율성을 유지할 수 있도록 하여, 유전자 치료에 적용하는 시도가 이어져 왔다.

바이러스를 이용한 숙주세포 내 형질도입은 두 가지 경로로 이루어진다. 첫 번째는 바이러스 게놈과 외래 유전자 조각을 재조합 한 뒤 세포를 통해 재조합 DNA가 포함된 성숙한 바이러스(비리온, virion)를 만들어 내는 것이다. 또는, 구성된 재조합 DNA가 비리온 내에 포함되지 않고, 세포 내부에 남아서 세포의 게놈과 독립적인 플라스미드 방식으로 일시 복제되거나, 숙주 염색체에 영구적으로 통합된다. 사용되는 바이러스의 대부분은 이중 가닥 DNA 바이러스이지만, 레트로바이러스는 RNA 바이러스이다. 레트로바이러스의 RNA 게놈은 세포의 게놈에 존재하는 이중 가닥 DNA 분자로 복사된다. 일단 세포의 게놈과 통합된 바이러스 유전자는 세포 유전자와 매우 흡사하게 기능한다. 이후에 생성된 RNA는 비리온으로 포장될 수도 있고, 포장되지 않을 수도 있다[44].

세포에 유전자를 효율적으로 전달하는 능력이 있으며, 자가 복제 능력을 결핍시킨 재조합 바이러스는 유전자 치료 임상에 적용하는데 매우 매력적인 전달체다. 그러나 이러한 바이러스 벡터에는 분명한 한계점이 있다. 예를 들어, 재조합 레트로바이러스는 생체 외 배양(in vitro) 조건에서는 유전자 전달이 가능하지만, 일반적으로 생체내(invivo)에서 전달효율이 매우 낮다. 또한, 바이러스의 제한된 포장 용량으로 인해 큰 유전자를 전달할 수 없다. 또한, 일부 바이러스 벡터는 과도한 면역 반응의 결과로 인해, 환자에게 치명적인 영향을 끼칠 수 있다. 1999년, 18세의 젊은 환자인 Jesse Gelsinger에게 유전적으로 변형된 아데노바이러스 벡터의 투입 후, 심각한 면역반응으로 인해 다발성 장기 부전으로 사망했다[19]. 또한, 레트로바이러스 유전자 치료를 받은 후 백혈병이 발병한 X염색체 연관 면역 결핍(X-linked SCID) 소아에서 입증된 바와 같이, 비 병원성 바이러스 벡터를 주입하였더라도 야생형(wild type) 또는 헬퍼 바이러스(helper virus)에 감염된다면, 주입된 바이러스벡터가 활성화되어 복제 가능한 재조합 바이러스를 생성할 수 있다[45]. 이러한 여러 가지 안전성 문제로 인해 비바이러스성 유전자 전달 벡터의 개발이 주목받게 되었다. 더욱이, 비바이러스 벡터는 원하는 대로 쉽게 구조를 변경할 수 있을 뿐만 아니라, 전달체의 대량 생산이 가능하며 대량의 유전자 운반 능력을 갖는다.

비바이러스성 유전자 전달법에는 인산칼슘 형질주입법(calcium phosphate co-precipitation)[47], 리포솜(liposomes)[48], DEAE-덱스트란(DEAE-dextran)[49], 미세주입법(microinjection)[50], 유전자 총법(gene-particle bombardment)[51], 전기천공법(electroporation)[52], 초음파(ultrasound)[53] 및 양이온성 고분자 (cationic polymer)[54]과 같은 다양한 물리적, 비 감염적 방법이 포함된다.

- **전기천공법(electroporation)** : 이 방법에서는 전기장이 세포막을 가로질러 적용되어 막 횡단 전위차로 인해 일시적으로 원형질 막의 투과성을 증가시킨다. 이 불안정한 막을 통해 DNA 삽입이 일어난다.
- **초음파(ultrasound)** : 초음파 에너지를 이용하여, 유전자를 세포에 직접 전달하는데 사용될 수 있다. 초음파 천공법이라는 방법을 통해 일시적으로 세포막에 간극을 유발시킬 수 있으며, 유전자가 세포막을 통과하여 세포 내로 전달된다.
- **유전자 총법(gene-particle bombardment)** : 유전자를 세포에 직접 주입하기 위해 유전자 총을 사용한다. 유전자를 전달하기 위해 금이나, 텅스텐과 같은 중금속 입자와 유전자를 결합해 총알로 사용된다.
- **양이온성 리포솜(cationic liposome)** : 양이온성 리포솜은 양전하를 띤 머리 그룹(positively charged head group)를 가진 지질 분자로 구성된 합성 유전자 벡터이다. 양이온성 리포솜은 DNA를 캡슐화(encapsulation)하지 않지만, 대신 플라스미드 DNA(plasmid DNA)를 완전히 또는 부분적으로 덮는 양이온성 지질에 의해 DNA를 강하게 응축시킨다. 초기에는 리포솜-DNA 복합체가 세포막과 융합(fusion)되어, DNA를 세포질로 전달한다고 믿었지만, 현재는 세포 내 이입(endocytosis) 과정을 통해서 DNA 흡수가 진행된다고 보고되었다.
- **양이온성 고분자(cationic polymer)** : 양이온성 고분자는 고분자의 양전하와 핵산의 음전하 사이의 정전기적 상호작용으로 인해 핵산과 응축된 복합체(polyplex)를 형성하는 합성 벡터이다. 이 응축된 복합체는 나노 크기의 입자로 생성되어, 세포 내로 유전자의 전달이 용이하다. 복합체의 응축 정도는 전달하고자 하는 외래 유전자의 발현 수준과 상관관계가 있는 것으로 나타났다. 직경이 80～100 nm인 복합체가 유전자 전달에 가장 효과적이다[55]. 폴리메타크릴레이트(polymethacrylate)[56], 폴리펩타이드(polypeptide) [57, 58], 셀룰로오스(cellulose)[59], 키토산(chitosan)[60, 61], 폴리아미도아민 덴드리머 (polyamidoamine dendrimer)[62, 63], 폴리비닐피롤리돈(poly(vinyl pyrrolidone)[64], 폴리아민 중합체(polyamine polymers)[65]는 유전자 전달에 사용하기 위해 가장 널리 연구된 고분자 벡터이다. 수용액 상에서 나노 크기의 복합체에 존재하는 양전하는 음전하를 띄는 세포막과의 상호작용을 유발하고, 이어서 표적 세포로 흡수된다. 효과적인 유전자 전달 벡터는 세포 내로 유입되어, 세포 내 분해 과정으로부터 보호되고, 핵 근처에서 핵산을 방출한다[66]. 2009년 Davis 연구진에 의해 사이클로덱스트린(cyclodextrin) 기반 폴리머를 이용하여 임상 1상 고형 암 환자에게 siRNA를 전달하는데 사용되었다[67].

6. 유전자 전달 벡터의 요건

치료용 핵산 스스로 세포막을 관통할 수 없기 때문에, 표적 세포에서 원하는 단백질을 발현시키거나 발현을 억제시키는 유전자를 전달하기 위한 유전자 전달 벡터 시스템이 필요하다. 다음은 모든 유전자 전달 시스템의 성능을 결정하는 지배적인 요인들이다.

① 핵산과의 결합능력 및 뉴클레아제 분해(nuclease degradation)에 대한 내구성 ;
② 신체의 면역 체계를 회피하고 생물학적 장벽들(biological barriers)을 극복 ;
③ 벡터의 세포 내로의 진입 능력 및 엔도솜 분해(endosomal degradation) 회피 ;
④ 세포질 내부에서 벡터로부터 핵산을 방출시키고, 핵 내부로 핵산 이동.

유전자를 원하는 표적 세포에까지 전달하기 위해, 생물학적 장벽(그림 19.9)에 대한 이해가 필요하며, 이것을 고려하는 것은 효과적인 유전자 전달 벡터를 개발하고 선별하는데 있어서 중요하다.

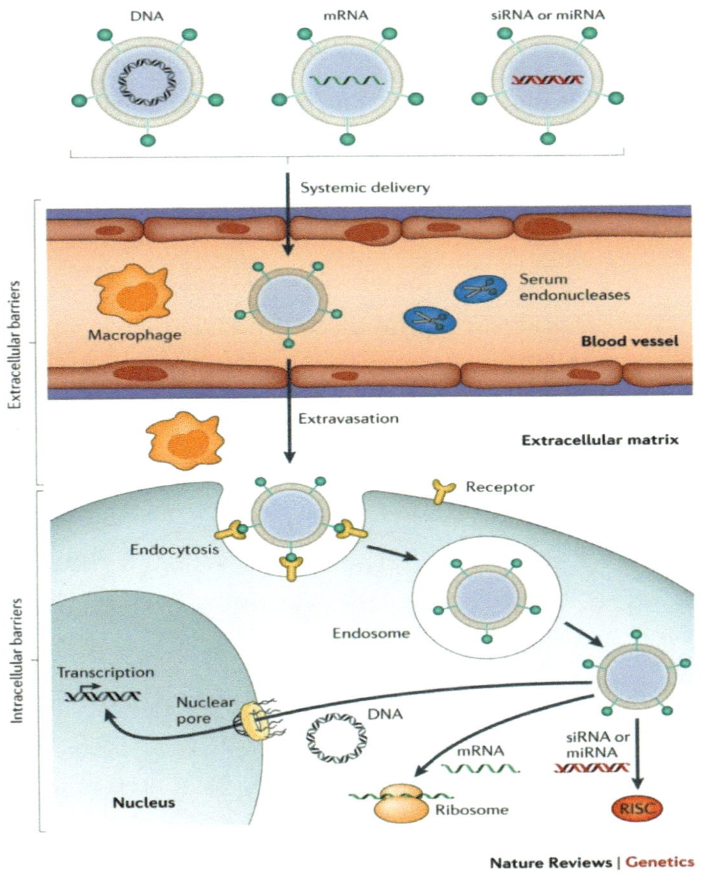

그림 19.9 비바이러스 벡터를 사용한 유전자 전달에 대한 생물학적 장벽의 개략도

7. 생물학적 장벽(biological barriers for cellular uptake)

성공적인 유전자 치료를 위해서는 표적 장기 및 세포에 치료 핵산을 효율적으로 전달하고, 전달된 유전자가 생리학적으로 적절한 수준에서 안정적으로 발현되어야 한다. 외래 유전자가 표적 세포의 핵에 도달하기 전에 생물학적 장벽들을 극복해야 한다. 이러한 생물학적 장벽은 크게 세포 외 장벽과 세포 내 장벽으로 분류될 수 있다(그림 19.9).

7.1 세포 외 장벽(Extracellular barrier)

7.1.1 생체 외 전달(In vitro delivery)

생체 외 유전자 전달효율을 결정하는 것은 유망한 후보 벡터들 중에서 비효과적인 벡터를 제거하기 위한 기초 단계다. 벡터는 세포에 핵산을 전달하기에 앞서 핵산과 결합하여 안정적인 복합체를 형성할 수 있어야 한다[68]. 불안정하게 결합된 복합체는 혈청이 함유된 세포 배양배지가 첨가된 이후, 핵에 도달하기도 전에 분해될 수 있다. 특정 혈청 단백질이 안정적인 복합체 형성을 방해할 수 있기 때문이다[69, 70]. 또한, 세포 배양 배지 조건 아래서 복합체의 응집(aggregation)은 유전자 수송 효율성을 감소시킬 수 있는 또 다른 장애물이다[71]. 응집된 복합체는 그 크기가 너무 커져서 세포 내로의 이동 및 세포 내재화에 적합하지 않기 때문에 복합체의 응집은 비바이러스성 유전자 전달 벡터의 형질 주입 효율이 낮아지는 근본 원인 중 하나다. 음전하를 띤 세포막과 상호작용하는 양이온성 비바이러스 벡터는 양의 제타 전위(positive zeta potential)로 인한 입자 응집의 결과로 더 높은 세포독성을 유발할 수 있다. 누적된 양전하(cumulative positive charge)가 매우 높아진 응집된 복합체는 세포막을 파열시켜 높은 세포독성을 초래할 수 있다[72]. 어떤 경우에는 벡터/핵산 복합체의 응집으로 인해 생체 외(in vitro) 유전자 전달 실험의 위양성 결과를 생성하여, 모순된 생체 내(in vivo) 유전자 전달 결과를 도출시키기도 한다. 생체 외 유전자 전달 실험에서 응집/침강된 벡터가 부착 세포(adhesive cells)와 상호작용할 수 있으므로 유전자 전달의 양성 결과를 나타낼 수 있다. 그러나, 벡터가 생체 내 적용되었을 때, 복합체의 응집은 침강되거나, 혈액을 통해 전신 순환을 하며 제거되어 낮은 형질 주입을 유발한다. 따라서 양이온성 고분자의 경우, 최적의 제타 전위를 띄고, 핵산/벡터가 응집되지 않도록 하는 조건을 설정하는 것은 세포 생존력과 효율적인 유전자 전달을 위한 핵심 요소이다.

벡터에 대한 최적의 세포 밀도, 세포 유형 및 세포에의 노출 시간은 벡터의 시험관 내 유전자 전달을 위한 또 다른 중요한 요소이다. 앞서 언급한 유전자 전달의 장애물은 적절한 벡터 설계로 극복될 수 있다.

7.1.2 생체 내 전달(in vivo delivery)

유전자 치료의 가장 큰 과제는 생체 내 유전자 전달 장벽을 극복하는 것이다. 비바이러스성 벡터는 생체 내에서 어떤 방식으로 투여(흡입, 근육주사, 혈관주사 등)하든, 불가피하게 세포 외 장벽들을 마주하게 된다. 표적 기관 및 세포에 도달하기 전에 벡터의 제거 또는 분해를 빠르게 초래할 수 있는 여러 장벽을 통과해야 한다[73]. 정맥으로 주입된 네이키드 DNA(naked DNA)는 엔도뉴클레아제(endonuclease) 및 엑소뉴클레아제(exonuclease) 활성에 의한 분해되어, 혈청 내에서 1.2~21분 범위의 매우 짧은 반감기를 갖는 것으로 나타났다[74]. 생체 내에서 양이온 복합체는 혈청 단백질과 응집체를 형성하고, 이후 전신 순환계를 통해서 제거된다[75]. 정맥 주사 직후, 음전하를 띤 혈액 성분(적혈구, 백혈구, 대식세포 및 혈소판)과 접촉하여 세포와 양이온 벡터 사이의 정전기적 상호작용이 일어난다[76]. 이 정전기적 상호작용은 응집을 일으켜 미세 모세혈관에 복합체가 많이 축적되어 결국 제거가 된다[77]. 또한 복합체가 체내에서 제거되는 것은 벡터의 입자 크기에 따라 달라진다[78]. 벡터의 최적 입자 크기는 표적 조직의 유형에 따라 달라지지만, 평균 입자 크기는 100 nm로 보고되었다. 연구에 따르면, 너무 큰 입자(~400 nm)는 모세관 틈을 통과할 수 없고, 너무 작은 입자(~70 nm)는 신장의 사구체를 통해 배설되기가 쉽다[78]. 앞서 언급한 벡터의 유전자 전달을 방해하는 세포 외 장벽 이외에 장기 및 조직 특이적 장벽이 여전히 문제가 될 수 있다. 예를 들어, 폐에서 폐포 대식세포(alveolar macrophage)는 바이러스 및 비바이러스 유전자 전달 벡터 모두에 대한 주요 방해물로 간주된다. 이 대식세포는 핵산/벡터 복합체가 다른 세포 유형을 형질주입시키기 전에 이것을 제거하기 때문이다[79].

혈액 뇌 장벽(BBB) 및 조밀한 종양 덩어리는 생체 내 유전자 전달을 방해하는 조직 특이적 장벽의 전형적인 예다. BBB는 혈관내피세포(endothelial cells)와 혈관 기저막 그리고 혈관을 둘러싸고 있는 성상세포(astrocyte)로 구성되어 있고, 혈관내피세포 사이의 밀착 연접(tight junction)이 잘 발달되어있다. BBB의 구조는 혈관에서 뇌로 다양한 분자들이 유입되는 것을 제한하고[80], 핵산을 포함한 대부분의 치료 분자를 투과하지 못하도록 만든다[81]. 이와 유사하게, 종양 조직의 조밀한 구조는 치료 핵산이 종양 심부에 자리 잡은 암세포까지 전달되는 것을 방해한다. 따라서 유전자 항암치료제의 효과적인 전달을 위해서 종양 조직의 조밀함을 극복해야 한다.

7.2 세포 내 장벽(intracellular barrier)

유전자가 탑재된 벡터는 세포에 접근하면서부터, 다양한 세포 내 장벽을 통과해야 한다. 벡터가 통과해야 하는 세포 내 장벽에는 세포 표면에 결합하는 과정, 원형질막을 횡단하는 과정, 리소좀(Lysosome)로 인한 분해를 회피하는 과정, 핵막을 넘어서는 등의 과정이 모두

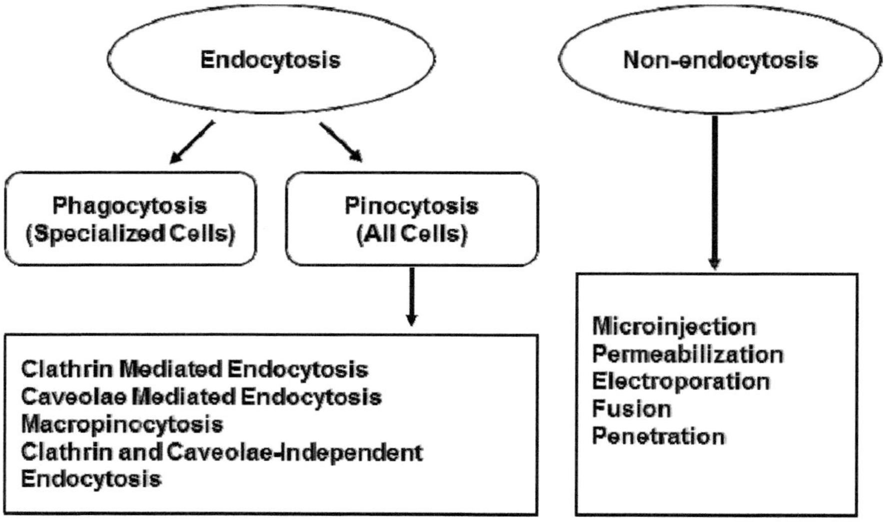

그림 19.10 비바이러스성 벡터를 통한 유전자 전달 과정의 다양한 흡수 경로

포함된다[82]. 비바이러스성 벡터를 적합하게 설계하기 위해서는 벡터와 표적 세포 간의 상호작용 기작, 함입(internalization)을 위한 흡수 경로(그림 19.10), 그리고 핵 전위(translocation) 과정 전에 일어나는 일련의 세포 내 활동 등을 충분히 고려해야 한다[83, 84].

7.2.1 세포 흡수 경로(cellular uptake pathways)

비바이러스성 벡터는 분자가 크고 대부분 친수성으로, 그 자체로 세포막을 통과하기 어렵다. 따라서 벡터가 세포 내로 유입되기 위하여 세포내이입(endocytosis) 과정이 주된 기작으로 사용된다. 이러한 세포내 이입과정을 통한 벡터의 이동은 수많은 연구로 입증되어 있다[74]. 세포내이입은 거대분자와 용질을 막과 결합된 소낭(vesicles)으로 가져와, 원형질막의 함입과 절단을 통해 세포 내부로 가져오는 일련의 과정을 말한다[85]. 한편 세포내이입 과정에서는 몇 가지 기작이 존재한다(그림 19.11).

7.2.2 엔도솜에 의한 분해(endosomal degradation)

세포에 유입된 플라스미드 DNA 중에서도 극히 일부만이 세포질 내부로 들어갈 수 있다. 플라스미드 DNA는 핵공 복합체(nuclear pore complex, NPC)까지 도달하기 전 세포질 내의 확산 및 대사 장벽을 마주하며(그림 19.12) 일련의 과정에서 온전히 전달되는 플라스미드의 수가 감소한다[86]. 세포 내로 흡수되는 방식과 무관하게, 벡터/DNA 복합체는 핵산 분해에 관여되는 효소와 함께 소낭 내부에 분포하게 된다[87].

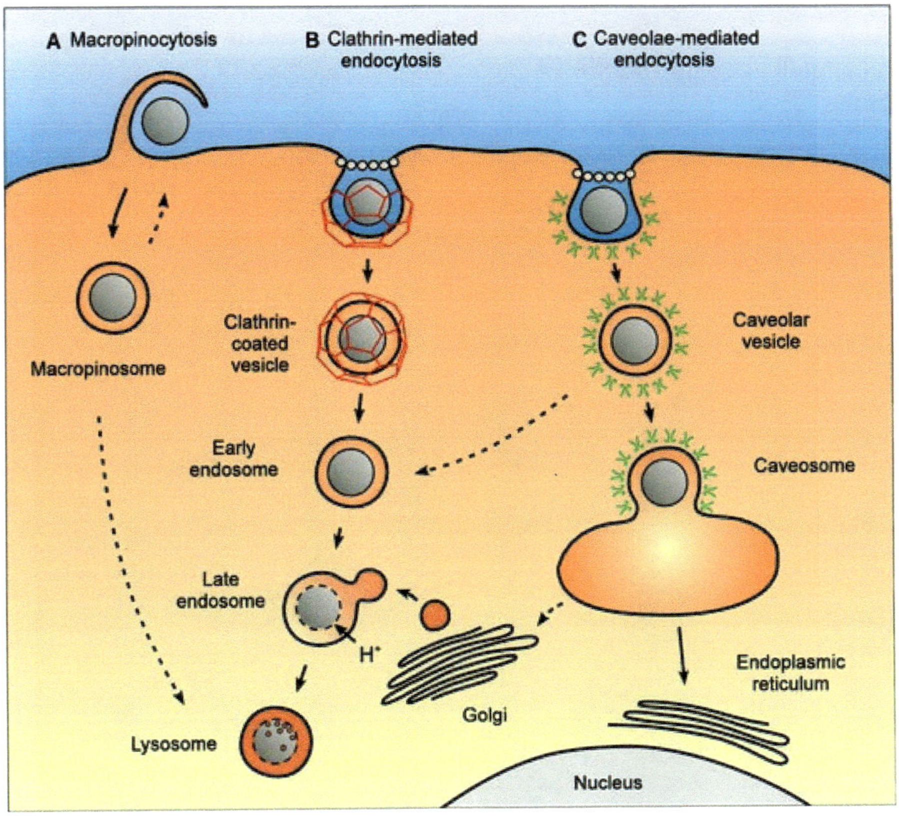

그림 19.11 거대음세포작용(macropinocytosis) 과정에서 세포 내 나노전달체의 경로 추적. 클라트린(clathrin)에 의한 세포내이입과 카베올리를 통한 세포내이입. (A) 거대음세포작용은 거대음소체(macropinosome)의 형성으로 이어지며, 이는 결과적으로 리소좀과 결합하거나 내용물을 표면으로 전달해서 재활용함. (B) 나노전달체가 클라트린에 의해 세포내이입이 될 경우에는 초기엔도솜(Early endosome)의 형성이 일어나는데, 초기 엔도솜은 산성화되어 전구 리소좀(pre-lysomal) 소낭과 융합하여 후기엔도솜(late endosome)에서 리소좀으로 변함. 리소좀 내부는 나노전달체와 약물이 분해되기 쉬운 산성이며 효소가 풍부한 환경임. 따라서, 세포질을 경유하는 약물전달은 엔도솜에서 최대한 빠르게 이탈할 수 있어야 함. (C) 나노전달체가 카베올리를 통해 세포내에 함입되는 과정에서는 카베올리성 소낭을 통해 카베올린이 덮인 소낭(caveosome)으로 약물이 전달됨(참고문헌 [88]에서 발췌됨)

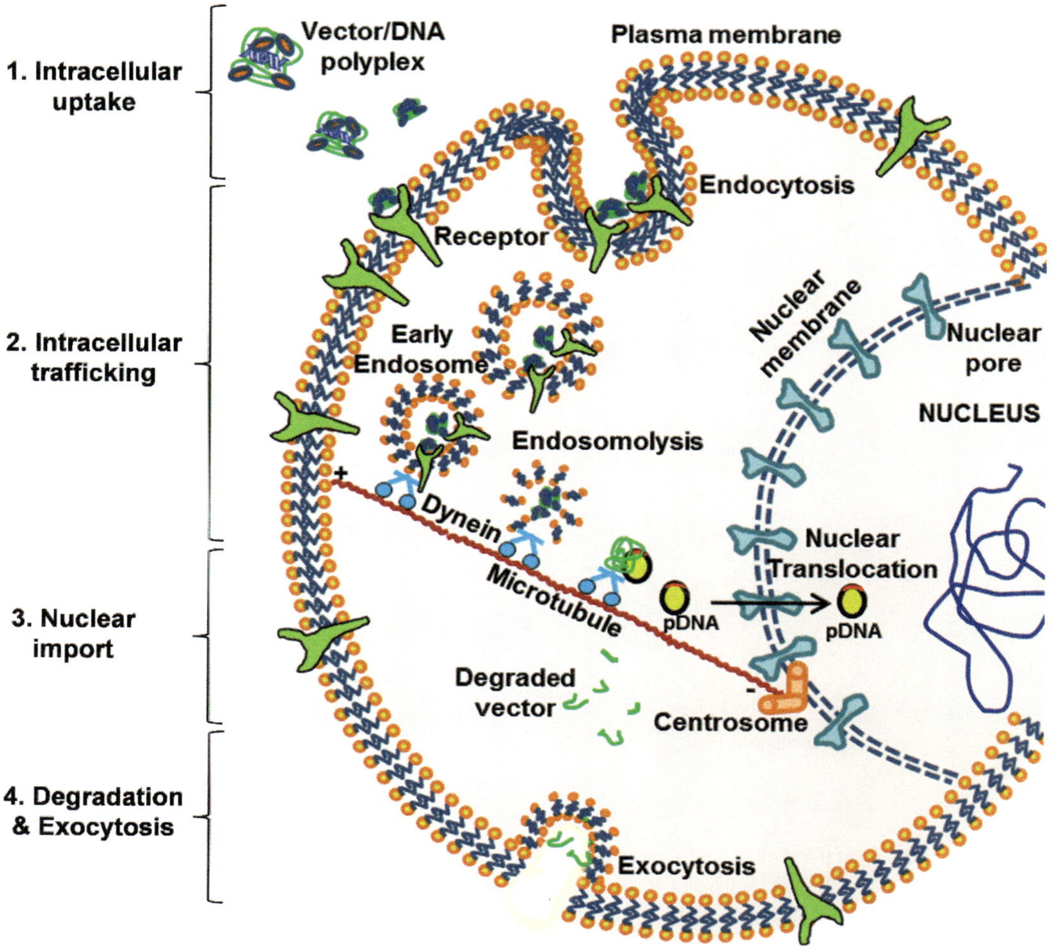

그림 19.12 비바이러스성 유전자 전달 과정 중 세포 내 장벽들. 다중복합체(polyplex)가 세포 흡수 장벽을 통과한 이후의 여정을 나타냄. 이 과정에서는 세포질에 핵산을 방출하고, 핵에 전위되어 전이유전자(transgene)의 발현이 일어날 때까지가 포함됨.

엔도솜 형성 이후 내부는 ATP 양이온 펌프 효소에 의해 급격히 산성화되어(pH ~4.5) 분해 효소가 활성화 된다[89-92]. 이 엔도솜에 붙잡힌 나노복합체는 효소에 분해되기 전에 세포질로 이탈해야 한다. 모든 비바이러스성 유전자 전달체는 이 엔도솜 내부 환경을 극복해야 하며, 이는 설계된 벡터의 전체적인 전달효율을 올리는 데 있어 공통적인 제한 요소이기도 하다(그림 19.13).

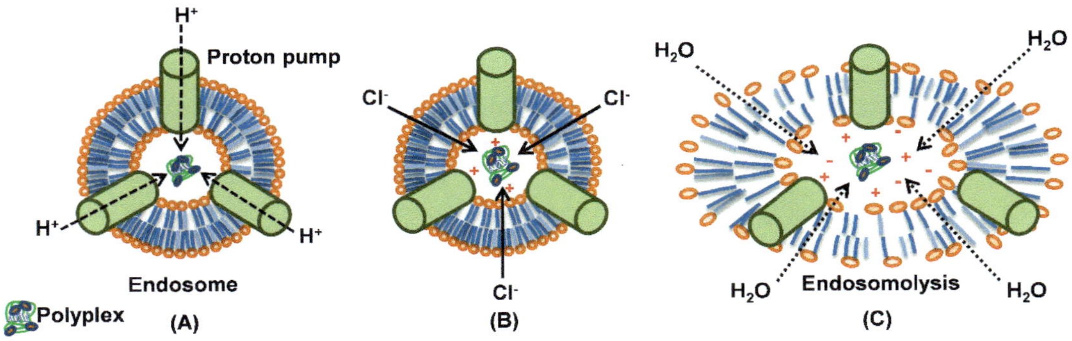

그림 19.13 양이온 스펀지 가설(proton sponge hypothesis) (a) 엔도솜 내부에 양이온 펌프가 양이온을 축적함, (b) 양이온과 함께 염소 이온이 내부로 유입됨, (c) 이는 엔도솜 막을 터뜨릴 때까지 점점 삼투압을 축적함.

7.2.3 DNA의 방출(unpacking)과 핵 전위(translocation)

DNA는 엔도솜에서 방출된 다음 벡터에서 방출되어야 한다. 그러나 너무 이르게 벡터에서 DNA가 방출되면 발현되기 전에 효소에 의해 분해된다. 다중복합체의 크기는 핵공(~40 nm)보다 훨씬 크기 때문에 핵에 직접 들어갈 수 없다. 거기에 더해, 비바이러스성 벡터가 핵에 들어가면, 이는 세포 전사 기작에 간섭하여 전이 유전자의 발현을 줄이거나 방지할 수 있다. 따라서, 벡터에서 DNA를 세포질로 방출하는 과정은 비바이러스성 벡터 개발에 있어 유전자를 탑재하는 것만큼이나 중요하다 할 수 있다.

유전자 전달에서 핵산 전위가 가장 마지막 단계라 할 수 있다. 세포질에 나노복합체가 방출된 후, 표적 핵 구성체에 핵산이 도달해야 한다. 핵막은 핵을 둘러싸고 있는 구조물으로, 유전자 전달을 효과적으로 억제하는 장벽이기 때문에 전달되는 플라스미드 중 1~10% 만이 핵까지 도달한다. DNA가 벡터 없이 전달될 경우, 작은 파편(300 bp 이하)만이 핵으로 수동 확산과정을 통해 유입될 수 있다. 핵산 전위는 대부분 세포 분열 과정에서 일시적으로 핵막이 분해될 때, DNA 복합체가 딸 세포의 핵막 내부로 이동하면서 일어난다[96].

따라서 종래의 비바이러스성 벡터는 급격히 분열하는 불멸화된 암세포주에서는 유전자 전달이 잘 일어나나, 비분열성 세포에서는 유전자 전달률이 낮다. In vivo 유전자 치료 과정에서 느리게 분열하거나 영구적으로 분화된 세포에 대한 효과적인 유전자 전달이 필수적이기 때문에, 비바이러스성 벡터의 핵 유입 효율을 향상하는 방법이 화두로 떠오르고 있다. 그러나 핵 전위 과정을 극복하는 방법은 많이 연구되지 않았으며, 가능성 있는 해법을 찾기 위해서는 더 많은 연구가 필요할 것이다(표 19.1).

표 19.1 생물학적 장벽, 극복점과 전망[126-133]

Site	Type of barrier	Challenges	Prospects
Blood Circulation	Blood nucleases Particle instability Clearance by microphages Capillary blockade	Protection of nucleic acids from nucleases Prevention of unwanted	Systemic delivery after I.V. injection Selectivity mediated by tissue specific promoters
Capillary endothelium	Tissue specific characteristics : Continuous (skin, muscle), compact (BBB)	opsonization Extravasation Particularly in organs with continuous endothelia	Delivery to hepatocytes Delivery to tumors, or at the site of angiogenesis Selective receptor mediated extravasation
Tissue interstitium	Extracellular nucleases Poor distribution within tissue High hydrostatic pressure in tumors	Protection of DNA from nucleases and unwanted binding	Direct intramuscular injection Direct injection in to tumors BBB opening by hyperosmotic polymers
Cell membrane	Poor cellular internalization	Optimized physical properties for uptake	Receptor mediated endocytosis Modulation of cellular uptake
Endosome	Trafficking to lysosomes and consequent degradation	Incorporate endosomolytic agent	Buffering capacity Viral peptide for endosome escape
Cytoplasm	Inefficient cytoplasmic transport Poor unloading of DNA and carrier	Optimize site of escape from vesicular system	Use of microtubule transport system for nuclear translocation
Nucleus	Inefficient uptake in to the nucleus	Designing DNA suitable for nuclear translocation	Use of active transport through nuclear pore complex

8. 생물학적 장벽의 극복법

상기된 장벽을 극복할 수 있는, 스마트한 유전자 전달체가 유전자 전달 분야에서 해답이 될 수 있을 것이다. 몇 세기 동안, 앞서 설명된 장벽들을 극복하기 위하여 많은 성공적인 전략과 기법이 개발된 바 있다. 매우 많은 수의 비바이러스성 벡터[리포솜, 양이온성 고분자, 덴드리머(dendrimer) 등]가 합성된 바 있으며, 연구자들은 자신들이 제작한 벡터가 여러 장벽 중 극히 일부라도 통과했다고 주장한다. 최근 연구에서는 구조적 가공 및 운반 분자에 특정 작용기를 첨가하는 방법을 통해 비바이러스성 벡터의 기능을 개선하고 있다. 조밀한 뇌혈관장벽(blood brain barrier)와 종양 덩어리를 투과하기 위해 초삼투성(hyperosmotic) 고분자를 활용하는 방안 또한 보고된 바 있다[98, 99]. 이 일련의 연구에서는, 조직에 초삼투성 만니톨 용액을 처리하여 BBB 세포의 밀착연접을 완화한 뒤 다양한 유전자/약물 전달체를 투여했다[100]. 이와 같이, 최근 연구에서는 삼투 활성이 있는 화합물 (글리세롤, 만니톨, 소르비톨, 자일리톨)을 벡터의 기골에 더하여, 초삼투성을 이용해 BBB나 조밀한 종양 덩어리 내부로 핵산을 전달한다[101-103].

혈액이나 혈청 구성물질과의 비특이적 상호작용을 방지하기 위해, 벡터는 폴리에틸렌글라이콜(polyethylene glycol, PEG) 등의 친수성 물질과 결합하여 보호될 수 있다[104, 105]. 펩타이드[160, 107]나 비타민[108-110]과 같이 몇 가지 종류의 표적화 리간드를 이용하면 특정 조직이나 장기를 표적화 할 수 있다. 단일클론 항체 혹은 소분자를 포함한 두 개 이상의 리간드를 이용하면, 항암 유전자요법 등이 요구하는 수준의 고도로 특이적인 표적화가 가능하다[111, 112].

전기천공법(electroporation), 유전자총법(particle bombardment) 혹은 초음파법(ultrasound) 등의 물리적인 방법을 통한 직접 유전자 전달 역시 가능하다[113-117]. 벡터/DNA 복합체는 흡수(uptake) 과정에 들어가자마자, 엔도솜에 의한 분해를 피해야 한다. 엔도솜으로부터 이탈하는데 주로 사용되는 방법 중 하나는, 엔도솜이 성숙하기 전에 소낭 내부의 산성 환경에 버퍼 작용을 하는 약물을 활용하는 것이다. 그 결과로 엔도솜이 파열되며 벡터가 방출된다[91, 118]. 폴리에틸렌이민(polyethyleneimine, PEI) 기반 고분자 또한 아민 그룹을 다수 포함하며, 엔도솜 내부의 낮은 pH 환경에서 양성화되어 수동적 염소 이온 유입을 유발하여 엔도솜이 삼투성 팽창으로 파열하게 만든다[119]. 이탈한 후, 벡터 자체도 핵 내부로의 전이유전자 발현을 저해할 수 있기 때문에 벡터는 DNA를 적절하게 방출할 수 있어야 한다. 일반적으로, 벡터에서 DNA가 분리되는 과정은 DNA와 다양한 세포 내 양이온, 음이온, 그리고 DNA와 결합하는 단백질 간의 정전기적 상호작용 및 교환 과정에 의해 일어나는 것으로 알려져 있다. 몇몇 연구자들은 DNA 방출과 관련되어 고분자 중합 정도가 영향을 미치며, 짧은 사슬 폴리양이온(polycation)이 긴 사슬 폴리양이온에 비해 DNA를 신속하게 방출한다고 밝혀낸 바 있다[120-122]. 또한, 세포 내 물질의 핵 유입 기작을 이용한 유전자 전위 촉진법 역시 연구된 바 있다. 이는 플라스미드 DNA를 핵 위치 신호분자(Nuclear localizing signal, NLS) 펩타이드와 결합하는 기법이다. 하지만, NLS 펩타이드의 핵 유입 촉진 능력에는 편차가 있기 때문에, 유망한 유전자치료 기법이라 단정하기에는 아직 불명확한 점이 많다[123-125].

9. 성공적인 유전자 요법을 위한 지표들

성공적인 항암 유전자 치료법에서는 벡터가 암세포를 특이적으로 표적화 하고, 세포에 진입하여 충분한 수준의 유전자 발현을 일으킬 수 있어야 한다. 효과적인 항암 유전자 요법을 위해서, 이상적인 유전자 전달 벡터는 다음과 같은 요구사항을 충족할 수 있어야 한다.

① 면역 반응을 일으키지 않아 안전하며,
② 혹은 관련된 질병을 유발하지 않을 정도로 불활성이어야 하며,
③ 치료 유전자 허용 용량이 커야 하며,
④ 핵까지 도달하는 과정 중 치료 분자를 분해되지 않게 보호해야 하며,
⑤ 일반 체조직을 손상하지 않고 암세포 특이적으로 표적화해야 하며,
⑥ 전이유전자 발현을 위해 세포 흡수도를 높여야 하며,
⑦ 치료 분자를 전달한 뒤에는 분해되어 세포독성 유발 및 면역체계 자극 등의 부작용을 회피해야 한다.

비바이러스성 벡터는 상기된 대부분의 지표를 충족하나, 바이러스성 벡터보다 일반적으로 전달 효율이 낮다. 이에 더해, 비바이러스성 벡터의 유전자 발현 기간은 짧고 특이성이 모자라 in vivo에서 유전자를 전달하기에 다소 난점이 있다. 하지만, 만일 in vivo에서 표적화된 유전자 전달을 위해 믿음직하고 효과적인 전달체를 만들 수 있다면, 이는 차후 기술 전체를 향상시키고 미래 치료법으로서 대두될 것이다.

10. 유전자 치료법에서의 나노기술 적용 전략

항암 유전자 치료법에서는 암세포의 크기가 작고, 활발하게 분열하며, 후기 암의 경우 다른 장기로 전이한다는 등의 요소를 극복할 수 있어야 한다. 나노입자는 암을 진단하고 치료하기 위한 몇 가지 이점을 가지고 있는데, 이는 치료 분자를 암 환부로 운반하는 능력에 더해 세포 기능에 오작동을 일으킨 특정 세포군을 표적화 하는 능력 등이 있다. 따라서, 암 생리학 지식에 공학을 복합하여, 나노기술 기반 도구를 이용한 표적화, 감지, 그리고 입자 수송 등의 기술을 발달시켜, 암 치료의 저변을 확대할 수 있다. 리포좀으로 캡슐화된 독소루비신(doxil)[134], 파실리탁셀을 포함한 단백질 나노입자(abraxane)[135], 산화철 나노입자(ferumoxytol)[136] 등을 포함하는 나노요법이 임상에 적용되기는 했으나, 차세대 나노치료법은 암 환부의 조기 진단과 표적화에 있어 새로운 능력을 가질 것이라 전망한다. 나노소재 기반 치료법은 현재 암 진단, 치료, 그리고 표적화에 있어 많은 발전을 이루고 있는 중이다(그림 19.14).

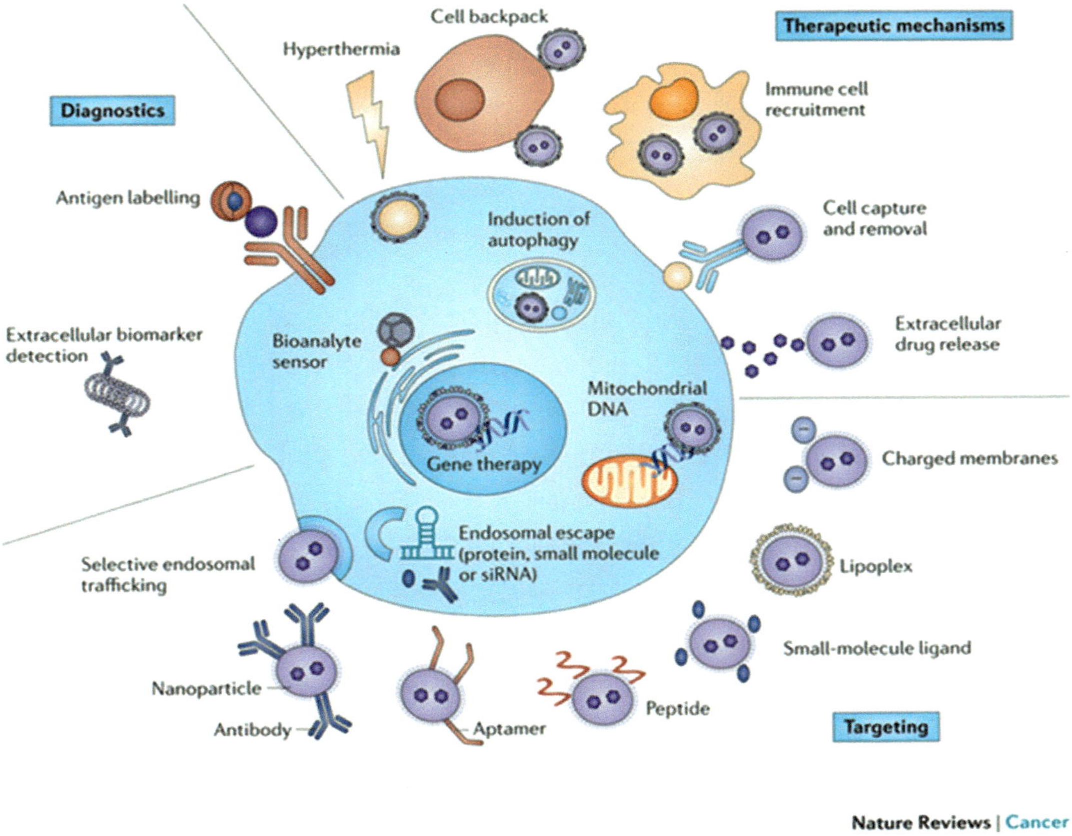

Avi Schroeder et al / Treating metastatic cancer with nanotechnology, 2012

그림 19.14 암세포의 진단, 치료 및 특이적 표적화에 대한 나노기술 전략을 소개하고 있음 (참고문헌 [137]에서 발췌됨)

10.1 진단

생체 내에서 일어나는 분자 결합 혹은 이온 농도 변화 등의 자극을 나노소재를 이용하여 감지할 수 있다.

10.2 치료제 기작

나노치료제는 소분자 약물이나 생체거대분자(biomacromolecules, 단백질 혹은 siRNA) 등을 운반하는 데 이용되거나, 면역요법이나 열흡수법 등의 운반체로 이용되어 환부를 표적화하거나, 약물 방출을 유도하거나, 약동학적 변화를 일으켜 약물의 반감기를 증가시키는 등으로 활용할 수 있다[138]. 이는 정상 세포에 대한 비특이적 효과를 감소시키며, 투여하는 약물의 양 역시 감소시킬 수 있다[134, 139]. 거기에 더해, 열절제요법(thermo-ablative therapy) 등의 열에너지로 암세포를 죽이는 과정에서도, 자기장, 적외선, 방사선 등을 이용하여 환부에 분포한 나노입자를 활성화시켜 효과를 증폭할 수 있다[140-143]. 치료가 끝난 뒤 in vivo 체계에서 나노소재를 제거하는 것 역시 치료 과정 못지않게 중요하다. 따라서 나노소재는 일정 시간 뒤 분해되거나 제거되도록 연결체를 통해 구축되어야 할 것이다.

10.3 암의 표적화

약물 혹은 고분자와 결합된 항체 기반 표적 리간드는 임상적으로 암세포를 표적화하기 위한 나노 전달 체계로 사용된 바 있다[144, 145]. 유사하게, RGD와 같은 짧은 서열 펩타이드[146, 147]나 압타머(핵산 리간드)를 나노입자에 연결하여[148, 149] 결합 특이성을 증가시킬 수 있다. 펩타이드 핵산(Peptide nucleic acids, PNA) 역시 상보적인 DNA 가닥과 결합할 수 있으며 펩타이드 골격(Backbone)에 표적 리간드를 공유 결합으로 가공할 수 있다[150]. 엽산 수용체[151], 비타민B_{12} 수용체[152] 등과 같은 소분자 결합 도메인은 특정 암세포 종류에서 과발현되며, 각각의 리간드 분자로 코팅된 나노약물과 높은 결합도를 보인다. 이러한 특성을 이용하여 특정 세포의 수용체에 결합하는 리간드 기반 나노약물의 세포 흡수 작용이 촉진된다. 이 방법을 통해 무차별적인 전이 유전자 발현을 방지할 수 있다. 한편 리간드는 공유결합을 통해 양이온성 고분자와도 결합될 수 있다. 양이온성 고분자는 세포 흡수에 적합한 나노 크기이며, DNA 골격의 음전하성을 띄는 인산기와 정전기적인 상호작용을 일으켜 안정적인 고분자/DNA 복합체를 형성할 수 있다. 표적 항암 유전자 치료제는 많은 약리기능을 단일 플랫폼에 결합할 수 있을 뿐만 아니라, 종양의 생리학 요소를 면밀히 검토한 후, 종양의 특성에 따라 나노입자를 공학적으로 적합하게 가공하여, 특정 종양 세포/조직을 표적화하여 유전자를 전달시킬 수 있어야 한다.

참고문헌

[1] Culver K. Gene Therapy—A Handbook for Physician. Mary Ann Liebert, Inc, New York. 1994.

[2] Griffith F. The Significance of Pneumococcal Types. Epidemiology & Infection. 1928 ; 27 : 113–59.

[3] Avery OT, MacLeod CM, McCarty M. Studies on the chemical nature of the substance inducing transformation of pneumococcal types : induction of transformation by a desoxyribonucleic acid fraction isolated from pneumococcus type III. The Journal of Experimental Medicine. 1944 ; 79 : 137–58.

[4] Zinder ND, Lederberg J. Genetic exchange in Salmonella. Journal of Bacteriology. 1952 ; 64 : 679–99.

[5] Szybalska EH, Szybalski W. Genetics of human cell lines, IV. DNA–mediated heritable transformation of a biochemical trait. Proceedings of the National Academy of Sciences. 1962 ; 48 : 2026–34.

[6] Wirth T, Parker N, Ylä–Herttuala S. History of gene therapy. Gene. 2013 ; 525 : 162–9.

[7] Temin HM. Mixed infection with two types of Rous sarcoma virus. Virology. 1961 ; 13 : 158–63.

[8] Rogers S, Pfuderer P. Use of viruses as carriers of added genetic information. Nature. 1968 ; 219 : 749–51.

[9] Rogers S, Lowenthal A, Terheggen HG, Columbo JP. Induction of arginase activity with the Shope papilloma virus in tissue culture cells from an argininemic patient. The Journal of Experimental Medicine. 1973 ; 137 : 1091–6.

[10] Terheggen HG, Lowenthal A, Lavinha F, Colombo JP, Rogers S. Unsuccessful trial of gene replacement in arginase deficiency. Z Kinder–Heilk. 1975 ; 119 : 1–3.

[11] Mercola KE, Bar–Eli M, Stang HD, Slamon DJ, Cline MJ. Insertion of new genetic information into bone marrow cells of mice : comparison of two selectable genes. Annals of the New York Academy of Sciences. 1982 ; 397 : 272–80.

[12] Rosenberg SA, Aebersold P, Cornetta K, Kasid A, Morgan RA, Moen R, et al. Gene transfer into humans — Immunotherapy of patients with advanced

melanoma, using tumor-infiltrating lymphocytes modified by retroviral gene transduction. New England Journal of Medicine. 1990 ; 323 : 570-8.

[13] Rosenberg SA, Packard BS, Aebersold PM, Solomon D, Topalian SL, Toy ST, et al. Use of tumor-infiltrating lymphocytes and interleukin-2 in the immunotherapy of patients with metastatic melanoma. New England Journal of Medicine. 1988 ; 319 : 1676-80.

[14] Rosenberg SA. Gene therapy for cancer. JAMA. 1992 ; 268 : 2416-9.

[15] Rosenberg SA, Anderson WF, Blaese M, Hwu P, Yannelli JR, Yang JC, et al. The development of gene therapy for the treatment of cancer. Annals of Surgery. 1993 ; 218 : 455-63.

[16] Blaese RM, Culver KW, Miller AD, Carter CS, Fleisher T, Clerici M, et al. T lymphocyte-directed gene therapy for ADA- SCID : Initial trial results after 4 years. Science. 1995 ; 270 : 475-80.

[17] Bordignon C, Notarangelo LD, Nobili N, Ferrari G, Casorati G, Panina P, et al. Gene therapy in peripheral blood lymphocytes and bone marrow for ADA-immunodeficient patients. Science. 1995 ; 270 : 470-5.

[18] Puumalainen AM, Vapalahti M, Agrawal RS, Kossila M, Laukkanen J, Lehtolainen P, et al. β-galactosidase gene transfer to human malignant glioma in vivo using replication-deficient retroviruses and adenoviruses. Human Gene Therapy. 1998 ; 9 : 1769-74.

[19] Stolberg SG. The biotech death of Jesse Gelsinger. NYTimes Mag. 1999 : 136-40, 49-50.

[20] Peng Z. Current status of gendicine in China : Recombinant human Ad-p53 agent for treatment of cancers. Human Gene Therapy. 2005 ; 16 : 1016-27.

[21] Wilson JM. Gendicine : The first commercial gene therapy product. Human Gene Therapy. 2005 ; 16 : 1014-5.

[22] Bischoff JR, Kirn DH, Williams A, Heise C, Horn S, Muna M, et al. An adenovirus mutant that replicates selectively in p53-deficient human tumor cells. Science. 1996 ; 274 : 373-6.

[23] Wirth T, Samaranayake H, Pikkarainen J, Määttä AM, Ylä-Herttuala S. Clinical trials for glioblastoma multiforme using adenoviral vectors. Current Opinion in Molecular Therapeutics. 2009 ; 11 : 485-92.

[24] Maguire AM, High KA, Auricchio A, Wright JF, Pierce EA, Testa F, et al. Age-dependent effects of RPE65 gene therapy for Leber's congenital amaurosis : a phase 1 dose-escalation trial. The Lancet. 2009 ; 374 : 1597-605.

[25] Cavazzana-Calvo M, Payen E, Negre O, Wang G, Hehir K, Fusil F, et al. Transfusion independence and HMGA2 activation after gene therapy of human β-thalassaemia. Nature. 2010 ; 467 : 318-22.

[26] Jessup M, Greenberg B, Mancini D, Cappola T, Pauly DF, Jaski B, et al. Calcium upregulation by percutaneous administration of gene therapy in cardiac disease (CUPID) : A phase 2 trial of intracoronary gene therapy of sarcoplasmic reticulum Ca2+-ATPase in patients with advanced heart failure. Circulation. 2011 ; 124 : 304-13.

[27] Hacein-Bey-Abina S, Hauer J, Lim A, Picard C, Wang GP, Berry CC, et al. Efficacy of gene therapy for X-linked severe combined immunodeficiency. New England Journal of Medicine. 2010 ; 363 : 355-64.

[28] Aiuti A, Cattaneo F, Galimberti S, Benninghoff U, Cassani B, Callegaro L, et al. Gene therapy for immunodeficiency due to adenosine deaminase deficiency. New England Journal of Medicine. 2009 ; 360 : 447-58.

[29] Boztug K, Schmidt M, Schwarzer A, Banerjee PP, Díez IA, Dewey RA, et al. Stem-cell gene therapy for the Wiskott-Aldrich syndrome. New England Journal of Medicine. 2010 ; 363 : 1918-27.

[30] Biffi A, Montini E, Lorioli L, Cesani M, Fumagalli F, Plati T, et al. Lentiviral hematopoietic stem cell gene therapy benefits metachromatic leukodystrophy. Science. 2013 ; 341.

[31] MacLaren RE, Groppe M, Barnard AR, Cottriall CL, Tolmachova T, Seymour L, et al. Retinal gene therapy in patients with choroideremia : initial findings from a phase 1/2 clinical trial. The Lancet. 2014 ; 383 : 1129-37.

[32] Tebas P, Stein D, Tang WW, Frank I, Wang SQ, Lee G, et al. Gene editing of CCR5 in autologous CD4 T cells of persons infected with HIV. New England Journal of Medicine. 2014 ; 370 : 901-10.

[33] Ylä-Herttuala S. Endgame : Glybera finally recommended for approval as the first gene therapy drug in the European union. Molecular Therapy. 2012 ; 20 : 1831-2.

[34] Edelstein ML. Gene therapy clinical trials worldwide to 2017 : An update. website at : http : //www.wiley.co.uk/genmed/clinical. The Journal of Gene Medicine 2017.

[35] Edelstein ML, Abedi MR, Wixon J. Gene therapy clinical trials worldwide to 2017—an update. The Journal of Gene Medicine. 2019 Sep ; 21(9) : e3124. PMID : 29575374.

[36] Friedmann T, Roblin R. Gene therapy for human genetic disease? Science. 1972 ; 175 : 949–55.

[37] Cross D, Burmester JK. Gene Therapy for cancer treatment : past, present and future. Clinical Medicine & Research. 2006 ; 4 : 218–27.

[38] Kowalczyk DW, Wysocki PJ, A M. Cancer immunotherapy using cells modified with cytokine genes. Acta Biochimica Polonica. 2003 ; 50 : 613–24.

[39] Nawrocki S, Wysocki PJ, Mackiewicz A. Genetically modified tumour vaccines : an obstacle race to break host tolerance to cancer. Expert Opinion on Biological Therapy. 2001 ; 1 : 193–204.

[40] Kikuchi T. Genetically modified dendritic cells for therapeutic immunity. The Tohoku Journal of Experimental Medicine. 2006 ; 208 : 1–8.

[41] Mullen J, Tanabe K. Viral oncolysis for malignant liver tumors. Ann Surg Oncol. 2003 ; 10 : 596–605.

[42] Patil S, Rhodes D, Burgess D. DNA–based therapeutics and DNA delivery systems : A comprehensive review. AAPS J. 2005 ; 7 : E61–E77.

[43] Fridman JS, Lowe SW. Control of apoptosis by p53. Oncogene. 2003 ; 22 : 9030–40.

[44] Watson JD, Tooze J, Kurtz DT. Viral Vectors chapter15. Recombinant DNA 189–197.

[45] Ziady A, Ferkol T. DNA condensation and receptor–mediated gene transfer. Gene therapy technologies, applications and regulations : from laboratory to clinic editor : Anthony Meager 2001 : 13–34.

[46] Kohn DB, Sadelain M, Glorioso JC. Occurrence of leukaemia following gene therapy of X–linked SCID. Nat Rev Cancer. 2003 ; 3 : 477–88.

[47] Graham FL, van der Eb AJ. A new technique for the assay of infectivity of human adenovirus 5 DNA. Virology. 1973 ; 52 : 456–67.

[48] Fraley R, Subramani S, Berg P, Papahadjopoulos D. Introduction of liposome–encapsulated SV40 DNA into cells. Journal of Biological Chemistry. 1980 ; 255 : 10431–5.

[49] Pagano JS, McCutchan JH, Vaheri A. Factors influencing the enhancement of the infectivity of poliovirus ribonucleic acid by diethylaminoethyl–dextran. Journal of Virology. 1967 ; 1 : 891–7.

[50] Gordon JW, Scangos GA, Plotkin DJ, Barbosa JA, Ruddle FH. Genetic transformation of mouse embryos by microinjection of purified DNA. Proceedings of the National Academy of Sciences. 1980 ; 77 : 7380–4.

[51] Klein TM, Wolf ED, Wu R, Sanford JC. High-velocity microprojectiles for delivering nucleic acids into living cells. Nature. 1987 ; 327 : 70-3.

[52] Andreason G. Electroporation as a technique for the transfer of macromolecules into mammalian cell lines. Journal of Tissue Culture Methods. 1993 ; 15 : 56-62.

[53] Noble ML, Kuhr CS, Graves SS, Loeb KR, Sun SS, Keilman GW, et al. Ultrasound-targeted microbubble destruction-mediated gene delivery Into canine livers. Mol Ther. 2013 ; 21 : 1687-94.

[54] Samal SK, Dash M, Van Vlierberghe S, Kaplan DL, Chiellini E, van Blitterswijk C, et al. Cationic polymers and their therapeutic potential. Chemical Society Reviews. 2012 ; 41 : 7147-94.

[55] Wagner E, Cotten M, Foisner R, Birnstiel ML. Transferrin-polycation-DNA complexes : the effect of polycations on the structure of the complex and DNA delivery to cells. Proceedings of the National Academy of Sciences. 1991 ; 88 : 4255-9.

[56] Funhoff AM, van Nostrum CF, Lok MC, Kruijtzer JAW, Crommelin DJA, Hennink WE. Cationic polymethacrylates with covalently linked membrane destabilizing peptides as gene delivery vectors. Journal of Controlled Release. 2005 ; 101 : 233-46.

[57] Pouton CW, Lucas P, Thomas BJ, Uduehi AN, Milroy DA, Moss SH. Polycation-DNA complexes for gene delivery : a comparison of the biopharmaceutical properties of cationic polypeptides and cationic lipids. Journal of Controlled Release. 1998 ; 53 : 289-99.

[58] Zeng J, Wang S. Enhanced gene delivery to PC12 cells by a cationic polypeptide. Biomaterials. 2005 ; 26 : 679-86.

[59] Fayazpour F, Lucas B, Alvarez-Lorenzo C, Sanders NN, Demeester J, De Smedt SC. Physicochemical and transfection properties of cationic hydroxyethylcellulose/DNA nanoparticles. Biomacromolecules. 2006 ; 7 : 2856-62.

[60] Borchard G. Chitosans for gene delivery. Advanced Drug Delivery Reviews. 2001 ; 52 : 145-50.

[61] Huang M, Fong C-W, Khor E, Lim L-Y. Transfection efficiency of chitosan vectors : Effect of polymer molecular weight and degree of deacetylation. Journal of Controlled Release. 2005 ; 106 : 391-406.

[62] Lee CC, MacKay JA, Frechet JMJ, Szoka FC. Designing dendrimers for biological applications. Nat Biotech. 2005 ; 23 : 1517-26.

[63] Bielinska A, Kukowska-Latallo JF, Johnson J, Tomalia DA, Baker JR. Regulation of in vitro gene expression using antisense oligonucleotides or antisense expression plasmids transfected using starburst PAMAM dendrimers. Nucleic Acids Research. 1996 ; 24 : 2176-82.

[64] Mendiratta SK, Quezada A, Matar M, Wang J, Hebel HL, Long S, et al. Intratumoral delivery of IL-12 gene by polyvinyl polymeric vector system to murine renal and colon carcinoma results in potent antitumor immunity. Gene Therapy. 1999 ; 6 : 833-9.

[65] Lungwitz U, Breunig M, Blunk T, Göpferich A. Polyethylenimine-based non-viral gene delivery systems. European Journal of Pharmaceutics and Biopharmaceutics. 2005 ; 60 : 247-66.

[66] Heidel JD, Yu Z, Liu JY-C, Rele SM, Liang Y, Zeidan RK, et al. Administration in non-human primates of escalating intravenous doses of targeted nanoparticles containing ribonucleotide reductase subunit M2 siRNA. Proceedings of the National Academy of Sciences. 2007 ; 104 : 5715-21.

[67] Davis ME. The first targeted delivery of siRNA in humans via a self-assembling, cyclodextrin polymer-based nanoparticle : from concept to clinic. Molecular Pharmaceutics. 2009 ; 6 : 659-68.

[68] Mastrobattista E, Hennink WE. Polymers for gene delivery : Charged for success. Nat Mater. 2012 ; 11 : 10-2.

[69] Pannier AK, Shea LD. Controlled release systems for DNA delivery. Mol Ther. 2004 ; 10 : 19-26.

[70] Jones CH, Chen C-K, Ravikrishnan A, Rane S, Pfeifer BA. Overcoming nonviral gene delivery barriers : Perspective and future. Molecular Pharmaceutics. 2013 ; 10 : 4082-98.

[71] Allen MH, Green MD, Getaneh HK, Miller KM, Long TE. Tailoring charge density and hydrogen bonding of imidazolium copolymers for efficient gene delivery. Biomacromolecules. 2011 ; 12 : 2243-50.

[72] Al-Dosari M, Gao X. Nonviral gene delivery : Principle, limitations, and recent progress. AAPS J. 2009 ; 11 : 671-81.

[73] Zhang Y, Satterlee A, Huang L. In vivo gene delivery by nonviral vectors : Overcoming hurdles. Mol Ther. 2012 ; 20 : 1298-304.

[74] Rehman Zu, Zuhorn IS, Hoekstra D. How cationic lipids transfer nucleic acids into cells and across cellular membranes : Recent advances. Journal of Controlled Release. 2013 ; 166 : 46-56.

[75] F Sakurai TN, H Saito, T Baba, A Okuda, O Matsumoto, T Taga, F Yamashita, Y Takakura and M Hashida. Interaction between DNA-cationic liposome complexes and erythrocytes is an important factor in systemic gene transfer via the intravenous route in mice : the role of the neutral helper lipid. Gene Therapy. 2001 ; 8 : 677-86.

[76] McCray PB, Wang G, Kline JN, Zabner J, Chada S, Jolly DJ, et al. Alveolar macrophages inhibit retrovirus-mediated gene transfer to airway epithelia. Human Gene Therapy. 1997 ; 8 : 1087-93.

[77] Yasuda K, Ogawa Y, Yamane I, Nishikawa M, Takakura Y. Macrophage activation by a DNA/cationic liposome complex requires endosomal acidification and TLR9-dependent and -independent pathways. Journal of Leukocyte Biology. 2005 ; 77 : 71-9.

[78] Wolff JA, Rozema DB. Breaking the bonds : Non-viral vectors become chemically dynamic. Mol Ther. 2007 ; 16 : 8-15.

[79] Paul B. McCray J, Guoshun Wang, Joel N. Kline, Joseph Zabner, Sunil Chada, Doug J. Jolly, Steven M. W. Chang, and Beverly L. Davidson. Alveolar macrophages inhibit retrovirus-mediated gene transfer to airway epithelia. Human Gene Therapy. 1997 ; 8 : 1087-93.

[80] de Boer AG, PJ G. Drug targeting to the brain. Annual Review of Pharmacology and Toxicology. 2007 ; 47 : 323-55.

[81] Shimamura M S, N MR. Experimental and clinical application of plasmid DNA in the field of central nervous diseases. Current Gene Therapy. 2011 ; 11 : 491-500.

[82] Felgner PL, Tsai YJ, Sukhu L, Wheeler CJ, Manthorpe M, Marshall J, et al. Improved cationic lipid formulations for in vivo gene therapy. Annals of the New York Academy of Sciences. 1995 ; 772 : 126-39.

[83] Matsui H, Johnson LG, Randell SH, Boucher RC. Loss of binding and entry of liposome-DNA complexes decreases transfection efficiency in differentiated airway epithelial cells. Journal of Biological Chemistry. 1997 ; 272 : 1117-26.

[84] Zuhorn IS, Kalicharan R, Hoekstra D. Lipoplex-mediated transfection of mammalian cells occurs through the cholesterol-dependent clathrin-mediated pathway of endocytosis. Journal of Biological Chemistry. 2002 ; 277 : 18021-8.

[85] El-Sayed A, Harashima H. Endocytosis of gene delivery vectors : From clathrin-dependent to lipid raft-mediated endocytosis. Mol Ther. 2013 ; 21 : 1118-30.

[86] Gilleron J, Querbes W, Zeigerer A, Borodovsky A, Marsico G, Schubert U, et al. Image-based analysis of lipid nanoparticle-mediated siRNA delivery, intracellular trafficking and endosomal escape. Nat Biotech. 2013 ; 31 : 638-46.

[87] Poteryaev D, Datta S, Ackema K, Zerial M, Spang A. Identification of the switch in early-to-late endosome transition. Cell. 2010 ; 141 : 497-508.

[88] Hillaireau H, Couvreur P. Nanocarriers' entry into the cell : relevance to drug delivery. Cell Mol Life Sci. 2009 ; 66 : 2873-96. [51] Akinc A, Thomas M, Klibanov AM, Langer R. Exploring polyethylenimine-mediated DNA transfection and the proton sponge hypothesis. The Journal of Gene Medicine. 2005 ; 7 : 657-63.

[89] Akinc A, Thomas M, Klibanov AM, Langer R. Exploring polyethylenimine-mediated DNA transfection and the proton sponge hypothesis. The Journal of Gene Medicine. 2005 ; 7 : 657-63.

[90] Dominska M, Dykxhoorn DM. Breaking down the barriers : siRNA delivery and endosome escape. Journal of Cell Science. 2010 ; 123 : 1183-9.

[91] Funhoff AM, van Nostrum CF, Koning GA, Schuurmans-Nieuwenbroek NME, Crommelin DJA, Hennink WE. Endosomal escape of polymeric gene delivery complexes is not always enhanced by polymers buffering at low pH. Biomacromolecules. 2003 ; 5 : 32-9.

[92] Rehman Zu, Hoekstra D, Zuhorn IS. Mechanism of polyplex- and lipoplex-mediated delivery of nucleic acids : Real-time visualization of transient membrane destabilization without endosomal lysis. ACS Nano. 2013 ; 7 : 3767-77.

[93] Graessmann M, Menne J, Liebler M, Graeber I, Graessmann A. Helper activity for gene expression, a novel function of the SV40 enhancer. Nucleic Acids Research. 1989 ; 17 : 6603-19.

[94] Capecchi MR. High efficiency transformation by direct microinjection of DNA into cultured mammalian cells. Cell. 1980 ; 22 : 479-88.

[95] Pollard H, Remy J-S, Loussouarn G, Demolombe S, Behr J-P, Escande D. Polyethylenimine but not cationic lipids promotes transgene delivery to the nucleus in mammalian cells. Journal of Biological Chemistry. 1998 ; 273 : 7507-19.

[96] A Fasbender JZ, B G Zeiher and M J Welsh. A low rate of cell proliferation and reduced DNA uptake limit cationic lipid-mediated gene transfer to primary cultures of ciliated human airway epithelia. Gene Therapy. 1997 ; 4 : 1173-80.

[97] Dominic J. Glover LG, Hans J. Lipps, David A. Jans. Overcoming barriers to achieve safe, sustained and efficient non-viral gene therapy. Advances in Gene, Molecular and Cell Therapy. 2007 ; 1 : 126-40.

[98] Polderman KH, van de Kraats G, Dixon JM, Vandertop WP, Girbes ARJ. Increases in spinal fluid osmolarity induced by mannitol. Critical Care Medicine.2003 ; 31 : 584-9010.1097/01.CCM.0000050287.68977.84.

[99] Doran SE, Ren XD, Betz AL, Pagel MA, Neuwelt EA, Roessler BJ, et al. Gene expression from recombinant viral vectors in the central nervous system after blood-brain barrier disruption. Neurosurgery. 1995 ; 36 : 965-70.

[100] Ibrahim BM, Park S, Han B, Yeo Y. A strategy to deliver genes to cystic fibrosis lungs : A battle with environment. Journal of Controlled Release. 2011 ; 155 : 289-95.

[101] Islam MA, Yun C-H, Choi Y-J, Shin J-Y, Arote R, Jiang H-L, et al. Accelerated gene transfer through a polysorbitol-based transporter mechanism. Biomaterials. 2011 ; 32 : 9908-24.

[102] Garg P, Pandey S, Kang B, Lim K-T, Kim J, Cho M-H, et al. Highly efficient gene transfection by a hyperosmotic polymannitol based gene tranporter through regulation of caveolae and COX-2 induced endocytosis. Journal of Materials Chemistry B. 2014.

[103] Lee W-S, Kim Y-K, Zhang Q, Park T-E, Kang S-K, Kim D-W, et al. Polyxylitol-based gene carrier improves the efficiency of gene transfer through enhanced endosomal osmolysis. Nanomedicine : Nanotechnology, Biology and Medicine. 2014 ; 10 : 525-34.

[104] Moffatt S, Wiehle S, Cristiano RJ. A multifunctional PEI-based cationic polyplex for enhanced systemic p53-mediated gene therapy. Gene Ther. 2006 ; 13 : 1512-23.

[105] Lee H, Jeong JH, Park TG. PEG grafted polylysine with fusogenic peptide for gene delivery : high transfection efficiency with low cytotoxicity. Journal of Controlled Release. 2002 ; 79 : 283-91.

[106] Ogris M, Walker G, Blessing T, Kircheis R, Wolschek M, Wagner E. Tumor-targeted gene therapy : strategies for the preparation of ligand-polyethylene glycol-polyethylenimine/DNA complexes. Journal of Controlled Release. 2003 ; 91 : 173-81.

[107] Kakudo T, Chaki S, Futaki S, Nakase I, Akaji K, Kawakami T, et al. Transferrin-modified liposomes equipped with a pH-sensitive fusogenic

peptide : An artificial viral-like delivery system. Biochemistry. 2004 ; 43 : 5618-28.

[108] Pandey S, Garg P, Lim KT, Kim J, Choung Y-H, Choi Y-J, et al. The efficiency of membrane transport of vitamin B6 coupled to poly(ester amine) gene transporter and transfection in cancer cells. Biomaterials. 2013 ; 34 : 3716-28.

[109] Pandey S, Garg P, Lee S, Choung H-W, Choung Y-H, Choung P-H, et al. Nucleotide biosynthesis arrest by silencing SHMT1 function via vitamin B6-coupled vector and effects on tumor growth inhibition. Biomaterials. 2014 ; 35 : 9332-42.

[110] Maitani YHaY. Folate-linked lipid-based nanoparticle for targeted gene delivery. Current Drug Delivery. 2005 ; 2 : 243-52.

[111] Caplan M, Rosca E. Targeting drugs to combinations of receptors : A modeling analysis of potential specificity. Ann Biomed Eng. 2005 ; 33 : 1113-24.

[112] Zhang Y, Zhang Y-f, Bryant J, Charles A, Boado RJ, Pardridge WM. Intravenous RNA interference gene therapy targeting the human epidermal growth factor receptor prolongs survival in intracranial brain cancer. Clinical Cancer Research. 2004 ; 10 : 3667-77.

[113] Pinyon JL, Tadros SF, Froud KE, Y. Wong AC, Tompson IT, Crawford EN, et al. Close-field electroporation gene delivery using the cochlear implant electrode array enhances the bionic ear. Science Translational Medicine. 2014 ; 6 : 233ra54.

[114] Gehl J. Electroporation : theory and methods, perspectives for drug delivery, gene therapy and research. Acta Physiologica Scandinavica. 2003 ; 177 : 437-47.

[115] MacQueen LA, Buschmann MD, Wertheimer MR. Gene delivery by electroporation after dielectrophoretic positioning of cells in a non-uniform electric field. Bioelectrochemistry. 2008 ; 72 : 141-8.

[116] Hernot S, Klibanov AL. Microbubbles in ultrasound-triggered drug and gene delivery. Advanced Drug Delivery Reviews. 2008 ; 60 : 1153-66.

[117] Mayer CR, Geis NA, Katus HA, Bekeredjian R. Ultrasound targeted microbubble destruction for drug and gene delivery. Expert Opinion on Drug Delivery. 2008 ; 5 : 1121-38.

[118] Nishiyama N, Iriyama A, Jang W-D, Miyata K, Itaka K, Inoue Y, et al. Light-induced gene transfer from packaged DNA enveloped in a dendrimeric photosensitizer. Nat Mater. 2005 ; 4 : 934-41.

[119] Sonawane ND, Szoka FC, Verkman AS. Chloride accumulation and swelling in endosomes enhances DNA transfer by polyamine-DNA polyplexes. Journal of Biological Chemistry. 2003 ; 278 : 44826-31.

[120] Ziady A-G, Ferkol T, Dawson DV, Perlmutter DH, Davis PB. Chain length of the polylysine in receptor-targeted gene transfer complexes affects duration of reporter gene expression both in vitro and in vivo. Journal of Biological Chemistry. 1999 ; 274 : 4908-16.

[121] Roth CM, Sundaram S. Engineering synthetic vectors for improved DNA delivery : Insights from intracellular pathways. Annual Review of Biomedical Engineering. 2004 ; 6 : 397-426.

[122] Ward CM, Read ML, Seymour LW. Systemic circulation of poly(l-lysine)/DNA vectors is influenced by polycation molecular weight and type of DNA : differential circulation in mice and rats and the implications for human gene therapy2001.

[123] Sebestyen MG, Ludtke JJ, Bassik MC, Zhang G, Budker V, Lukhtanov EA, et al. DNA vector chemistry : The covalent attachment of signal peptides to plasmid DNA. Nat Biotech. 1998 ; 16 : 80-5.

[124] Choi Y, Jeon Y-H, Kang J-H, Chung J-K, Schmidt M, Kim, et al. MIDGE/hNIS vaccination generates antigen-associated CD8+IFN-γ + T cells and enhances protective antitumor immunity. International Journal of Cancer. 2007 ; 120 : 1942-50.

[125] Carriere M, Escriou V, Savarin A, Scherman D. Coupling of importin beta binding peptide on plasmid DNA : transfection efficiency is increased by modification of lipoplex's physico-chemical properties. BMC Biotechnology. 2003 ; 3 : 14.

[126] Ferrari M. Cancer nanotechnology : opportunities and challenges. Nat Rev Cancer. 2005 ; 5 : 161-71.

[127] Ruge CA, Kirch J, Lehr C-M. Pulmonary drug delivery : from generating aerosols to overcoming biological barriers—therapeutic possibilities and technological challenges. The Lancet Respiratory Medicine. 2013 ; 1 : 402-13.

[128] Xu L, Anchordoquy T. Drug delivery trends in clinical trials and translational medicine : Challenges and opportunities in the delivery of nucleic acid-based therapeutics. Journal of Pharmaceutical Sciences. 2011 ; 100 : 38-52.

[129] Vasir JK, Reddy MK, Labhasetwar VD. Nanosystems in drug targeting : Opportunities and challenges. Current Nanoscience. 2005 ; 1 : 47-64.

[130] Pouton CW, Seymour LW. Key issues in non-viral gene delivery. Advanced Drug Delivery Reviews. 2001 ; 46 : 187-203.

[131] Wong SY, Pelet JM, Putnam D. Polymer systems for gene delivery—Past, present, and future. Progress in Polymer Science. 2007 ; 32 : 799-837.

[132] Pardridge WM. Blood-brain barrier delivery of protein and non-viral gene therapeutics with molecular trojan horses. Journal of Controlled Release. 2007 ; 122 : 345-8.

[133] Langer R, Tirrell DA. Designing materials for biology and medicine. Nature. 2004 ; 428 : 487-92.

[134] Safra T, Muggia F, Jeffers S, Tsao-Wei DD, Groshen S, Lyass O, et al. Pegylated liposomal doxorubicin (doxil) : Reduced clinical cardiotoxicity in patients reaching or exceeding cumulative doses of 500 mg/m2. Annals of Oncology. 2000 ; 11 : 1029-33.

[135] Tomao S, Miele E, Spinelli GP, Miele E, Tomao F. Albumin-bound formulation of paclitaxel (Abraxane® ABI-007) in the treatment of breast cancer. Int J Nanomedicine. 2009 ; 4 : 99-105.

[136] Harisinghani MG, Saksena M, RW R. A pilot study of lymphotrophic nanoparticle-enhanced magnetic resonance imaging technique in early stage testicular cancer : a new method for noninvasive lymph node evaluation. Urology. 2005 ; 66 : 1066-71.

[137] Schroeder A, Heller DA, Winslow MM, Dahlman JE, Pratt GW, Langer R, et al. Treating metastatic cancer with nanotechnology. Nat Rev Cancer. 2012 ; 12 : 39-50.

[138] Gabizon A, Shmeeda H, Barenholz Y. Pharmacokinetics of pegylated liposomal doxorubicin. Clin Pharmacokinet. 2003 ; 42 : 419-36.

[139] Lee J, Sohn JW, Zhang Y, Leong KW, Pisetsky D, Sullenger BA. Nucleic acid-binding polymers as anti-inflammatory agents. Proceedings of the National Academy of Sciences. 2011 ; 108 : 14055-60.

[140] Lal S, Clare SE, Halas NJ. Nanoshell-enabled photothermal cancer therapy : Impending clinical impact. Accounts of Chemical Research. 2008 ; 41 : 1842-51.

[141] W. Y, M. A, M. E, A. HES, S. LT, R. SR, et al. Do liposomal apoptotic enhancers increase tumor coagulation and end-point survival in percutaneous radiofrequency ablation of tumors in a rat tumor model? Radiology. 2010 ; 257 : 685-96.

[142] Baker I, Zeng Q, Li W, Sullivan CR. Heat deposition in iron oxide and iron nanoparticles for localized hyperthermia. Journal of Applied Physics. 2006 ; 99 : 08H106–08H–3.

[143] Ivkov R, DeNardo SJ, Daum W, Foreman AR, Goldstein RC, Nemkov VS, et al. Application of high amplitude alternating magnetic fields for heat induction of nanoparticles localized in cancer. Clinical Cancer Research. 2005 ; 11 : 7093s–103s.

[144] Jain RK, Lee JJ, Hong D, Markman M, Gong J, Naing A, et al. Phase I oncology studies : Evidence that in the era of targeted therapies patients on lower doses do not fare worse. Clinical Cancer Research. 2010 ; 16 : 1289–97.

[145] Brannon–Peppas L, Blanchette JO. Nanoparticle and targeted systems for cancer therapy. Advanced Drug Delivery Reviews. 2004 ; 56 : 1649–59.

[146] Sarfati G, Dvir T, Elkabets M, Apte RN, Cohen S. Targeting of polymeric nanoparticles to lung metastases by surface–attachment of YIGSR peptide from laminin. Biomaterials. 2011 ; 32 : 152–61.

[147] Yang W, Luo D, Wang S, Wang R, Chen R, Liu Y, et al. TMTP1, a novel tumor–homing peptide specifically targeting metastasis. Clinical Cancer Research. 2008 ; 14 : 5494–502.

[148] Farokhzad OC, Jon S, Khademhosseini A, Tran T–NT, LaVan DA, Langer R. Nanoparticle–aptamer bioconjugates : A new approach for targeting prostate cancer cells. Cancer Research. 2004 ; 64 : 7668–72.

[149] Shigdar S, Lin J, Yu Y, Pastuovic M, Wei M, Duan W. RNA aptamer against a cancer stem cell marker epithelial cell adhesion molecule. Cancer Science. 2011 ; 102 : 991–8.

[150] Hanvey J, Peffer N, Bisi J, Thomson S, Cadilla R, Josey J, et al. Antisense and antigene properties of peptide nucleic acids. Science. 1992 ; 258 : 1481–5.

[151] Wang X, Li J, Wang Y, Koenig L, Gjyrezi A, Giannakakou P, et al. A folate receptor–targeting nanoparticle minimizes drug resistance in a human cancer model. ACS Nano. 2011 ; 5 : 6184–94.

[152] Arendt JFB, Pedersen L, Nexo E, Sørensen HT. Elevated plasma vitamin B12 levels as a marker for cancer : A population–based cohort study. Journal of the National Cancer Institute. 2013.

제20장

농업응용 나노기술

박선호·김장호

1. 서론

나노기술의 발전은 다양한 분야에서의 응용을 가능케 했으며, 진보된 연구를 위한 필수불가결의 공학 기술로 여겨지고 있다. 농업 분야에서 나노기술의 적용은 다른 분야에 비해서 어려움이 있다는 인식이 있었으나, 최근 농업의 고부가가치화와 스마트 농업화 등으로 인하여 농업분야의 나노기술의 응용이 각광받고 있다. 농업분야의 나노기술 응용의 대표적인 예로는 작물의 게놈, 유전자 발현 해석을 통해 유전자 조작 등 유용 작물의 다양성을 제시할 수 있으며, 농산물 유래 추출물의 고부가가치화, 나노 센서 기반의 작물의 상태 감지 및 손상 방지 등의 응용이 있다. 그렇기 때문에, 미래 식량 문제를 위한 중요한 해결책이라 여겨지며, 의료·환경 등 다른 분야까지 영향을 줄 수 있는 중요한 기술이라고 할 수 있다. 나노기술의 농업응용 연구는 정부 투자를 통해 주로 이루어지고 있으며, 실제 농업에 적용 가능하고 지속 가능한 연구 결과를 위해 폭 넓은 연구가 진행되고 있다. 이러한 나노기술의 농업응용 연구는 농업을 포함하여 보건, 환경 및 에너지 분야에 까지 적용이 가능하기 때문에, 3대 바이오시스템 산업(레드·그린·화이트 바이오시스템 산업)으로 분류 가능하다고 할 수 있다. 3대 바이오시스템 산업은 분야에 따라 레드, 그린, 화이트의 색으로 분류되고 레드 바이오시스템 산업은 의료 및 보건 분야, 그린 바이오시스템 산업은 농업 및 식량 분야, 화이트 바이오시스템 산업은 환경 및 에너지 분야로, 나노기술 기반 농업응용을 3대 바이오시스템 분야로 분류하여 소개하고자 한다. 본 장에서는 나노기술의 농업응용의 세계 정책 동향과 대표적인 기술을 기반으로 한 3대 바이오시스템 산업 분야로 적용 및 상업화 동향을 소개하고자 한다.

2. 나노기술의 농업응용의 전 세계 정책 동향

나노기술의 적용은 국가 주도적인 연구가 주로 진행되고 있으며, 기초→응용→실용화 단계로의 과정을 거치는게 일반적이다. 미국농무부(United States Department of Agriculture, USDA)는 2002년 세계 최초로 농업 및 식품 분야의 나노기술 적용에 대한 로드맵을 제안했고 2019년-2021년 국가나노기술개발전략(National Nanotechnology Initiative, NNI)을 구축했다[1]. 예산 중 농업 관련 부서의 예산을 살펴보면, 2019년 실 투자액 2천 2백 70만 달러, 2021년 투자제안액 총합 2천 5백 30만 달러로 증가 추세를 보이며 나노기술의 농업응용 연구에 박차를 가하고 있다. 독일은 2006년 첨단기술 관련 하이테크 전략을 수립하고 '나노액션플랜(Nano Action Plan)'이라는 이름으로 환경 보호 및 기후변화 대응에 대한 지속 가능한 나노기술의 기여를 강조했다. 그 결과 작물 재배를 위한 비료 생산 및 병충해 치료에 기여할 수 있는 나노기술을 개발하고 있고 나아가 수질 정화를 비롯하여 미세 오염물질을 거르는 기술에 활용될 수 있는 농업 환경 응용 연구를 촉진하고 있다. 일본에서는 나노기술 정책을 수립하기보다는 과학기술 기본 계획의 중점 육성 분야 중 하나고 '나노기술, 재료'를 포함하여 추진 중에 있으며, 주요 농업응용 기술 중 자연재해로부터의 안전을 확보하고 국토를 강화하고 극한 공간에서의 과학기술혁신 활동 발전에 불가결한, 고내열성, 고강도, 고신뢰성을 위한 극한 성능 재료 개발이 있는데 아직까지는 나노기술의 농업응용 연구가 구체적으로 구축되어 있지 않은 실정이다. 중국에서는 국가중장기과학기술발전계획을 바탕으로 2006년부터 7대 나노기술 분야에 대한 중점특별 프로젝트를 진행하고 있으며, 2015년 수립한 '중국 제조 2025' 계획을 통해 신소재 산업부문에서 나노기술개발을 폭넓게 지원 중이다. 중국 또한 나노기술 기반 농업응용에 대한 구체적인 전략은 설정되어 있지 않고 2020년까지 대기환경 탐지 및 처리를 위한 나노기술, 수중오염물질 탐지 및 처리를 위한 나노기술, 2021년까지 토양 유기물 오염 제어 및 고효율 복구용 나노재료 및 기술, 전형적인 오염물질 탐지와 수중 오염물질 고도처리를 위한 나노물질 및 기술들을 개발하며 농업 중심보다는 환경 응용에 중점적으로 지원하고 있는 상황이다[2].

국내에서는 나노기술 기반 농업응용에 많은 관심을 쏟고 있는 현실이며, 2006년 과학기술부, 농촌진흥청 등에서 나노기술을 응용한 신기능 농산물 생산으로 바이오-나노텍에 대한 비전을 제시하여 농업의 경쟁력을 강화시키고자 하고 있다(이용범, 나노기술의 농업적 이용 동향). 제5기 나노기술종합발전계획에 따르면, 2020년 기준 나노기술의 농업분야 정부 투자는 총 2230억이고 R&D 2196억원, 인력양성 34억원이며, 부처별로는 농림축산식품부 R&D 부문 255억원, 인력양성부문 34억원으로 총 289억원, 해양수산부 R&D 부문 1378억원, 환경부 R&D부문 509억원, 산림청 R&D부문 52억원이다. 나노기술의 농업응용 정부 투자는 R&D가 비중이 가장 높으며 인프라와 인력양성 부문에서의 투자는 거의 이뤄지지 않고 있다. 그러나 정부의 나노 분야 R&D부문 투자액을 비교했을 때 2001년 1052억원 2010년 2427억원 2019년 6994억원으로 꾸준히 큰 폭으로 증가하고 있음을 알 수 있다. 정부의 투자를 통해 각 부처에서는 나노 기반 농업응용 연구를 추진하고 있다. 예를 들어 농림축산식품부에서는 농·어업 인구 감소, 고령화, 경영비 상승 등의 문제를 극복하기 위해 나노기술을 융합한 첨단 생산 기반의 시스템 구축과 산업화를 촉진하고 있다. 또한 동식물, 미생물 등 생명 자원의 생산, 응용, 유지관리에 대한 연구 개발을 통한 농생명산업기술개발을 하고 있으며, 구제역, 조류 인플루엔자 등 국가 재난형 가축 질병에 효과적 대응 및 사후관리 등 전주기적 기술 개발 및 동물용의약품 개발 사업을 추진하고 있다. 또한, 해양수산부에서는 고령화를 대비해 나노기술과 해양생물자원 및 유전자원을 활용한 고령친화형 소재, 바이오 메디컬 소재를 상용화했고 펜데믹 대비를 위해 해양환경 내 감염성 바이러스 진단 및 항바이러스 소재 개발, 해조류를 활용한 신약 및 기능성 소재를 개발했다. 이처럼 나노기술의 농업응용은 분야에 제한 받지 않고 융복합적으로 적용될 수 있으며, 지속가능한 나노기술을 위한 연구들이 활발하게 진행되고 있다.

3. 농업응용을 위한 대표 나노기술

농업응용을 위한 나노기술은 나노 기반 소재, 소자, 바이오, 공정 기술로 크게 4가지로 나눌 수 있다(표 20.1)[3]. 나노기술은 나노미터 수준의 단위를 다루는 정교한 기술로, 재료 또는 시스템의 기능을 극대화할 수 있다. 이렇게 분류된 4가지의 기술은 다양한 방법으로 농업응용을 가능케 하며, 새로운 방법 또는 기존의 방법을 개선시키기 위해 사용되고 있다.

표 20.1 농업응용을 위한 대표 나노기술

기술방식	정 의	종 류
나노 기반 소재 기술	기존의 소재를 나노미터 수준으로 합성 또는 가공하거나, 나노미터 수준의 재료를 조합하여 새로운 구조, 특성을 가지게 하는 기술	탄소기반 나노입자, 무기물 기반 나노입자, 천연물 유래 나노입자 등
나노 기반 소자 기술	나노미터 수준의 소재와 기술을 이용하여 기존 소자의 물리적, 화학적 한계를 극복한 새로운 소자 개발 기술	나노 센서, 나노 농식품 분석기, 스마트팜 소재 등
나노 기반 바이오 기술	나노기술을 적용해 농생명 시스템에 활용되는 기술로 질병 진단, 치료 뿐만 아니라 유전자 분석, 조작을 가능하게 하는 기술	유전자재조합기술, 세포융합기술, 프로테오믹스, 바이오인포메틱스, 유전자 가위 등
나노 기반 공정 기술	물질의 표면 등에 나노 가공을 통해 나노 크기의 구조적, 화학적 특성을 가질 수 있게 하는 기술 또는 나노 크기 영역에서 물질의 특성을 측정하고 분석할 수 있는 기술	나노박막기술, 나노 물성 측정 기술, 포장재 표면 개질 등

나노 기반 소재 기술은 나노 비료, 식품 포장재, 바이오 의료기기로 응용, 나노 기반 소자 기술은 나노 센서, 농식품 분석기, 스마트팜 응용, 나노 기반 바이오 기술은 작물 유전자 조작, 농수산 고도화, 웰빙 제품 생산으로 응용, 나노 기반 공정 기술은 농산 가공 시스템 고도화, 식품 포장재 응용 등으로 적용될 수 있다[4-6].

최근, University of Birmingham의 Lynch 그룹은 앞서 말한 나노기술을 기반으로 한 대표적인 농업응용 연구 동향을 다음 4가지로 분류했다(그림 20.1, Lynch, Nature Plant, 2021). ① 나노물질/유전자 조작을 통한 작물 생산량 향상 연구, ② 나노소재를 이용한 토양 환경/식물 저항성/미생물 군집 제어 기능 향상 연구, ③ 나노기술 기반 농약 전달/서방형 방출 향상 연구, ④ 작물 및 식물 주위 환경 센싱 연구이다. 아직까지 연구에 있어서는 나노기술 기반 농업응용이 연구실 내에서 제한적으로 시도되고 있기 때문에, 필드 개념보다는

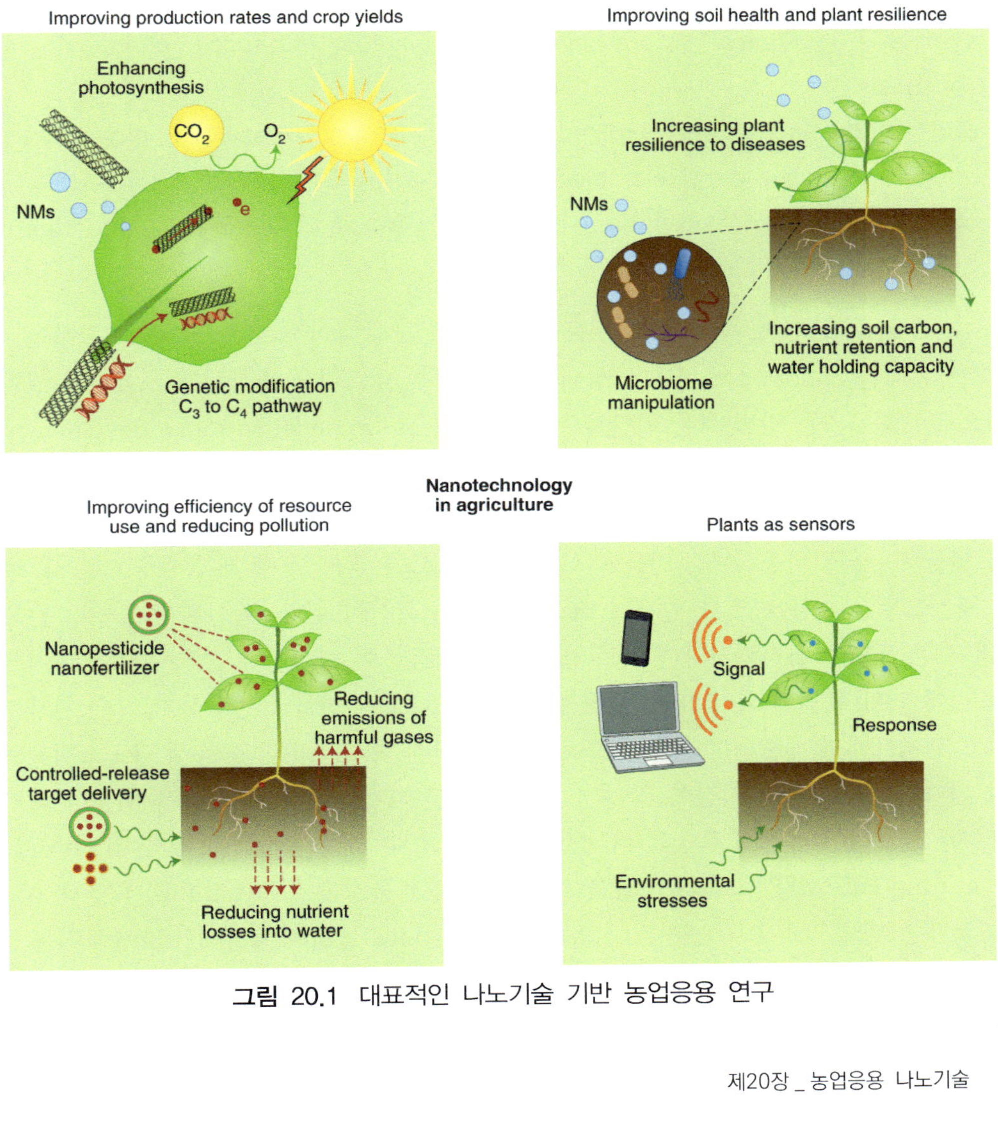

그림 20.1 대표적인 나노기술 기반 농업응용 연구

식물/작물의 기능 향상을 위한 연구가 많이 진행되는 추세이다. 하지만, 나노기술의 바뀌는 인식과 대중화로 인해 더욱 다양한 농업응용 연구 및 상업화가 진행되고 있으며, 기존 농업에서 고도화, 정밀화, 고부가가치화를 위해 더욱 활발한 연구가 진행될 것이다.

3.1 나노 기반 소재 기술

나노 기반 소재 기술은 나노 수준의 크기를 가진 소재를 이용한 기술을 이른다. 그러므로, 나노 기반 소재 제작 방법, 종류에 따라서 크게 분류가 될 수 있고 형태, 크기, 모양, 균일성 및 응집력에 따라서도 분류할 수 있다[7, 8]. 나노 기반 소재 제작 방법으로는 이온 또는 나노단위의 물질을 쌓아서 만들거나 벌크(bulk) 상태의 물질을 깨뜨리는 게 주이며, 이를 위해 화학적, 물리적, 생물학적 방법이 있다.

- **화학적 방법** : sol-gel synthesis, micro-emulsion technique, hydrothermal synthesis, chemical vapor synthesis, plasma enhanced chemical vapor synthesis 등
- **물리적 방법** : high energy ball milling, inert gas condensation, physical vapor deposition, laser pyrolysis, electrospraying 등
- **생물학적 방법** : 미생물 기반 biogenesis, 식물 추출 유래 biogenesis, bio-template 기반 biogenesis 등

Sol-gel synthesis는 작은 분자를 물질들을 적합하게 쌓아서 나노소재를 제작하는 기술로 작은 분자를 colloidal solution 상태로 제작한 후 네트워크 중합체를 포함하는 결합 시스템으로 변화시키는 방법이다. 일반적으로 hydrolysis → condensation → development의 과정을 가지며, 상대적으로 저렴하고 간단하다는 장점이 있다. chemical vapor deposition(CVD) 기법은 화학적으로 물질을 증착하는 방법으로 정교하고 고품질의 나노소재를 만들 수 있고 반응 온도, 반응 속도 및 축적 정도는 나노소재 제작에 중요한 요소이다[9]. 과정으로는 반응 가스가 원자로 내로 운반되어 확산이 된다. 확산된 반응 가스는 원자로 내 기판 표면에 흡착되거나 원자로 대기 중에 반응물이 형성된다. 박막이나 코팅이 형성되기 전에 기판 표면에 확산 또는 이동 반응이 일어나고 부산물과 반응하지 않은 원자는 탈착되고 원자로에서 배출된다. 결과적으로 기판 표면에 형성된 박막을 통해 나노소재를 사용하게 된다. 형성 과정에 시간이 많이 소요되고 형성 기계를 설치하기에 큰 비용이 들지만, 반복성과 균일성이 높은 고품질의 나노소재를 제작할 수 있다는 장점이 있다. high energy ball milling(HEBM)은 고온과 고압을 이용해 벌크한 물질을 밀링(milling)을 통해 물리적으로 쪼개는 방법으로 1970년부터 사용되었다. physical vapor deposition(PVD)는 물리적으로 물질을 증착시키는 방법으로 원자로 내로 고체 물질을 증발시키고 이동시킨다. 원자

로 내 기판 표면에 코팅 및 박막이 형성되며, PVD의 종류로는 sputtering, electron beam evaporation, pulsed laser deposition 등이 있다. CVD와 마찬가지로 시간이 많이 소요되고 기계를 설치하기에 많은 비용이 들지만 반복성과 균일성이 높은 고품질의 나노소재를 제작할 수 있다는 장점이 있다. biogenesis는 자연계의 유기체의 생화학적 메커니즘을 이용해 자연친화적이고 안정적으로 나노소재를 만들어내는 방법이다. biogenesis를 통해 제작된 나노소재는 높은 부착력을 가지고 낮은 독성과 생체친화성을 가져 생명공학 부분에 적용하기 적합하다. 박테리아, 풍기, 식물 등의 자연 유기체와의 반응을 통해 환원 등의 화학적 반응으로 나노소재를 제작할 수 있으며, 금, 은, 합금 등의 금속류의 나노소재와 산화 나노소재 등 다양한 재료의 적용이 가능하다. 나노 기반 소재는 소재 종료에 따라서 무기물, 유기물, 혼합물 기반으로 나눠질 수 있다(그림 20.2).

- **무기물 기반 나노소재** : 탄소 기반 나노소재(탄소 나노튜브, 그래핀, 풀러렌 등), 실리카, 컨텀닷, 금속 기반 나노소재(금, 은, 산화 철, 등) 등
- **유기물 기반 나노소재** : 덴드리머, 리포좀, 합성 고분자 기반 나노소재(PLA, PCL, PLGA 등), 천연 고분자 기반 나노소재(젤라틴, 콜라겐, 키토산 등) 등
- **혼합물 기반 나노소재** : 하이드로겔 등

무기물 기반 나노소재는 금속, 탄소 기반의 나노소재가 대표적이며, 금속, 반도체 및 자성 나노입자로 분류된다. 일반적으로 벌크 상태의 물질에서 나노미터 크기의 입자로 작아지면 새로운 물리적 화학적 특성을 가지게 되며, 무엇보다도 표면적 대 부피 비가 커진다는 장점이 있다. 한 예로 벌크 상태의 금은 황색을 띠지만 나노미터 크기의 금 입자로 가공이 되면 적색을 나타내며, 그에 따라 물리적 화학적 특성도 달라진다. 최근 농업응용 분야에서 가장 대중적으로 적용되고 있으며, 작물의 생장·생육 향상, 질병 및 독성 센싱, 토질 개량, 식품 포장재 등 다양한 분야에서 연구되고 있다. 처음 무기물 기반 나노소재가 작물의 생장·생육에 미치는 영향을 확인하였을 때, 상대적으로 높은 농도를 사용하여 무기물 기반 나노소재의 부정적인 영향을 보고하였다. 하지만 점차 적당한 농도의 무기물 기반 나노소재를 사용했을 때, 작물의 생장 생육을 촉진할 뿐만 아니라 식물·작물의 생장을 최적화할 수 있는 토양 환경을 만들어 줄 수 있다는 연구 결과가 나오고 있다. 연구에 사용된 무기물 기반 나노소재 종류로는 TiO_2, CuO, AgNPs, AuNPs, Fe_3O_4, NiONPs, PtNPs, CdSe, Zns, 그래핀, 탄소 나노튜브, 풀러렌 등이 있다. 나노소재 기반 농업응용에 있어 짚고 넘어가야 할 부분이 있다면, 나노입자들은 높은 표면 에너지를 가지고 있고 무기물 나노입자의 경우 열역학적으로 불안하고 나노입자 대체로 안전하게 분산되어 있다 하여도 시간에 따라 응집이 일어나는 경우가 비일비재 해서, 적절한 사용법에 대한 시스템이 구축이 되어야 할 것으로 보인다. 또한, 적용되는 작물, 환경, 조건에 따라 다른 결과를 낳을 수 있으니 충분한 자

료를 수집하여 안정성 체계를 설정해야 할 것이다. 유기물 기반 나노소재로는 덴드리머, 리포좀, 합성/천연 고분자 기반 나노소재 등이 있다. 덴드리머는 합성 고분자 유래 나뭇가지 모양(수지상) 분자의 일종으로 균질 분자량과 정밀한 다중 단자 그룹을 가진 잘 정의된 구조로 되어 있다[10]. 이러한 특성은 정확성과 다중성이 요구되는 연구개발에 모두 유리해 약물 전달, 화학 촉매 작용에 적용된다. 리포좀은 친수성의 머리 부분과 소수성의 꼬리 부분으로 구성된 지질이 이중으로 구성된 지질막으로 이루어진 공모양의 구조체로 생체막의 주요 성분인 인지질로 구성되어 생체 적합하다. 리포좀은 인지질이 분산된 용액에 초음파나 기계적인 힘을 가하면 인공적으로 형성할 수 있다. 하이드로겔은 90% 이상 수분으로 3차원 망 구조를 가진 친수성 겔로 수용성 고분자가 수소결합, 공유결합, 반데르발스 힘, 소수성 상호작용 등으로 결합되어 있다[11]. 하이드로겔은 물질을 담지할 수 있다는 장점을 가져 생물 의학 분야에서 주로 쓰이고 있으나, 이러한 장점이 농업에서도 적용될 수 있다 여겨져 작물 생산을 위해 다양한 연구가 시도되고 있다. 하이드로겔이 수분을 유지할 수 있고 약물을 오랫동안 담지할 수 있으므로 식물 및 작물의 성장을 촉진할 수 있는 비료를 담지하였을 때, 특이 작물의 생장을 촉진할 수 있다라는 연구 결과가 소개되어 새로운 연구 분야가 열렸다[12]. 또한, 기존 합성 고분자 기반의 하이드로겔은 생체적합성이 떨어지고 기계적 강도가 약하다는 단점이 있어, 복잡한 화학 구조 결합이 가능한 천연 고분자를 함께 반응시켜 주면 기존 하이드로겔의 단점을 극복할 수 있어 키토산, 젤라틴, 콜라겐 등 다양한 농산물 유래 하이드로겔이 개발되고 있다.

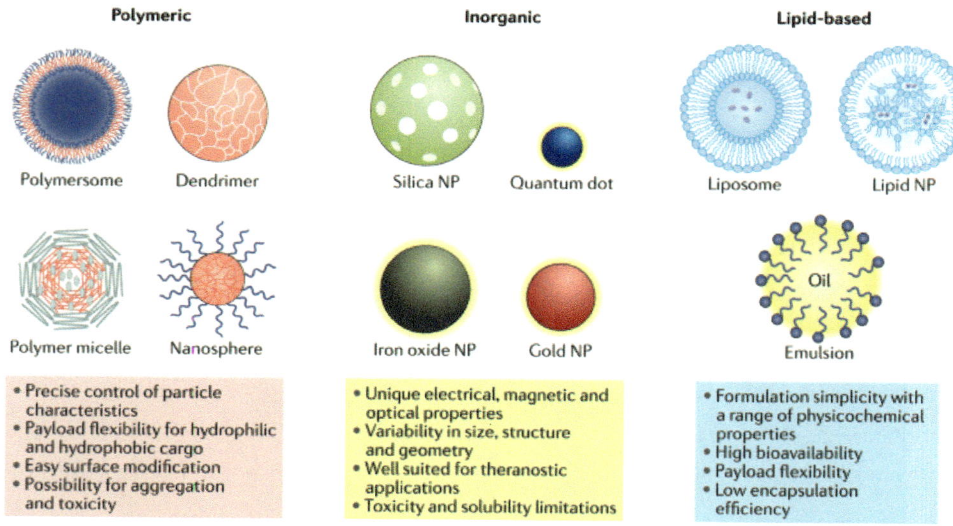

그림 20.2 대표 나노 기반 소재 기술

3.2 나노 기반 소자 기술

나노 기반 소자는 나노미터 크기의 소재로 구성되어 있거나 작동 장치 내에 하나 이상의 나노미터 크기의 구성요소로 구성된 장치이다. 나노 기반 소자는 크기를 작아짐과 동시에 좀 더 큰 소자에서 실현하기 어려웠던 소자의 역할을 수행할 수 있다라는 장점이 있다. 나노 기반 소자 종류에 따라 반도체용 나노소자, 센서용 나노소자, 디스플레이용 나노소자, 에너지용 나노소자 등으로 나눠질 수 있다. 나노 기반 소자는 반도체 산업에서 가장 크게 적용되고 있으나, 농업 분야에 적용되면서 센서용, 에너지용 나노소자로 인간을 포함한 생명체의 보건을 위해 중요한 역할을 하며 각광 받고 있다. 질병 및 바이러스의 조기 진단, 식물·작물의 실시간 모니터링 등의 정밀한 검진을 위해서 센서용 소자의 민감성과 기능이 굉장히 중요하기 때문에 특정 물질을 인식하는 능력을 높이기 위한 연구가 핵심이라고 할 수 있다. 나노 기반 소자의 대표적 공정 방식으로는 벌크 상태의 큰 물체를 리소그래피(lithography)와 etching과 같이 나노 규모의 크기로 가공하는 하향식(top-down) 방식이 있고 화학적, 물리적 방법으로 원자, 분자 수준으로 물질을 쌓아 나노-마이크로 크기로 제조하는 상향식(bottom-up) 방식이 있다. 하향식 방식은 기본 재료 표면에 원하는 구조가 형성될 때까지 깎고 침식시키는 과정으로 재료의 상단부터 시작하여 필요하지 않은 부분을 제거하며 하단으로 내려가는 방법이다. 하향식 방법은 산을 이용해 불필요한 부분을 제거하는 화학적 침식, 자외선, X선, 전자빔을 이용한 기계적 방법이 있다. X선 리소그래피의 경우, 침투 깊이가 깊어서 3차원의 구조체 형성이 가능하고 전자 빔 리소그래피는 짧은 파장을 이용하기 때문에 10 nm에 이르는 매우 미세한 크기의 구조를 만들 수 있어 마스크가 필요 없지만, 시간이 오래 걸린다는 단점이 존재한다. 또한, 하향식 방식에 대표적인 photolithography는 빛에 반응하는 resist를 100~2,000 nm의 두께로 쌓아 빛에 노출시켜 특정 부분은 반응하고 특정 부분은 반응하지 않아 구조를 형성한다. 일반적으로 산화 → 마스킹 → 삽입 → 식각 → 금속화 → 리프트오프의 과정을 가진다. 상향식 방식은 하향식 방식과 반대로 하단에서부터 상단까지 하나하나씩 쌓는 방식으로 원자나 분자를 한 번에 하나씩 배치하여 원하는 나노구조를 구축하는 방식이기 때문에 기판에 영향을 받지 않는다는 장점이 있다. 상향식 방식은 비교적 시간이 많이 소요되기 때문에 비교적 쉽고 시간이 적게 소요되는 assembly 방법들이 소개되고 있다. Assembly 방법은 물리화학적 반응에 기초하며, 그 종류로는 랭뮤어-블로젯(LB : langmuir-blodgett), 자기조립 단일층(SAM : self-assembled monolayer), 층간자기조립(LBL : layer-by-layer assembly) 등이 있다. 랭뮤터-블로젯은 양친매성 용액에 평면의 기판을 담궈 유기물질의 단층 및 다층 박막을 만드는 방법이고 자기조립 단일층 방법은 액체 또는 기체 상태에서 친수성 머리를 가진 그룹이 기판 표면에 화학적으로 부착하게 되고 소수성의 꼬리 그룹이 기판에 수직으로 존재하는

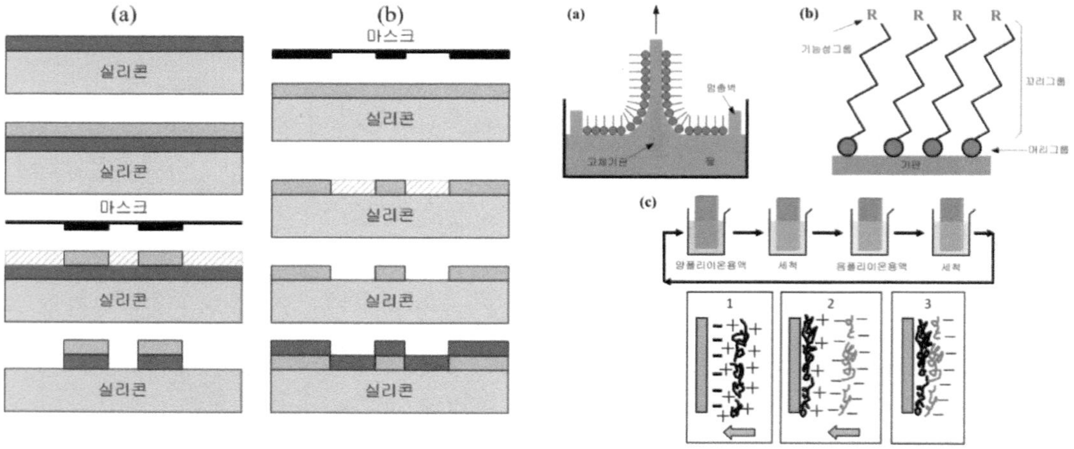

그림 20.3 대표 나노 기반 소자 기술. 왼쪽 : 패턴 전사를 위한 식각, 리프트 오프 공정, 오른쪽 : 상향식 자기조립 공정 : 랭뮤어-블로젯, 자기조립된단일층, 층간자기조립 공정[13]

방법이다. 층간자기조립법은 기판을 반대되는 전하를 가진 고분자 전해질에 반복적으로 교차로 반응시켜 정전기력, 반데르발스 힘, 소수성 상호 작용 등의 작용을 통해 다층 박막을 형성하게 된다.

3.3 나노 기반 바이오 기술

나노 기반 바이오 기술은 새로운 유용 작물의 생산을 가능케 하거나 농산물을 기반으로 하여 바이오 및 의료 분야에 활용하는 기술을 뜻한다. 나노 기반 바이오 기술의 농업응용은 기존 생명공학을 기반으로 발효, 육종 뿐만 아니라 유전자 변형 기술, 세포융합 기술, 프로테오믹스, 바이오인포매틱스, 유전자 가위 등 생물체를 대상으로 새로운 유용 작물 생산을 위해 도입이 되었다[14-18]. 유전자 변형 기술은 인구 증가로 인한 경지 면적이 감소, 환경보존의 필요성에 의한 비료와 농약의 사용 제약, 화석 에너지원의 고갈로 인한 대체에너지 개발 등의 해결해야할 과제와 특정한 생물활성물질을 다량으로 저렴하게 생산하기 위한 필요성에 의해 개발되었다. 유전자 변형 기술(genetically modified technology, GMT)은 다른 생물체로부터 유용한 유전자를 취해 특정 생물체에 삽입함으로써 새로운 기능을 첨가하고 보다 나은 형질을 만드는 기술이다. 이러한 유전자 변형 기술은 미생물, 식물, 동물에 이용되는데 미생물의 경우 미생물이 생산하는 생리활성물질 및 공업생산물의 증산, 오염수의 정화, 병원미생물에 의한 감염증의 신속한 진단 또는 백신 개발 등에 이용되고 있다. 식물의 경우 박테리아처럼 플라스미드가 많이 존재하지 않아 유전자 변형이 매우 어려운데 주로 식물 박테리아의 플라스미드를 이용해 병해충저항성, 스트레스저항성 유전자 변형 식물들이 만들어지고 있다. 마지막으로 유전자 변형 기술은 모든 동물에 적용 가능하여 아주 미량으로 밖에 얻을 수 없는 유용한 단백질을 대량으로 생산 가능하게 한다. 세포융합기술은 서로 다른 형질을 가진 두 세포를 융합해 두 세포의 좋은 형질을 모두 가진 새로운 우량 형질의 잡종 세포를 만드는 기술이다. 현재 식물과 곤충, 동물과 인간 세포, 미생물과 식물 등등 다양한 형태의 잡종세포들이 만들어져 왔다. 대표적인 세포 융합 기술의 방법은 칼슘이온, 계면 활성 지질 유도체의 일종인 리소레시틴, 수용성 고분자 PEG를 이용하는 방법이 있다. 세포 융합은 실험 대상의 두 원형질체를 같은 세포 수만큼 실험관에서 혼합하여 일정한 시간을 반응시키면 무작위적으로 서로 결합하게 하는 것이다. 이때 융합 빈도를 높이기 위해 세포막 표면의 -전하를 중화해 주기 위해 +전하를 지닌 PEG 및 칼슘이온 등을 첨가해 안정화시킨 상태에서 원형질체를 융합시킨다. 프로테오믹스(proteomics)는 유전 정보에 의해 발현되는 단백질체를 대상으로 단백질들을 동정(identification)하고, 특성을 분석하며, 종합적인 정량 정보를 얻어내는 학문 분야로 단백질체의 전사 후 수식, 단백질 간의 상호작용, 그리고 특정 단백질 및 그와 상호작용하는 단백질들의 구조적인 특성까지 연구하는 분야로 그 개념이 확장되고 있다. 단백질체 연구에는 대표적으로 단백질체의 복잡성과 샘플 내 단백질들 농도의 광범위함 등으로 인해 연구에 어려움들이 있는데, 2~3만 개의 유전자 정보가 단백질로 표현되는 가짓수는 약 100만 개이고, 유전체와 달리 단백질체는 세포마다 환경에 따라 양이 달라지며, PCR 기술을 사용할 수도 없어 세포 내 단백질들의 농도가 낮은 경우에는 분석하는데 어려움이 있고 동일한 조건과 방법으로 한 번에 분석하는데 어려움이 있다. 그러나 최근 질량 분석기와 같은 최신화된 기기들의 발전과 전폭적인 지원 속 지속적인 연구로 어려움들을 해결해 나가는 중이다. 프로테오믹스 기반 바이오텍 중 하나인 노틸러스 바이오테크놀로지는 2020년 시리즈B 라운드에서 7600만달러 규모의 펀딩을 성사하였고, 국내에서도 베르티스가 기업가치 1200억원을 넘어서는 등 프로테오믹스에 관한 전세계적인 관심이 점점 늘고 있어 앞으로 프로테오믹스 시장은 그 규모가 더욱 커질 전망이다. 바이오인포매틱스(bioinformatics)란 '생물학'을 뜻하는 'Bio'와 '정보학'을 뜻하는 'Informatics'의 합성어로 실험실로부터 생성된 다양한 종류의 실험 데이터들을 컴퓨터와 같은 정보학 기술을 활용하여 수집, 관리, 저장, 분석하는 분야를 뜻한다. 과거에는 대다수의 생물학 연구들이 개별 실험실 단위로 이루어졌기 때문에 많은 수의 데이터를 처리하는 기술이 필요하지 않았으나, 2000년대 들어서면서 급속도로 발전한 인터넷 기술과 게놈 프로젝트의 완결에 힘입어 다양한 유전정보의 처리 및 관리되는 데이터의 양이 증가되어 바이오인포매틱스의 중요성이 높아졌다. 또한 바이오인포매틱스 연구자들은 자신과 유사한 연구를 하고 있는 그룹들과의 정보교류를 통하여 본인 실험결과를 검증하고 앞으로의 연구방향을 전략적으로 결정하고자 하였다. 미국 국립생물공학정보센터(National Center for Biotechnology Information, NCBI)1), 유럽 바이오인포매틱스 연구소(European

Bioinformatics Institute, EBI)2), 일본 DNA 정보 은행(DNA Data Bank of Japan, DDBJ)3) 등이 이 시기에 같은 분야의 견인차 역할을 했던 대표적인 생물학 데이터 제공 기관들이다. 바이오인포매틱스는 유전자 산업을 발전시키는 데 핵심적인 구성요소가 되여 가상발효시스템 뿐만 아니라 미생물 신소재의 개발, 신약의 임상실험이나 새로운 항생제의 개발 및 검증 등 다양한 분야의 연구하는데 매우 유용한 수단으로 진행되고 있다. 유전자가위

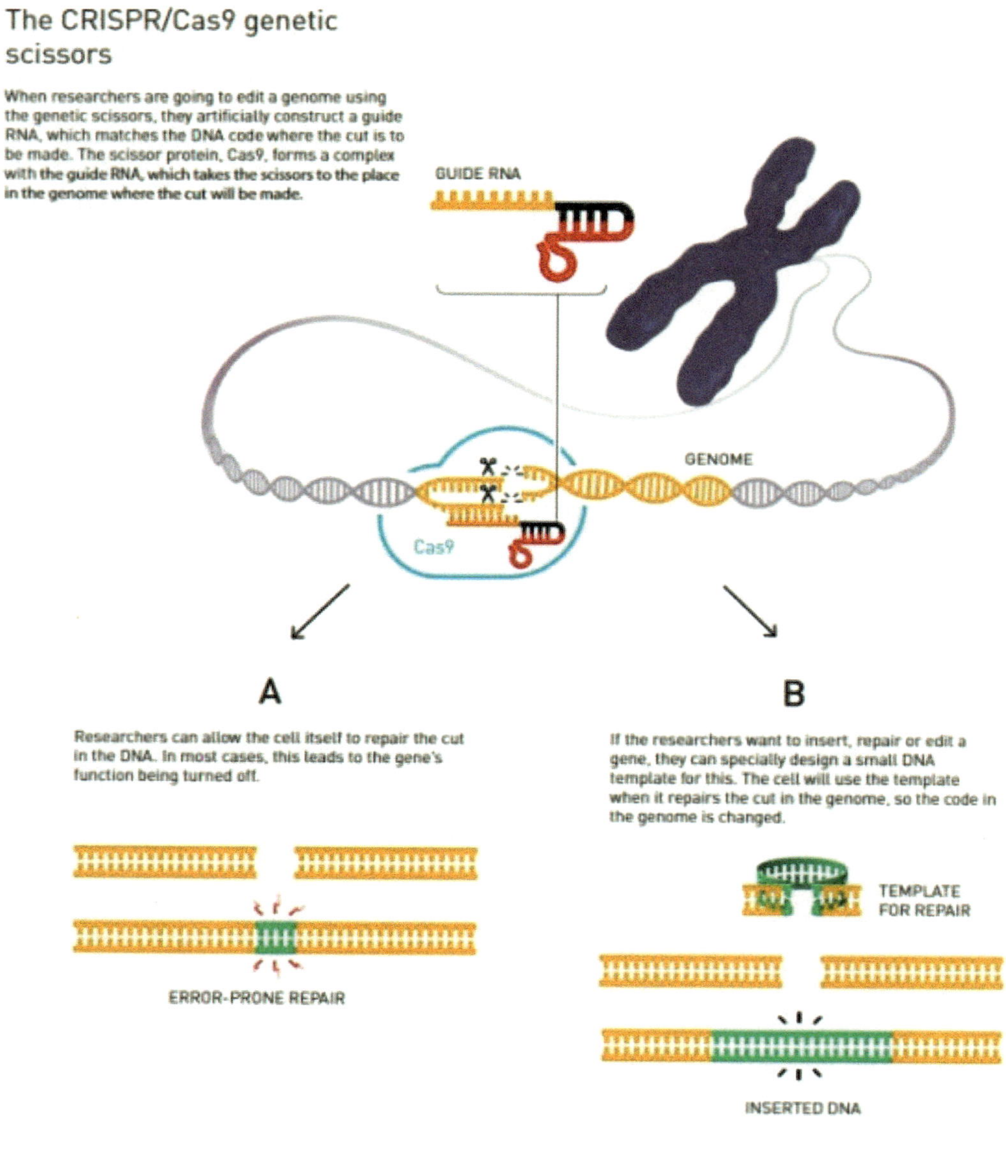

©Johan Jarnestad/The Royal Swedish Academy of Sciences

그림 20.4 나노 기반 바이오 기술의 CRISPR–Cas9 모식도

는 유전체의 특정 염기서열을 인지하고 DNA의 특정 부위를 정교하게 절단하여 유전체를 교정하는 기법으로 농업과 의료 분야에서 큰 영향을 미치고 있다. 농업응용에 있어서 질병, 해충, 환경 등을 견딜 수 있는 저항성, 유용 작물을 만들 수 있으며, 기능이 향상되거나 유전적으로 선호되는 특성을 가진 가축을 만들어내며 미래 농업을 구축해 나가고 있다. 최근 CRISPR-Cas9 기술이 도입되면서 이전 편집기술보다 간단하고 빠르고 저렴한 유전자 편집이 가능하게 되었다. CRISPR는 '반복되는 DNA 클러스터, Clustered Regularly Interspaced Short Palindromic Repeats'로 살아 있는 세포의 DNA 염기서열 중 특정 부분에 달라붙게 된다. 이 후, 절단 효소인 Cas9 단백질이 원하는 DNA 부분을 잘라내어 편집하는 기술이다.

3.4. 나노 기반 공정 기술

나노 기반 공정 기술은 앞선 나노 기반 소재/소자 기술을 위한 통합 기술이라고 할 수 있다. 즉, 나노 기반 공정 기술을 이용하여 나노 기반 소재/소자 기술이 창출될 수 있다. 앞서 언급된 나노 기반 공정 기술 외에도 나노미터 수준의 구조체를 형성하기 위한 몇 가지 공정 기술이 있다. 전기방사기법은 고전압의 전기장 시스템, 금속의 바늘의 주사기, 컬렉터(collector)가 일반적이며, 원하는 형태로 제어하기 위하여 특정 매개변수가 필요하다[19]. 주요 매개변수로는 적용되는 고분자 용액의 점성, 전도성, 표면 장력 등 용액 고유 특성과 관련된 매개변수이고 전압, 속도, 바늘에서 컬렉터까지의 거리 등의 동작 매개변수, 시스템 내의 습기, 온도, 공기 속도 등 환경 조건 매개변수가 있다. 언급된 매개변수를 제어하면 나노미터 크기의 원하는 모양, 두께, 구조, 다공성을 얻을 수 있다. 전기방사기법은 매개변수를 조절하면 나노미터 크기의 파이버, 입자를 얻을 수 있기 때문에, 식품 포장, 나노 센서, 필터 등의 농업응용이 가능하다. 전기방사기법은 재료에 영향을 받지 않고 다양한 나노구조를 만들어 낼 수 있다라는 장점이 존재하지만, 대량화에 있어 비용과 대면적화, 안전의 문제가 단점이 있기 때문에, 이를 극복하기 위하여 나노스프레이드라잉 기법이 대두되고 있다. 나노스프레이드라잉 기법은 다양한 액체를 입자 형태로 빠르고 간단하게 형성할 수 있는 방법으로 미네랄, 소금, 비타민, 오일, 지질, 프로바이오틱 박테리아, 효소, 펩타이드 등 다양한 식품 성분의 미세 캡슐화가 가능하고 식품 포장을 위한 성분 코팅 등에 이용 가능하다. 나노스프레이드라잉 기법은 스프레이 헤드, 분무기, 정전기적 입자 컬렉터, 연동펌프, 건조 챔버, 난방기, 필터, 흡인기가 기본적으로 필요하다[20]. 전기방사기법과 같이 나노스프레이드라잉 기법 또한 다양한 매개변수를 가지고 있고 종류로는 용액의 공급 속도, 주입부의 내외 온도, 원자화 압력/속도 등이 있다(표 20.2). 그렇기 때문에 나노스프레이드라잉 기법 또한 용액의 종류, 공정 파라미터의 결합에 따라 다른 특성을 가진 입자를 형성할 수 있다.

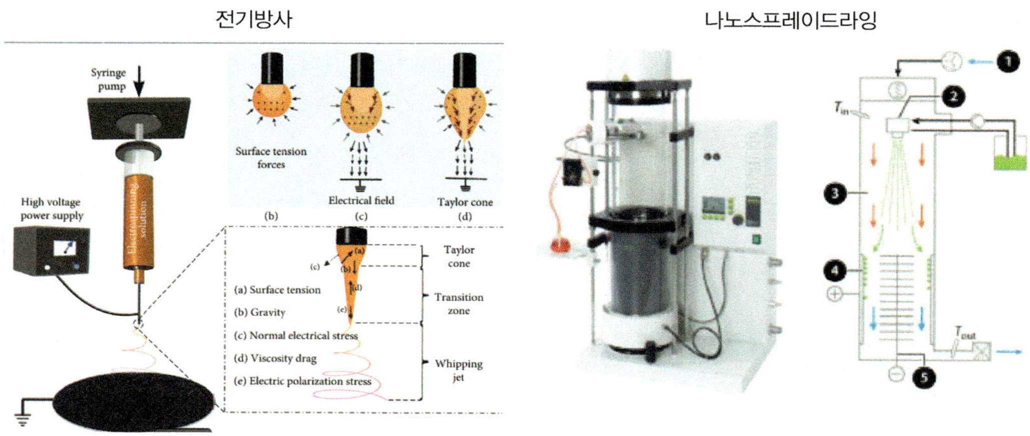

그림 20.5 대표적인 나노 기반 공정 기술

표 20.2 나노스프레이드라잉 기법 재료 최적화를 위한 공정 및 출력 파라미터[21]

Process parameters	Output parameters	Process parameters	Output parameters
Chamber length	Bioactive loading	Viscosity	Storage stability
Circulation pump rate	Droplet size	Solvent	Outlet temperature
Drying gas flow rate	Product yield	Spray mesh size	Particle size
Drying gas humidity	Moisture content	Spray rate intensity	Drying time
Feed composition	Flow properties	Surfactant	Particle morphology
Inlet temperature	Encapsulation efficiency	Vibration frequency	Release profile

4. 3대 바이오시스템 산업을 통한 농업응용 나노기술의 분류

농업응용 나노기술은 3대 바이오시스템 산업으로 분류할 수 있다[22]. 3대 바이오시스템 산업은 응용 분야에 따라 레드, 그린, 화이트 바이오시스템 산업으로 분류할 수 있으며, 레드 바이오시스템은 보건·의료(바이오의약, 바이오진단 분석), 그린 바이오시스템은 식품·자원(혁신식품, 생명자원, 농작물 생산시스템), 화이트 바이오시스템은 화학·에너지 (바이오연료, 바이오에너지, 바이오플라스틱)이다. 농업응용 나노기술의 레드 바이오시스템 산업은 농산물 기반 바이오의약 소재, 기기 개발이나 바이오진단 시스템을 이용한 농작물의 질병 예측 또는 실시간 모니터링을 예로 들 수 있다. 농업응용 나노기술의 그린 바이오시스템 산업은 나노기술 기반 유용 작물/기능성 먹거리 개발, 생산과 육종 등이 있다. 농업응용 나노기술의 화이트 바이오시스템 산업은 농산물 기반의 바이오연료, 에너지를 개발하거나 천연

소재를 이용한 생분해성 바이오 플라스틱 소재 발견 등이 있다. 바이오 기술과 산업 분야에서는 레드 바이오시스템 분야 중심으로 바이오산업이 육성 중이나 농업응용 나노기술에서는 레드, 그린, 화이트 바이오시스템 분야 모두 중요하고 핵심 산업으로 육성 가능하다.

4.1. 농업응용 나노기술-레드 바이오시스템 산업

레드 바이오시스템 산업은 혈액의 붉은 색을 본 딴 산업으로 보건·의료 분야에 적용되는 산업을 나타낸다. 이 분야에서 대표적인 농업응용 나노기술로는 농업부산물을 이용한 생체소재 개발이 있다. 생체소재는 손상되거나 소실된 조직을 대체하고 재생하기 위하여 이식 가능한 소재이다. 천연고분자나 합성고분자를 이용하여 제작이 될 수 있는데, 자연으로부터 유래한 천연고분자는 인체 조직과 유사하여 생체적합성이 우수하고 치유 과정 중에 신체 조직에 결합되거나 대사 과정 중에 분해가 되기 때문에 생체소재 분야에서 가장 선호되는 재료이다. 최초의 자연 유래 생체재료 적용 사례는 기원전 3000년으로 거슬러 올라가며, 코코넛 껍데기를 이용해 다친 두개골을 치료하거나 나무와 상아를 조합해 의치로 사용한 것이다[23]. 현대에는 1981년 독일에서 골 대체를 위하여 상아를 이식했음이 처음으로 기록되었다. 스위스의 Geistlich는 골, 연조직 재생을 위하여 자연 유래 생체소재를 생산하는 회사로 대표 제품으로 골 이식재와 콜라겐 멤브레인/메트릭스가 있다. 골 이식재는 버려지는 소 뼈를 정제하고 멸균한 후 나노 밀링 가공을 통해 유기물은 제거되고 파우더 형태의 경질 미네랄을 골 대체재로 사용한다. 피부 상처 재생을 위해 개발된 콜라겐 멤브레인은 정제된 돼지 콜라겐으로부터 유래하고 인간의 피부와 조직 구성과 굉장히 유사하다. 개발된 콜라겐 멤브레인은 피부 상처 치료에 사용될 수 있을 뿐만 아니라 골과 잇몸 조직의 장벽을 형성하여 새로운 뼈 형성에 방해되지 않게 도와준다. 잇몸 조직재생을 위한 콜라겐 메트릭스 또한 정제된 돼지 콜라겐으로부터 유래하고 나노 가공을 통해 다공성을 가진 구조를 통해 잇몸 조직 재생을 촉진할 수 있다. Geistlich 회사에서 생산되고 있는 자연 유래 생체소재는 15종이 넘으며, 전 세계 90여 개 국에서 사용되어 현재까지 400만 회 이상(15초마다 1회) 사용된 것으로 밝혀졌다. 이처럼 자연 유래 생체소재가 조직재생 분야에서 핵심적으로 여겨지고 있으며, 이외에도 젤라틴, 실크, 피브린, 셀룰로스, 키토산, 아가로스, 히알루론산 등이 사용되고 있다. 다양한 나노기술을 기반으로 자연 유래 생체소재 개발과 고부가가치화를 위해 활발한 연구가 진행되고 있어 농업응용 나노기술 범위가 더 넓어질 것이라 기대된다[24].

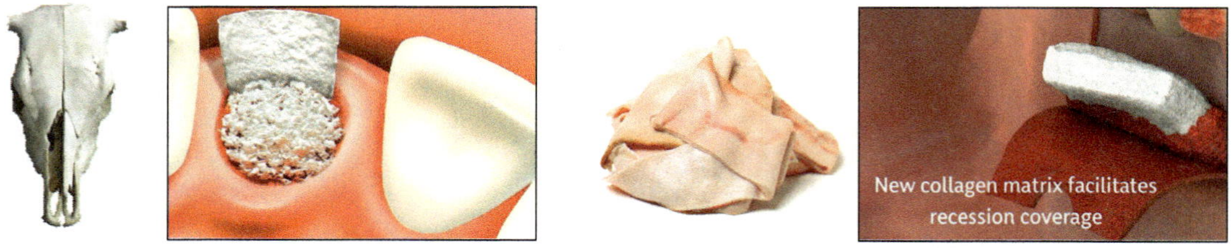

Beef bone　Bone substitute　Pig skin　Collagen membrane for tissue regeneration

그림 20.6 농업부산물을 이용한 생체소재 개발

농업응용 나노기술의 레드 바이오시스템 산업의 또 다른 주요 산업으로는 바이오진단 분석이 있다. 동식물의 질병을 진단하거나 식품의 바이러스 검출 등 인간을 포함한 생명체의 먹거리 안전에 대한 인식이 높아지며 빠르게 진단하고 센싱하고자 하는 연구들이 많이 진행되고 상업화 되고 있다. 모든 물질들은 각각 고유의 특성을 가지고 있기 때문에, 특이적 반응을 보일 수 있어 마이크로를 넘어 나노단위로 정밀하게 반응을 인지할 수 있는 센서 개발이 핵심적 요소로 대두되고 있다. 농업에 있어 나노센서의 종류로는 토양 상태의 분석, 과일의 숙성 정도 측정, 작물의 바이러스 검출, 식품의 유해정도 검출 등 다양한 범위의 센서가 개발되었고 시간을 단축시키고 정확도를 높이기 위해 전문적인 센서 개발에 박차를 가하고 있다[25, 26]. MIT의 Strano 교수 연구팀은 탄소 나노튜브를 시금치 내에 주입해서 토양 내 독성 물질을 감지할 수 있는 기술을 개발하였다. 독극물을 반응하였을 때 NIR 형광이 일시적으로 달라질 수 있는 물질을 탄소 나노튜브와 결합하고 안정한 상태의 탄소 나노튜브를 시금치 잎 표면의 지질 이중막 통과를 통해 식물 내로 삽입한다. 그 후, 독극물이 뿌리-줄기를 통해 잎으로 전달되면 독극물과 탄소 나노튜브에 부착된 물질과 반응을 통해 형광 변화가 있어 독극물을 감지할 수 있다. 국내 및 유럽에서 달걀 내에서 살충제 성분인 피프로닐 술폰(Fipronil sulfone)이 존재하며 문제가 되었는데, 이를 검출하기에 시간이 많이 소요되고 비용적인 문제도 존재하였다. 이를 극복하기 위하여 국내에서 하이드로겔과 금 나노입자의 응집체를 개발하여 금속 나노구조 표면의 분자의 라만 신호를 크게 증가시켜 전처리 과정이 없이 신속하게 살충제 성분을 검출할 수 있는 센서를 개발하여 기존 검출 방법의 단점을 극복할 수 있게 하였다. 최근에는 모세관현상을 이용한 나노미터 수준의 광학 금속 센서를 개발하여 물질의 표면의 상태와 상관없이 부착할 수 있게 하였다. 개발된 센서를 오렌지와 쌀알 표면에 부착한 후 살충제 성분을 검출할 수 있었으며, 의류와 머리카락에 부착하여 마약류 성분을 탐지할 수 있음이 밝혀졌다. 나노센서는 다양한 성분들을 검출할 수 있었으며, 기존 검출기보다 약 1,000배 더 민감하게 물질을 탐지할 수 있었다. 이외에도 농촌진흥청에서는 살모넬라균, 병원성대장균, 황색포도상구균, 바실러스 세레우스, 리스테리아 등을 검출할 수 있는 키트를 개발하였고 재료연구소에서는 농식품 내 유해독소와 농식품 표

면의 잔류농약 검출이 가능한 나노필라기판의 센서를 개발하였고 현장 진단이 가능한 센서 상용화를 기대하고 있다.

표 20.3 농업응용 나노기술–센서

센싱	개질	한계 검출	나노기술	참조
농 약				
Lindane (γ–hexachlorocyclo hexane	Glycidyl methacrylate	1.0×10^{-10}		Anirudhan and Alexander, Design and fabrication of molecularly imprinted polymer–based potentiometric sensor from the surface modified multiwalled carbon nanotube for the determination of lindane (γ–hexachlorocyclohexane), an organochlorine pesticide, 2015)
Organophosphorus (carbaryl and trichlorofon)	Acetylcholinest erase (AChE)	2.5 nM and 1.2 nM	Graphene oxide (GO)–Chitosan (CS)	Zhou et al., A graphene/enzyme–based electrochemical sensor for sensitive detection of organo–phosphorus pesticides, 2016
Organophosphate	Citrate	–	Au NPs	Fahimi–Kashani et al., Discrimination of Dihydroxybenzene isomers using colorimetic sensor array, 2016)
Organophosphorus pesticide	Electrochemica l deposition	52.5 $pmolL^{-1}$	ZrO_2 NPs	Wangnet al. , A Highly Efficient ZrO_2 Nanoparticle Based Electrochemical Sensor for the Detection of Organophosphorus Pesticides, 2015)
Organophosphate pesticide	Acetylcholinest erase (AChE) inhibition	3 μM	IrOx	Wang et al., A micro Iron Oxide potentiometric sensor for direct determination of organophosphate pesticides, 2015)
Organophosphate pesticide	Ionic liquids–AuNPs –porous carbon composite matrix	6.61×10^{-11} g/L	Au NPs	Wei et al., A novel acetylcholinesterase biosensor based on ionic liquids–AuNPs–porous carbon composite matrix for detection of organophosphate pesticides, 2015
Carbaryl and monostrophes	Acetylcholinest erase	5.3×10^{-15} M and 4.6×10^{-14} M	graphene–gelatin	Zheng et al., An acetylcholinesterase biosensor based on ionic liquid functionalized graphene–gelatin–modified electrode for sensitive detection of pesticides, 2015
Aldrin, tetradifon, glyphosate, and atrazine			Zinc Oxide Quantum Dot	Sahoo et al., Nanosensing of Pesticides by Zinc Oxide Quantum Dot : An Optical and Electrochemical Approach for the Detection of Pesticides in Water, 2018

센싱	개질	한계 검출	나노기술	참조
Organophosphorus	Magnetic solid phase extraction		Cu@Ag NPs	Faghiri et al, Development of a sensing system based on coupling magnetic solid phase extraction and colorimetric detection for determination of organophosphorus pesticides in fruit extract and environmental sample, 2021
Ferbam	riboflavin-5'-phosphate sodium salt	6.97×10^{-9} M	Rf-PMO	Liu et al., Fabrication and characterization of a novel PMO containing riboflavin-5'-phosphate sodium salt for sensitive detection of pesticide ferbam, 2021
식 품				
L-tyrosine	Poly (Bromocresol purple)	$(1.91 \pm 0.27) \times 10^{-7}$ M	Multiwalled carbon nanotube (MWCNTs)	Shrestha, Mascarenhas et al., Amperometric sensor based on multi-walled carbon nanotube and poly (Bromocresol purple) modified carbon paste electrode for the sensitive determination of L-tyrosine in food and biological samples, 2016)
Olaquindox	AuNPs	2.7 nM	MWCNTs	Wang, Yao et al., Molecularly imprinted electrochemical sensor based on Au nanoparticles in carboxylated multi-walled carbon nanotubes for sensitive determination of olaquindox in food and feedstuffs, 2017)
Tert-Butylhydroquinine	Carbon paste electrode	0.7 μM	ZnO NPs	Rahmanpour and Khalilzadeh, ZnO nanoparticle modified carbon paste electrode as a sensor for electrochemical determination of tert-butylhydroquinone in food samples, 2016
Hydroquinone	1-butyl-3-methylimidazolium tetrafluoroborate (BMITFB) ionic liquid	0.1-500 μM and 0.05 μM	NiO NPs	Soltani, Pardakhty et al., Determination of hydroquinone in food and pharmaceutical samples using a voltammetric based sensor employing NiO nanoparticle and ionic liquids, 2016)
Pirimiphos- methyl	Poly (vinyl alcohol)/ Fe-Ni alloy nanocomposite	0.1 nM	Electrospinning	Moghazy et al., Biosensor based on electrospun blended chitosan-poly (vinyl alcohol) nanofibrous enzymatically sensitized membranes for pirimiphos-methyl detection in olive oil, 2016

센싱	개질	한계 검출	나노기술	참조
Metanil yellow and fast green		9.8 and 19.7 nM	Calix8/Au NPs/GCE	Shah, A Novel Electrochemical Nanosensor for the Simultaneous Sensing of Two Toxic Food Dyes, 2020
H_2S	near-infrared ratiometric fluorescent	11.0 nM	NIR775/Cy7C 1@HyNPs	(Xiao et al., Rational engineering of chromic material as near-infrared ratiometric fluorescent nanosensor for H2S monitoring in real food samples, 2020)
Salinomycin and maduramicin	Nitrogen and Sulfur	2.07 μM and 1.34 μM	Carbon quantum dots	Magdy et al., Green one-pot synthesis of nitrogen and sulfur co-doped carbon quantum dots as new fluorescent nanosensors for determination of salinomycin and maduramicin in food samples, 2021
Copper ion	Amino-functio nalization	3.4×10^{-12} $molL^{-1}$	Eu^{3+} : $SrSnO_3$	Ghubish et al., Novel fluorescent nano-sensor based on amino-functionalization of Eu^{3+} : $SrSnO_3$ for copper ion detection in food and real drink water samples, 2021
식물, 토양, 수질 환경				
Soil moisture		-	Graphene quantum dots (GQDs)	Kalita et al., Graphene quantum dot soil moisture sensor, 2016)
Tributyltin	Magnetic silica beads	12.78 ppb	GQDs	Zor et al., Graphene quantum dots-based photoluminescent sensor : a multifunctional composite for pesticide detection, 2015)
H_2O_2 signaling	H_2O_2	0.44 to 3.10 cm min^{-1}	Single Wall Carbon Nanotubes (SWCNTs)	Lew et al., Real-time detection of wound-induced H_2O_2 signaling waves in plants with optical nanosensors, 2020
Bismuth	Rubeanic acid	0.8 ng/mL	MWCNTs	Mortazavi et al., MWCNTs@ Rubeanic acid nanosensor for ultrasensitive quantification of bismuth in groundwater and soil, 2017
Soil potassium	Zinc Oxide		Multiwall Carbon Nanotube	Kumar et al., Real time sensing of soil potassium levels using zinc oxide-multiwall carbon nanotube based Sensors, 2020

센싱	개질	한계 검출	나노기술	참조
Aromatic hydrocarbons in Water sample	Diazonium Salt	0.026 mgL^{-1} (10^{-7} $molL^{-1}$) for BaP, 0.064 mgL^{-1} (3.2×10^{-7} $molL^{-1}$) for FL, and 3.94 mgL^{-1} (3.1×10^{-5} $molL^{-1}$) for NAP	Raman Spectroscopy Nanosensor	(Tijunelyte et al., Diazonium Salt-Based Surface-Enhanced Raman Spectroscopy Nanosensor : Detection and Quantitation of Aromatic Hydrocarbons in Water Samples, 2017)
미생물/생물 시스템				
DNA	Plasmonic nanoparticles	-	Thiolated gra phene oxide (tGO) nanosheets	Duan et al., Surface enhanced Raman scattering by graphene-nanosheet-gapped plasmonic nanoparticle arrays for multiplexed DNA detection, 2015
Acrylamide and Ara-h1	Gold	0.14 mg/ml	Zein nanophotonic films	Gezer et al., Manufacture and utilization of a biodegradable sensor platform from gold coated zein nanophotonic films to detect acrylamide and Ara-h1 using SERS, 2015
Staphylococcus aureus	Multicolor lanthanide-do ped time-resolved fluorescence nanoparticles	1 ng mL^{-1}	Aptamer	Huang et al., A multicolor time-resolved fluorescence aptasensor for the simultaneous detection of multiplex Staphylococcus aureusenterotoxins in the milk, 2015
T4 bacteriophages	Plasmonic treatment	6×10^{3} pfu mL^{-1}	Gold-coated nanosensor	Erdem et al., Comparison of molecularly imprinted plasmonic nanosensor performances for bacteriophagedetection, 2020
Bacillus cereus	Carbon paste	10^{2}-10^{5} cfu/mL	Imprinted polymer	Lahcen et al., Label-free electrochemical sensor based on spore-imprinted polymer for Bacillus cereus spore detection, 2018)
Norovirus	Plasmon resonance	0.01 ng/mL	Quntum dot	Lahcen et al., Detection of norovirus virus-like particles using a surface plasmon resonance-assisted fluoroimmuno-sensor optimized for quantum dot fluorescent labels, 2017
Enterococcus faecalis	Spin coating	2×10^{4}- 1×10^{8} cfu/mL	Imprinted nanoparticles	Erdem et al., Molecularly imprinted nanoparticles based plasmonic sensors for real-time Enterococcus faecalis detection, 2019

4.2. 농업응용 나노기술-그린 바이오시스템 산업

그린 바이오시스템 산업은 식품·자원 분야에서 혁신 식품, 생명자원, 농작물 생산시스템 등을 개발하는 것을 목적으로 한다[27]. 국내 그린 바이오시스템 산업은 해외 그린 바이오시스템 산업에 비해 75~80% 수준의 낮은 수준에 위치하고 있지만, 5대 유망 산업을 중심으로 새로운 혁신 성장 산업으로 육성하고자 하고있다. 5대 유망 산업으로는 마이크로바이옴, 대체식품·메디푸드, 종자, 동물용 의약품, 기타 생명소재가 있다. 최근 미생물을 이용해 병해충, 잡초를 방제할 수 있는 생물농약이 각광받고 있지만, 빠른 방출로 인하여 효율을 최대화 하지 못한다는 단점을 가지고 있다. 이를 극복하기 위하여, 나노기술이 도입될 수 있다[28]. 사과와 배의 화상병을 막기 위하여 천적인 pantoea agglomerans strain E325(E325)의 기능을 최적화하기 위하여 알지네이트 기반의 캡슐을 쌓는 기술을 적용하였다. 캡슐 내의 E325는 콜로니를 꾸준히 형성하였으며, 캡슐이 붕괴되지 시작하면서 서서히 방출이 되었다. 아무 처리 하지 않은 E325는 CFU 10^6-10^7의 콜로니를 형성하는 반면, 알지네이트 캡슐된 E325는 10^7-10^8의 콜로니를 형성하며 더 빠르고 많은 생물농약 제공이 가능함을 확인하였다. 대체식품·메디푸드에 있어서는 가축에서 유래하지 않은 대체육 개발에 연구, 산업면으로 중요성이 대두되고 있으며, 삶의 질 향상을 위한 질환 맞춤형 가정 간편식 개발 등 많은 소비자의 욕구를 충족시키기 위한 식품 개발이 시도 되고 있다[29]. 2021년 그린바이오 벤처육성 지원사업 선정 기업 결과를 보면 대체육 개발을 위하여 나노기술 기반 세포배양 지지체의 배양육, 바이오프린팅 기반 배양육, 식물성 단백질 추출 기술 기반 배양육이 제안되었다. 이처럼 기술의 발전과 함께 다양한 식품 개발이 소개되고 있으며 정부 수준의 지원이 필요함을 확인할 수 있다. 개량 종자는 1996년 몬산토의 제초제 저항성 콩 생산과 함께 유전자 변형 작물의 생산 산업이 본격화되었다. 유전자 변형 종자 시장은 2014년 기준 약 200억 달러 규모에 해당하며 전체 종자 시장의 40%를 차지한다고 할 수 있다. 전 세계 유전자 변형 작물 재배는 미국에서 7,090만 헥타르로 가장 넓고 뒤이어 브라질 4,220만 헥타르, 아르헨티나 2,450만 헥타르, 인도 1,160만 헥타르, 캐나다 1,100만 헥타르 순이고 콩, 목화, 옥수수, 카놀라가 주로 유전자 변형되어 재배되고 있다. 개량종자나 작물보호제(농약) 등을 포함해 농업 공정에 이용되는 기술인 그린 바이오 기술은 1996년 몬산토의 제초제 저항성 콩을 시작으로 유전자변형 작물의 상업 생산이 본격화되면서 크게 산업화를 이뤘다. 유전자 변형 종자(GM seed) 시장은 급속히 성장해 2014년 기준 약 200억 달러 규모로 전체 종자 시장의 40%를 차지하고 있다. 특히 유전자 변형 작물 최대 생산국인 미국에서는 옥수수, 콩, 면화의 경우 전체 작물 경작 중 유전자 변형 작물의 경작 비중이 95%에 이르고 있다.

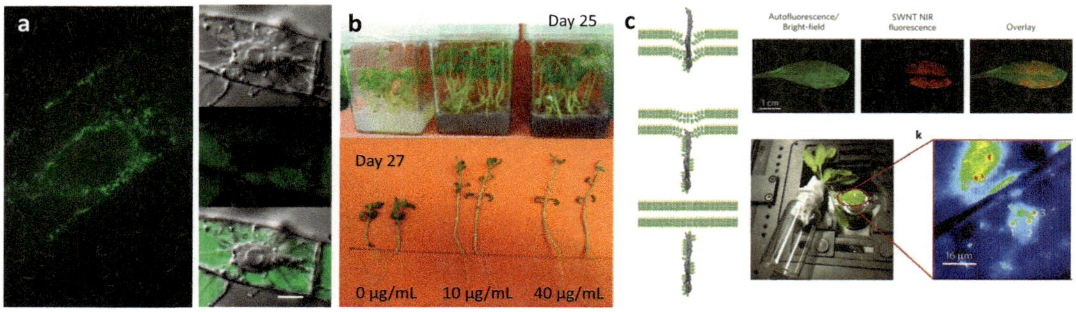

그림 20.7 대표 나노기술 기반 농업응용 – (a) 나노소재의 식물 세포막 통과, (b) 나노소재 기반 식물 생장 생육 향상, (c) 나노소재 기반 식물 광합성 촉진

이외에도 나노물질을 식물에 직접 적용하여 생장·생육을 조절하는 연구가 2000년대부터 시도 되고 있다. 2009년에는 탄소 나노튜브가 두꺼운 세포 벽을 가지고 있는 식물세포 안으로 들어갈 수 있으며, 나아가 약물 전달이 가능하다라는 내용이 Liu 등에 의해 밝혀졌으며, Khodakovskaya 등은 탄소 나노튜브가 포함된 아가 메디엄이 식물의 생장을 촉진시킬 수 있으며, 씨앗의 수분 흡수가 더 높게 하여 수분 함량이 높고 질량 감소율이 더 낮은 씨앗을 생산할 수 있게 하였다[33, 34]. 2014년에는 Giraldo 등이 Nanoceria가 부착된 탄소 나노튜브 캐리어가 식물 잎 표면의 지질 이중층을 통해 식물 내로 들어갈 수 있으며, 식물 내로 전달된 nanoceria가 식물의 광합성을 촉진할 수 있음을 밝혔다[35]. 이러한 결과는 나노소재가 식물의 기능을 향상시킬 수 있으며, 빛 수확, 센싱 등으로도 이용 가능할 것이라고 저자들을 예측하였다. 농업응용 나노기술의 그린 바이오시스템 산업은 미래 농업에 아주 중요하고 미래 식량 문제를 해결할 수 있는 가장 획기적인 기술로 여겨진다. 국내의 농업응용 나노기술의 그린 바이오 산업이 해외에 비해서 뒤쳐지는 상황이지만 국내에서 진보된 나노기술의 접목을 통해 점차 극복할 수 있을 것이라 여겨진다.

표 20.4 농업응용 나노기술–바이오메스 생산

분류	사용 물질	나노기술	효과	참조
Biomass				
Gasification	Cellulose / Sawdust	촉매 – 나노입자 CeO_2 $(CeZr)xO_2$	H_2 production	Hao, et al., Hydrogen production from catalytic gasification of cellulose in supercritical water. Chem. Eng. J. 2005
	Methane	촉매 – Nickel 나노입자	Hydrogen and nanocarbon formation	Taylor et al., Hydrogen production and performance of nickel based catalysts synthesized using supercritical fluids for the gasification of biomass. Appl. Catal., B 2009

분류	사용 물질	나노기술	효과	참조
Pyrolysis	Wood matrix	촉매 – Ni^0	H_2 production and tar conversation	Richardson et al., In situ generation of Ni metal nanoparticles as catalyst for H_2-rich syngas production from biomass gasification. Appl. Catal., A 2010
	Al_2O_3	촉매- NiO / $\gamma-Al_2O_3$	Tar cracking of tar	Li et al., Development of nano-NiO/Al_2O_3 catalyst to be used for tar removal in biomass gasification. Environ. Sci. Technol. 2008
	Cellulose / Xylan / Lignin	촉매 – NiO particles	Promotion of devolatilization and thermal degradation	Li et al., Preparation of nano-NiO particles and evaluation of their catalytic activity in pyrolyzing biomass components. Energy Fuels 2007
Biomass-derived compound				
Hydrogenation	Methanol	Au/TiO_2	HMF oxidation / FDMC production	Taarning et al., Chemicals from renewables : Aerobic oxidation of furfural and hydroxy-methyl-furfural over gold catalysts. ChemSusChem 2008
	FDCA	Au on CeO_2	HMF oxidation	Davis, et al., Oxidation of 5-hydroxymethylfurfural over supported Pt, Pd and Au catalysts. Catal. Today 2011
	Furan / furfuryl alcohol	Pt nanoparticles	Vapor-phase furfural decarbonylation / hydrogenation reaction	Pushkarev et al., High structure sensitivity of vapor-phase furfural decarbonylation/ hydrogenation reaction network as a function of size and shape of Pt nanoparticles. Nano Lett. 2012
	3-methyl-1-butylpyridine dicyanamide	Silica NPs	Oxygen removes	Xu et al., Synthesis of palladium nanoparticles supported on mesoporous N-doped carbon and their catalytic ability for biofuel upgrade. J. Am. Chem. Soc. 2012
Reforming	APR	Ru/Al_2O_3	Glycerol conversion / 1,2-PDO production	Chang et al., Hydrogen production by aqueous-phase biomass reforming over carbon textile supported Pt-Ru bimetallic catalysts. Int. J. Hydrogen Energy 2011
	APR	MgO, Al_2O_3, CeO_2, TiO_2, and SiO_2	Hydrogen production	Guo et al., Effect of support's basic properties on hydrogen production in aqueous-phase reforming of glycerol and correlation between WGS and APR. Appl. Energy 2012
	Glycerol	촉매 – PtMo	Hydrogen production	Dietrich et al., J. Aqueous phase glycerol reforming by PtMo bimetallic nano-particle catalyst : Product selectivity and structural characterization. Top. Catal. 2012
	Acetone	Co nanoparticles	Hydrogen production	Sun et al., Minimizing the formation of coke and methane on Co nanoparticles in steam reforming of biomass-derived oxygenates. ChemCatChem 2013

4.3. 농업응용 나노기술-화이트 바이오시스템 산업

환경오염 문제가 계속해서 대두되면서 화이트 바이오시스템 산업 분야의 관심도가 올라가게 되었다[30]. 화이트 바이오시스템 산업은 재생할 수 있는 자원, 즉 식물, 미생물, 효소 등을 사용하여 기존 화학적인 소재를 대체할 수 있는 기술을 개발하는 분야로 2010년대 초반까지는 화석 원료의 부족, 환경 문제를 대응하기 위하여 바이오매스/에너지 개발이 각광받았다. 2020년에 이르러서 화학물질의 처리 문제와 환경오염 문제로 플라스틱과 같은 화학 소재의 대체 가능한 친환경적이고 생분해 소재 개발 중요성이 점차 소개되었다[31, 32]. 바이오매스는 목재칩이나 목재펠릿, 폐목재를 고형 연료화한 소재를 연소시켜 에너지를 생산하는 것으로 2008년 기준 전 세계 에너지 소비량 중 바이오에너지 비중은 10.2%로 수력, 풍력, 태양, 지열 에너지에 비해 높은 비중을 차지하고 있다. '신에너지 및 재생에너지 개발/이용/보급 촉진법 시행령 제2조 관련 별표1 바이오에너지 등의 기준 및 범위'에 따르면 바이오에너지의 기준은 1. 생물유기체를 변환시켜 얻어지는 기체, 액체 또는 고체의 연료, 2. 제1호의 연료를 연소 또는 변환시켜 얻어지는 에너지이다. 현재, 재생 연료에서 가장 높은 수요를 차지하는 것으로는 녹말 유래 에탄올과 식물 종자 유래 바이오 디젤이 있다. 바이오매스는 연료로 직접 액화하거나 Fischer-Tropsch 과정을 거쳐 디젤로 전환 후 가스화함으로 바이오연료로 전환될 수 있다. 이 과정 중에서 다른 촉매가 필요하기 때문에 나노 촉매의 개발이 주로 연구되고 있다. 나노 촉매의 역할로는 글루코스로부터 선택적인 알케인을 생산하기 위한 수용상 처리, 알돌 응결 처리, 탈수 및 수소화 반응 등이 있다. 대표적인 나노 촉매로는 CeO_2, $(CeZr)xO_2$, Cs_2CO_3, Ni 등이 있으며, 나노미터 크기의 촉매는 효소 로딩을 위한 표면적을 증가시키고 기질이 효소로 확산되는 속도를 증가시켜 생산 속도를 높일 수 있다. 나아가, 바이오매스의 가스화와 열분해는 굉장히 중요한 과정이다. 가스화는 탄소를 포함한 공급 원료를 수소, 일산화탄소 등으로 구성된 합성 가스로 변환하는 과정으로 가스화를 통해 재생 가능한 연료 생산의 유망한 경로이다.

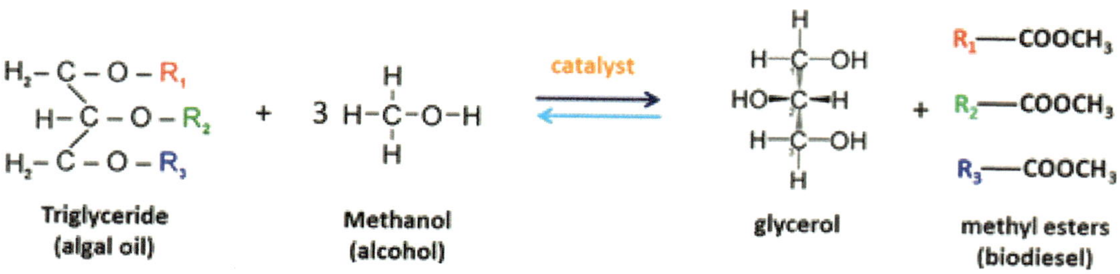

그림 20.8 대표적인 나노 기반 연료 생산 원리

5. 농업응용 나노기술의 상업화

5.1. 나노 농약/비료

화학 물질 기반의 농약 사용은 농약의 축적과 부영양화와 토양 황폐화와 같은 환경 오염 문제가 심각하게 대두되면서 친환경 농업에 대한 관심이 증가했다. 농약, 살충제, 화학비료 등의 사용을 줄이고 위하여 미생물 기반 생물 농약 개발과 천연소재 기반 농약이 개발되었지만, 효율이 낮다는 단점이 존재하여, 나노기술과 나노소재 기반의 농약과 비료가 개발되기 시작하였다. 나노기술을 이용한 식물 불임제는 식물 코팅제가 첨가되어 식물의 암술의 주두 조직을 코팅해 꽃가루가 발아하는 것을 방지한다. 특히, 은행나무나 자두 등에 효과가 탁월하며, 사과, 복숭아 등 과수류의 적화를 위해 사용 가능하다. 나노 비료는 칼슘, 마그네슘, 아미노산, 규산 등을 300~400 nm 크기의 나노입자로 제작한다. 이러한 나노 비료는 모든 식물이 반드시 필요한 칼슘, 마그네슘의 식물체내 흡수율을 높이고 성장을 촉진한다. 나노 규산은 잎을 코팅해 세균이나 곰팡이병을 예방하고, 도복 및 도장 방지 효과가 있어 작물의 생육 증진 및 저장성이 높다. 이와 비슷한 형태로 은 나노를 물에 섞어 농약처럼 뿌려주는 식물 보조할 수도 있다. 나노지오다임에서는 나노 이산화 티탄 농축액을 개발하여 판매하고 있다. 이산화 티탄을 나노미터 크기로 쪼개 잎에 뿌려주면 광합성을 촉진시키고 자외선을 차단해 저항력을 상승시켜 준다. 희석된 이산화티탄액을 뿌리면 잎이 두꺼워지면서 농산물의 생장과 발육이 촉진되고 잔병에 잘 견디며, 과실은 당도가 높아진다. 나노 기피제, 항균제는 작물 재배 시 발생하는 각종 세균, 곰팡이균 및 해충 기피에 효과가 있는 제품이다. 나노입자로 구성되어 있는 캡슐 형태로 지속적으로 사용하면 병균과 해충의 발생을 줄이는 효과가 있다.

표 20.5 농업응용 나노기술–비료 상품화

제품 사진	제품명	연도	나라	기업
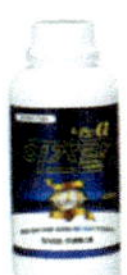	이즈칼 나노 알파 (친환경 식물 불임제)	2015	대한민국	NSB (Natural Science Biotechnology)
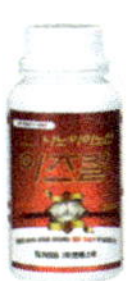	이즈칼 나노 아미노산 (친환경 나노 비료)	2014	대한민국	NSB

제품 사진	제품명	연도	나라	기업
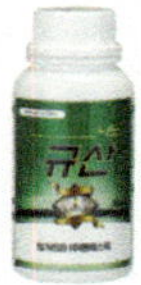	나노 규산 (친환경 나노 비료)	2017	대한민국	NSB
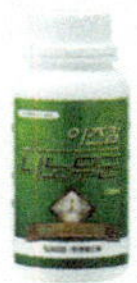	이즈칼 나노 무균 (친환경 나노 항균제)	2017	대한민국	NSB
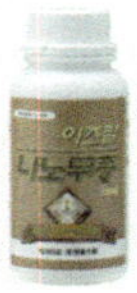	이즈칼 나노 무충 (천연 나노 기피제)	2017	대한민국	NSB
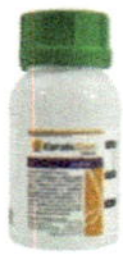	Karate zeon	1982	스위스	Syngenta
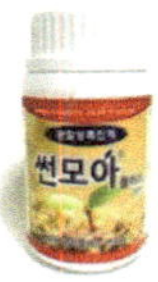	썬모아	2003	대한민국	나노지오다임
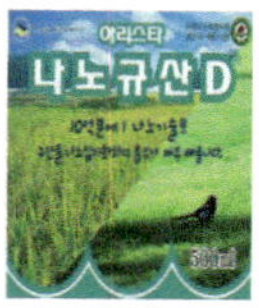	나노규산D	2006	일본	Arysta Life Science korea

5.2 나노 센서

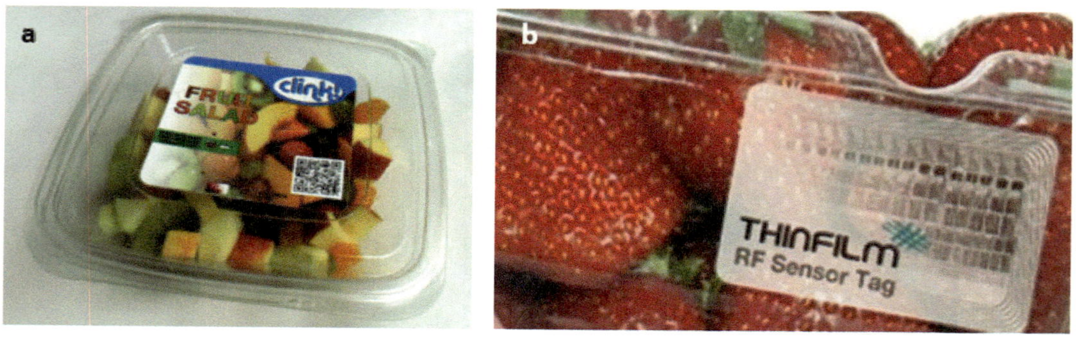

그림 20.9 나노 센서를 이용한 식품 안전 관리. (a) VTT 센서를 이용한 식품 포장, (b) RFID 센서를 이용한 식품 포장

스마트팜의 대중화와 함께 점차 정교한 센싱이 가능한 시스템을 요구하게 되었고 나노기술과 전자센서 기술을 접목한 첨단 스마트팜이 소개되고 있다. 토마토 스마트팜을 예로 들면, 반도체 가공에 쓰이는 나노기술로 실리콘을 이용해 머리카락보다 가는 바늘을 만들어 토마토 줄기에 꽂고, 바늘 끝에 달려있는 전자센서가 토마토의 물리화학적 상태를 측정한다. 측정 요소로는 증산작용 과정에서의 물의 양, 비료의 농도 등을 측정해 최상의 수분, 영양상태를 유지하고 최적화해 경제성과 안전성, 그리고 효율성까지 모두 잡은 토마토를 생산해낼 수 있다. 또한 네덜란드 온실 자동화 및 스마트팜 대표 기업 프리바는 토마토 농장에서 불필요한 가지를 제거하는 로봇 '콤파노'를 상용화한 데 이어, 토마토와 물고기가 함께 생활하는 온실을 연구개발 중이다. 물고기 배설물이 토마토에 영양분을 제공하고, 따뜻한 물에서 물고기를 양식해 함께 판매한다는 계획이다. 이러한 첨단 기술에는 나노기술이 필수적으로 들어간다. 인공지능을 탑재한 로봇이나 센서, 무인자동차를 이루는 핵심 소재인 반도체에 고도로 나노 공정을 거쳐 복잡한 상황에 대처하는 정보처리 속도와 학습 능력을 높일 수 있는 능력을 탑재한다. 초소형, 저전력 반도체를 만드는 나노기술은 구축에 많은 에너지와 비용이 드는 스마트팜의 약점을 해결할 수 있다. 이외에도 방사선조사 기술을 이용하여 화학적 환원제 없이 상온과 상압의 단순공정으로 균일한 크기의 나노입자를 대량생산할 수 있는 친환경 제조기술을 센서 개발하였다. 이를 적용하여 응용, 온실 재배환경용 작물의 면역 반응 검출을 위한 고내구성 ROS(reactive oxygen species) 센서를 개발, 온실 무배액 재배 조건 에서 작물의 활성산소 발생패턴 변화를 실시간 모니터링할 수 있게 하였다. 나노 센서 개발 업체인 Nanomix는 네트워크 형태의 탄소 나노튜브 트랜지스터를 이용하여 탄소 나노튜브 기반의 환경 센서인 NanoTectTM 모니터를 출시하였다. 이처럼 식품에 직접적이지 않고 농식품 생산시스템에 나노물질 및 나노기술이 활발하게 적용되고 있으며, 상용화를 넘어서 실제 농업 현장에서 긍정적인 인식을 가지며 확산화되고 있다. 이외에도 나노 센서 기술은 식품 포장에도 적용될 수 있다. 식품의 선도 유지와 소비자에게 안전한 정보를 제공하는 것이 식품 산업에서 굉장히 중요하게 여겨진다. 이를 위해서 미국의 씨투센스(C2Sense)는 물질과 과일의 냄새 분자가 일으키는 반응으로 과일이 신선한지 부패하고 있는지를 알아내는 후각센서를 개발했다. 씨투센스는 '단일벽 탄소 나노튜브'라는 신소재를 연필 형태로 압축한 뒤 전극 사이에 그려주는 방식으로 제작비를 획기적으로 절감하였는데, 이 센서의 탄소 나노튜브가 과일에서 나오는 에틸렌 가스를 흡수했을 때 나타나는 전류의 변화를 측정해 과일의 상태를 파악한다. 에틸렌은 과일의 숙성을 유도, 촉진하는 식물호르몬의 일종이기 때문에, 이 가스가 얼마나 나오는지 알면 과일의 상태를 추정할 수 있다. 후각센서로 암모니아와 생체 아민도 측정할 수 있어서 과일뿐 아니라 육류와 생선, 가금류의 부패 정도도 확인할 수 있다. 국내에서는 한국화학연구원에서 상온(10℃ 이상)에 노출되면 스티커에 나타나는 이미지로 변질 여부를 알 수 있는 스티커를 개발했다. 스티커에 부착되어있는 저온 상태의 나노섬유 필름은 빛을 산란시켜 불투명하지만 상온에 일정 시간동안 노출되면 나노섬유 구조가 붕괴되면서 빛이 투과해 투명해진다는 원리를 이용하여 나노섬유 필름의 뒷면에 일반 필름을 붙여 식료품의 변질 여부를 알 수 있게 하였다. 이처럼 나노센서 기술은 우리 일상에도 가까이 다가와 있고 삶의 질 향상을 위해서 농업 현장에서부터 소비자에게까지 널리 퍼져있다.

표 20.6 농업응용 나노기술-센서 상품화

제품 사진	제품명	연도	국가	기업
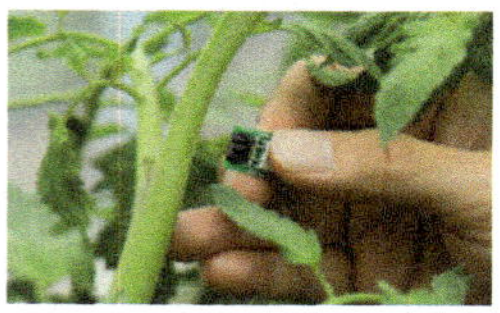	리얼 스마트팜	2017	대한민국	관악도시농업연구소
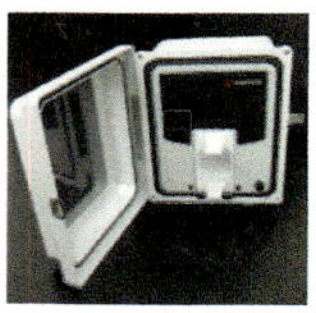	NanoTectTM	2005	미국	Nanomix
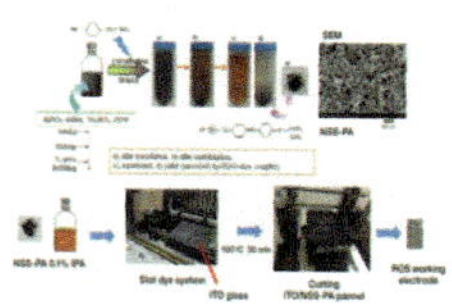	ROS 센서	2018	대한민국	미래창조과학부 방사선기술개발사업
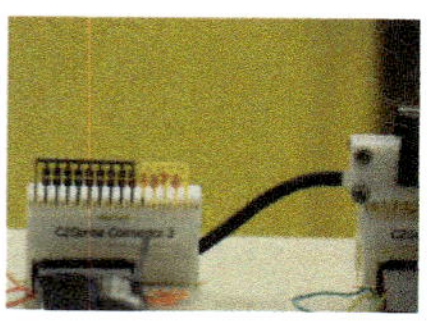	Olfactory sensor	2015	미국	C2Sense
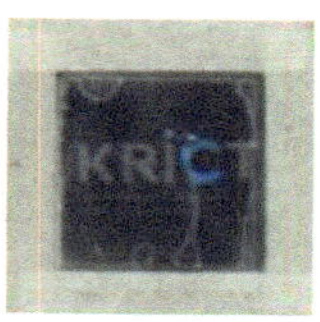	Cold Chain 안심 스티커	2020	대한민국	한국화학연구원

5.3. 나노 포장재

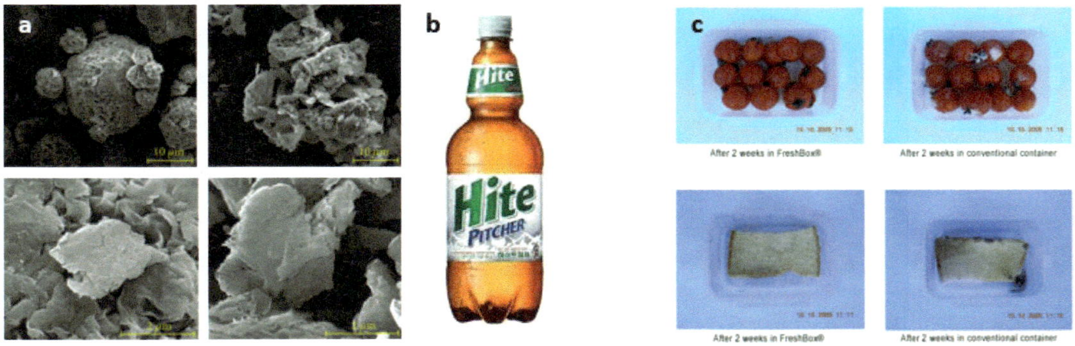

그림 20.10 포장재에 응용되는 나노기술. (a) Nanoclay의 SEM 이미지, (b) Nanoclay를 이용한 맥주병, (c) nano-silver를 이용한 식품 저장 용기

최근 포장재 개발에 있어 항균효과, 가스 차단 효과, 식품 보호 효과 등의 역할을 할 수 있도록 중요성이 대두되고 있다. 기존 포장재에 나노입자를 혼합함으로 항균효과를 높이고 식품의 지속성을 높일 수 있는 가스 차단 효과가 향상되기 때문에 나노입자 적용이 가장 많이 소개되고 있다. 특히, 은 나노입자는 산화나 직접 침투에 의한 항균 작용이 뛰어나기 때문에, 은 나노입자를 이용한 포장재(젖병, 위생롤백, 모유팩, 아이스팩 등)가 많이 개발되었고 항균 효과가 뛰어나다는 점이 입증되고 있다. polypropylene(PP) 용기는 액체 물질을 담는 용도로 많이 쓰이는 합성 소재이다. PP가 가지는 소수성(hydrophobicity) 성질때문에 수분에 대한 차단 특성이 매우 좋으며 소재의 밀도가 낮고 가격 측면에서 경쟁력을 갖고 있다. 하지만 소재 자체가 가지는 다소 큰 크기의 기공 구조 때문에 높은 산소 투과성을 가지며 열적 안정성이 떨어지는 단점을 가지기 때문에 식품 선도를 유지하기 어렵다. 이를 극복하기 위하여 나노미터 수준의 SiOx층을 코팅하거나 나노기술을 적용한 EVOH (ethylene vinyl alcohol) 차단 막을 입혀 기체 투과율을 효과적으로 감소시켜 선도 유지를 높일 수 있다. 한 예로, SiOx vacuum coated high gas barrier film TECHBARRIER™은 투명하면서 가스 차단 효과를 높일 수 있으며, 진공 상태에서 SiOx를 코팅할 수 있는 나노기술로 만들어졌다. 가스 차단 효과를 향상시킬 뿐만 아니라, 고온 다습한 조건에서의 산소/습도 차단의 일관성을 보였다 또한, 다양한 화학적 물질에 대한 오염이 낮고 투명한 필름에 다양한 가공이 가능함을 확인하였다. 그래서, 현재 TECHBARRIER™ 는 의료, 제약, 산업 및 식품 시장의 포장재로 널리 사용되고 있다. 이외에, 이산화티타늄(TiO_2) 나노입자 또한 식품 포장재에 이용될 수 있다. 최근, 이산화티타늄 나노입자를 포함하는 광촉매 코팅 기반의 콩나물 포장용 필름은 콩나물을 포장할 때 필연적으로 발생하는 청변 현상을 완화시키고 이취 성분을 광분해하여 콩나물의 저장성 및 유통성을 향상시킬 수 있었다. 포장재 개

발 과정은 기존에 사용되던 식품 포장용 제작 과정 중에 이산화티타늄 나노입자를 바로 혼합하는 방법이 아닌 표면에 코팅하는 방법으로 제작되기 때문에 공정의 효율을 증대시키고 식품 포장재에 나노기술 적용 한계를 극복할 수 있었다. 이처럼 포장재 제작 과정 중에 나노기술을 적용할 수 있지만, 제작 공정 후에 코팅으로 포장재에 사용할 수 있는 기술이 소개되었다. Liquid Glass는 나노입자(인간의 머리카락보다 500배 더 얇은 입자)가 분산되어 있는 용액으로 지구상에 많이 매장되어 있는 산화규소에서 쉽게 얻은 분자 단위의 유리(SiO_2) 나노입자를 사용하였다. Liquid Glass 코팅은 유연하고 통기성이 있으며 내구성이 높아 내열성과 항균성이 뛰어나기 때문에 이물질과 박테리아가 잘 들러붙지 않는다. SiO_2는 안전하고 불활성이기 때문에 식품 생산공장, 도살장, 저장용기, 주방 도구 및 식품을 취급하는 표면에 우수한 코팅을 제공할 수 있다. 아직까지 나노기술의 식품 포장재 적용에 부정적인 인식이 존재하지만 국제환경운동연합 '지구의 벗(Friends of the Earth)'의 보고서에 따르면 400~500개의 나노 포장 제품이 이미 시장에서 유통되고 있으며, 사과를 덮는 포장 용지의 막 두께를 5 nm 정도로 얇게 만들어 사과가 썩는 것을 방지할 수 있는 왁스

표 20.7 농업응용 나노기술-포장재 상품화

제품 사진	제품명	연도	국가	기업
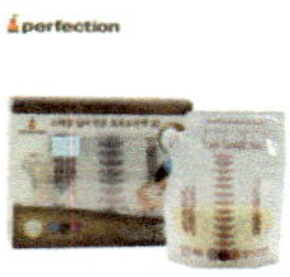	나노스페셜변온모유저장팩	2004	대한민국	장안하이텍(주)
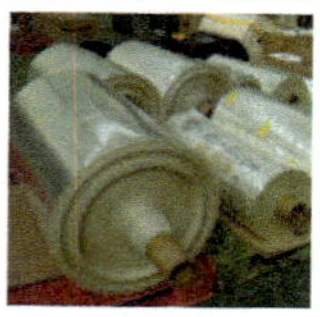	Nano-Silica Coated High Oxygen Barrier BOPP, Nylon, PET Film	2006	대한민국	Juwin PNB Co., LTD.
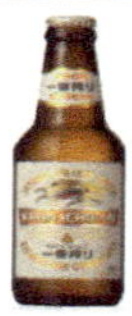	DLC(diamond-like carbon, 다이아몬드상 탄소) 필름	2004	일본	미츠비시 공업
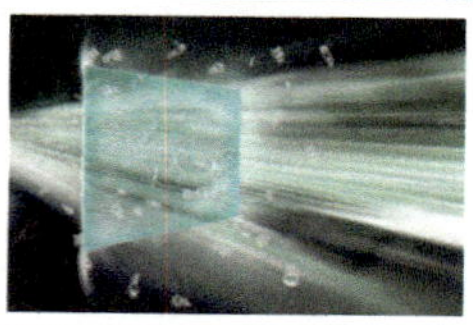	TECHBARRIER™	2015	일본	Mitsubishi Chemical
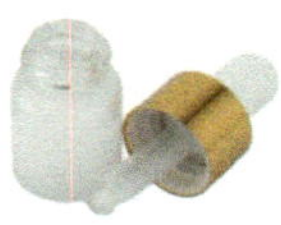	Liquid Glass Coating	2020	대한민국	KD INTERNATIONAL Co., Ltd

코팅, 아이스크림이 덜 묻고 모양을 유지시켜 주는 나노 코팅 포장, 산화아연 나노입자와 은 나노입자를 포함해 자외선을 차단하는 항균성 필름, 나노센서를 활용해 박테리아의 부식이나 식품의 영양소 손실을 감지 하는 포장 등이 그러하다. 전문가들은 10년 안에 나노기술을 이용한 식품포장이 전체 포장에서 25%를 차지할 정도로 비중이 커질 것이라는 전망을 하고 있다.

5.4. 나노입자 식품

나노기술은 식품 생산에서도 적용될 수 있다. 주로 생리활성 물질 혹은 기능성 성분이라 불리는 유용 물질들은 외부환경에 의해 쉽게 산화가 일어나거나, 난용성 혹은 불용성 성분으로 제형이 만들어지지 않거나, 혹은 체내 흡수율이 현저히 떨어져 체내 이용이 힘들다는 문제가 있다. 이를 해결하기 위해 나노 코팅기술을 활용되고 있으며, 기존보다 높은 효율을 가진 기능성 유용 물질들이 상품화되고 있다. 그 예로 고체 상체로 섭취가 어려운 강황을 분말 형태로 제작해 나노입자로 제작한 제품이 있다. 강황을 1~100 nm의 입자로 제작하고, 분산첨가제로 분산처리하여 미량을 섭취하여도 장에서 빠르게 흡수할 수 있으며, 필요 성분이 충분하게 흡수될 수 있도록 한다. 나노기술을 통해 개발된 수용성 강황은 지용성 강황보다 흡수 속도가 4배나 빠르고 흡수력이 17배가 향상되었으며 한 포로 하루 권장량을 달성할 수 있어 효율이 극대화 되었다. 또한, 국내에서 우유를 제조하는 과정에서 초미립자의 입도를 조절해, 우유 안의 칼슘제제가 상호간 축합되지 않도록 나노입자 탄산칼슘 표면에 코팅하는 과정을 개발했다. 즉, 탄산칼슘 나노입자를 제조한 후에 표면 코팅해 온도를 가하지 않아도 찬물에 잘 녹으며, 침전이 일어나지 않는 고분산성의 식품첨가용 칼슘제제를 개발했다. 이를 통해, 동원 F&Bsms에서 덴마크 나노칼슘 우유를 출시해 제품화했고, 국내에서 시판하고 있다. 호주에서는 Tip Top Bakery 회사에서 개발한 나노기술 기반 Omega 3 Bread가 판매 중이다. Omega 3 Bread는 참치 기름의 오메가 3를 나노 캡슐화 해 식빵 제조 시에 추가하여 고도불포화 지방산을 강화했다. 그리고 이스라엘의 Shemen Industries 회사는 콜레스테롤을 감소시키고 항산화 성분인 피토스테롤을 강화하고 나노 캡슐화 한 카놀라유를 시판해 판매하고 있다.

표 20.8 농업응용 나노기술-식품 상품화

제품사진	제품명	연도	나라	기업
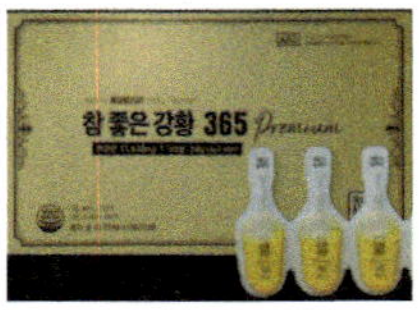	참 좋은 강황 365	2011	대한민국	케이앤피나노
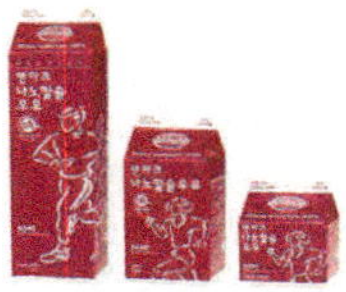	덴마크 나노칼슘우유	2006	대한민국	동원F&B
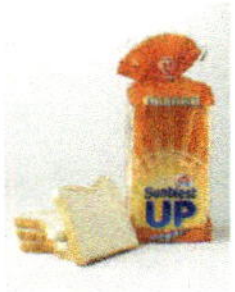	Tip-top Omega 3 Bread	2011	호주	Tip Top Bakery
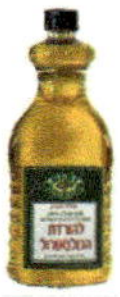	Canola Active Oil	2007	이스라엘	Shemen Industries
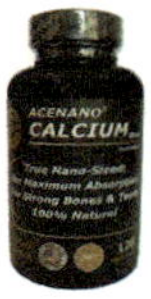	ACENANO CALCIUM	2019	미국	Wonder Works America, Inc
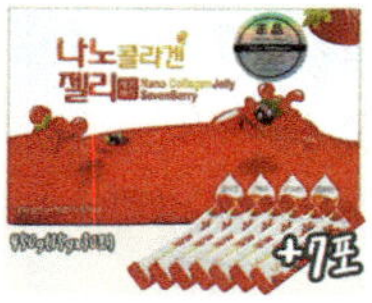	나노콜라겐젤리 초저분자	2012	대한민국	리빈메디컬

6. 결론

본 장에서는 농업응용 나노기술의 국내외 정책 동향을 살펴 보았으며, 관련된 핵심 기술들을 나노 기반 소재, 소자, 바이오, 공정 기술로 분류하여 확인하였다. 각광받고 있는 핵심 나노기술은 3대 바이오시스템 산업으로 적용되어 농업의 고부가가치화와 스마트 농업화를 실현시키고 있다. 결과적으로 실제 농업에 종사하고 있는 농업인부터 상품을 제공받는 소비자까지 농업의 발전을 체감하며 그 이점을 인정받고 있다. 정부의 폭넓은 지원으로 다양한 기초 연구가 진행되고 있으며, 농업의 진보를 위해 박차를 가하고 있다. 농업응용 나노기술에 대한 다양한 이점이 증명되고 있지만, 아직까지 확인해야할 몇 가지 문제가 남아있다. 가장 먼저, 나노물질에 대한 긍정적, 부정적 효과의 척도를 규명해야 할 것 이다. 전세계에서 나노물질 기반의 농업응용에 많은 연구들이 진행되었지만 아직까지 나노물질의 크기, 농도, 성질 등에 대한 척도가 확립되지 않았으며, 나노물질의 축적, 직접적/간접적 영향, 생물과 무생물 환경과의 상호작용과 같은 문제도 더 다뤄져야 할 것 이다. 또한, 나노기술의 적용을 통해 산업화가 될 때, 공급이 충분히 가능한 나노물질의 수요, 나노공정 기술 기계의 비용, 대량화가 가능한 수준을 심도있게 논의하고 진행되어야 할 것이다. 나노기술이 농업응용에 많은 진보를 끌어냈지만, 아직 부정적인 인식을 가진 사람들이 많이 존재한다. 농업과 사회에서 나노기술을 더욱 활용하고 긍정적인 인식을 심어주기 위해 농업인들에게 환경 및 안정성 문제가 해결된 나노기술을 지속적으로 소개하고 용인할 수 있도록 기회를 마련해야할 것이다. 점차 농업인들이 나노기술을 수용하고 많은 농업응용 나노기술이 실현되어 소비자들에게 공급이 된다면 점차 더 많은 사람들이 나노기술 기반 농업응용 제품을 경험하게 되고 수요와 공급이 증가될 수 있을 것이다. 이외에도 아직까지 해결해야할 문제가 몇 가지 더 남았지만 농업응용을 위한 나노기술은 미래 농업을 위한 새로운 길을 제시하고 있으며 기존 농업의 문제점을 해결함과 동시에 여러 분야를 선도할 수 있는 융합 분야로 앞서 나갈 수 있을 것이라 생각된다.

참고문헌

[1] 미래전략리포트, 나노기술 : 농업의 신 개척지, 농촌진흥청 (2015) 3

[2] Shukla et al., Nanotechnology in sustainable agriculture : studies from seed priming to post-harvest management, Nanotechnology for Environmental Engineering (2019) 4 : 11

[3] Zhang et al., Nanotechnology and artificial intelligence to enable sustainable and precision agriculture, Nature Plant (2021) 7 : 864–876

[4] Giraldo et al., Nanobiotechnology approaches for engineering smart plant sensors, Nature Nanotechnology (2019) 14 : 541–553

[5] Lowry et al., Opportunities and challenges for nanotechnology in the agri–tech revolution, Nature Nanotechnology (2019) 14 : 517–522

[6] Manjuntha et al., Nanotechnology and its applications in agriculture : A review, Journal of Farm Sciences (2016) 29 : 1–13

[7] Razzq et al., Fabrication of nanomaterials using nanotechnology and biotechnology, Biomedical Letters (2020) 6 : 1

[8] Mitchell et al., Engineering precision nanoparticles for drug delivery, Nature Reviews Drug Discovery (2021) 20 : 101–124

[9] Sun et al., Chemical vapour deposition, Nature Reviews Methods Primers (2021) 1 : 5

[10] Fukuda, Biological recognition at interfaces involving dendritic molecules, Polymer Journal (2019) 51 : 535–546

[11] Xing et al., Hydrogel–based therapeutic angiogenesis : an alternative treatment strategy for critical limb ischemia, Biomaterials (2021) 1 : 2

[12] Abobatta, Impact of hydrogel polymer in agricultural sector, Advances in Agriculture and Environmental Science (2018)

[13] 이동진 외, 하향식 마이크로 제조공정과 상향식 자가조립을 이용한 나노소재 박막 디바이스 구현, 기계 저널 (2012) 52 : 6

[14] 한국바이오안전성정보센터, 생명공학과 유전자변형기술 (2003)

[15] 한국바이오안정성정보센터, 생명공학과 유전자변형생물체 (2008)

[16] 조문구, 세포융합–전기적 세포융합 (Electrofusion) (2000)

[17] 박형순, 프로테오믹스, 어떻게 활용할 수 있을까?, 분자세포생물학뉴스레터 (2013)

[18] 안인성, '바이오인포매틱스를 통한 감염병 예측기술의 현재와 미래', Future Horizon (2020)

[19] Davila et al., Challenges and advantages of electrospun nanofibers in agriculture : a review, Materials Research Express (2021) 8 : 4

[20] Chopde et al., Nanoparticle formation by nanospray drying & its application in nanoencapsulation of food bioactive ingredients, Journal of Agriculture and Food Research (2020) 2

[21] Topuz et al., Electrospinning of cyclodextrin nanofibers : the effect of process parameters, Journal of Nanomaterials (2020)

[22] 관계부처합동, 바이오산업 혁신 정책방향 및 핵심과제, 혁신성장전략회의 (2020)

[23] Brovold et al., Naturally-derived biomaterials for tissue engineering applications, Advanced Experimental Medical Biology (2018) 1077 : 421-449

[24] 주찬영 외, 미래 농업을 위한 바이오시스템공학, 제어로봇시스템학회지 (2016) 22 : 3

[25] Ansari et al., Recent advances in plant nanobionics and nanobiosensors for toxicology applications, Current Nanoscience (2020) 16 : 27-41

[26] Chang et al., Generalized on-demand production of nanoparticle monolayers on arbitrary solid surfaces via capillarity-mediated inverse transfer, Nano Letters (2019) 19 : 3

[27] 관계부처합동, 그린바이오 융합형 신산업 육성방안, 혁신성장전략회의 (2020)

[28] 공윤희, 유전자변형식품 종자의 주인은 누구인가?, 더나은미래 (2019)

[29] 홍근표 외, 나노기술을 이용한 식품 개발, 축산식품과학과 산업 (2013)

[30] Ramsurn et al., Nanotechnology in Solar and Biofuels, ACS Sustainable Chemistry & Engineering (2013) 1 : 7

[31] 윤영만, 국내 바이오매스 이용 실태와 활성화 방안, 세계 농식품산업 동향 (2014)

[32] 이선화, 국내 바이오매스 발전의 가치와 활용, 신은조사월보 (2020) 3 : 722

[33] Li et al., Carbon nanotubes as molecular transporters for walled plant cells, Nano Letters (2009) 9 : 3

[34] Khodakovskaya et al., Carbon nanotubes are able to penetrate plant seed coat and dramatically affect seed germination and plant growth, ACS NANO, (2009) 3 : 10

[35] Giraldo et al., Plant nanobionics approach to augment photosynthesis and biochemical sensing, Nature Materials, (2014) 13

Ⅵ

PART

응용기술
(Application Technology)

제21장

전기방사 기술

권용현·김우찬·김장호

1. 서론

전기방사 장치는 용액을 밀어내는 토출부, 전압이 걸리는 고전압부, 그리고 나노섬유를 적층하는 컬렉터(collector, 수집기)로 구성된다. 그림 21.1은 전기방사의 구성도와 전기방사를 이용한 나노섬유 및 입자 제작 방법의 도면을 나타낸다. 전기방사는 고분자를 용매에 완전히 녹인 후 일정 속도로 실린지를 통해 밀어내게 되면 바늘 끝에 액적이 생기고, 이 액적은 일정한 표면장력을 가지고 매달려 있게 되는데, 이때 전압부에 고전압을 걸어 주면 액적 중에 양전하 밀도가 높아지게 되며 전하반발이 생기게 되어 제트(jet)가 형성된다. 컬렉터 근처에서 제트는 단계적으로 분리되어 최종적으로 나노 크기의 섬유들이 적층되어 나노섬유를 형성한다. 전기방사 기법은 다양한 매개변수에 따라서 섬유의 구조와 정렬을 조절할 수 있다. 재료의 변수로는 고분자의 분자량과 분자량 분포 및 화학적 조성, 점도와 표면장력, 유전상수, 전기전도도 및 전하밀도 등 다양하며, 공정변수에는 전압, 고분자 유체의 토출속도, 분출구와 컬렉터 사이의 거리 등이 있으며 환경적 영향으로는 습도와 온도 및 공기의 흐름이 변수로 작용한다. 고분자 용액의 농도는 분자사슬의 엉킴이 발생할 만큼 어느 정도 높아야 하나 전기장에 의해 유도되는 고분자 용액의 흐름을 방해할 만큼 점도가 너무 높아서는 안된다. 용액은 또한 적절한 표면장력과 전하밀도를 가지고 있어야 하며 제트가 발생하기 전에 용매의 휘발에 의해 액적이 파괴되지 않을 정도의 적정 점도를 가지고 있어야 한다. 방사구와 컬렉터 사이의 거리를 증가시키거나 전기장의 세기를 감소시키는 것은 고분자 용액의 농도와는 무관하게 섬유상에 발생하는 비드를 감소시키는 작용을 한다. 또한 나노섬유의 단면은 원형으로 만드는 것이 일반적이지만 가지가 달리거나 편평한 리본 형태 또는 다른 여러 가지 단면 형태로도 만들 수 있다.

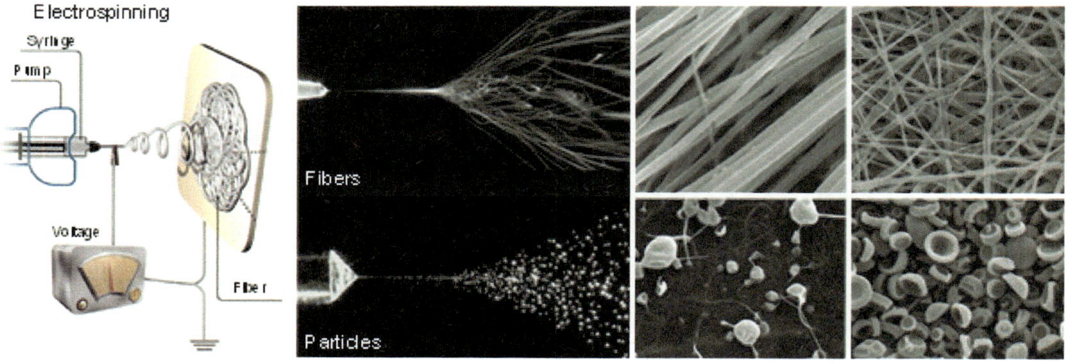

그림 21.1 전기방사 기법 및 전기방사를 이용한 섬유 및 입자 제작 기술

2. 전기방사에 사용되는 재료

전기방사에 사용되는 폴리머는 매우 다양하며 서브 미크론 범위 내에서 미세한 나노섬유를 포함한 다양한 구조를 형성할 수 있으며 다양한 용도에 사용된다[1]. 전기방사 기술로 형성된 마이크로 및 나노섬유는 다양한 합성고분자, 천연고분자 또는 단백질, 핵산과 심지어 다당류를 포함한 두 가지의 혼합물로 제작된다[2]. 생체공학에 대한 응용을 위한 전기방사의 재료를 선택할 때 몇 가지 요구사항을 충족해야 한다. 가장 중요한 것은 재료가 생체적합성이어야 하며, 독성, 염증 및 면역 반응은 일반적으로 최소화해야 하고, 이는 숙주 유기체에서 적절한 반응을 유도한다는 것을 의미한다[3]. 또한, 전기방사에 사용되는 재료들은 매개변수, 공정 매개변수 및 주변 매개변수로 광범위하게 분류되는 많은 매개변수에 의해 단독으로 제어되어야 한다[4]. 또한, 전기방사를 이용하여 적합한 소재를 제작하기 위해서는 고분자 용액의 점도, 전도도, 분자량 및 표면 장력이 포함되고 공정 매개변수에는 적용된 전기장, 팁에서 컬렉터까지의 거리 및 공급 또는 유속이 포함된다[5].

2.1. 천연고분자

전기방사 방법은 단백질(젤라틴, 콜라겐 및 실크 피브리노겐) 및 다당류(키토산, 히알루론산 및 셀룰로오스)를 비롯한 다양한 천연 생체 고분자를 사용하여 생체공학용 소재를 생성하는 데 활용되었다[5]. 이러한 재료는 생물 의학 응용 분야에서 고유한 장점과 단점을 가지고 있습니다. 천연고분자는 일반적으로 생물의학 분야에 사용될 때 합성고분자에 비해 더 나은 생체적합성과 낮은 면역원성을 나타낸다[5, 6]. 합성고분자와 달리 이러한 천연고분자는 세포 부착 및 증식에 필요한 많은 정보를 제공하고 다른 한편으로는 원재료 간 특성 변화에 대한 문제가 있다[7].

2.1.1 실크 피브로인

실크 피브로인은 누에와 거미에서 추출한 천연섬유로 수천년 동안 섬유 산업에서 사용되어 왔다. 기본적으로 실크 단백질은 소수성 피브로인과 친수성 세리신의 두 종류가 있습니다. 실크 피브로인 단백질은 생체적합성, 생분해성, 최소 염증 반응 및 우수한 기계적 특성을 포함하는 몇 가지 독특한 생물학적 특성을 가지고 있기 때문에 생물의학 응용을 위한 유망한 재료 중 하나로 광범위하게 연구되었다[8]. 실크의 이러한 특성과 잠재적인 이점은 누에고치와 거미를 포함한 다양한 추출물에서 실크 전기방사에 대한 관심을 불러일으켰다. 드래그라인 실크 및 실크 피브로인 단백질은 전기방사에 의해 나노섬유 형태로 쉽게 제작될 수 있다. 누에고치의 실크 단백질 피브로인과 거미의 드래그라인 실크는 헥사프루오로-2-프로판올을 용매로 사용하여 나노미터 직경의 섬유로 전기방사할 수 있다[9]. 실크 나노섬유는 높은 비표면적, 증가된 강도 및 표면 에너지 및 향상된 강도와 같은 놀라운 특성으로 인해 조직공학 스캐폴드, 상처 드레싱 및 약물 전달 시스템을 포함한 생물 의학, 전기 및 섬유 응용 분야와 같은 다양한 분야에서 사용되어지고 있다.

2.1.2 키토산

키토산은 생체적합성, 생분해성, 천연 고분자로 생의학 및 화장품의 원재료로 사용된다. 키토산은 고체 상태 구조와 용해 상태 형태를 포함한 물리화학적 특성 때문에 흥미로운 천연 고분자이다. 순수 키토산에서 전기방사된 직물은 2004년까지 개발되지 않았다[10]. 초기 연구는 폴리비닐알코올 등과 같은 혼합물로 제작되었다. 2004년 이후에야 일부 연구자들은 테트라히드로폴레이트(THF)와 아세트산을 용매로 사용하여 순수한 키토산의 직접적인 전기방사를 수행하였다[11].

2.1.3 콜라겐

신체에서 가장 풍부한 단백질 계열인 콜라겐은 시험관 내 및 생체 내 조직공학에 광범위하게 사용되어 왔다. 많은 천연조직에서 유형 I 및 유형 III 콜라겐의 중합체는 세포외기질의 주요 구성 요소 중 하나이다[12]. 전기방사를 달성하기에 충분한 농도에서 콜라겐을 적절하게 용해시키는 용매의 확인 및 전기방사 매트의 급속 건조를 위한 용매의 휘발성은 콜라겐 전기방사의 핵심 문제이었다. 처음으로 콜라겐의 전기방사는 HFP 용매에 용해된 I형 콜라겐(송아지 피부)을 사용하고 주사 전자 현미경(SEM) 및 투과 전자 현미경(TEM)으로 구조를 분석하였다[13]. 전기방사 콜라겐 스캐폴드는 기본 콜라겐 네트워크를 밀접하게 모방하는 미리 형성된 나노섬유 콜라겐 스캐폴드를 생성하는 시험관 내 방법을 제공하기 때문에 상처 드레싱 및 예비 혈관 조직공학에 적용되었다[14, 15]. 가교제로서 글루타알데히드를 사용하여 가교 및 비-가교 된 전기방사 지지체의 비교 연구가 행해졌고 가교 콜라겐 나노섬유의 직경뿐만 아니라 지지체의 두께를 증가시킬 수 있었다.

2.1.4 히알루론산

히알루론산은 반복되는 글루쿠론산과 N-아세틸글루코사민으로 구성된 선형 다당류로서 결합조직의 세포외기질(ECM)의 주성분으로 많은 중요한 생물학적 기능을 갖고 있으며 가장 보편적으로 사용되는 탄수화물 기반 천연고분자이다[16, 17]. 히알루론산은 분자 필터, 충격 흡수제 및 콜라겐 원섬유의 지지 구조로 작용하는 것으로 생각되어 왔으며 생체적합성 및 생분해성의 우수한 특성으로 인해 상처 드레싱, 조직 지지체, 관절염 치료, 약물 전달 및 임플란트 재료로 사용되어 왔다. 초기에는 히알루로난 용액의 높은 점도, 표면장력, 강한 수분 보유력 때문에 전기방사를 이용하여 히알루로난으로부터 균일한 크기의 섬유를 형성하는 것이 어려웠다. 수분 보유 능력은 전기방사에서 용매의 불충분한 증발로 인해 수집기에서 전기방사된 나노섬유의 결합으로 이어질 수 있다. 수용액으로부터 히알루론산의 나노섬유 부직포 막 제작은 블로잉 보조 전기방사의 개발 이후에 성공적으로 수행되었다[18]. 블로잉 전기방사 기술을 사용하여 낮은 점도와 표면 장력을 유지하면서 빠르게 증발하는 용매에서 충분한 분자 얽힘을 갖는 히알루로난 용액을 제조하기 위한 여러 접근법에 대해 보고하였다[19]. 히알루론산 나노섬유의 성공적인 제조는 주로 도입된 두 가지 새로운 매개변수, 즉 속도와 공기 분사 온도에 기인할 수 있다.

2.1.5 젤라틴

젤라틴은 조절된 가수분해에 의해 콜라겐에서 파생된 천연고분자이며 생리학적 환경에서 생분해성과 생체적합성 때문에 제약 및 의료 응용 분야에 일반적으로 사용된다.[20] 일반적으로 젤라틴은 가수분해 조건에 따라 A형과 B형 두 가지로 나뉘며, 콜라겐과 분리되는 조건에 따라 다르다. 기존의 습식/건식 전기방사를 통해 생산된 실용적인 젤라틴의 극세사는 젤라틴의 고분자 전해질 특성과 강한 수소 결합과 결합하여 섬유 형성 능력을 방해하기 때문에 일반적이지 않았다[20]. 이러한 특성 외에도 약 37도 이상의 온도에서 콜로이드 졸로 용해되기 어렵다. 물과 낮은 온도(예 : 실온)에서 젤로 응고되는 젤라틴은 특별한 처리(예 : 가교) 없이 조직공학 응용 분야의 후보 물질로 거의 간주되지 않는다. 젤라틴의 전기방사 및 기계적 특성화는 조직공학 지지체의 준비에서 다른 중합체와 혼합하여 수행되었다[21].

2.1.6 피브리노겐

상처 치유 매트릭스인 피브리노겐은 조직공학 지지체와 지혈 및 상처 드레싱의 디자인 및 제작에 사용되는 천연고분자이다[22]. 피브리노겐은 세포 상호작용을 유도하는 타고난 능력, 쉬운 분해성, 비면역원성 및 증가된 세포 이동을 촉진하기 때문에 전기방사된 조직공학 지지체의 개발에 사용하기 위한 후보 물질을 나타낸다[23-25]. 응고 형성에 사용할 수 있는 높은 표면적 대 부피 비율 때문에 전기방사 나노섬유 섬유소원 매트는 상처 드레싱 및 지혈 제품에 매우 적합하다. 피브리노겐의 전기방사 지지체는 컬렉터에서 쉽게 제거되고 취급될 수 있는 상당한 구조적 무결성을 가져야 한다. 피브리노겐 전기방사를 위해 다양한 용매가 시도되었고, 전기방사된 피브리노겐 지지체는 빠르게 젖고 일반 식염수에도 녹지 않으며 적어도 48 시간 동안 수화 매트로 손상되지 않고 유지되며 이는 지혈 붕대 또는 조직공학 지지체와 같은 적용에 필요한 특성을 제공한다[23].

2.2 합성고분자 및 공중합체 고분자

합성고분자는 더 넓은 범위의 특성과 예측 가능한 균일성을 제공하도록 맞춤화 할 수 있다는 점에서 천연고분자에 비해 많은 이점을 제공한다. 더욱이 합성 폴리머는 더 저렴하고 더 신뢰할 수 있는 원료 공급원을 나타낸다[26]. 생체공학 응용 분야에서 사용되는 일반적인 합성고분자는 소수성 생분해성 폴리에스터, 예를 들어 폴리글리콜라이드(PGA), 폴리락타이드(PLA) 및 폴리카프로락톤(PCL), 모두 나노섬유 지지체로 전기방사 기술을 통해 제작되었다. 폴리우레탄, 폴리비닐알코올, 폴리에틸렌옥사이드, 폴리디옥사논 및 폴리포스파젠 유도체와 같은 다른 친수성 생분해성 고분자도 생체공학 응용을 위해 나노섬유 지지체를 제작하기 위해 전기방사의 재료로 사용되었다[27]. 폴리카프로락톤(PCL), 폴리락트산(PLA), 폴리글리콜산(PGA), 폴리락틱글리콜산(PLGA), 폴리우레탄(PU), 폴리프로필렌 등이 있다. PLGA의 분해 속도는 각 PLA/PGA 분자량의 분율을 조절함으로써 조절될 수 있다. 다음은 전기방사를 위해 사용되어지는 다양한 합성고분자에 대한 설명을 나열하였다.

2.2.1 폴리카프로락톤(PCL)

PCL은 거의 -60℃의 유리전이온도와 61℃의 융점을 갖는 반결정질 폴리에스테르이다. 생체적합성, 무독성, 생분해성 및 적절한 기계적 특성과 같은 여러 이점으로 인해 PCL은 생물 의학 응용 분야에서 널리 사용된다. 또한, 상대적으로 느린 분해 속도와 높은 모듈러스 값으로 인해 PCL 매트는 뼈 조직 및 약물 전달 응용 분야에 적합한 선택이다. PCL의 생체 내 분해 시간은 거의 2년 이상이다. PCL의 분해 산물은 유해한 영향을 일으키지 않고 대사 경로를 통해 쉽게 동화된다. 반대로 폴리락타이드와 폴리글리콜라이드의 분해된 산물은 산성이며 전달 단계에서 단백질 또는 기타 생리활성 분자의 안정성과 성능에 영향을 미칠 수 있다.

2.2.2 폴리락트산(PLA)

젖산 중합에 의해 제조된 열가소성 폴리머이다. 폴리(1-락트산) 및 폴리(d-유산). 폴리에스터는 조직공학에서 가장 일반적으로 사용되는 폴리머이다. 일반적으로 폴리에스테르는 분해 속도를 조정하기 위해 다른 비율로 쉽게 공중합될 수 있다. PGA와 PLA는 치유와 다양한 조직의 형성을 촉진하는 것으로 나타났다. 이들은 성장 인자에 대한 느린 전달 캐리어 역할을 하기도 한다. 낮은 모듈러스 값을 갖는 PLA는 높은 모듈러스를 갖는 폴리머와 공중합되거나 적절한 재료로 복합재로 만들어져야 한다. PGA와 PLA는 조직공학의 특정 응용 분야에서 분해 속도를 제어하기 위해 공중합되기도 한다.

2.2.3 폴리글리콜산(PGA)

폴리글리콜산(PGA)은 결정화도(46~50%)가 높은 단순한 선형 지방족 열가소성 폴리에스터이다. 융점은 225℃이고 유리전이온도는 36℃이다. PGA는 높은 모듈러스(7 GPa)를 가지며 생체 내 조건에서 4~6개월 이내에 거의 완전히 분해된다. 다양한 조직공학 응용에 사용되는 좋은 재료이다.

2.2.4 폴리에틸렌 글리콜(PEG)

폴리에틸렌 글리콜(PEG, 분자량 20,000 g/mol 미만), 폴리에틸렌 옥사이드(PEO, 분자량 20,000 g/mol 초과) 및 폴리옥시에틸렌(POE, 분자량 20,000 g/mol 미만)은 화학적으로 유사하지만 차이점만 있을 뿐입니다. 그들의 분자량에 의해. 이들은 에틸렌 옥사이드의 올리고머 또는 폴리머이다. 사슬 길이 효과로 인해 물리적 특성은 다르지만 거의 동일한 화학적 특성을 나타낸다. 폴리에틸렌 글리콜은 합성 기술을 기반으로 하는 광범위한 백분율 결정도, 분자량, 유리전이온도, 융점 및 분해율을 갖는 친수성 폴리에테르이다. PLA와 같은 다른 소수성 고분자와 PEG의 공중합, PCL 및 PGA는 분해율을 높이고 생리적 분해에 의해 얻은 산성 생성물을 중화하기 위해 첨가되었다. PEG화는 PEG 구조를 다른 큰 분자에 공유 결합 과정이다.

2.3 공중합체 고분자

공중합체 고분자를 이용한 전기방사 지지체는 열 안정성, 기계적 강도 및 차단 특성의 조절을 포함하여 합성고분자의 재료의 특성 향상을 제공하므로 공중합체, 용융 혼합 및 무기 충전재의 통합과 같은 방법을 통해 엔지니어링 구조 적용을 위해 종종 추구되어 왔다[28]. 합성고분자의 사용은 바람직한 특성의 새로운 재료를 만들어내기 위한 좋은 해결책이며 적절하게 구현되면 공중합체를 기반으로 하는 전기방사 지지체의 성능이 천연고분자에 비해 크게 향상시킬 수 있다[29]. 생분해성 소수성 폴리에스터는 일반적으로 우수한 기계적 특성을 갖지만 조직공학을 위한 세포 친화력이 부족하여 적절한 친수성 폴리머 세그먼트를 포함하면 세포 친화도가 증가한다[30]. 세포 친화성 외에도 기계적 특성, 형태, 구조, 기공 크기 및 분포, 생분해성 및 기타 물리적 특성은 전기방사에서 공중합체 고분자를 사용하여 조절할 수도 있다. 예를 들어, PLA, p-디옥사논 및 PEG(PLA-b-DX-b-PEG)를 포함하는 삼중 블록 공중합체를 합성했으며, 독특한 블록 공중합체는 분해 속도와 친수성 사이의 좋은 균형을 분명히 나타낸다. 폴리메틸메타크릴레이트(PMMA)의 열 안정성은 메틸메타크릴레이트(MMA)와 메타크릴산(MAA)의 공중합을 통해 향상시킬 수 있었다.[31, 32] 폴리메타크릴산(PMAA)의 유리전이온도는 PMMA보다 높으며 가열 시 무수물의 형성으로 인해 더 높은 분해 온도를 나타낸다. 폴리(p-디옥사논-코-L-락타이드)-블록-폴리(에틸렌 글리콜)(PPDO/PLLA-b-PEG)를 기반으로 한 새로운 블록 공중합체를 개발했으며, 이는 조직공학 및 약물 분야의 응용 분야를 위한 스캐폴드로 전기방사될 수 있다. PPDO 및 PLLA 세그먼트의 무작위 배치와 PEG 올리고머의 통합이 전기방사 지지체의 생분해성과 친수성을 크게 향상시키는 것을 관찰했다. 디이소시아네이트와 연결된 폴리(R)-3-히드록시부티르산)-디올의 결정질 블록과 폴리(ε-카프로락톤-코-글리콜라이드)-디올 블록을 포함하는 분해성 블록 폴리에스테르-우레탄인 DegraPol®을 기반으로 하는 전기방사 스캐폴드, 골격근 조직공학을 위한 잠재적 스캐폴드로 연구되었다. 따라서, 공중합체 기반 전기방사는 조직공학 응용을 위한 중합체의 특성을 향상시키기 위한 매력적인 재료로 사용되어질 수 있다.

3. 전기방사의 적용

조직공학 응용 분야에서 전기방사 섬유 및 섬유 메쉬의 적용은 재료의 종류, 섬유의 방향성, 다공성, 표면 구조 등의 다양한 조건들이 고려되어 디자인되고 제작된다. 재료로는 앞서 기술된 바와 같이 천연 및 합성(생분해성 및 비분해성) 재료와 이 두 재료의 하이브리드 타입이 포함된다. 또한, 최적의 기계적 특성을 제공할 수 있는 생체 모사 구조를 위한 전기방사 기술 및 솔루션 조건에 따른 섬유 정렬 방향성(정렬 또는 무작위) 및 다공성/기공 크기(세포 침투를 위한)는 전기방사 지지체를 이용한 세포 기능 제어 및 최적화를 가능하게 하며, 상대적으로 높은 스캐폴드 표면적으로 분자 세포의 부착을 향상시킬 수 있다. 이러한 재료 선택의 유연성 및 스캐폴드 특성 조절 등의 전기방사의 이점들은 피부, 뼈, 혈관, 신경 및 힘줄/인대를 포함한 다양한 조직 재생을 위해 응용되고 있다.

3.1 전기방사의 피부 조직공학으로의 적용

우리 몸의 표면을 덮어 체액의 유실을 막고 외부로부터의 유해물질 오염을 차단, 물리적 자극으로부터 우리 몸을 보호하는 피부는 심한 화상, 외상, 당뇨 및 피부질환으로 인한 피부가 손상되었을 때, 상당히 오랜 기간 재생이 되지 않고 재생이 된다고 해도 손상 전의 피부 조직과 비슷한 조직만큼 완전히 재생되지 못한다. 이러한 만성 피부 조직 재생에 있어서 전기방사를 이용한 나노섬유 지지체를 이용한 연구들이 진행되고 있다. 현재까지 피부 조직 재생용 지지체는 임상적으로 어느 정도의 성공을 달성했지만 면역 거부 또는 동종 또는 이종 재료로부터의 질병 전이 위험성, 약한 기계적 특성, 흡수성 조절 및 높은 비용 등 아직까지 한계점들이 존재하며, 특히 상품화된 콜라젠 기반 제품들은 실제 피부조직의 ECM의 구조와 기능을 가지고 있지 않아 만성 피부 조직 재생의 적용은 불가하다. 이를 해결하기 위해, 다양한 천연 및 합성 고분자 재료 기술 발전을 통해 실제 피부 조직 환경을 보다 정확하게 모사하는 지지체 개발에 대한 연구들이 진행되어 왔으며, 전기방사를 이용한 지지체의 산소 투과성과 수분 증발 조절을 통해 더욱 효과적인 피부 조직 재생용 지지체 연구들이 진행되어 왔다. 또한, 전기방사를 이용한 지지체의 기공 크기 조절은 지지체 내에서 통기성 및 세포 침투를 조절하는 또 다른 중요한 변수이며, 적절한 지지체의 기공 크기는 피부 조직 재생을 향상시킬 수 있다[35]. 전기방사를 이용한 지지체의 피부 조직 재생 적용의 여러 이점에도 불구하고 아직까지도 심한 화상, 당뇨로 인한 피부 손상 등의 치료는 불가능한 상황이다. 따라서, 최근 10년 동안 전기방사를 이용한 나노섬유 구조와 피부 조직 재생을 촉진시키는 성장인자와의 혼합 복합체 혹은 피부 감염을 막아주는 나노물질들과 나노섬유의 혼합 복합를 이용한 연구가 활발히 진행 중에 있다. 최근 연구에서 항균 물질로 알려진 은 나노입자와 생체적합한 생분해성 PCL 소재의 나노섬유 복합체의 피부 조직 재생 적용을 통해서 상용화되어 있는 일반 창상피복재 보다 제작된 나노섬유-은나노입자 복합체에서 만성 피부 조직 재생률이 향상되었다는 보고와 함께 만성 피부 조직 재생을 위한 연구가 계속해서 진행 중에 있다(그림 21.2).

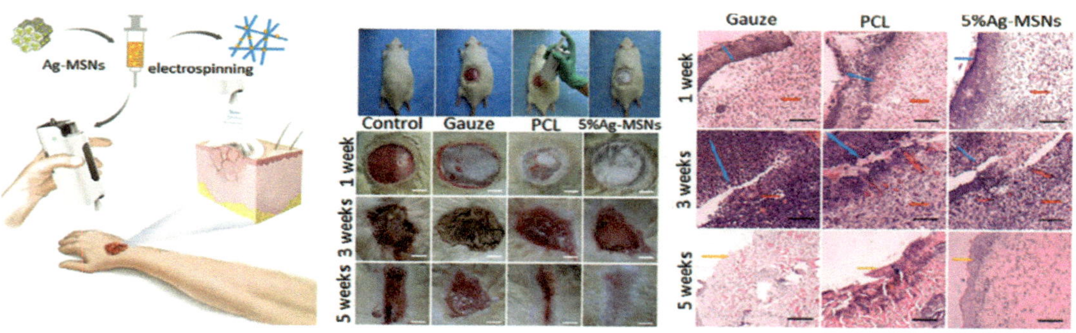

그림 21.2 전기방사를 이용한 피부 조직 재생 적용

3.2 전기방사의 뼈 조직공학으로의 적용

뼈 조직 재생의 최종 목적은 인체내에서 골형성과 재생을 할 수 있도록 인체 내의 재생 메커니즘을 촉진시키거나, 생체내 뼈와 유사한 골 조직을 개발하여 이식하는 것이다. 수십 년간 골 결손 치료를 위해서 자가이식과 동종이식이 최적의 골 결손 치료로 인식되어 왔으나, 면역 거부 반응이나 대면적 골 결손을 치료 등 한계가 있어 다양한 조직공학적 기법을 통한 골 결손 치료 연구가 진행되어왔다. 생체모사 나노섬유 지지체를 사용한 골 결손 치료는 최근 몇 년 동안 상당한 진전을 보였다[36, 37]. 실제 뼈 ECM은 복합 무기-유기 나노복합체의 한 유형으로, 무기 HAp와 유기 콜라겐 섬유가 다단계 계층 구조로 잘 조직되어 있다. 이러한 ECM 구성 요소는 뼈 구조와 강도를 유지하는데 중요한 역할을 한다. 따라서 고분자 나노섬유는 뼈 ECM의 구성요소와 구조를 가장 유사하게 모사할 수 있도록 설계될 수 있다. 다양한 나노섬유의 골 재생 가능성은 여러 시험관 내 및 생체 내 연구에 의해 입증되어왔다. 전기 방사된 PCL 스캐폴드는 뼈 재생을 위한 나노섬유 기질로 적용되기 시작하였으며, 이는 쥐 골수 기질 세포(BMSC)의 분화와 시험관 내 인산칼슘 광물화 및 콜라겐 침착의 향상을 나타내었으며, PCL의 생체 내 골형성 능력 또한 중간엽줄기세포(MSC)가 시딩(seeding)된 지지체를 이식하여 평가되었다. 이러한 스캐폴드에서 배양된 MSC는 향산된 골 형성 분화 능력과 생체 내 ECM 생성과 골 조직 재생을 나타내었다 [38, 39] (그림 21.3). 또한 성공적인 골 결손 치료를 위해서는 골세포의 거동과 조직 형성을 조절하는 것이 중요하기 때문에 최근 생분해성 지지체로부터 골형성 신호(골 조직 재생을 위한 성장인자)를 지속적으로 전달하는 연구가 활발히 진행되고 있다.

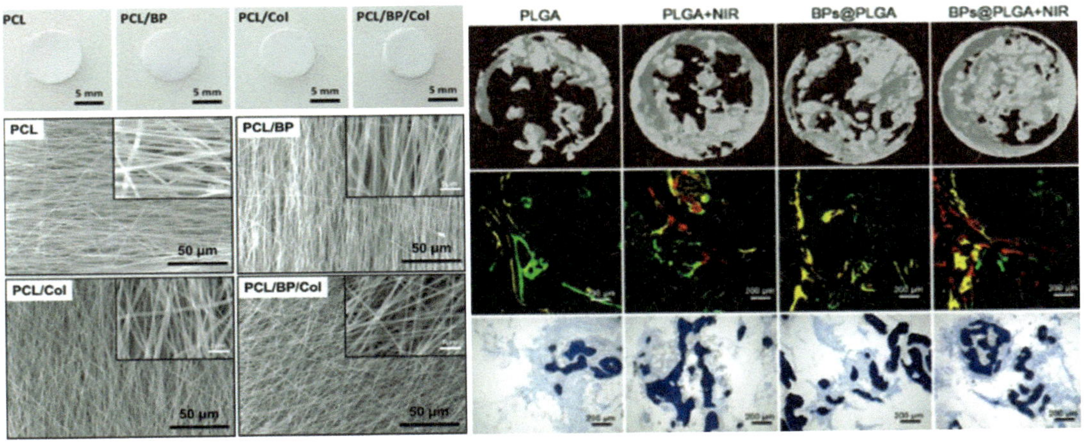

그림 21.3 전기방사를 이용한 뼈 조직 재생 적용

3.3 전기방사의 혈관 조직공학으로의 적용

혈관 손상에 의한 혈관 이식 치료의 경우 혈관 벽에 작용하는 지속적인 팽창과 높은 강도의 압축을 견딜 수 있는 기계적 특성과 혈관으로 사용해도 무방할 정도의 생체적합성이 뛰어난 지지체를 사용한 혈관 이식치료가 현재 가장 일반적인 치료 방법이다. 전기방사를 이용한 나노섬유를 통해서 혈관의 구조와 성분 및 기계적 특성을 쉽게 모사하여 제작할 수 있다는 장점 때문에, 전기방사를 이용한 인공 혈관 제작 연구가 활발하게 진행되어 왔다. 최근 연구에서 PCL과 콜라젠 용액을 전기방사하여 실제 혈관 내벽 외벽과 유사한 구조의 인공 혈관을 제작하여 대동물에서의 혈관 재생 효능을 확인한 연구가 보고되어 전기방사 기술을 이용한 인공 혈관의 임상 적용에 대한 가능성을 높였다(그림 21.4).

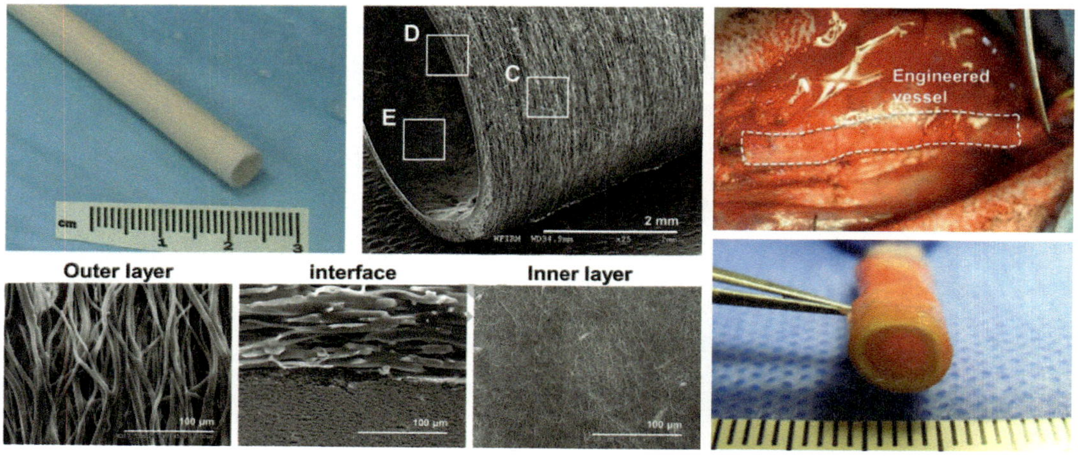

그림 21.4 전기방사를 이용한 혈관 재생 적용

3.4 전기방사의 신경 조직공학으로의 적용

신경조직 손상의 경우 말초신경계에서 미세한 손상의 경우 자가 재생이 가능하지만 더 큰 손상의 경우에는 다른 신체 신경조직을 일부 떼내어 이식하는 이식술이 현재의 잘 알려진 치료법이다. 하지만, 척수 신경조직의 손상의 경우 현재까지 신체 내에서 척수 손상을 자가 재생하지 못하며, 이식술을 진행한 후에도 신경을 완벽하게 회복하지 못하는 한계점이 있다. 이러한 광범위한 신경조직 손상의 치료를 위해서 전기방사를 이용하여 나노섬유의 배향 조절을 통한 신경조직의 신경돌기 모사 연구가 활발히 진행되고 있으며, 신경 조직을 모사한 나노섬유가 동물 실험에서 손상된 신경조직의 재생을 향상시켰다는 연구가 보고되고 있다. 한 연구에 따르면 전기방사된 나노섬유 지지체를 신경조직이 손상된 쥐 모델에 이식하였을 때, 무작위로 전기방사된 섬유의 방향성에 비해 섬유의 정렬된 방향성에 따라서 손상된 신경조직의 재생이 크게 향상되었으며, 신경 세포의 분화가 향상되었다는 것을 보고하였다(그림 21.5).

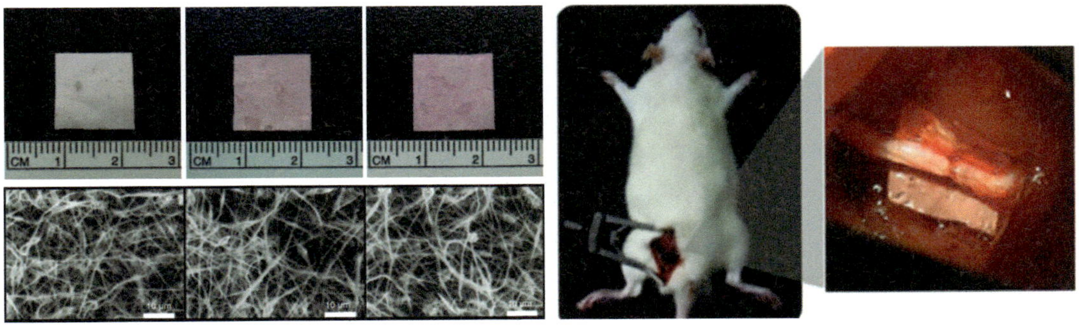

그림 21.5 전기방사를 이용한 신경 조직 재생 적용

참고문헌

[1] Reneker, D.H. & Chun, I. Nanometre diameter fibres of polymer, produced by electrospinning. Nanotechnology 7, 216 (1996).

[2] Frenot, A. & Chronakis, I.S. Polymer nanofibers assembled by electrospinning. Current opinion in colloid & interface science 8, 64–75 (2003).

[3] Sill, T.J. & Von Recum, H.A. Electrospinning : applications in drug delivery and tissue engineering. Biomaterials 29, 1989–2006 (2008).

[4] Bognitzki, M. et al. Nanostructured fibers via electrospinning. Advanced materials 13, 70–72 (2001).

[5] Agarwal, S., Wendorff, J.H. & Greiner, A. Use of electrospinning technique for biomedical applications. Polymer 49, 5603–5621 (2008).

[6] Matthews, J.A., Wnek, G.E., Simpson, D.G. & Bowlin, G.L. Electrospinning of collagen nanofibers. Biomacromolecules 3, 232–238 (2002).

[7] Ohkawa, K., Cha, D., Kim, H., Nishida, A. & Yamamoto, H. Electrospinning of chitosan. Macromolecular rapid communications 25, 1600–1605 (2004).

[8] Altman, G.H. et al. Silk-based biomaterials. Biomaterials 24, 401–416 (2003).

[9] Chen, C., Chuanbao, C., Xilan, M., Yin, T. & Hesun, Z. Preparation of non-woven mats from all-aqueous silk fibroin solution with electrospinning method. Polymer 47, 6322–6327 (2006).

[10] Pa, J.H. & Yu, T.L. Light scattering study of chitosan in acetic acid aqueous solutions. Macromolecular Chemistry and Physics 202, 985–991 (2001).

[11] Geng, X., Kwon, O.-H. & Jang, J. Electrospinning of chitosan dissolved in concentrated acetic acid solution. Biomaterials 26, 5427–5432 (2005).

[12] Dong, C. & Lv, Y. Application of collagen scaffold in tissue engineering : recent advances and new perspectives. Polymers 8, 42 (2016).

[13] How, T., Guidoin, R. & Young, S. Engineering design of vascular prostheses. Proceedings of the Institution of Mechanical Engineers, Part H : Journal of Engineering in Medicine 206, 61–71 (1992).

[14] Huang, L., Nagapudi, K., P. Apkarian, R. & Chaikof, E.L. Engineered collagen-PEO nanofibers and fabrics. Journal of biomaterials science, Polymer edition 12, 979–993 (2001).

[15] Rho, K.S. et al. Electrospinning of collagen nanofibers : effects on the behavior of normal human keratinocytes and early-stage wound healing. Biomaterials 27, 1452–1461 (2006).

[16] Campoccia, D. et al. Semisynthetic resorbable materials from hyaluronan esterification. Biomaterials 19, 2101–2127 (1998).

[17] Shu, X.Z., Liu, Y., Palumbo, F.S., Luo, Y. & Prestwich, G.D. In situ crosslinkable hyaluronan hydrogels for tissue engineering. Biomaterials 25, 1339–1348 (2004).

[18] Li, M. et al. Electrospun protein fibers as matrices for tissue engineering. Biomaterials 26, 5999–6008 (2005).

[19] Um, I.C., Fang, D., Hsiao, B.S., Okamoto, A. & Chu, B. Electro-spinning and electro-blowing of hyaluronic acid. Biomacromolecules 5, 1428–1436 (2004).

[20] Balakrishnan, B. & Jayakrishnan, A. Self-cross-linking biopolymers as injectable in situ forming biodegradable scaffolds. Biomaterials 26, 3941–3951 (2005).

[21] Ma, Z., He, W., Yong, T. & Ramakrishna, S. Grafting of gelatin on electrospun poly (caprolactone) nanofibers to improve endothelial cell spreading and proliferation and to control cell orientation. Tissue engineering 11, 1149–1158 (2005).

[22] Peretti, G.M. et al. A biomechanical analysis of an engineered cell-scaffold implant for cartilage repair. Annals of plastic surgery 46, 533-537 (2001).

[23] Underwood, S., Afoke, A., Brown, R., MacLeod, A. & Dunnill, P. The physical properties of a fibrillar fibronectin-fibrinogen material with potential use in tissue engineering. Bioprocess Engineering 20, 239-248 (1999).

[24] Underwood, S. et al. Wet extrusion of fibronectin-fibrinogen cables for application in tissue engineering. Biotechnology and bioengineering 73, 295-305 (2001).

[25] Pawlowski, K.J., Barnes, C.P., Boland, E.D., Wnek, G.E. & Bowlin, G.L. Biomedical nanoscience : electrospinning basic concepts, applications, and classroom demonstration. MRS Online Proceedings Library Archive 827 (2004).

[26] Kalantari, K., Afifi, A.M., Jahangirian, H. & Webster, T.J. Biomedical applications of chitosan electrospun nanofibers as a green polymer-Review. Carbohydrate polymers 207, 588-600 (2019).

[27] Chigome, S. & Torto, N. A review of opportunities for electrospun nanofibers in analytical chemistry. Analytica chimica acta 706, 25-36 (2011).

[28] Ding, J. et al. Electrospun polymer biomaterials. Progress in Polymer Science 90, 1-34 (2019).

[29] Venugopal, J., Zhang, Y. & Ramakrishna, S. Electrospun nanofibres : biomedical applications. Proceedings of the institution of mechanical engineers, Part N : Journal of nanoengineering and nanosystems 218, 35-45 (2004).

[30] Zafar, M. et al. Potential of electrospun nanofibers for biomedical and dental applications. Materials 9, 73 (2016).

[31] Bhattarai, N., Cha, D.I., Bhattarai, S.R., Khil, M.S. & Kim, H.Y. Biodegradable electrospun mat : Novel block copolymer of poly (p-dioxanone-co-l-lactide)-block-poly (ethylene glycol). Journal of Polymer Science Part B : Polymer Physics 41, 1955-1964 (2003).

[32] Bhattarai, S.R. et al. Novel biodegradable electrospun membrane : scaffold for tissue engineering. Biomaterials 25, 2595-2602 (2004).

[33] Sill, T. J., & Von Recum, H. A. (2008). Electrospinning : applications in drug delivery and tissue engineering. Biomaterials, 29(13), 1989-2006.

[34] Shin, S. H., Purevdorj, O., Castano, O., Planell, J. A., & Kim, H. W. (2012). A short review : Recent advances in electrospinning for bone tissue regeneration. Journal of tissue engineering, 3(1), 2041731412443530.

[35] Cheng, L., Cai, Z., Zhao, J., Wang, F., Lu, M., Deng, L., & Cui, W. (2020). Black phosphorus-based 2D materials for bone therapy. Bioactive Materials, 5(4), 1026-1043. (그림 1)

[36] Gu, J., Zhang, Q., Geng, M., Wang, W., Yang, J., Du, H., ... & He, C. (2021). Construction of nanofibrous scaffolds with interconnected perfusable microchannel networks for engineering of vascularized bone tissue. Bioactive materials, 6(10), 3254-3268.

[37] Wu, T., Ding, M., Shi, C., Qiao, Y., Wang, P., Qiao, R., ... & Zhong, J. (2020). Resorbable polymer electrospun nanofibers : History, shapes and application for tissue engineering. Chinese Chemical Letters, 31(3), 617-625.

[38] Dehghani, E. S., Ramakrishna, S. N., Spencer, N. D., & Benetti, E. M. (2018). Engineering Lubricious, Biopassive Polymer Brushes by Surface-Initiated, Controlled Radical Polymerization. Industrial & Engineering Chemistry Research, 57(13), 4600-4606.

[39] Xiao, Y., Shen, M., & Shi, X. (2018). Design of functional electrospun nanofibers for cancer cell capture applications. Journal of Materials Chemistry B, 6(10), 1420-1432.

[40] Ju, Y. M., Ahn, H., Arenas-Herrera, J., Kim, C., Abolbashari, M., Atala, A., ... & Lee, S. J. (2017). Electrospun vascular scaffold for cellularized small diameter blood vessels : A preclinical large animal study. Acta biomaterialia, 59, 58-67. (그림 4)

[41] Suzuki, K., Tanaka, H., Ebara, M., Uto, K., Matsuoka, H., Nishimoto, S., ... & Yoshikawa, H. (2017). Electrospun nanofiber sheets incorporating methylcobalamin promote nerve regeneration and functional recovery in a rat sciatic nerve crush injury model. Acta biomaterialia, 53, 250-259. (그림 5)

제22장

3D 프린팅 기술

이형진·김근형

1. 서론

3D 프린팅(3D printing)은 CAD(computer aided design)/CAM(computer aided manufacturing) 도면을 기반으로, 폴리머, 세라믹 등 특정 물질을 적층(layer-by-layer) 방법으로 연속적으로 쌓아 올려 3차원 형상 및 복잡한 구조물을 제작하기 위한 적층 가공(additive manufacturing, AM) 기술이다. (ISO/ASTM 52900 : 2015(ASTM F2792)-Additive manufacturing-General principles-Terminology).

이 적층 가공기술은 형상 및 구조물을 기계 가공 등을 통해 자르거나 깎는 절삭 가공(subtractive manufacturing, SM) 기술과 반대되는 개념으로, 1986년 Chuck Hull에 의해 처음 개발되었다. 3D 프린팅 기술은 제작하고자 하는 생산품에 맞추어 프린팅 방법 및 재료를 선택할 수 있으며, 설계된 데이터대로 제품을 생산할 수 있기 때문에 기존 제조 산업에서는 불가능했던 다품종 소량 생산이 가능하다. 또한, 제품 생산을 위해 주조 기법과 같은 전통적인 제조 방법에서 요구되는 별도의 금형 제작 및 후처리로 인한 추가 비용이 발생하지 않는다. 현재 열가소성 수지, 세라믹, 그래핀 기반 재료 및 금속 재료들을 이용하여, 인공 심장, 각막, 보석, 건축물, 로켓 엔진과 같은 첨단 산업과 관련된 제품을 생산하는데 사용될 뿐만 아니라, 식품 산업에도 응용할 수 있다. 이처럼 3D 프린팅 기술은 4차 산업혁

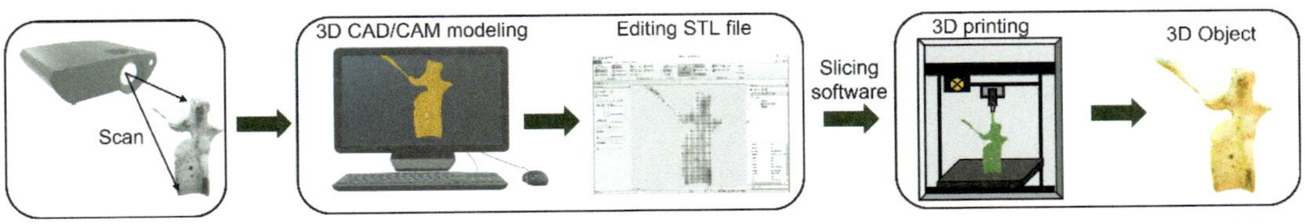

(a) 스캐너　(b) 컴퓨터 기반 모델링　(c) 3D 프린팅 및 제품 생산

그림 22.1 3D 프린팅 공정도

명의 주요 산업으로서 혁신적이며 다재 다능한 기술로 각광받고 있다. 3D 프린팅 기술의 산업적 응용은 제조 생산 속도를 높여 효율성을 개선할 수 있으며, 동시에 뛰어난 제조 공정과 품질 관리가 가능하고 글로벌 유통의 비용을 크게 절감시킬 수 있다. 현재 3D 프린팅 기술은 전 세계적으로 널리 사용되고 있으며, 농업, 자동차 산업, 의료 및 항공 우주 산업 분야에서 대량 맞춤화를 위한 오픈 소스 디자인 생산에 중점적으로 사용되고 있다. 그러나 3D 프린팅 기술이 혁신적인 기술임에도 불구하고 제조 산업에서 응용되는 데는 몇 가지 단점들이 있다. 예를 들어, 3D 프린팅 기술의 사용이 증가할수록 생산 제조의 노동력을 감소시켜 많은 수의 저 숙련 직업에 의존하는 국가의 경제에 영향을 미칠 수 있다. 또한, 3D 프린팅 기술을 이용하여 칼, 총과 같은 물체를 쉽게 인쇄할 수 있기 때문에 테러와 범죄에 쉽게 이용될 수 있다. 동시에, 정교한 제품을 쉽고 빠르게 제작할 수 있기 때문에 제품 위조를 통해 악용될 수 있다.

요약하자면, 3D 프린팅 기술은 수년에 걸쳐 비약적으로 발전해 왔으며 최근 몇 년 동안 전 세계의 많은 국가에서 첨단 산업의 핵심적인 제조 기술로 널리 사용되고 있다. 따라서 본 장에서는 3D 프린팅 기술의 종류 및 방법, 3D 프린팅 기술의 적용, 마지막으로 제조업에서 3D 프린팅 기술에 사용되는 소재에 대해 개괄적으로 설명하고자 한다.

2. 3D 프린팅의 종류

다양한 기능을 가진 3D 프린팅 기술들이 개발되었으며, ASTM 표준 F2792-12A에 따르면 3D 프린팅 기술은 바인딩 제트(binding jetting, BJ), 직접 에너지 증착(directed energy deposition, DEP), 재료 압출(material extrusion, ME), 재료 제트(material jetting MJ), 분말 베드 융합(powder bed fusion, PBF), 시트 라미네이션(sheet lamination, SL) 및 통 광중합(vat photopolymerization, VP)을 포함하여 총 7개 그룹으로 분류하고 있다. 제작하고자 하는 제품 또는 용도 목적에 따라 다양한 3D 프린팅 기술을 채택하여 사용할 수 있다.

2.1. 바인더 분사 방식(BJ, binder jetting)

바인더 분사 프린팅은 1993년 미국 메사추세츠공과대학(MIT)에서 "powder bed and inkjet head 3D printing"이라는 명칭으로 처음 개발된 기술이다. 잉크젯 헤드를 이용하여 베드 상의 분말재료에 액체 바인딩물질(경화제)을 선택적으로 분사하여 분말재료의 경화를 통해 한층 한층 구조를 형성시키는 방법이다. 출력되는 경화제의 방울 크기는 약 80 μm 이므로 높은 해상도로 복잡한 구조를 갖는 다양한 제품을 제작할 수 있다. 일반적으로 바인

표 22.1 ASTM의 대표적인 3D 프린팅 기술 방식

기술방식	원리	기술종류	재료
바인더 분사 방식 (Binder Jetting)	분말 소재 위에 액체 경화제를 분사하여 분말 재료 경화를 통해 구조체를 제작	CJP (Colorjet Printing)	금속, 폴리머, 세라믹
직접 에너지 용착 방식 (Direct Energy Deposition)	고출력 에너지원(레이저, 전자빔, 플라즈마 아크)을 이용하여 폴리머, 금속분말의 용융 결합을 통해 구조체를 제작	EMB (Electron Beam Melting), SLM (Selective Laser Melting)	금속(파우더), 와이어
소재 압출 방식 (Material Extrusion)	열가소성 필라멘트를 가열하여 노즐을 통해 연속적으로 출력하고 플레이트에 적층을 통해 구조체를 제작	FFF (Fused Filament Fabrication), FDM	폴리머
소재 분사 방식 (Material Jetting)	프린터헤드를 통해 광감응성 액체 원료를 분출시키고 자외선 경화를 통해 구조체를 제작	Polyjet (Photopolymer Jetting), MJP (Multi Jet Modeling)	폴리머, 왁스
분말 소결 방식 (Powder Bed Fusion)	분말형태의 소재를 베드 위에 일정한 양만큼 이송하여 고에너지빔(레이저, 전자빔)을 주사하며 선택적 조사 및 결합을 통해 구조체를 제작함	SLS (Selective Laser Sintering), DMLS (Direct Metal Laser Sintering), SLM (Selective Laser Melting), EBM (Election Bean Melting), SHS (Selective Heat Sintering)	금속, 폴리머, 세라믹
판재 적층 방식 (Sheet Lamination)	얇은 필름형태의 종이, 박판 수지나 금속을 열, 접착제 등으로 붙여가며 적층하여 구조체를 제작함.	LOM (Laminated Object Manufacturing), UAM (Ultrasonic Additive Manufacturing), SDL (Selective Deposits Layer)	종이, 금속, 플라스틱, 세라믹, 하이브리드
광중합 방식 (Vat Photopolymerization)	광경화성 수지에 UV를 조사하여 광중합 반응을 통해 선택적으로 경화하여 구조체를 제작	SLA(Stereolithography), DLP (Digital Light Processing), CLIP (Continuous Liquid Interface Production)	폴리머, 세라믹

더 분사에 사용되는 재료는 금속, 모래, 폴리머 및 세라믹 등 제작 용도에 따라 재료 선택의 폭이 넓다. 주로 프로토 타입 제작, 금형 제작 및 금속 부품 제조 등 다양한 용도로의 사용이 가능하며, 빌드 볼륨이 크고 별도의 서포트가 필요하지 않으며, 풀컬러 3D 프린팅이 가능하다. 또한, 다른 프린팅 기술에 비해 간단하고 빠르며 상대적으로 다른 방법보다 비용이 적게 든다. 그러나, 출력물의 강도가 약하기 때문에 후처리 공정이 반드시 필요하며, 특히

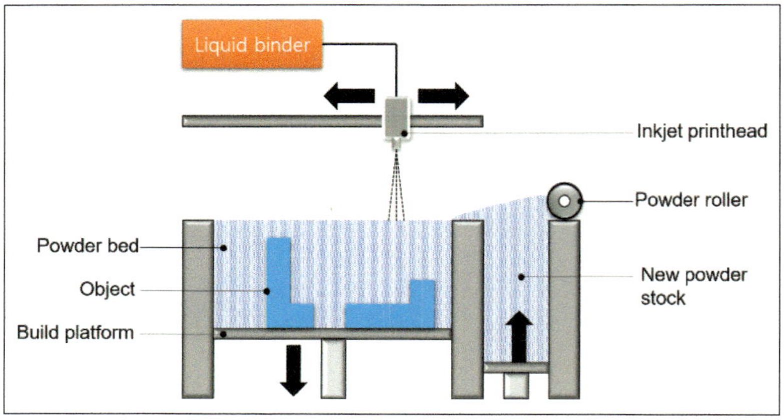

그림 22.2 바인더 분사 방식의 공정 모식도

금속 재료의 경우 소결공정과 치밀화 공정 등 숙련된 노동자가 필요하다.

2.2 직접 에너지 용착 방식(DED, directed energy deposition)

직접 에너지 용착 방식은 고출력 레이저, 전자빔, 플라즈마 아크와 같은 에너지를 이용하여 다양한 폴리머, 미세한 금속 및 합금 파우더를 선택적으로 녹여 붙이면서 적층하는 방식이다. 입자 구조를 고도로 제어하고 정밀한 형상을 제작할 수 있다. 에너지 용착 과정은 재료 압출(ME, material extrusion)방식과 공정이 유사하지만 노즐이 특정 축에 고정되지 않고 여러 방향으로 이동할 수 있다. 이 기술은 기능성 금속제품, 2종 합금제품의 제작이나, 밀리미터에서 미터 단위의 부품을 생산하거나 수리하는 데 사용할 수 있다. 레이저 증착 기술은 단일 시스템에서 확장 성과 다양한 기능을 제공할 수 있기 때문에 툴링, 운송, 항공 우주, 석유 및 가스 부문에서 인기를 얻고 있다. 그러나, 고출력의 레이저를 사용하기 때

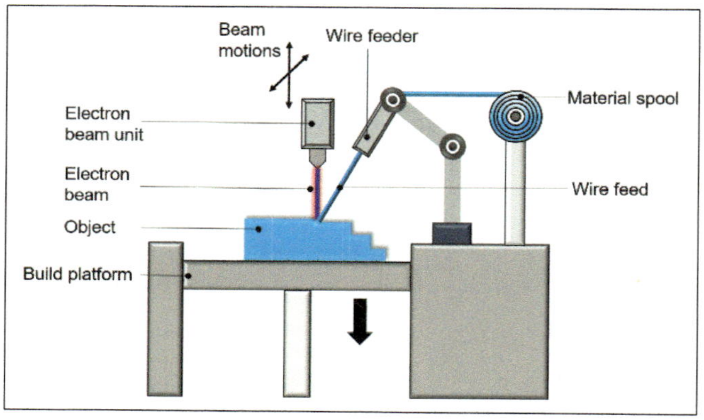

그림 22.3 직접 에너지 용착 방식의 공정 모식도

문에 비용이 많이 들며, 외부에 의한 영향을 많이 받는다. 또한, 모든 제품들이 완전히 보호가 가능한 체임버(chamber) 안에서 작업을 수행해야 한다.

2.3 소재 압출 방식(ME, materials extrusion)

소재 압출 기반 3D 프린팅 기술은 플라스틱 소재, 합성고분자, 천연고분자 또는 살아있는 세포 등 다양한 재료를 이용하여 프린팅 할 수 있다. 이 공정방법은 널리 사용되어 왔으며, 대표적인 기술로 FDM(fused deposition modeling)/FFF(fused filament fabrication)이 있다. FDM(fused deposition modeling)은 재료 압출 시스템의 첫 번째 예이다. FDM 소재 압출 방식은 가장 보편적인 3D 프린팅 방법으로 잘 알려져 있으며, 개인용으로도 가장 많이 사용되는 방식이다. 주로 열가소성 폴리머 필라멘트를 재료로 사용하며, 프린팅 헤드를 통해 필라멘트가 용융되고 노즐을 통해 재료가 출력되면서 프린터 플레이트에 적층되는 방식이다. 이 프린팅 방식은 폴리머 필라멘트의 열가소성 성질이 필수이며, 프린팅 중에 필라멘트가 서로 융합 및 증착 되고 실온에서 빠르게 굳는 원리를 통해 3차원 형상을 제작할 수 있다. 프린팅 공정 조건에서 필라멘트의 용융 온도, 압출 압력, 프린팅 속도는 프린팅된 형상물을 구성하는 필라멘트의 두께, 너비 및 방향 등을 조절할 수 있는 주요 공정 매개 변수이며, 이는 기계적 특성에 영향을 미칠 수 있다. 특히, 잘못된 프린팅 조건에 따른 층간 왜곡이 약한 기계적 특성의 주요 원인인 것으로 알려져 있다. FDM 방식은 저비용, 빠른 구조체 제작 및 공정의 편리함은 주요 장점이다. 그러나 약한 기계적 특성, 층별 왜곡, 열악한 표면 품질 및 제한된 열가소성 필라멘트 재료가 주요 단점이다.

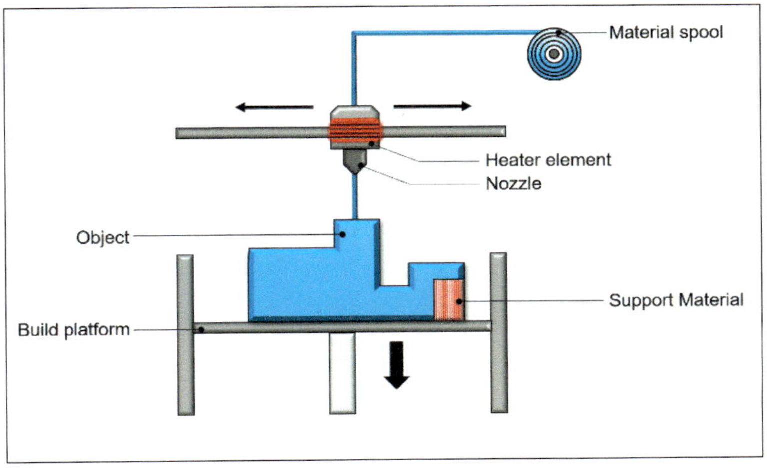

그림 22.4 소재 압출 방식의 공정 모식도

2.4 소재 분사 방식(MJ, materials jetting)

ASTM 표준에 따르면 재료 분사는 액체 재료를 한 방울씩 떨어뜨려 선택적으로 증착하는 3D 프린팅 공정이다. 재료 분사 공정은 프린트 헤드를 통해 응고되는 광감응성 재료를 분사하고 동시에 자외선(UV) 빛을 조사하여 층별로 구조체를 제작하는 방식이다. 동시에 재료 분사는 매우 매끄러운 표면 마감과 높은 치수 정확도를 가진 부품을 제작할 수 있다. 다중 재료 프린팅과 폴리머, 세라믹, 복합 재료, 생물학 및 하이브리드와 같은 다양한 재료를 재료 분사 방식을 통해 제작할 수 있다.

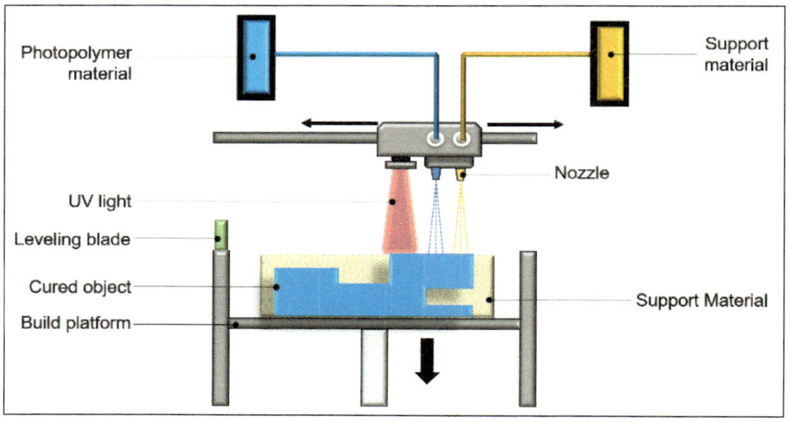

그림 22.5 소재 분사 방식의 공정 모식도

2.5 분말 소결 방식(PBF, power bed fusion)

PBF는 체임버 내의 소결 및 용융이 가능한 미세 파우더 재료를 롤링을 통해 평탄화 시킨 후 파우더의 녹는점보다 낮게 표면을 예열하고, 베드에 위치한 파우더에 레이저 또는 전자빔을 이용하여 파우더 부분을 선택적으로 용융 및 소결 시켜 파우더 입자들이 서로 융합되어 고체로 빠르게 응고가 되는 반복 공정 과정을 통해 3차원 형상을 제작하는 것이다. 또한, 후처리 과정으로 제작된 3차원 형상에 묻어 있는 과량의 파우더를 진공으로 제거하고 필요한 경우 코팅, 소결 또는 침투와 같은 추가 처리 및 세부 작업을 통해 구조체가 제작될 수 있다. 이 방법에서 부품의 밀도를 결정하는 파우더의 크기 및 분포도는 구조체 제작 효율성에 가장 중요한 요소이다. 대표적인 PBF 공정방법으로 SLA, SLM 및 EBM 공정이 있다. PBF 공정방식의 3D 프린팅 기술은 다공성의 복잡한 구조를 갖는 구조체 제작에 용이하며, 우수한 기계적 물성으로 인해 정형외과용 임플란트를 제작하는데 이용되어 왔으며, 현재 FDA 및 CE 인증을 받아 바이오 시장에서 판매가 이루어지고 있다.

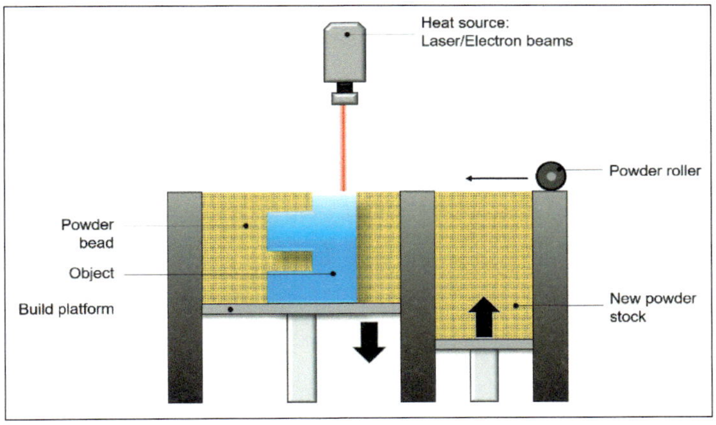

그림 22.6 분말 소결 방식의 공정 모식도

2.6 판재 적층 방식(SL, sheet lamination)

ASTM 정의에 따르면 시트 라미네이션은 재료에 얇은 필름 형태의 시트를 함께 결합하여 적층시키는 방법이다. 이 프로세스를 사용하는 3D 프린팅 기술의 예로는 LOM (laminated object manufacturing)과 UAM(초음파 적층 제조)이 있다. 이 공정의 장점은 시트 라미네이션으로 풀 컬러 인쇄를 할 수 있고 상대적으로 저렴하고 재료 취급이 쉬우며 제작 후 남은 재료를 재활용 할 수 있다. 그러나 다른 방식에 비해 상대적으로 산업 응용력이 떨어지기 때문에 소외된 프린팅 방식 중 하나이다.

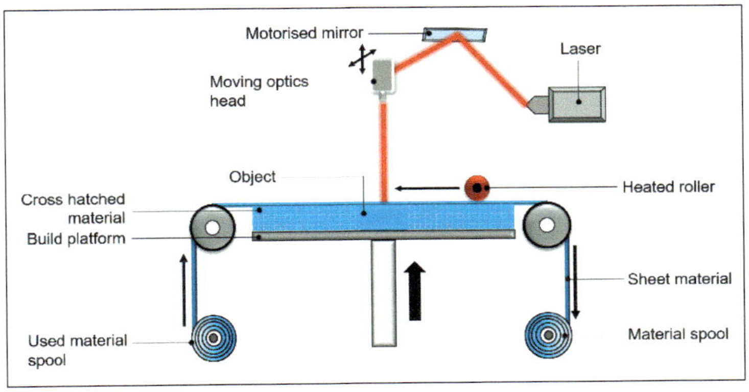

그림 22.7 판재 적층 방식의 공정 모식도

2.7 광중합 방식(VP, vat photopolymerization)

자주 사용되는 주요 3D 프린팅 기술로서, 광경화성 수지에 레이저, 광 또는 자외선(UV)을 사용하여 광 반응성 고분자 재료를 경화하여 한층 한층 적층시키는 것을 말한다. 광중합을 사용한 3D 프린팅 기술의 예로는 SLA(stereolithography apparatus)와 DLP(digital lighting process)가 있다. SLA 기술은 1986년에 개발된 최초의 적층 제조 방법으로서 주로 다양한 UV 활성 아크릴 계열의 액상 수지재료에 UV 또는 레이저를 조사하여 광중합 반응에 의해 구조체를 제작하는 3D 프린팅 기술이다. 프린팅 시 별도의 서포트 재료는 요구되지 않으며, 미 반응 액상 수지는 프린팅 완료 후 제거된다. 10 μm의 미세한 해상도로 고품질의 구조체를 제작할 수 있으며, 기계적 물성을 높이기 위해 열 또는 2차 광경화와 같은 후처리가 가능하다. 그러나, 고가의 장비와 유지 보수비가 많이 들며, 프린팅 속도가 상대적으로 느리고 프린팅 범위가 광범위하지 않고 제한적이다. DLP 기술은 출력하고자 하는 3차원 모델링의 단면 이미지를 순차적으로 UV 광을 조사하여 액상수지 재료의 광중합 반응에 의해 구조체가 제작되는 방식이다. SLA 방식과 유사하지만 구조체를 제작할 때 DLP 방식은 면(plane) 단위로 제작이 진행되고, SLA 방식은 점(point) 단위로 출력이 진행되는 차이점이 있다. DLP 프린팅 방법은 프린팅 시간이 짧고 높은 출력 및 정밀도가 장점이며, 간단한 후처리 공정을 이용하여 높은 기계적 강도를 포함한 구조체 제작이 가능하다. 그러나, 제작하고자 하는 구조체가 커질수록 해상도가 저하되면서 정밀도가 떨어진다.

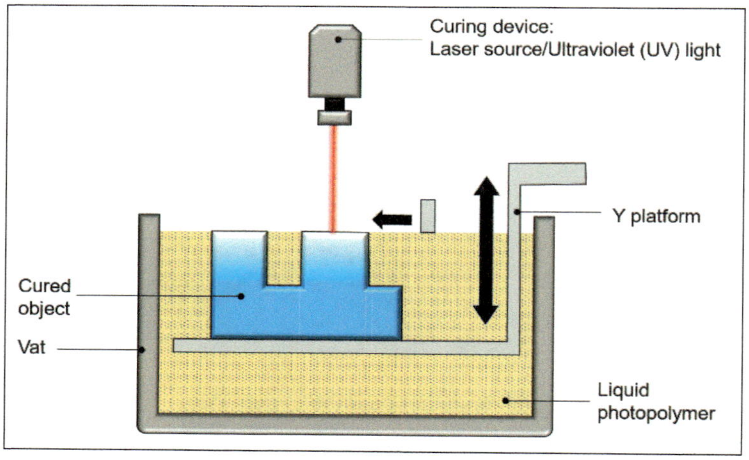

그림 22.8 광중합 방식의 공정 모식도

3. 3D 프린팅 재료

다른 제조 공정과 마찬가지로 3D 프린팅은 일관된 고품질의 제품을 제작하기 위해 고품질의 재료가 필요하다. 이를 위해서는 재료 공급 업체, 구매자 및 최종 사용자 간에 품질 및 재료에 대한 선택이 필수로 요구된다. 3D 프린팅 기술은 세라믹, 금속, 폴리머 및 하이브리드, 복합재료 또는 기능 등급 재료(FGM)의 형태로 이들의 조합을 포함한 광범위한 재료로 완전한 기능 및 신뢰성을 갖춘 부품을 생산할 수 있다.

3.1 금속(metal)

금속 소재는 물성이 우수한 장점으로 인해 3D 프린팅 기술을 이용하여 의료, 자동차, 항공 우주 부품까지 제조 산업에서 많은 관심을 받고 있다. 이 재료의 예로는 알루미늄 합금, 코발트 기반 합금, 니켈 기반 합금, 스테인리스 강 및 티타늄 합금 등이 있다. 코발트 기반 합금은 높은 비 강성, 탄력성, 높은 회수 능력, 연신율 및 열처리 조건을 가지고 있기 때문에 3D 프린팅을 이용한 치과 응용 분야에서 널리 사용되고 있다. 또한, 니켈 계 기반 합금은 내식성이 높고 열 저항 온도가 최대 1,200℃까지 견딜 수 있기 때문에 3D 프린팅을 이용한 항공 우주 부품을 생산하는데 이용할 수 있다. 마지막으로 티타늄 합금은 연성, 우수한 부식성, 내 산화성 및 저밀도와 같은 특성을 가지고 있기 때문에 항공 우주 부품 및 생물의학 산업에 두루 응용될 수 있다.

3.2 고분자(polymers)

3D 프린팅 기술은 프로토 타입에서부터 어려운 기하학적 구조 및 기능적 구조에 이르기까지 다양한 고분자를 이용한 구조체 제작 및 생산에 널리 사용되어 왔다. 주로 이용되는 고분자 재료들로는 폴리락트산(PLA, polylactic acid), ABS 수지(ABS resin ; acrylonitrile butadiene styrene copolymer), 폴리프로필렌(PP, polypropylene) 또는 폴리에틸렌(PE, polyethylene)과 같은 압출 열가소성 필라멘트들이며 이들을 이용하여 3D 프린팅된 구조체를 제작할 수 있다. 최근에는 폴리에테르에테르케톤(PEEK, polyether ether ketone) 및 폴레메틸메타아크릴레이트(PMMA, poly methyl methacrylate)와 같이 용융 온도가 매우 높은 열가소성 필라멘트들도 3D 프린팅 기술의 재료로 사용될 수 있다. 액체 상태 또는 저 용융점의 3D 프린팅 폴리머 재료는 저비용, 경량 및 가공 유연성으로 인해 바이오 의료용 3D 프린팅 산업에서 널리 사용되고 있으며, 대부분 생체재료 및 정형 외과용 임플란트와 같은 의료기기 제품 제작에 이용되고 있다.

3.3 세라믹(ceramics)

3D 프린팅 기술은 매개 변수의 최적화 및 재료의 우수한 기계적 특성 통해 큰 기공이나 균열없이 세라믹과 콘크리트 같은 재료를 사용하여 3D 프린팅 된 구조체를 생산할 수 있다. 세라믹은 기계적 물성이 강하고 내구성이 있으며 내화성 등의 특성을 갖는다. 또한, 경

화 전의 유동 상태는 거의 모든 기하학적 구조에 적용할 수 있으며 이는 미래 건축 산업, 치과 및 항공 우주 분야에 서 매우 유용한 물질로 각광받고 있다. 알루미나는 촉매, 흡착제, 마이크로 일렉트로닉스, 화학, 항공 우주 산업 및 기타 첨단 기술 산업을 포함하여 매우 광범위한 분야에서 응용할 수 있으며, 우수한 세라믹 재료로서 3D 프린팅 기술을 사용하여 소결 후 복잡한 형태의 구조물을 제작할 수 있다. 또한, 하이드록시아파타이트(HA, hydroxyapatite) 및 트리칼슘포스페이트(TCP, tricalcium phosphate)와 같은 인산칼슘계 생체 세라믹 재료를 이용하여 기계적 강도가 우수한 3D 프린팅 된 구조체를 제작할 수 있으며, 이는 뼈와 같은 인공적인 구조체를 제작하여 임상에 응용할 수도 있다.

3.4 복합 재료(composites)

뛰어난 기계적 물성, 경량 및 맞춤형 특성을 갖춘 복합 재료는 고성능/고기능 산업에 응용할 수 있다. 복합재료의 예로는 탄소섬유-강화 고분자 복합재와 유리섬유-강화 고분자 복합재가 있다. 탄소 섬유 강화 폴리머 복합 구조물은 높은 비 강성, 강도, 우수한 내식성 및 우수한 피로 성능으로 인해 항공기와 우주선 제조 산업에서 널리 사용된다. 유리 섬유 강화 폴리머 복합재는 열전도율이 높고 열팽창 계수가 상대적으로 낮기 때문에 3D 프린팅 응용 분야의 다양한 응용 분야에 널리 사용되고 있으며, 비용 효율성과 고성능으로 인해 큰 잠재력을 가지고 있다.

3.5 스마트 재료(smart materials)

지능형 재료 또는 반응형 재료라고도 하는 스마트 재료는 열, 습기, 자기장, 온도, pH, 또는 응력과 같은 외부 스트레스 영향을 받아 물체의 형상과 모양을 변형(자기조립 과정)할 수 있는 잠재력을 가진 재료이다. 스마트 재료는 4D 프린팅 재료로도 분류할 수 있으며, 재료의 예로는 형상 기억 합금과 형상 기억 폴리머 등이 있다. 스마트 재료를 사용하여 생산되는 3D 프린팅 구조체는 외부 요인의 영향을 받아 설계된 조건에 맞게 형태가 변형된다. 니켈-티타늄과 같은 형상 기억 합금은 생체 의학용 마이크로 로봇 장치 응용에 응용될 수 있다. 그러나, 니켈-티타늄을 사용하여 3D 프린팅된 구조체를 제작할 때 변형 온도, 미세구조 및 밀도의 재현성이 중요한 변수이다. 한편 Shape Memory Polymer(SMP)는 빛, 전기 열, 일부 화학 물질 등과 같은 자극에 반응하는 일종의 기능성 스마트 재료이다. 3D 프린팅 기술을 이용하면 복잡한 형상 기억 폴리머를 쉽고 편리하게 제작할 수 있다.

3.6 특수 재료(specials materials)

특수 재료의 예

- **식품(Food)** : 3D 프린팅 기술은 초콜릿, 고기, 사탕, 피자, 스파게티, 소스 등과 같은 식품 재료를 사용하여 원하는 모양과 형상을 가공하고 생성할 수 있다. 3D 프린팅된 식품은 고객이 원하는 재료의 영양과 맛을 조절 및 선택할 수 있기 때문에 건강한 식품을 생산할 수 있다.
- **직물(Textile)** : 3D 프린팅 기술은 패션 의류 산업에서 제품을 만들기 위한 시간, 포장 관련 비용 절감, 공급망 비용을 절감할 수 있다.

4. 3D 프린팅 기술의 응용 (applications of 3D printing in manufacturing technology)

4.1 항공 우주 분야(aerospace industry)

항공 우주 산업에서 3D 프린팅 기술은 우주라는 특수한 환경에서 최대한의 효율을 낼 수 있는 방편으로 떠오르고 있다. 3D 프린팅 기술을 사용하면 에너지와 자원을 효율적으로 줄이면서 복잡한 형상을 갖는 경량 부품을 제작할 수 있다. 또한, 항공 우주 부품 생산에 사용되는 재료를 줄일 수 있기 때문에 연료를 절약할 수 있으며, 엔진과 같은 일부 항공 우주 부품의 예비 부품을 생산하는 데에 널리 적용되어 왔다. 엔진 부품은 쉽게 손상되어 정기적으로 교체해야 하기 때문에 3D 프린팅 기술은 이러한 예비 부품 조달에 대한 좋은 솔루션이 될 수 있다. 특히, 항공 우주 산업에서 니켈 기반 합금은 인장 특성, 산화/내식 등 손상에 대한 내성으로 인해 더 선호되는데, 금속을 이용한 3D 프린팅 기술은 이러한 니켈 기반 합금 재료를 사용해 다양한 형상을 지닌 부품을 만들 수 있다.

4.2 자동차 산업 분야(automotive industry)

오늘날 3D 프린팅 기술은 새로운 형상을 설계, 개발 및 제조하는 과정을 단축시켜 우리 산업을 빠르게 변화시켰다. 특히 자동차 산업에서 3D 프린팅 기술은 새로운 디자인의 차체를 설계하고 제작하는데 드는 비용과 시간을 획기적으로 줄여 더 가벼우면서 유체 역학적이고 복잡한 구조를 보다 빠르게 개발하는 것이 가능하게 되었다. 한 예로, 미국의 Local Motors 사는 2014년에 최초의 3D 프린팅 전기 자동차를 제작했다. 해당 업체는 자동차뿐만 아니라 OLLI라는 무인, 전기, 재활용이 가능한 매우 스마트한 3D 프린팅 버스를 제작해

3D 프린팅 기술의 적용 범위를 넓혔다. 같은 미국의 포드 사는 3D 프린팅 기술 사용의 선두 주자이며 3D 프린팅 기술을 적용하여 프로토 타입 및 엔진 부품을 생산한다. 또한 BMW 사는 3D 프린팅 기술을 사용하여 자동차 테스트 및 조립을 위한 수공구를 생산한다. 한편, 2017년에 아우디 사는 같은 독일의 SLM Solutions Group AG 사와 협력하여 예비 부품 및 프로토 타입을 생산했다. 결과적으로 자동차 산업에서 3D 프린팅 기술을 사용함으로써 기업은 다양한 대안을 충분히 시도하고 개발 단계에서 작업을 완료하여 이상적이고 효과적으로 자동차 디자인을 진행할 수 있다.

4.3 식품 산업 분야(food industry)

3D 프린팅 기술은 일반 제조 산업뿐만 아니라 식품 산업에도 적용될 수 있다. 현재 운동선수, 어린이, 임산부, 환자 등 각각 다른 영양분 함량이 들어가는 특수한 식이 요구에 맞는 맞춤형 식품 개발에 대한 수요가 증가하고 있으며, 이는 불필요한 성분의 양을 줄이고 반대로 건강한 성분을 늘리는 등의 매우 세부적이면서도 창의적인 방식으로 진행되어야 하기 때문에, 3D 식품 프린팅 기술을 적용하는 경우가 증가하고 있다. 3D 식품 프린팅 기술은 CAD 기술을 사용한 3D 디자인 형상을 2차원의 층별로 적층하여 제조하는 3D 프린팅 기술을 사용하여, 특정 영양분을 포함한 재료를 혼합하여 다양한 모양으로 가공할 수 있어 설탕, 초콜릿, 퓌레와 같은 점성이 있는 재료나 파스타, 피자 및 크래커와 같은 단순한 형태의 식품을 사용하여 복잡하고 흥미로운 디자인과 모양을 가진 새로운 식품을 만들 수 있다.

3D 식품 프린팅 기술은 저렴한 비용으로 우수한 품질 관리가 가능한 고효율 에너지 기술이다. 또한 개인의 선호도와 필요에 따라 식품 맞춤화 프로세스를 조정할 수 있기 때문에 인류의 건강을 위해 큰 이익이 될 수 있다. 음식 재료 및 준비 과정이 소비자의 정보에 따라 자동으로 조정되도록 최적화 과정을 거치면 경우에 따라 운동 없이 운동 효과를 볼 수 있는 맞춤형 식단을 개발할 수도 있을 것이다.

4.4 건축, 건설 분야(architecture, building, and construction industry)

건설 산업에서도 3D 프린팅 기술을 사용하여 건물 전체를 인쇄하거나 건축 구성 요소를 만들 수 있으며, BIM(building information modeling, 건물 정보 모델링) 기술의 출현으로 더 향상된 방향으로 3D 프린팅 기술이 적용될 수 있다. 건물 정보 모델링은 건물의 기능적 및 물리적 특성을 디지털화해 3D 건물에 대한 정보와 지식을 공유할 수 있어 초기 구상에서 철거 전까지의 수명 주기동안 건물의 설계를 위한 신뢰할 수 있는 결정 소스를 형성할 수 있다. 이 혁신적이고 협력적인 기술은 건축 환경을 설계, 생성 및 유지하는 데에 보다 효율적인 방법을 지원할 수 있다.

3D 프린팅 기술을 통해 기업은 빠른 시간에 저렴한 비용으로 건물의 비주얼을 디자인하고 제작할 수 있을 뿐만 아니라 설계 실수에 의한 지연을 미리 방지하고 문제 영역을 정확히 찾아낼 수 있다. 동시에 3D 프린팅 기술을 통해 건설 엔지니어와 고객이 보다 효율적이고 명확하게 커뮤니케이션할 수 있다는 장점도 있다. 고객의 기대의 대부분은 아이디어에서 비롯되며 3D 프린팅을 사용하면 종이와 연필을 사용하는 오래된 방법에 비해 그 아이디어를 쉽게 시각화하여 나타낼 수 있다. 3D 프린팅 된 건물의 예로는 러시아의 Apis Cor Printed House와 암스테르담의 Canal House 등이 있다.

4.5 패션 분야(fabric and fashion industry)

3D 프린팅 기술이 소매 산업에 적용되면 3D 프린팅 신발, 보석류, 소비재 및 3D 프린팅 의류가 상품화되어 시장에 등장할 수도 있다. 패션과 3D 프린팅의 결합이 가장 이상적인 선택은 아닐 수 있지만 현재 전 세계적으로 꽤 일상적인 현실이 되고 있다. 예를 들어, 나이키, 뉴 발란스, 아디다스와 같은 대기업들은 3D 프린팅 신발의 대량 생산을 위해 노력하고 있다. 오늘날 3D 프린팅 된 신발은 운동 선수용 운동화 및 기형 발을 위한 맞춤형 신발 등으로 생산되고 있다.

또한 3D 프린팅 기술은 금형 없이도 모양을 만들 수 있어 패션 디자인의 창의적인 가능성을 확산시킬 수 있다. 패션 산업에서는 3D 프린팅 기술의 mesh 시스템을 사용하여 의상을 디자인하고 생산할 수 있으며 전통 직물용 장식품도 제작할 수 있다. 또한 3D 프린팅 기술의 적용은 패션 산업에 국한되지 않고 가죽 제품 및 액세서리 등 폭넓게 적용될 수도 있다.

소매 업체와 디자이너는 3D 프린팅 기술을 사용하여 패션 제품을 만드는 목적이 현재 이미 존재하는 제품을 복제하거나 대량 생산하는 것이 아니라, 각각의 고객에게 개인화되고 고유한 제품을 제공하여 제품 디자인을 개선하는 것이라고 생각한다. 이는 3D 프린팅 기술을 사용한 제품 개발의 장점인 주문 맞춤형 및 스타일링이라는 점과 맞아 떨어진다. 또한 3D 프린팅 기술은 빠른 시간에 소량의 제품을 제작하고 전달하여 공급망 비용을 줄일 수 있다는 장점이 있다.

4.6 전기 전자 분야(electric and electronic industry)

3D 프린팅이 과학, 기술 및 제조 분야에서 점점 더 다양하게 적용 가능해짐에 따라 제조업체는 가능한 모든 종류의 흥미로운 방식으로 그 잠재력을 실현시키고 있다. 오늘날 다양한 3D 프린팅 기술은 전도체를 3D 프린팅 장치에 내장하여 대량 맞춤화 및 적응형 설계를 통해 활성 전자 재료, 전극 및 장치와 같은 구조 전자 장치에 이미 광범위하게 사용되고 있다.

3D 프린팅 기술의 fused deposition modeling을 활용한 3D 전극의 생산 공정은 비용과 시간을 효율적으로 줄여 전극 재료를 대량 생산하기 위해 개발되었으며, 알루미늄, 구리 및 탄소 전극과 같은 상용 전극에 비해 3D 전극의 디자인과 표면적은 특정 응용 분야에 맞게 쉽게 주문 제작할 수 있다. 또한 3D 전극의 3D 프린팅 프로세스는 고도의 정밀도로 완전 자동화되어 8개 전극에 대한 프린팅 프로세스를 단 30분 만에 완료할 수 있다.

능동 전자 부품은 전기의 흐름 전하를 증폭하고 제어할 수 있는 모든 전자 장치 또는 부품이며, 전력을 생성할 수 있는 장치가 포함된다. 능동 전자 부품의 예로는 실리콘 제어 정류기, 트랜지스터, 다이오드, 연산 증폭기, 발광 다이오드(LED), 배터리 등이 있는데 이러한 구성 요소는 일반적으로 복잡한 기능으로 인해 수동 구성 요소에 사용되는 구성 요소에 비해 매우 정교한 제조 프로세스가 필요하다. 하지만 3D 프린팅 기술을 사용하면 이러한 정교한 프로세스를 간단하게 반복적으로 수행함으로써 제품 생산의 효율을 증가시킬 수 있다. 또한 다중 재료 프린팅 기술을 사용하면 전자 시스템의 효율성이 Industry Revolution 4.0에 채택되어 단 한 번의 프로세스로 더 혁신적인 디자인을 만들 수 있다. 이는 오늘날의 환경 오염 문제를 해결하기 위해 낮은 제조 비용, 우수한 안전성, 높은 신뢰성 및 신속한 생산을 갖춘 3D 프린팅 기술이 접목된 친환경 전자 장치 생산 기술의 개발의 필요성을 더욱 강조하게 한다.

4.7 의료 산업 분야(healthcare and medical industry)

3D 프린팅 기술은 3D 피부, 뼈 및 연골, 기타 대체 조직, 장기, 암 연구용 프린팅, 약물 및 제약 연구, 마지막으로 시각화, 교육 및 커뮤니케이션 등 다양한 의료 산업 분야에 적용되며 생체 의학 제품에 대한 3D 프린팅 기술의 장점은 다음과 같다.

① 3D 프린팅 기술은 저렴한 비용으로 피부의 자연스러운 구조를 복제할 수 있으며, 3D 프린팅 된 피부는 제약, 화장품 및 화학 제품을 테스트하는데 사용할 수 있다. 따라서 제품을 테스트하기 위해 동물 피부를 사용할 필요가 없으며, 인체와 유사한 피부조직으로 보다 정확한 결과를 얻을 수 있다.

② 3D 프린팅 기술은 연골과 뼈를 모사하여 외상이나 질병으로 인한 연골이나 뼈의 손상 부위를 대체할 수 있는 구조체를 제작할 수 있다. 이 치료 방법은 생체 내에 삽입하여 새로운 골조직을 생성하거나, 골조직의 유지 또는 기능 향상에 중점을 두기 때문에 자가 이식 및 동종 이식을 사용하는 것과는 다른 옵션이 될 수 있다.

③ 3D 프린팅 기술은 또한 조직 기능을 대체, 복원, 유지 또는 개선하는데 사용할 수 있으며, 3D 프린팅 기술로 생산된 대체 조직은 상호 연결된 기공 네트워크, 생체적합성, 생화학적으로 적절한 표면을 가지며 우수한 기계적 특성을 가지고 있다.

④ 3D 프린팅 기술은 질병, 사고 및 선천적 결함과 같은 심각한 문제로 인한 유사한 장기 손상을 치료하기 위한 대체 장기를 프린팅 하는 데에도 사용할 수 있다.
⑤ 3D 프린팅 기술은 고도로 제어 가능한 암 조직 모델을 제작할 수 있으며 암 연구를 가속화할 수 있는 큰 잠재력을 보여주며, 3D 프린팅 기술을 사용함으로써 환자는 보다 안정적이고 정확한 맞춤형 데이터를 얻을 수 있다.
⑥ 3D 프린팅 기술을 사용하여 약물이 포함된 구조체를 제작하여 약물의 방출 효율성을 높이는 구조를 디자인하여, 입자 크기와 용량을 정확하게 제어할 수 있으며, 높은 재현성과 복잡한 약물 방출 프로파일을 가진 구조체를 생산할 수 있다.
⑦ 3D 출력 모델은 학습 과정에서 신경 외과 의사가 수술 기술을 연습하는 데에도 사용될 수 있다. 3D 모델을 사용하면 정확도를 높일 수 있고, 임상 시술을 수행할 때 3D 모델은 실제 환자의 병리 상태를 시뮬레이션하기 때문에 외과 의사의 실습 교육 기회를 더 적은 비용과 낮은 위험도로 제공할 수 있다.

5. 조직공학을 위한 바이오프린팅 기술 (bioprnting technology for tissue engineering)

조직공학에서 3차원(3D) 프린팅은 인간의 조직 및 기관 구조를 해부학적으로 생체모방하기 위해 연구되고 있다. 현재 3D 세포 프린팅 기술은 3차원 공간에서 원하는 위치에 원하는 줄기 또는 조직 세포와 성장인자 등을 생체물질과 혼합하여 프린팅 할 수 있다. 그러나 기존의 3D 세포 프린팅에서 생체적합성, 생분해성 및 세포적합성을 특징으로 하는 하이드로겔 기반 바이오 잉크의 가공성, 프린팅 과정 중 세포 손상 및 다공성 3D 모양을 생성할 수 없는 것과 같은 몇 가지 문제점이 있다. 따라서 연구자들은 여러 기계적, 전기적 및 화학적 공학 기반 시스템을 이용하여 3D 세포 프린팅 기술에서 세포 생존 능력과 프린팅 능력을 향상시키려는 방법을 연구해 오고 있다. 여기에서는 기존의 세포 프린팅 방법의 장단점 및 이 단점을 극복하기 위한 새로운 세포 프린팅 공정 방법 등을 소개하고자 한다.

5.1 서론

3D Systems Co.의 공동 창업자인 Chuck Hull이 SLA(stereolithographic 3D printer)를 발명한 이후로 3D 프린팅은 조직공학 응용, 즉 3D 바이오프린팅 기술을 비롯한 다양한 산업 분야에 적용되고 있다. 이 기술은 인간의 조직 재생을 위한 3차원 구조체 제작에서 살아있는 세포가 포함되거나 포함되어 있지 않은 다양한 생체재료로 구성된 바이오 잉크를 프린팅하는 것을 포함한다. 바이오프린팅 공정 중 하나인 세포 프린팅 기술은 천연 및

합성고분자 기반 하이드로겔과 세포를 혼합하여 바이오 잉크를 제작하고 이를 3D 프린터에 접목시켜 원하는 위치에 세포를 균일하게 배치하여 3D 구조체를 제작할 수 있다. 최근에는 컴퓨터 기반 3D 프린팅 기술이 조직공학에 응용되고 있다. 이 개념은 CT 또는 MRI 이미지 데이터에서 해부학적으로 모델링된 환자 조직 및 기관을 3D 상호 연결된 다공성 구조로 프린팅하는 것이다. 이러한 시스템 개념을 이용하면 기반으로 귀, 혈관, 피부, 방광, 심장, 뼈, 간 등과 같은 인공 조직과 장기를 정확히 모사할 수 있다.

기존의 3D 프린팅 기술은 생체적합성 및 생분해성인 천연 또는 합성 고분자로 다공성 구조의 구조체를 프린팅하고 제작된 구조체에 일정량의 세포를 접종하는 방법이다. 그러나 이 기술은 구조체의 세포 생존력에 의존하기 때문에 상당히 수동적이었던 반면, 새로운 3D 세포 프린팅 방법은 구조체 내의 다양한 세포 유형의 양과 위치를 제어함으로써 보다 능동적일 수 있다. 세포 프린팅의 예로 잉크젯 프린터를 이용해 살아있는 세포를 포함하는 바이오 잉크를 50 μm 크기의 구조체로 프린팅할 수 있다. 프린팅된 세포가 포함된 바이오잉크 기반 구조체는 배양 시간 동안 세포 응집체가 형성되었으며, 이는 세포의 자가 조립 특성으로 인해 실제 조직과 유사한 구조를 보여주었다. 결과적으로 원하는 위치에 세포를 프린팅하고 배양함으로써 원하는 조직이나 기관을 제작할 수 있다. 이와 더불어 조직 재생을 위한 3D 세포 프린팅 기술은 크게 ① 레이저 보조, ② 잉크젯, ③ 압출 세포 프린팅의 세 가지 기술로 분류된다(표 22.2). 그러나 기존의 3D 세포 프린팅에서 생체적합성, 생분해성 및 세포적합성을 특징으로 하는 하이드로겔 기반 바이오 잉크의 가공성, 프린팅 과정 중 세포 손상 및 다공성 3D 모양을 생성할 수 없는 것과 같은 몇 가지 문제점이 있다. 따라서 연구자들은 여러 기계적, 전기적 및 화학적 공학 기반 시스템을 이용하여 3D 세포 프린팅 기술에서 세포 생존 능력과 프린팅 능력을 향상시키려는 방법을 연구해 오고 있다. 따라서 이 장에서는

표 22.2 일반적인 3차원 세포 프린팅 기술 및 장단점

기술	레이저 기반 프린팅	잉크젯 프린팅	미세 압출 프린팅
장점	단일 세포 조절 가능 노즐 필요 없음 높은 점도의 바이오 잉크 사용 높은 정밀성 및 정확성 빠른 겔화 속도	높은 세포 생존율 비접촉식 노즐 세포 패턴 조절 가능 다중세포 구조 가능 빠른 프린팅 속도 및 겔화 속도	높은 기계적 강도 짧은 제작 시간 다양한 종류와 점성을 갖는 바이오 잉크 프린팅 가능 사용 가능한 생체 적합한 재료가 많음
단점	낮은 기계적 강도 긴 제작 시간 레이저에서 발생하는 열에 의한 세포 손상 제작 후 구조 붕괴 가능	낮은 기계적 강도 및 구조적 안정성 긴 제작 시간 바이오 잉크의 점성 상한치가 낮음 반복성 비교적 없음 세포 응집 발생 노즐 구멍 막힘	노즐에서 발생하는 전단 응력 및 물리적 스트레스에 의한 낮은 세포 생존율 낮은 정확성 압출 압력 및 바이오 잉크 점성의 변화에 따른 세포 사멸 가능

기존의 세포 프린팅 방법의 장단점 및 이 단점을 극복하기 위한 새로운 세포 프린팅 공정 방법 등을 소개하고자 한다. 또한, 세포 프린팅 시스템은 하이드로겔 기반 바이오 잉크와 밀접한 관련이 있기 때문에 바이오 잉크에 대해서도 언급하고자 한다.

5.2 3D 세포 프린팅의 기술

5.2.1 레이저 보조 3D 세포 프린팅 기술(laser-assisted 3D cell printing technique)

레이저 보조 세포 프린팅 기술은 레이저를 직접적으로 사용하여 바이오 잉크를 패턴화하고 조립하는 3D 프린팅 방법이다. 고해상도, 고정확도 및 고정밀도로 세포가 함유된 바이오잉크를 인쇄하는 자동화 시스템이 특징이다. 레이저가 흡수층에 조사되면 주사 거울과 초점 렌즈를 x 및 y축으로 제어하여 바이오 잉크가 마이크로 크기로 증착된다. 이러한 마이크로 미세 노즐 없이 제작하는 방법은 압출 기반 3D 세포 프린팅 기술에서 자주 발견되는 세포 또는 재료의 막힘을 방지할 수 있다. 그러나 이러한 장점에도 불구하고 레이저 보조 세포 프린팅을 사용하여 3D 다공성 구조를 프린팅하는 것은 불가능하다. 그 이유는 상대적으로 낮은 유속으로 인해 구조체가 제작될 때 세포가 함유된 바이오 잉크의 기화 및 세포 오염 가능성이 크게 증가할 수 있다. 또한 레이저의 높은 열 에너지로 인해 세포 손상 또는 세포 생존율이 저하될 수 있다. 따라서 기존의 한계를 극복하기 위해 액적의 빠른 겔화 또는 바이오 페이퍼와 같은 기술의 통합이 활발히 시도되고 있다.

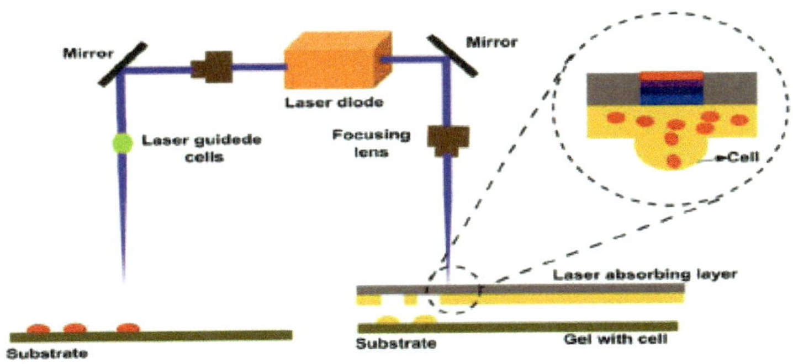

그림 22.9 레이저 보조 3D 세포 프린팅 기술

5.2.2 잉크젯 3D 세포 프린팅 기술(inkjet 3D cell printing technique)

3D 세포 프린팅의 초기 세대에서 잉크젯 세포 프린팅 기술은 기존 잉크젯 프린터를 개조하여 생체 물질을 3D 구조체로 프린팅하기 위해 설계되었다. 잉크젯 세포 프린터는 열, 압전 및 음파 액추에이터를 각각 사용하는 세 가지 일반적인 잉크젯 프린터 방법을 사용하여 프린터 헤드에 내장된 미세 방울을 프린팅하도록 설계되었다. 이 기술은 마이크로 규모 구

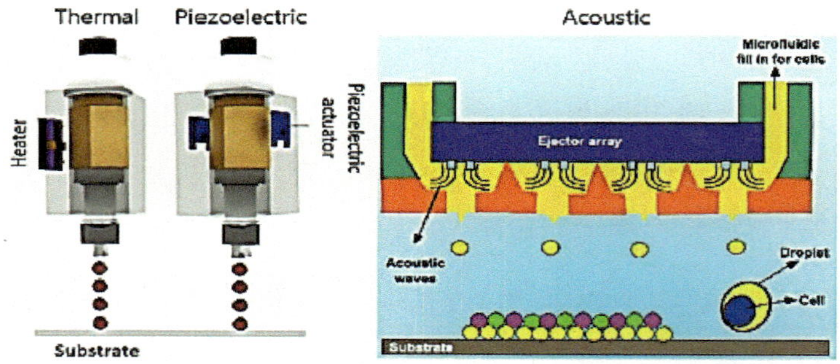

그림 22.10 잉크젯 3D 세포 프린팅 기술

조에서 높은 세포 생존 능력과 분해능으로 널리 사용되며, 접근성이 편리하며 저렴하다. 그러나 잉크젯 프린터는 비교적 낮은 세포의 밀도 사용 및 비교적 낮은 점도의 생체재료만 사용할 수 있기 때문에 3D 다공성 구조체를 제작하는 것이 매우 어렵다. 이러한 문제점을 극복하기 위해 프린팅 후 바이오 잉크의 가교법을 개발하는 등 다양한 방법들이 연구되고 있다. 잉크젯 3D 세포 인쇄는 해결되지 않은 문제가 있지만 광범위한 조직공학 응용 분야에서 다양한 도구가 될 것으로 예상된다.

5.2.3 미세 압출 기반 세포 인쇄(microextrusion-based cell printing)

미세 압출 기반 세포 포함 3D 프린팅에는 공압 또는 기계적 힘을 사용하여 미세 노즐을 통해 바이오 잉크를 압출하는 3D 구조체를 제작하는 시스템이다. 3D 프린팅에 대한 쉬운 접근성과 다양성으로 인해 가장 일반적으로 이용되는 세포 프린팅 방법이다. 미세 압출은 넓은 물성 범위에서 다양한 바이오 잉크를 사용하여 공정을 수행할 수 있으며, 특히 미세 압출에서의 바이오 잉크 점도는 다른 3D 세포 프린팅 방법보다 훨씬 높은 범위에서 이용된다. 이를 통해 미세 압출 공정의 주요 이점은 복잡한 3D 구조를 보다 쉽게 제작할 수 있으며, 고밀도로 세포를 프린팅할 수 있다. 미세 압출을 통한 3D 구조에서 조밀한 밀도의 세포를

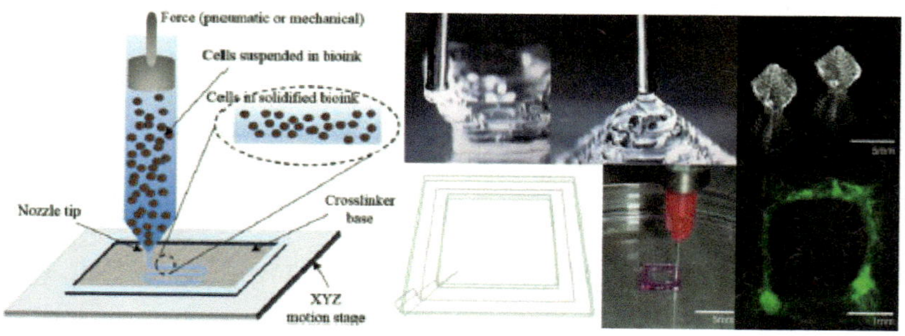

그림 22.11 미세 압출 기반 세포 프린팅 기술

사용하면 조직의 형성에 더 효과적일 수 있다. 그러나 이 공정은 마이크로 크기의 압출 노즐을 사용함으로써 인쇄 해상도가 상대적으로 낮고, 높은 점성의 바이오 잉크를 사용하기 때문에 노즐 내부에서의 벽 전단 응력(wall shear stress)으로 인한 세포 생존율이 상대적으로 낮다는 한계가 있다. 따라서 이러한 문제점을 극복하기 위해 높은 세포 생존율로 정밀한 인쇄물을 생성하는 미세 압출 프린팅 기술을 개발하기 위한 연구가 활발히 진행되고 있다.

5.3 변형된 세포 프린팅 기술(Modified Cell Printing Processes)

5.3.1 변형된 가교 공정을 사용한 3D 세포 프린팅(3D cell printing with modified crosslinking processes)

일반적으로 3D 세포 프린팅 공정은 천연고분자 하이드로겔 기반 바이오 잉크를 이용하기 때문에 기계적 물성을 유지 시켜줄 수 있는 가교 공정을 포함한다. 최근 알지네이트 기반 바이오 잉크의 낮은 기계적 물성 및 프린팅 가능성을 보완 및 제어하기 위해 에어로졸 가교 공정을 적용한 변형된 3D 세포 프린팅 기술이 소개되었다. 이 프린팅 기술은 알지네이트를 이용한 세포 프린팅 과정에서 염화칼슘($CaCl_2$) 용액의 에어로졸 분사를 통해 알지네이트 바이오 잉크의 표면을 경화시키고 이로 인해 높은 프린팅성을 유도하면서 세포가 포함된 3D 다공성 구조체를 제작할 수 있다. 또다른 방법으로 코어/쉘 이중 구조 노즐 및 흡수식 프린팅 스테이지를 이용한 세포 프린팅 기술이 소개되었다. 이 기술은 코어 노즐을 통해 알지네이트 기반 바이오 잉크를 압출하고, 쉘 노즐을 통해 $CaCl_2$ 용액을 동시에 압출하여 직접적으로 가교가 된 바이오 잉크를 토출할 수 있으며, 이와 동시에 흡수 스테이지에 의해 $CaCl_2$ 용액이 빠르게 흡수되어 가교용액의 독성에 의한 세포 생존율을 보존할 뿐만아니라 원하는 형상으로 효과적인 제어가 가능하기 때문에 3D 구조체를 쉽고 빠르게 제작할 수 있다.

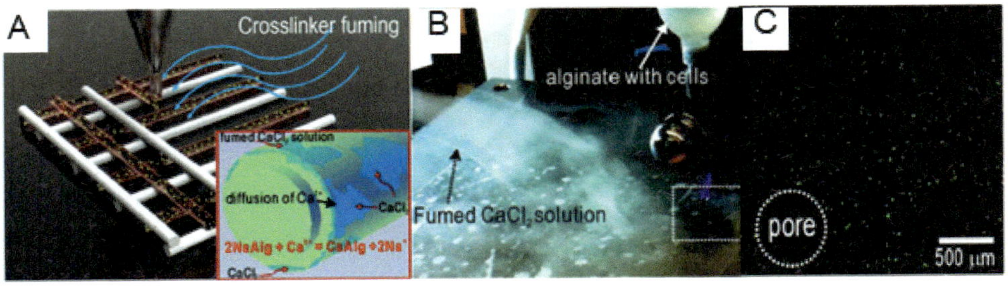

그림 22.12 (A) 에어로졸 가교 공정이 결합된 세포 프린팅 공정 모식도 (B) 실제 에어로졸 세포 프린팅 공정 사진 (C) 제작된 구조체의 살아있는 세포(녹색)/죽은 세포(빨간색) 형광현미경 사진

5.3.2 전기장 보조 3D 세포 프린팅(electric-field assisted 3D cell printing)

기존의 세포 프린팅 방법은 기계적 압출 방법인 공압을 주로 이용하여 세포가 포함된 구조체를 제작하였다. 그러나 이 방법들은 공압 및 높은 바이오 잉크의 점도에 의한 세포 생존율을 저하시키고, 비교적 수백 마이크로 단위의 두꺼운 구조를 제작할 수 밖에 없었다. 하지만 전기장 보조 3D 세포 프린팅 방법은 전기장을 보조로 이용하기 때문에 프린팅 시 전기력에 의한 바이오 잉크를 잡아당기는 힘으로 인해 구조체의 안정성과 해상도를 향상시켰으며, 가닥의 크기를 감소시킬 수 있었다. 또한, 비교적 낮은 압력으로 세포 프린팅이 가능하기 때문에 세포의 손상을 현저히 줄일 수 있었다. 그러나 높은 전기장을 사용할 경우 잠재적인 세포 손상이 발견되었으며, 실험 조건에서 인가 전압의 한계는 2 kV 미만으로 프린팅해야 한다.

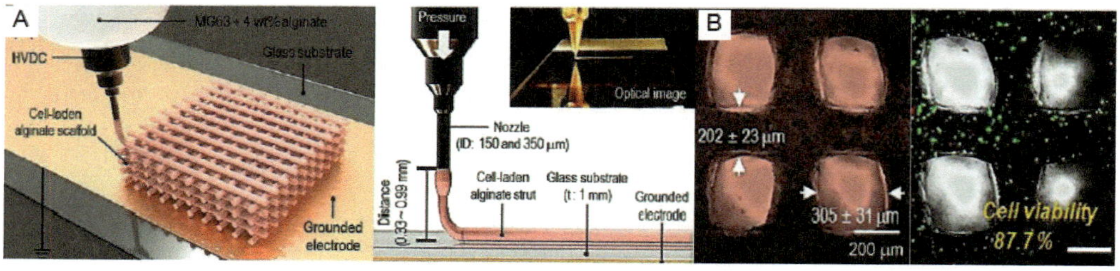

그림 22.13 (A) 전기장 보조 3D 세포 프린팅 공정 모식도 및 (B) 제작된 구조체의 광학 현미경 및 살아있는 세포(녹색)/죽은 세포(빨간색) 형광 현미경 사진

5.3.3 기계적으로 안정성이 포함된 3D 세포 포함 구조체 제작을 위한 하이브리드 시스템(hybrid systems for fabrication of mechanically stable 3D cell-laden structures)

기존의 3D 세포 프린팅 기술은 천연 고분자 기반 하이드로겔을 주 재료로 이용하기 때문에 제작된 구조체의 안정성 및 기계적인 강도가 매우 낮다. 이러한 문제점으로 인해 실제 의료 산업에 이용되는 것에 한계점이 있다. 이러한 문제점을 해결하기 위해 합성고분자를 프린팅 할 수 있는 용융 프린팅(melt-printing) 방법을 세포 프린팅 기술과 결합하여 견고한 프레임 또는 지지대를 제공함으로써 세포가 포함된 하이브리드 3D 구조체를 제작할 수 있다. 제작된 하이브리드 3D 구조체는 기계적 물성과 세포 활성이 향상되어 높은 기계적 강도를 요구하는 조직 재생에 적용할 수 있다. 하지만, 용융 프린팅에 의한 합성고분자 가닥과 접촉한 세포들은 프린팅 시 용융된 합성고분자의 높은 온도로 인해 비교적 낮은 세포 생존율을 보이는게 단점이다.

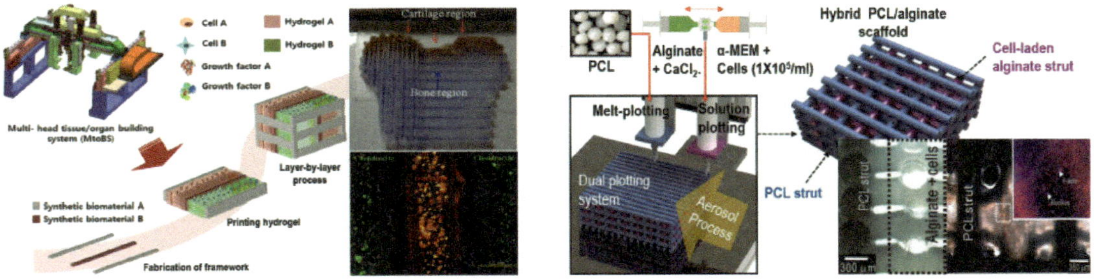

그림 22.14 하이브리드 시스템 공정 모식도 및 제작된 하이브리드 구조체 사진들

5.4 바이오 잉크

5.4.1 바이오 잉크의 정의

세포 프린팅에서 천연 및 합성 고분자 재료로 만든 하이드로겔은 주로 3D 세포 구조 제작에 이용된다. 바이오 잉크는 하이드로겔과 살아있는 세포의 혼합물로 정의되며 성공적인 인공 조직 제작을 위한 가장 중요한 필수 요소이다. 바이오 잉크는 ① 균일한 점도의 3D 가공성, ② 프린팅 후 3D 형상 유지를 가능하게 하는 물리적 및 화학적 가교 능력, ③ 높은 세포 생존을 지원하고 세포 증식 및 분화를 유도하는 세포 적합성, 및 ④ 분해된 폐기물의 배출을 위해 숙주에 이식된 후 생분해성이 요구된다. 현재 세포 프린팅에 가장 널리 사용되는 바이오 잉크 재료는 알지네이트, 콜라겐, 히알루론산, 젤라틴, 플루로닉 F127, 폴리에틸렌 글리콜 디메타아크릴레이트 등이다.

5.4.2 바이오 잉크 점도 및 가교 능력

위의 생체재료들로 바이오 잉크를 제작할 때 중요한 변수 중 하나는 점도이다. 점도는 재료의 농도로 정의되며, 바이오 잉크의 점도가 높을수록 인쇄성 및 인쇄 해상도를 높일 수 있다. 그러나 높은 압력에 의해 좁은 노즐에서 발생하는 심한 노즐 벽 전단응력으로 인해 세포 생존율이 저하될 수 있으며, 이는 고점도 바이오 잉크를 프린팅 하는데 고려해야 할 매우 중요한 변수 중 하나이다. 또한, 프린팅 후 제작된 구조체의 형상을 유지 또는 지지할 수 있는 가교 능력은 지지체의 강도와 강성, 그리고 세포에 대한 산소 및 영양 공급에 영향을 미치는 것으로 알려져 있다. 그러나 과도한 교차 결합은 세포 생존력을 감소시키고 새로운 조직의 형성을 방해할 수 있다. 따라서 충분한 프린팅 해상도로 3차원 적층 구조로 인쇄할 수 있는 적절한 점도와 가교 능력을 가진 기능성 바이오 잉크의 개발이 필수적이다.

5.4.3 3D 세포 인쇄 기술에서 바이오 잉크의 응용

바이오 잉크에 대한 연구는 재료의 조성에 따라 점도와 바이오 잉크의 가교 능력을 제어하는 공정 조건에 초점을 맞추고 있다. 3D 프린팅에서 바이오 잉크의 프린팅 가능성은 90% 이상의 높은 초기 세포 생존율, 세포 증식 및 분화를 촉진하고 유지하는 우수한 생체 적합성뿐만 아니라 3D 다공성 구조체 제작을 위해 매우 중요한 요소이다. 따라서 다양한 하이드로겔로 구성된 바이오 잉크에 대한 연구가 활발히 진행되어 3D 세포 프린팅 기술로 다양한 세포를 재생하는 데 적용되었다(표 22.3). 피브린 바이오 잉크는 분해성 제어, 세포 활성 향상, 가장 중요한 점으로 빠른 겔화 및 조절 가능한 점도성으로 인해 레이저 보조 3D 세포 프린팅 및 잉크젯 3D 세포 프린팅에 기술에 널리 사용되었다. 또한 피브린 바이오 잉크는 정제를 통해 혈액에서 쉽게 얻을 수 있으며 초기 세포 부착을 돕는 세포 친화력을 제공한다. 알지네이트는 가격이 저렴하고 점도 조절이 용이하여 미세 압출 기반 3D 세포 프린팅에 가장 널리 사용되는 재료이다. 또한 생체적합성이 우수하고 독성이 낮으며 칼슘 이온 용액에서 빠르게 가교되기 때문에 안정적인 3차원 구조를 제작할 수 있다. 이러한 장점에도 불구하고 알지네이트 자체는 세포 부착이나 활성을 유도하는 생리활성 인자가 부족하

표 22.3 세포 프린팅에 사용되는 바이오 잉크의 재료 종류 및 세포

기술명	재료	세포 종류	가교 방식
레이저 기반 프린팅	피브린	내피세포/간엽줄기세포	–
		평활근 세포	–
잉크젯 프린팅	피브린	근육기반 줄기세포	–
		간엽 피부세포/근육세포	–
		신경 전구세포/피질세포	단백질 가수 분해
		신경 줄기세포	–
	콜라겐	표피 각질형성세포/진피세포	중탄산나트륨
미세 압출 프린팅	히알루론산	대동맥 판막 중간 세포	메타크릴레이티드 젤라틴
	젤라틴/알지네이트	대동맥근정맥동 평활근 세포	염화칼슘
	RGD-알지네이트	심근 간세포	염화칼슘
	알지네이트/PEO	근육세포	염화칼슘
		조골세포 유사세포	염화칼슘
	알지네이트	골수 기질 세포	–
	피브린	내피세포	염화칼슘
	아가로스	평활근 세포/피부세포	–
		슈반세포	–
	콜라겐	심장세포/내피세포	–
		지방줄기세포	염화칼슘

기 때문에, 콜라겐 기반 바이오 잉크를 이용하여 3D 프린팅에 접목되고 있디만, 불안정한 3D 구조와 낮은 가공 능력으로 인해 3D 다공성 구조체 제작이 매우 어렵다. 그러나 에어로졸 시스템 및 다양한 가교 시스템과 같은 변형된 3D 세포 프린팅 기술은 알지네이트 및 콜라겐 바이오 잉크의 가공성을 높여줌으로써 3D 다공성 구조체로 제작할 수 있다.

6. 결론

3D 프린팅 기술의 도입 이후, 3D 세포 프린팅에 대한 연구와 응용은 인체의 손상된 조직을 효율적으로 교체하거나 복구할 수 있는 조직공학적 3D 구조의 설계와 제작에 중점을 두거나 노력해 왔다. 만약, 이러한 기술들이 가능하다면 맞춤형 인공 조직 구조체를 신속하게 제작하여 환자에게 즉각적인 치료 서비스를 제공할 수 있다. 이러한 통합 의료 서비스 과정에는 환자의 손상된 병변의 스캔, 환자의 세포 추출, 3D 세포 프린팅을 통한 구조체 제작 및 배양 및 이를 통한 이식 수술이 포함될 수 있다. 그러나 이처럼 새로운 임상 시스템을 구현하려면 현재의 세포 프린팅 과정에서 문제가 되는 천연 고분자 구조체의 낮은 기계적 특성 및 프린팅 과정 중 세포 손상 없이 제작할 수 있는 프린팅 가능성, 복잡한 인체의 해부학적 구조 모사, 혈관화 등의 문제점들을 해결해야만 한다. 특히 3차원 다세포 복합 장기 구조의 제작 및 배양은 조직공학의 궁극적인 목표를 달성하기 위한 필수 단계이다. 이러한 어려움에도 불구하고 현재 조직공학을 위한 연구와 협업이 활발히 진행되고 있어 인체 장기 제작 기술의 완성이 예상보다 가까운 미래에 이루어질 수 있다고 생각된다.

참고문헌

[1] Berman, B ; 3-D printing : the new industrial revolution. Bus Horiz 2012, 55 (2), 155-62.

[2] ISO/PRF 17296-1, Additive manufacturing -General principles- Part 1 : Terminology, 2015.

[3] Awad, R. H. ; Habash, S. A. ; Hansen, C. J., Chapter 2 - 3D Printing Methods, 3D Printing Applications in Cardiovascular Medicine 2018, 11-32.

[4] Holzmann, P. ; Breitenecker, R. J. ; Soomro, A. A.. ; Erich, J. S., User entrepreneur business models in 3D printing, Journal of Manufacturing Technology Management, 2017, 28 (1), 75-94.

[5] Lee, H. ; Koo, Y. W. ; Yeo, M. Kim, S. H. ; Kim, G. H., Recent cell printing systems for tissue engineering, International Journal of Bioprinting 2017, 3 (1), 27-41.

제23장

3D 바이오프린팅 기술

선우훈·이주오·정종훈

1. 서론

현재 바이오 조직공학 분야 에서는 임상 적용을 위한 기증된 장기의 부족 및 장기의 가용성이 제한되어 있기 때문에 인공조직에 점점 더 많은 관심을 보이고 있지만 임상 적용을 위해 실제 조직과 유사한 인공조직을 제작하기 위해서는 아직 많은 도전과제가 있다[1]. 3 차원(3D) 바이오프린팅이라고 알려진 기술은 세포가 담지되어 있는 하이드로겔 바이오 잉크를 층별로 증착시켜 3차원의 조직을 인쇄하는 적층 제조 기술이며, 현대 기술의 발전으로 인하여 복잡한 복합 생체 조직을 구성하는 여러 어려움들을 해결할 수 있는 가능성들을 보여주고 있다. 3D 프린팅 기술, 세포 생물학 및 재료 과학 분야에서 잉크젯 바이오프린팅, 압출 바이오프린팅 및 스테레오리소그래픽 3D 바이오프린팅은 일반적인 바이오프린팅 방법이다[2]. 잉크젯 인쇄는 속도와 해상도가 빠르다는 장점이 있으나 고점도 솔루션을 인쇄하는 것은 쉽지 않다. 반면 압출 인쇄는 인쇄 해상도가 낮지만 섬유의 연속 압출과 상대적으로 높은 기계적 무결성으로 인해 이 방법으로 3D 구조를 제작하는 것이 더 쉽다는 장점이 있다. 스테레오리소그래피 3D 바이오프린팅은 인쇄 재료를 준비하기 어렵고 여러 유형의 세포를 인쇄할 수 없기 때문에 앞서 설명한 두 가지 방법에 비해 일반적으로 사용되지 않지만 노즐 막힘 문제를 피하고 인쇄된 세포의 높은 생존력을 얻을 수 있다[3]. 세포, 생체 재료 및 생체 인자는 구조물을 구축하기 위한 3D 바이오프린팅의 기본 구성 요소이다. 복잡한 구조를 정밀하게 제작할 수 있는 능력으로 인해 3D 바이오프린팅은 질병 발생 또는 조직/장기 대체 연구를 위한 생체구조를 모방할 수 있는 잠재력이 있다.

조직공학을 위한 3D 바이오프린팅 분야의 주요 과제는 바이오 잉크[4]로 알려진 인쇄 가능한 재료들과 관련 있다. 생체내의 복잡한 구조를 모방하기 위해서는 특정 요구 사항을 충족할 수 있어야 하는데, 3D 바이오프린팅에 적합한 재료는 인쇄성, 기계적 강도 및 생체적합성과 같은 특성을 가져야 한다. 현재 사용되는 바이오 잉크는 천연 및 합성 고분자를 기반으로 이루어져 있다[5]. 폴리카프로락톤(PCL), poly-L-lactic acid(PLA) 및 poly(lactic-co-glycolic acid)과 같이 일반적으로 3D printing용 잉크로 사용되는 합성 재료는 특정 조건에서 변형이 쉬어 인쇄성이 높고, 높은 기계적 강도를 가지고 있지만 생체적합성의 불량, 낮은 세포 부착능[6], 독성 분해 산물, 바이오 잉크를 사용하는데 필요한 높은 인쇄 온도와 유기 용매로 인해 세포를 캡슐화 하기가 어렵다. 반면 젤라틴, 알지네이트, 실크, 히알루론산 등과 같은 천연 물질은 합성고분자에 비하여 생체적합성이 높고 세포를 더 쉽게 부착시킬 수 있지만, 대부분의 경우 적절한 기계적 강도가 부족하여 구조적 안정성이 떨어지고, 열화 정도를 제어하기가 쉽지 않다[7]. 현재 3D 바이오프린팅에 적합한 재료들이 제한되어 있어 어려움이 있지만 바이오프린팅의 특성에 맞는 많은 바이오 잉크들이 개발되고 있는 추세이다.

2. 바이오 잉크들의 기능들

2.1 스캐폴드의 이상적 특징

재료의 특성과 생성된 구조의 특성은 표적 조직 또는 기관에 원하는 결과를 얻는데 가장 중요한 요소이다. 현재 모든 면에서 완벽한 바이오 잉크는 없기 때문에 특정 요구에 맞는 특성을 가지는 바이오 잉크를 개발하는 것은 한계를 극복하는 실용적인 방법이다. 인체의

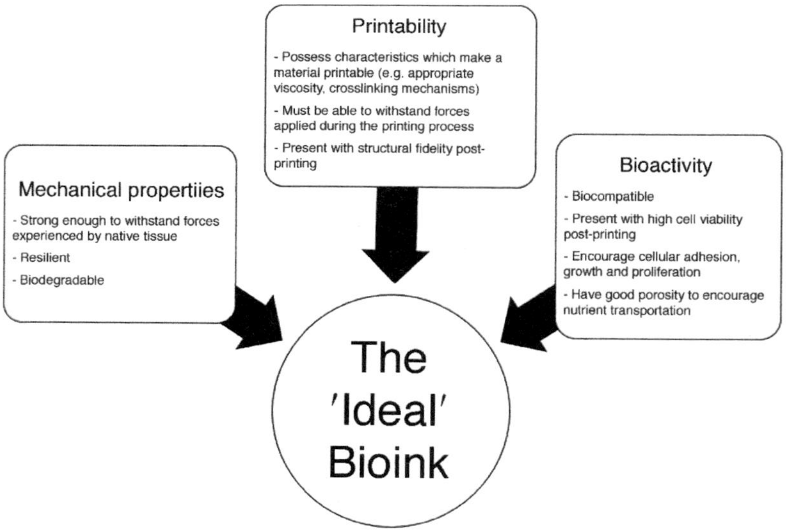

그림 23.1 바이오 잉크의 이상적인 특징

복잡성으로 인해 구조학 및 생리학적 요구 사항[8]과 관련하여 여러 조직이나 기관마다 다르기 때문에 재료의 선택은 이러한 요구 사항에 따라 달라지며 필요에 따라 조정되어야 한다. 다양한 기능화 방법의 결과는 기계적 특성, 인쇄 가능성, 생체적합성 및 생체 활성을 최적화하는데 중점을 두고 설명되어 있다(그림 23.1).

2.2 기계적 강도와 특성들

3D 프린팅을 위해 폴리머에서 원하는 특성을 얻기 위한 연구에서 여러 가지 화학적 반응을 통해 기계적 성질을 개선하는 방법들이 개발되어 왔으며, 이러한 방법 중 하나는 메타크릴레이트 그룹을 이용하는 것이다. 불포화 메타크릴레이트 그룹[9]을 갖는 폴리머[예 : 젤라틴, 히알루론산 및 폴리(hydroxymethylglycolide-co-ε-caprolactone)]의 광중합 반응은[10] 보다 기계적으로 안정한 구조를 형성하는 폴리머를 생성한다[11]. 메타크릴레이트의 농도 증가[14]는 다양한 물리적 변형 수준의 정도를 측정할 때 구조물[12]의 강성과 압축 모듈러스와 깊게 연관이 있는데[11, 13], 광경화 공정 중 메타크릴레이트 폴리머들이 서로 결합을 하면서 기계적 강도가 개선되거나, 강화 열가소성 물질이 하이드로겔에 공유결합하는 방식으로[14, 15] 바이오 잉크를 제조하여 기계적 강도를 개선시키고 온도 조절 플랫폼에 증착될 때 구조물의 즉각적인 응고를 가능하게 한다[14].

한 연구에서는 다양한 하이드로겔(agarose, alginate, gelatin methacrylamide)과 각각의 평형 계수를 비교하여 관절 및 섬유 연골을 3D 프린팅 할 수 있는 바이오 잉크를 개발하였다. 결과는 연구된 중합체의 평형 계수가 인간 연골의 표준값에 비하여 열등한 값을 보였지만 PCL을 혼합하여 마이크로 섬유의 기계적 강도를 개선하면서 평형 계수를 향상시켰다. 또한 3D 프린팅 된 구조에서 기계적 특성은 필라멘트간의 간격이나, 노즐 직경 및 중합체의 분자량 등에 따라 달라질 수 있다[16]. 열가소성 섬유를 사용하는 또 다른 방법은 열가소성 섬유와 하이드로겔의 교번 증착을 통해 구조물을 생산하는 것이며, 이 공정은 섬유 간격, 두께 및 방향과 같은 특성을 변경하여 조정할 수 있다[16, 17].

가교를 둘러싼 조건을 통하여 기계적 강도를 제어하는 방법도 있는데, 광중합에 사용되는 UV 노출은 하이드로겔[9]의 강성과 팽창정도를 제어하는데 사용할 수 있으며, 더 오래 노출되면 구조가 더 단단해지고 분해 속도가 느려진다[18]. 또한 UV에 노출시키기전 겔을 형성시키면 솔루션 상태에서 UV에 노출시킨 그룹보다 기계적 강도가 향상되었다는 연구가 보고된 바 있다[9]. 낮은 온도는 가교 과정을 늦추고 개선된 기계적 특성을 가진 3차원 구조를 형성할 수 있다. 가교제 농도와 가교 밀도의 증가[19]는 높은 비율의 가교를 유도하여 구조적 무결성[21]과 기계적 특성[20]을 향상시키는 것으로 보고되었다. 가교제 자체도 스캐폴드의 기계적 특성에 중요한 역할을 하는데 글루타르알데히드는 콜라겐 기반 스캐폴드의 가교제로 사용될 때 안정성과 기계적 강도를 향상시키는 것으로 나타났으며 농도가 증가함에 따라 분해 거동이 현저하게 감소하는 것으로 알려졌다. 그러나 글루타르알데히드는 또한 스캐폴드의 유연성을 감소시키고 농도가 증가함에 따라 스캐폴드의 강성을 급격하게 증가시키는 것으로 입증되었다[21]. 생체 활성 유리는 인상적인 생체 활성 특성을 가지고 있으며 알지네이트와 함께 사용하면 가교제 역할을 할 수 있다. 알지네이트는 생체 활성 유리에서 제공하는 Ca^{2+}를 통해 자가 가교 결합하고 인상적인 압축 강도와 생체 활성을 가진 구조물을 생성한다[22]. 이처럼 기능성 가교 결합제는 기계적 특성을 향상시키는 흥미로운 방법을 제공한다.

상호 침투 네트워크는 각 재료의 특성을 결합하여 기계적 강도를 높이기 위해 사용되었으며[19], 반대 기계적 특성을 가진 재료로 구성된 특수 상호 침투 네트워크인 '이중 네트워크'[23]를 활용하여 파괴 응력과 재질 인성 특성을 개선하였다. 예를 들어 첫 번째 단단하고 부서지기 쉬운 네트워크를 형성한 다음 두 번째 폴리머를 첫 번째 네트워크로 확산시키고 이를 광 가교시켜 두 번째 부드럽고 연성 네트워크를 형성하는 방식이다. 따라서 초기 강성 네트워크는 재료 전체의 응력을 형성하는 반면 두 번째 네트워크는 파손을 방지하는 공정이라 할 수 있다[11]. 상호 연결이 없는 이중 네트워크는 상호 연결이 있는 경우보다 더 강하다고 알려져 있다[24]. 다중 가교 메커니즘의 활용은 또한 기계적 강도의 증가에 크게 기여한다. 열 반응성 폴리머는 일단 증착되면 빠른 물리적 가교를 거쳐[25] 초기 형상 충실도를 보이는데[26], 그 후 폴리머는 추가 된 네트워크 안정성을 촉진하는 광중합을 통해 공유 가교 형성이 이루어진다[14]. 이것의 흥미로운 예는 자연 환경을 모방한 탈세포(decellularized) 세포외기질(dECM) 바이오 잉크가 있다[27]. 생체적합성 광 가교제인 비타민 B_2(리보플라빈)를 추가하여 공유 가교를 통해 기계적 특성을 개선하였다[28]. 이 연구는 또한 열적으로 유

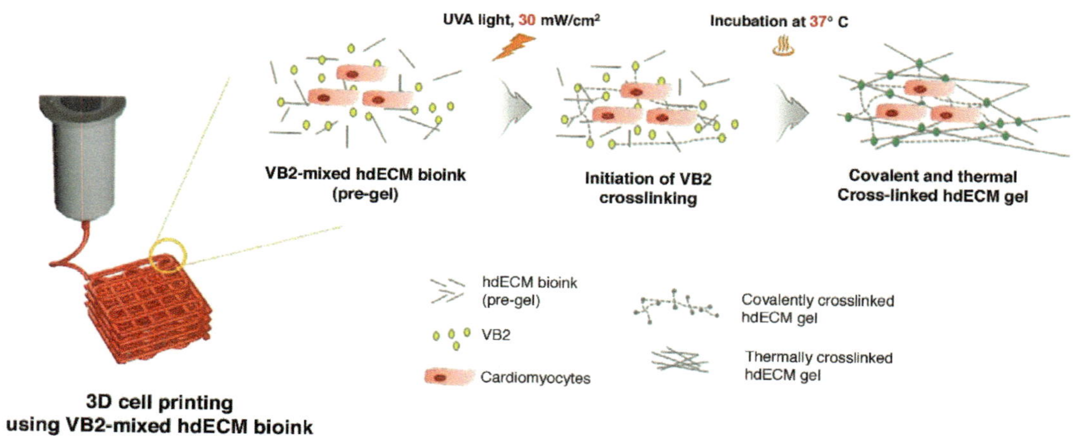

그림 23.2 비타민 B_2 유도 공유 가교 및 열 가교의 동시 가교를 적용하는 2단계 가교 메커니즘의 개략도 [30]

발된 콜라겐 섬유 형성[29]을 통해 추가적인 물리적 가교를 구현함으로써 이중 메커니즘을 사용했으며, 이 이중 가교는 단일 가교 구조보다 우수한 안정적인 저장 모듈러스 특성을 보인다. 또한 비타민 B_2의 증가는 구조물의 강성을 감소시켜 각 가교 단계가 전반적인 기계적 프로파일에 기여하고 구조물이 필요에 따라 맞춤화 될 수 있음을 보여준다[30](그림 23.2).

일부 가교제는 폴리머를 부분적으로 가교하기 때문에 이러한 물질의 분해 속도는 임상 적용하기에 여전히 어려움이 있다. 따라서 2차 가교의 개념을 활용하여 생성된 구조물을 더욱 안정화시켜 더 긴 분해 시간과 함께 더 강하고 내구성 있는 구조물을 만드는 방법이 있다[31]. 2차 재료를 바인더로 사용하는 것도 기계적 무결성을 향상시키는 효과적인 방법인데 폴리비닐알코올(PVA)을 바인더로 사용하여 스캐폴드의 취성을 효과적으로 감소시켜 압축 강도를 높이는 연구가 발표되었다. PVA 바인더의 중합 정도는 생리학적 온도에서 낮은 용해도를 가져 왔고, 이는 스캐폴드가 더 오랫동안 기계적 무결성을 유지하는데 도움을 준다[32].

2.3 유동학적 특성에 따른 기능들

인쇄 가능성은 인쇄된 구조의 궁극적인 구조와 기능을 결정하며 유동 특성, 탄성 계수, 전단 희석 거동 및 점탄성을 포함하는 변경 가능한 바이오 잉크 특성뿐만 아니라 인쇄 프로세스를 기반으로 한다[33]. 일반적으로 잉크의 점도를 높이거나 겔화 시간을 줄이는 등의 방법을 통해 인쇄성을 향상시킬 수 있다[30]. 전단박화 거동은 전단 응력이 증가함에 따라 점도가 감소하는 형상이며[14] 폴리머들간의 체인이 뒤엉키는 것들을 막을 수 있어 빠른 점탄성 회복과 함께 부드러운 압출[34]을 허용하기 때문에 압출방식의 3D 프린팅 방식에서 매우 중요한 요소이다. 점도가 너무 낮은 재료를 인쇄할 때는 베드위에서 확산, 변형, 다공성 감소 및 후속 레이어의 증착 불량의 문제가 생길 수 있다. 반면 너무 고점도의 제형은 노즐 막힘 현상이 일어날 수 있고[35], 필라멘트가 끊기거나 잉크에 담지된 세포에 큰 압력을 줄 수 있어 적합하지 않을 수 있다. 재료는 인쇄가 가능하고 압출이 가능할 정도로 점탄성이 있어야 하며, 인쇄된 층이 스스로 구조를 유지하고[36], 높은 형상 충실도를 가질 수 있도록 빠른 점도의 회복이 가능하여야 한다[13]. 압출시 빠르게 겔화되지 않는 바이오 잉크에 대한 해결책은 특정 온도 관련 조건에서 겔화되는 열 반응성 폴리머를 추가하여 재료가 노즐을 통해 압출된 후 특정 온도 조건을 유지하여 증착시 빠르게 겔화되어 원하는 구조를 유지하면서 다른 폴리머가 고형화시키는 방법 등이 있다[19].

2.4 생체적합성과 바이오 활성도에 따른 특징

생체 활성은 새로운 조직 성장을 위한 플랫폼을 형성하고 기본 조직과 유사한 환경을 모

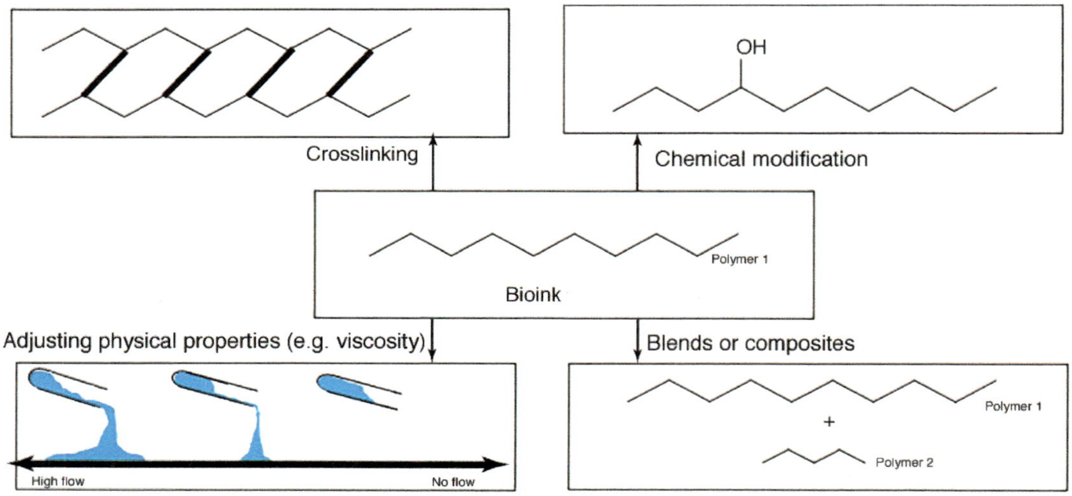

그림 23.3 바이오 잉크의 다양한 기증화 방법들

방 할 수 있어야 하기 때문에 인쇄된 스캐폴드의 중요한 특성중 하나이다. 따라서 스캐폴드는 생체적합성뿐만 아니라 세포 기능과 조직 통합을 유도해야 하며[4] 영양분과 세포 확산이 가능하도록 적절한 다공성 구조의 형태를 지녀야 한다[37].

UV 광선 노출과 같은 공정은 시간을 적절히 조절하고 수정해야 한다. 더 긴 기간은 세포 생존력을 감소시키지만 강성을 증가시키고 분해 속도를 감소시키기 때문이다[38]. 그러나 짧은 기간은 구조의 기계적 강도를 감소시키고 시킬 수 있다[18]. 화학적 가교 과정은 가교제 농도의 증가와 함께 수분 흡수에 영향을 미치는 것으로 입증되어 세포 생존력과 증식을 손상시킬 수 있는 팽창[39] 및 수분 흡수[21]를 감소시킨다. 과도한 가교제의 존재는 세포 접착력을 잃을 수 있으므로 더 나은 세포 접착력과 성장을 장려하기 위해 더 낮은 농도를 사용해야 한다[21]. 높은 가교 밀도는 새로운 조직의 분비와 형성을 억제하는 반면 낮은 가교 밀도는 세포에게 유리한 구조 형성을 가능하게 할 수 있다[9].

가교 결합제는 세포 생존력에 여러 가지 악영향을 미칠 수 있는데, 에틸렌 글리콜 디글리시 딜에테르(EDGE) 및 글루타르 알데히드와 같은 가교제는 효과적이지만 독성이 매우 높은 것으로 알려져 있으며 생성된 스캐폴드는 강력한 해독 전략을 필요로 하는 반면, 제니핀 및 시트르산과 같은 가교제는 시트르산뿐만 아니라 훨씬 더 세포 적합성이 있는 것으로 알려졌다. 광 가교와 관련하여 일부 화학적 광 발생기는 세포 독성이 있으며 이를 해결하기 위해서는 새로운 공정이 필요하다[40]. 따라서 화학적 및 물리적 가교 방법을 결합하여 가교 과정을 보다 효과적으로 만들 수 있을 뿐만 아니라 세포 독성을 줄이는 연구가 진행되어야 한다[41].

3. 바이오 잉크

바이오 잉크는 살아있는 세포가 담지되어 있는 생체재료 솔루션이므로 바이오프린팅의 핵심 구성 요소이다. 생체재료 용액에 존재하는 재료는 인쇄 과정에서 스트레스 요인으로부터 세포를 보호하는 것이 중요한데, 바이오 잉크 재료의 네 가지 대표적인 유형은 하이드로겔, 마이크로 캐리어, 세포 응집체 및 탈세포화 된 매트릭스 성분으로 나뉜다[42, 43].

압출 기반 프린팅에서 바이오 잉크는 전단 박화 및 점탄성 회복 등을 포함한 여러 가지 만족해야 하는 특성이 있는데[44] 전단 박화는 하이드로겔이 노즐로부터 압출될때 물리적 스트레스 요인으로부터 세포를 보호하기 위해 낮은 노즐 압력에서 바이오 잉크를 압출하는데 중요하다. 압출된 뒤 바이오 잉크는 3D 프린팅된 구조를 유지하기 위해 점도를 회복하고 스스로 구조를 유지할 수 있어야 하고[44] 스스로 구조를 유지할 수 없는 경우, 프린팅 직후 세포에 영향을 미치지 않는 방식으로 경화되어야 한다. 또한 조직 재생에서 스캐폴드 구조는 새로 재생된 조직의 통합을 허용하기 위해 분해될 수 있어야 한다[44].

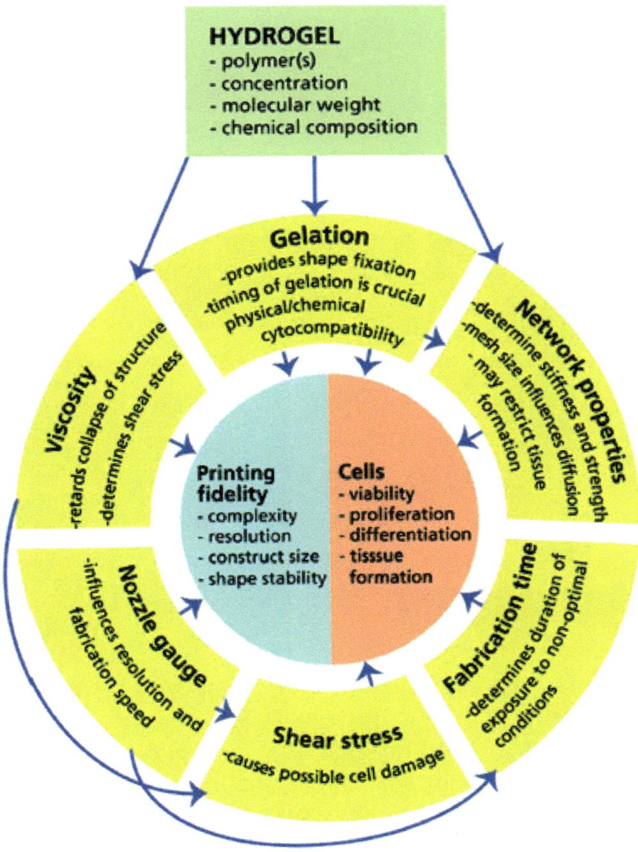

그림 23.4 프린팅 정확도와 세포에 영향을 미치는 다양한 요인들과 상호관계[109]

3.1 하이드로겔

바이오 잉크에 일반적으로 사용되는 물질은 가교된 천연 또는 합성 폴리머의 수화된 하이드로겔이다. 이러한 폴리머의 친수성 특성으로 인해 수분 함량이 높은 환경에서 겔이 팽창될 수 있고, 생체적합성이 또한 높으며 생분해성이 있어 생체 내 응용하기에 매우 적합하다[45]. 그러나 하이드로겔의 단점은 약한 기계적 특성이라고 할 수 있는데, 하이드로겔은 강도가 약하여 적층이 원활이 이루어지지 않고 3D 디자인 된 모양을 유지하지 못한다[46]. 따라서 하이드로겔이 3D 바이오프린팅에 적합한 지에 대한 여부는 주로 유변학적 특성과 사용된 가교 방법에 따라 달라진다(그림 23.4).

거의 모든 바이오프린팅 기술은 노즐을 통해 기판에 바이오 잉크를 분산시키는 방식으로 이루어지는데, 고 해상도의 3D 디자인된 형태를 얻으려면 바이오 잉크가 노즐을 통해 압출될 때 막힘이 없고 압출된 후 단단해져야 한다. 이러한 메커니즘에서 열 반응성 하이드로겔 잉크는 온도의 변화에 따라 졸-겔 상태의 조절이 용이함으로 하이드로겔에 사용하기에 적합하다[47]. 이러한 바이오 잉크의 열 반응성 폴리머는 실온에서 콜로이드 용액(졸) 형태를

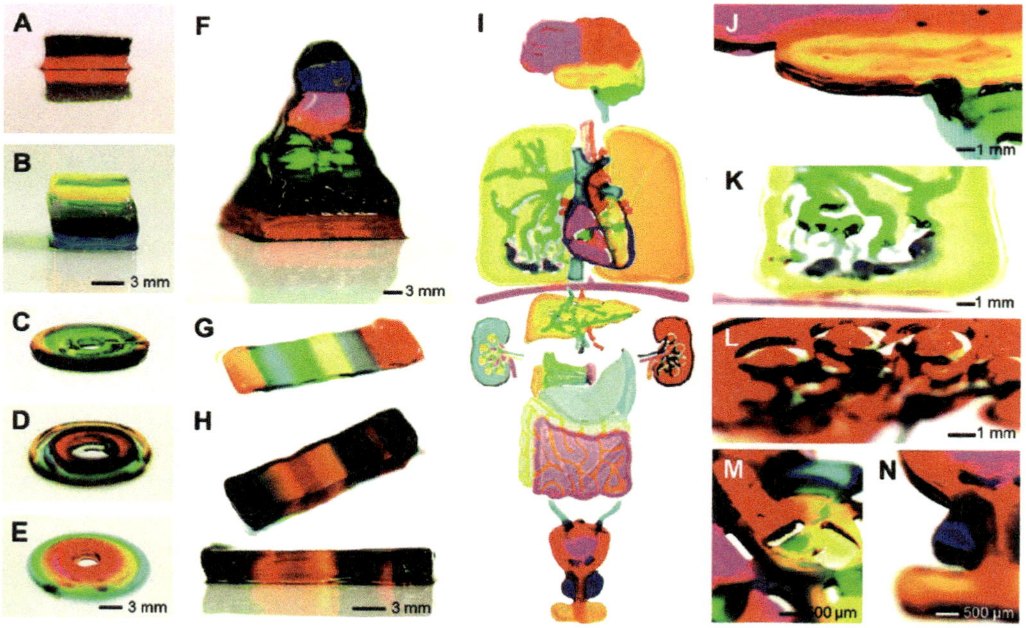

그림 23.5 신속한 연속 다중 재료 압출 바이오프린팅에 의한 3D 바이오프린팅 구조. (A) 이중층 입방체 블록, (B) 삼중 입방체 블록, (C-E) 각각 이중, 삼중 및 사중 재료의 구조와 같은 혈관과 같은 구조, (F) 7가지 재료 함유 피라미드, (G-H) 3 층 및 10 층 블록에 있는 7개의 서로 다른 바이오 잉크의 연속 세그먼트, (I) 여러 바이오 잉크에서 별도로 인쇄 된 장기 유사 구조, 사진을 위해 함께 스티칭, (J-N) 구조의 측면보기('I') 3D 자연을 보여주기 위해 ; (J) 뇌, (K) 폐 혈관, (L) 신장, (M) 좌심방(심장), (N) 방광/전립선[110]

유지하는 친수성 호모 폴리머 또는 블록 코 폴리머로 구성되는데. 이는 졸 상태에서 쉽고 정확한 인쇄를 가능하게 하고 온도의 간단한 전환으로 빠른 겔화를 일으켜 고해상도 인쇄를 가능하게 한다[47]. 그러나 자연 유래 열 반응성 폴리머는 생체적합성이라는 장점이있는 반면 합성 폴리머는 대부분 기계적 강도가 더 높다.

3.1.1 천연으로부터 추출된 재료들

젤라틴은 압출 기반[48], 압전 잉크젯[49] 및 2 광자 중합과 같은 다양한 바이오프린팅 기술에 사용할 수있는 물질이다. 58 젤라틴은 35℃ 이상에서 젤의 거동을 보이며 메타크릴레이트 그룹과 혼합하여 광 중합체 젤라틴 메타크릴레이트(GelMa)를 생성하게 된다. 제조된 광가 교성 GelMa는 ECM과 유사한 잉크를 만들어 세포가 존재하기에 적합한 환경을 만드는데, 한 연구에서는 95% 이상의 높은 세포 생존율을 보여주었다. 젤라틴에는 자연적으로 아르기닌-글리신-아스파르트트산(RGD)과 같은 인테그린 결합 모티프가 포함되어 있어 세포가 부착 및 확산이 용이하다.

콜라겐은 주변 세포에 구조적 및 생화학적 지원을 제공하는 ECM의 일부 성분 중 하나이다. 콜라겐 유형 I, II 및 III는 단단하고 부드러운 결합 조직에서 발견되는데. 콜라겐 분자는 각각 나선형 구조를 형성하는 3 개의 폴리펩티드 사슬로 구성된다 [51]. 사슬에는 인테그린-RGD 결합을 통해 세포를 부착할 수 있는 모티프를 형성하는 RGD 잔기가 포함되어

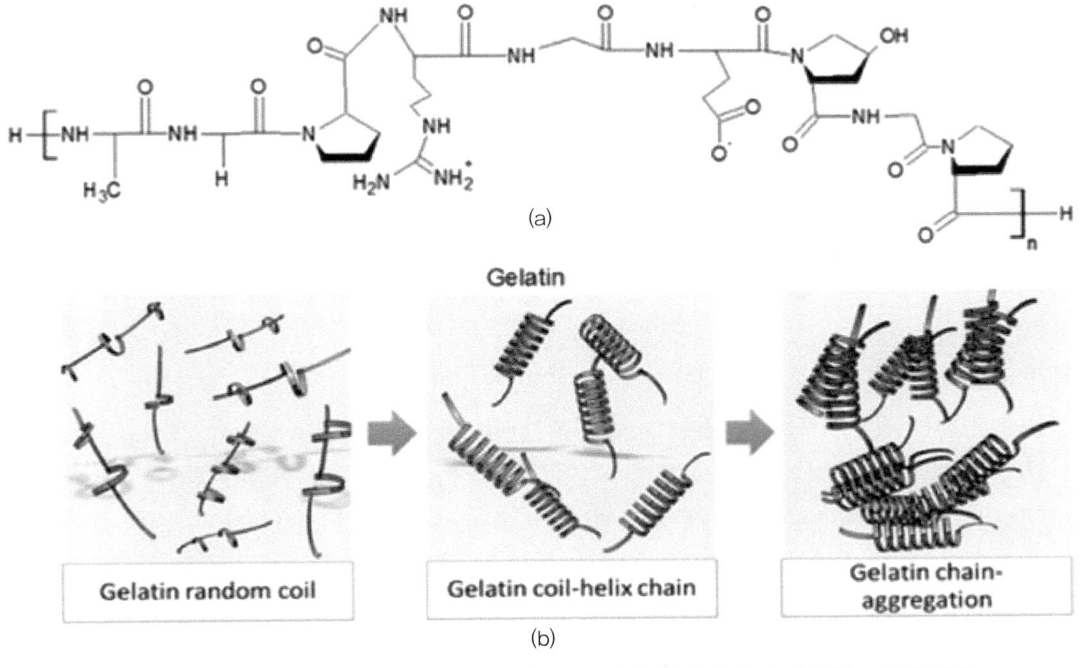

그림 23.6 (a) 젤레이션 변형의 화학적 구조. (b) 젤라틴의 젤레이션 과정[108]

있다고 알려져 있다[52]. 콜라겐은 독성이 거의 없는 생분해성 단백질이므로, 바이오프린팅에 많이 사용되는 재료이다. ECM의 일부로서 콜라겐은 3D 프린팅된 스캐폴드의 구조적 안정성을 제공할 수 있다[53]. 약 98%의 세포 생존력을 보여주는 섬유아세포와 각질 세포가 있는 콜라겐을 바이오 잉크의 재료로 사용하여 인간 피부 모델을 만드는 등의 3D 프린팅용 잉크를 제조하는 원료로서 콜라겐의 잠재력을 보여주었다[54].

엘라스틴은 탄성 섬유에 존재하는 단백질로, 변형에서 회복해야 하는 조직에서 찾을 수 있다[55]. 엘라스틴은 엘라스틴 중합체의 단량체인 트로포 엘라스틴에서 형성되는데, 각 모노머는 소수성 도메인(주로 발린, 글리신, 프롤린)과 친수성 도메인(주로 라이신 및 알라닌)으로 구성된다[56]. 천연 엘라스틴은 추출하는 공정이 까다롭기 때문에 합성 천연 고무 폴리머를 주로 사용한다. 이러한 엘라스틴 유사 펩타이드(ELP)는 대장균에서 발현하고 세포 용해물을 정제하여 얻을 수 있다[55]. 따라서 엘라스틴 유사 재조합기(ELR)라고도 불리운다[57]. 열 반응성 잉크는 그대로 ELR을 사용하여 만들 수 있고 증가된 온도에서 졸-겔 전이를 겪게 된다. 랜덤 코일 ELR은 가열시 소수성으로 정렬된 β-나선형으로 변형된다[55].

누에의 실크에는 세리신과 피브로인의 두 가지 단백질로 구성되어 있다. 실크의 피브로인 부분은 하이드로겔에 쉽게 응용이 가능한데, 피브로인은 이황화 결합에 의해 결합된 Gly-Ser-Gly-Ala-Gly-Ala 단위의 반복 패턴으로 구성된다. 누에의 피브로인은 수용성이며 소수성 측쇄 사이의 반데르발스 상호 작용과 수소 결합에 의해 안정화 된 β-시트를 형성한다[58, 59]. 수용성 형태를 얻으려면 강한 수소 결합을 끊어야 하는데[55] 투석 후, 피브로인은 β- 시트를 형성하여 졸-겔 전이를 겪을 수 있는 랜덤 코일 형태를 가진다[60]. 피브로인의 겔화 조건은 온화하므로 세포 캡슐화에 적합하고, 최근에 실크 피브로인 기반의 바이오 잉크를 개발한 다양한 연구들이 있다.

피브린은 수술에서 실란트로 사용되는 지혈제로 사용되는데, 생체적합성이 우수하고 세포 부착을 촉진하며 염증 및 이물질 반응을 최소화한다는 장점이 있다[52]. 피브린 겔은 트롬빈 용액에 의해 촉매되는 피브리노겐 단량체의 중합에 의해 형성되고 조성 및 이온 강도에 따라 기계적 특성, 겔화 시간, 분해 시간 및 안정성을 제어할 수 있다[52]. 피브린 네트워크는 출혈을 방지하는 가교 과정을 통해 혈액 응고가 가능하므로 상처 치유에 적합하며[61] 세포 부착 특성 및 높은 세포 파종 효율과 균일한 세포 분포를 촉진하지만 세포의 안정성에 관하여 장기적으로 보았을 때 해결해야 할 과제들이 남아 있다.

알지네이트는 생체적합성, 생분해성 및 독성이 낮은 자연 발생 다당류 중 하나이다[52]. 알지네이트는 고분자 백본을 통해 가교될 수 있으며, 여기에는 양전하를 띤 칼슘 양이온과 상호 작용할 수 있는 음전하 카르복실레이트 그룹이 포함되어 있어 가교 네트워크를 생성할 수 있다[62]. 알지네이트는 폴리(에틸렌 글리콜)-디아민과 반응하여 공유결합을 형성하거나 상전이에 의해 가교된다[63]. 또한 세포와 상호 작용하여 하이드로겔을 형성할 수도 있는

데 세포 접착 리간드로 변형된 알지네이트는 세포와 결합하여 화학 작용제 없이 가역적 인장거리 네트워크를 형성 할 수 있다. 이러한 특성을 통해 알지네이트 및 그 유도체는 재생의학, 조직공학 및 약물 전달과 같은 다양한 생의학 응용 분야에서 사용될 수 있다.

히알루론산(HA)은 1,3-β-D-글루쿠론산과 1,4-β-N-아세틸-D-글루코사민으로 구성되어 있고 모든 생명체의 대부분의 결합 조직에 존재하는 친수성 선형 음이온성 다당류 중 하나이다[64]. HA는 카르복실기 또는 히드록실기의 에스테르화 및 가교를 통해 변형된 경우에만 하이드로겔을 형성할 수 있다[65]. HA는 조직에 자연적으로 존재하기 때문에 세포를 캡슐화 하는데 주로 사용되고 있다. 한 연구에서는 화학적으로 결합된 HA를 사용하여 이중 가교가 가능한 하이드로겔을 개발하였는데 인쇄 후 공유 광 가교된 하이드로겔은 구조적으로 안정되고 저장 및 탄성계수가 개선된 바이오 잉크 특성을 보였다.

Carrageenan은 알칼리 추출에 의해 해양 홍조류에서 추출한 수용성 음이온 황산화 다당류이다. 카라기난은 갈락탄으로, 다양한 비율의 황산염기를 가진 b-d-갈락토오스와 a-d-갈락토오스의 반복된 순서로 구성된다. 해조류 유래 카라기난은 황산염기의 위치와 수에 따라 κ-(카파), ι-(요 오타), λ-(람다), μ-(Mu), ν-(Nu) 및 θ-(Theta)-carrageenan의 6 가지 기본 형태로 나눌 수 있다. 카라기난 유형, 분자량, 농도 및 온도는 카라기난 젤의 점도에 영향을 미친다. 카라기난 겔의 점도는 온도가 증가함에 따라 감소하는 것으로 알려져 있다. 그러나 carrageenan 기반 하이드로겔은 생리적 조건 하에서 높은 팽윤 비율과 열악한 기계적 안정성으로 본질적으로 부서지기 쉽다[66]. carrageenan hydrogels의 분해 메커니즘은 주변 매질과의 이온 교환이 기계적 약점을 유발하는 alginate hydrogels의 분해 메커니즘과 유사하다[67]. 이 한계를 극복하기 위해 두 가지 유형의 전략이 채택되었다. 첫째, 카라기난 하이드로겔의 기계적 특성과 인쇄성을 향상시키기 위해 카라기난과 다른 성분을 결합하여 이중 네트워크 하이드로겔을 형성할 수 있다. 이 접근법으로 제작된 하이드로겔은 매우 강한 계면 결합을 보여 주었다[68, 69]. 또한 과황화, 아세틸화, 인산화[70], 산화[71], 카르복스메틸화[72] 및 메타크릴레이트화[73] 변형과 같은 히드록실/황산염기에 의한 카라기난 골격의 다양한 화학적 변형도 극복하기 위해 사용되었다. 따라서 카라기난 기반 하이드로겔은 열 가역성 겔화, 이온 가교, UV 가교 또는 이중 가교를 포함하는 4 가지 다른 가교 메커니즘에 의해 형성될 수 있다

키토산은 생체적합성, 생체 활성, 높은 기계적 강도, 손쉬운 변형, 생분해성 등 유리한 특성을 가진 생리 활성 고분자이다. 신경 조직공학과 같은 다양한 응용 분야에서 사용된다 (그림 23.7) [74]. 또한 키토산은 미생물 막과의 전하 상호작용으로 인해 항균성이 있다 [75, 76, 77]. 뼈 조직공학에서 3D 바이오프린팅을 위한 바이오 잉크인 키토산 기반 하이드로겔은 바이오프린팅 솔루션으로서 키토산의 타당성과 인쇄성을 명확하게 입증했으며, 키토산 기반 하이드로겔 내에 캡슐화된 세포는 배양 21 일 후에 광물화되고 골조직으로 분화되었다

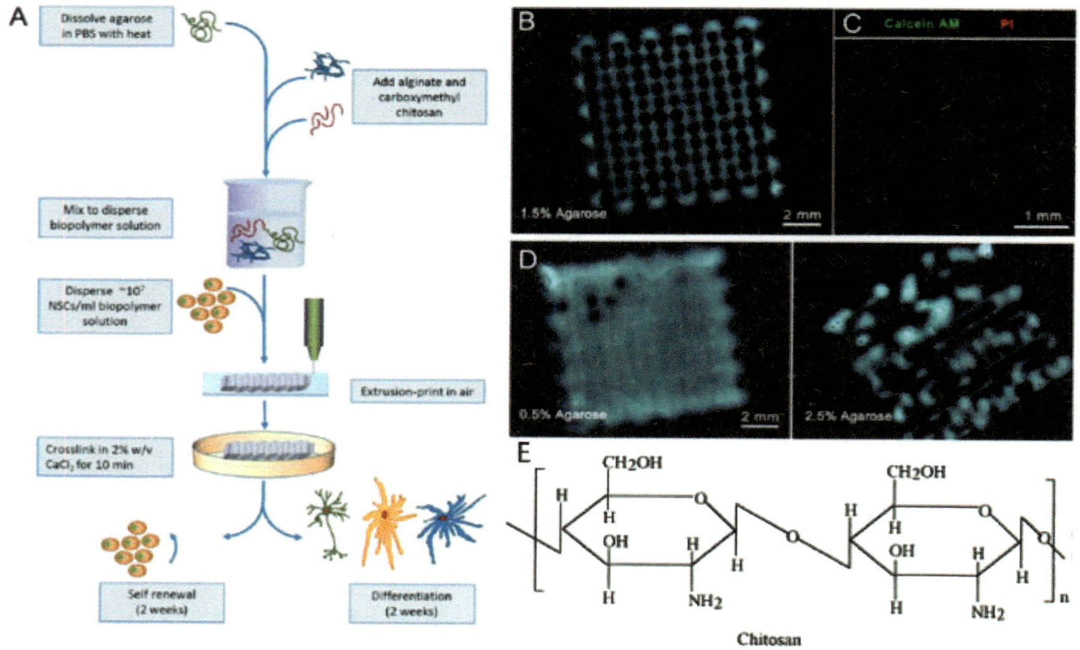

그림 23.7 키토산 하이드로겔의 바이오프린팅 과정들 (A–D)키토산 하이드로겔에 인간 신경 줄기세포를 담지한 3D 마이크로 스캐폴드 구조 생성 과정[107], (E) 키토산의 화학적 구조[74]

[78]. 키토산의 아미노기는 화학적으로 변형되어 더 많은 유도체를 얻을 수 있으며, 특정 목적에 사용할 수 있는 만족스러운 용해도와 기계적 및 생물학적 특성을 가질 수 있다[79, 80]. 그러나 일반적으로 열-기계적 가공은 열가소성이 아니고 녹기 전에 분해되기 때문에 키토산에 적합하지 않다[81]. 키토산의 분해를 방지하려면 가공 온도를 제어해야 한다.

3.1.2 합성 폴리머

Pluronics는 A 블록으로 친수성 PEG와 B 블록으로 소수성 폴리프로필렌글리콜(PPG)로 구성된 ABA 트리 블록 공중합체이다. Pluronic은 대부분 문자와 2~3 자리 숫자로 이름이 지정된 많은 유형의 상표 폴록사머이다. 문자는 실온에서 화합물의 물리적 상태를 나타낸다. L은 액체, P는 페이스트, F는 플레이크이다. 이 문자 다음의 숫자는 Pluronic의 길이와 분자량(MW)을 나타낸다. 300을 곱한 첫 번째 또는 두 자리는 소수성 블록의 대략적인 MW를 나타낸다. 마지막 숫자는 PEG 백분율을 10배로 나타낸다. 예를 들어, 바이오프린팅에 많이 사용되는 Pluronic F127은 MW가 약 3600 g mol^{-1}이고 PEG 함량이 70%인 상온에서 벗겨지기 쉬운 고체이다. 의존성 임계 미셀 농도(cmc)에 도달하게 된다. cmc 아래에서 Pluronics는 솔루션에서 단일 체인으로 발생한다. 농도가 증가하면 소수성 블록이 코어로 응집되어 cmc에서 미셀을 생성한다. 미셀의 패킹은 용액이 겔로 상전이 되도록 하지만 기계적 강도가 약한 겔로 이어진다. cmc는 Pluronics의 인쇄 가능성에 영향을 미친다. 사용되는 Pluronic에 따라 농도와 온도가 달라져야 한다. Pluronic F127은 겔화를 위해 최소 20%w/v가 필요하며 대부분 25~40%w/v으로 압출 또는 밸브 기반으로 인쇄된다[82, 83]. 유리한 겔화 온도와 우수한 인쇄성으로 인해 Pluronics는 3D 인쇄에 적합하다. Pluronic은 합성 고분자이기 때문에 생물학적 활성이 없으며 장기적인 세포 생존력이 필요한 시스템에는 사용할 수 없다[47]. 3D 바이오프린팅에서는 희생층으로 사용할 수 있다 [113].

PEG는 3D 바이오프린팅을 위한 다양한 구성에 사용될 수 있다[47]. 그것은 디 아크릴레이트 또는 디메타크릴레이트 그룹으로 작용화되어 광가교성 폴리머를 생성할 수 있으며 하이드로겔을 제조하는데 사용할 수 있다고 알려져 있다. 인쇄된 PEG 블록 공중합체에 대한 보고는 거의 없지만 PEG는 가교제로 널리 사용된다. 7 일 배양 기간 동안 75.5%에서 86.0% 범위의 세포 생존율을 가진 PEG-알지네이트-나노클레이 하이드로겔을 생성한다 [84]. 각 구성 요소의 특성으로 인해 복잡한 3D 구조를 만드는데 사용할 수 있는 매우 신축성 있고 견고한 하이드로겔이 생성되었다. 부분적으로 메타크릴레이트된 폴리 (N-(2-하이드 록시 프로필) 메타크릴 아미드락테이트)와 PEG로 구성된 ABA 트리 블록 공중합체의 열 겔화에 의해 하이드로겔을 만들었으며 후자는 B 블록이다. 추가적인 안정성을 위해, 폴리머는 메타크릴레이트 그룹의 광중합에 의해 가교된다. 캡슐화 된 연골 세포는 1 일과 3 일 후에 각각 ~94%와 ~85%의 세포 생존율을 보여 주었다[85].

3.2 마이크로 캐리어

바이오프린팅과 결합된 마이크로 캐리어 기술을 통해 세포는 다세포 응집체를 형성하면서 광범위하게 확장 할 수 있다. Microcarriers는 또한 seeded cell의 표현형 제어를 가능하게 한다[86]. 이들은 고정 의존성 세포의 기질 역할을 함으로써 이를 수행하게 된다[87]. 이러한 microcarriers에 사용되는 재료는 합성 고분자, 유리 또는 셀룰로오스, 젤라틴 또는 콜라겐과 같은 천연 고분자일 수 있다. 다공성 구형 형태로 인해 세포는 미세 담체 표면에 부착되어 증식할 수 있다[88]. 다공성 형태는 가스와 영양분의 전달을 개선하고 세포 부착을 위한 더 큰 표면적을 허용하게 된다[87]. GelMa-gellan 검에 캡슐화 된 MSC 함유 폴리(젖산) 마이크로 캐리어를 포함하는 바이오 잉크를 생성했다[86]. 마이크로 캐리어가 장착된 인쇄 구조는 압축 계수가 증가했으며 높은 세포 밀도, 생존율(60~90%)을 보여주었다. MSC의 접착 및 골 형성 분화. GelMa 잉크의 높은 마이크로 캐리어 농도는 바이오 잉크의 인쇄성을 손상시키지 않는다. 마이크로 캐리어 기반의 상피 3D 배양 모델을 개발했다

[89]. 마이크로 캐리어는 변성된 I 형 콜라겐으로 코팅된 다공성 Sephadex 비드로 상피 기저 라멜라(Cytodex 3 비드)를 나타내어 세포가 인테그린 및 기타 막 횡단 수용체를 통해 부착되도록 할 수 있다. 3D 배양과 광물화가 조골세포 분화 및 액틴 골격 재구성에 미치는 영향을 연구하기 위해 광물화와 피브로인 미세 담체의 사용은 골 형성 마커 알칼리성 포스파타제의 발현을 증가시키고 액틴 필라멘트의 형태를 변경했다[90].

3.3 세포응집

3.3.1 조직 스페로이드

조직 스페로이드는 일반적으로 직경이 200~400 μm인 구형 세포 집합체이다. 이들은 조직공학을 위한 빌딩 블록 또는 제약학을 위한 조직 모델로 사용할 수 있다[88]. 자가 조립 세포 스페로이드는 융합 및 재구성을 통해 발달중인 조직을 모방할 수 있다[91]. 대부분의 세포는 배양에서 자발적으로 응집하지 않고 응집을 유도할 수 있는데, 조직 스페로이드 생성을 위한 다양한 기술이 존재하며, 그 중 가장 일반적인 방법은 수천에서 수백만 개의 세포가 마이크로 웰에서 24~28 시간 동안 배양되는 세포 접착 불활성 하이드로겔 몰드를 사용한다. 방사형 수축과 카드헤린 매개 세포 골격 재구성으로 인해 서로 달라붙어 스페로이드를 형성한다[92]. 매달린 드롭 방법은 중력을 사용하여 세포 응집을 위해 한 지점에 세포를 집중시키게 된다. 조직 배양 플레이트와 세포 현탁액 만 필요한 간단한 기술이다. 세포 현탁액의 작은 방울을 플레이트에 피펫팅 한 다음 이를 뒤집어 방울이 매달리게 한다[93]. 또 다른 기술은 관류 채널에 연결된 폴리디메틸실록산(PDMS)의 U 자형 트랩을 사용한다. 세포는 U 자 모양의 응집체에 갇히고 배지와 산소의 흐름으로 인해 괴사되지 않는다. 그러나 PDMS에서 온전한 세포 응집체를 추출하는 것은 어렵다[88]. 최근에 막에 세포를 조립하기 위해 음향파를 사용했다[94]. 액체 오버레이 기술은 섬유아세포 및 / 또는 조골세포에서 조직 스페로이드를 생성하기 위해 그들은 스페로이드와 인공 ECM 사이의 세포 표면 상호작용을 연구하였다[95].

3.3.2 세포 펠릿

세포 펠릿(pellet)은 원심력 또는 중력에 의해 생성될 수 있다. 일반적으로 세포 생존력은 배지와 산소의 제한된 흐름으로 인해 24 시간 후에 감소하게 된다[88]. 세포 펠릿은 세포간 상호 작용을 통해 응집력을 향상시키기 위해 적절한 위치로 옮길 수 있다. 셀 펠릿은 주로 압출 기반 인쇄에 사용된다. 신경 파열 후 신경 말단을 연결하기 위해 생체 인쇄 된 완전 생물학적 이식편 세포 펠릿을 사용하여 생체 프린터에 의해 지지 구조에 침착된 세포 실린더를 형성했다[96]. 마우스 배아 섬유아세포의 펠릿을 포함하는 또 다른 바이오 잉크를 제작하여 대동맥 조직 재생을 위한 스캐폴드가 없는 거대 혈관 구조를 만드는데 사용되었다 [97].

3.3.3 조직 가닥(tissue strands)

조직 가닥은 바이오프린팅 접근법을 통해 조직을 생성하는데 사용할 수 있는 원통형 미니 조직이다. 인쇄 7 일 후 최대 94%의 세포 생존율로 조직 가닥의 제작을 확장하는 방법을 제시했다[92]. 반투과성 관형 알지네이트 캡슐을 사용하여 영양분과 산소 공급을 위해 세포와 배지 간의 교환을 허용할 수 있는데, 알긴산 캡슐은 알긴산 나트륨과 가교제 용액의 동축 인쇄를 통해 압출 인쇄되었고 이때 캡슐이 단단히 채워질 때까지 세포 펠릿을 알지네이트 캡슐에 주입 하였다. 캡슐의 끝은 세포 응집을 위해 배양 5~7 일 동안 차단되었다. 알지네이트 캡슐은 이후 조직 가닥을 남기고 탈 가교되었다. 이종 세포 조직 가닥은 2차 세포 유형 및 피브로넥틴과 함께 하룻밤 공동 배양을 통해 제작될 수 있다. 액체 전달 매체 또는 성형 구조없이 조직 가닥을 인쇄하는 새로운 방법을 제시하여 인쇄 후 75%의 세포 생존율을 제공하고 7 일 후 87%로 회복할 수 있다[98]. 조직 가닥의 구조를 신속하게 제작하기 위해 고유한 프린트 헤드에 로딩되었다. 이 연구에 사용된 세포는 저산소 상태를 선호하는 것으로 알려진 연골 세포이었다[99]. 가닥의 핵심에 산소 수준이 낮은 조직 가닥을 다른 조직 구조에 사용할 수 있는지 여부를 조사해야 한다. 그러나 연골 형성을 위해 조직 가닥을 사용하는 것으로 알려졌다[98].

3.4 탈 세포화된 폴리머(dECM)

ECM의 단백질 구성은 물리적, 화학적, 구조적 및 생물학적 수준에서 지원해야 하는 조직에 따라 다르다. ECM은 다양한 조직에서 수확하고 계면 활성제로 광범위하게 세척하여 탈세포화하여 바이오 잉크로 사용할 단백질 혼합물을 생성할 수 있다. 각 ECM은 각 조직에 대해 서로 다른 기능을 가지고 있기 때문에 재생하려는 조직 유형에서 ECM을 사용하는 것이 중요하다[52]. dECM은 피부, 지방 조직[100], 연골[101], 뼈 및 심장과 같은 조직에서 채취할 수 있다[102, 103] 미세 환경은 세포 분화 및 기능에 중요하므로 dECM이 탈세포화 전에 ECM과 동일한 특성을 갖는 것이 중요하다. 트립신을 포함하는 일반적인 탈세포화 프로토콜은 기계적 강성의 심각한 손실과 콜라겐 구조의 붕괴를 초래하여 다공성 감소로 이어진다는 것을 보여주었다[104]. 비타민 B_2와의 광 가교를 통해 dECM의 기계적 특성을 조정할 수 있었다. 결과 구조는 높은 생존율(≥95%)과 심장 전구 세포의 증식을 보여주었다[105]. 뼈와 연골과 같은 단단한 물질 조직의 경우 기계적으로 안정된 지지체를 생성하기 위해 세라믹 재료 또는 복합 지지체가 여전히 필요하다[106].

4. 결론

바이오 잉크는 조직공학 및 재생의학에서 유망한 역할을 보여 주지만 이 분야는 아직 초기 단계이며 완전히 이해하고 잠재력을 최대한 활용하려면 훨씬 더 많은 R&D가 필요하다. 기술 발전의 큰 진전에도 불구하고 바이오 잉크의 개발은 여전히 불충분하며 조직공학을 위해 바이오프린팅에 필요한 모든 특성을 충족하는 단일 바이오 잉크에 대한 연구는 없다. 또한 기존 재료가 부족하므로 새로운 바이오 잉크를 발견하고 개발하기 위한 연구가 이루어져야 한다. 대안은 적용 가능성을 높이기 위해 기존 재료의 특성을 이해, 개선 및 최적화하기 위한 연구에 전념하여 현재 사용 가능한 것으로 작업하는 것이다. 위에서 언급한 바와 같이 이상적인 바이오 잉크는 우수한 인쇄성, 구조적 충실도 및 기계적 강도, 생체적합성 및 생체 활성과 같은 다양한 특성을 보여야 한다. 생체 물질의 특성을 정량화하고 '이상적인'바이오 잉크의 특성과 비교하여 기능화 및 수정을 통해 강점을 활용하고 약점을 극복할 수 있도록 하는 것이 중요하다.

3D 바이오프린팅은 조직공학 및 재생의학, 이식 및 임상 응용, 약물 테스트 및 고 처리량 스크리닝, 암 연구 분야에서 뛰어난 능력을 보여주었다. 3D 바이오프린팅을 더욱 발전시키려면 모든 수준에서 발전해야 한다. 바이오프린팅 기술은 인쇄 해상도를 포함하여 현재의 프린트 헤드와 노즐이 제공하는 문제에 대처하기 위한 새로운 접근 방식을 제시해야 한다. 기능성 전체 인간 장기 복합체를 만드는 최종 목표로 장기 구조 정수 복합체를 제작할 수 있도록 새로운 바이오 잉크 재료를 만들어야 한다. 미래에는 각 수준에서 진행 상황을 확보하기 위해 바이오프린팅 표준을 구현해야 한다. 3D 바이오프린팅은 의료 기기, 임상 애플리케이션 및 질병 연구 수준에서 의료 전략을 바꾸는데 사용되고 있다. 이미 3D로 복잡한 아키텍처를 설계하는 능력을 보여주었다. 빠르게 발전하는 연구 분야로서 3D 바이오프린팅의 기능이 더욱 확장되어 과학 분야의 상당한 발전과 환자를 위한 더 나은 의료 결과로 이어질 것이다.

참고문헌

[1] KANG, Hyun-Wook, et al. A 3D bioprinting system to produce human-scale tissue constructs with structural integrity. Nature biotechnology, 2016, 34.3 : 312-319.

[2] MURPHY, Sean V. ; ATALA, Anthony. 3D bioprinting of tissues and organs. Nature biotechnology, 2014, 32.8 : 773-785.

[3] SKARDAL, Aleksander. Bioprinting essentials of cell and protein viability. In : Essentials of 3D Biofabrication and Translation. Academic Press, 2015. p. 1-17.

[4] GUVENDIREN, Murat, et al. Designing biomaterials for 3D printing. ACS biomaterials science & engineering, 2016, 2.10 : 1679-1693.

[5] HÖLZL, Katja, et al. Bioink properties before, during and after 3D bioprinting. Biofabrication, 2016, 8.3 : 032002.

[6] KIRCHMAJER, Damian M., et al. An overview of the suitability of hydrogel-forming polymers for extrusion-based 3D-printing. Journal of Materials Chemistry B, 2015, 3.20 : 4105-4117.

[7] OZBOLAT, Ibrahim T. ; YU, Yin. Bioprinting toward organ fabrication : challenges and future trends. IEEE Transactions on Biomedical Engineering, 2013, 60.3 : 691-699.

[8] ZHANG, Yu Shrike, et al. 3D bioprinting for tissue and organ fabrication. Annals of biomedical engineering, 2017, 45.1 : 148-163.

[9] SCHUURMAN, Wouter, et al. Gelatin-methacrylamide hydrogels as potential biomaterials for fabrication of tissue-engineered cartilage constructs. Macromolecular bioscience, 2013, 13.5 : 551-561.

[10] ZHOU, Miaomiao ; LEE, Bae Hoon ; TAN, Lay Poh. A dual crosslinking strategy to tailor rheological properties of gelatin methacryloyl. International Journal of Bioprinting, 2017, 3.2.

[11] SHIN, Hyeongho ; OLSEN, Bradley D. ; KHADEMHOSSEINI, Ali. The mechanical properties and cytotoxicity of cell-laden double-network hydrogels based on photocrosslinkable gelatin and gellan gum biomacromolecules. Biomaterials, 2012, 33.11 : 3143-3152.

[12] NICHOL, Jason W., et al. Cell-laden microengineered gelatin methacrylate hydrogels. Biomaterials, 2010, 31.21 : 5536-5544.4

[13] DUAN, Bin, et al. Three-dimensional printed trileaflet valve conduits using biological hydrogels and human valve interstitial cells. Acta biomaterialia, 2014, 10.5 : 1836-1846.

[14] BOERE, Kristel WM, et al. Biofabrication of reinforced 3D-scaffolds using two-component hydrogels. Journal of Materials Chemistry B, 2015, 3.46 : 9067-9078.

[15] HOQUE, Md Enamul, et al. Processing of polycaprolactone and polycaprolactone-based copolymers into 3D scaffolds, and their cellular responses. Tissue Engineering Part A, 2009, 15.10 : 3013-3024.

[16] MELCHELS, Ferry PW, et al. Hydrogel-based reinforcement of 3D bioprinted constructs. Biofabrication, 2016, 8.3 : 035004.

[17] SCHUURMAN, Wouter, et al. Bioprinting of hybrid tissue constructs with tailorable mechanical properties. Biofabrication, 2011, 3.2 : 021001.

[18] JIA, Weitao, et al. Direct 3D bioprinting of perfusable vascular constructs using a blend bioink. Biomaterials, 2016, 106 : 58-68.

[19] KESTI, Matti, et al. A versatile bioink for three-dimensional printing of cellular scaffolds based on thermally and photo-triggered tandem gelation. Acta biomaterialia, 2015, 11 : 162-172.

[20] DALY, Andrew C., et al. A comparison of different bioinks for 3D bioprinting of fibrocartilage and hyaline cartilage. Biofabrication, 2016, 8.4 : 045002.

[21] PAN, Ting, et al. 3D bioplotting of gelatin/alginate scaffolds for tissue engineering : influence of crosslinking degree and pore architecture on physicochemical properties. Journal of Materials Science & Technology, 2016, 32.9 : 889-900.

[22] ZHAO, Fujian, et al. Fabrication and characterization of bioactive glass/alginate composite scaffolds by a self-crosslinking processing for bone regeneration. RSC advances, 2016, 6.94 : 91201-91208.

[23] GONG, Jian Ping, et al. Double-network hydrogels with extremely high mechanical strength. Advanced materials, 2003, 15.14 : 1155-1158.

[24] NAKAJIMA, Tasuku, et al. True chemical structure of double network hydrogels. Macromolecules, 2009, 42.6 : 2184-2189.

[25] SCHUURMAN, Wouter, et al. Bioprinting of hybrid tissue constructs with tailorable mechanical properties. Biofabrication, 2011, 3.2 : 021001.

[26] SKARDAL, Aleksander, et al. Photocrosslinkable hyaluronan-gelatin hydrogels for two-step bioprinting. Tissue Engineering Part A, 2010, 16.8 : 2675-2685.

[27] CRAPO, Peter M. ; GILBERT, Thomas W. ; BADYLAK, Stephen F. An overview of tissue and whole organ decellularization processes. Biomaterials, 2011, 32.12 : 3233-3243.

[28] TIRELLA, Annalisa ; LIBERTO, Teresa ; AHLUWALIA, A. J. M. L. Riboflavin and collagen : New crosslinking methods to tailor the stiffness of hydrogels. Materials Letters, 2012, 74 : 58-61.

[29] HELSETH, D. L. ; VEIS, Arthur. Collagen self-assembly in vitro. Differentiating specific telopeptide-dependent interactions using selective enzyme modification and the addition of free amino telopeptide. Journal of Biological Chemistry, 1981, 256.14 : 7118-7128.

[30] JANG, Jinah, et al. Tailoring mechanical properties of decellularized extracellular matrix bioink by vitamin B2-induced photo-crosslinking. Acta biomaterialia, 2016, 33 : 88-95.

[31] RUTZ, Alexandra L., et al. A multimaterial bioink method for 3D printing tunable, cell-compatible hydrogels. Advanced Materials, 2015, 27.9 : 1607-1614.

[32] ZHANG, Jianhua, et al. Three-dimensional printing of strontium-containing mesoporous bioactive glass scaffolds for bone regeneration. Acta biomaterialia, 2014, 10.5 : 2269-2281.

[33] SULTAN, Sahar, et al. 3D printing of nano-cellulosic biomaterials for medical applications. Current Opinion in Biomedical Engineering, 2017, 2 : 29-34.

[34] PANWAR, Amit ; TAN, Lay Poh. Current status of bioinks for micro-extrusion-based 3D bioprinting. Molecules, 2016, 21.6 : 685.

[35] WÜST, Silke, et al. Tunable hydrogel composite with two-step processing in combination with innovative hardware upgrade for cell-based three-dimensional bioprinting. Acta biomaterialia, 2014, 10.2 : 630-640.

[36] MICULESCU, Florin, et al. Synthesis and characterization of jellified composites from bovine bone-derived hydroxyapatite and starch as precursors for robocasting. ACS omega, 2018, 3.1 : 1338-1349.

[37] ZHANG, Kaile, et al. 3D bioprinting of urethra with PCL/PLCL blend and dual autologous cells in fibrin hydrogel : An in vitro evaluation of biomimetic mechanical property and cell growth environment. Acta biomaterialia, 2017, 50 : 154-164.

[38] COLOSI, Cristina, et al. Microfluidic bioprinting of heterogeneous 3D tissue constructs using low-viscosity bioink. Advanced materials, 2016, 28.4 : 677-684.

[39] BIGI, A., et al. Stabilization of gelatin films by crosslinking with genipin. Biomaterials, 2002, 23.24 : 4827–4832.

[40] ROUILLARD, Andrew D., et al. Methods for photocrosslinking alginate hydrogel scaffolds with high cell viability. Tissue Engineering Part C : Methods, 2011, 17.2 : 173–179.

[41] ORYAN, Ahmad, et al. Chemical crosslinking of biopolymeric scaffolds : Current knowledge and future directions of crosslinked engineered bone scaffolds. International journal of biological macromolecules, 2018, 107 : 678–688.

[42] PENG, Weijie ; UNUTMAZ, Derya ; OZBOLAT, Ibrahim T. Bioprinting towards physiologically relevant tissue models for pharmaceutics. Trends in biotechnology, 2016, 34.9 : 722–732.

[43] OZBOLAT, Ibrahim T. ; HOSPODIUK, Monika. Current advances and future perspectives in extrusion–based bioprinting. Biomaterials, 2016, 76 : 321–343.

[44] YUE, Zhilian, et al. Advances in printing biomaterials and living cells : implications for islet cell transplantation. Current opinion in organ transplantation, 2016, 21.5 : 467–475.

[45] MUNAZ, Ahmed, et al. Three–dimensional printing of biological matters. Journal of Science : Advanced Materials and Devices, 2016, 1.1 : 1–17.

[46] BILLIET, Thomas, et al. A review of trends and limitations in hydrogel–rapid prototyping for tissue engineering. Biomaterials, 2012, 33.26 : 6020–6041.

[47] SUNTORNNOND, Ratima, et al. A highly printable and biocompatible hydrogel composite for direct printing of soft and perfusable vasculature–like structures. Scientific reports, 2017, 7.1 : 1–11.

[48] KOLESKY, David B., et al. 3D bioprinting of vascularized, heterogeneous cell-laden tissue constructs. Advanced materials, 2014, 26.19 : 3124–3130.

[49] HOCH, Eva, et al. Chemical tailoring of gelatin to adjust its chemical and physical properties for functional bioprinting. Journal of Materials Chemistry B, 2013, 1.41 : 5675–5685.

[50] OVSIANIKOV, Aleksandr, et al. Laser photofabrication of cell–containing hydrogel constructs. Langmuir, 2014, 30.13 : 3787–3794.

[51] SHOULDERS, Matthew D. ; RAINES, Ronald T. Collagen structure and stability. Annual review of biochemistry, 2009, 78 : 929–958.

[52] KIM, Ji Eun ; KIM, Soo Hyun ; JUNG, Youngmee. Current status of three–dimensional printing inks for soft tissue regeneration. Tissue engineering and regenerative medicine, 2016, 13.6 : 636–646.

[53] LEE, Jae Ho, et al. Physically-strengthened collagen bioactive nanocomposite gels for bone : a feasibility study. Tissue Engineering and Regenerative Medicine, 2015, 12.2 : 90-97.

[54] DEL VALLE, Luís J. ; DÍAZ, Angélica ; PUIGGALÍ, Jordi. Hydrogels for biomedical applications : cellulose, chitosan, and protein/peptide derivatives. Gels, 2017, 3.3 : 27.

[55] GASPERINI, Luca ; MANO, Joao F. ; REIS, Rui L. Natural polymers for the microencapsulation of cells. Journal of the royal society Interface, 2014, 11.100 : 20140817.

[56] WISE, Steven G. ; WEISS, Anthony S. Tropoelastin. The international journal of biochemistry & cell biology, 2009, 41.3 : 494-497.

[57] RODRÍGUEZ-CABELLO, J. Carlos, et al. Recombinamers as advanced materials for the post-oil age. Polymer, 2009, 50.22 : 5159-5169.

[58] SERVOLI, Eva, et al. Folding and assembly of fibroin driven by an AC electric field : effects on film properties. Macromolecular bioscience, 2008, 8.9 : 827-835.

[59] NOGUEIRA, Grinia Michelle, et al. Hydrogels from silk fibroin metastable solution : Formation and characterization from a biomaterial perspective. Materials Science and Engineering : C, 2011, 31.5 : 997-1001.

[60] KIM, Ung-Jin, et al. Structure and properties of silk hydrogels. Biomacromolecules, 2004, 5.3 : 786-792.

[61] JANMEY, Paul A. ; WINER, Jessamine P. ; WEISEL, John W. Fibrin gels and their clinical and bioengineering applications. Journal of the Royal Society Interface, 2009, 6.30 : 1-10.

[62] GUDAPATI, Hemanth ; DEY, Madhuri ; OZBOLAT, Ibrahim. A comprehensive review on droplet-based bioprinting : Past, present and future. Biomaterials, 2016, 102 : 20-42.

[63] LEE, Kuen Yong ; MOONEY, David J. Alginate : properties and biomedical applications. Progress in polymer science, 2012, 37.1 : 106-126.

[64] CHEN, WY John. Functions of hyaluronan in wound repair. Hyaluronan, 2002, 147-156.

[65] COLLINS, M. N. ; BIRKINSHAW, C. Comparison of the effectiveness of four different crosslinking agents with hyaluronic acid hydrogel films for tissue-culture applications. Journal of Applied Polymer Science, 2007, 104.5 : 3183-3191.

[66] THAKUR, Ashish, et al. Injectable shear-thinning nanoengineered hydrogels for stem cell delivery. Nanoscale, 2016, 8.24 : 12362-12372.

[67] GUIBET, Marion, et al. Degradation of λ -carrageenan by Pseudoalteromonas carrageenovora λ -carrageenase : a new family of glycoside hydrolases unrelated to κ -and ι -carrageenases. Biochemical Journal, 2007, 404.1 : 105-114.

[68] LI, Huijun, et al. Three-dimensional bioprinting of oppositely charged hydrogels with super strong interface bonding. ACS applied materials & interfaces, 2018, 10.13 : 11164-11174.

[69] LI, Huijun ; TAN, Yu Jun ; LI, Lin. A strategy for strong interface bonding by 3D bioprinting of oppositely charged κ -carrageenan and gelatin hydrogels. Carbohydrate polymers, 2018, 198 : 261-269.

[70] CAMPO, Vanessa Leiria, et al. Carrageenans : Biological properties, chemical modifications and structural analysis-A review. Carbohydrate polymers, 2009, 77.2 : 167-180.

[71] YUAN, Huamao, et al. Preparation and in vitro antioxidant activity of κ -carrageenan oligosaccharides and their oversulfated, acetylated, and phosphorylated derivatives. Carbohydrate Research, 2005, 340.4 : 685-692.

[72] ZHU, Mingjin, et al. Preparation, characterization and antibacterial activity of oxidized κ -carrageenan. Carbohydrate polymers, 2017, 174 : 1051-1058.

[73] MIHAILA, Silvia M., et al. Photocrosslinkable kappa-carrageenan hydrogels for tissue engineering applications. Advanced healthcare materials, 2013, 2.6 : 895-907.

[74] KUMAR, Majeti NV Ravi. A review of chitin and chitosan applications. Reactive and functional polymers, 2000, 46.1 : 1-27.

[75] THOMAS, Varsha, et al. Fabrication, characterization of chitosan/nanosilver film and its potential antibacterial application. Journal of Biomaterials Science, Polymer Edition, 2009, 20.14 : 2129-2144.

[76] CHUNG, Ying-Chien ; CHEN, Chih-Yu. Antibacterial characteristics and activity of acid-soluble chitosan. Bioresource technology, 2008, 99.8 : 2806-2814.

[77] GOY, Rejane C. ; BRITTO, Douglas de ; ASSIS, Odilio BG. A review of the antimicrobial activity of chitosan. Polímeros, 2009, 19 : 241-247.

[78] DEMIRTAŞ, Tuğrul Tolga ; IRMAK, Gülseren ; GÜMÜŞDERELIOĞLU, Menemşe. A bioprintable form of chitosan hydrogel for bone tissue engineering. Biofabrication, 2017, 9.3 : 035003.

[79] SKARDAL, Aleksander, et al. A hydrogel bioink toolkit for mimicking native tissue biochemical and mechanical properties in bioprinted tissue constructs. Acta biomaterialia, 2015, 25 : 24–34.

[80] HAYES, Maria, et al. Mining marine shellfish wastes for bioactive molecules : chitin and chitosan–Part B : applications. Biotechnology Journal : Healthcare Nutrition Technology, 2008, 3.7 : 878–889.

[81] MATET, Marie, et al. Innovative thermoplastic chitosan obtained by thermo–mechanical mixing with polyol plasticizers. Carbohydrate polymers, 2013, 95.1 : 241–251.

[82] FEDOROVICH, Natalja E., et al. Three–dimensional fiber deposition of cell–laden, viable, patterned constructs for bone tissue printing. Tissue Engineering Part A, 2008, 14.1 : 127–133.

[83] MÜLLER, Michael, et al. Nanostructured Pluronic hydrogels as bioinks for 3D bioprinting. Biofabrication, 2015, 7.3 : 035006.

[84] HONG, Sungmin, et al. 3D printing of highly stretchable and tough hydrogels into complex, cellularized structures. Advanced materials, 2015, 27.27 : 4035–4040.

[85] CENSI, Roberta, et al. A printable photopolymerizable thermosensitive p (HPMAm-lactate)-PEG hydrogel for tissue engineering. Advanced Functional Materials, 2011, 21.10 : 1833–1842.

[86] LEVATO, Riccardo, et al. Biofabrication of tissue constructs by 3D bioprinting of cell–laden microcarriers. Biofabrication, 2014, 6.3 : 035020.

[87] MALDA, Jos ; FRONDOZA, Carmelita G. Microcarriers in the engineering of cartilage and bone. Trends in biotechnology, 2006, 24.7 : 299–304.

[88] HOSPODIUK, Monika, et al. The bioink : A comprehensive review on bioprintable materials. Biotechnology advances, 2017, 35.2 : 217–239.

[89] JAKOB, Petra H., et al. A 3–D cell culture system to study epithelia functions using microcarriers. Cytotechnology, 2016, 68.5 : 1813–1825.

[90] GONCHARENKO, A. V., et al. Changes in morphology of actin filaments and expression of alkaline phosphatase at 3D cultivation of MG–63 osteoblast–like cells on mineralized fibroin scaffolds. In : Doklady Biochemistry and Biophysics. Pleiades Publishing, 2016. p. 368–370.

[91] MURPHY, Sean V. ; ATALA, Anthony. 3D bioprinting of tissues and organs. Nature biotechnology, 2014, 32.8 : 773–785.

[92] AKKOUCH, Adil ; YU, Yin ; OZBOLAT, Ibrahim T. Microfabrication of scaffold-free tissue strands for three-dimensional tissue engineering. Biofabrication, 2015, 7.3 : 031002.

[93] DEL DUCA, Danny ; WERBOWETSKI, Tamra ; DEL MAESTRO, Rolando F. Spheroid preparation from hanging drops : characterization of a model of brain tumor invasion. Journal of neuro-oncology, 2004, 67.3 : 295-303.

[94] GUO, Feng, et al. Controlling cell-cell interactions using surface acoustic waves. Proceedings of the National Academy of Sciences, 2015, 112.1 : 43-48.

[95] METZGER, Wolfgang, et al. Evaluation of cell-surface interaction using a 3D spheroid cell culture model on artificial extracellular matrices. Materials Science and Engineering : C, 2017, 73 : 310-318.

[96] OWENS, Christopher M., et al. Biofabrication and testing of a fully cellular nerve graft. Biofabrication, 2013, 5.4 : 045007.

[97] KUCUKGUL, Can, et al. 3D bioprinting of biomimetic aortic vascular constructs with self-supporting cells. Biotechnology and bioengineering, 2015, 112.4 : 811-821.

[98] YU, Yin, et al. Three-dimensional bioprinting using self-assembling scalable scaffold-free tissue strands as a new bioink. Scientific reports, 2016, 6.1 : 1-11.

[99] SCHROBBACK, K. Klein tJ, craWFord r, uPton z, Malda J, leaVesley di. Effects of oxygen and culture system on in vitro propagation and redifferentiation of osteoarthritic human articular chondrocytes. Cell Tissue Res, 2012, 347.3 : 649-663.

[100] PATI, Falguni, et al. Biomimetic 3D tissue printing for soft tissue regeneration. Biomaterials, 2015, 62 : 164-175.

[101] SCHWARZ, Silke, et al. Decellularized cartilage matrix as a novel biomatrix for cartilage tissue-engineering applications. Tissue engineering Part A, 2012, 18.21-22 : 2195-2209.

[102] OTT, Harald C., et al. Perfusion-decellularized matrix : using nature's platform to engineer a bioartificial heart. Nature medicine, 2008, 14.2 : 213-221.

[103] CRAPO, Peter M. ; GILBERT, Thomas W. ; BADYLAK, Stephen F. An overview of tissue and whole organ decellularization processes. Biomaterials, 2011, 32.12 : 3233-3243.

[104] SINGH, Sanjleena, et al. Effect of decellularization on the load-bearing characteristics of articular cartilage matrix. Tissue Engineering and Regenerative Medicine, 2015, 12.5 : 294-305.

[105] JANG, Jinah, et al. Tailoring mechanical properties of decellularized extracellular matrix bioink by vitamin B2-induced photo-crosslinking. Acta biomaterialia, 2016, 33 : 88-95.

[106] XAVIER, Janet R., et al. Bioactive nanoengineered hydrogels for bone tissue engineering : a growth-factor-free approach. ACS nano, 2015, 9.3 : 3109-3118.

[107] GU, Qi, et al. Functional 3D neural mini-tissues from printed gel-based bioink and human neural stem cells. Advanced healthcare materials, 2016, 5.12 : 1429-1438.

[108] SUNTORNNOND, Ratima ; AN, Jia ; CHUA, Chee Kai. Bioprinting of thermoresponsive hydrogels for next generation tissue engineering : a review. Macromolecular Materials and Engineering, 2017, 302.1 : 1600266.

[109] MALDA, Jos, et al. 25th anniversary article : engineering hydrogels for biofabrication. Advanced materials, 2013, 25.36 : 5011-5028.

[110] LIU, Wanjun, et al. Rapid continuous multimaterial extrusion bioprinting. Advanced materials, 2017, 29.3 : 1604630.

찾아보기

생체공학

초판인쇄 | 2022년 2월 24일
초판발행 | 2022년 2월 28일

대표저자 | 정종훈
공동저자 | 김근형·김장호·김재은·김정실·김홍배·박상배
박선호·선우훈·이명철·이형진·임기택·장경제
정세웅·정연훈·Pankaj Garg·Shambhavi Pandey
Jin-Woo Kim·Gurshagan Kandhola

발 행 인 | 이성범
발 행 처 | 문운당
주 소 | 서울시 종로구 혜화로5길 16 (명륜1가 45-3)
전 화 | (02)762-6010
팩 스 | 영업 (02)745-0265 / 편집 (02)762-8758
이 메 일 | 영업 munun2@chol.com
편집 munundang@naver.com
홈페이지 | http://munundang.co.kr

ISBN 979-11-5692-602-3 93550

정가 37,000원